Thieme

Bildgebende Diagnostik angeborener Herzfehler

mit bildgestützter Therapie

Matthias Gutberlet

Mit Beiträgen von
Hashim Abdul-Khaliq
Farhad Bakhtiary
Philipp Beerbaum
Petra Böttler
Jens Bremerich
Arno Bücker
Ingo Dähnert
Joachim G. Eichhorn
Florentine Gräfe
Gerald F. Greil
Matthias Grothoff
Matthias Gutberlet
Jan Janousek
Willi A. Kalender
Christian Kellenberger
Martin Kostelka
Titus Kühne
Eberhard Künzel
Heiner Latus
Lukas Lehmkuhl
Joachim Lotz
Philipp Lurz
Marcus Makowski
Friedrich Wilhelm Mohr
Nicole Nagdyman
Axel Rentzsch
Samir Sarikouch
Achim A. Schmaltz
Wolfgang Schmidt
Erich Sorantin
Michael Steinmetz

Mit einem Geleitwort von Ulrike Bauer

1008 Abbildungen

Georg Thieme Verlag
Stuttgart • New York

Impressum

Bibliografische Information der Deutschen Nationalbibliothek
Die Deutsche Nationalbibliothek verzeichnet diese Publikation in der Deutschen Nationalbibliografie; detaillierte bibliografische Daten sind im Internet über http://dnb.d-nb.de abrufbar.

Ihre Meinung ist uns wichtig! Bitte schreiben Sie uns unter

www.thieme.de/service/feedback.html

Wichtiger Hinweis: Wie jede Wissenschaft ist die Medizin ständigen Entwicklungen unterworfen. Forschung und klinische Erfahrung erweitern unsere Erkenntnisse, insbesondere was Behandlung und medikamentöse Therapie anbelangt. Soweit in diesem Werk eine Dosierung oder eine Applikation erwähnt wird, darf der Leser zwar darauf vertrauen, dass Autoren, Herausgeber und Verlag große Sorgfalt darauf verwandt haben, dass diese Angabe **dem Wissensstand bei Fertigstellung des Werkes** entspricht.

Für Angaben über Dosierungsanweisungen und Applikationsformen kann vom Verlag jedoch keine Gewähr übernommen werden. **Jeder Benutzer ist angehalten**, durch sorgfältige Prüfung der Beipackzettel der verwendeten Präparate und gegebenenfalls nach Konsultation eines Spezialisten festzustellen, ob die dort gegebene Empfehlung für Dosierungen oder die Beachtung von Kontraindikationen gegenüber der Angabe in diesem Buch abweicht. Eine solche Prüfung ist besonders wichtig bei selten verwendeten Präparaten oder solchen, die neu auf den Markt gebracht worden sind. **Jede Dosierung oder Applikation erfolgt auf eigene Gefahr des Benutzers.** Autoren und Verlag appellieren an jeden Benutzer, ihm etwa auffallende Ungenauigkeiten dem Verlag mitzuteilen.

Rüdigerstr. 14
70469 Stuttgart
Deutschland
www.thieme.de

Printed in Germany

Redaktion: Dr. Doris Kliem, Urbach
Zeichnungen: Martin Hoffmann, Neu-Ulm
Umschlaggestaltung: Thieme Verlagsgruppe
Umschlaggrafik Hintergrund: Markus Voll, München
Satz: L42 AG, Berlin
gesetzt aus: Arbortext APP
Druck: Westermann Druck Zwickau GmbH, Zwickau

ISBN 978-3-13-146061-5 1 2 3 4 5 6

Auch erhältlich als E-Book:
eISBN (PDF) 978-3-13-202411-3
eISBN (epub) 978-3-13-202421-2

Widmung

Meiner Frau Petra Matouschek gewidmet

Geleitwort

Das vorliegende Buch widmet sich der bildgebenden Diagnostik bei angeborenen Herzfehlern in ihrer gesamten Breite gestützt durch detaillierte Grafiken und hervorragendes Bildmaterial – vom einfachen bis zum komplexen Herzfehler – inklusive der häufigsten angeborenen Kardiomyopathien.

Waren angeborene Herzfehler vor einigen Jahrzehnten aufgrund der seltenen Überlebenswahrscheinlichkeit kaum im Fokus der Ärzte, so hat sich die Behandlung angeborener Herzfehler heute zu einer interdisziplinären Teamarbeit aus Kinder- und Erwachsenenkardiologen, Herzchirurgen, Intensivmedizinern, Anästhesisten und Radiologen entwickelt.

Bildgebende Verfahren spielen bei der Diagnostik eines nativen, angeborenen Herzfehlers, bei der Erkennung von Folgeerkrankungen oder Restbefunden und zur Unterstützung der Therapie eine bedeutende Rolle. Dabei erreichen sie gerade durch die Interdisziplinarität ein hohes Niveau.

Angeborene Herzfehler zeichnen sich durch eine immense Vielfalt aus. 70 verschiedenen ICD-10-Codes (International Statistical Classification of Diseases and Related Health Problems [WHO]) bzw. 206 IPCC-Codes (International Pediatric and Congenital Cardiac Code der International Society for Nomenclature of Pediatric and Congenital Heart Disease [ISNPCHD]; www.ipccc.net) spiegeln dies wider. Die exakte Bildgebung setzt hierüber ein gutes Vorwissen und die Vertrautheit mit der Pathoanatomie angeborener Herzfehler voraus.

Patienten mit angeborenen Herzfehlern müssen sich im Laufe ihres Lebens meistens mehreren Korrektur- oder Palliativoperationen unterziehen. Wachstum und Degeneration können zudem zur Veränderung der Herzstrukturen führen. Therapieerfolge ebenso wie morphologische und funktionelle Veränderungen lassen sich nur mit einer präzisen Bildgebung rechtzeitig erkennen. Um die verschiedenen bildgebenden Verfahren im Verlauf effizient einsetzen und bewerten zu können, bedarf es daher ausreichender Kenntnisse der unterschiedlichen Therapiemethoden im Bereich von angeborenen Herzfehlern.

Parallel zur Entwicklung verschiedener Behandlungsmethoden wurden auch immer mehr Kenntnisse im Bereich der Embryologie und Genetik angeborener Herzfehler erlangt. Gerade für die Forschung hat es sich als sehr wichtig erwiesen, Zusammenhänge und Unterschiede von Herzfehlern durch eine eindeutige Nomenklatur auszudrücken. Dieser Aufgabe widmet sich die „International Society for Nomenclature of Paediatric and Congenital Heart Disease“. So ist die gängige, umgangssprachliche Bezeichnung der Arten der Transposition der großen Gefäße mit D-TGA bzw. L-TGA bei der eindeutigen Beschreibung der Herzfehler unzureichend und muss korrekter Weise als komplette Transposition mit intakten Ventrikelseptum bzw. als kongenital korrigierte Transposition bezeichnet werden.

Dieses Buch gibt einen hervorragenden Überblick der multimodalen bildgebenden Diagnostik angeborener Herzfehler von der Diagnostik bis zur Therapie. In ihren Anfängen galt die Aufmerksamkeit der Bildgebung des Herzens zunächst vorallem den erworbenen Erkrankungen und damit dem linken Ventrikel.

Die Beurteilungsmethoden der Erwachsenenkardiologie lassen sich jedoch nicht 1:1 auf angeborene Herzfehler übertragen, bei denen meist der rechte Ventrikel und die Lungenstrombahn im Fokus stehen. Mit der Kompetenznetzidee und speziell mit dem Kompetenznetz Angeborene Herzfehler e. V. wurde diese Problematik aufgegriffen und es wurden an der Standardisierung und dem rationalen Einsatz bildgebender Methoden für angeborene Herzfehler intensiv gearbeitet. Die Ergebnisse dieser Bemühungen finden sich in diesem Buch, an dem ein interdisziplinäres Autorenteam aus Wissenschaftlern des Kompetenznetzes Angeborene Herzfehler maßgeblich mitgearbeitet hat.

Ich bedanke mich bei allen, die zum Gelingen dieses interdisziplinären Werkes beigetragen haben und bin überzeugt, dass das Buch eine besondere Bereicherung der bisherigen Literatur zu angeborenen Herzfehlern sein wird.

Dr. med. Ulrike Bauer
Geschäftsführerin Kompetenznetz
Angeborene Herzfehler e. V.

Vorwort

Die bildgebende Diagnostik angeborener Herzfehler umfasst ein großes Spektrum, teilweise sehr seltener und komplexer Erkrankungen. Insofern stellt ein solches Buchprojekt immer einen Spagat zwischen der Vermittlung von solidem Basis- und Spezialwissen dar. Dies ist insbesondere dann schwierig, wenn das Buch kein eigentliches Lehrbuch zum Thema angeborene Herzfehler sein kann und will. Aus diesem Grund galt es eine Balance zu finden zwischen einer mehr atlasartigen Aufbereitung und Präsentation des umfangreichen Bildmaterials von unterschiedlichen Modalitäten, und einer kurzen inhaltlichen Beschreibung der verschiedenen Krankheitsbilder mit Klink, Diagnostik und Therapie.

Bei angeborenen Herzfehlern kommt zusätzlich noch die Herleitung aus der Embryologie hinzu, die wir ganz am Anfang noch mit eingefügt haben, ebenso wie eine kurze Einführung in die Technik der unterschiedlichen zur Verfügung stehenden Modalitäten, ohne Anspruch auf Vollständigkeit. Es musste hier bewusst eine Auswahl getroffen werden, die aus Sicht des Herausgebers und der Autoren für das Verständnis der Wahl des richtigen, möglichst nicht invasiven diagnostischen Verfahrens notwendig ist. Trotzdem wurde auch neueren Verfahren Raum eingeräumt, deren klinischer Nutzen eventuell noch nicht vollständig belegt ist.

Trotz der vielen Autoren und deren unterschiedlichem Background wurde versucht, dem Buch eine einheitliche Struktur zugrunde zu legen, dass die Lesbarkeit vereinfachen soll. Hierzu sollen vor allem auch „Merkkästen" und Verweise auf andere Kapitel im Buch und Hinweise auf den „Klinischen Bezug" beitragen. Gerade bei angeborenen Herzfehlern ist eine einheitliche Nomenklatur, insbesondere unter Qualitätssicherungsaspekten von großer Bedeutung. Im klinischen Alltag wird hier eventuell weniger genau kategorisiert, ohne dass dies einer adäquaten Behandlung der Patienten abträglich ist. Die Kapitel wurden durchweg von Praktikern aus allen Bereichen der bildgebenden Diagnostik für den täglichen Alltag erstellt.

Wir denken, dass wir trotz aller Limitationen ein einigermaßen alle Aspekte der bildgebenden Diagnostik und bildgestützten Therapie umfassendes Buch geschaffen haben und wünschen viel Spaß beim Durcharbeiten und/oder Nachschlagen.

Verlag, Herausgeber und Autoren sind für jedes Feedback und einen lebhaften Dialog mit den Leserinnen und Lesern dankbar, auch um das Buch in einer möglichen neuen Auflage weiter verbessern zu können.

Leipzig, im Herbst 2016
Matthias Gutberlet

Danksagung

Die interdisziplinäre Zusammenarbeit ist ein ganz hohes Gut in der Medizin. Gerade bei der immer weiter voranschreitenden Subspezialisierung ist es notwendig, dass ein regelmäßiger interdisziplinärer Austausch stattfindet. Niemand kann mehr das gesamte Wissen eines Fachgebiets – noch nicht einmal eines Teilgebiets oder einer Subspezialisierung der Medizin – in seiner Gesamtheit erfassen.

Dies gilt im besonderen Maße bei relativ seltenen Erkrankungen wie angeborenen Herzfehlern. Aus diesem Grund wurde versucht, möglichst interdisziplinäre Autorenteams für die einzelnen Kapitel des Buches zu gewinnen. So waren an der Erstellung ganz unterschiedliche Fachdisziplinen vom Anatomen, Herz- und Kinderherzchirurgen, Kardiologen und Kinderkardiologen, über Physiker, Radiologen und Kinderkardiologen bis zum Rhythmologen aus Deutschland, Österreich, der Schweiz, den USA und Tschechien beteiligt. Ihnen allen möchte ich für ihren unermüdlichen Einsatz, Rat und vor allem langen Atem bei der Erstellung des Manuskripts ganz, ganz herzlich danken.

All dies wäre ohne die Unterstützung des Thieme Verlags unter der Leitung von Herrn Dr. Albrecht Hauff und seinen Mitarbeitern nicht möglich gewesen. Der besondere Dank des Herausgebers und der Autoren gilt deshalb vor allem der Projektmanagerin des Buches – Frau Susanne Huiss M. A. –, Frau Christin Kopenhagen (Firma L42) für die Erstellung des Umbruchs und Herrn Dr. Christian Urbanowicz für seine Geduld, auch wenn der Zeitrahmen für die Fertigstellung deutlich überschritten wurde. Besonderer Dank gilt auch der grafischen Abteilung des Thieme Verlags, die hervorragende Arbeit geleistet hat, auch komplexe Wünsche der Autoren zu realisieren und zu visualisieren.

Der interdisziplinäre Gedanke, wie ich ihn in der klinischen Zusammenarbeit und im gemeinsamen wissenschaftlichen Arbeiten im Kompetenznetz - Angeborene Herzfehler kennengelernt habe, ist in dieses Buch mit eingeflossen. Hierfür möchte ich stellvertretend der Geschäftsführerin Frau Dr. Ulrike Bauer und dem Gründervater des Kompetenznetzes Herrn Prof. em. Dr. med. Peter Lange ganz herzlich persönlich danken.

Herausgeber und Autoren möchten sich auch bei allen Mitarbeitern der Kliniken und Institutionen, insbesondere aus allen Kliniken des Herzzentrums Leipzig, die hier nicht ausdrücklich erwähnt werden konnten, vorallem für die zur Verfügungstellung des hervorragenden Bildmaterials bedanken.

Hiermit wünsche ich allen viel Freude und Erkenntnisgewinn beim Lesen und Betrachten.

Leipzig, im Herbst 2016
Matthias Gutberlet

Abkürzungen

1D, 2D, 3D, 4D	ein-, zwei-, drei-, vierdimensional
ACE	Angiotensin-Converting Enzyme
A-Mode	Amplitudenmodus
ADHS	Aufmerksamkeitsdefizit-/Hyperaktivitätssyndrom
AHA	American Heart Association
AICD	automatischer implantierbarer Kardioverter-Defibrillator
a.–p.	anterior-posterior
APSD	aortopulmonaler Septumdefekt, aortopulmonales Fenster
ARVC	arrhythmogene rechtsventrikuläre Kardiomyopathie
ASA-Klassifikation	Schema der American Society of Anesthesiologists zur Einteilung von Patienten in verschiedene Gruppen bezüglich des körperlichen Zustands
ASD	Vorhofseptumdefekt
ASD-I	Ostium-primum-Defekt
ASD-II	Ostium-secundum-Defekt
AVSD	atrioventrikulärer Septumdefekt
B-Mode	Brightness-Modus
ccTGA	kongenital korrigierte Transposition der großen Gefäße
Cine-MRT	MRT eines Körperteils oder Organs; dabei werden entweder Bewegungsabläufe oder Organfunktionen untersucht und zu diesem Zweck in schneller Folge Schnittbilder an derselben Stelle erzeugt
CK-MB	Kreatinkinase vom Muscle-Brain-Typ
COSA-Syndrom	Cervical Origin of the Subclavian Artery
CT	Computertomografie, -gramm
CW-Doppler	Continuous-Wave-Doppler
DCM	dilatative Kardiomyopathie
DGK	Deutsche Gesellschaft für Kardiologie
DGPK	Deutsche Gesellschaft für pädiatrische Kardiologie
DNA	Desoxyribonukleinsäure
DRG	Deutsche Röntgengesellschaft
DILV	Double Inlet Left Ventricle
DIRV	Double Inlet Right Ventricle
DIV	Double Inlet Ventricle
D-MGA	Dextromalposition der großen Arterien
DORV	Double Outlet Right Ventricle
DSCT	Dual Source CT
D-TGA	D-Transpositionsstellung der großen Arterien
EDV	enddiastolisches Volumen
EKG	Elektrokardiografie, -gramm
ESC	Europäische Gesellschaft für Kardiologie
ESV	endsystolisches Volumen
FFE	Fast Field Echo
FISP	Fast Imaging with Steady-State Precession
Gd-DTPA	Gadopentetat-Dimeglumin
GE	Gradienten-Echo
HASTE	Half Fourier Acquired Single Shot Turbo Spin Echo
HCM	hypertrophe Kardiomyopathie
HLHS	hypoplastisches Linksherzsyndrom
HOCM	obstruktive hypertrophe Kardiomyopathie
IAA	unterbrochener Aortenbogen
ICD	implantierbarer Kardioverter-Defibrillator
IFN	Interferon
IL	Interleukin
i. v.	intravenös
LAO	Left Anterior Oblique Position
L-MGA	Lävomalposition der großen Arterien
L-TGA	L-Transpositionsstellung der großen Arterien
LVOT	linksventrikulärer Ausflusstrakt
MDCT	Multidetektorcomputertomografie
M-Mode	Motion-Modus
MAPCA	Major Aorto-Pulmonary Collateral Arteries
MGA	Malposition der großen Arterien
MIP	Maximumintensitätsprojektion
MRA	Magnetresonanzangiografie, -gramm
MRT	Magnetresonanztomografie, -gramm
NYHA	New York Heart Association
ORNL	Oak Ridge National Laboratory
p.–a.	posterior-anterior
PAPVR/PAPVC	partielle Lungenvenenfehlmündung
PDA	persistierender Ductus arteriosus
PET	Positronenemissionstomografie
PFO	persistierendes Foramen ovale
p. o.	post ovulationem
PSIR	Phase Sensitive Inversion Recovery
PTA	perkutane transluminale Angioplastie
PW-Doppler	Pulsed-Wave-Doppler
RAO	Right Anterior Oblique Position
RCM	restriktive Kardiomyopathie
RNA	Ribonukleinsäure
RR	mit Manschette am Oberarm und Tasten des Pulses nach Riva-Rocci gemessener Blutdruck
RVOT	rechtsventrikulärer Ausflusstrakt
SDI	Dyssynchronieindex
SE	Spin-Echo
SPECT	Single Photon Emission Computed Tomography
SSFP	Steady-State Free Precession
STIR	Short-Tau-Inversion-Recovery
SV	Schlagvolumen
SVD	Sinus-venosus-Defekt
T1w, T2w	T1-, T2-gewichtet

TAC Truncus arteriosus
TAPVR/TAPVC totale Lungenvenenfehlmündung
TCPC totale kavopulmonale Verbindung
TEE transösophageale Echokardiografie
TGA Transpositionsstellung der großen Gefäße
TGA IVS komplette Transposition der großen Gefäße mit intaktem Ventrikelseptum
TNF Tumornekrosefaktor
TSP Tissue-Specific Presets
TTE transthorakale Echokardiografie
VSD Ventrikelseptumdefekt

Anschriften

Herausgeber

Prof. Dr. med. Matthias **Gutberlet**, EBCR
Universitätsklinikum Leipzig
Herzzentrum Leipzig
Abt. für Diagnostische und Interventionelle Radiologie
Strümpellstr. 39
04289 Leipzig
Deutschland

Mitarbeiter

Prof. Dr. med. Hashim **Abdul-Khaliq**
Universitätsklinikum des Saarlandes
Klinik für Pädiatrische Kardiologie
Kirrberger Str. 9
66424 Homburg
Deutschland

Prof. Dr. med. Farhad **Bakhtiary**
Universitätsklinikum Leipzig
Herzzentrum Leipzig
Klinik für Herzchirurgie
Strümpellstr. 39
04289 Leipzig
Deutschland

Prof. Dr. med. Philipp **Beerbaum**
Medizinische Hochschule Hannover
Klinik für Pädiatrische Kardiologie und Intensivmedizin
Carl-Neuberg-Str. 1
30625 Hannover
Deutschland

Dr. med. Petra **Böttler**
Kinderarztpraxis
Güntertalstr. 33
79104 Freiburg
Deutschland

Prof. Dr. med. Jens **Bremerich**, EBCR
Universitätsspital Basel
Medizinische Radiologie
Petersgraben 4
4051 Basel
Schweiz

Prof. Dr. med. Arno **Bücker**, M.Sc.
Universitätsklinikum des Saarlandes
Klinik für Diagnostische und Interventionelle Radiologie
Kirrberger Str. 1
66424 Homburg
Deutschland

Prof. Dr. med. Ingo **Dähnert**
Universitätsklinikum Leipzig
Herzzentrum Leipzig
Klinik für Kinderkardiologie
Strümpellstr. 39
04289 Leipzig
Deutschland

Priv.-Doz. Dr. med. Joachim G. **Eichhorn**
Klinikum Leverkusen
Klinik für Kinder und Jugendliche
Am Gesundheitspark 11
51375 Leverkusen
Deutschland

Florentine **Gräfe**
Universitätsklinikum Leipzig
Herzzentrum Leipzig
Klinik für Kinderkardiologie
Strümpellstr. 39
04289 Leipzig
Deutschland

Prof. Dr. med. Gerald F. **Greil**, M.D., Ph.D.
UT Southwestern Medical Center
Children's Medical Center
Dept. of Pediatrics,
1935 Medical District Drive B3.09
Dallas TX 75235
USA

Priv.-Doz. Dr. med. Matthias **Grothoff**, EBCR
Universitätsklinikum Leipzig
Herzzentrum Leipzig
Abt. für Diagnostische und Interventionelle Radiologie
Strümpellstr. 39
04289 Leipzig
Deutschland

Prof. Dr. med. Jan **Janousek**
Detské kardiocentrum
Children's Heart Centre
University Hospital Motol
Vuvalu 84
15006 Prag 5
Tschechische Republik

Univ. Prof. Dr. habil. Dr. med. h. c. Willi A. **Kalender**
Friedrich-Alexander-Universität Erlangen-Nürnberg
Institut für Medizinische Physik
Henkestr. 91
91052 Erlangen
Deutschland

Priv.-Doz. Dr. med. Christian **Kellenberger**
Universitäts-Kinderspital Zürich
Kinderradiologie
Steinwiesstr. 75
8032 Zürich
Schweiz

Prof. Dr. med. Martin **Kostelka**
Universitätsklinikum Leipzig
Herzzentrum Leipzig
Klinik für Herzchirurgie
Strümpellstr. 39
04289 Leipzig
Deutschland

Prof. Dr. med. Titus **Kühne**
Deutsches Herzzentrum Berlin
Abt. Angeborene Herzfehler
Kinderkardiologie
Augustenburger Platz 1
13353 Berlin
Deutschland

Dr. med. Eberhard **Künzel**
H.-Heine-Str. 11
04416 Markkleeberg
Deutschland

Dr. Heiner **Latus**
Deutsches Herzzentrum München
Klinik für Kinderkardiologie und angeborene Herzfehler
Lazarettstraße 36
80636 München
Deutschland

Priv.-Doz. Dr. med. Lukas **Lehmkuhl**, EBCR
Universitätsklinikum Leipzig
Herzzentrum Leipzig
Abt. für Diagnostische und Interventionelle Radiologie
Strümpellstr. 39
04289 Leipzig
Deutschland

Prof. Dr. med. Joachim **Lotz**
Universitätsklinikum Göttingen
Institut für Diagnostische und Interventionelle Radiologie
Robert-Koch-Str. 40
37075 Göttingen
Deutschland

Priv.-Doz. Dr. Dr. med. Philipp **Lurz**
Universitätsklinikum Leipzig
Herzzentrum Leipzig
Klinik für Kardiologie – EMAH
Strümpellstr. 39
04289 Leipzig
Deutschland

Priv.-Doz. Dr. med. Marcus **Makowski**
Campus Charité Mitte
Institut für Radiologie
Charitéplatz 1
10117 Berlin
Deutschland

Prof. Dr. med. Friedrich Wilhelm **Mohr**
Universitätsklinikum Leipzig
Herzzentrum Leipzig
Klinik für Herzchirurgie
Strümpellstr. 39
04289 Leipzig
Deutschland

Priv.-Doz. Dr. med. Nicole **Nagdyman**
Deutsches Herzzentrum München
Klinik für Kinderkardiologie und angeborene Herzfehler
Lazarettstraße 36
80636 München
Deutschland

Dr. med. Axel **Rentzsch**
Universitätsklinikum des Saarlandes
Klinik für Pädiatrische Kardiologie
Kirrberger Str. 9
66424 Homburg
Deutschland

Priv.-Doz. Dr. med. Samir **Sarikouch**
Medizinische Hochschule Hannover
Klinik für Herz-, Thorax-, Transplantations- und Gefäßchirurgie
Carl-Neuberg-Str. 1
30625 Hannover
Deutschland

Prof. Dr. Dr. h. c. Achim A. **Schmaltz**
Weg zur Platte 98
45133 Essen
Deutschland

Prof. Dr. med. Wolfgang **Schmidt**
Kochstr. 94
04277 Leipzig
Deutschland

Univ. Prof. Dr. Erich **Sorantin**
Universitätsklinik für Radiologie
Klinische Abteilung für Kinderradiologie
Auenbruggerplatz 34
8036 Graz
Österreich

Dr. med. Michael **Steinmetz**
Universitätsmedizin Göttingen
Herzzentrum
Klinik für Pädiatrische Kardiologie und Intensivmedizin
Robert-Koch-Str. 40
37075 Göttingen
Deutschland

Geleitwort

Dr. med. Ulrike **Bauer**
Geschäftsführerin
Kompetenznetz Angeborene Herzfehler e. V.
Augustenburger Platz 1
13353 Berlin
Deutschland

Inhaltsverzeichnis

1 Kardiogenese und Systematik angeborener Herzfehler

Eberhard Künzel u. Wolfgang Schmidt

1.1 Kardiogenese

Ein dezidiertes Wissen über die regelhafte Morphogenese des Herzens und des herznahen Gefäßsystems (Normogenese) und die chronologische Abfolge (▶ Tab. 1.1) erleichtert das Grundverständnis komplexer angeborener Herzfehler. Hinsichtlich der formalen Genese kongenitaler Vitien sind die pathogenetischen Determinationsperioden wichtig (▶ Tab. 1.2). In ihnen können eine Vielzahl unterschiedlicher pathogenetischer Mechanismen identische Malformationen bedingen.

1.1.1 Präkardiale Phase (1.–2. Entwicklungswoche post ovulationem)

Innerhalb der präkardialen Phase (▶ Abb. 1.1a) erfolgt über die Formierung eines primitiven Kreislaufsystems die Sicherung des embryonalen Nährstoffbedarfs. Ab einer Schichtdicke von 0,1 mm ist eine embryonale Versorgung allein über Diffusion nicht mehr möglich. Die embryonalen Blutinseln fusionieren schrittweise zu einem primitiven retikulären Kapillarsystem. Zu Beginn

Tab. 1.1 Zeitliche Determination von Einzelstrukturen während der Kardiogenese (Auswahl).

Struktur	Ovulationsalter (Tag)	Scheitel-Steiß-Länge (mm)	Carnegie-Stadium [8]
kardiogene Platte	19.	1,5	9
Herzschlauch	19.–26.	1,5–4,5	9–11
Herzschleife	22.–30.	2–5	10–12
Septum primum	28.–44.	4–14	13–17
Septum secundum	42.–60.	11–31	17–23
Septum interventriculare	28.–51.	4–18	13–19
spezifisches Reizleitungssystem	28.–51.	4–18	13–19
Herzkranzgefäße	37.–51.	8–18	16–19
Aortenbogen und Pulmonalarterien	26.–44.	3–14	12–17

Tab. 1.2 Zeitliche Determination kardiovaskulärer Malformationen (Auswahl) [3].

Malformation	Akronym	Ovulationsalter (Tag)	Carnegie-Stadium [8]
Dextrokardie		22.–26.	10–11
Lungenvenenfehleinmündung	APVC/APVR	26.–38.	12–15
Ostium-primum-Defekt	ASD-I	30.–42.	13–17
Ostium-secundum-Defekt	ASD-II	35.–60.	15–23
persistierender Artrioventrikularkanal		32.–48.	14–18
Defekte des Septum interventriculare	VSD	32.–48.	14–18
Double Outlet Left Ventricle	DOLV	28.–42.	13–16
Double Outlet Right Ventricle	DORV	28.–38.	13–15
Ventrikelhypoplasien		42.–60.	17–23
Stenosen der Artrioventrikularklappen		42.–60.	17–23
Stenosen der Taschenklappen		35.–60.	15–23
Transposition der großen Arterien	TGA	35.–42.	15–16
Fallot-Tetralogie	TOF	42.–51.	17–20
aortopulmonales Fenster	APSD	35.–42.	15–16

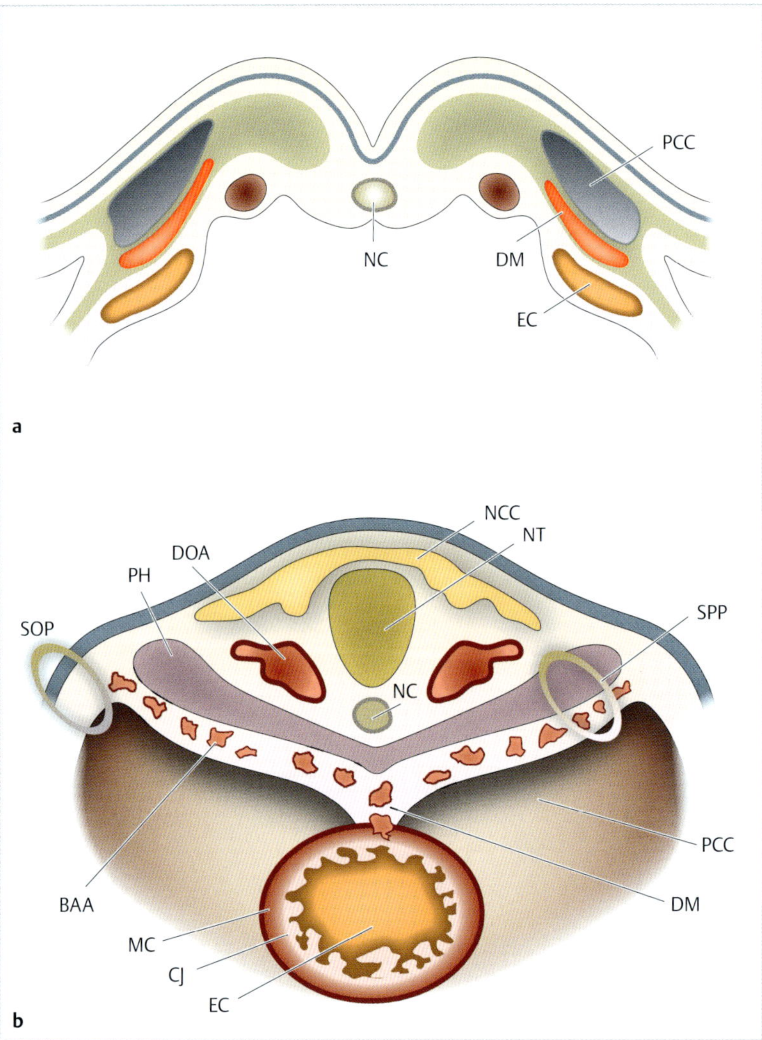

Abb. 1.1 Initiale Phasen der Kardiogenese. Schematische Darstellung.
BAA = Branchial Arch Arteries (epitheliale Vorläuferzellen der Kiemenbogenarterien)
CJ = Cardiac Jelly (Herzgallerte)
DM = Dorsal Mesocardium (Mesocardium dorsale)
DOA = Dorsal Aorta (Aorta dorsalis)
EC = Endocardium Cushion (Endokard)
MC = Myocard (Myokard)
NC = Notochord (Chorda dorsalis)
NCC = Migrating neural Crest Cells (migrierende Neuralleistenzellen)
NT = Neural Tube (Neuralrohr)
PCC = Pericardial Cavity (Perikardhöhle)
PH = Pharynx
SOP = Somatopleura
SPP = Splanchnic Pleura (Splanchnopleura)

a Präkardiale Phase: Cluster angiogenetischer Vorläuferzellen bilden über konfluierende Blutinseln und Endothelrohre das primitive Gefäßsystem der Keimscheibe.

b Kardiale Phase: Entwicklung der Herzanlage zum singulären Herzschlauch.

der 3. Entwicklungswoche gruppieren sich aus dem Dottersack eingewanderte Angioblasten und formen zunächst einfache Endothelrohre. Diese werden in Folge unter dem Einfluss sowohl humoraler als auch hämodynamischer Faktoren durch Proliferation, Differenzierung und Regression in das organtypische, definitive Gefäßmuster transformiert.

1.1.2 Kardiale Phase (3.–8. Entwicklungswoche post ovulationem)

Die eigentliche Kardiogenese beginnt beim etwa 1,5 mm langen Embryo mit der Ausbildung der hufeisenförmigen kardiogenen Platte (s. ▶ Tab. 1.1). Im Rahmen der Abfaltung der Keimscheibe und des starken Wachstums des dorsalen Neuralrohrs wird die kardiogene Zone nach kaudal-ventral verlagert. Nachfolgend wird aus dem Ektoderm die ventrale Rumpfwand über der Perikardhöhle geschlossen. Aus der Fusion von extra- und intraembryonalen Gefäßplexus formiert sich ein singulärer, dreischichtiger Herzschlauch (▶ Abb. 1.1b). Dieses zunächst etwa 1 mm große Gebilde setzt sich aus einer inneren endokardialen Auskleidung, einem äußeren myoepikardialen Mantel und einer dazwischen liegenden gallertigen Matrixzone (Cardiac Jelly) zusammen. Der initial langgestreckte Herzschlauch steht zunächst mit der von Serosa ausgekleideten Epikardhöhle über ein breites Mesocardium dorsale in Verbindung. Bereits in diesem Stadium lassen sich ein kranialer arterieller und ein kaudaler venöser Gefäßpol erkennen. In den im Septum transversum gelegenen venösen Gefäßpol drainieren sowohl extra- als auch intraembryonale Venenäste. Die sich bereits am 22. Tag p. o. aktiv kontrahierende Herzanlage fördert das Blut entlang des kranialen arteriellen Gefäßpols in die paarigen dorsalen Aorten. Diese stehen wiederum über die Umbilikalarterien mit der Plazenta in Verbindung.

Der Umbau des gestreckten Herzschlauchs zur in sich gekrümmten Herzschleife beginnt etwa mit dem 21. Tag

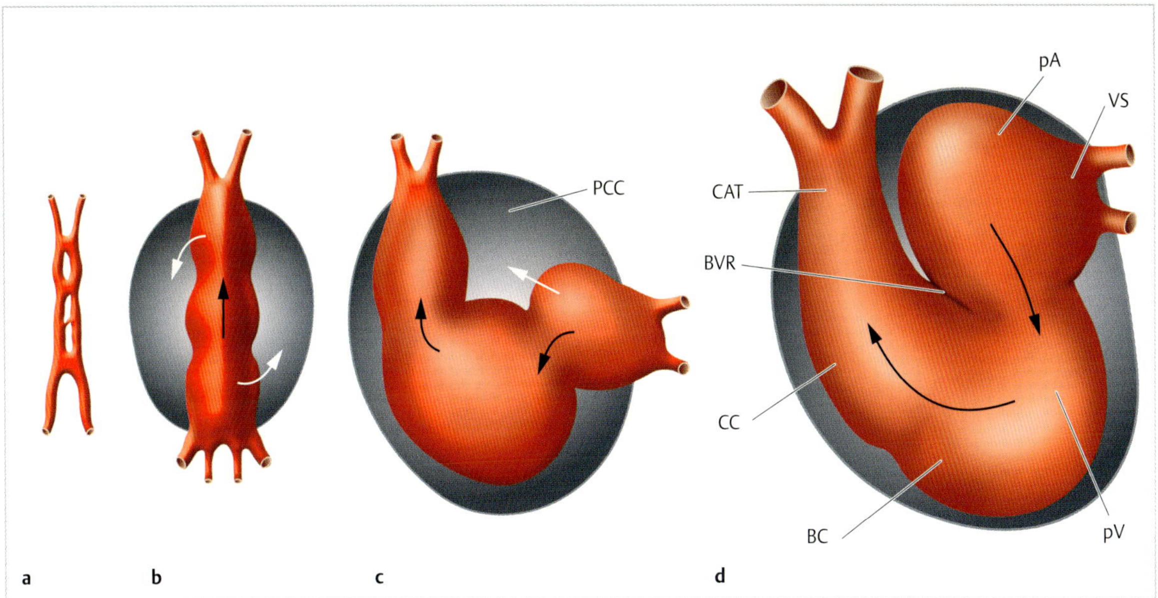

Abb. 1.2 Vorgang des Cardiac Loopings. Schematische Darstellung. Entwicklungsstadien vom primitiven Herzschlauch bis zum definitiven Herz nach Schleifenbildung (Cardiac Looping) mit Segmentierung und Derivaten. Die Pfeile innerhalb des Herzens markieren jeweils die Richtung des Blutstroms von der venösen zur arteriellen Pforte, die anderen Pfeile die Richtung der Drehung bzw. Einfaltung des Herzens. Gezeigt ist die Normogenese entsprechend einer Dextrorotation (D-Loop).

BC = Bulbus cordis
BVR = Bulboventricular Ridge
(Bulboventrikularfalte [initiale Asymmetrie ca. 23. Tag p. o.])
CAT = Common Arterial Trunk (Truncus arteriosus)
CC = Conus cordis
PCC = Pericardial Cavity (Perikardhöhle)
pA = Primitive Atrium (primitives rechtes Atrium)
pV = Primitive Ventricle (primitiver rechter Ventrikel)
VS = Venous Sinus (Sinus venosus)

a Stadium 1 (frontale Ansicht).
b Stadium 2 (frontale Ansicht).
c Stadium 3 (seitliche Ansicht).
d Stadium 4 (seitliche Ansicht).

(► Abb. 1.2). Im Gegensatz zur bisherigen, ausschließlich symmetrisch vollzogenen Morphogenese findet mit dem nur etwa 24 h dauernden Cardiac Looping erstmals ein asymmetrisch-lateralisierender Vorgang statt. Dieser läuft weitestgehend autonom und unabhängig von hämodynamischen Faktoren ab. Bei relativer Fixierung des Herzschlauchs an den Gefäßpolen erfolgt zunächst eine nach ventrokaudal gerichtete und anschließend nach rechts geleitete Auslenkung des sich streckenden „systemarteriellen" Anteils des Herzschlauchs. Durch diese primäre Dextrorotation (D-Loop) des mittleren Abschnitts mit Konvexität nach rechts weicht konsekutiv der untere „systemvenöse" Einstromteil des Herzschlauchs nach dorsal-links aus. Ab dem 23. Tag p. o. lassen sich bereits definierte Abschnitte des Herzschlauchs und trennende Furchen erkennen. (s. ► Abb. 1.2), z. B. der Sinus venosus, das Atrium commune bzw. das primitive Atrium, der primitive Ventrikel, der Bulbus cordis, der Conus cordis oder der Truncus arteriosus.

Zwischen dem 26. und dem 30. Tag vollzieht sich eine stärkere Auswölbung der einzelnen Herzschlauchsegmente; dadurch demarkieren sich weitere externe Furchen und Falten. Diese haben später Bedeutung für die Septierung, die Ausbildung des Klappenapparats und die Differenzierung des Reizleitungssystems. Während der wachstumsbedingten Verlagerung der Herzanlage aus der Halsregion in den oberen Thoraxraum (Descensus cordis) werden im Rahmen der Herzschleifenbildung die formalen Voraussetzungen geschaffen, um durch die komplexe innere Septierung eines primär singulären, tubulären Lumens eine definitive Trennung der Strombahnen des Pulmonal- und Systemkreislaufs zu ermöglichen.

Während zu Beginn der Schleifenbildung (Cardiac Looping) das Kavum noch glatt strukturiert ist, entstehen zunächst angrenzend an das Foramen interventriculare erste Trabekularisierungen (► Abb. 1.3). Der später den Großteil des morphologisch linken Ventrikels bildende Primitivventrikel wird nachfolgend komplett trabekularisiert. Aus dem proximalen, gekrümmten Abschnitt des Bulbus cordis leitet sich der morphologisch rechte Ventrikel ab. Aus dem distalen, gestreckten Bulbusabschnitt entsteht die gemeinsame Ausstrombahn beider Ventrikel. Der Truncus arteriosus bildet die Wurzel der großen Arterien.

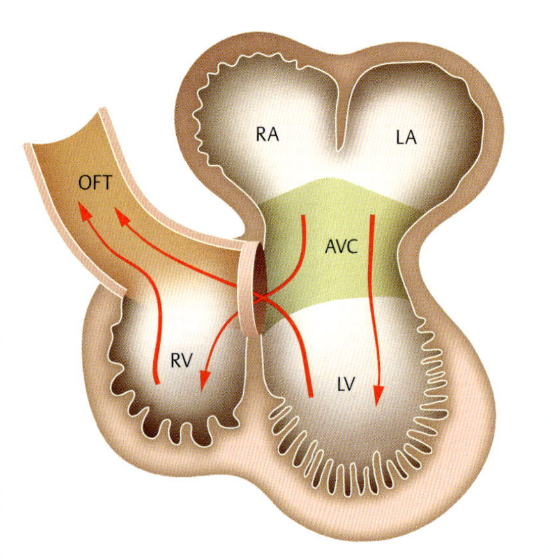

Abb. 1.3 Hauptströmungsrichtungen des Blutes zum Zeitpunkt der Herzschleifenbildung. Schematische Darstellung. Die Bildung des Ausstromsegments des Herzschlauchs erfolgt vor allem über die Entwicklung der Ausstrombahn der Ventrikelschleife (späterer rechter Ventrikel), jedoch besteht bereits eine direkte Strombahn zwischen dem sich entwickelnden linken Ventrikel und dem arteriellen Segment. Koronarschnitt, Ansicht von ventral.
AVC = Atrioventricular Channel (Atrioventrikularkanal)
LA = Left Atrium (linkes Atrium)
LV = Left Ventricle (linker Ventrikel)
OFT = Outflow Tract (Ausstrombahn)
RA = Right Atrium (rechtes Atrium)
RV = Right Ventricle (rechter Ventrikel)

Klinischer Bezug

Störungen während der Herzschleifenbildung (Cardiac Looping) können zu verschiedenen Malformationen führen, u. a. zu der sog. *Ventrikelinversion* bzw. *kongenital korrigierten TGA*, des *DORV* sowie auch der *Juxtaposition der Herzohren*.

Die Kardiogenese ist formal erst nach der Geburt mit dem funktionellen Verschluss des Foramen ovale und der Obliteration des Ductus arteriosus beendet.

Morphogenese der Vorhofregion

Die Strukturierung des definitiven Atriums erfolgt komplex über 4 Mechanismen:

- Inkorporation des Sinus venosus
- Formation der Mündungsregion der systemischen Venen
- Ausbildung der atrialen Sinusklappen sowie des Klappenapparats des Foramen ovale
- atriale Kompartimentierung durch Ausbildung der interatrialen Septen

Vom 28.–43. Tag p. o. wird der glattwandige Sinus venosus in die Hinterwand des definitiven Atriumsegments integriert. Während der Herzschleifenbildung sind am Sinus venosus neben einem in das Atriumsegment drainierenden Hauptabschnitt ein linkes und ein rechtes Sinushorn differenzierbar, die jeweils die paarigen Kardinal-, Nabel- und Dottersackvenen aufnehmen (▸ Abb. 1.4). Erst mit Entwicklung des primären Pfortaderkreislaufs entsteht aus der rechten Lebervene die unmittelbar herznahe untere Hohlvene und aus dem rechten Sinushorn die obere Hohlvene. Mit der Entwicklung einer halbmondförmigen, linksgerichteten Auffaltung, des Septum sinuatriale, wird das Atriumsegment um den 26. Tag p. o. vom Sinus venosus separiert. Dadurch erfolgt eine funktionelle Abtrennung des präsumptiven linken Atriums vom rechten Atrium, dessen breite Verbindung zum Sinus venosus fortbesteht. Somit konnektieren alle kardiopetalen Venen ausschließlich mit dem definitiven rechten Atrium. Im Rahmen der fortschreitenden Atrialisierung des zentralen Sinus-venosus-Abschnitts werden Venenklappen (▸ Abb. 1.5 u. ▸ Abb. 1.6) und das Sinus-venosus-Septum erkennbar, aus denen sich die spätere Valvula v. cavae inferioris (Valvula Eustachii) sowie die Valvula sinus coronarii (Valvula Thebesii) ableiten (s. ▸ Abb. 1.5). Während die glattwandigen, dorsal gelegenen Bereiche durch Integration primärer Venen rechts des Sinus venosus und links der primären Lungenvene entstehen, sind die muskulär trabekularisierten Herzohren Residuen des Atrium primitivum.

Merke

Als „Chiari-Netz" werden mobile, fädige bis retikuläre Relikte der rechten Sinus-venosus-Klappe im rechten Atrium bezeichnet, die sich gewöhnlich von der Crista terminalis zur Mündung der V. cava inferior und des Sinus coronarius erstrecken.

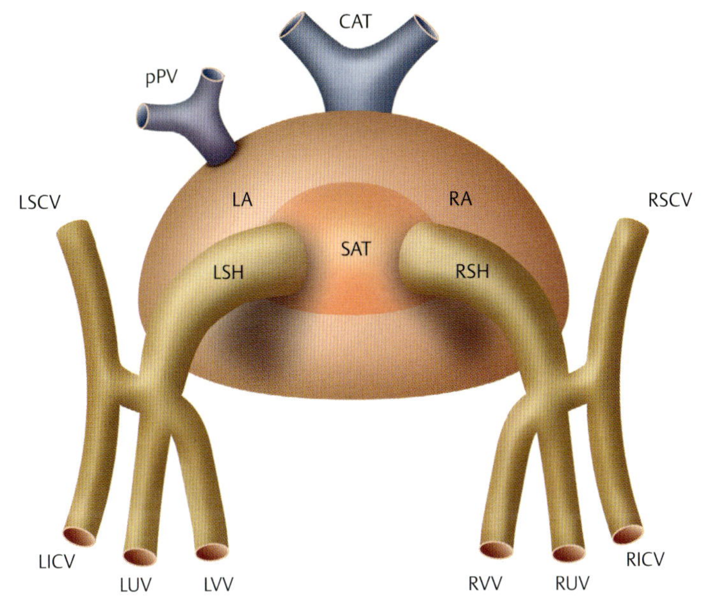

Abb. 1.4 Primitives Venensystem in primär bilateralsymmetrischer Anordnung. Schematische Darstellung. Drainage über das seitenentsprechende Sinushorn in das Atrium primitivum des sich entwickelnden Herzens. Ansicht von dorsal.
CAT = Common Arterial Trunk (Truncus arteriosus)
LA = Left Atrium (linkes Atrium)
LICV = Left Inferior Cardinal Vein (V. cardinalis sinistra inferior)
LSCV = Left Superior Cardinal Vein (V. cardinalis sinistra superior)
LSH = Left Sinus Horn (linkes Sinushorn)
LUV = Left Umbilical Vein (V. umbilicalis sinistra)
LVV = Left Vitelline Vein (V. vitellina sinistra)
pPV = Primitive Pulmonary Vein (primitive Pulmonalvene)
RA = Right Atrium (rechtes Atrium)
RICV = Right Inferior Cardinal Vein (V. cardinalis inferior dextra)
RSCV = Right Superior Cardinal Vein (V. cardinalis dextra superior)
RSH = Right Sinus Horn (rechtes Sinushorn)
RUV = Right Umbilical Vein (V. umbilicalis dextra)
RVV = Right Vitelline Vein (V. vitellina dextra)
SAT = Sinoatrial Transition (sinuatrialer Übergang)

Morphogenese der Pulmonalvenen

Die Lungenknospen werden initial von Eingeweidegefäßen versorgt. Die pulmonalvenöse Drainage erfolgt über den Plexus pulmonalis und die Splanchvenen in die linke und die rechte obere Kardinalvene. Erst nach Aussprossung des primitiven bzw. primären Pulmonalvenenstamms aus der Hinterwand des linken Atriums (28.–30. Tag p.o.; s. ▸ Abb. 1.6) entstehen erste Anastomosen zwischen dem pulmonalen bzw. peribronchialen Kapillarplexus und dem sich zweimal teilenden Pulmonalvenenstamm. Durch relative Wachstumsbewegungen werden zuerst der primäre Pulmonalvenenstamm und schließlich die durch zweifache Teilung entstandenen, 4 definitiven Lungenvenen in die Hinterwand des linken Atriums inkorporiert. Somit geht die glatte, dünne Hinterwand des morphologisch linken Atriums aus der primären Lungenvene hervor, nicht jedoch der nach ventral verlagerte trabekularisierte Vorhofabschnitt.

Klinischer Bezug

- Die TAPVR (S. 253) vom suprakardialen und kardialen Typ leitet sich aus einer Fehlinduktion mit Ursprung aus dem Kardinalvenensystem ab. Im Gegensatz dazu erklärt sich der infrakardiale Typ über einen Entwicklungsarrest mit Persistenz des Embryonalzustands unter kompletter Drainage in das Splanchvenensystem.
- Eine unvollständige Integration der primären Pulmonalvene in die Hinterwand des primitiven linken Atriums führt über die Persistenz eines fibromuskulären Septums zur Subkompartimentierung des linken Vorhofs im Rahmen des *Cor triatriatum sinistrum*.

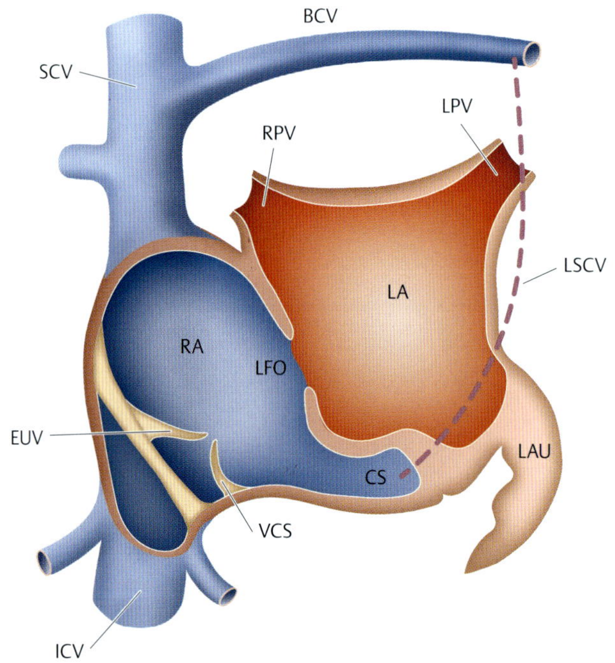

Abb. 1.5 Definitives herznahes Venensystem. Schematische Darstellung. Regression des linken Sinushorns und des linken Kardinalvenensystems und Rechtsverlagerung der Ostien. Aus der inkompletten Regression zur V. obliqua atrii sinistri bzw. zum Lig. Marshalli resultiert eine persistierende linke obere Hohlvene (gestrichelte Linie) mit üblicher Mündung via Sinus coronarius in den rechten Vorhof. Ansicht von ventral.

BCV = Brachiocephalic Vein (V. brachiocephalica)
CS = Coronary Sinus (Sinus coronarius)
EUV = Eustachian Valve (Valvula v. cavae inferioris [Eustachii])
ICV = Inferior Caval Vein (V. cava inferior)
LA = Left Atrium (linkes Atrium)
LAU = Left Auricle (linkes Herzohr)
LFO = Limbus of Fossa ovalis (Anastomosenkanal [Limbus der erweiterten Fossa ovalis])
LPV = Left Pulmonary Vein (V. pulmonalis sinistra)
LSCV = Left Superior Caval Vein (V. cava superior sinistra [persistens])
RA = Right Atrium (rechtes Atrium)
RPV = Right Pulmonary Vein (V. pulmonalis dextra)
SCV = Superior Caval Vein (V. cava superior)
VCS = Valve of the Coronary Sinus (Valvula sinus coronarii [Thebesii])

Kompartimentierung der Vorhofregion

Im Rahmen der Invagination der Vorhofwand demarkieren sich am sinuatrialen Übergang 2 klappenartige Strukturen, die Sinuatrialklappen, die kranial zum Septum spurium fusionieren und sich später zurückbilden. Die eigentliche Septierung wird zunächst äußerlich an der Ausbildung einer entlang der atrioventrikulären Knickstelle zwischen Bulbus cordis und Truncus arteriosus gelegenen Einschnürung, dem Sulcus atrioventricularis, sichtbar. Nahezu synchron bildet sich der Sulcus interatrialis an der posterokranialen Zirkumferenz des Atrium primitivum aus; er korrespondiert luminal mit dem ebenfalls semizirkulären Septum primum. Der freie, konkave Unterrand des primär das gemeinsame Atrium vertikal separierenden Septum primum bildet die obere Begrenzung des Foramen bzw. Ostium primum. Im Rahmen von Apoptosevorgängen lassen sich etwa ab dem 35. Tag p. o. im posterokranialen Quadranten multiple, nachfolgend konfluierende Perforationen nachweisen, aus denen das Foramen bzw. Ostium secundum hervorgeht.

Durch die Fusion von Teilen des Unterrands des Septum primum mit den in der Ebene der späteren Atrioventrikularklappen gelegenen Endokardkissen verkleinert sich das Ostium primum bis zur vollständigen Obliteration zwischen dem 37. und dem 42. Tag p. o.. Das Ostium secundum sichert zwischenzeitlich die hämodynamisch erforderliche Horizontalverbindung der Atrien, die nachfolgend über die Entstehung des weiter rechts gelegenen Septum secundum modifiziert wird. Auch das Septum secundum entsteht als Abfaltung des anterokranialen Vorhofdachs zwischen dem Septum primum und der Sinusvenosus-Klappe und wächst in Richtung auf die Herzbasis bzw. die Endokardkissen vor. Das Foramen ovale, mit dessen postnatalem, funktionellem Verschluss und nachfolgender Obliteration die definitive Separierung der Atrien abgeschlossen ist, bildet sich aus der Verbindung der freien Ränder des Septum primum und des Septum secun-

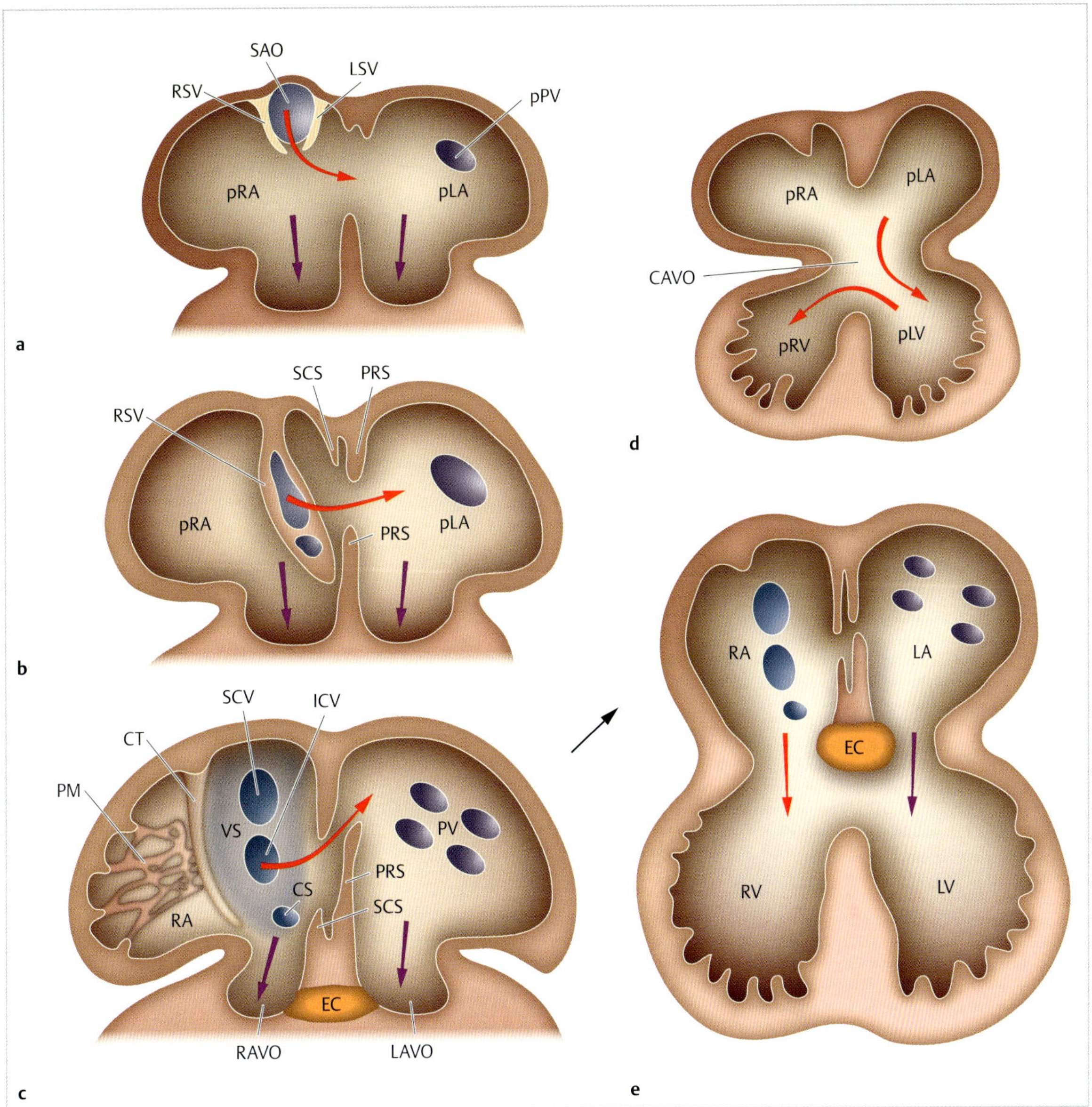

Abb. 1.6 Morphogenese des sinuatrialen Übergangs und Septierung des Atrium primitivum. Schematische Darstellung. Entwicklungsstadien der Morphogenese mit Ausbildung der definitiven, separierten Atrien mit zugeordneten venösen Ostien nach Integration herznaher Venen – bzw. der Sinuswand. Koronar eröffnet, Ansicht von ventral. Die Pfeile kennzeichnen den Blutstrom.

CAVO = Commune Atrioventricular Ostium (Ostium atrioventriculare commune)
CS = Coronary Sinus (Sinus coronarius)
CT = Crista Terminalis
EC = Endocardial Cushion (Endokardkissen)
ICV = Inferior Caval Vein (V. cava inferior)
LAVO = Left Atrioventricular Ostium (linkes Atrioventrikularostium)
LSV = Left Sinus Valve (linke Sinusklappe)
LV = Left Ventricle (linker Ventrikel)
pLA = Primitive Left Atrium (primitives linkes Atrium)
pLV = Primitive Left Ventricle (primitiver linker Ventrikel)
PM = Pectinate Muscles (Mm. pectinati)
pPV = Primitive Pulmonary Vein (primitive Pulmonalvene)
pRA = Primitive Right Atrium (primitives rechtes Atrium)
PRS = Primary Septum (Septum primum)
pRV = Primitive Right Ventricle (primitiver rechter Ventrikel)
PV = Pulmonary Veins (Vv. pulmonales)
RA = Right Atrium (rechtes Atrium)
RAVO = Right Atrioventricular Ostium (rechtes Atrioventrikularostium)
RSV = Right Sinus Valve (rechte Sinusklappe)
RV = Right Ventricle (rechter Ventrikel)
SAO = Sinoatrial Ostium (sinuatriales Ostium)
SCS = Secondary Septum (Septum secundum)
SCV = Superior Caval Vein (V. cava superior)
VS = Venous Sinus (Sinus venosus)

a Stadium 1.
b Stadium 2.
c Stadium 3.
d Abb. mit Ventrikel. Sadium vor 1–3
e Abb. mit Ventrikel. Stadium 3.

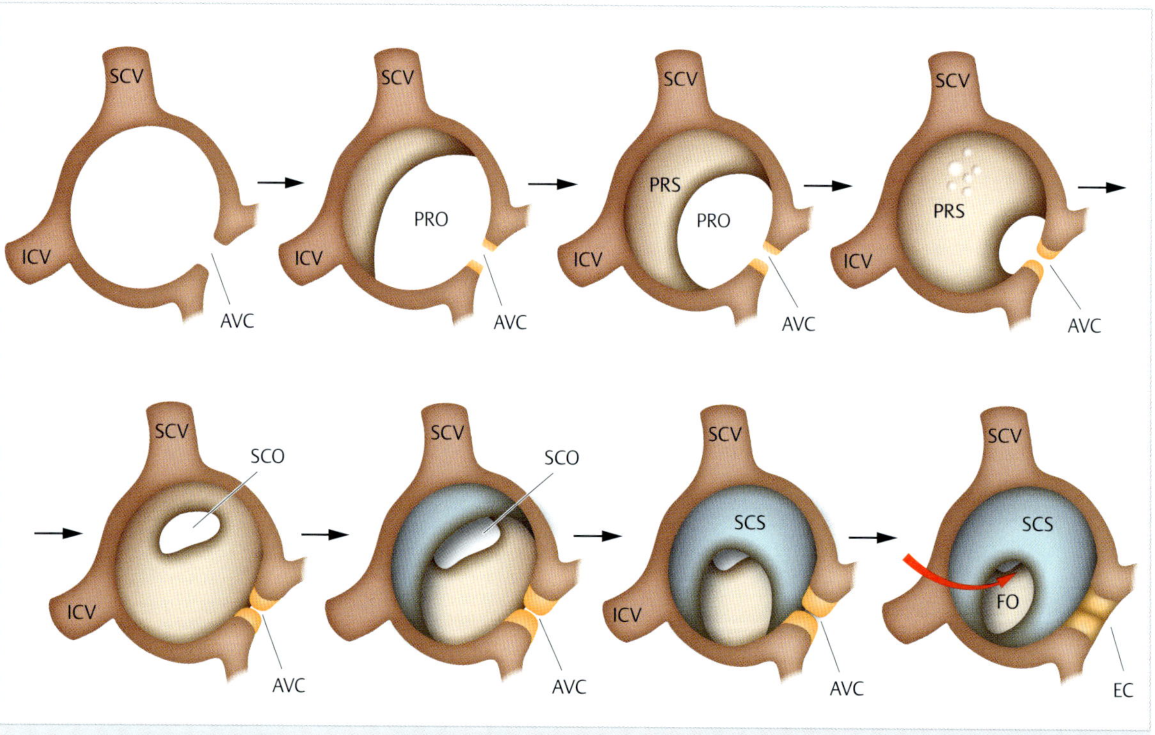

Abb. 1.7 Entwicklung der Septierung des Atrium commune. Schematische Darstellung. Sukzessive Ausbildung von kulissenartigen Septen und Entstehung der definitiven Fossa ovalis über die Ausbildung von Ostium primum und Ostium secundum. Begleitende Unterteilung des gemeinsamen Atrioventrikularkanals durch koordinierte Verschmelzung der Endokardkissen. Ansicht von rechtslateral.

AVC = Atrioventricular Channel (Atrioventrikularkanal)
EC = Endocardial Cushion (Endokardkissen)
FO = Foramen Ovale/Fossa ovalis
ICV = Inferior Caval Vein (V. cava inferior)
PRO = Primary Ostium (Ostium primum)
PRS = Primary Septum (Septum primum)
SCO = Secondary Ostium (Ostium secundum)
SCS = Secondary Septum (Septum secundum)
SCV = Superior Caval Vein (V. cava superior)

dum. Erst infolge der postnatalen Druckerhöhung im linken Atrium wird die aus dem Septum primum hervorgehende Valvula foraminis ovalis an den sich vom Septum secundum ableitenden Limbus angepresst und die sog. Fossa ovalis komplettiert (▶ Abb. 1.7).

Klinischer Bezug

- Die häufigste Form des ASD, der ASD-II (S. 131), resultiert vermutlich aus einer überproportionalen Apoptose bei der Fenestration des Septum primum und dessen subtotaler Regredienz und hat einen meist großflächigen ASD zur Folge.
- Ein ASD-I (S. 131) ist durch das Vorhandensein eines ASD bei intaktem Ventrikelseptum gekennzeichnet und entspricht eigentlich einem partiellen atrioventrikulären Septumfefekt.

Entwicklung des herznahen und des Körpervenensystems

Bedingt durch die Entwicklung aus einem heterogenen Netzwerk von Kapillaren, aus dem sich durch regionale Präferenz erst definitive Hauptstrombahnen formieren, zeigt das Venensystem eine wesentlich größere Variabilität als das Arteriensystem.

Die zunächst bilateralsymmetrischen Sinushörner können als proximaler Anteil der nicht fusionierten frühembryonalen Endokardschläuche aufgefasst werden, die in den Sinus venosus münden (▶ Abb. 1.8a).

Grundsätzlich können beidseits zunächst 3 Hauptvenensysteme unterschieden werden:

- Vv. umbilicales (Nabelvenen)
- Vv. omphalomesentericae (Dottervenen)
- Vv. cardinales communes (Kardinalvenen)

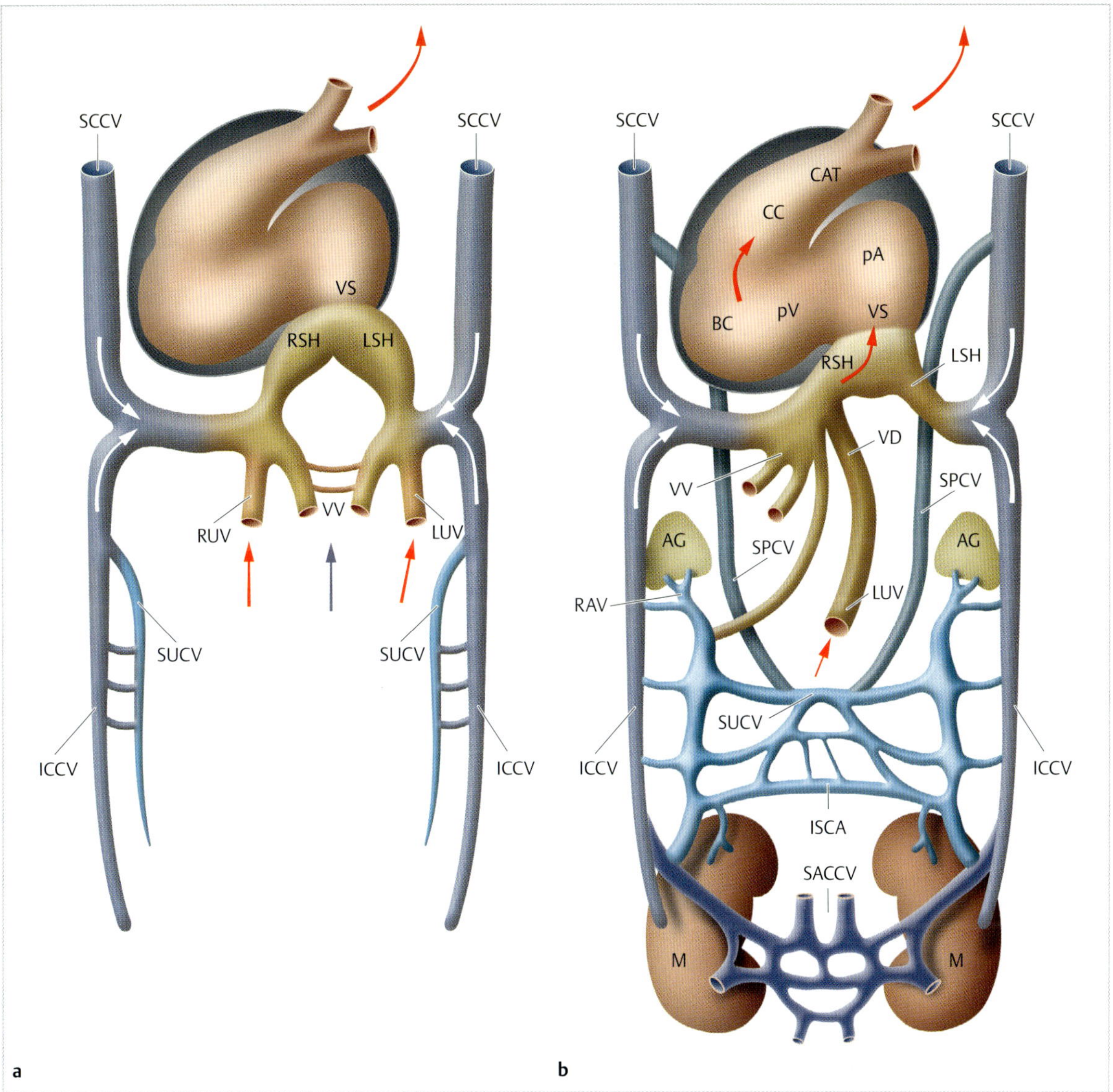

Abb. 1.8 Morphogenese des primär symmetrischen Venensystems. Schematische Darstellung des Kardinalvenensystems, der Supra-, Sub- und Sakrokardinalvenen, einschließlich vielfältiger Anastomosen. Rechtslateralisierung im Rahmen der Herzentwicklung. Die Pfeile kennzeichnen die Richtung des Blutstroms.

AG = Adrenal Gland (Nebenniere)
BC = Bulbus cordis
CAT = Common Arterial Trunk (Truncus arteriosus)
CC = Conus Cordis
ICCV = Inferior Common Cardinal Vein (V. cardinalis communis inferior)
ISCA = Intersubcardinal Anastomoses (intersubkardinale Anastomosen)
LSH = Left Sinus Horn (linkes Sinushorn)
LUV = Left Umbilical Vein (V. umbilicalis sinistra)
M = Metanephros
pA = Primitive Atrium (primitives Atrium)
pV = Primitive Ventricle (primitiver Ventrikel)
RAV = Right Adrenal Vein (V. suprarenalis dextra)
RSH = Right Sinus Horn (rechtes Sinushorn)
RUV = Right Umbilical Vein (V. umbilicalis dextra)
SACCV = Sacrocardinal Vein (V. sacrocardinalis)
SCCV = Superior Common Cardinal Vein (V. cardinalis communis superior)
SCSCA = Subsacrocardinal Anastomosis (subsakrokardinale Anastomose)
SPCV = Supracardinal Vein (V. supracardinalis)
SUCV = Subcardinal Vein (V. subcardinalis)
VD = Venous Duct (Ductus venosus)
VS = Venous Sinus (Sinus venosus)
VV = Vitelline Veins (Vv. vitellinae)
a Frühembryonale Form.
b Spätembryonale Form.

Alle drainieren ihr Blut über das seitenentsprechende Sinushorn in den gemeinsamen Sinus venosus als sinuatrialen Übergang (s. ▶ Abb. 1.4). Dabei transportieren die Nabelvenen das sauerstoff- und nährstoffreiche Chorionzotten- bzw. Plazentarzottenblut aus der Nabelschnur, die Dottervenen das Blut von Dottersack, Eingeweide- und Portalvenensystem sowie die Kardinalvenen in Form der Supra- und Infrakardinalvenen das Blut aus der oberen und unteren Körperhälfte des Embryos. Die Nabelvenen erhalten rasch Anschluss an den Kapillarplexus bzw. Sinusoide der sich überproportional entwickelnden Leber, sodass ihr Blut nunmehr direkt und über intrahepatische Anastomosen den Sinus venosus erreicht. Nach Rückbildung des extrahepatischen Teiles der Vv. umbilicales erreicht deren Blut die venöse Pforte des Herzens nur noch transhepatisch mit dem Dottervenenblut und nach Rückbildung des linken Sinushorns posthepatisch über die rechte Dottervene. Im Gegenzug formiert sich nachfolgend ein für die embryofetale Zirkulation essenzielles Shunt-System, der Sinus venosus, der das sauerstoffreiche Umbilikalvenenblut unter Umgehung des Leberstrombetts direkt zum Herz leitet. Schließlich bildet sich die rechte Nabelvene vollständig zurück, sodass das Plazentarblut ausschließlich über die linke Nabelvene die Leber erreicht (▶ Abb. 1.8b). Postnatal obliterieren die linke Nabelvene und der Ductus venosus zum Lig. venosum der Leber.

Klinischer Bezug

- Bei atypischer Obliteration des rechten unteren Kardinalvenensystems mit konsekutiv fehlendem hepatischem Segment der V. cava inferior drainieren die Lebervenen direkt in das rechte Atrium. Alternativ wird das systemvenöse Blut der unteren Körperhälfte via Azygos- und Hemiazygossystem bzw. über Queranastomosen in die V. cava superior abgeführt. Dies wird als sog. Azygoskontinuitätssyndrom (S. 273) bezeichnet.
- Die Persistenz der linken V. cardinalis anterior, der V. cardinalis communis und des linken Sinushorns führt zum Bild der persistierenden linken oberen Hohlvene (S. 272), die dem Verlauf des Lig. Marshalli bzw. der V. obliqua atrii sinistri folgt und üblicherweise über einen erweiterten Sinus coronarius in das rechte Atrium drainiert (s. ▶ Abb. 1.5). Mitunter ist die Separierung des dilatierten Sinus coronarius zum linken Atrium im Sinne eines *Sinus-venosus-superior-Defekts* unvollständig. Eine normale V. cava superior (dextra) kann vorhanden oder hypoplastisch sein oder auch vollständig fehlen.

Morphogenese der Atrioventrikularklappen

Nach Verschmelzung der Atrioventrikularsepten zwischen dem 38. und dem 42. Tag p. o. persistieren jeweils zwischen ihrer lateralen Begrenzung und der Wand des Atrioventrikularkanals schlitzförmige Ostien, aus denen sich die präsumptiven Trikuspidal- und Mitralklappenostien ableiten. Eine Schlüsselstellung nehmen dabei endokardiale Polster (sog. Endokardkissen; ▶ Abb. 1.9) ein; dabei handelt es sich um luminale Vorwölbungen innerhalb des atrioventrikulären Übergangs.

Die definitiven Strukturen des Atrioventrikularklappenapparats – Cuspides, Chordae tendineae und Mm. papillares – formieren sich hauptsächlich über die gerichtete Ausbildung von Exkavationen der herzbasisnahen endokardialen Oberfläche. Innerhalb des endokardialen Retikulums differenzieren sich erst nach dem 60. Tag p. o. Myofibrillen. Sie entwickeln sich im subendokardialen Mesenchym und lagern sich in den basisnahen Endokardpolstern (sog. Ventrikel-Inlet), aus denen sich die Segelklappenanlagen formieren, gegenüber dem Apex in deutlich weniger aggregierter Form zusammen. Die größere Anzahl myogener Elemente im apexnahen Trabekelwerk der Ventrikelanlage bildet die Grundlage für die späteren Papillarmuskeln. Demgegenüber wird das basisnahe und dazwischen liegende mesenchymale Material des Trabekelwerks in die fibrösen Cuspides bzw. die fibrösen Sehnenfäden umgewandelt.

Da in der menschlichen Herzanlage innerhalb des Mitral- bzw. Trikuspidalostiums nur jeweils 2 präsumptive Segelklappen entstehen, nimmt das septale Segel der Trikuspidalklappe in seiner solitären Entwicklung eine Sonderstellung ein. Die Verschmelzung des oberen und unteren Endokardkissens besitzt nicht nur hinsichtlich der Separierung des gemeinsamen Atrioventrikularkanals Bedeutung, sondern trägt über die regionale Fusion mit dem Septum primum auch maßgeblich zum adäquaten Verschluss der interatrialen Verbindung (Krux) bei.

Klinischer Bezug

Die *Ebstein-Anomalie*, die durch die kongenitale, nach rechtsventrikulär-apikal gerichtete Dislokation einzelner oder mehrerer (dysplastischer) Segel der Trikuspidalklappe gekennzeichnet ist, führt zu einer partiellen „Atrialisierung“ des morphologisch rechten Ventrikels. Die embryogenetische Grundlage besteht dabei offenbar in einer Fehlsteuerung der Aushöhlung in der Wand des rechten Ventrikels, bei der innerhalb der Normogenese die Innenschicht des Kammermyokards freigelegt wird.

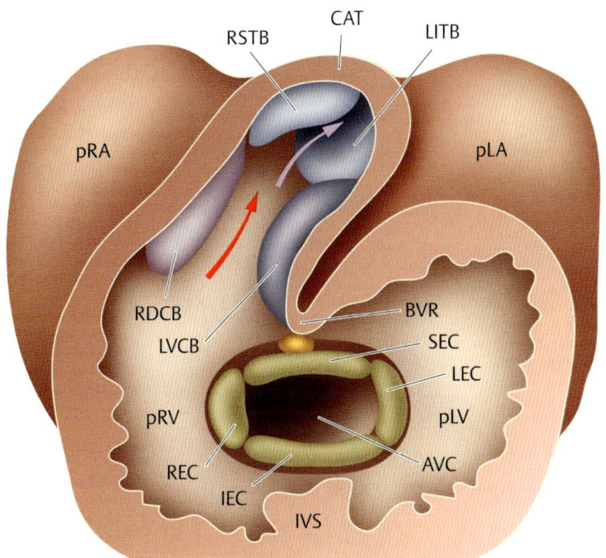

Abb. 1.9 Morphogenese der Atrioventrikularklappen. Schematische Darstellung. Separierung des Atrioventrikularkanals und der Ausstrombahn über die koordinierte Fusion von Endokardkissen, Konus- und Trunkuswülsten unter Einbeziehung des muskulären Kammerseptums und der Bulboventrikularfalte. Ventrikel, Konus und Trunkus koronar eröffnet, Ansicht von ventral.

AVC = Atrioventricular Channel (Atrioventrikularkanal)
BVR = Bulboventricular Ridge (Bulboventrikularfalte)
CAT = Common Arterial Trunk (Truncus arteriosus)
IEC = Inferior Endocardial Cushion (unteres Endokardkissen)
IVS = Interventricular Septum (Septum interventriculare)
LEC = Left Endocardial Cushion (linkes Endokardkissen)
LITB = Left Inferior Truncus Bulge (linker unterer Trunkuswulst)
LVCB = Left Ventral Conus Bulge (linker ventraler Konuswulst)
pLA = Primitive Left Atrium (primitives linkes Atrium)
pLV = Primitive Left Ventricle (primitiver linker Ventrikel)
pRA = Primitive Right Atrium (primitives rechtes Atrium)
pRV = Primitive Right Ventricle (primitiver rechter Ventrikel)
RDCB = Right Dorsal Conus Bulge (rechter dorsaler Konuswulst)
REC = Right Endocardial Cushion (rechtes Endokardkissen)
RSTB = Right Superior Truncus Bulge (rechter oberer Trunkuswulst)
SEC = Superior Endocardial Cushion (oberes Endokardkissen)

Morphogenese der Kammerregion

Zwischen dem 26. und dem 30. Tag p. o. wird die Separierung der Ventrikel- und Vorhofregion über die Ausbildung der Atrioventrikularsepten und des Sulcus atrioventricularis im Rahmen des Cardiac Looping (s. ▶ Abb. 1.2) vollzogen. Dabei geht der morphologisch linke Ventrikel überproportional aus der Ventrikelschleife hervor, wohingegen der definitive morphologisch rechte Ventrikel sich lediglich aus einem untergeordneten Anteil der rechtslateralen Zirkumferenz des aufsteigenden Schenkels ableitet.

Die Septierung des primitiven Ventrikels wird über die komplexe Interaktion des Septum interventriculare, der Konussepten und der Atrioventrikularsepten realisiert (▶ Abb. 1.10). Die Pars muscularis des definitiven Septum interventriculare entsteht etwa um den 30. Tag p. o. als eine mediane muskuläre Auffaltung des Bodens der Ventrikelschleife. Der vordere, linksgerichtete Schenkel verläuft zur Übergangsregion zwischen Ventrikelteil und Ausstrombahn der Herzschleife. Der hintere Schenkel ist demgegenüber rechtsorientiert und erstreckt sich zur rechtslateralen Zirkumferenz des unteren Atrioventrikularseptums, sodass das spätere Trikuspidalostium a priori dem definitiven rechten Ventrikel zugeordnet wird. Im Anschluss an den Ventrikelteil der Herzschleife ist bereits ab dem 28. Tag p. o. eine tubuläre Ausstrombahn erkennbar, deren proximaler Teil als „Conus cordis" (Konussegment) und deren distaler Teil als „Truncus arteriosus" bezeichnet wird.

An den jeweiligen Seitenwänden in Höhe des konoventrikulären Übergangs formieren sich die Konussepten, aus denen sich die späteren aortalen und pulmonalen Ausstrombahnen ableiten und die im Rahmen der weiteren Umgestaltung der Herzschleife in Gesamtheit des Konus in die definitiven Ventrikel inkorporiert werden. Im Gegensatz zur Ausstrombahn verbinden sich im Einstrombereich des Ventrikelteils muskuläre Trabekel zum Inlet-Septum, das in einer zum Septum interventriculare leicht unterschiedlichen Richtung in das Kavum vorwächst. An der Kontaktstelle zum Septum interventriculare wird dadurch eine Wulstbildung bedingt, die am definitiven Herz als Trabecula septomarginalis, als sog. Moderatorband (S. 207), zu erkennen bleibt und den morphologisch rechten Ventrikel charakterisiert (▶ Abb. 1.11).

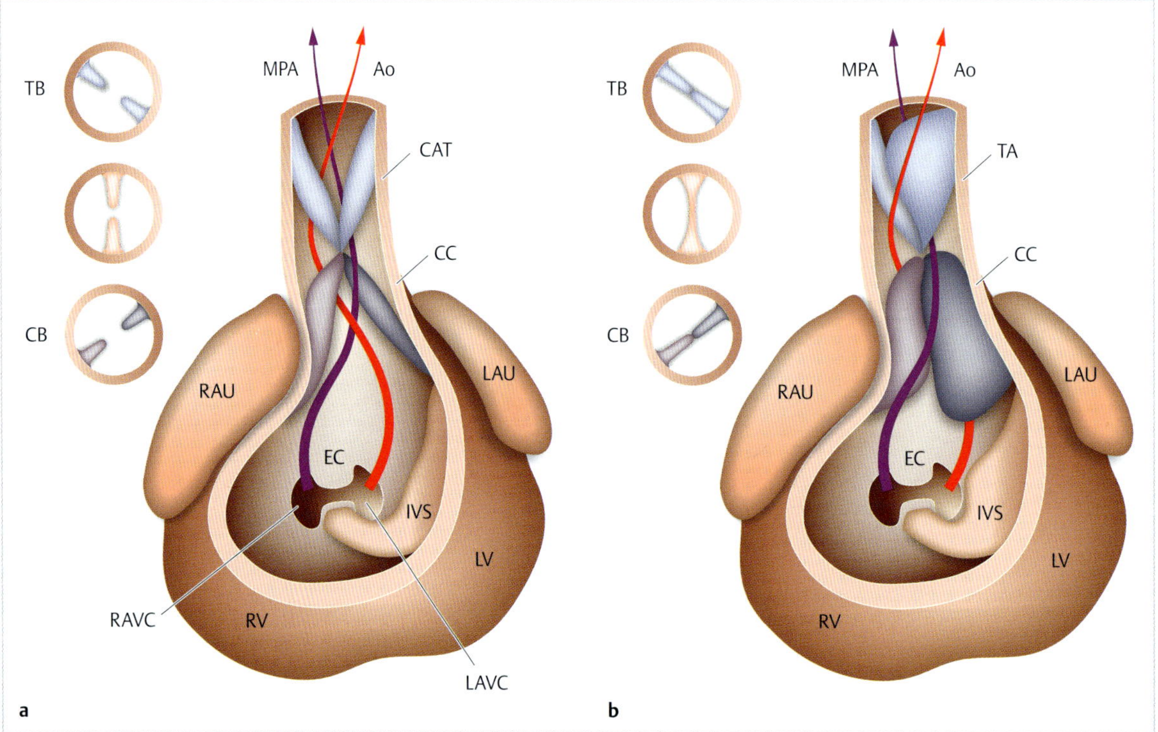

Abb. 1.10 Separierung von Atrioventrikularkanal und Ausstrombahn. Schematische Darstellung der spiralförmigen Morphogenese. Die koordinierte Verschmelzung von Konus- und Trunkusseptum, Endokardkissen und muskulärem Ventrikelseptum ist die Grundlage für atrioventrikuläre und ventrikuloarterielle Konkordanz. Höhenentsprechend zugeordneter Querschnitt, Ausstrombahn eröffnet, Ansicht von ventral.

Ao = Aorta
CAT = Common Arterial Trunk (Truncus arteriosus)
CB = Conus Bulge (Konuswulst)
CC = Conus cordis
EC = Endocardial Cushion (Endokardkissen)
IVS = Interventricular Septum (muskuläres Septum interventriculare)
LAU = Left Auricle (linkes Herzohr)
LAVC = Left Atrioventricular Channel (linker Atrioventrikularkanal)
LV = Left Ventricle (linker Ventrikel)
MPA = Main Pulmonary Artery (Truncus pulmonalis)
RAU = Right Auricle (rechtes Herzohr)
RAVC = Right Atrioventricular Channel (rechter Atrioventrikularkanal)
RV = Right Ventricle (rechter Ventrikel)
TB = Truncus Bulge (Trunkuswulst)
a Frühstadium.
b Spätform.

Klinischer Bezug

- Ein vollständiger Arrest der Endokardkissenfusion bedingt ein *Ostium atrioventriculare commune (persistens)*; dabei wird durch einen ausgedehnten zentralen Septumdefekt eine pathologische Kommunikation aller 4 Herzbinnenräume möglich.
- Eine lediglich zentrale Verschmelzung der Endokardkissen führt zwar zur Ausbildung eines rechten bzw. linken Atrioventrikularostiums; dabei sind jedoch häufig *Spaltbildungen* im anterioren Segel der Mitralklappe (Mitral Cleft) bzw. im septalen Segel der Trikuspidalklappe anzutreffen.
- Die *(links-)ventrikuläre Noncompaction-Kardiomyopathie* (Spongy Myocardium) basiert auf einem Arrest der physiologischen Kompaktierung des Myokards (siehe Kapitel 4.6.1).

Die Septierung der distalen, trunkalen Ausstrombahn wird etwa vom 28.–35. Tag p. o. vollzogen. Die paarigen Trunkussepten fusionieren jeweils an der vorderen und hinteren Zirkumferenz des konotrunkalen Übergangs, und unter Beteiligung des Septum aorticopulmonale wird die komplette Unterteilung des zunächst gemeinsamen Truncus arteriosus in eine separate arterielle und pulmonale Ausstrombahn realisiert.

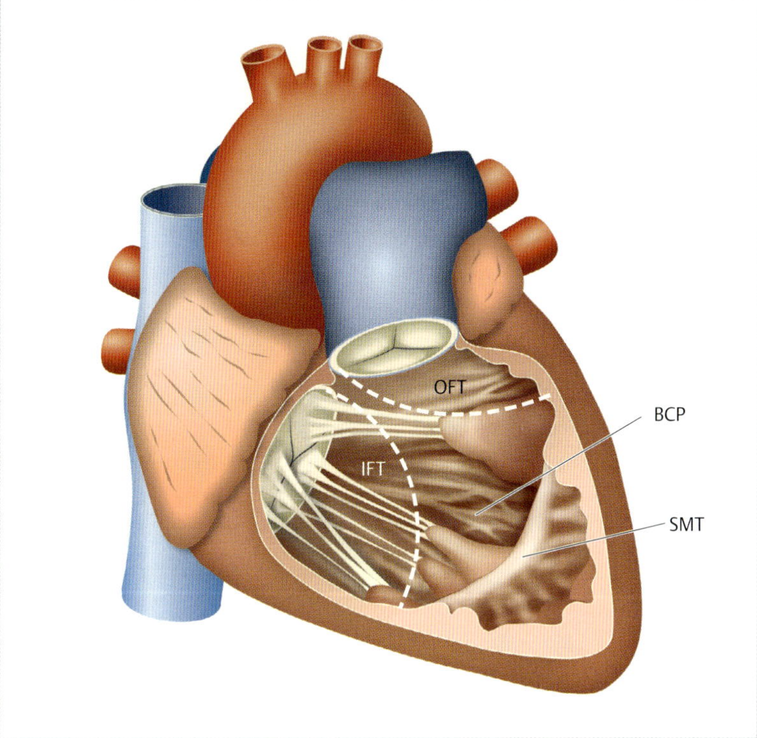

Abb. 1.11 Bestimmung des morphologisch rechten Ventrikels.
Schematische Darstellung.
BCP = Broad Component (grobtrabekuläre Komponente)
IFT = Inflow Tract (Einstrombahn mit Trikuspidalklappe)
OFT = Outflow Tract (Ausstrombahn mit Infundibulum)
SMT = Septomarginal Trabeculae (Trabecula septomarginalis, sog. Moderatorband)

Klinischer Bezug

Ein Double-Outlet-Komplex ist auf eine ausbleibende Regression der Bulboventrikularfalte mit konsekutiver fehlender Fusion von Konus- und Outlet-Septum zurückzuführen. Bei der *Taussig-Bing-Anomalie* – der Kombination eines DORV-II mit einer Seit-zu-Seit-Stellung der großen Arterien – entspringt die Aorta über einen hypertrophierten subaortalen Konus vollständig aus dem morphologisch rechten Ventrikel, wobei das Pulmonalklappenostium einen Malalignment-VSD überreitet.

Im Rahmen dieses Septierungsprozesses erfolgt auch der definitive Verschluss des Foramen interventriculare; dabei leitet sich die Pars membranacea septi von den proximalen Anteilen der Konussepten ab. Die charakteristische Topologie der ventrikulären Ausstrombahnen und die typische linksspiralige Rotation der großen Arterien stellen das Ergebnis der Fusion primär paariger Septenanlagen dar. Diese befinden sich im proximalen Konus in links-anteriorer bzw. rechts-posteriorer, am konotrunkalen Übergang in a.-p. und schließlich im distalen Trunkusabschnitt in links-kranialer bzw. rechts-kaudaler Anordnung.

Klinischer Bezug

- Der *TGA* liegt eine Störung der komplexen, spiralig verlaufenden Trunkusseptierung zugrunde.
- Eine *anatomisch korrigierte MGA*, bei der trotz erhaltener ventrikuloarterieller Konkordanz die räumliche Beziehung der Arterien zueinander gestört ist, basiert vermutlich auf einer isolierten Konusinversion mit Persistenz sowohl eines subaortalen als auch eines subpulmonalen Konus.
- Die *Fallot-Tetralogie* hat ihren Ursprung in einer asymmetrischen Septierung des Conus cordis, wobei die Ventralverlagerung des Konusseptums die Infundibulumstenose bedingt und der ausbleibende Kontakt zur Crista supraventricularis einen Verschluss des Septum interventriculare verhindert.
- Ein *APSD* bzw. ein *paramembranöser VSD* sind auch mithilfe der jeweils inkompletten Fusion der Septen der Ausstrombahn zu erklären.

Morphogenese der großen herznahen Gefäße

Die Morphogenese des Aortenbogens, der Pulmonalarterien und des Ductus arteriosus ist eng miteinander koordiniert und auf die Entwicklung und Differenzierung des primitiven Herzschlauchs abgestimmt. Die ersten intraembryonalen Gefäße lassen sich zwischen dem 17. und

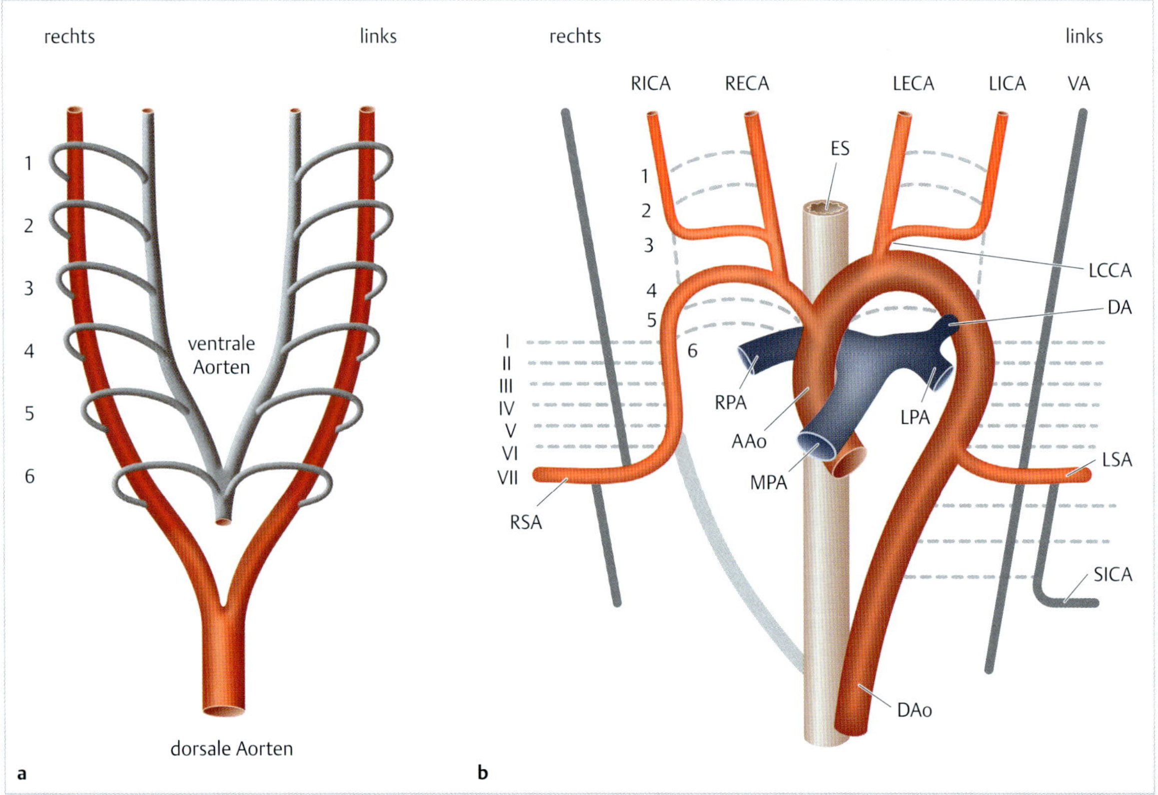

Abb. 1.12 Morphogenese der großen herznahen Gefäße. Schematische Darstellung. Umgestaltung des primär symmetrischen Systems der Kiemenbogenarterien und Ausbildung von definitiver Aorta, Truncus pulmonalis, Ductus arteriosus und herznahen Arterien. Die arabischen Ziffern 1–6 kennzeichnen das rechts-links-symmetrische Aortenbogensystem und Derivate, die römischen Ziffern I–VII die Intersegmentalarterien. Regressive Strukturen sind hellgrau dargestellt.

AAo = Ascending Aorta (Aorta ascendens)
DA = Ductus arteriosus
DAo = Descending Aorta (Aorta descendens)
ES = Esophagus (Ösophagus)
LECA = Left External Carotid Artery (A. carotis externa sinistra)
LICA = Left Internal Carotid Artery (A. carotis interna sinistra)
LPA = Left Pulmonary Artery (A. pulmonalis sinistra)
LSA = Left Subclavian Artery (A. subclavia sinistra)
MPA = Main Pulmonary Artery (Truncus pulmonalis)
RECA = Right External Carotid Artery (A. carotis externa dextra)
RICA = Right Internal Carotid Artery (A. carotis interna dextra)
RPA = Right Pulmonary Artery (A. pulmonalis dextra)
RSA = Right Subclavian Artery (A. subclavia dextra)
SICA = Supreme Intercostal Artery (A. intercostalis suprema)
VA = Vertebral Artery (A. vertebralis)
a Frühstadium.
b Definitive Form (links verlaufender, links deszendierender Aortenbogen).

dem 19. Tag p. o. in Form der paarigen, jeweils paramediansymmetrisch neben der Chorda dorsalis gelegenen, dorsalen Aorten abgrenzen. Diese treten zwischen dem 19. und dem 21. Tag p. o. in engen Kontakt mit den kaudal liegenden Nabelschnurarterien und werden kranial über das erste Pharyngealarterienpaar an die Ausstrombahn des embryonalen Herzens, den Truncus arteriosus, angeschlossen. Aus dem nachgeordneten Saccus aorticus bildet sich anschließend in kraniokaudaler Abfolge ein primär rechts-links-symmetrisches System aus jeweils 6 Pharyngealbogenarterien (sog. Aortenbögen; ▶ Abb. 1.12a). Diese verbinden sich an der dorsalen Leibeswand zu den 2 dorsalen Aorten, die erst distal zu einer unpaaren, links-paramedian verlaufenden singulären Aorta – der späteren Aorta descendens – fusionieren. Aus dem dorsalen Aortensystem nehmen ferner die Intersegmentalarterien ihren Ursprung, die die einzelnen Körpersegmente versorgen. Aus den ersten 3 Bogenarterien entstehen über die segmentale Obliteration der dorsalen Aorten (▶ Abb. 1.12b) die Kopf- und Halsgefäße. Die spätere A. subclavia leitet sich dabei von der nach kranial verlagerten VII. Intersegmentalarterie ab.

Letztlich obliteriert um den 46. Tag p. o. das distale Segment der rechten dorsalen Aorta nach Abgabe der A. subclavia dextra bis zum Zusammenfluss mit der linken dorsalen Aorta. Nunmehr verbleibt der linke Aortenbogen als persistierendes Segment der 4. linken Pharyngealbogenarterie und das rostrale Segment der kontralateralen Bogenarterie als Anfangsteil der A. subclavia dextra.

Klinischer Bezug

- Ein *doppelter Aortenbogen* leitet sich aus der Persistenz der rechten dorsalen Aorta ab; dabei dominiert überwiegend der rechte Bogen, und der Ductus arteriosus ist links lokalisiert (siehe Kapitel 4.5.3).
- Eine Atresie der 4. Branchialbogenarterie bedingt einen *IAA*; eine *rechts deszendierende Aorta* resultiert aus der Persistenz der rechten dorsalen Aorta bei begleitender vollständiger Obliteration des 4. linken Aortenbogens.
- Die *A. lusoria* ist Folge der Obliteration des rechten 4. Aortenbogens (Subklaviasegment) bei Persistenz der im Normalfall obliterierenden rechten dorsalen Aorta. Beim Rechtsaortenbogen entspringt die linke A. carotis communis als erster Ast aus dem Aortenbogen, gefolgt von der rechten A. carotis communis, der rechten A. subclavia und einem retroösophageal verlaufenden Gefäßsegment. Dieses Segment, aus dem die linke A. subclavia und der Ductus arteriosus entspringen, wird postnatal auch als „Kommerell-Divertikel" (S. 278) bezeichnet (siehe Kapitel 4.5.3).

Der Pulmonalishauptstamm leitet sich aus der proximalen Hälfte der linken 6. Bogenarterie ab. Die distale Hälfte – der Ductus arteriosus Botalli – unterliegt postnatal der Regression. Die peripheren Pulmonalarterien entstehen im Zuge der Differenzierung der Lungenanlage. Sie finden erst sekundär Anschluss an den 6. Pharyngealbogen; dabei bilden sich die primär aus der dorsalen Aorta entspringenden Eingeweideplexus sukzessive zurück.

Klinischer Bezug

Die zwischenzeitlich vorhandenen sog. aortopulmonalen Kollateralen, die primitive frühembryonale Gefäßverbindungen zwischen den Aortae dorsales und den Lungengefäßplexus darstellen, können durch ihre Persistenz, z. B. im Rahmen einer Pulmonalatresie, als *MAPCA* Bedeutung erlangen (siehe Kapitel 4.5.5).

Morphogenese der Taschenklappen

Zwischen dem 35. und dem 38. Tag p. o. formieren sich beim erst ca. 7 mm langen Embryo in Höhe des konotrunkalen Übergangs an den Schmalseiten des ovalären Trunkusquerschnitts 2 nicht mit dem kontinuierlichen Septumsystem in Verbindung stehende Endokardpolster aus. Die sog. Intercalated Valve Swellings, kissenförmige Klappenwülste, liefern jeweils das Material der vorderen und hinteren Semilunarklappe der Valva aortae bzw. pulmonalis. Demgegenüber leiten sich die jeweilige rechte und linke Tasche der Pulmonal- bzw. Aortenklappe aus lateralen Anteilen des Trunkusseptums ab. Erst ab dem 57. Tag p. o. werden innerhalb der extrazellulären Matrix der Semilunarklappen zunächst elastische, später auch kollagene Fasern nachweisbar, an deren Entstehung Neuralleistenzellen maßgeblich beteiligt sind.

Morphogenese der Koronargefäße

Erste Anlagen der Koronargefäße sind am 32. Tag p. o. nachweisbar. Eine funktionell ausreichende Koronarzirkulation, die die vormalige, nur auf Diffusion vom luminalen Blut-Pool basierende Versorgung des Myokards ablöst, besteht vermutlich erst ab dem 41. Tag p. o. Im subepikardialen Ventrikelmesenchym wird die Entwicklung eines Kapillarplexus induziert. Erste dünne, subepikardiale Koronarvenenstämme, die in den Sinus venosus drainieren, sind ab dem 35. Tag p. o. anzutreffen. Der Sinus coronarius als das ausschließlich das herzeigene Blut drainierende Gefäß leitet sich von dem linken Sinushorn ab, nachdem die primär gemeinsam einmündenden Kardinal-, Nabel- und Dottersackvenen obliteriert sind. Die definitive Mündung des Sinus coronarius kommt rechts des sich entwickelnden Septum primum zu liegen. Die Anlagen der mit dem Endothel des Ausstromtrakts kommunizierenden Koronararterien lassen sich jedoch erst ab dem 40. Tag p. o. darstellen. Die koronaren Ostien sind erst nach vollzogener Trunkusseptierung im rechten bzw. linken Sinus der Valva aortae nachweisbar.

1.2 Systematik und Nomenklatur

1.2.1 Überblick, Segmentanalyse und Bestimmungsalgorithmus

Neben diagnostischen und therapeutischen Innovationen spiegeln sich Fortschritte im Verständnis kongenitaler Vitien insbesondere auch in Veränderungen von Nomenklatur (Begriffsbestimmung) und Klassifikation (Einteilung) wider. Da historisch betrachtet die Diagnostik komplexer kongenitaler Malformationen erst postmortal erfolgen konnte und somit den Pathologen vorbehalten blieb, erklärt sich deren primär maßgeblicher Einfluss über die visuell-morphologische Analyse am Sektionstisch. Initiale Klassifikationsversuche sind auf Lev zurückzuführen, der versuchte, auf der Basis einer morphologischen Analyse der kardialen Einzelstrukturen eine für komplexe Vitien universell anwendbare Klassifikation vorzunehmen [6]. Insbesondere auf Van Praagh [10] und De la Cruz [5] gehen essenzielle Ergänzungen und Modifikationen zurück; Die Autoren nahmen Mitte der 1970er-Jahre eine grundlegende segmentale Analyse unter Berücksichtigung der intersegmentalen Konnektionen vor. Weitere Fortschritte sind vor allem Anderson [1] zu verdanken, der über die strikt morphologisch orientierte Analyse der segmentimmanenten Charakteristika komplex fehlgebildeter Herzen (sog. Segmentanalyse) eine heute weltweit anerkannte, jedoch nicht uneingeschränkt praktizierte Nomenklatur etablierte. Vorbehalte bestehen dabei nicht ausschließlich hinsichtlich der Praktikabilität im klinischen Kontext, sondern auch aufgrund von Limitationen der Terminologie und eingeschränkter „Konvertierbarkeit" historisch etablierter, vor allem klinischer Entitäten, wie z. B. des sog. univentrikulären Herzens [7]. Auch die große Gruppe der Septumdefekte (sog. Shunt-Defekte) sowie Obstruktionen oder Lungenvenenfehleinmündungen sind schwer in die Segmentanalyse integrierbar.

Die ursprünglich älteste klinische Klassifikation kongenitaler Vitien basierte auf der strikt hämodynamischen, sichtbaren Unterscheidung zyanotischer und azyanotischer Vitien. Die zunehmenden diagnostischen Möglich-

Tab. 1.3 Übersicht über die verschiedenen kardialen Malformationen [9].

Malformation	Akronym	Terminus	Synonyma
venöses Segment			
partielle Lungenvenenfehlkonnektion	PAPVC/ PAPVR	Partial Anomalous Pulmonary Venous Connection	partielle Lungenvenenfehleinmündung, sog. Lungenvenentransposition
totale Lungenvenenfehlkonnektion	TAPVC/ TAPVR	Total Anomalous Pulmonary Venous Connection	totale Lungenvenenfehleinmündung, sog. Lungenvenentransposition
atriales Segment			
Vorhofseptumdefekt	ASD	Atrial Septal Defect	Vorhofscheidewanddefekt
• **Ostium-primum-Typ**	ASD-I	ASD primum Type	Ostium-primum-Defekt
• **Ostium-secundum-Typ**	ASD-II	ASD secundum Type	Ostium-secundum-Defekt
Cor triatriatum sinistrum	Cts		sog. supravalvuläre Mitralstenose
persistierendes Foramen ovale	PFO	Persistent Foramen Ovale	offenes Foramen ovale
atrioventrikulärer Septumdefekt			
atrioventrikulärer Septumdefekt	AVSD	Atrioventricular Septal Defect	Endokardkissendefekt
• **partieller atrioventrikulärer Septumdefekt**	PAVSD	Partial Atrioventricular Septal Defect	partieller Atrioventrikularkanal, Endokardkissendefekt
• **kompletter atrioventrikulärer Septumdefekt**	CAVSD	Complete Atrioventricular Septal Defect	kompletter Atrioventrikularkanal
Doppeleinlassventrikel rechts/links	DIRV/DILV	Double Inlet Right/Left Ventricle	singulärer rechter/linker Ventrikel
Mitralatresie	MA	Mitral Atresia	(HLHS)
Mitralstenose	MS	Mitral Stenosis	
Mitralinsuffizienz	MI	Mitral Insufficiency/Incompetence	
Trikuspidalatresie	TA	Tricuspid Atresia	
ventrikuläres Segment			
univentrikuläres Herz	CU	Cor Univentriculare	sog. singulärer Ventrikel (Cor triloculare biatriatum)
Ventrikelseptumdefekt	VSD	Ventricular Septal Defect	Kammerscheidewanddefekt
linksventrikuläre Noncompaction-Kardiomyopathie	LVNC	sog. Spongy Myocardium	Arrest der physiologischen Kompaktierung des linksventrikulären Myokards
ventrikuloarterielles Segment			
Aortenklappenatresie	AoVA	Aortic Valve Atresia	Aortenatresie – HLHS
Aorteninsuffizienz	AI	Aortic Insufficiency/Incompetence	Aortenklappeninsuffizienz
Aortenstenose	AS	Aortenstenose (subvalvulär, valvulär, supravalvulär)	
Doppelauslassventrikel rechts/links	DORV/ DOLV	Double Outlet Right/Left Ventricle	
Pulmonalatresie	PA	Pulmonary Atresia	
Pulmonalstenose	PS	Pulmonary Stenosis	
subvalvuläre Aortenstenose	SAS	Subaortic Stenosis	Subaorten- bzw. Konusstenose der Aorta
infundibuläre Pulmonalstenose	inf.PS	Infundibular Pulmonary Stenosis	Subpulmonal- bzw. Infundibulumstenose
Aortenatresie	AoA	Aortic Atresia	HLHS

Tab. 1.3 Fortsetzung

Malformation	Akronym	Terminus	Synonyma
arterielles Segment			
Truncus arteriosus communis	TAC	Truncus Arteriosus Communis	
aortopulmonaler Septumdefekt	APSD	Aortopulmonary Septal Defect	aortopulmonales Fenster
angeboren korrigierte Transposition der großen Arterien	CC-TGA	Congenitally Corrected Transposition of the Great Arteries	
komplette Transposition der großen Arterien	TGA IVS	Transposition of the Great Arteries	
Aortenisthmusstenose (präduktal, juxtaduktal, postduktal)	CoA	Coarctation of the Aorta	infantile/adulte Aortenisthmusstenose
unterbrochener Aortenbogen	IAA	Interrupted Aortic Arch	(Aortenbogenatresie)
supravalvuläre Aortenstenose	SVAS	Supravalvular Aortic Stenosis	(zusammen mit anderen arteriellen Stenosen als Williams-Beuren-Syndrom)
persistierender Ductus arteriosus	PDA	Patent Ductus Arteriosus	offener Ductus arteriosus

HLHS = hypoplastisches Linksherzsyndrom

keiten führten zu einer weiteren Differenzierung von Vitien mit Rechts- bzw. Linksherzbelastung. Bei den häufigeren kombinierten Vitien, wie der Fallot-Tetralogie, dem ASD, dem PFO und dem PDA, haben sich eigene Bezeichnungen und Klassifikationen längst im klinischen Alltag etabliert.

Im Rahmen der Segmentanalyse [1] wird in Form eines deskriptiven Algorithmus eine formale Diagnose der Malformation gestellt, die unabhängig von Ätiologie und bereits etablierten komplexen Entitäten die 3 kardialen Hauptsegmente (das atriale und das Ventrikelsegment sowie die Ausstrombahn) analysiert. ▶ Tab. 1.3 gibt einen Überblick über die verschiedenen Malformationen der einzelnen Segmente.

Da im klinischen Kontext und zum interdisziplinären Verständnis neben pathomorphologischen Aspekten auch darüber hinausgehende Informationen erforderlich sind, müssen diese in Bezug auf Terminologie und Klassifikation Berücksichtigung finden.

1.2.2 Primäre Lageanomalien

Hinsichtlich aberranter Position des Herzens und Orientierung des Apex cordis im Thoraxsitus können nachfolgende Differenzierungen vorgenommen werden: Der üblichen Lage des Herzens im linken Hemithorax mit Ausrichtung der Herzspitze nach links-anterior-inferior *(Lävokardie)* wird eine *Dextro- und Mesokardie* gegenübergestellt. Bei Ersterer zeigt die Herzspitze nach rechts-anterior-inferior, bei der Mesokardie nach medial-anterior-inferior, und sie liegt meist im Körpermedian.

Besondere Lageanomalien finden sich bei speziellen Entitäten, wie der Ectopia cordis und kongenitalen Perikarddefekten.

1.2.3 Sekundäre Lageanomalien

Unter weitestgehender Beibehaltung der normalen Organachse bzw. der räumlichen Orientierung der Herzspitze können sekundäre Lageanomalien aus einer unilateralen Lungenhypoplasie sowie aus Thorax- und Wirbelsäulendeformitäten resultieren oder auf einer Verlagerung des Herzens bei intrathorakalen Raumforderungen basieren. Der üblichen *Lävoposition* werden dabei die *Dextroposition* oder *Mesoposition* gegenübergestellt.

Aufgrund der häufigen Assoziation von Lageanomalien und kardiovaskulären Malformationen ist eine genaue Analyse der Topologie, der Konnektionen und der Relationen der kardialen Segmente, wie sie im Rahmen der sog. pathomorphologischen Methode [1] erfolgt, für die Diagnosestellung obligat.

Situs

Der *viszerale Situs* wird durch die Lateralisation der unpaaren parenchymatösen Abdominalorgane (Leber, Milz, Magen und Pankreas) sowie durch den Verlauf und den Aufzweigungsmodus der Hauptbronchien determiniert. Üblicherweise liegen die Leber einschließlich des suprahepatischen Segments der V. cava inferior und das morphologisch rechte Atrium regelhaft auf der gleichen Körperseite (viszeroatriale Konkordanz). Die gleiche Konkordanz gilt für das morphologisch linke Atrium sowie Milz, Magen und Pankreas. Ein morphologisch rechter Hauptbronchus (eparterieller Bronchus) verläuft steiler und verzweigt sich eher; dabei verläuft der rechte Oberlappenbronchus dorsal der A. pulmonalis dextra. Demgegenüber ist der Verlauf eines morphologisch linken Hauptbronchus (hyparterieller Bronchus) flacher; er ist häufiger länger, und der linke Oberlappenbronchus gelangt vor der A. pulmonalis sinistra nach kranial. Im Normalfall (Situs solitus) sind diese anatomischen Strukturen der jeweiligen Körperseite definitiv zugeordnet; beim Situs inversus (S.207) besteht eine spiegelbildliche Anordnung, und der Situs ambiguus (Heterotaxie) ist durch eine Isomerie gekennzeichnet. Beim Situs ambiguus viscerum sind Milzanomalien anzutreffen (splenische Syndrome); dabei wird die Rechtsisomerie häufig von einer Asplenie mit mediansymmetrischer Leber und konkordanter Rechtslage der abdominalen großen Arterien begleitet. Demgegenüber geht die Linksisomerie häufig mit einer Polysplenie und einer Azygoskontinuität (S.272) bei fehlender Ausbildung des hepatischen Segments der unteren Hohlvene einher.

Der *Ventrikelsitus* wird analog der Handsymmetrie über seine „Händigkeit" definiert (Rechte- bzw. Linke-Hand-Regel; ▶ Abb. 1.13); dabei zeigt beim Situs solitus mit Lävokardie der morphologisch rechte Ventrikel aufgrund der D-Loop-Konfiguration eine rechtshändige Anordnung. Zuordnungsprobleme resultieren aus den topografischen Varianten hinsichtlich der Lagebeziehung der großen Arterien zueinander, die unabhängig von Situs und ventrikuloarterieller Konnektion prinzipiell unterschiedlich verlaufen können. In diesem Zusammenhang sind ähnlich einem Ziffernblatt 8 prinzipielle Positionen der Aorta in Relation zum im Zentrum stehenden Truncus pulmonalis möglich.

Klinischer Bezug

Störungen der physiologischen Organlateralisation finden in sog. *Heterotaxiesyndromen* („Unordnung") sowie in einer isomeren Symmetrie physiologisch asymmetrisch präformierter Organstrukturen *(Lateralisationsstörungen)* ihren Ausdruck. Heterotaxiesyndrome sind fast ausschließlich mit komplexen kardialen Vitien bei Asplenie bzw. Polysplenie assoziiert und werden mitunter durch weitere Morphogenesestörungen (Mittelliniendefekte) aggraviert. Nicht selten ist auch eine Juxtaposition der Herzohren im Sinne einer Verlagerung zur Gegenseite mit komplexen Vitien und Lageanomalien des Herzens assoziiert.

Vorhofmorphologie

Im Rahmen der Segmentanalyse muss vor der Bestimmung von Konnektion und Relation von Atrien, Ventrikeln und großen Arterien deren eindeutige Identifikation auf Grundlage basaler, segmentimmanenter Kriterien stattfinden.

Unabhängig von einmündenden Gefäßen erfolgt die obligate Definition des Vorhofsegments primär über die

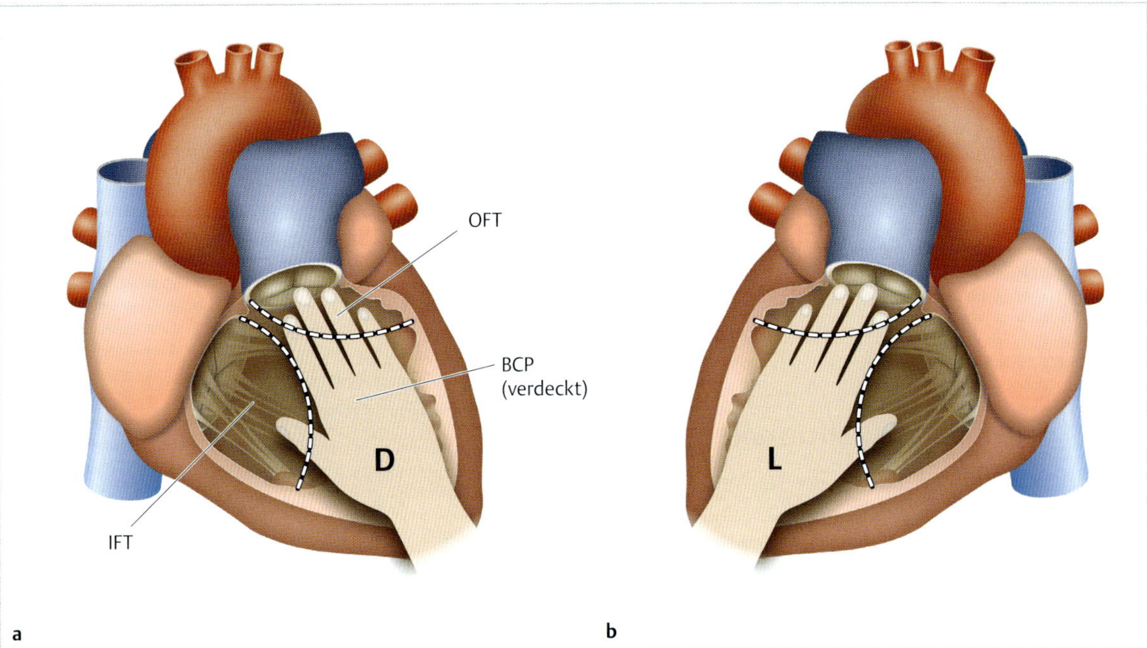

Abb. 1.13 Rechte- bzw. Linke-Hand-Regel. Schematische Darstellung. Definition der Topologie des morphologisch rechten Ventrikels durch das Auflegen der Handfläche auf das interventrikuläre Septum. Der Daumen zeigt dabei auf das atrioventrikuläre Ostium (Einstrombahn), die gestreckten Finger in Richtung der Ausstrombahn. Unterscheidung der Isomere.
BCP = Broad Component (grobtrabekuläre Komponente)
IFT = Inflow Tract (Einstrombahn)
OFT = Outflow Tract (Ausstrombahn)
a Rechte-Hand-Topologie (Ventricular D-Loop).
b Linke-Hand-Topologie (Ventricular L-Loop).

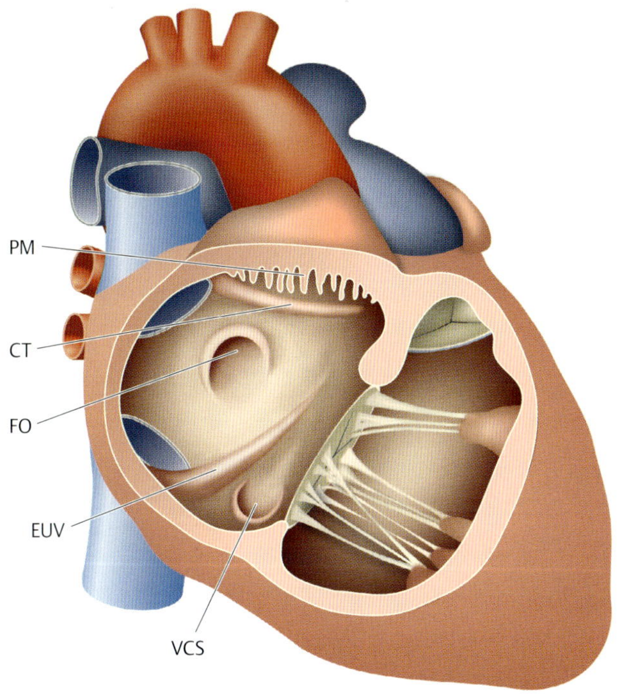

Abb. 1.14 Bestimmung des morphologisch rechten Atriums. Schematische Darstellung. Stumpf-dreieckiges Herzohr mit Mm. pectinati, breite Verbindung zum Vorhofabschnitt, begrenzt durch die Crista terminalis. Fakultativ Fossa ovalis, Valvula sinus coronarii und Valvula v. cavae inferioris. Reste der embryonalen Sinusklappen können als sog. Chiari-Netz persistieren.
CT = Crista terminalis
EUV = Eustachian Valve
(Valvula v. cavae inferioris [Eustachii])
FO = Fossa ovalis
PM = Pectinate Muscles (Mm. pectinati)
VCS = Valve of the Coronary Sinus
(Valvula sinus coronarii [Thebesii])

Herzohrform. Ein *morphologisch rechter Vorhof* ist durch ein dreieckiges Herzohr charakterisiert, das in weitlumiger Verbindung zum übrigen Vorhof steht und von einer typischen muskulären Grenzstruktur (Crista terminalis) separiert wird (▸ Abb. 1.14). Weitere Charakteristika des morphologisch rechten Herzohrs sind die Mm. pectinati; demgegenüber gelten Elemente des glattwandigen Vorhofabschnitts, wie Limbus fossae ovalis oder Residuen embryonaler Venenklappen (Valvula Thebesii et Eustachii), als sekundär und inkonstant.

Konstante Merkmale des *morphologisch linken Herzohrs* sind dessen fingerförmige bis tubuläre Gestalt, die enge Verbindung zum übrigen Atrium mit fehlender muskulärer Separierung sowie die begrenzte Ausbildung von Mm. pectinati.

Ventrikelmorphologie

Die Definition des Ventrikelsegments wird primär anhand des typischen apikalen Trabekularisierungsmusters und der zugeordneten Atrioventrikularklappen vorgenommen. Ein *morphologisch rechter Ventrikel* besitzt ein grobes Trabekularisierungsmuster mit der subapikal abgrenzbaren Trabecula septomarginalis, dem Moderatorband (s. ▸ Abb. 1.11 sowie ▸ Abb. 4.76, ▸ Abb. 4.77 u. ▸ Abb. 4.78). Ferner besteht eine Diskontinuität zwischen Trikuspidal- und Semilunarklappe über den interponierten, muskulären Konus. Zur Kennzeichnung der Lage des morphologisch rechten Ventrikels dient als Hilfsmittel das gedachte Auflegen einer Handfläche mit abgespreizten Daumen auf das Interventrikularseptum. Dabei zeigt der Daumen in Richtung der Einstrombahn (Segelklappe) und die übrigen Finger zur Ausstrombahn (Taschenklappe). Auf diese Weise lassen sich eine Rechte-Hand-Architektur beim Situs solitus (s. ▸ Abb. 1.13a) von einer Linke-Hand-Architektur beim Situs inversus (s. ▸ Abb. 1.13b) differenzieren. Bei völliger Aplasie des Interventrikularseptums muss zwischen einem solitären morphologisch rechten bzw. linken Ventrikel und einem indeterminierten Ventrikel mit extrem grober Trabekularisierung unterschieden werden. Ein *morphologisch linker Ventrikel* ist demgegenüber durch ein feines apikales Trabekularisierungsmuster gekennzeichnet; es besteht ferner eine fibröse Kontinuität zwischen Mitral- und Semilunarklappe.

Neben der apikalen Morphologie (trabekularisierter Korpus) definiert sich ein Ventrikel fakultativ über die Existenz von 2 weiteren Teilkomponenten: der *Einstrombahn* (Inlet) und der *Ausstrombahn* (Outlet). Unter einer „rudimentären Kammer" wird ein Ventrikel mit fehlender Einstrombahn verstanden; dabei ist die Existenz einer Ausstrombahn weniger entscheidend. Als „Auslasskammer" (Outlet Chamber) wird ein ventrikulärer Korpus bei fehlender Einstrom-, jedoch vorhandener Ausstrombahn bezeichnet. Existiert ausschließlich ein trabekularisierter Korpus, wird der Terminus „Trabekeltasche" angewandt; diese darf jedoch lediglich mit weniger als 50 % der Öffnungsfläche der Semilunarklappe kommunizieren. Demgegenüber kommuniziert eine Auslasskammer (Outlet Chamber) mit mehr als 50 % der Öffnungsfläche der Semilunarklappe.

Morphologie der großen Arterien

Die Identifikation der großen Arterien erfolgt primär auf der Grundlage der Gefäßäste bzw. des Verzweigungsmusters. Die *Aorta* speist die Koronar- und Systemzirkulation; charakteristisch sind der bogenförmige Verlauf und der Ursprung der Halsarterien. Demgegenüber sind für den *Truncus pulmonalis* die Aufzweigung in die Lungenarterien und die Versorgung der Pulmonalzirkulation wegweisend.

Morphologie der Atrioventrikularverbindung

Nach der eindeutigen Segmentzuordnung erfolgen im Rahmen der sequenziell-segmentalen Analyse (Segmental Approach) die schrittweise Definition der atrioventrikulären und ventrikuloarteriellen Verbindung (Konnektion) und die Analyse der Lagebeziehungen (Relation).

Die atrioventrikuläre Verbindung ist primär von Lage und Art der Konnektion (Typus), erst sekundär von der Morphologie der Segelklappen (Modus) abhängig. Bei *atrioventrikulärer Konkordanz* ist ein morphologisch rechter Vorhof an einen morphologisch rechten Ventrikel angebunden sowie ein morphologisch linker Vorhof mit einem morphologisch linken Ventrikel konnektiert. Demgegenüber besteht bei *atrioventrikulärer Diskordanz* die Verbindung eines morphologisch rechten Vorhofs mit einem morphologisch linken Ventrikel und umgekehrt.

Klinischer Bezug

Atrioventrikuläre Sonderformen existieren bei *Vorhofisomerie* oder Fehlen einer atrioventrikulären Verbindung unter kontralateralem Überreiten der Verbindung:

- Bei den biatrial-univentrikulären atrioventrikulären Verbindungen wird zwischen einem *DIRV*, einem *DILV* und einem *solitären Ventrikel mit doppeltem Einstrom* unterschieden.
- Hinsichtlich des Modus der atrioventrikulären Verbindung ist die Morphologie der Segelklappen entscheidend – die Differenzierung der pathologischen Formen erfolgt in stenotisch, überreitend (straddling bzw. overriding), nicht perforiert (atretisch) oder nicht angelegt (aplastisch).
- Eine weitere Variante stellt die Existenz einer singulären, über dem VSD reitenden Segelklappe beim *Ostium atrioventriculare commune* dar.
- Eine äußerst seltene Form der atrioventrikulären Verbindung stellen sog. *Criss-Cross-atrioventrikuläre Verbindungen* [2] bei potenzieller superior-inferiorer Ventrikelrelation dar. Charakteristikum ist dabei die kreuzweise Anordnung der atrioventrikulären Einstrombahnen abweichend vom sonst üblichen, parallelen Anordnungsmuster (▸ Abb. 1.15). Bedingt durch eine Rotationsanomalie der Ventrikel findet sich eine deutlich verkürzte Inlet-Zone des morphologisch rechten Ventrikels bei gut ausgeformtem Infundibulum. Konkordante und diskordante atrioventrikuläre Konnektionen sowie eine zusätzliche superior-inferiore Ventrikelrelation mit horizontal eingestelltem Septum interventriculare sind möglich; dabei besteht oft ein zusätzlicher VSD bei über den Septumdefekt zur Gegenseite kreuzenden Sehnenfäden (sog. Straddling).

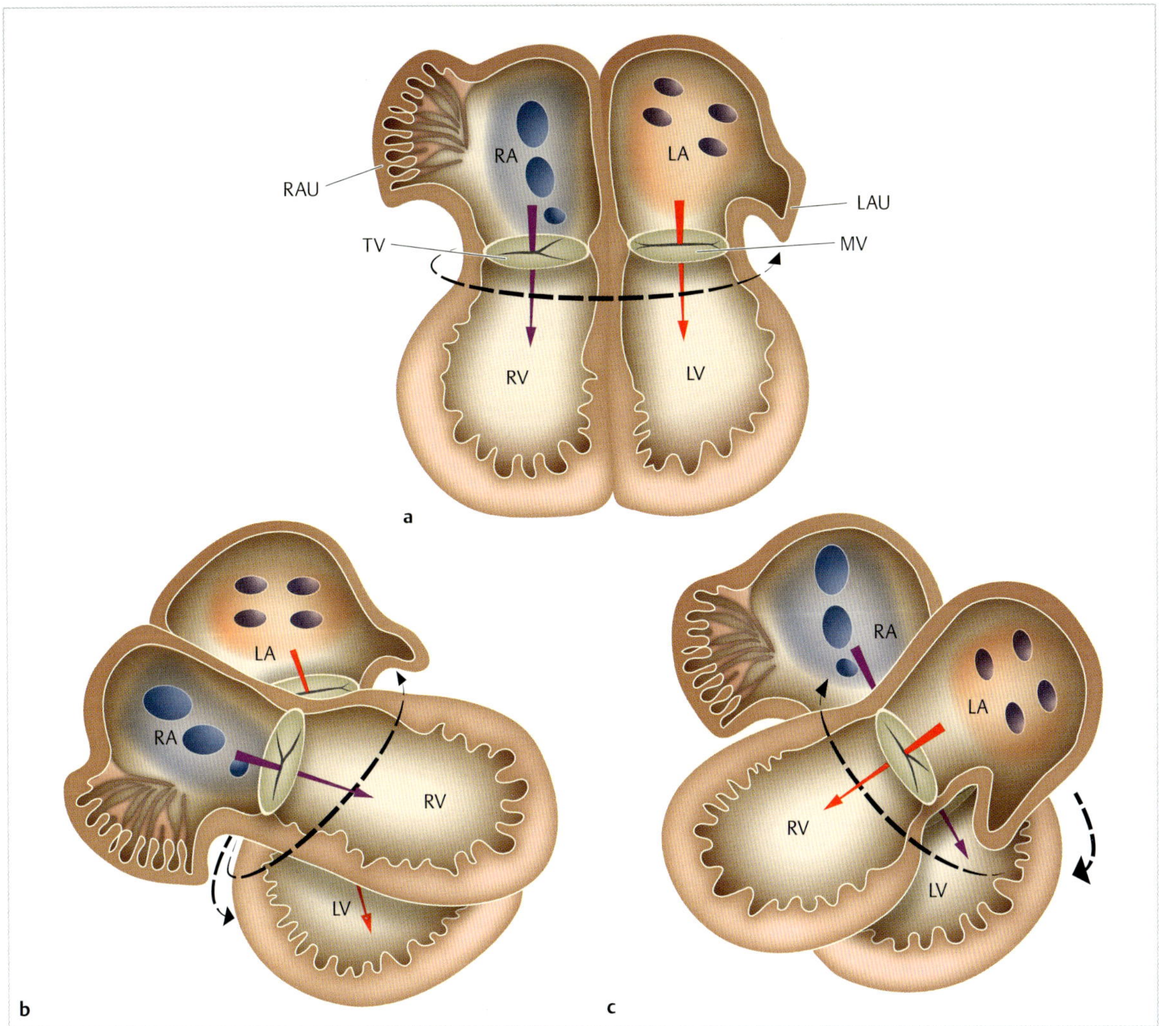

Abb. 1.15 Formale Genese eines kreuzverkehrten Herzens (Criss-Cross Heart bzw. Twisted Chambers). Schematische Darstellung. Ansicht von ventral. Die Pfeile kennzeichnen die Richtung des Blutstroms.
LA = Left Atrium (linkes Atrium)
LAU = Left Auricle (linkes Herzohr)
LV = Left Ventricle (linker Ventrikel)
MV = Mitral Valve (Mitralklappe)
RA = Right Atrium (rechtes Atrium)
RAU = Right Auricle (rechtes Herzohr)
RV = Right Ventricle (rechter Ventrikel)
TV = Tricuspid Valve (Trikuspidalklappe)
a Torquierung im Gegenuhrzeigersinn bei atrioventrikulärer Konkordanz.
b Torquierung im Gegenuhrzeigersinn bei atrioventrikulärer Konkordanz.
c Torquierung im Uhrzeigersinn bei atrioventrikulärer Diskordanz.

Morphologie der ventrikuloarteriellen Verbindung

Die Analyse der ventrikuloarteriellen Konnektion bei Existenz von je 2 Ventrikeln und Ausstrombahnen erfolgt analog der atrioventrikulären Verbindung: Besteht eine ausschließliche Konnektion des morphologisch rechten Ventrikels mit der Pulmonalarterie sowie des morphologisch linken Ventrikels mit der Aorta, resultiert *ventrikuloarterielle Konkordanz*. Im gegensätzlichen Fall der Kombination des morphologisch rechten Ventrikels mit der Aorta und des morphologisch linken Ventrikels mit der Pulmonalarterie ist *ventrikuloarterielle Diskordanz* die Folge.

Klinischer Bezug

Sonderformen treten auf bei solitärem Ventrikel, Truncus arteriosus und Atresie einer Ausstrombahn (▶ Abb. 1.16):

- Bei den univentrikulären Verbindungen ist zwischen einem *DORV* und einem *DOLV* sowie einem *solitären Ventrikel mit doppeltem Ausstrom* zu unterscheiden. Weitere Konnektionsmöglichkeiten stellen die Konkordanz bzw. Diskordanz oder der solitäre Ventrikel bei Atresie einer Ausstrombahn oder bei Truncus arteriosus dar.
- Eine Sonderform der ventrikuloarteriellen Verbindung mit aberrantem Ursprung einer Pulmonalarterie wird mitunter als *„Hemitrunkus"* bezeichnet. In diesem Fall entspringt eine Pulmonalarterie aus der Aorta. Meist ist die rechte A. pulmonalis betroffen, die ihren Ursprung aus der Aorta ascendens nimmt, häufig kurz oberhalb der Aortenklappe. Demgegenüber verläuft die kontralaterale A. pulmonalis als direkte Fortsetzung des regelrecht über eine normale Pulmonalklappe aus dem rechten Ventrikel entspringenden Truncus pulmonalis.
- Beim *Doppelausstromventrikel* entspringen beide großen Arterien mit jeweils mehr als 50 % der ostialen Querschnittsfläche aus einem Ventrikel, sodass der 2. Ventrikel nur über einen VSD mit den großen Arterien in Verbindung steht. Bei Existenz eines bilateralen Konus sind beide großen Arterien ausschließlich oder überwiegend mit dem morphologisch rechten Ventrikel konnektiert (DORV). Bei Fehlen eines subaortalen und subpulmonalen bzw. rudimentär-stenosierenden subpulmonalen Konus sind die großen Arterien demgegenüber in Relation zur Herzbasis nach dorsal verschoben, sodass sie überwiegend aus dem morphologisch linken Ventrikel ihren Ursprung nehmen (DOLV).
- Beim *Einzelausstromventrikel* ist nur eine der großen Arterien mit der Ventrikelmasse verbunden (2 getrennte oder 1 gemeinsamer Ventrikel); es fehlt eine direkte Verbindung zum 2. Gefäß bzw. sie besteht nur sekundär über einen VSD. Die singuläre Arterie kann dabei entweder die Aorta oder Pulmonalarterie (bei Atresie des jeweiligen Pendants) oder ein Truncus arteriosus communis sein.

Merke

Im Rahmen der interdisziplinären Kommunikation ist eine strikte Unterscheidung der Termini „ventrikuloarterielle Diskordanz" und „TGA" wichtig, um Fehldeutungen aufgrund wechselnder Fokussierung in Hinblick auf Lageveränderungen *(Relation)* und Ursprungsanomalien *(Konnektion)* der großen Arterien zu vermeiden.

Relation von ventrikuloarterieller Verbindung und großen Gefäßen

Bezüglich der räumlichen Relation der Ventrikel wird zwischen *D-Loop* (Orientierung der Bulboventrikularschleife dextrobulboventrikulär) oder *L-Loop* (lävobulboventrikulär) unterschieden. Im Normalfall liegt der morphologisch rechte Ventrikel in Relation zum morphologisch linken Ventrikel rechts-anterior (D-Loop). Die Relation der großen Arterien zueinander ist durch ihre Stellung in Bezug auf die Herzbasis definiert. Bei Normogenese und Situs solitus befinden sich das Pulmonalostium links-anterior und das Aortenostium rechts-posterior bei begleitendem, spiralig gewundenem Verlauf. Dabei sind die Pulmonalarterie nach links und die Aorta nach rechts gerichtet (s. ▶ Abb. 1.16).

Klinischer Bezug

Die *D-MGA* bezeichnet die Position des Aortenostiums rechts-anterior (Abb. ▶ Abb. 1.16c) und des Pulmonalostiums links-posterior. Folglich wird unter einer *L-MGA* die Lokalisation des Aortenostiums links vor dem Pulmonalarterienostiums verstanden (Abb. ▶ Abb. 1.16f); dabei liegt die Aorta auch links vor der Pulmonalarterie (siehe auch Kap. 4.4.1).

Entgegen dem ursprünglichen Verständnis der Transposition als relativer Positions- bzw. Lageanomalie der großen Arterien hat sich basierend auf Van Praagh u. Mitarb. [10] eine stringentere Begriffsbestimmung der TGA im Sinne einer Vertauschung der Relation der großen Arterien gegenüber dem Ventrikelseptum und somit gegenüber dem Ventrikelursprung etabliert. In diesem Duktus entspricht die *D-TGA* dem Terminus der ventrikuloarteriellen Diskordanz. Im Gegensatz dazu ist die *L-TGA* durch eine atrioventrikuläre und ventrikuloarterielle Diskordanz gekennzeichnet (isolierte Ventrikelinversion), sodass bei erhaltener konkordanter atrioarterieller Verbindung der Fehlbildungskomplex auch als konnatal bzw. funktionell „korrigiert" interpretiert wird, da die fatale Parallelschaltung von systemarteriellem und pulmonalvenösem Kreislauf wie bei der D-TGA unterbleibt.

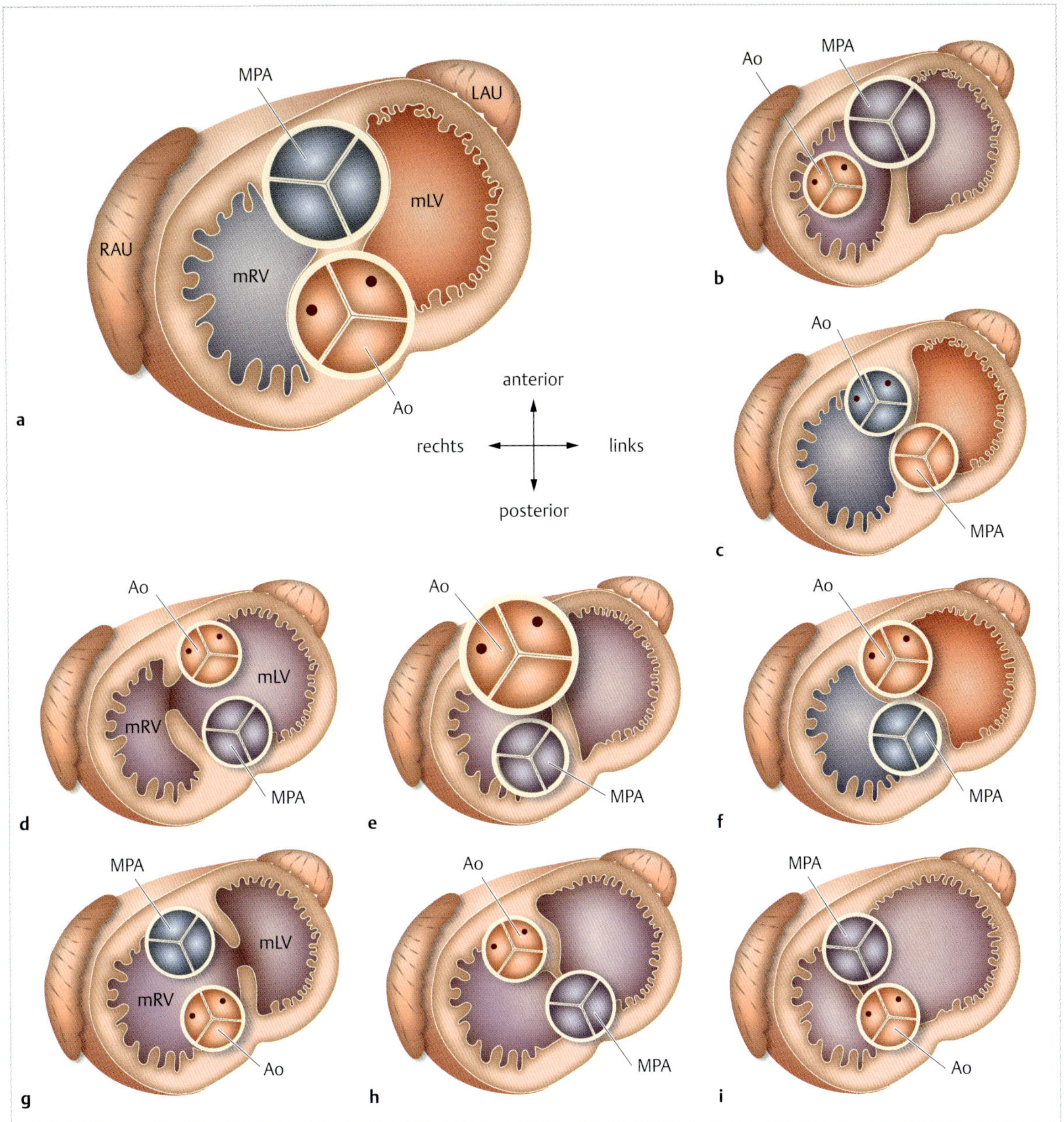

Abb. 1.16 „Transpositionen" mit und ohne Septumdefekt bei Situs solitus. Schematische Darstellung. Ventrikel eröffnet, Ansicht von kaudal.

Ao = Aorta
LAU = Left Auricle (linkes Herzohr)
mLV = Morphologic Left Ventricle (morphologisch linker Ventrikel)
MPA = Main Pulmonary Artery (Truncus pulmonalis)
mRV = Morphologic Right Ventricle (morphologisch rechter Ventrikel)
RAU = Right Auricle (rechtes Herzohr)

a Normales Herz.
b Taussig-Bing-Herz.
c Dextro-TGA.
d DOLV.
e Aorta überreitend.
f L-MGA der großen Arterien.
g DORV.
h Truncus pulmonalis überreitend.
i Sowohl Aorta als auch Truncus pulmonalis überreitend.

1.3 Literatur

▶ Kapitel 1.1 und 1.2

[1] Anderson RH, Becker AE, Freedom RM et al. Sequential segmental analysis of congenital heart disease. Pediatr Cardiol 1984; 5: 281–288

[2] Anderson RH, Shinebourne EA, Gerlis LM. Criss-cross atrioventricular relationships producing paradoxical atrioventricular concordance or discordance. Their significance to nomenclature of congenital heart disease. Circulation 1974; 50: 176–180

[3] Chuaqui B, Farru O. Die Missbildungen des Herzens und der grossen Gefässe. In: Doerr W, Seifert G, Uehlinger E, Hrsg. Pathologische Anatomie des Herzens und seiner Hüllen. Spezielle pathologische Anatomie; 22.1. Berlin: Springer; 1993; 237–461

[4] De Haan RL. Development of pacemaker tissue in the embryonic heart. Ann NY Acad Sci 1965; 127: 7–18

[5] De la Cruz MV, Berrazueta JR, Arteaga M et al. Rules for diagnosis of arterioventricular discordances and septal identification of ventricles. Br Heart J 1976; 38: 341–354

[6] Lev M. Pathologic diagnosis of positional variations in cardiac chambers in congenital heart disease. Lab Invest 1954; 3: 71–82

[7] Macartney FJ, Partridge JB, Scott O et al. Common or single ventricle. Circulation 1976; 53: 543–554

[8] O'Rahilly R. Developmental stages in human embryos. Carnegie Inst Washington Pub 1973; 631: 1–167

[9] Schumacher G, Hess J, Bühlmeyer K, Hrsg. Klinische Kinderkardiologie. Berlin: Springer; 2001: 105–106

[10] Van Praagh R. Terminology of congenital heart disease: glossary and commentary. Circulation 1977; 56: 139–143

2 Chirurgische Therapie angeborener Herzfehler

2.1 Grundlagen der chirurgischen Therapie

Martin Kostelka, Farhad Bakhtiary u. Friedrich Wilhelm Mohr

2.1.1 Entwicklung der kongenitalen Herzchirurgie

Die ersten erfolgreichen chirurgischen Eingriffe zur Behandlung angeborener Herzfehler waren 1938 die von Dr. Robert E. Gross im Children's Hospital Boston durchgeführte Korrektur eines PDA [1] und im Jahre 1945 die Korrektur einer Aortenisthmusstenose [2]. Der entscheidende Durchbruch in der kongenitalen Herzchirurgie wurde jedoch erst mit der Entwicklung der Herz-Lungen-Maschine und der damit gegebenen Möglichkeit der Operationen am offenen Herz erzielt. In der Regel wurden diese Operationen jedoch erst nach dem Säuglingsalter durchgeführt. Die Anästhesie, die Intensivtherapie und das chirurgische Instrumentarium für Säuglinge steckten noch in den Kinderschuhen, und auch die Diagnostik angeborener Herzfehler war vor der Einführung der Echokardiografie von invasiven Techniken abhängig, mit entsprechenden Komplikationsraten. Deshalb erfolgte in der Regel anstelle der heute üblichen Frühkorrektur zunächst eine Stufentherapie mit nicht korrigierenden palliativen Eingriffen. Die Pathophysiologie der angeborenen Herzfehler kann vereinfachend auf 3 Grundprobleme reduziert werden:

- *Volumenbelastung:* Ein Beispiel ist die rechtsseitige Belastung bei Scheidewanddefekten (ASD, VSD).
- *Druckbelastung:* Diese betrifft einen oder beide Ventrikel und entwickelt sich sekundär aufgrund einer Stenose in der Ausflussbahn des rechten oder des linken Ventrikels.
- *Zyanose:* Eine Zyanose kann sich sekundär infolge eines reduzierten pulmonalarteriellen Flusses oder bei nicht effektivem Mischen zwischen parallel geschalteten Kreisläufen, wie bei der TGA, entwickeln.

2.1.2 Herzchirurgische Operationen angeborener Herzfehler im Rahmen einer Stufentherapie oder als Palliation

Die folgende Schilderung einiger Operationsverfahren dient der exemplarischen Darstellung des therapeutischen Vorgehens.

> **Merke**
>
> M!
>
> Ziel der *Stufentherapie* angeborener Herzfehler ist es, die genannten pathophysiologischen Probleme möglichst zu minimieren. Es erfolgt dabei erst einmal keine vollständige Korrektur des angeborenen Herzfehlers. Dadurch können die Patienten zunächst wachsen und an Größe und Gewicht zunehmen; so wird die Möglichkeit geschaffen, sie in einem Alter zu operieren, in dem das Risiko für eine definitive chirurgische Behandlung deutlich niedriger ist.

Aortopulmonale Shunts

Ein systemischer aortopulmonaler Shunt reduziert die Zyanose durch eine Erhöhung des pulmonalarteriellen Blutflusses. Die adäquate Wahl der Shunt-Größe ist der kritischste Punkt bei dieser rein technisch einfachen Operation. Ein zu kleiner Shunt verursacht eine residuelle Zyanose, ein zu großer Shunt eine Volumenbelastung bis hin zur Entwicklung eines kongestiven Herzversagens. Shunt-Typen:

- *Blalock-Taussig-Shunt* (▶ Abb. 2.1): Der Blalock-Taussig-Shunt wurde von dem Chirurgen Alfred Blalock und der Kardiologin Helen Taussig am Johns Hopkins Krankenhaus in Baltimore 1947 eingeführt [10]. Im Zuge dieser Operation wurde die A. subclavia direkt an die Lungenarterie anastomosiert, um den pulmonalen Blutfluss zu erhöhen. Diese Methode ermöglichte auch ein Wachstum des Shunt mit dem Wachstum des Kindes, ist aber insbesondere bei kleinen Kindern technisch sehr anspruchsvoll und geht mit dem Risiko einer Frühthrombosierung einher. Dies war auch ein Grund dafür, warum andere, technisch einfacher durchzuführende Shunts mit höherer Durchgängigkeit eingeführt wurden.

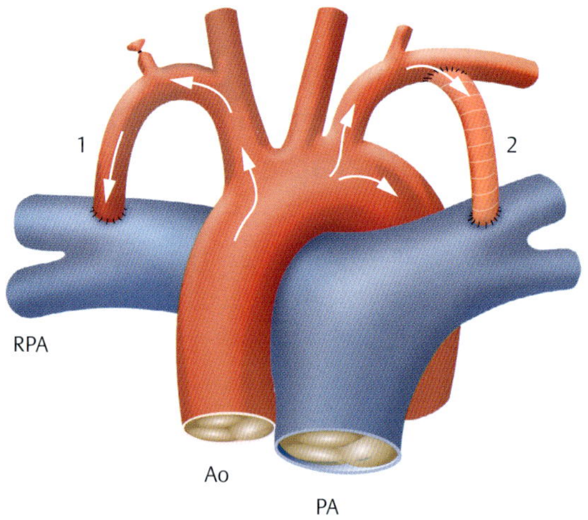

a

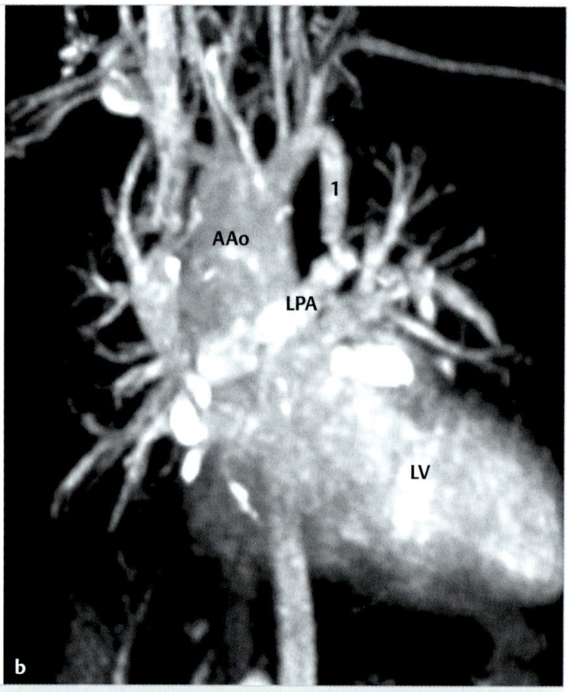

b

Abb. 2.1 Blalock-Taussig-Shunt.

AAo = Ascending Aorta (Aorta ascendens)
LPA = Left Pulmonary Artery (A. pulmonalis sinistra)
LV = Left Ventricle (linker Ventrikel)
PA = Pulmonary Artery (A. pulmonalis)
RPA = Right Pulmonary Artery (A. pulmonalis dextra)

a Schematische Darstellung eines Blalock-Taussig-Shunt, einer Verbindung zwischen A. subclavia und Pulmonalarterienästen, rechts (1) unter Verwendung der nativen A. subclavia, links (2) mittels einer Goretex-Prothese.

b MIP-Rekonstruktion einer kontrastmittelgestützten MRA nach Anlage eines Blalock-Taussig-Shunt (1) auf die linke Pulmonalarterie (LPA).

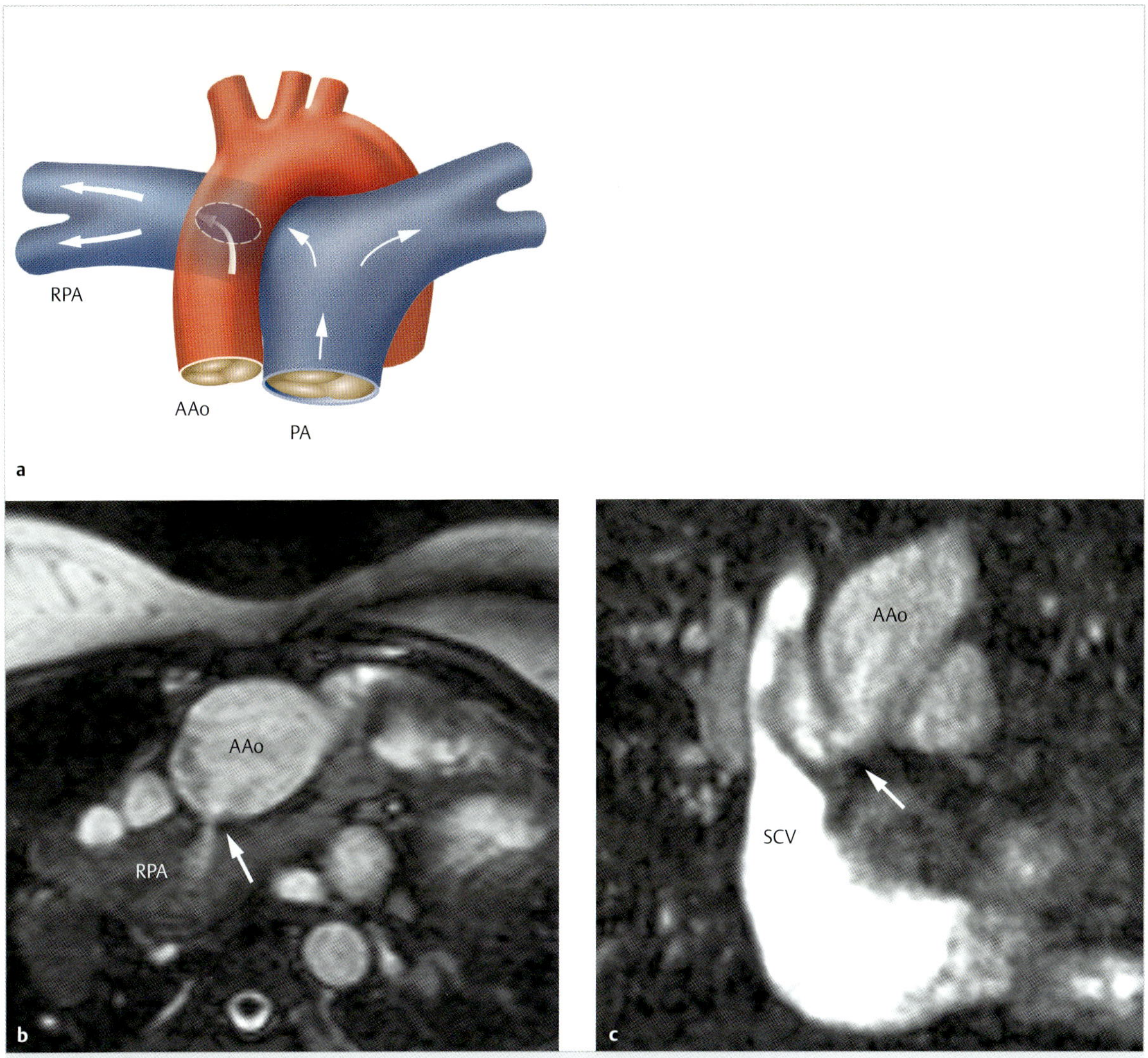

Abb. 2.2 Waterston-Shunt.
AAo = Ascending Aorta (Aorta ascendens)
PA = Pulmonary Artery (A. pulmonalis)
RPA = Right Pulmonary Artery (A. pulmonalis dextra)
SCV = Superior Caval Vein (V. cava superior)

a Schematische Darstellung eines Waterston-Shunt zwischen der dorsalen Wand der Aorta ascendens und der rechten Pulmonalarterie.

b Transversales Cine-MRT eines Patienten mit Waterston-Shunt. Zu erkennen ist die Verbindung zwischen der dorsalen Wand der Aorta ascendens und der rechten Pulmonalarterie. Verursacht durch den stärkeren Fluss in der Aorta ascendens und über den Shunt sind Signalintensitätsunterschiede zwischen Aorta ascendens und rechter Pulmonalarterie (Pfeil) zu erkennen. Das höhere Signal bedeutet stärkeren Fluss.

c Die koronaren Rohdaten der kontrastmittelgestützten MRA zeigen ebenfalls die Waterston-Anastomose (Pfeil).

- *Waterston-Shunt* (▸ Abb. 2.2): Der Waterston-Shunt ist eine künstliche Verbindung zwischen der Aorta ascendens und der rechten Lungenarterie. Diese wird im Rahmen einer rechtsseitigen Thorakotomie mit Teilausklemmen beider Gefäße angelegt. Die Größe des Shunt ist entscheidend. Es entsteht häufig eine pulmonale Volumenbelastung; mit dem Wachstum des Kindes kann es aber auch zur Torsion und Einengung vor allem der rechten Lungenarterie kommen. Die Bildgebung kann nicht nur bei der morphologischen Visualisierung helfen, sondern auch dazu genutzt werden, nicht invasiv das Shunt-Volumen zu bestimmen.

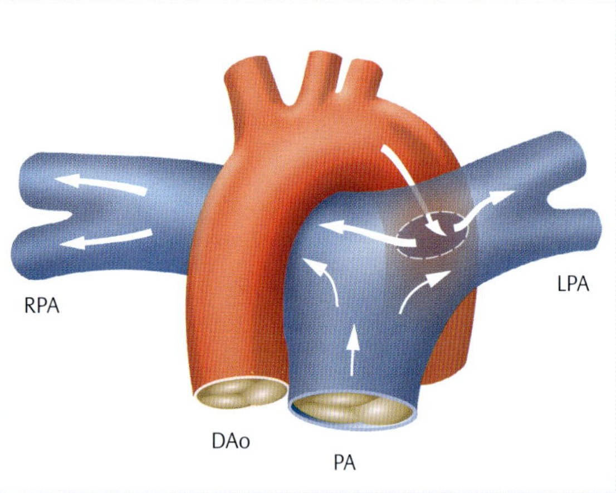

Abb. 2.3 Pott-Shunt. Schematische Darstellung eines Pott-Shunts zwischen Aorta descendens und linker Pulmonalarterie.
DAo = Descending Aorta (Aorta descendens)
LPA = Left Pulmonary Artery (A. pulmonalis sinistra)
PA = Pulmonary Artery (A. pulmonalis)
RPA = Right Pulmonary Artery (A. pulmonalis dextra)

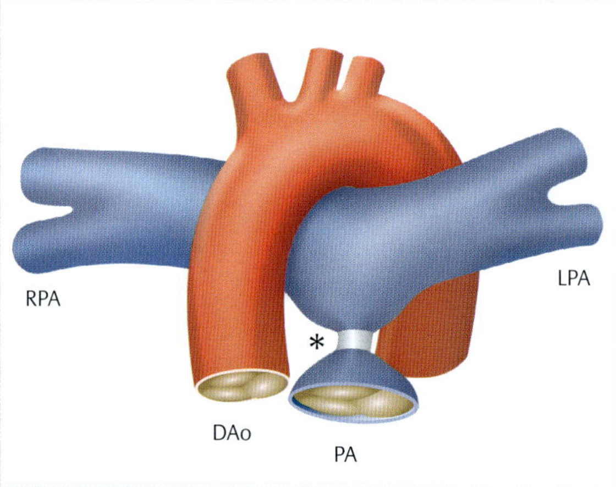

Abb. 2.4 Pulmonalarterielles Banding. Schematische Darstellung. Das pulmonalarterielle Banding (Stern) dient zur Reduktion der pulmonalen Volumenbelastung, z. B. im Rahmen eines großen VSD.
Ao = Aorta
LPA = Left Pulmonary Artery (A. pulmonalis sinistra)
PA = Pulmonary Artery (A. pulmonalis)
RPA = Right Pulmonary Artery (A. pulmonalis dextra)

- *Pott-Shunt* (▶ Abb. 2.3): Der Pott-Shunt ist eine Verbindung zwischen der Aorta descendens und der linken Lungenarterie. Die Anlage wird mithilfe einer linksseitigen Thorakotomie mit Teilausklemmung beider Gefäße durchgeführt. Der Pott-Shunt hat die gleichen Nachteile wie der Waterston-Shunt; darüber hinaus gestaltet sich das spätere Absetzen während der endgültigen Korrektur oft als sehr schwierig.

Pulmonalarterielles Banding

Mit großem Abstand ist der VSD der häufigste angeborene Herzfehler. Dieser Defekt führt zu einer Volumenbelastung beider Ventrikel. Wenn der Defekt groß und der pulmonale Widerstand gleichzeitig niedrig ist, entwickelt der Patient die Symptome einer kongestiven Herzinsuffizienz. Der erhöhte Fluss und Druck in der Lungenarterie kann zu irreversiblen Schäden der pulmonalen Mikrozirkulation führen, mit Entwicklung einer pulmonalen Gefäßkrankheit. Im Jahre 1950 beschrieben Muller und Damman [9] erstmals ein pulmonalarterielles Banding zur Reduktion des Flusses und des Druckes (▶ Abb. 2.4). Ebenso wie die pulmonalarteriellen Shunts wächst auch das pulmonalarterielle Banding nicht mit. Die Kinder können nach Anlage eines pulmonalarteriellen Banding mit dem Wachstum folglich wieder zyanotisch werden. Im Falle der Vernarbung kann es zur Distorsion beider Abgänge der Lungenarterien sowie der Pulmonalklappe kommen.

Vorhofseptostomie

Eine Zyanose entsteht gewöhnlich aufgrund eines reduzierten pulmonalen Blutflusses. Sie kann jedoch auch bei der TGA auftreten. Falls weder ein PDA noch ein Septumdefekt vorhanden sind, verstirbt das Neugeborene an den Folgen der Zyanose. Im Jahre 1950 beschrieben Blalock und Hanlon eine raffinierte Methode: Sie entfernten einen großen Teil des Vorhofseptums operativ, um einen iatrogenen ASD bei den Neugeborenen mit TGA (S. 207) herzustellen. Seit der Einführung der Rashkind-Balloon-Septektomie (▶ Abb. 2.5) im Jahre 1966, die deshalb auch als Rashkind-Manöver bezeichnet wird [8], wird die operative Methode nach Blalock und Hanlon jedoch nur noch selten angewandt.

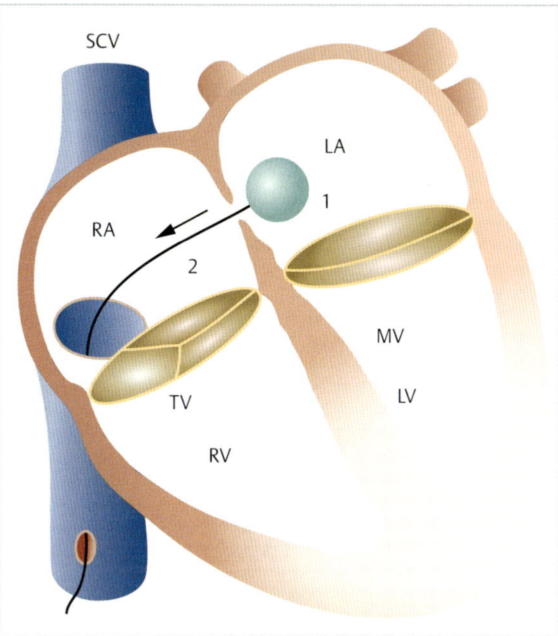

Abb. 2.5 Sog. Rashkind-Manöver. Schematische Darstellung. Bei dem Manöver wird mithilfe eines Ballonkatheters (1), der durch das Foramen ovale geführt und dann entfaltet zurückgezogen wird (2), eine Shunt-Verbindung zwischen rechtem und linkem Vorhof zur Akutbehandlung bei kompletter TGA geschaffen.
LA = Left Atrium (linkes Atrium)
MV = Mitral Valve (Mitralklappe)
RA = Right Atrium (rechtes Atrium)
SCV = Superior Caval Vein (V. cava superior)
TV = Tricuspid Valve (Trikuspidalklappe)

Chirurgische Therapie des funktionellen univentrikulären Herzens

Ein generelles Ziel in der Kinderherzchirurgie ist es, eine möglichst frühe Korrektur des angeborenen Herzfehlers vorzunehmen. Eine biventrikuläre Korrektur ist jedoch oft nicht möglich. In diesem Falle wird von einem „univentrikulären Herz" gesprochen, bei dem nur eine leistungsfähige Kammer existiert, die imstande ist, einen der beiden Kreisläufe – systemisch oder pulmonal – unabhängig zu unterstützen. Die häufigsten Formen eines funktionell univentrikulären Herzens liegen bei folgenden Fehlbildungen vor:

- Trikuspidalatresie
- DIV
- HLHS
- Pulmonalatresie mit intaktem Septum
- Herzen mit einer univentrikulären atrioventrikulären Verbindung
- straddelnde atrioventrikuläre Klappen
- unbalancierte Herzen (AVSD)

Unter dem Oberbegriff „hypoplastisches Linksherzsyndrom" (S. 234) wird ein breites Spektrum von Herzfehlern mit unterschiedlicher Ausprägung der Unterentwicklung der linksventrikulären Strukturen zusammengefasst:

- Aortenklappenatresie
- Aortenstenose
- Mitralstenose
- Mitralklappenatresie
- Hypoplasie des linken Ventrikels
- fehlender linker Ventrikel
- ausgeprägte Hypoplasie der Aorta ascendens (in 55 % der Fälle Durchmesser kleiner als 3 mm)
- Aortenisthmusstenose (in 80 % der Fälle)

Die häufigsten assoziierten Läsionen sind ein IAA, eine TAPVR oder eine abnorme atrioventrikuläre Klappe.

Für ein funktionell univentrikuläres Herz bestehen die hauptsächlichen Therapieziele im Trennen des System- und des Pulmonalkreislaufs, im Sichern einer normalen Volumenarbeit für den funktionell singulären Ventrikel und im Erreichen einer normalen arteriellen Sättigung. Das chirurgische Management erfolgt in der Regel in 3 Schritten:

1. Im Alter von bis zu 7 Tagen wird zunächst nur eine palliative Operation durchgeführt, abhängig vom funktionellen Status, der in einer pulmonalen Überflutung, einem balancierten pulmonalen Fluss oder einer pulmonalen Minderperfusion bestehen kann. Bei pulmonaler Überflutung erfolgt ein pulmonalarterielles Banding (s. ▶ Abb. 2.4), bei pulmonaler Minderperfusion die Anlage eines Blalock-Taussig-Shunt (s. ▶ Abb. 2.1). Das HLHS präsentiert eine ganz spezifische anatomische und funktionelle Einheit, die in der Regel mithilfe der komplexen Norwood-I-Operation (▶ Abb. 2.6) neonatal versorgt wird. Dabei werden eine Neoaorta und ein aortopulmonaler Shunt angelegt sowie eine Atrioseptektomie durchgeführt.
2. Der 2. Schritt wird in der Regel im Alter von 4–6 Monaten in Angriff genommen: die Anlage einer bidirektionellen kavopulmonalen Verbindung nach Glenn (▶ Abb. 2.7).
3. Der letzte Schritt steht meist erst im Alter von 3–4 Jahren an (bei 12 kg Körpergewicht): die Anlage einer TCPC. Mit diesem Schritt wird die Komplettierung der sog. Fontan-Zirkulation erreicht. Die TCPC kann intrakardial mit einem Goretex-Tunnel durch das rechte Atrium oder extrakardial geführt werden; dies ist mittlerweile die bevorzugte Operationstechnik, um intraatriale Manipulationen zu vermeiden. Der extrakardiale Tunnel wird außerhalb des rechten Atriums zwischen V. cava inferior und rechter Pulmonalarterie mit Anschluss an die V. cava superior angelegt (▶ Abb. 2.8).

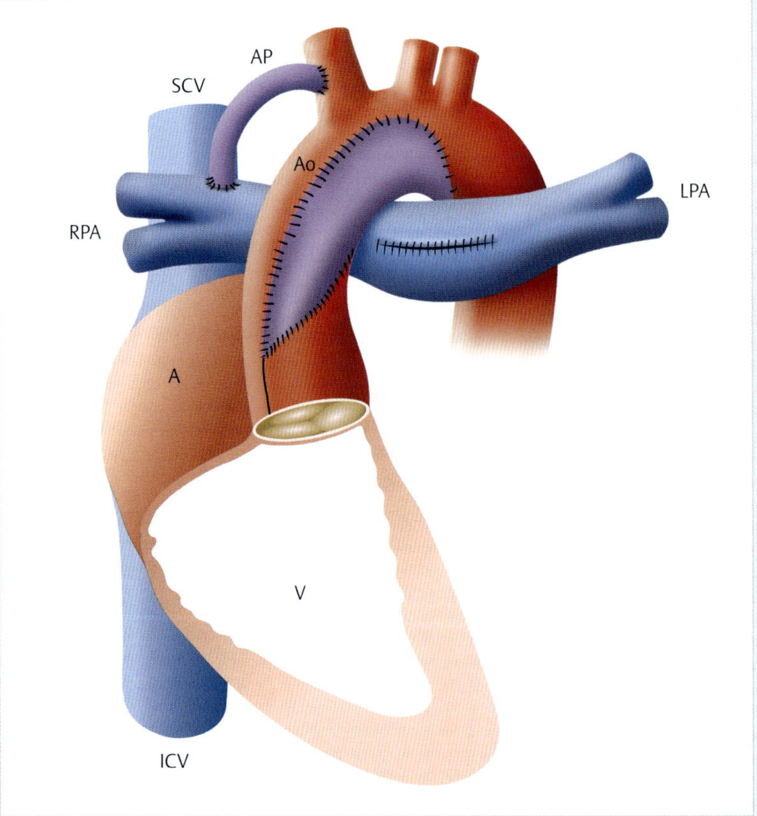

Abb. 2.6 Norwood-I-Operation. Schematische Darstellung der Norwood-I-Operation zur Therapie eines HLHS durch Bildung einer Neoaorta sowie eines aortopulmonalen Shunts und Durchführung einer Atrioseptektomie.
A = Atrium
Ao = Aorta
AP = Aortopulmonary Shunt (aortopulmonaler Shunt)
ICV = Inferior Caval Vein (V. cava inferior)
LPA = Left Pulmonary Artery (A. pulmonalis sinistra)
RPA = Right Pulmonary Artery (A. pulmonalis dextra)
SCV = Superior Caval Vein (V. cava superior)
V = Ventricle (Ventrikel)

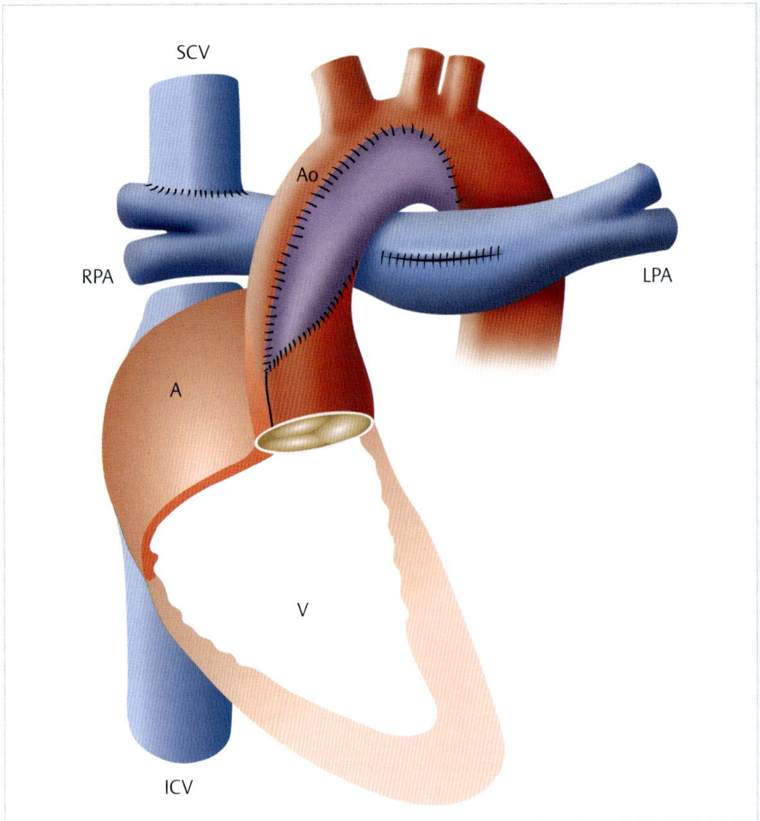

Abb. 2.7 Norwood-II- bzw. Glenn-Operation. Schematische Darstellung der Norwood-II-Operation mit Anlage einer bidirektionalen kavopulmonalen Anastomose anstelle des aortopulmonalen Shunts (s. ▶ Abb. 2.6).
A = Atrium
Ao = Aorta
ICV = Inferior Caval Vein (V. cava inferior)
LPA = Left Pulmonary Artery (A. pulmonalis sinistra)
RPA = Right Pulmonary Artery (A. pulmonalis dextra)
SCV = Superior Caval Vein (V. cava superior)
V = Ventricle (Ventrikel)

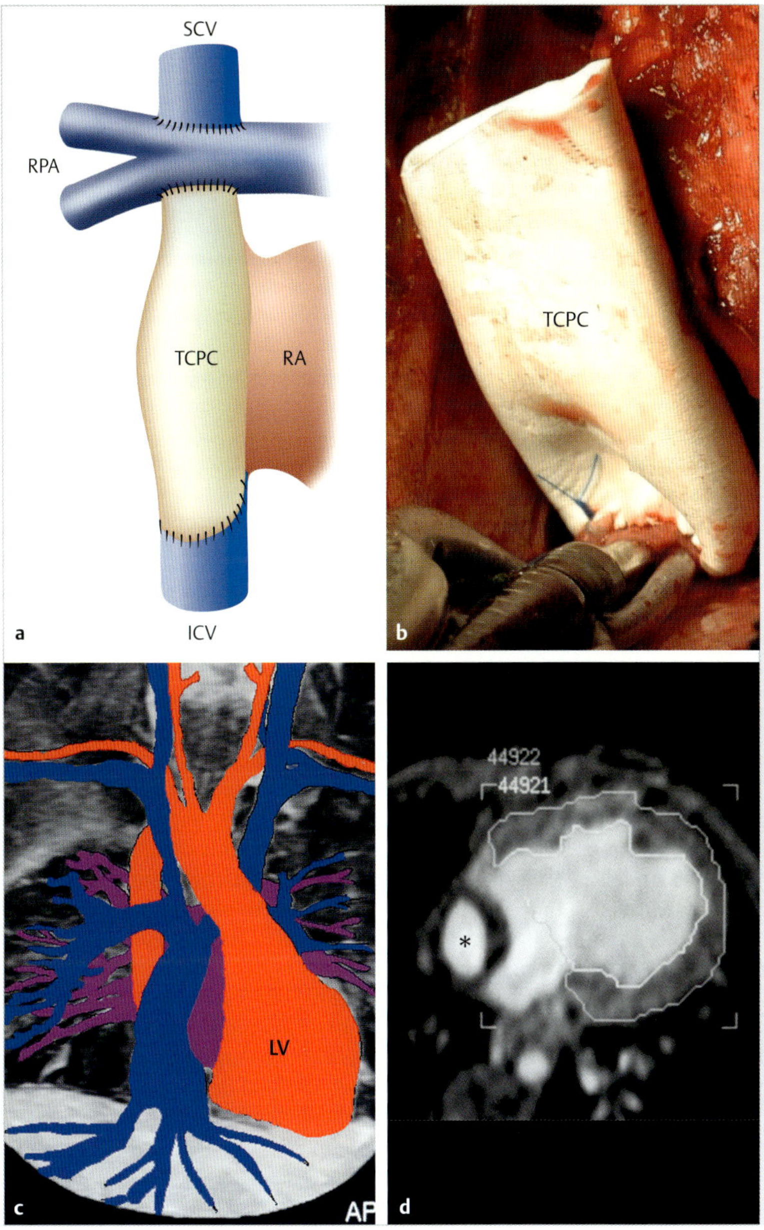

Abb. 2.8 Komplettierung der kavopulmonalen Anastomose (TCPC).
ICV = Inferior caval Vein (V. cava inferior)
LV = Left Ventricle (linker Ventrikel)
RA = Right Atrium (rechtes Atrium)
RPA = Right Pulmonary Artery (A. pulmonalis dextra)
SCV = Superior Caval Vein (V. cava superior)
a Schematische Darstellung der TCPC.
b Extrakardialer Goretex-Tunnel.
c Die kolorierte MIP-Darstellung einer kontrastmittelgestützten MRA stellt die Verbindung zwischen V. cava superior, V. cava inferior und rechter Pulmonalarterie (blau) in der Übersicht dar.
d Das enddiastolische Bild der Cine-MRT zeigt den TCPC-Tunnel (Stern) im Querschnitt.

2.1.3 Frühkorrektur vs. Stufentherapie

Nachteile der Stufentherapie von angeborenen Herzfehlern

Alle genannten palliativen Eingriffe machen eine Thorakotomie notwendig; dies kann zu Vernarbungen im Bereich des Mediastinums und der Gefäße, zu Distorsion oder auch zu Dissektionen führen. Darüber hinaus bedeutet eine Stufentherapie immer mindestens 2 Eingriffe und damit eine zusätzliche Belastung.

Vorteile der frühen Korrektur angeborener Herzfehler

Eine frühe Korrektur angeborener Herzfehler ist erst durch die Einführung der offenen Herzchirurgie möglich geworden. Eine kurzzeitige Kreislaufunterbrechung, unterstützt mit Hypothermie, ermöglichte dabei die frühe Korrektur weniger komplexer angeborener Herzfehler. Die ersten komplexen herzchirurgischen Eingriffe – wie TOF bzw. AVSD – wurden mithilfe der sog. Cross Circulation durchgeführt, bei der ein Elternteil als Oxygenator eingesetzt wurde [11], oder aber mittels kardiopulmonalem Bypass. In den 1950er- und 1960er-Jahren war jedoch weiterhin die 2-Stufen-Therapie mit initial palliativem und anschließend korrektivem Eingriff im späteren Lebensalter Standard.

Im Jahre 1972 führten Brian Barratt-Boyes und sein Nachfolger Castañeda am Children's Hospital in Boston zahlreiche Eingriffe mit der Herz-Lungen-Maschine durch. Die Einführung des Prostaglandin E1 (S. 207) in den späten 1970er-Jahren ermöglichte es, den Ductus arteriosus Botalli beim Neugeborenen rein medikamentös offen zu halten und damit eine präoperative Stabilisierung für die Frühkorrektur einiger angeborener Herzfehler zu erreichen. Auch eine Optimierung der invasiven und nicht invasiven Diagnostik verbesserte die Voraussetzungen für eine operative Frühkorrektur.

Die Unterschiede zwischen rechtem und linkem Ventrikel entwickeln sich erst kurz nach der Geburt. Der rechte Ventrikel wird im Verhältnis zum linken deutlich dünner; der linke Ventrikel nimmt rapide an Dicke und Masse zu. Dies wird durch eine Hyperplasie und Hypertrophie der linksventrikulären Myozyten erreicht. Die Fähigkeit der Myozyten, sich zu teilen, bleibt wahrscheinlich nur bis zum 3. Lebensmonat erhalten. Die Entwicklung von neuen Myozyten beim wachsenden Individuum erfordert eine begleitende Ausbildung von neuen Koronararterien durch die sog. Angiogenese. Die Fähigkeit, Kollateralen zu bilden, wird durch eine muskuläre Hypertrophie, z. B. durch andauernden Bluthochdruck, vermindert. Die kardiale Entwicklung kann durch den palliativen Eingriff selbst gestört werden. Die bekanntesten Beispiele sind zum einen ein großer VSD bei einer Fallot-Tetralogie (S. 167), die zunächst mit einem Shunt versorgt werden muss, und zum anderen ein kompletter atrioventrikulärer Kanal, der zunächst mit einem pulmonalarteriellen Banding behandelt wird. So wird dabei z. B. der rechte Ventrikel weiterhin einer Druckbelastung ausgesetzt – mit entsprechender Hypertrophie – und nimmt dann anstelle einer halbmondförmigen eine runde Form an.

> **Merke** M!
>
> Diese veränderte Geometrie hat beachtliche Folgen für die Trikuspidalklappe, deren Sehnenfäden im Gegensatz zur Mitralklappe größtenteils am Ventrikelseptum inserieren. Es kommt in diesen Fällen häufig zu einer Trikuspidalklappeninsuffizienz, sodass zur Druckbelastung auch noch eine Volumenbelastung des rechten Ventrikels hinzukommt.

Eine frühe Korrektur hingegen erlaubt die normale Entwicklung der Pulmonalgefäße während des 1. Lebensjahres. Der pulmonale Widerstand reduziert sich mit der Rückbildung der glatten Muskulatur in den Arteriolen. Werden der pulmonalarterielle Druck und Fluss nicht in den ersten 1–2 Jahren reduziert, kann das bereits zur Ausbildung einer pulmonalen Hypertonie führen. Üblicherweise wird ein Kind als inoperabel bezeichnet, wenn der Lungengefäßwiderstand ¾ des systemischen Widerstands überschritten hat und fixiert ist. Von da an wird das Kind aufgrund eines reduzierten pulmonalen Blutflusses stufenweise zyanotischer. Der anfängliche Links-rechts-Shunt kann dann in einen Rechts-links-Shunt, die sog. Eisenmenger-Reaktion, übergehen. Palliative Eingriffe sollen dies verhindern. Ein pulmonales Banding wird angebracht, um den Druck weit unterhalb des halben systemischen Druckes zu halten.

2.1.4 Herzchirurgische Therapie häufiger angeborener Herzfehler

Im Folgenden werden zur exemplarischen Darstellung des therapeutischen Vorgehens einige chirurgische Verfahren beschrieben.

Chirurgische Therapie eines Ventrikelseptumdefekts

Die Indikation zur Operation besteht im Säuglingsalter bei allen hämodynamisch relevanten Kammerscheidewanddefekten mit großem Links-rechts-Shunt und Lungenüberflutung.

Der übliche Zugangsweg zur VSD-Korrektur besteht in einer medianen Sternotomie mit subtotaler, beidseitiger Thymektomie, longitudinaler Perikardiotomie und Entnahme eines Perikardstücks zur späteren Verwendung als VSD-Patch. VSD werden überwiegend mit der Unterstützung der Herz-Lungen-Maschine in milder bis moderater Hypothermie versorgt. Dazu werden die aszendierende Aorta und die obere und die untere Hohlvene kanüliert. Nach Stabilisierung des Flusses der Herz-Lungen-Maschine wird die Aorta ascendens abgeklemmt, und der Herzstillstand wird durch kardioplegische Lösung eingeleitet und mit Verschluss der beiden Hohlvenen abgeschlossen.

Bei Kindern mit Pulmonalhypertonie wird der PDA inspiziert und ggf. unterbunden. Im Herzstillstand wird der rechte Vorhof longitudinal aufgeschnitten; nun werden die Fossa ovalis sowie die Trikuspidalklappe und der Koronarsinus inspiziert. Das weitere Vorgehen wird von der Art (membranös oder muskulär) und der Position des VSD im Verhältnis zu den genannten Strukturen bestimmt:

- Bei einem *perimembranösen VSD* sind sowohl die intraoperative Darstellung als auch der Patch-Verschluss durch die Trikuspidalklappe möglich; ein Teil der Verankerungsnähte kann über den Trikuspidalklappenring platziert werden. Am Ende dieses Eingriffs muss die Klappe getestet und die Operation ggf. durch eine Kommissuroplastik der Trikuspidalklappe ergänzt werden.
- Ein hoch sitzender *membranöser, sog. subarterieller VSD* lässt sich evtl. auch über die Pulmonalklappe erreichen und mit einem Perikard-Patch verschließen.
- Bei einem *infundibulären muskulären VSD* ist eine rechtsseitige Ventrikulotomie mit RVOT-Rekonstruktion und einem zusätzlichen Perikard-Patch notwendig (s. ▶ **Abb. 2.11d**).
- *Muskuläre apikale VSD* lassen sich durch die Trikuspidalklappe nicht erreichen. Sie müssen mithilfe einer rechts- oder linksseitigen apikalen Ventrikulotomie zugänglich gemacht werden, um eine ausreichende intraoperative Sicht auf die VSD-Ränder zu gewährleisten, damit ein sicherer Patch-Verschluss möglich wird.

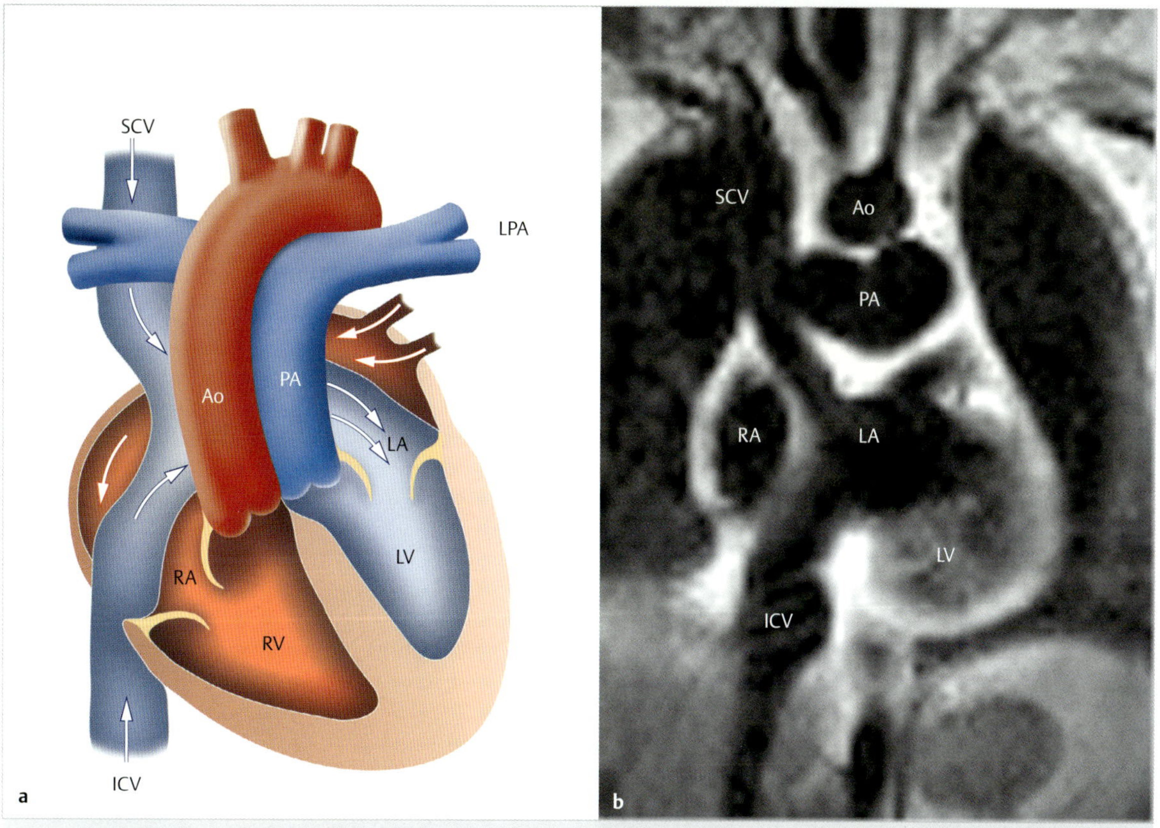

Abb. 2.9 Atriale Switch- oder Vorhofumkehroperation nach Mustard bzw. Senning zur Korrektur einer kompletten Transposition mit intaktem Ventrikelseptum (TGA IVS). Beide Teilabbildungen zeigen den sog. venösen Baffle, der den Blutfluss auf Vorhofebene von der V. cava superior und der V. cava inferior in Richtung des linken Vorhofs umleitet.

Ao = Aorta
ICV = Inferior Caval Vein (V. cava inferior)
LA = Left Atrium (linkes Atrium)
LPA = Left Pulmonary Artery (A. pulmonalis sinistra)
LPV = Left Pulmonary Vein (V. pulmonalis sinistra)
LV = Left Ventricle (linker Ventrikel)
PA = Pulmonary Artery (A. pulmonalis)
RA = Right Atrium (rechtes Atrium)
RV = Right Ventricle (rechter Ventrikel)
SCV = Superior Caval Vein (V. cava superior)

a Schematische Darstellung.
b Korrespondierendes koronales T1w MR-SE-Bild (MR-Spin-Echo-Bild).

Chirurgische Therapie einer Transposition der großen Arterien

Die arterielle Umkehroperation (S.213), auch „Arterial Switch“ genannt, ist sicherlich eine der größten Erfolgsgeschichten in der Kinderherzchirurgie. Vor der Etablierung der arteriellen Switch-Operation durch Jatene im Jahr 1975 [5] bestand die chirurgische Therapie der Wahl darin, den Herzfehler durch eine Vorhofumkehr entweder nach Mustard [7] oder nach Senning physiologisch zu korrigieren. Das Blut aus der oberen und unteren Hohlvene wurde auf Vorhofebene mithilfe eines sog. venösen Baffle (▸ Abb. 2.9) durch die Mitralklappe in den anatomisch linken Ventrikel umgeleitet, von wo aus es über die Pulmonalarterie in die Lunge befördert wird, sodass das Blut aus den Lungenvenen über den rechten Vorhof und den rechten Ventrikel in die Aorta gepumpt wird.

Klinischer Bezug

Im Langzeitverlauf zeigen sich Schwächen des nicht anatomischen Operationsverfahrens bei atrialer Switch-Operation: Die Patienten leiden u. a. aufgrund der operativen Manipulationen auf Vorhofebene zur Konstruktion des venösen Baffle unter Rhythmusstörungen (Bradyarrhythmien, Sinusknotendysfunktionen, Tachyarrhythmien, besonders atriale Reentry-Tachykardien [nach ca. 20 Jahren in 50 % der Fälle]) und versterben konsekutiv oft am plötzlichen Herztod. Typisch ist das „Rechtsherzversagen“, da der morphologisch rechte Ventrikel nun als Systemventrikel dient. Weitere häufige Komplikationen, auf die mithilfe der bildgebenden Verfahren geachtet werden muss, sind die Trikuspidalklappeninsuffizienz, Baffle-Stenosen und Baffle-Leckagen [4].

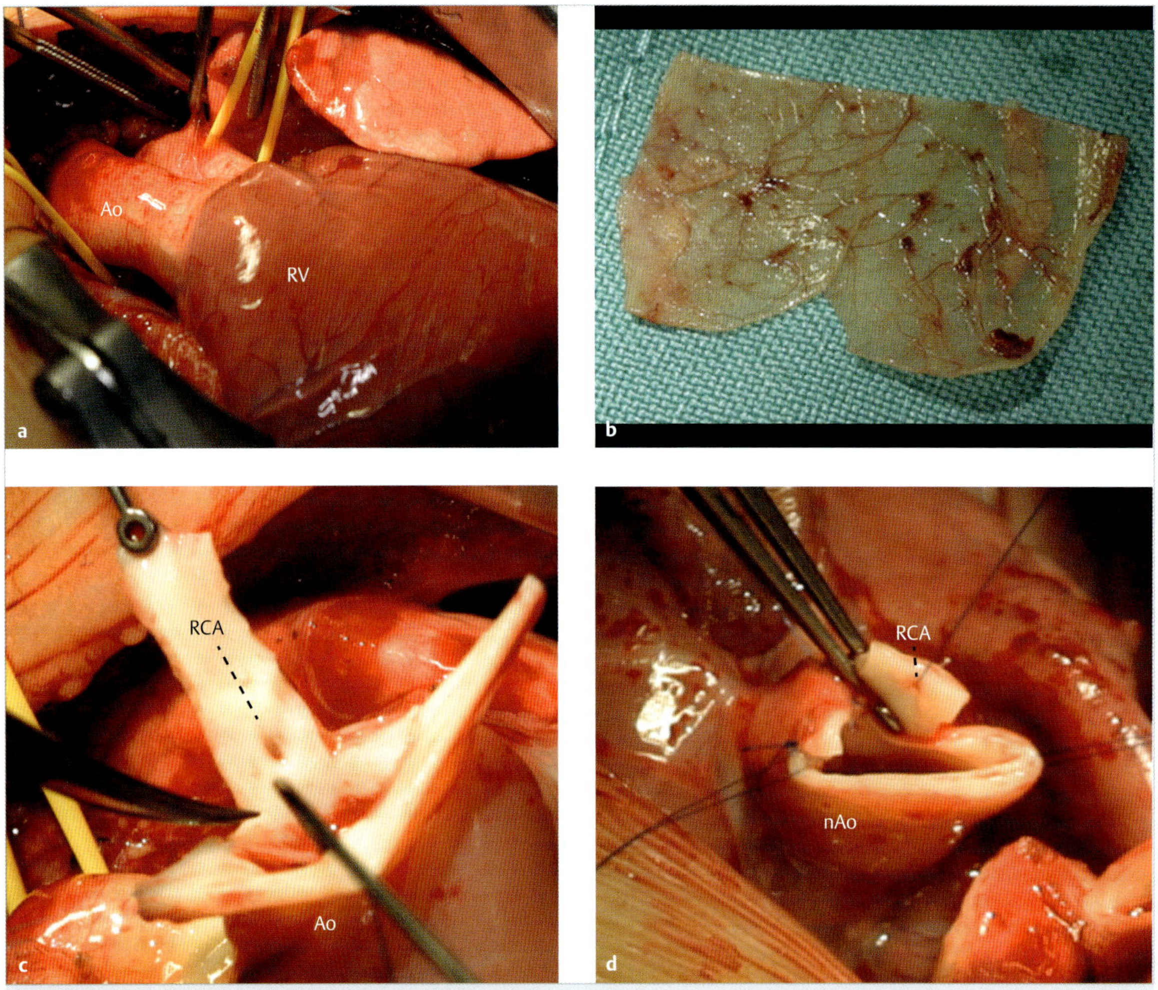

Abb. 2.10 Durchführung der arteriellen Switch-Operation.
Ao = Aorta
LPA = Left Pulmonary Artery (A. pulmonalis sinistra)
nAo = New Aorta (Neoaorta)
nPA = New Pulmonary Artery (Neopulmonalarterie)
PA = Pulmonary Artery (A. pulmonalis)
PC = Pericardium (Perikard)
RCA = Right Coronary Artery (A. coronaria dextra)
RPA = Right Pulmonary Artery (A. pulmonalis dextra)
RV = Right Ventricle (rechter Ventrikel)

a Operationssitus bei kompletter TGA mit Abgang der Aorta aus dem rechten Ventrikel.
b Präparierter Perikard-Patch zur Herstellung der Neopulmonalarterie.
c Operationssitus mit Präparation des Aorten-Buttons aus der rechten Koronararterie.
d Einfügen des Buttons in die Neoaorta.

Trotz der zwischenzeitlich erhöhten Frühmortalität der arteriellen Switch-Operation, die im Neugeborenenalter meist bereits in den ersten Lebenstagen (5.–10. Lebenstag) durchgeführt wird und auch deshalb technisch sehr anspruchsvoll ist, hat sich die anatomische Korrektur aufgrund der deutlichen Vorteile im Langzeitverlauf durchgesetzt.

Die arterielle Switch-Operation wird folgendermaßen durchgeführt: Nach medianer Sternotomie und subtotaler beidseitiger Thymektomie (▸ Abb. 2.10a) wird ein Stück Perikard entnommen (▸ Abb. 2.10b), das für die Rekonstruktion der Neopulmonalarterie (▸ Abb. 2.10e) nach Entnahme der Koronar-Buttons (▸ Abb. 2.10c u. ▸ Abb. 2.10d) und ggf. zum Verschluss des begleitenden ASD verwendet wird. Die Pulmonalarterien werden bis zur Bifurkation freigelegt, und der Ductus arteriosus wird freipräpariert. Nach Anschluss an die Herz-Lungen-Maschine über eine bikavale Kanülierung erfolgt die Drainage des linken Vorhofs mithilfe eines Vent-Katheters über die rechte obere Lungenvene, unterstützt durch eine hohe Positionierung der Aortenkanüle (fast im Aortenbogen). Im totalen Bypass wird der Patient auf moderate Hypothermie gekühlt. Dabei wird der Fluss in den Pulmonalarterien kontrolliert

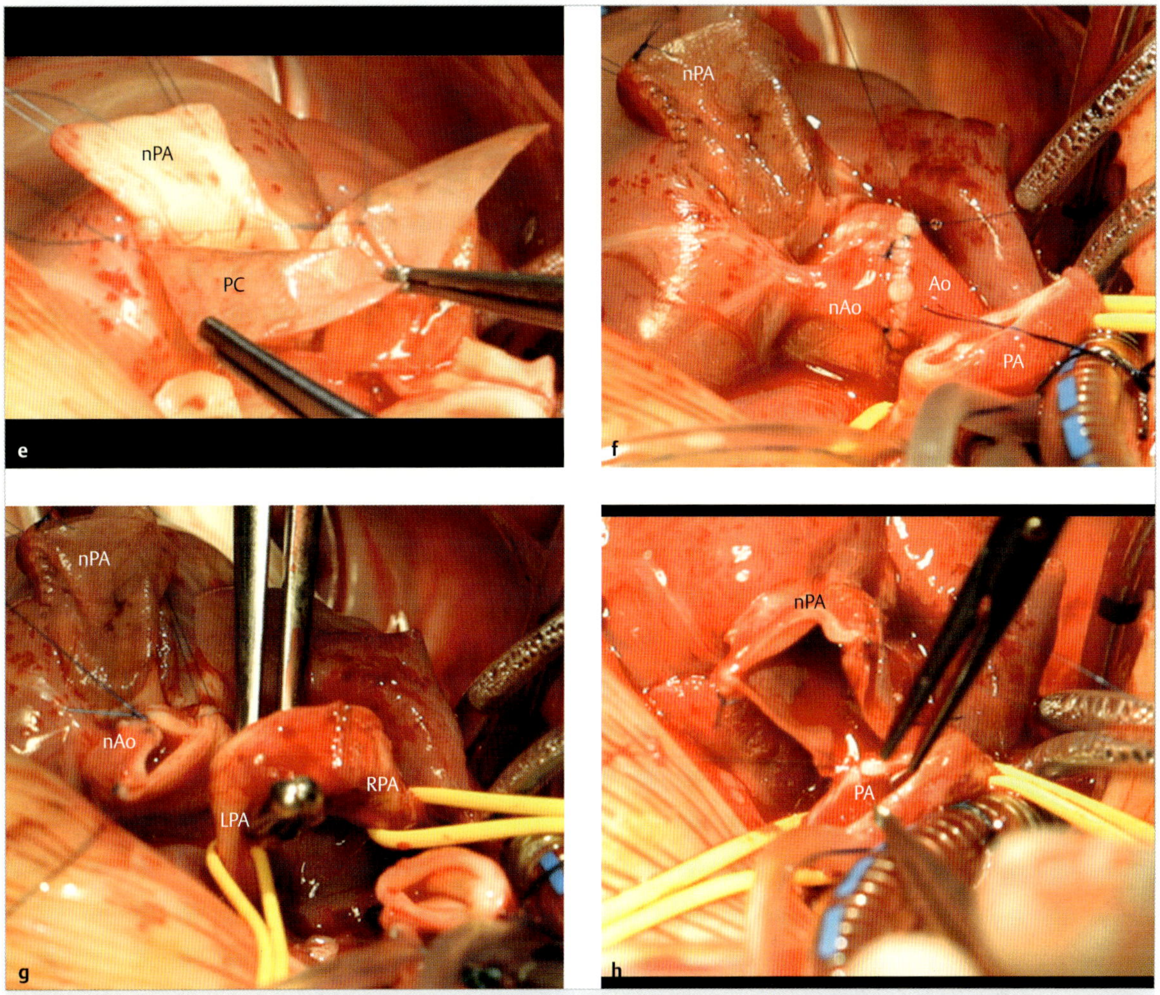

Abb. 2.10 Fortsetzung. Durchführung der arteriellen Switch-Operation.

Ao = Aorta
LPA = Left Pulmonary Artery (A. pulmonalis sinistra)
nAo = New Aorta (Neoaorta)
nPA = New Pulmonary Artery (Neopulmonalarterie)
PA = Pulmonary Artery (A. pulmonalis)
PC = Pericardium (Perikard)
RCA = Right Coronary Artery (A. coronaria dextra)
RPA = Right Pulmonary Artery (A. pulmonalis dextra)
RV = Right Ventricle (rechter Ventrikel)

e Rekonstruktion der Neopulmonalarterie mittels eines Perikardflickens (PC) (s. ▶ Abb. 2.10b).
f Operationssitus der Anastomose der Neoaorta mit der Aorta.
g Umschlingung der rechten und der linken Pulmonalarterie zur Vorbereitung des sog. Lecompte-Manövers mit Ventralverlagerung der Pulmonalarterie. Infolgedessen liegt dann die Neoaorta dorsal der Neopulmonalarterie.
h Operationssitus vor Anfertigung der End-zu-End-Anastomose der Neopulmonalarterie mit der Pulmonalarterienbifurkation.

und der Ductus doppelt unterbunden, durchtrennt und übernäht. Nach kardioplegischem Herzstillstand wird die Aorta ca. 2 cm oberhalb der Klappenebene durchtrennt, und die Kommissuren werden mit 3 Haltenähten markiert; gleichzeitig wird dadurch die Aorta aufgespannt. Der Raum zwischen der Aorta und der Pulmonalarterie wird ausgiebig freipräpariert. Die beiden Koronar-Buttons werden unter besonderem Schutz der Taschenklappen herausgeschnitten; anschließend werden Haltenähte gesetzt. Der Defekt in der Aortenwand wird durch einen Perikard-Patch entsprechender Größe gedeckt (▶ Abb. 2.10f). Nach Durchtrennung der Pulmonalarterie wird die Pulmonalklappe durch 3 Haltenähte aufgespannt; je nach Lage der Kommissuren und Größe, Lage sowie Anatomie der Koronar-Buttons wird anschließend die Pulmonalarterienwurzel rekonstruiert, und die Koronar-Buttons werden in die Neoaorta eingenäht, sodass sie nicht unter Zug geraten oder zu viel Spiel haben. Mithilfe des Lecompte-Manövers [6], der Verlagerung der Pulmonalarterienbifurkation nach ventral der Aorta (▶ Abb. 2.10g), wird die Aorta verschlossen. Wenn der ASD entweder direkt oder mit einem Perikard-Patch verschlossen ist, wird die Aortenklemme entfernt und die Koronarperfusion freigegeben. Am schlagenden Herz wird die Pulmonalarterie zusammengenäht (▶ Abb. 2.10h) und zuletzt der Vorhof verschlossen. Je nach hämodynamischem und respiratorischem Zustand des Patienten wird der Thorax verschlossen bzw. offen gelassen.

Merke

M!

Alle Patienten müssen bei einer arteriellen Switch-Operation durch eine adäquate Katecholamintherapie unterstützt werden.

Chirurgische Therapie bei Fallot-Tetralogie

Die Indikation zur Korrektur besteht im Säuglingsalter bei Patienten mit ausreichender Sauerstoffsättigung zwischen 80 und 90 %. Die Frühkorrektur verhindert negative Auswirkungen der chronischen Hypoxie. Nach Anschluss der Herz-Lungen-Maschine und Erreichen eines Herzstillstands wie bei den Operationsverfahren zur Korrektur der anderen Herzfehler auch werden nach Platzierung von Haltenähten zuerst eine Darstellung und eine offene Kommissurotomie der Pulmonalklappe durchgeführt (▶ Abb. 2.11a). Die Größe des Klappenrings wird mit

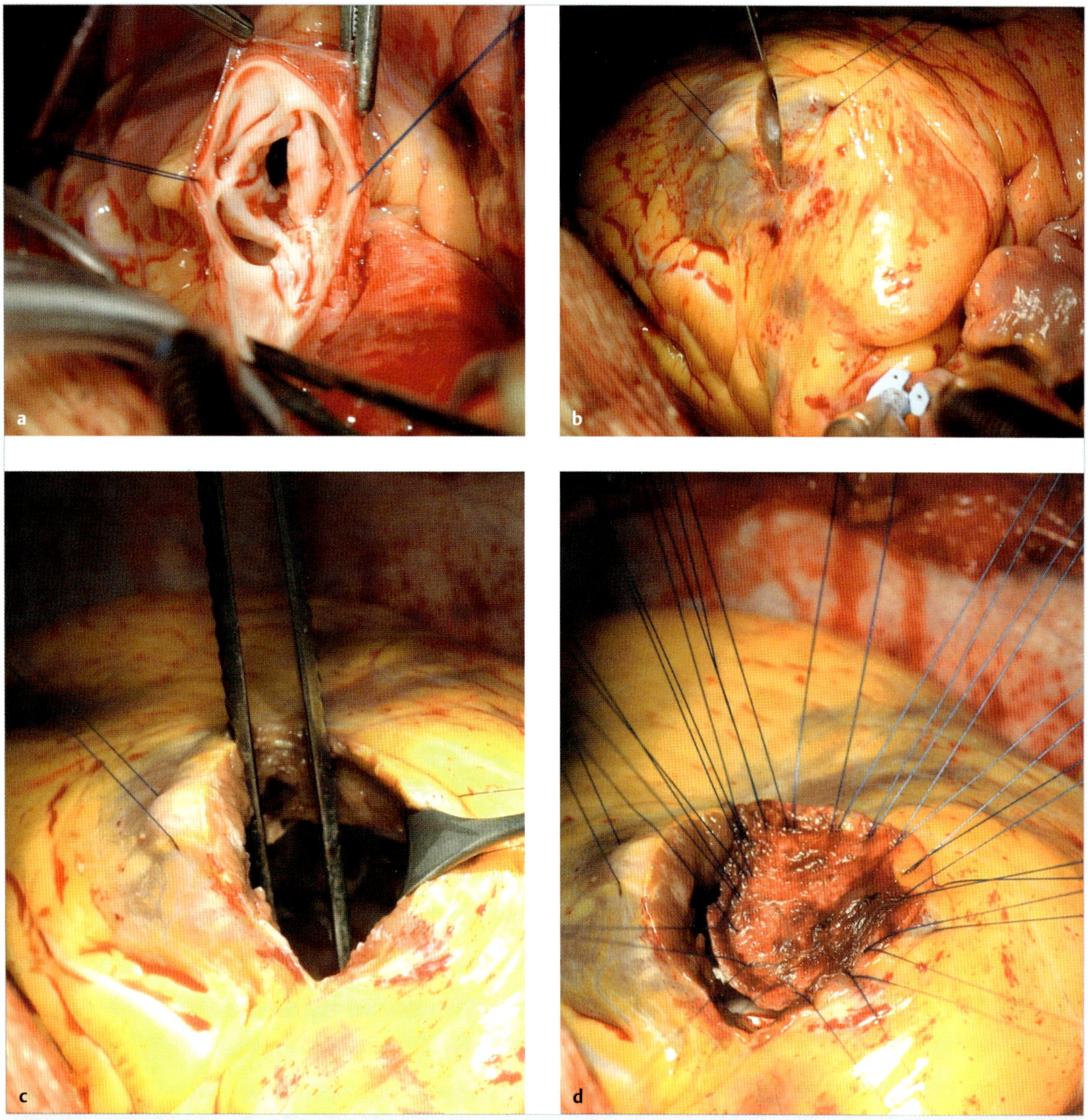

Abb. 2.11 Therapeutische Korrektur bei Fallot-Tetralogie.
a Dysplastische und stenosierte Pulmonalklappe eines Patienten mit Fallot-Tetralogie.
b Ventrikulotomie des rechten Ventrikels.
c Infundibulektomie.
d Anlage eines RVoT-Patches.

einem sog. Heggar-Stift getestet. Bei einer ausreichenden Größe des Ringes wird die Klappe erhalten; bei einer Klappenringhypoplasie muss der Ring hingegen aufgeschnitten werden, und die ganze rechte Ausflussbahn muss mit einem transanulären Perikardflicken erweitert werden. Anschließend wird eine Ventrikulotomie des rechten Ventrikels durchgeführt (▶ Abb. 2.11b), und die obstruierende Muskulatur wird durchtrennt bzw. teilweise auch weggeschnitten (▶ Abb. 2.11c). Nach Darstellung des VSD, der bei der Fallot-Tetralogie typischerweise durch die anteriorkraniale Deviation des Ventrikelseptums entsteht, werden Filznähte am Rand des VSD gesetzt. Ein Perikard-Patch entsprechender Größe wird zurechtgeschnitten und eingeknotet. Mithilfe einer Atriotomie wird zusätzlich die Trikuspidalklappe inspiziert und ihre Funktion überprüft; außerdem wird das Vorhofseptum inspiziert. Eventuelle weitere Shunt-Verbindungen werden geschlossen. Bei der klappenerhaltenden Korrektur werden sowohl der RVOT (▶ Abb. 2.11d) als auch der Pulmonalarterienstamm mit 2 separaten Flicken erweitert. Die transanuläre Plastik bei Klappenringhypoplasie erfolgt mittels Infundibulektomie (s. ▶ Abb. 2.11c). Die Art der verwendeten Operationstechnik hat einen Einfluss auf die Häufigkeit und das Ausmaß des Auftretens einer Pulmonalklappeninsuffizienz nach operativer Korrektur der Fallot-Tetralogie [3].

2.2 Patientenvorbereitung und Sedierung

Axel Rentzsch u. Hashim Abdul-Khaliq

Die bildgebende Diagnostik mittels Echokardiografie, CT und MRT erfordert einen sich möglichst wenig bewegenden bzw. kooperativen Patienten. Die diagnostischen Gegebenheiten, wie Räumlichkeit, fremdartige Geräusche und insbesondere das Einführen einer ösophagealen Sonde bei der TEE, können selbst bei heranwachsenden und kooperativen Kindern angstauslösend wirken und damit eine Untersuchung am wachen Patienten unmöglich machen. Aus diesem Grunde sind insbesondere bei jüngeren Kindern Untersuchungen mit den genannten Techniken nur in Sedierung möglich.

> **Merke**
>
> Sedierungen bei Kindern sollten grundsätzlich nur durch geschultes medizinisches Personal vorgenommen werden und unter kontinuierlicher Überwachung kardiorespiratorischer Parameter erfolgen. Aufgrund der wachsenden Anzahl an Sedierungen sollte die Durchführung durch Anästhesisten auf Untersuchungen in Intubationsnarkose beschränkt bleiben.

Folglich werden Sedierungen und Analgesie bei Kindern vermehrt durch Nichtanästhesiologen durchgeführt. Mehrere Studien haben gezeigt, dass dies sicher und effektiv durchgeführt werden kann, solange standardgerecht gehandelt wird [24] [33] [34] [39] [43].

2.2.1 Präprozedurale Visite

Für die Eltern ist die Durchführung einer Sedierung bei ihren Kindern oft ein besorgniserregendes Ereignis, weil zum einen dem Ergebnis der Untersuchung mit Angst entgegengesehen wird und sie zum anderen ihr Kind in völlig verändertem Zustand in einer fremdartigen Umgebung erleben müssen. Zur Sorge um die angeborene Herzerkrankung kommt ein zusätzliches, wenn auch geringes Risiko für das Kind durch die Sedierung aus rein diagnostischen Gründen hinzu. Die Eltern sind entsprechend einfühlsam und umfassend über die Indikation und Dauer der Untersuchung sowie über das Wesen der Sedierung *aufzuklären*. Die Voruntersuchung und die Aufklärung sollten aus juristischen Gründen mindestens 24 h vor der Sedierung stattfinden.

Im Rahmen der *Voruntersuchung* ist auf das Vorliegen einer Obstruktion der oberen Atemwege, auf krankhafte bzw. entzündliche Veränderungen der unteren Atemwege und auf Zeichen von Muskelschwäche zu achten. Atmung, Herz-Kreislauf-System, Stoffwechsel, neuromuskuläres System und die psychomotorische Entwicklung werden untersucht.

> **Merke**
>
> Bei akuten fiebrigen, eitrigen Atemwegsinfektionen oder obstruktiver Bronchitis sollte die Sedierung verschoben werden. Bei vermuteter Exposition gegenüber Kinderkrankheiten sollte bei fehlendem Impfschutz die Inkubationszeit bei der Terminvergabe berücksichtigt werden.

Kinder mit chronischen Atemwegserkrankungen werden dann untersucht, wenn sie in der bestmöglichen Verfassung sind. Bei Kindern mit antikonvulsiver Medikation, psychomotorischer Retardierung oder mit ADHS-Syndrom kann es sinnvoll sein, von vornherein eine Allgemeinanästhesie zu planen. Frühgeborene haben bis zu einem Reifealter von ca. 43 Wochen ein erhöhtes Risiko, Apnoen zu erleiden [35].

Impfungen mit inaktiven Impfstoffen können bis 3 Tage, solche mit attenuierten Lebendimpfstoffen bis 2 Wochen vor der Untersuchung durchgeführt werden. Theoretisch kann die durch eine Impfung hervorgerufene Systemantwort zu einer vorübergehenden Modulation oder Verminderung der Immunantwort führen, da Anästhesie, Stress und Trauma insbesondere die zellulär vermittelten

Immunfunktionen vermindern. Allerdings gibt es keine klinische Evidenz dafür, dass eine vorangegangene Impfung zu einer Erhöhung des anästhesiologischen Risikos oder der perioperativen Komplikationsrate führt [41]. Um jedoch eine Fehlinterpretation von Impfnebenwirkungen als postprozedurale Komplikationen und umgekehrt zu vermeiden, sollten die angegebenen Zeitintervalle eingehalten werden [42]. Bei dringlichen Untersuchungen stellt eine kürzlich durchgeführte Impfung keine Kontraindikation dar.

> **Merke** M!
>
> Feste Zeiten oder Untersuchungstage für bildgebende Verfahren helfen bei der Planung, da für einen Untersuchungstermin oftmals eine gesamte Familie mobilisiert wird. Eine kindgerechte Umgebung und die Anwesenheit der Eltern sind zu fördern.

2.2.2 Sedierung

Sedierungstiefe

Bei der Sedierung wird medikamentös induziert ein neurophysiologischer Zustand erreicht, der eine Anxiolyse, Hypnose und Amnesie beinhaltet. Dieser Zustand ist bei bildgebenden diagnostischen Prozeduren, wie der TEE, der CT und der MRT, bei kleineren Kindern erwünscht. Die europäischen Leitlinien für Sedierung und Analgesie durch Nichtanästhesiologen [20] beschreibt die Sedierungstiefe in Anlehnung an die durch Ramsay u. Mitarb. [36] entwickelte Skala der Sedierungsstadien:

- *Stadium 1:* wach
- *Stadium 2:* schläfrig
- *Stadium 3:* schlafend, durch Ansprache erweckbar
- *Stadium 4:* schlafend, durch mechanische Reize erweckbar
- *Stadium 5:* schlafend, durch mechanische Reize nicht erweckbar (komatös)

Um den Patienten einer unangenehmen diagnostischen Prozedur unterziehen zu können, ist nach europäischen Leitlinien eine Sedierungstiefe des Levels 2 oder 3 ausreichend (leichte Sedierung). Allerdings lassen sich kurze, wenn auch nur Sekunden andauernde, Perioden der Sedierungstiefe 4 oder 5 (tiefe Sedierung) nicht vollständig vermeiden. Aus diesem Grund muss der sedierende Arzt in der Lage sein, mit Komplikationen, die in einem höheren Stadium der Sedierungstiefe auftreten, umgehen zu können.

Sicherheit

Ziele der pädiatrischen Sedierung:

- Maximum an Sicherheit für den Patienten
- Minimierung von Unannehmlichkeiten, psychologischem Trauma, Angst und Schmerz
- Erreichen einer adäquaten Amnesie
- Vermeiden einer Bewegungsunruhe
- Überführung des Patienten in einen Zustand, in dem eine sichere Entlassung aus der medizinischen Überwachung möglich ist

Um dies zu erreichen, ist die am niedrigsten mögliche Dosierung der applizierten Medikamente bei gleichzeitig möglichst hoher Erfolgsrate zu wählen.

Nüchternheit

Zur Minimierung des Risikos einer pulmonalen Aspiration wird sowohl im präoperativen Management als auch zur Sedierungsvorbereitung eine mehrstündige Nahrungskarenz empfohlen. Diese beinhaltet eine Karenz von 6 h für Formelnahrung und leichte feste Kost (Breie), 4 h für Muttermilch und 2 h für klare Flüssigkeiten [13] [14]. Allerdings haben mehrere prospektive Untersuchungen gezeigt, dass eine fehlende Nahrungskarenz nicht mit einem erhöhten Auftreten an Aspirationen oder Sedierungszwischenfällen in Zusammenhang steht [12] [37]. Ghaffar u. Mitarb. haben sogar gezeigt, dass bei Kindern unter 6 Monaten eine Nüchternheit von mehr als 2 h zu verminderter Effektivität der Sedierung bei echokardiografischen Untersuchungen führt [22].

Entlassung

Die Monitorüberwachung nach einer Sedierung bis zum vollständigen Erwachen gehört zum Standard in den meisten Kliniken. Nach einer Sedierung für diagnostische Zwecke sollten Kinder und Jugendliche erst dann entlassen werden, wenn sie ihren vorherigen mentalen klinischen Zustand wieder erreicht haben, die periphere Sauerstoffsättigung bei über 95 % unter Raumluft liegt, sie einen guten Rehydratationszustand haben, keinen Stridor und kein Erbrechen aufweisen und komplikationslos getrunken oder gegessen haben. Der sedierende Arzt entscheidet über den Entlassungszeitpunkt.

Sedierungsverfahren

Die Praxis der Sedierung von Kindern variiert stark von Institution zu Institution. Die Erfolgsrate bei elektiven radiologischen Verfahren beträgt bei Kindern etwa 94–98 % [21] [45]. Kleinere Kinder benötigen generell eine Sedierung. Bei Kindern ab etwa 7 Jahren ist es mithilfe einer kindgerechten Aufklärung und bei Anwesenheit der Eltern durchaus möglich, die Kooperation zur Untersuchung zu gewinnen. Da die meisten bildgebenden Untersuchungen unter i. v. Sedierung durchgeführt werden, ist es sinnvoll, zur Vermeidung von Verzögerungen die notwendige Venenverweilkanüle bereits im Voraus auf der pädiatrischen Station legen zu lassen.

> **Merke**
>
> Kinder bis zu einem Alter von 6 Wochen können im MRT in *natürlichem Schlaf nach einer Mahlzeit* untersucht werden. Eine gute zeitliche Koordination zwischen Fütterungszeit und Scan-Termin ist dafür Voraussetzung. Wenn das Kind nicht schläft, wird es mit Chloralhydrat oder Midazolam sediert.

Chloralhydrat erzielt bei Sedierungen für Kinder unter 15 kg Körpergewicht die höchsten Erfolgsraten [19]. In einer Dosierung von 50–100 mg/kg Körpergewicht per os (maximal 1,5 g) wird eine Sedierungsdauer von 60–120 min erreicht [27]. Der Effekt tritt nach 30–60 min ein. Bei guter Kooperation mit der Kinderstation wird Chloralhydrat 30 min vor dem Scan-Termin oral über eine Magensonde oder rektal appliziert. Kontraindikationen sind Lebererkrankungen und Störungen der kardialen Erregungsleitung, da bei hohen Dosen der Herzmuskel für Noradrenalin sensibilisiert wird und Rhythmusstörungen auftreten können. Chloralhydrat gilt neben den Benzodiazepinen als das am wenigsten akut gefährliche Hypnotikum. Kardiorespiratorische Zwischenfälle wurden bei einem Sedierungsprotokoll für MRT-Untersuchungen mit 3 % angegeben und konnten mittels Stimulation oder verbesserter Lagerung rasch behoben werden [19]. In einer retrospektiven Studie mit 1095 Patienten, größtenteils mit angeborenem Herzfehler, die mit Chloralhydrat für eine echokardiografische Untersuchung sediert wurden, traten in 6,6 % der Fälle eine Hyperkapnie (definiert als 20 %iger Anstieg der Kohlendioxidkonzentration vom endtidalen Ausgangswert), in 5,9 % eine Hypoxie und Hypotension sowie Erbrechen in jeweils 0,4 % der Fälle auf; dabei hatten Kinder unter 6 Monaten ein höheres Risiko für einen Zwischenfall [23]. Coté u. Mitarb. analysierten die in der Literatur beschriebenen Sedierungszwischenfälle bei der Anwendung verschiedener Pharmaka [18] und beschrieben 13 Fälle mit bleibenden neurologischen Schäden oder Tod nach Chloralhydratgabe. Dabei wurde in 7 Fällen Chloralhydrat allein eingesetzt; in 6 Fällen wurden Kombinationen mit anderen Medikamenten verwendet. Die Gründe lagen in Dosierungsfehlern, mangelnder Überwachung bzw. Überwachung durch nicht medizinisches Personal. Bei 2 Kindern davon lag ein angeborener Herzfehler vor, sodass kardiale Arrhythmien als Grund für das negative Outcome vermutet werden.

Alternativ, insbesondere bei Kindern über 10 kg Körpergewicht, kann es sinnvoll sein, mit *Midazolam* in einer Dosierung von 0,05–0,10 mg/kg Körpergewicht i. v. langsam titrierend bis zum Eintreten der gewünschten Wirkung zu prämedizieren, da die benötigte Menge an Chloralhydrat zu Magenirritationen und Erbrechen führen kann. Midazolam hat infolge hoher Lipophilie einen raschen Wirkungseintritt. Es wirkt anxiolytisch, sedativ sowie muskelrelaxierend und bewirkt eine antegrade Amnesie. Eine Wartezeit von weiteren 2–5 min sollte eingehalten werden, um die sedierende Wirkung vor einer weiteren Dosisgabe ausreichend einschätzen zu können. Die Halbwertszeit der Elimination beträgt 2 h. Das Auftreten einer Atemdepression bzw. Apnoe ist abhängig von der Dosis und von der Injektionsgeschwindigkeit. Bei länger dauernden bildgebenden Verfahren (länger als 20–30 min) sind Nachdosierungen erforderlich. Auch noch 3–4 h nach der Gabe können Unruhe, Aggressivität und Ataxie als entzugsartige Phänomene oder auch eine allgemeine Enthemmung und Euphorie auftreten. Konvulsionen werden häufiger bei Früh- und Neugeborenen beobachtet, zudem ist in dieser Altergruppe das Apnoerisiko erhöht.

> **Merke**
>
> Da Midazolam zu vital bedrohlichen Atemdepressionen führen kann, muss *Flumazenil* als Benzodiazepinantagonist bereit stehen. Zu beachten ist dabei die mit 30–60 min kurze Halbwertszeit von Flumazenil. Bei Kindern unter 6 Monaten wird Midazolam aufgrund mangelnder Erfahrung nicht empfohlen.

Es ist nicht immer notwendig, unkooperative Kinder tief zu sedieren. Bei ängstlichen älteren Kindern kann eine einmalige Anxiolyse mit *Benzodiazepinen* zur erfolgreichen Durchführung der Bildgebung führen.

Propofol wird in zahlreichen Studien als das ideale Kurznarkotikum beschrieben [44]. Nach i. v. Applikation geht das Bewusstsein nach 10–20 s verloren. Die Aufwachphase ist mit 5–15 min ebenfalls sehr kurz, weswegen Propofol für ambulante Sedierungen gut geeignet ist. Um den schmerzhaften Venenreiz bei der Applikation zu vermindern, kann Propofol zu gleichen Teilen mit 0,9 %iger Natriumchloridlösung verdünnt werden. Es wirkt nicht analgetisch und nicht muskelrelaxierend. Nach einer einleitenden Bolusinjektion von 3–5 mg/kg Körpergewicht, wobei mit ¼ des Bolus begonnen und je nach Effekt fortgeführt wird, erfolgt eine Dauerinfusion mit 2–7 mg/(kg Körpergewicht × h). Bei Säuglingen können anfangs Dosen von bis zu 15 mg/(kg Körpergewicht × h) notwendig sein, die im Laufe der Untersuchung auf 5–8 mg/(kg Körpergewicht × h) reduziert werden können. Wird der Bolus zu schnell verabreicht, kann eine Dämpfung der Atemfunktion mit Sättigungsabfall auftreten, die durch leichte Nackenextension, Esmarch-Handgriff, Sauerstoffgabe und in einigen Fällen Maskenbeatmung rasch behoben werden kann [29]. Propofol wirkt zudem negativ inotrop, peripher vasodilatierend und somit blutdrucksenkend; dies kann bei herzkranken oder hypovolämischen

Kindern jedoch durch langsame Infusion gut kontrolliert werden. Bei Neugeborenen und Patienten mit eingeschränkter ventrikulärer Funktion sowie bei Patienten mit pulmonalarterieller Hypertonie ist aufgrund des negativ-inotropen Effekts mit einer Abnahme des systemischen Widerstands insbesondere bei Bolusgabe Vorsicht geboten. Die negativ-chronotrope Wirkung ist nur in seltenen Fällen mit Atropin oder einem Sympathomimetikum behandlungsbedürftig. Die vorherige Gabe von Midazolam senkt signifikant die benötigten Propofoldosen [32].

Eine Alternative zur Sedierung von Neugeborenen und Patienten mit pulmonaler Hypertonie und schlechter kardialer Funktion für die bildgebende Diagnostik ist eine Kombination von *S-Ketamin und Midazolam*. Nach i. v. (0,5–1 mg/kg Körpergewicht) Gabe von S-Ketamin tritt nach etwa 30 s eine Anästhesie mit guter Analgesie und Amnesie auf, die 5–10 min anhält. Es bewirkt eine vermehrte Speichelsekretion, weshalb die gleichzeitige Gabe von Anticholinergika empfohlen wird. Vorteile sind die geringe Beeinträchtigung der Atmung, die Möglichkeit, auch schmerzhafte interventionelle Eingriffe in derselben Sitzung durchführen zu können, die amnestische sowie die stark immobilisierende Wirkung. Es hat eine sympathomimetische Wirkung; jedoch kann bei hohem Sympathikotonus (z. B. bei Hypovolämie) eine Hypotension auftreten. Ketamin kann deshalb bei herzkranken Patienten von Vorteil sein. Einen Nachteil stellt das Auftreten einer Hyperakusis dar, die eine Anwendung in der MRT limitiert. Alpträume und Halluzinationen während der Aufwachphase kommen ebenfalls vor und können durch die gleichzeitige Verabreichung von Benzodiazepinen verringert werden.

Monitoring und Equipment

Merke

M!

Kinder sollten stets durch ausreichend qualifiziertes Personal sediert werden, das nicht in die Durchführung des bildgebenden Verfahrens involviert ist [16]. Die Anwesenheit der Eltern beim Einschlafen des Kindes wirkt beruhigend und sollte unterstützt werden.

Das Monitoring während der Sedierung besteht aus Pulsoxymetrie, nicht invasiver Blutdruckmessung, EKG-Ableitung, Kapnometrie und insbesondere bei lang andauernden Prozeduren einer Körpertemperaturmessung. Eine Videoüberwachung kann die Sicherheit zusätzlich erhöhen, wenn kein direkter Kontakt zum Kind möglich ist. Das Monitoring ist vor der Verabreichung jeglicher i. v. Sedierung anzubringen. Der Monitor muss zu jedem Zeitpunkt der Anwendung für den Sedierenden sichtbar sein und Bilder mit guter Qualität liefern. Das Inventar muss in kindgerechten Größen vorliegen und bei MRT-Untersuchungen für die Verwendung im MRT-Gerät zugelassen sein. Apparaturen, die nicht MRT-tauglich sind, können die Bildqualität beeinflussen und funktionieren häufig nicht optimal.

Eine 3- bis 5-polige kontinuierliche *EKG-Registrierung* erlaubt die Überwachung der Herzfrequenz und die Detektion von Rhythmusstörungen. Gerade bei Stress-MRT-Untersuchungen oder unter Gabe von Medikation ist die Ableitung des EKG mit guter Qualität unabdingbar. Mittels der EKG-Elektroden oder durch einen Atemgurt ist eine Überwachung der Atemfrequenz möglich.

Eine Nasenbrille zur Sauerstoffgabe ist bei jedem Patienten anzubringen. Die kontinuierliche *Pulsoxymetrie* mit akustischer Variabilität der Tonhöhe entsprechend der aktuellen Sauerstoffsättigung ist ein absoluter Minimalstandard, unabhängig vom Applikationsweg der Sedativa. Die Pulsoxymetrie allein ist jedoch kein zuverlässiges Ventilations-Monitoring, da immer eine Verzögerung zwischen dem Beginn einer Hypoventilation und dem Abfall der pulsoxymetrisch gemessenen Sauerstoffsättigung entsteht, insbesondere bei kontinuierlicher Sauerstoffzufuhr [40].

Die *Kapnometrie* misst den Kohlenstoffdioxidgehalt in der Ausatemluft und informiert zeitnah über Bradypnoen und Atempausen und damit indirekt über die Sedierungstiefe. Mittels Kapnometrie konnten Apnoen und Atemwegsobstruktionen bei Sedierungszwischenfällen signifikant eher identifiziert werden als durch klinische Beobachtung oder mittels Pulsoxymetrie [15] [26] [31]. Die aktuellen Leitlinien der American Academy of Pediatrics empfehlen dringlich die Kapnometrie, besonders bei Sedierungen, bei denen der Zugang zum Patienten eingeschränkt ist, wie in der MRT [17].

Die kontinuierliche *Überwachung der Körpertemperatur* über eine rektale Sonde sollte, besonders bei Säuglingen, vorgenommen werden, wenn eine länger dauernde Untersuchung, z. B. im Rahmen von Studien, vorgesehen ist. Kältezittern führt zur Unruhe des Patienten und zu einer deutlichen Steigerung des Sauerstoffbedarfs. Durch Abdecken oder geeignete Wärmesysteme (Bair Hugger®) kann einer Unterkühlung vorgebeugt werden. Die Temperatur in den Räumen sollte mindestens 22 °C betragen.

Sauerstoffanschluss und -masken, Beatmungs- und Intubationsgerätschaften (Laryngoskop, Endotrachealtuben, Larynxmasken) für jedes Alter, Absaugvorrichtung und entsprechende Katheter in unterschiedlichen Größen, Notfallmedikamente und Antagonisten (Flumazenil, Naloxon) müssen sowohl für die Sedierung als auch für den Transport bereitstehen und funktionstüchtig sein. Ein Defibrillator sollte in unmittelbarer Nähe zur Verfügung stehen, und es sollte die Möglichkeit der schnellen Verlegung des Patienten auf eine Intensivstation gegeben sein.

Komplikationen

Die Sedierung von Kindern birgt ernsthafte Risiken, wie Hypoventilation, Hypoxämie, Apnoe, Atemwegsobstruktion, Aspiration, Laryngospasmus und kardiopulmonale Zwischenfälle. Diese Risiken können minimiert, aber nicht vollständig ausgeschlossen werden. Eine Untersuchung zu den häufigsten Ursachen für Sedierungszwischenfälle hat gezeigt, dass ein ungenügendes Monitoring, Fehl- und Überdosierungen, eine inadäquate Ausrüstung des Arbeitsplatzes, unzureichende Qualifikation des Personals und eine zu frühe Entlassung hauptsächlich die Zwischenfälle bedingt haben [18]. Prädiktoren für ein erhöhtes Risiko sind ein ASA-Status III oder IV (Patienten mit schwerer Allgemeinerkrankung mit Leistungseinschränkung bzw. mit ständiger Lebensbedrohung) und ein Lebensalter unter 1 Jahr [30]. Kein Zusammenhang bestand hingegen zwischen dem Auftreten von Zwischenfällen und dem Gewicht, dem Geschlecht sowie der Art der Untersuchung. Die Odds Ratios für einen Zwischenfall waren bei der Verwendung von Medikamentenkombinationen zur Sedierung etwa 5-mal höher [38]. Kinder mit Entwicklungsretardierung haben ein 3-fach erhöhtes Risiko für sedierungsbedingte Hypoxien [25].

Es empfiehlt sich daher, Sedierungen bei Kindern und Jugendlichen von wenigen spezialisierten Pädiatern oder Anästhesisten durchführen zu lassen, möglichst mit einer eigens dafür zuständigen Pflegeperson. Um bei Komplikationen angemessen handeln zu können, muss das Personal periodisch in den Maßnahmen der Wiederbelebung einschließlich Atemwegssicherung, Intubation und Beatmung trainiert werden. Da eine Reanimation, z. B. unter Einsatz eines Defibrillators, in der MRT selbst nicht möglich ist, sollte insbesondere auch der Transport des Patienten aus dem MRT-Raum, möglichst mithilfe eines abkoppelbaren Tisches, mit dem Personal geübt werden. Es sollten wenige, dafür aber exakte Sedierungsschemata in einer Institution Verwendung finden und die Kontraindikationen beachtet werden:

- Atemwegsprobleme
- Apnoerisiko (Neu-, Frühgeborene)
- Aspirationsgefahr
- erhöhter intrakranieller Druck
- Epilepsie (generalisierte Anfälle in den letzten 24 h)
- Komplikation bei einer vorhergehenden Sedierung (z. B. Auslösen von Anfällen)
- Reanimation bei Krampfanfall im letzten Monat
- dekompensierende kardiozirkulatorische Funktion

Da es gerade in der Erholungsphase nach einer Untersuchung in Sedierung und/oder Analgesie häufig zu Problemen kommt, sind geeignete Räumlichkeiten mit einer ausreichenden Zahl an Ruhemöglichkeiten, qualifiziertem Personal, Monitoring und Geräten, Material und Medikamenten zur Behandlung einer Komplikation unerlässlich.

> **Merke** M!
>
> Die lückenlose Überwachung des Patienten durch qualifiziertes Personal unter Verwendung eines Pulsoxymeters ist fortzusetzen, bis sich der Patient vollständig erholt hat.

2.2.3 Spezielle Untersuchungsmethoden

Transthorakale Echokardiografie

Für die TTE-Untersuchung von Kindern und Jugendlichen sind normalerweise nur wenige Vorbereitungen erforderlich; sie kann meistens am wachen Patienten erfolgen. Gelegentlich kann jedoch bei abwehrenden Säuglingen und Kleinkindern eine leichte Sedierung mit Chloralhydrat oder Midazolam erforderlich sein. Eine simultane EKG-Ableitung ist bei allen Untersuchungen zu gewährleisten. Die Untersuchung sollte in einem ruhigen Raum stattfinden und insbesondere bei Kleinkindern und Säuglingen zur Beruhigung in Anwesenheit der Eltern oder einer anderen Vertrauensperson. Die Ablenkung durch Fütterung oder Gabe von 20/24 %iger Glukose kann bei unruhigen Kindern hilfreich sein. Nach eigener Erfahrung beruhigt viele kleine Kinder die Erhöhung der akustischen Signale der rhythmischen Herztöne bei der Ableitung von Doppler-Signalen.

Transösophageale Echokardiografie

Die Untersuchung wird immer zusammen mit einem 2. Arzt, evtl. zusätzlich auch mit einer entsprechend ausgebildeten technischen Assistenz, durchgeführt und erfordert in seltenen Fällen bei Kleinkindern oder jungen Schulkindern die Intubationsnarkose. Bei den meisten Patienten reicht die lokale Rachenanästhesie mit Lidocainspray und zusätzlich die Sedierung mit Midazolam, Propofol oder Ketamin (▶ Abb. 2.12). Bei der Untersuchung wird ein salivationshemmendes Medikament nicht generell empfohlen. Bei jungen Patienten, die zu starker Salivation neigen, ist die Gabe von Atropin jedoch hilfreich [28]. Grundsätzlich muss ein venöser Zugang für die rasche Applikation von Kontrastmittel oder notwendigen Medikamenten vorhanden sein, z. B. bei vasovagaler Reaktion durch die Ösophagusintubation. Die lokale Rachenanästhesie führt häufig zu unangenehmen Reaktionen und Hustenreiz kurz vor der Einführung der Sonde. Nach Rachenanästhesie darf für 2 h nichts getrunken werden. Eine Nachbetreuung von ambulanten Patienten mit EKG und Pulsoxymetrie sollte für 2–5 h nach der Untersuchung erfolgen, je nach Zustand des Patienten. Die Schallsonde sollte vor der Untersuchung angeschlossen und auf ihre Funktionstüchtigkeit hin überprüft werden.

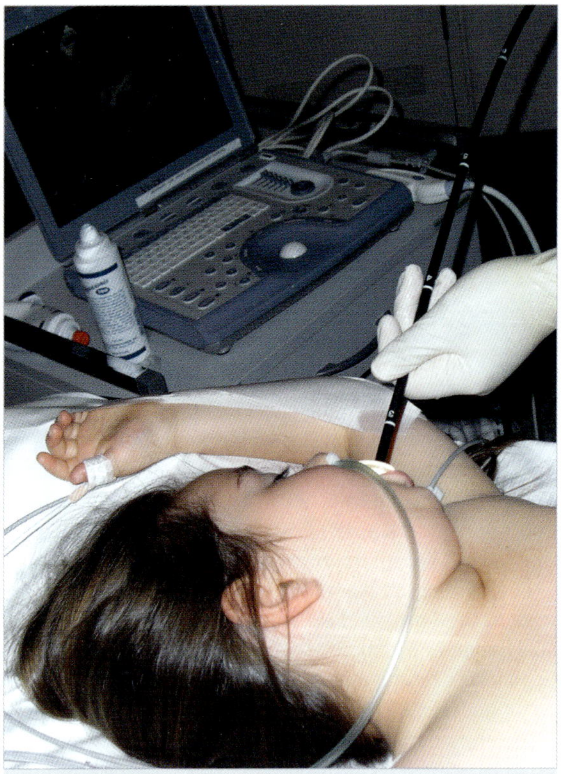

Abb. 2.12 TEE.

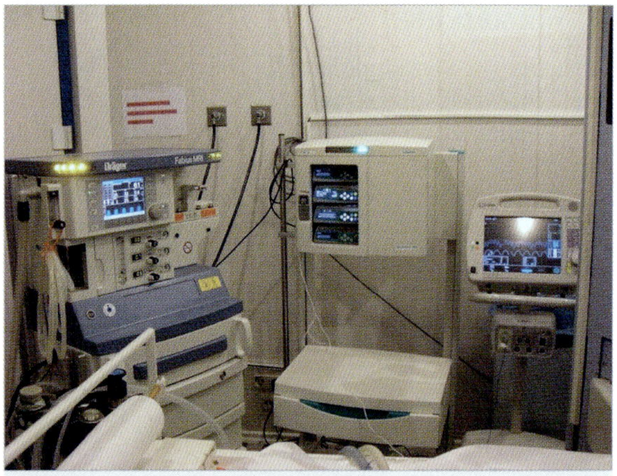

Abb. 2.13 Anästhesieeinheit im MRT.

Computertomografie

CT-Untersuchungen sind zwar schmerzlos und in der Regel schneller durchzuführen als echokardiografische und insbesondere MRT-Untersuchungen, allerdings auch um den Preis einer Strahlenexposition. Unter bestimmten Voraussetzungen liegt diese jedoch bei den neuesten CT-Gerätegenerationen unter dem eines diagnostischen Herzkatheters; die CT stellt damit eine sinnvolle, nicht invasive Alternative dar, insbesondere zur Koronararteriendarstellung auch bei Patienten mit angeborenen Herzfehlern. Bei Kindern unter etwa 7 Jahren, aber auch bei älteren, unkooperativen oder entwicklungsverzögerten Kindern, kann es schwierig bzw. unmöglich sein, die Kinder auch nur für einige Sekunden Scan-Zeit bewegungslos zu halten. Des Weiteren profitieren kardiale EKG-getriggerte CT-Untersuchungen von einer niedrigen Herzfrequenz. Deshalb ist auch in diesem Fall oft eine leichte Sedierung hilfreich. Da in der Regel in Abhängigkeit von der Gerätegeneration die Gabe von Kontrastmittel während einer Apnoephase notwendig ist, sollte die Allgemeinanästhesie mit trachealer Intubation oder Larynxmaske und mechanischer Ventilation in Erwägung gezogen werden. Dabei ist wie bei jeder kontrastmittelgestützten CT-Untersuchung auf Nierenfunktionseinschränkungen und die Schilddrüsenfunktion zu achten.

Magnetresonanztomografie

MRT-Untersuchungen sind ebenfalls schmerzlos durchführbar, dauern aber meistens länger als echokardiografische und auch CT-Untersuchungen. Wie bei CT-Untersuchungen ist es bei Kindern unter etwa 7 Jahren schwierig, über 30–60 min die Bewegungslosigkeit zu erhalten. Deshalb ist eine tiefe Sedierung oder, wenn im Laufe der Untersuchung die Gabe von Kontrastmittel während einer Apnoephase notwendig ist, die Allgemeinanästhesie mit trachealer Intubation oder Larynxmaske notwendig (▸ Abb. 2.13). Ist die Verwendung von gadoliniumhaltigem Kontrastmittel geplant, darf keine schwere Nierenfunktionseinschränkung vorliegen.

Organisatorisch ist es günstiger, einen Kindertag im MR zu planen, als zu versuchen, die Untersuchung von Kindern an einem hektischen Betriebstag unterzubringen. Außerdem sollte versucht werden, den Untersuchungstermin mit den Ruhezeiten zu koordinieren. Vor MRT-Untersuchungen müssen Ohrringe, Haarspangen und Ähnliches entfernt werden, und es muss darauf geachtet werden, dass die Kleidung, die am Körper verbleibt, kein Metall enthält.

Herzkatheteruntersuchung

Bei älteren, kooperativen Patienten ist eine leichte Sedierung mit Midazolam bei guter Lokalanästhesie häufig ausreichend. Die meisten Kinder über 2 Jahre benötigen allerdings eine tiefe Sedierung (▸ Abb. 2.14 u. ▸ Abb. 2.15). Dabei hat sich die Propofolinfusion bewährt. Um Bewegungslosigkeit während der Gefäßpunktion zu erreichen, kann Ketamin hinzugegeben werden. Bei Säuglingen und kleinen Kindern unter 2 Jahren, aber auch bei schwierigen, lang andauernden interventionellen Eingriffen, kann eine endotracheale Intubation mit Inhalations- oder Propofolanästhesie notwendig sein. Eine Nasenbrille zur Sauerstoffgabe wird bei jedem Patienten angelegt. Um einen Sekretstau zu vermeiden, ist regelmäßiges Ab-

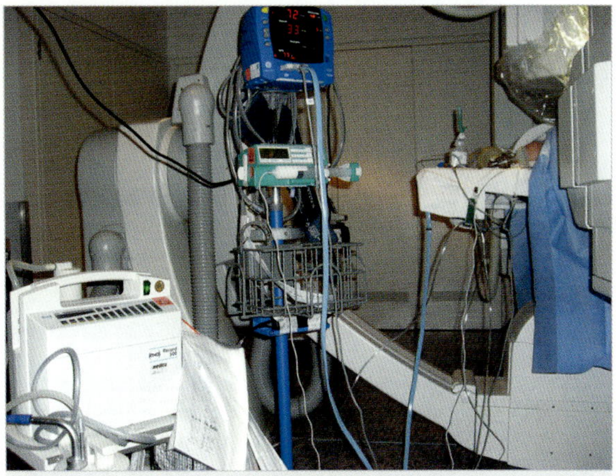

Abb. 2.14 Sedierung im Herzkatheterlabor. Monitor, Perfusor und Absaugeinrichtung sollten den Zugang zum Kind nicht behindern.

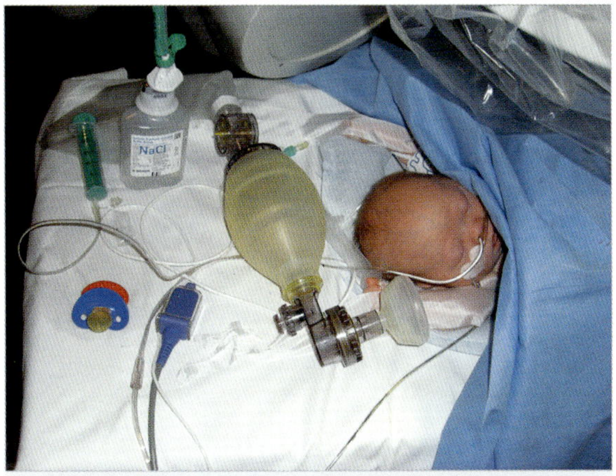

Abb. 2.15 Patientenlagerung und -vorbereitung für die Herzkatheteruntersuchung. Die Arme werden während der Herzkatheteruntersuchung nach oben genommen und seitlich neben dem Kopf unterlegt und fixiert. Ein Beatmungsbeutel sollte sich in greifbarer Nähe befinden.

saugen erforderlich. Die Arme werden neben dem Kopf gelagert. Zur Vermeidung lagerungsbedingter Plexusparesen ist dabei auf eine ausreichende Hochlagerung zu achten.

2.3 Literatur

▶ Kapitel 2.1

[1] Gross RE. Surgical management of the patent ductus arteriosus: with summary of four surgically treated cases. Ann Surg 1939; 110 (3): 321–356

[2] Gross RE. Surgical correction for coarctation of the aorta. Surgery 1945; 18: 673–678

[3] Grothoff M, Hoffmann J, Lehmkuhl L et al. Time course of right ventricular functional parameters after surgical correction of tetralogy of Fallot determined by cardiac magnetic resonance. Clin Res Cardiol 2011; 100 (4): 343–350

[4] Gutberlet M, Hoffmann J, Künzel E et al. Preoperative and postoperative imaging in patients with transposition of the great arteries. Radiologe 2011; 51 (1): 15–22

[5] Jatene AD, Fontes VF, Paulista PP et al. Successful anatomic correction of transposition of the great vessels: a preliminary report. Arq Bras Cardiol 1975; 28: 461–464

[6] Lecompte Y, Zannini L, Hazan E et al. Anatomic correction of transposition of the great arteries. J Thorac Cardiovasc Surg 1981; 82 (4): 629–631

[7] Mustard WT. Successful two-stage correction of transposition of the great vessels. Surgery 1964; 55: 469–472

[8] Rashkind WJ, Miller WW. Creation of an atrial septal defect without thoracotomy. A palliative approach to complete transposition of the great arteries. JAMA 1966; 196 (11): 991–992

[9] Smith GW, Thompson WM Jr., Dammann JF Jr. et al. Use of the pulmonary artery banding procedure in treating type II truncus arteriosus. Circulation 1964; 29 (Suppl.): 108–113

[10] Taussig HB, Blalock A. The tetralogy of Fallot; diagnosis and indications for operation; the surgical treatment of the tetralogy of Fallot. Surgery 1947; 21 (1): 145

[11] Warden HE, Cohen M, De Wall RA et al. Experimental closure of interventricular septal defects and further physiologic studies on controlled cross circulation. Surg Forum 1955; 5: 22–28

▶ Kapitel 2.2

[12] Agrawal D, Manzi SF, Gupta R et al. Preprocedural fasting state and adverse events in children undergoing procedural sedation and analgesia in a pediatric emergency department. Ann Emerg Med 2003; 42 (5): 636–646

[13] American Academy of Pediatrics, American Academy of Pediatric Dentistry, Coté CJ et al. Guidelines for monitoring and management of pediatric patients during and after sedation for diagnostic and therapeutic procedures: an update. Pediatrics 2006; 118: 2587–2602

[14] American Society of Anesthesiologist Task Force on Preoperative Fasting. Practice guidelines for preoperative fasting and the use of pharmacologic agents to reduce the risk of pulmonary aspiration: application to healthy patients undergoing elective procedures: a report by the American Society of Anesthesiologist Task Force on Preoperative Fasting. Anesthesiology 1999; 90 (3): 896–905

[15] Anderson JL, Junkins E, Pribble C et al. Capnography and depth of sedation during propofol sedation in children. Ann Emerg Med 2007; 49 (1): 9–13

[16] Coté CJ. Round and round we go: sedation – what is it, who does it, and have we made things safer for children? Paediatr Anaesth 2008; 18 (1): 3–8

[17] Coté CJ, Wilson S. Guidelines for monitoring and management of pediatric patients during and after sedation for diagnostic and therapeutic procedures: an update. Pediatrics 2006; 118: 2587–2602

[18] Coté CJ, Karl HW, Notterman DA et al. Adverse sedation events in pediatrics: analysis of medications used for sedation. Pediatrics 2000; 106 (4): 633–644

[19] Dalal PG, Murray D, Cox T et al. Sedation and anesthesia protocols used for magnetic resonance imaging studies in infants: provider and pharmacologic considerations. Anesth Analg 2006; 103 (4): 863–868

[20] European Union of Medical Specialists; Section and Board of Anaesthesiology. Guidelines for sedation and/or analgesia by non-anaesthesiology doctors. Eur J Anaesthesiol 2007; 24: 563–567

[21] Frush DP, Bisset GS 3 rd. Sedation of children for emergency imaging. Radiol Clin North Am 1997; 35 (4): 789–797; review

[22] Ghaffar S, Haverland C, Ramaciotti C et al. Sedation for pediatric echocardiography: evaluation of preprocedure fasting guidelines. J Am Soc Echocardiogr 2002; 15 (9): 980–983

[23] Heistein LC, Ramaciotti C, Scott WA et al. Chloral hydrate sedation for pediatric echocardiography: physiologic responses, adverse events, and risk factors. Pediatrics 2006; 117 (3): e434–e441

[24] Hertzog JH, Havidich JE. Non-anesthesiologist-provided pediatric procedural sedation: an update. Curr Opin Anaesthesiol 2007; 20 (4): 365–372

[25] Kannikeswaran N, Mahajan PV, Sethuraman U et al. Sedation medication received and adverse events related to sedation for brain MRI in children with and without developmental disabilities. Paediatr Anaesth 2009; 19 (3): 250–256

[26] Lightdale JR, Goldmann DA, Feldman HA et al. Microstream capnography improves patient monitoring during moderate sedation: a randomized, controlled trial. Pediatrics 2006; 117 (6): e1170–e1178

[27] Low E, O'Driscoll M, MacEneaney P et al. Sedation with oral chloral hydrate in children undergoing MRI scanning. Ir Med J 2008; 101 (3): 80–82

[28] Lutterotti N. Qualitätsleitlinien in der Echokardiographie. Z Kardiol 1997; 86: 387–403

[29] Machata AM, Willschke H, Kabon B et al. Propofol-based sedation regimen for infants and children undergoing ambulatory magnetic resonance imaging. Br J Anaesth 2008; 101 (2): 239–243

[30] Malviya S, Voepel-Lewis T, Tait AR. Adverse events and risk factors associated with the sedation of children by nonanesthesiologists. Anesth Analg 1997; 85 (6): 1207–1213; erratum in Anesth Analg 1998; 86 (2): 227

[31] Mason KP, Burrows PE, Dorsey MM et al. Accuracy of capnography with a 30 foot nasal cannula for monitoring respiratory rate and endtidal CO2 in children. J Clin Monit Comput 2000; 16: 259–262

[32] Paspatis GA, Charoniti I, Manolaraki M et al. Synergistic sedation with oral midazolam as a premedication and intravenous propofol versus intravenous propofol alone in upper gastrointestinal endoscopies in children: a prospective, randomized study. J Pediatr Gastroenterol Nutr 2006; 43 (2): 195–199

[33] Pitetti R, Davis PJ, Redlinger R et al. Effect on hospital-wide sedation practices after implementation of the 2001 JCAHO procedural sedation and analgesia guidelines. Arch Pediatr Adolesc Med 2006; 160 (2): 211–216

[34] Pitetti RD, Singh S, Pierce MC. Safe and efficacious use of procedural sedation and analgesia by nonanesthesiologists in a pediatric emergency department. Arch Pediatr Adolesc Med 2003; 157 (11): 1090–1096

[35] Ramanathan R, Corwin MJ, Hunt CE et al.; Collaborative Home Infant Monitoring Evaluation (CHIME) Study Group. Cardiorespiratory events recorded on home monitors: comparison of healthy infants with those at increased risk for SIDS. JAMA 2001; 285 (17): 2199–2207

[36] Ramsay MAE, Savage TM, Simpson BRJ et al. Controlled sedation with alphaxolone-alphadolone. BMJ 1974; 2: 256

[37] Roback MG, Bajaj L, Wathen JE et al. Preprocedural fasting and adverse events in procedural sedation and analgesia in a pediatric emergency department: Are they related? Ann Emerg Med 2004; 44 (5): 454–459

[38] Sanborn PA, Michna E, Zurakowski D et al. Adverse cardiovascular and respiratory events during sedation of pediatric patients for imaging examinations. Radiology 2005; 237 (1): 288–294

[39] Sauer H, Grünzinger L, Pfeifer J et al. Sedation and analgosedation performed by pediatricians – experience made with the implementation of an in-house sedation standard. Wien Med Wochenschr 2016 Feb; 166(1–2): 54–61.

[40] Shankar W, Deshpande JK. Procedural sedation in the pediatric patient. Anesthesiol Clin North Am 2005; 23: 635–654

[41] Short JA, van der Walt JH, Zoanetti DC. Immunization and anesthesia – an international survey. Paediatr Anaesth 2006; 16 (5): 514–522

[42] Siebert JN, Posfay-Barbe KM, Habre W et al. Influence of anesthesia on immune responses and its effect on vaccination in children: review of evidence. Paediatr Anaesth 2007; 17 (5): 410–420; review

[43] Smallman B. Pediatric sedation: Can it be safely performed by non-anesthesiologists? Curr Opin Anaesthesiol 2002; 15 (4): 455–459

[44] Sury MR, Smith JH. Deep sedation and minimal anesthesia. Paediatr Anaesth 2008; 18 (1): 18–24

[45] Sury MR, Hatch DJ, Deeley T et al. Development of a nurse-led sedation service for paediatric magnetic resonance imaging. Lancet 1999; 353 (9165): 1667–1671

3 Technische Grundlagen der diagnostischen und interventionellen Bildgebung

3.1 Echokardiografie

Hasim Abdul-Khaliq u. Matthias Gutberlet

3.1.1 Einleitung

Die in den 1950er-Jahren eingeführte Echokardiografie macht sich die physikalischen Eigenschaften des Ultraschalls zunutze. Für die Echokardiografie [9] werden zur Erzielung der notwendigen Eindringtiefe in der Regel spezielle Schallköpfe mit Frequenzen zwischen 2 und 7 MHz verwendet, die aufgrund ihrer Form eine interkostale Anlotung erlauben (▸ Abb. 3.1). Aufgrund der weiten Verbreitung der Geräte und der universellen Anwendbarkeit der Methode, auch auf der Intensivstation, ist die Echokardiografie insbesondere auch bei Kindern und Säuglingen mit angeborenen und erworbenen Herzerkrankungen [20] [22] die Methode der Wahl in der nicht invasiven bildgebenden Diagnostik zur Darstellung der Morphologie und Funktion des Herzens. Bereits pränatal ist eine vollständige Darstellung der Herzstrukturen und möglicher Malformationen im Herz und in den herznahen Gefäßen mit besonders eingestellten Sonden in den meisten Fällen möglich. Bei Kindern und Erwachsenen hat sich die Echokardiografie als das Mittel der Wahl zur Diagnostik von funktionellen und strukturellen Herzerkrankungen etabliert. Neben der universellen Anwendbarkeit und der Echtzeitbildakquisition stellt vor allem die Vielzahl der mit der Echokardiografie zu erhebenden funktionellen Parameter einen entscheidenden Vorteil der Methode im Vergleich zu anderen bildgebenden Verfahren dar. Im Laufe der letzten 10 Jahre wurden zusätzlich zu der herkömmlichen 2D-Echokardiografie die 3D- und sogar die 4D-Echokardiografie sowie der Gewebe-Doppler als neue Verfahren in allen modernen Echogeräten eingeführt.

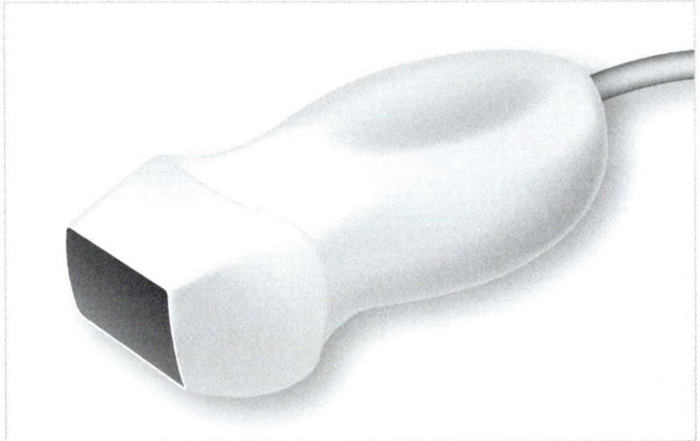

Abb. 3.1 Echokardiografieschallkopf. Schematische Darstellung. Der Schallkopf ermöglicht die interkostale Anlotung.

3.1.2 Standardtechniken

Zu den Standardverfahren zählen folgende Techniken:

- 1D-(M-Mode-)Echokardiografie
- 2D-Echokardiografie
- 3D-Echokardiografie
- Doppler-Echokardiografie

Die Untersuchung erfolgt überwiegend in Linksseitenlage mit leicht angehobenem Oberkörper [28]. Der Untersucher ist dem Patienten zugewandt und untersucht von rechts oder links.

Eindimensionale (M-Mode-)Echokardiografie

Die vom Schallkopf ausgesandten Schallwellen mit einer bestimmten Frequenz werden von Grenzflächen reflektiert und entsprechend der Tiefe der Grenzfläche in elektronische Signale umgewandelt. Beim A-Mode entspricht die Echogenität der Höhe der Amplitude, beim B-Mode der Helligkeitsintensität (engl.: brightness; ▸ Abb. 3.2). Wird das B-Mode-Bild über die Zeit abgeleitet, so wird vom „M-Mode" gesprochen (engl.: motion). Praktische Bedeutung hat die 1D-Echokardiografie nur noch in Form des M-Mode (▸ Abb. 3.3); mit dessen Hilfe die Diameter des Ventrikels und der Klappenebenen standardisiert ermittelt werden können [9].

Zweidimensionale Echokardiografie

Das Echofenster zum Herz und zu den großen Gefäßen ist bei Kindern besser und vielfältiger als bei Erwachsenen. Sowohl von transthorakal anhand der Standardschnittebenen als auch von subkostal/subxiphoidal oder suprasternal (▸ Abb. 3.4) ist eine zusätzliche Betrachtung des Herzens und der großen Gefäße besser möglich als bei Erwachsenen. Ein 2D-Bild wird durch eine schichtweise Abtastung des Organs in mehreren Ebenen und durch Darstellung im B-Mode erreicht. Es werden grundsätzlich 2 Standardanlotungsebenen – links-parasternal und links-apikal (s. ▸ Abb. 3.4) verwendet, die sich an den anatomischen Längsachsen des 3-fach im Raum angulierten Herzens orientieren. Diese aus der Echokardiografie bekannten Standardschnittebenen können bei anderen bildgebenden Verfahren ebenfalls verwendet werden (bei der MRT durch entsprechende Angulierung bei der Datenakquisition und bei MDCT durch entsprechende multiplanare Rekonstruktionen des 3D-Datensatzes) [10].

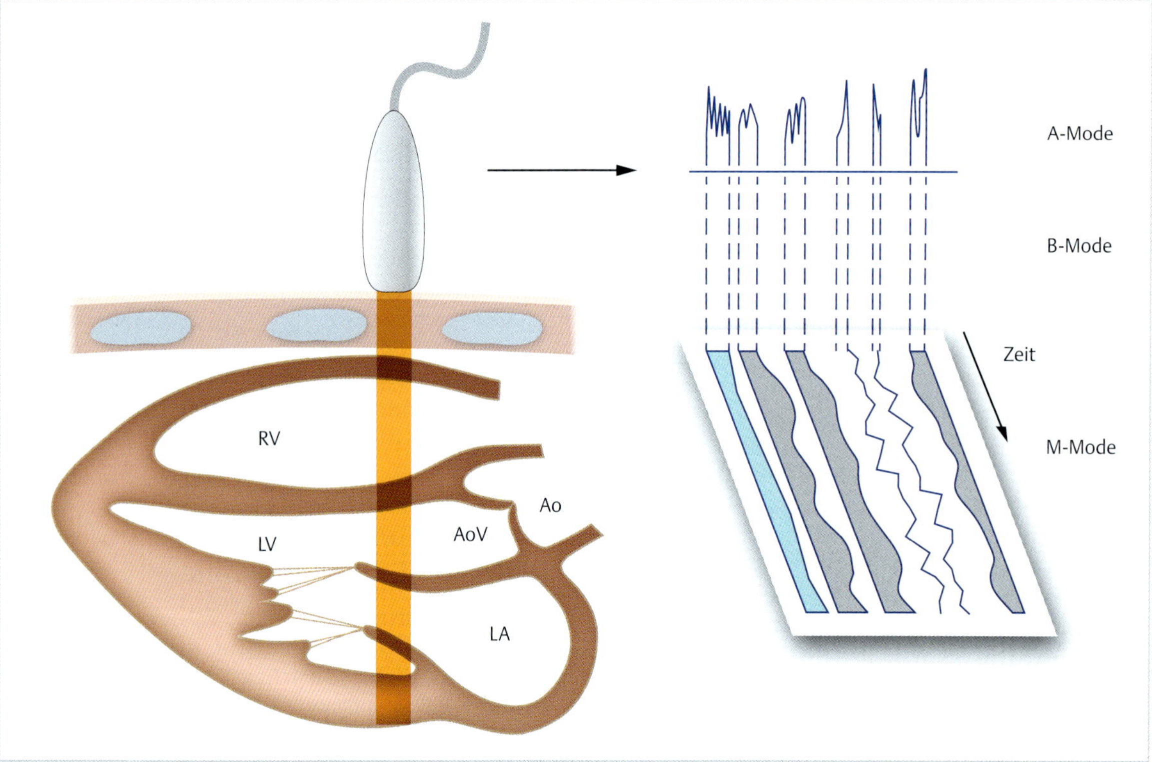

Abb. 3.2 Prinzip der 1D-Echokardiografie. Schematische Darstellung. Parasternale Anlotung mit Ableitung des A-, des B- und des M-Mode.
Ao = Aorta
AoV = Aortic Valve (Aortenklappe)
LA = Left Atrium (linkes Atrium)
LV = Left Ventricle (linker Ventrikel)
RV = Right Ventricle (rechter Ventrikel)

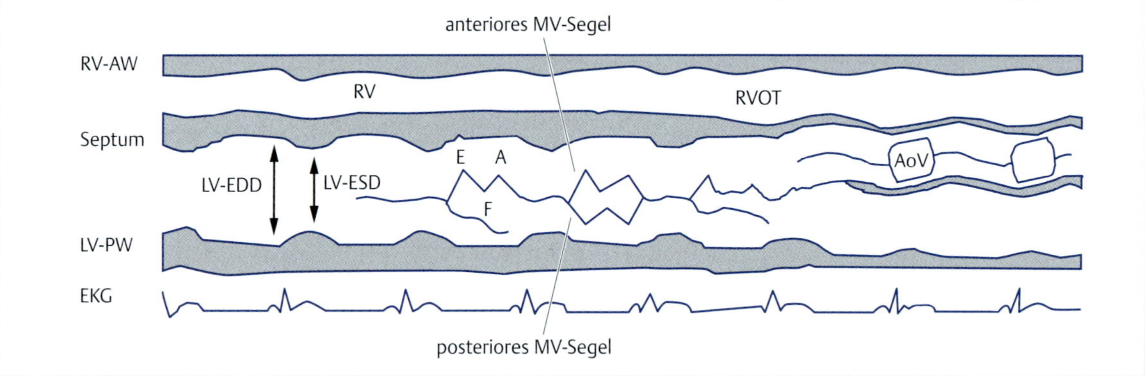

Abb. 3.3 1D-Echokardiografie im M-Mode. Schematische Darstellung. Sweep im M-Mode über die parasternale Längsachse mit Ableitung typischer Bewegungsmuster des linken und des rechten Ventrikels sowie der Mitral- und der Aortenklappe über den Herzzyklus. Aus den Parametern LV-EDD und LV-ESD kann das Fractional Shortening als ein Maß für die linksventrikuläre Globalfunktion bestimmt werden.
A = A-Welle (Bewegung der Mitralklappe während der atrialen Kontraktion)
AoV = Aortic Valve (Aortenklappe)
E = E-Welle (Bewegung der Mitralklappe während des diastolischen sog. Early Filling)
EKG = Elektrokardiogramm
LV = Left Ventricle (linker Ventrikel)
LV-EDD = Left Ventricular End Diastolic Diameter (linksventrikulärer enddiastolischer Diameter)
LV-ESD = Left Ventricular End Systolic Diameter (linksventrikulärer endsystolischer Diameter)
LV-PW = Left Ventricle Posterior Wall (Hinterwand des linken Ventrikels)
MV = Mitral Valve (Mitralklappe)
RV = Right Ventricle (rechter Ventrikel)
RV-AW = Right Ventricle Anterior Wall (Vorderwand des rechten Ventrikels)
RVOT = Right Ventricular Outflow Tract (rechtsventrikulärer Ausflusstrakt)

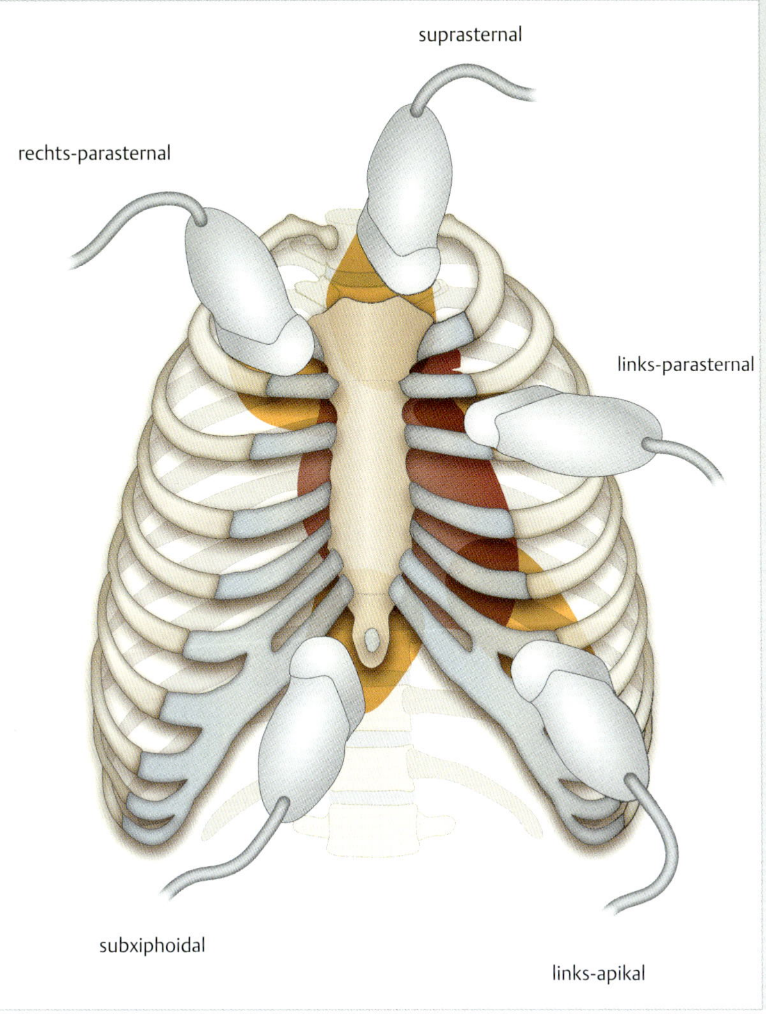

Abb. 3.4 Typische Schallkopfpositionen bei der TTE. Schematische Darstellung. Unter Verwendung der gezeigten Blickebenen können beim Kind in der Regel sowohl das Herz als auch die herznahen Gefäße mithilfe der TTE gut dargestellt werden. Durch die suprasternale Anlotung gelingt es bei Kindern häufig, bereits eine Aortenisthmusstenose zu visualisieren.

Mit der links-parasternalen Anlotung können je nach Schallkopfdrehung und Angulierung folgende Schnittebenen untersucht werden [28]:

- *Parasternale lange Achse des linken Ventrikels* (▸ Abb. 3.5): In dieser Ebene können vor allem die Größe und die Funktion der linken Kammer evaluiert werden. Darüber hinaus kann in dieser Ebene das Vorhandensein eines VSD im perimembranösen und muskulären Anteil des Septums mit 2D- und Farb-Doppler visualisiert werden.
- *Parasternale kurze Achsen des linken Ventrikels* (nach Drehung des Schallkopfs um 90° und entsprechender Verschiebung des Schallkopfs)
  - mit Darstellung der Aorten- und Pulmonalklappe (▸ Abb. 3.6), des Pulmonalarterienstamms, möglicher abnormer Gefäßkonnektionen, wie einer Koronarfistel, einer abnormen Verbindung von Koronarien mit dem Pulmonalarterienstamm (Bland-White-Garland-Syndrom) und vor allem eines PDA.
  - mit Darstellung der Mitralklappe, der Papillarmuskeln oder des Apex (▸ Abb. 3.7). In dieser Schnittebene können ebenfalls die Größe und die Funktion der linken Kammer sowie die Mitralklappenöffnung beurteilt werden.

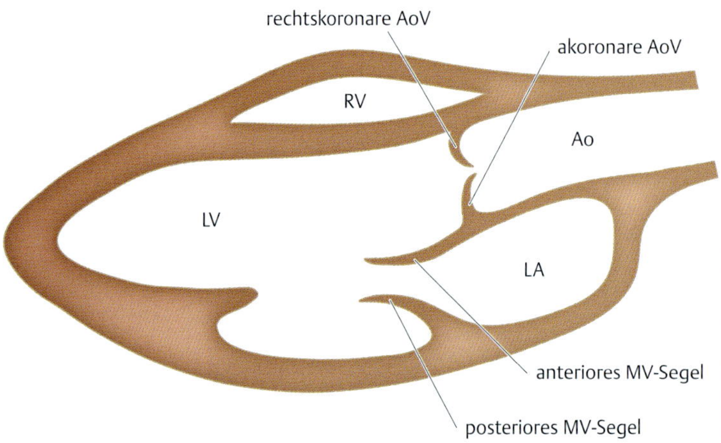

Abb. 3.5 2D-Echokardiografie – parasternale Längsachse des Herzens. Schematische Darstellung.
Ao = Aorta
AoV = Aortic Valve (Aortenklappe)
LA = Left Atrium (linkes Atrium)
LV = Left Ventricle (linker Ventrikel)
MV = Mitral Valve (Mitralklappe)
RV = Right Ventricle (rechter Ventrikel)

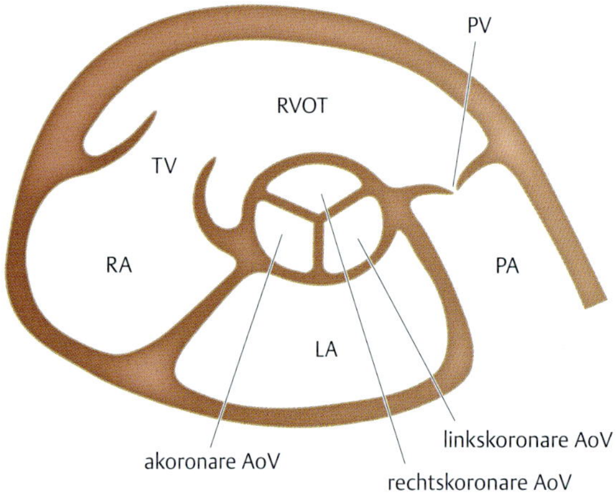

Abb. 3.6 2D-Echokardiografie – parasternale kurze Achse des Herzens. Schematische Darstellung. Die Schnittebene erlaubt die Darstellung der Aorten- und Pulmonalklappenebene.
AoV = Aortic Valve (Aortenklappe)
LA = Left Atrium (linkes Atrium)
PA = Pulmonary Artery (A. pulmonalis)
PV = Pulmonary Valve (Pulmonalklappe)
RA = Right Atrium (rechtes Atrium)
RVOT = Right Ventricular Outflow Tract (rechtsventrikulärer Ausflusstrakt)
TV = Tricuspid Valve (Trikuspidalklappe)

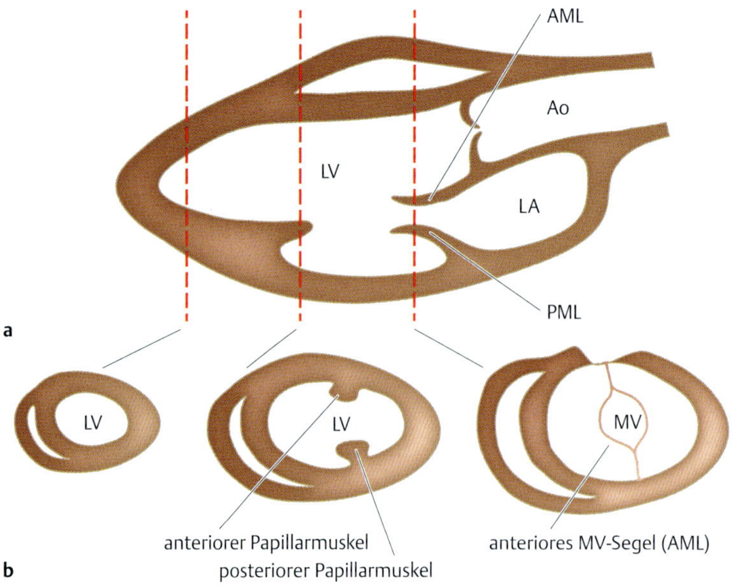

Abb. 3.7 2D-Echokardiografie – parasternale kurze Achse des Herzens. Schematische Darstellung. Gezeigt ist die parasternale lange Achse (**a**) mit den entsprechenden Kurzachsenschnitten (**b**), die bei Drehung des Schallkopfs um 90° entstehen. Die roten Linien geben die entsprechende Position des Schallkopfs an.
Ao = Aorta
AML = Anterior Mitral Leaflet = anteriores MV-Segel
LA = Left Atrium (linkes Atrium)
LV = Left Ventricle (linker Ventrikel)
MV = Mitral Valve (Mitralklappe)
PML = Posterior Mitral Leaflet = posteriores MV-Segel
a Parasternale lange Achse.
b Kurzachsenschnitte.

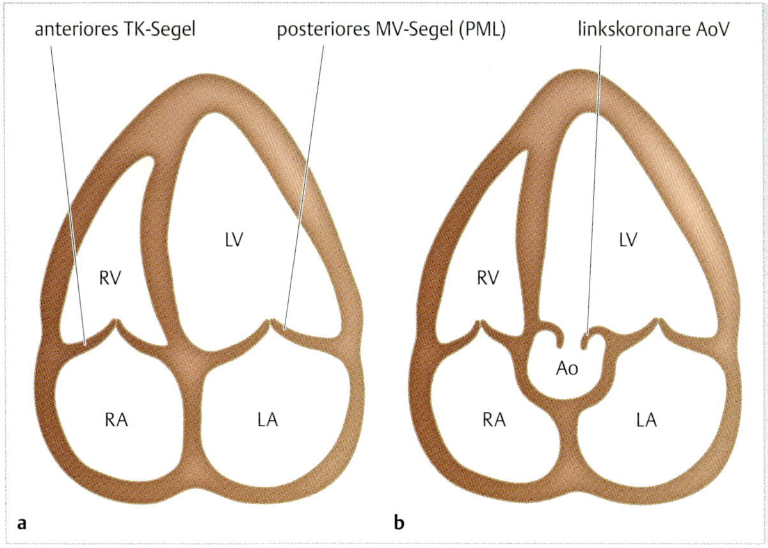

Abb. 3.8 Apikaler 4- und 5-Kammer-Blick. Schematische Darstellung.
Ao = Aorta
AoV = Aortic Valve (Aortenklappe)
LA = Left Atrium (linkes Atrium)
LV = Left Ventricle (linker Ventrikel)
MV = Mitral Valve (Mitralklappe)
RA = Right Atrium (rechtes Atrium)
RV = Right Ventricle (rechter Ventrikel)
TV = Tricuspid Valve (Trikuspidalklappe)
a 4-Kammer-Blick.
b 5-Kammer-Blick.

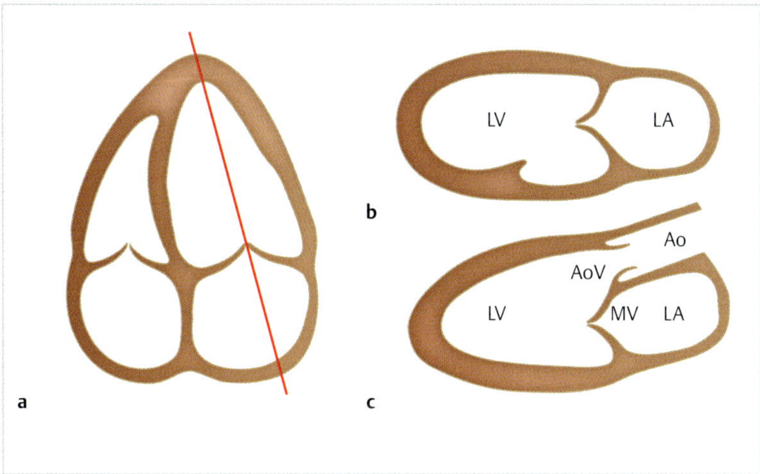

Abb. 3.9 Apikaler 2-Kammer-Blick und LVOT-Schnitt. Schematische Darstellung. Bei apikaler Anlotung können durch Drehung des Schallkopfs um 90° aus dem 4-Kammer-Blick (**a**, rote Linie) der apikale 2-Kammer-Blick (**b**) und bei entsprechender Kippung des Schallkopfs die apikale lange Achse bzw. der LVOT-Schnitt (**c**) akquiriert werden.
Ao = Aorta
AoV = Aortic Valve (Aortenklappe)
LA = Left Atrium (linkes Atrium)
LV = Left Ventricle (linker Ventrikel)
MV = Mitral Valve (Mitralklappe)
a 4-Kammer-Blick.
b Apikaler 2-Kammer-Blick.
c Apikale lange Achse bzw. LVOT-Schnitt.

Merke

M!

Unter günstigen Schallbedingungen kann von parasternal auch eine parasternale lange Achse des rechten Ventrikels untersucht werden (s. ▶ Abb. 3.4).

Bei apikaler Anlotung sind folgende Standardebenen zu erzielen:

- *Apikaler 4- und 5-Kammer-Blick:* Mit diesen Ebenen kann der LVOT mit Aortenklappe dargestellt werden (▶ Abb. 3.8). Abnorme Strukturen und funktionelle Abnormitäten, wie Turbulenzen und Regurgitationen über der Aortenklappe, können mit dem Farb-Doppler visualisiert werden.
- *Apikaler linker 2-Kammer-Blick und apikale lange Achse* (bei Drehung des Schallkopfs um 90° und entsprechender Angulierung): Mit diesen Ebenen ist die Darstellung des LVOT möglich (▶ Abb. 3.9).

Zur Darstellung des Aortenbogens und der abgehenden Gefäße wird die suprasternale Anlotung (s. ▶ Abb. 3.4), zur Darstellung des 4-Kammer-Blickes häufig auch der subkostale bzw. subxiphoidale Zugang gewählt.

Mithilfe der genannten Schnittebenen können verschiedene Regionen des Herzens einschließlich der Klappen bezüglich ihrer Morphologie und Funktion in Echtzeit visuell und dann auch quantitativ beurteilt werden. Dies ist bei den Herzfehlern, die mit einer abnormen Anlage der Atrioventrikularklappen einhergehen, von großer Bedeutung.

Die standardisierte Bestimmung der kardialen Diameter, z. B. des linksventrikulären enddiastolischen Diameters, erfolgt in der Regel mithilfe des sog. M-Mode (s. ▶ Abb. 3.2 u. ▶ Abb. 3.3) in der parasternalen langen und kurzen Achse. Aus diesen Diametern des M-Mode kann die segmentale Faserverkürzung bestimmt werden. Sie repräsentiert die prozentuale Verkürzungsfraktion

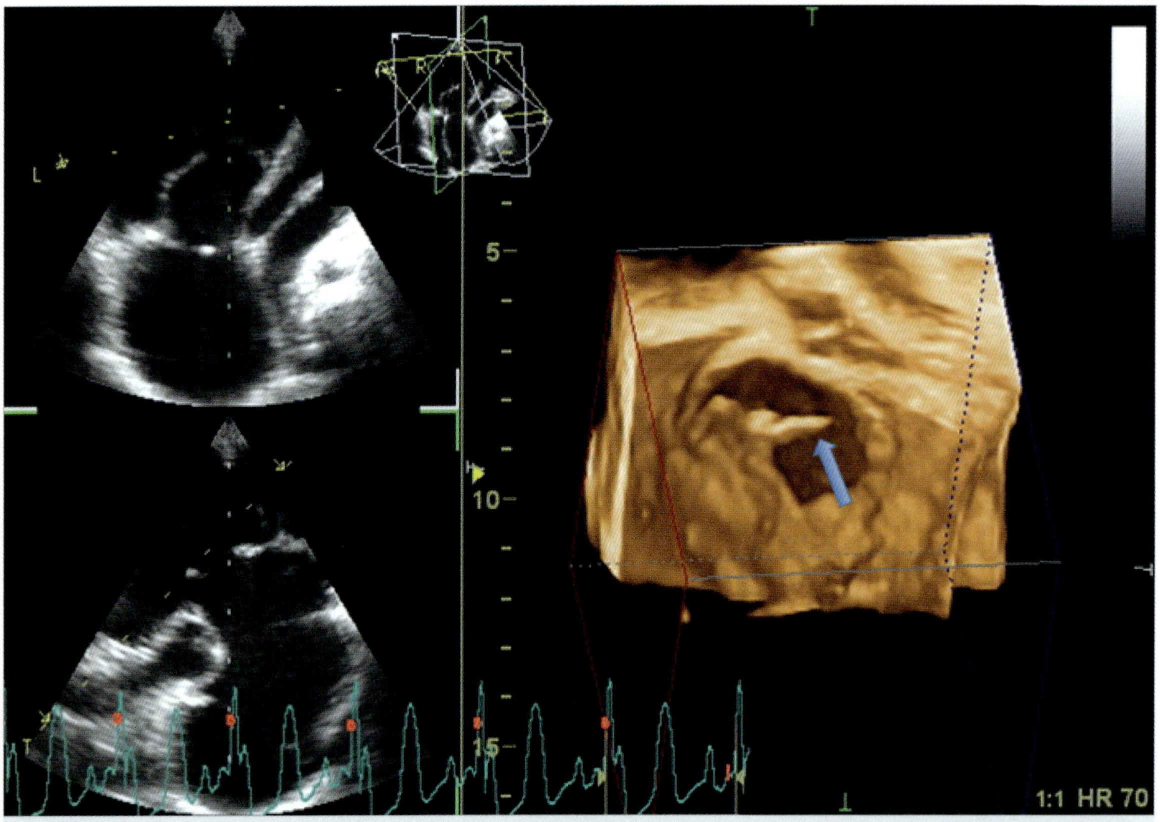

Abb. 3.10 3D-Echokardiografie. 3D-Rekonstruktion der Trikuspidalklappe bei einem 11-jährigen Mädchen mit Ebstein-Anomalie und flottierendem Segel (blauer Pfeil) bei einem Chordaabriss vor einer operativen Rekonstruktion.

des linken Ventrikels und wird nach folgender Formel bestimmt [9]:

$$FS\ (\%) = \left(\frac{LV - EDD - LV - ESD}{LV - EDD}\right) \times 100$$

mit

FS = segmentale Faserverkürzung in %

LV-EDD = Left Ventricular End Diastolic Diameter (linksventrikulärer enddiastolischer Diameter)

LV-ESD = Left Ventricular End Systolic Diameter (linksventrikulärer endsystolischer Diameter)

Dreidimensionale Echokardiografie

Diese neuere Entwicklung basiert entweder auf mithilfe der multiplanaren Rekonstruktion mit der 2D-Echokardiografie in gleichmäßigen Intervallen des parallel, rotierend oder fächerförmig gehaltenen Schallkopfs akquirierten Datensätzen [11] [26] [28] oder auf mittels der Echtzeit-3D-Echokardiografie gewonnenen Daten [24]; bei Letzterer ist zur Aufnahme nur ein Herzzyklus notwendig. Bei den modernen Echogeräten ist die Akquisition der 3D-Volumina einfacher und schneller geworden. Die meisten Hochleistungsechogeräte verfügen zurzeit über digitale 3D-Volumenschallköpfe. Insbesondere scheint die Akquisition von 3D-Volumendaten aus einem Herzzyklus von besonderer Bedeutung zu sein (▸ Abb. 3.10 u. ▸ Abb. 3.11).

Bei kleinen Kindern, die den Atem nicht anhalten können, oder bei Patienten mit häufigen Extrasystolen ist es mit der neuen Technik möglich geworden, 3D-Datensätze für die Rekonstruktion von intrakardialen Strukturen oder für die Ermittlung der *Ventrikelvolumina* zu gewinnen. Vor allem können mithilfe der neuen Software die Volumina des linken und zunehmend auch des rechten Ventrikels in Echtzeit und damit sehr schnell aufgenommen und errechnet werden (▸ Abb. 3.12). Das ESV und das EDV sowie die Ejektionsfraktion der linken Kammer können aus diesen Daten leicht errechnet werden.

Durch die Einteilung der Volumina des linken Ventrikels in 17 Segmente können Veränderung in den jeweiligen Segmenten des linken Ventrikels über einen Herzzyklus errechnet werden. Bei einer Dyssynchronie ist eine heterogene Veränderung feststellbar. Aus diesen errechneten Veränderungen in den einzelnen Volumensegmenten des linken Ventrikels lässt sich dann ein Index, der *SDI*, berechnen (▸ Abb. 3.13) [19].

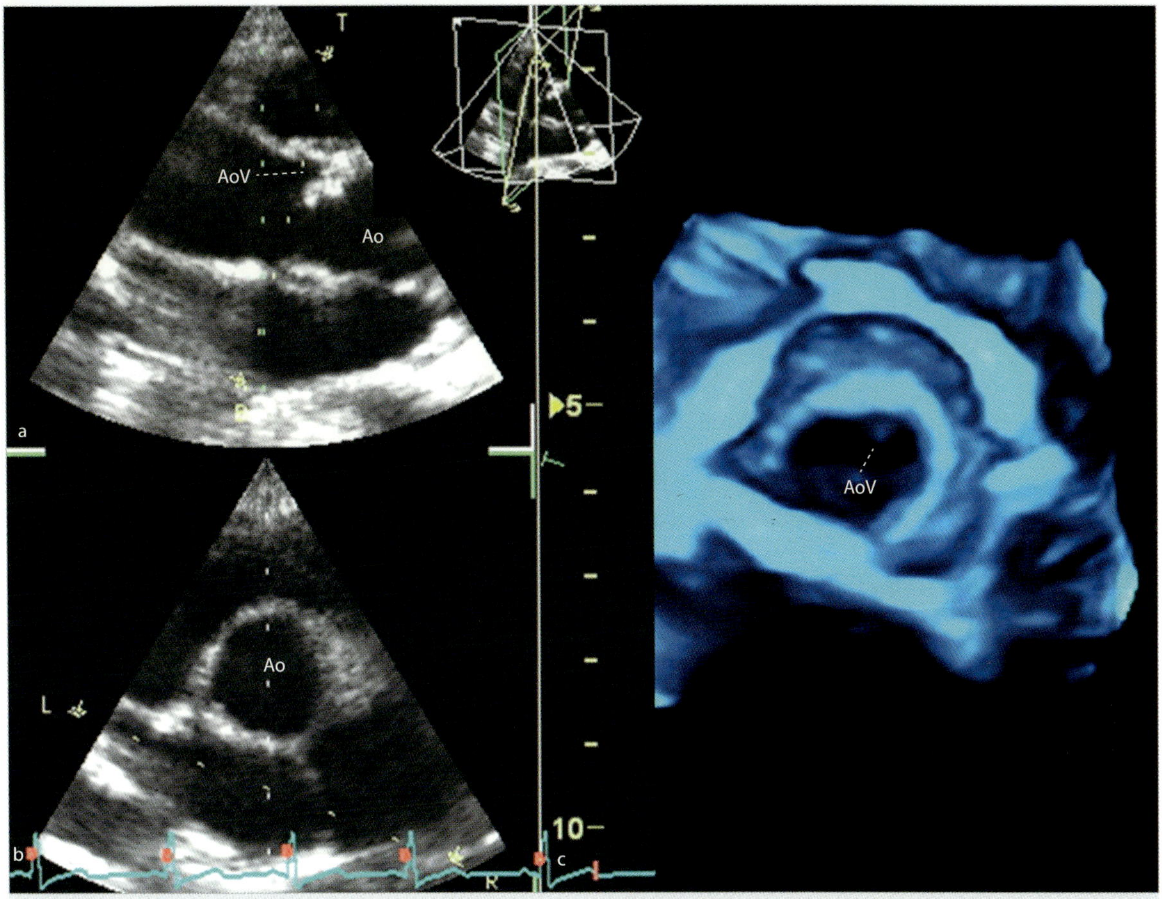

Abb. 3.11 3D-Echokardiografie.
Ao = Aorta
AoV = Aortic Valve (Aortenklappe)
- **a** Aus dem 3D-Datensatz rekonstruierter LVOT mit verdickter Aortenklappe.
- **b** 5-Kammer-Blick mit der zentralen Aorta ascendens.
- **c** 3D-Rekonstruktion einer monokuspiden Aortenklappe bei einem 15-jährigen Mädchen mit einem kombinierten Aortenvitium vor einer operativen Klappenrekonstruktion.

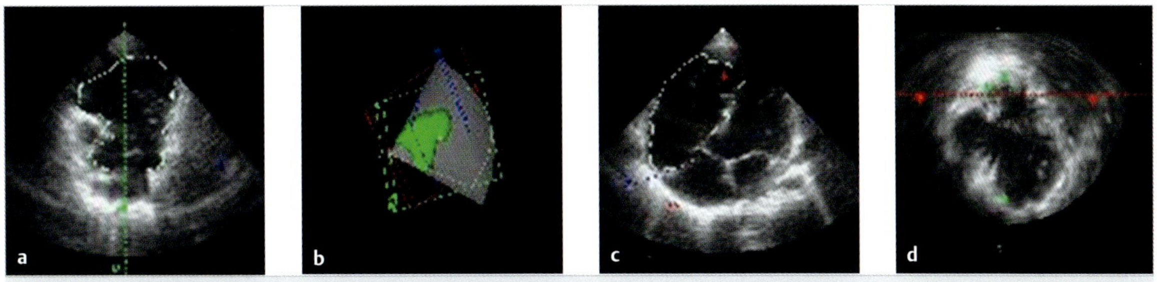

Abb. 3.12 3D-Echokardiografie. 3D-Volumenrekonstruktion des rechten Ventrikels bei einem Patienten mit einer operierten Fallot-Tetralogie und deutlich vergrößertem rechtem Ventrikel.
- **a** Planimetrie des rechten Ventrikels in der langen Achse (2-Kammer-Blick).
- **b** Aus der Planimetrie erzeugtes Gesamtvolumen des vergrößerten rechten Ventrikels.
- **c** Planimetrie des rechten Ventrikels in der langen Achse (4-Kammer-Blick).
- **d** Planimetrie des rechten Ventrikels in der kurzen Achse.

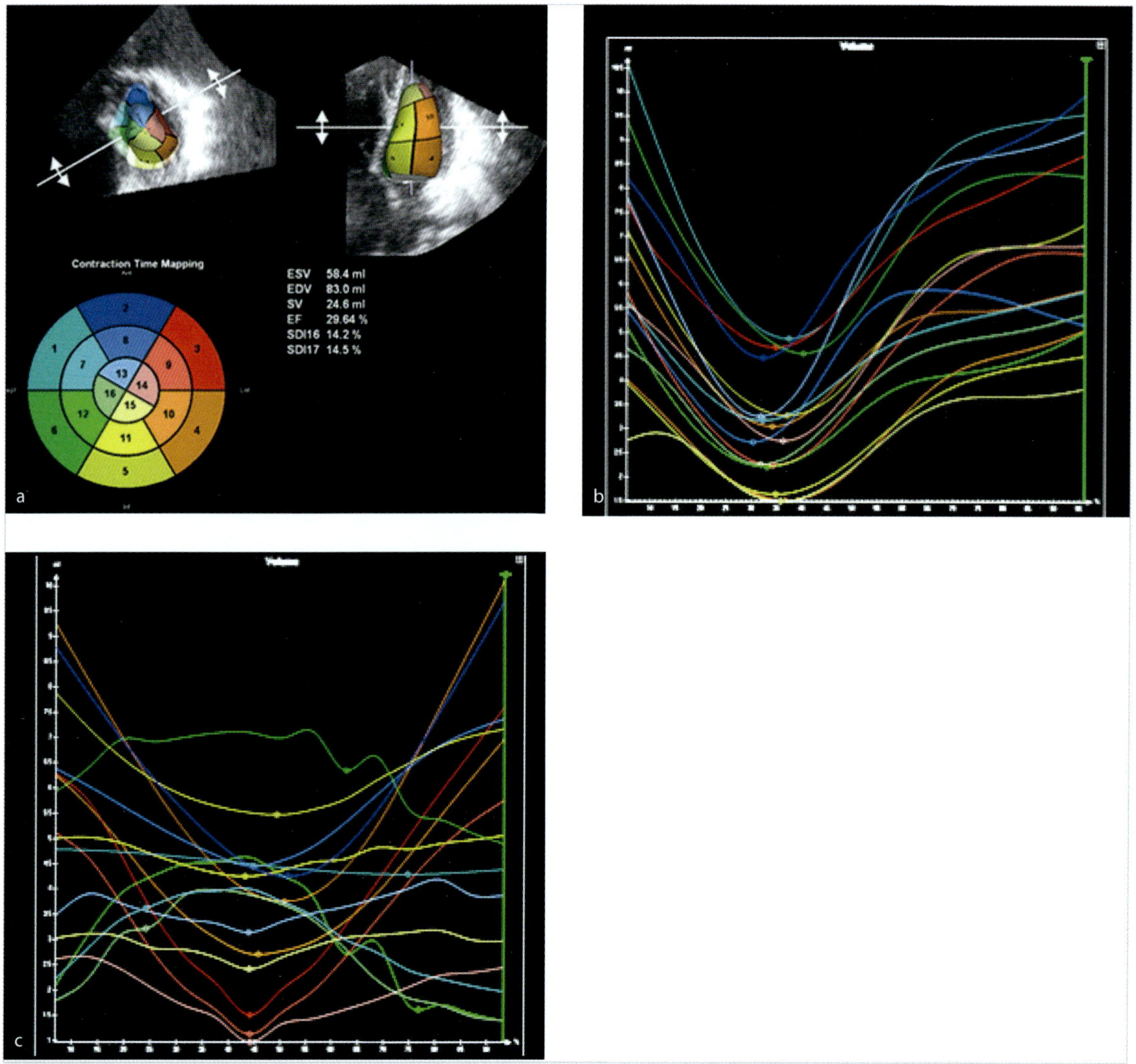

Abb. 3.13 3D-Echokardiografie.
EDV = enddiastolisches Volumen
EF = Ejektionsfraktion
ESV = endsystolisches Volumen
SDI = Dyssynchronieindex
SV = Schlagvolumen

- **a** Real-Time-3D-Rekonstruktion der linken Kammer eines Patienten nach Korrektur einer Pulmonalatresie. Das linksventrikuläre Volumen wird nach der AHA in 17 Segmente unterteilt, und die Volumenabnahme wird in den einzelnen Segmenten während der Systole über einen Herzzyklus gemessen und registriert. Die linksventrikuläre Ejektionsfraktion des Patienten ist mit 29,64 % deutlich erniedrigt.
- **b** Segmentale Kurven der homogenen Volumenänderung eines Probanden. Alle Kurven zeigen einen weitgehend synchronen Verlauf.
- **c** Dyssynchrone Volumenveränderungen des Patienten aus **a**, aus denen ein SDI errechnet werden kann, der eng mit der linksventrikulären Funktion in Verbindung zu stehen scheint. Insbesondere die septalen Segmente 1, 6, 7 und 12 zeigen bei dem Patienten nach korrigierter Pulmonalatresie eine deutliche Asynchronie.

Merke

M!

Die modernen 3D-Echogeräte benötigen dank der modernen, schnellen Hochleistungsschallköpfe nach der Datenakquisition nur noch relativ kurze Zeit zur Nachverarbeitung und sind infolge der Einführung der 1-Herzzyklus-Akquisition nicht mehr anfällig für Bewegungs-, Arrhythmie- oder Atemartefakte. Bei guten Schallbedingungen ergibt sich, zumindest für den linken Ventrikel, aber mit Einschränkungen auch für den rechten Ventrikel, eine sehr gute Übereinstimmung der ermittelten Volumina mit den Ergebnissen der MRT [11] [26].

Doppler-Echokardiografie

Doppler-Prinzip

Die Technik der Doppler-Echokardiografie bietet gegenüber der reinen bildgebenden 2D-Echokardiografie noch zusätzlich die Möglichkeit, Informationen über die Flussrichtung, die Geschwindigkeit und die Flussqualität (laminarer oder turbulenter Fluss) zu gewinnen. Die nicht invasive Bestimmung der Blutflussgeschwindigkeit [5] [22] basiert auf der Anwendung des Doppler-Effekts; dieser besagt, dass Schallwellen, die an sich bewegenden Objekten reflektiert werden, eine Frequenzänderung erfahren, die direkt proportional zur Geschwindigkeit des Objekts ist. Über die Doppler-Gleichung lässt sich die Geschwindigkeit v berechnen:

$$Fd = \left(\frac{2 \times v \times \cos\alpha}{c}\right) \times f_0$$

mit

Fd = Frequenzänderung (Doppler-Frequenz oder -Shift)
f_0 = ausgesandte Frequenz (z. B. 3,5 MHz)
v = Blutströmungsgeschwindigkeit
α = Winkel zwischen Ultraschallstrahl und Blutfluss
c = Schallgeschwindigkeit im menschlichen Gewebe (ca. 1530 m/s)

Die 3 Systeme der Doppler-Echokardiografie [5]:

- *Linien-Doppler (CW-Doppler):* Der CW-Doppler erfasst alle Flussgeschwindigkeiten entlang des Schallstrahls. Er besitzt eine hohe Eindringtiefe und ermöglicht das Erfassen und Quantifizieren von hohen Flussgeschwindigkeiten; eine genaue Lokalisation des Ortes der höchsten Flussgeschwindigkeit, wie beim PW-Doppler, ist jedoch nicht möglich.
- *Punkt-Doppler (PW-Doppler):* Mit dem PW-Doppler können die Flussgeschwindigkeiten nur in einem „Messbereich", in einem sog. Sample Volume (Messvolumen), ermittelt werden. Er ermöglicht eine geringere Eindringtiefe als der CW-Doppler. Eine genaue Lokalisation der ermittelten Flussgeschwindigkeit ist aber im Gegensatz zum CW-Doppler möglich.
- *Farb-Doppler (F-Doppler):* Diese Doppler-Form wird vor allem durch den Farb-Doppler repräsentiert und stellt die gebräuchlichste Form in der Doppler-Echokardiografie dar. Die mithilfe vieler Messvolumina (Sample Volumes) bestimmten mittleren Flussgeschwindigkeiten werden im 2D-Bild farbcodiert wiedergegeben. Die Farb-Doppler-Echokardiografie liefert in Echtzeit nicht nur Informationen über Blutflussgeschwindigkeiten, Flussturbulenzen und Flussvolumen, sondern gleichzeitig auch Informationen über die Richtung und Qualität des Blutflusses. Sie kann somit zur orientierenden, qualitativen Abschätzung des Ausmaßes einer Klappeninsuffizienz oder -stenose oder auch der Shunt-Größe über einem ASD oder VSD herangezogen werden.

Stenosequantifizierung

Liegt eine Obstruktion (Stenose) im Bereich eines Gefäßes oder einer Klappe vor, so kommt es an dieser Stelle zu einer Zunahme der Geschwindigkeit des Blutflusses. Wird die Geschwindigkeit des Blutflusses vor und unmittelbar nach der Stenose gemessen (▶ Abb. 3.14), so gilt die Bernoulli-Gleichung, d. h., es besteht eine direkte Proportionalität zwischen den maximalen Geschwindigkeiten (Geschwindigkeit nach der Stenose) und den an der Stenose messbaren Druckgradienten. Da die Geschwindigkeiten vor einer Stenose meist relativ niedrig sind (weniger als 1 m/s), können sie in der Regel vernachlässigt werden [13]. So ergibt sich zur Berechnung die vereinfachte Formel, die auch für die Gradientenabschätzung in der MR-Flussmessung [10] [12] benutzt werden kann:

$$p_1 - p_2 = 4 \times v_2^2$$

mit

p_1 = Druck vor der Stenose
p_2 = Druck hinter der Stenose
v_2 = maximale Flussgeschwindigkeit unmittelbar hinter der Stenose

Neben der Abschätzung von Druckgradienten über Klappen- oder Gefäßstenosen lässt sich mit der Doppler-Echokardiografie noch eine Vielzahl weiterer Parameter zur Beurteilung der Klappenfunktion erheben [5] [9] [22] [28]. Von besonderer praktischer Bedeutung ist die Berechnung der Aortenklappenöffnungsfläche über die Kontinuitätsgleichung aus dem Aortendiameter kaudal der Aortenklappe und den maximalen Flussgeschwindigkeiten im LVOT und distal der Aortenklappe.

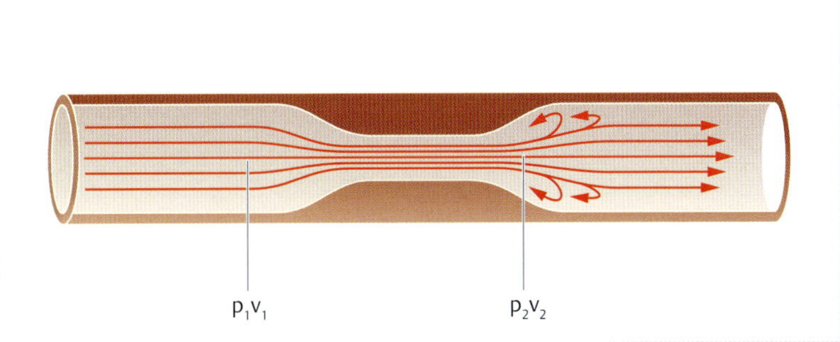

Abb. 3.14 Flussverhältnisse an einer Gefäß- oder Klappenstenose. Schematische Darstellung. Anwendung der Bernoulli-Gleichung zur Abschätzung von Druckgradienten aus der maximalen Flussgeschwindigkeit mithilfe der Doppler-Sonografie.

$$AÖF = \pi \times \left(\frac{d}{2}\right)^2 \times \left(\frac{v_{LVOT}}{v_{max}}\right)$$

mit

AÖF = Aortenklappenöffnungsfläche
d = Diameter des LVOT kaudal der Aortenklappe
v_{LVOT} = maximale Flussgeschwindigkeit im LVOT
v_{max} = maximale Flussgeschwindigkeit distal der Aortenklappe

Exemplarisch soll die *Graduierung der Aortenklappenstenose* im Doppler aufgeführt werden (▶ Tab. 3.1). Der mittlere Gradient über der Aortenklappe korreliert am besten mit dem invasiv gemessenen Gradienten über der Aortenklappe.

Merke M!

Es sollte darauf geachtet werden, dass der maximale und der mittlere Druckgradient der Aortenklappe subaortal im 5-Kammer-Blick, suprasternal aus dem Jugulum oder von rechts-parasternal abgeleitet werden. Weitere Kriterien, wie die Hypertrophie des linken Ventrikels und EKG-Veränderungen, müssen bei der Beurteilung des Schweregrads mitberücksichtigt werden.

Im Gegensatz zur Stenosegraduierung erfolgt die *Graduierung von Klappeninsuffizienzen*, die isoliert oder in Kombination mit der Aortenklappenstenose vorkommen können, in der Doppler-Echokardiografie (anders als in der MRT) in der Regel nur semiquantitativ anhand der Insuffizienzjetlänge und -breite im Farb-Doppler bzw. anhand der Signalintensität oder des Signalgefälles im CW-Doppler (▶ Tab. 3.2) [22] [28]. Zudem sollte der Einfluss der Insuffizienz auf den peripheren Fluss in der Aorta descendens mithilfe des Dopplers beurteilt werden. Die Höhe und die Dauer des diastolischen Rückflusses in der Aorta geben zusätzliche qualitative Informationen über das Ausmaß der Aortenklappeninsuffizienz.

3.1.3 Spezielle und neuere Techniken

Transösophageale Echokardiografie

Bei von transthorakal schlecht schallbaren oder bei beatmeten Patienten (Intensivstation) kann die echokardiografische und Doppler-echokardiografische Untersuchung des Herzens mittels transösophagealer Sonde mit integriertem Schallkopf erfolgen. Dadurch verbessert sich die Darstellung ösophagusnaher kardialer Strukturen und Gefäße, da es zu einer geringeren Schallabsorption im Vergleich zur TTE kommt [28]. Aus diesem Grunde kann auch mit höherfrequenten Schallköpfen (5–9 MHz) gearbeitet werden; dies verbessert die räumliche Auflösung zusätzlich. Es werden monoplane (nur transversale Bildgebung möglich), biplane und multiplane Sonden unterschieden.

Haupteinsatzgebiete der TEE:

- Beurteilung von Vorhofstrukturen (z. B. Thromben, Tumoren, Defekte im intraatrialen Septum, Klappenmorphologie und -funktion, Veränderungen an den Klappen im Sinne von endokarditischen Vegetationen)
- Beurteilung der Morphologie des LVOT
- Beurteilung der Aortenklappe (unikuspide, bikuspide oder trikuspide Aortenklappe) und ihrer Funktion
- Beurteilung der Morphologie und Größe der Aorta ascendens (z. B. Aortendissektion)

Merke M!

Vor allem können die Größe und die Morphologie der Defekte im interatrialen Septum mit der TEE unter verschiedenen Winkeln besser beurteilt werden (▶ Abb. 3.15 u. ▶ Abb. 3.16).

Tab. 3.1 Graduierung der Aortenklappenstenose im Doppler-Ultraschall [28].

Parameter	Schweregrad der Aortenklappenstenose			
	gering	mäßig	beträchtlich	schwer
Δp_{max} (mmHg)	< 30	30–60	61–90	> 90
Δp_{mean} (mmHg)	< 20	20–30	31–50	> 50
AÖF (cm^2)	> 1,00	1,00–0,75	0,74–0,50	< 0,5

AÖF = Aortenklappenöffnungsfläche
Δp_{max} = maximaler Druckgradient über der Aortenklappe, mithilfe des CW-Dopplers bestimmt
Δp_{mean} = mittlerer Druckgradient über der Aortenklappe, mithilfe des PW-Dopplers bestimmt

Tab. 3.2 Graduierung der Aortenklappeninsuffizienz im Doppler [28].

Parameter	Aortenklappeninsuffizienz		
	gering	mäßig	schwer
Jetbreite im Farb-Doppler/Breite LVOT	< ⅓	< ⅔	> ⅔
Signalgefälle im CW-Doppler (m/s^2)	< 2,5	> 2,5–4,0	> 4,0

CW = Continuous Wave
LVOT = Left Ventricular Outflow Tract (linksventrikulärer Ausflusstrakt)

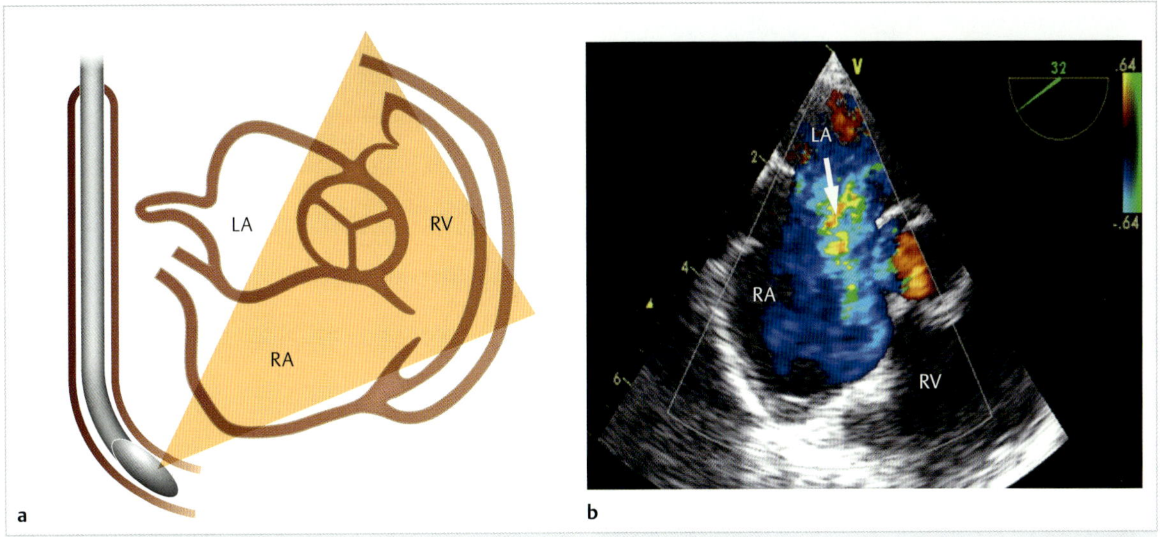

Abb. 3.15 TEE. Darstellung eines ASD.
LA = Left Atrium (linkes Atrium)
RA = Right Atrium (rechtes Atrium)
RV = Right Ventricle (rechter Ventrikel)

a Schematische Darstellung der Durchführung einer TEE und der dabei am besten visualisierbaren Herzstrukturen.
b Mit der TEE dargestellter großer ASD mit einem kräftigen Links-rechts-Shunt (Pfeil) bei einem Patienten mit eingeschränktem transthorakalem Schallfenster.

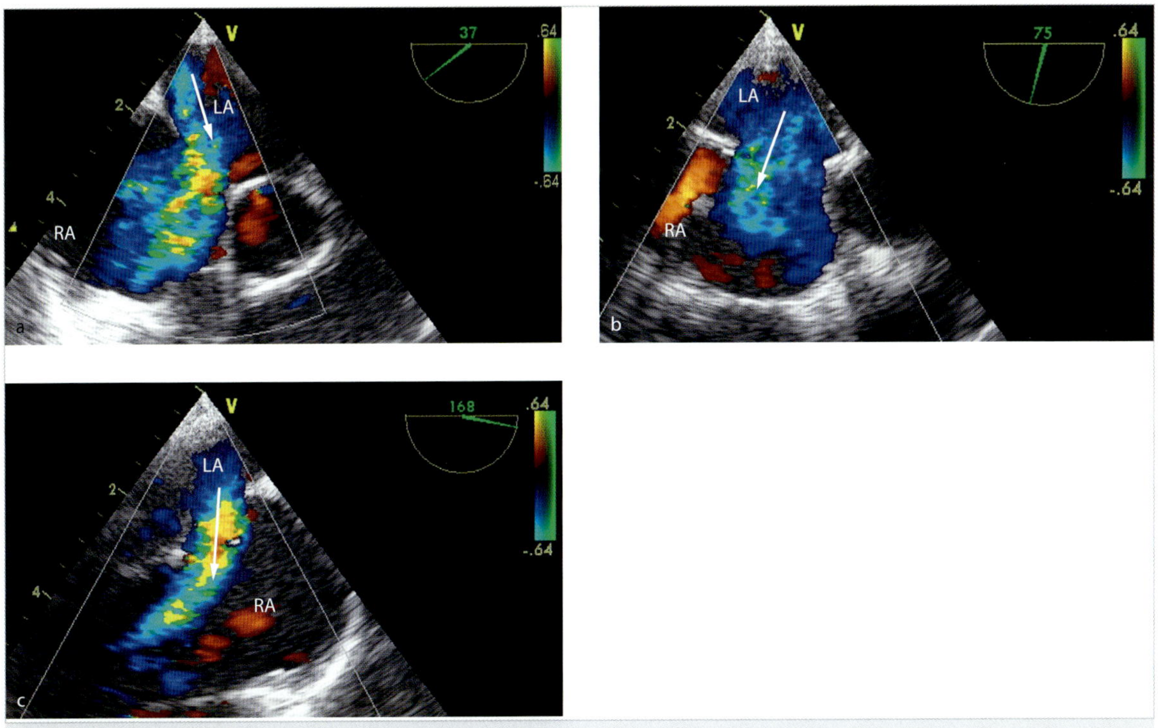

Abb. 3.16 TEE. Darstellung eines ASD. Das interatriale Septum lässt sich mit der TEE gut darstellen. Die multiplane Darstellung des Septumdefekts (**a–c**, Pfeile) aus verschiedenen Blickwinkeln (0–180°; gezeigt werden exemplarisch 3 Winkel [Winkelanzeige jeweils rechts oben in Grün]) erlaubt, die Größe, Ausdehnung und Form des Defekts vor einem interventionellen Verschluss genau zu visualisieren.
LA = Left Atrium (linkes Atrium)
RA = Right Atrium (rechtes Atrium)

a Blickwinkel 37°.
b Blickwinkel 75°.
c Blickwinkel 168°.

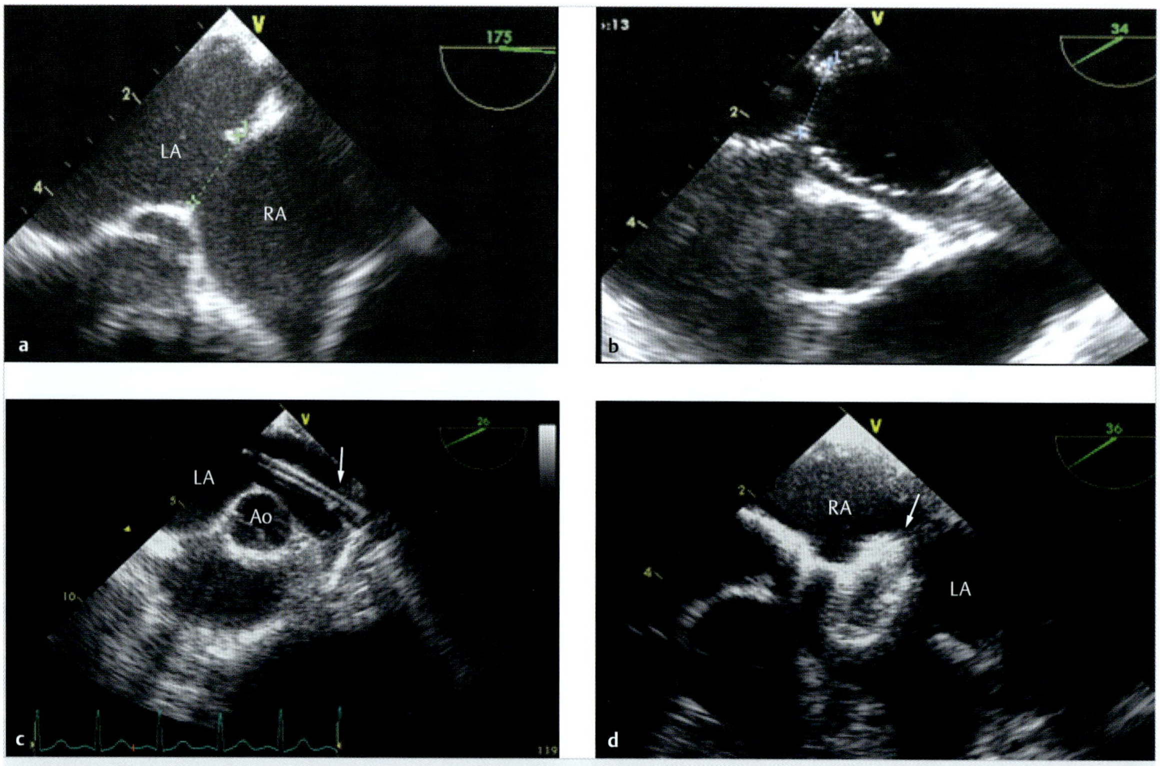

Abb. 3.17 Therapeutischer Verschluss der Kommunikation auf Vorhofebene unter Kontrolle durch die TEE.
Ao = Aorta
LA = Left Atrium (linkes Atrium)
RA = Right Atrium (rechtes Atrium)

a Eingehende Messung der nativen Größe des Defekts.
b Anschließend wird ein Führungsdraht über einen Katheter in der linken Lungenvene platziert.
c Über den Draht wird dann der Sizing-Ballon in den Defekt eingeführt und vorsichtig inflatiert. Dadurch lässt sich die Größe des Defekts genau ermitteln. Danach wird über den gleichen Führungsdraht eine entsprechende Schleuse in den linken Vorhof eingeführt (Pfeil).
d Über die Schleuse wird der passende Amplatzer-Septal-Okkluder eingeführt und unter Kontrolle durch die TEE zunächst nur die linksatriale Scheibe frei entfaltet (Pfeil).

Unter TEE-Kontrolle können grundsätzlich auch therapeutische Intervention, wie der Verschluss der Kommunikationen auf Vorhofebene, vorgenommen werden. Aufgrund der guten Beurteilbarkeit der Vorhofstrukturen mithilfe der TEE können alle Manöver im Vorhof einschließlich der Sondierung des Defekts sowie der Lungenvenen und schließlich die Platzierung des Amplatzer-Okkluder ohne Röntgenstrahlung durchgeführt werden (▸ Abb. 3.17).

Stressechokardiografie

Die Stressechokardiografie hat in den 1990er-Jahren in der klinischen Routine eine weite Verbreitung zur Detektion einer koronaren Herzerkrankung erlangt, insbesondere als nicht invasives bildgebendes Verfahren [4]. In der Diagnostik von Störungen im Rahmen der prä- und postinterventionellen Diagnostik bei Patienten mit angeborenen Herzfehlern wird sie bisher jedoch nur selten eingesetzt, und wenn, dann auch hier meist im Rahmen einer Ischämiediagnostik. Dies gilt insbesondere bei Patienten mit Limitationen in der Durchführung, Auswertung oder Interpretation des Belastungs-EKG oder bei positiver Klinik und negativem Belastungs-EKG [28]. Die Belastung kann entweder fahrradergometrisch oder, häufiger, mittels pharmakologischer Belastung erfolgen. Letzteres hat sich insbesondere bei Patienten mit alters- oder krankheitsbedingten Einschränkungen der körperlichen Belastbarkeit oder Compliance bewährt. Das Grundprinzip der Stressechokardiografie beruht auf dem Nachweis von echokardiografisch sichtbaren Wandbewegungsstörungen des linken Ventrikels infolge einer belastungsinduzierten Ischämie (▸ Abb. 3.18). Aus diesem Grunde wird in der pharmakologischen Stressechokardiografie häufig das Dobutamin [2] [4] gegenüber den Vasodilatatoren (Dipyridamol, Adenosin) [17] als Stressor bevorzugt. In letzter Zeit gibt es jedoch auch vielversprechende Versuche, die myokardiale Perfusion selbst mittels Echokon-

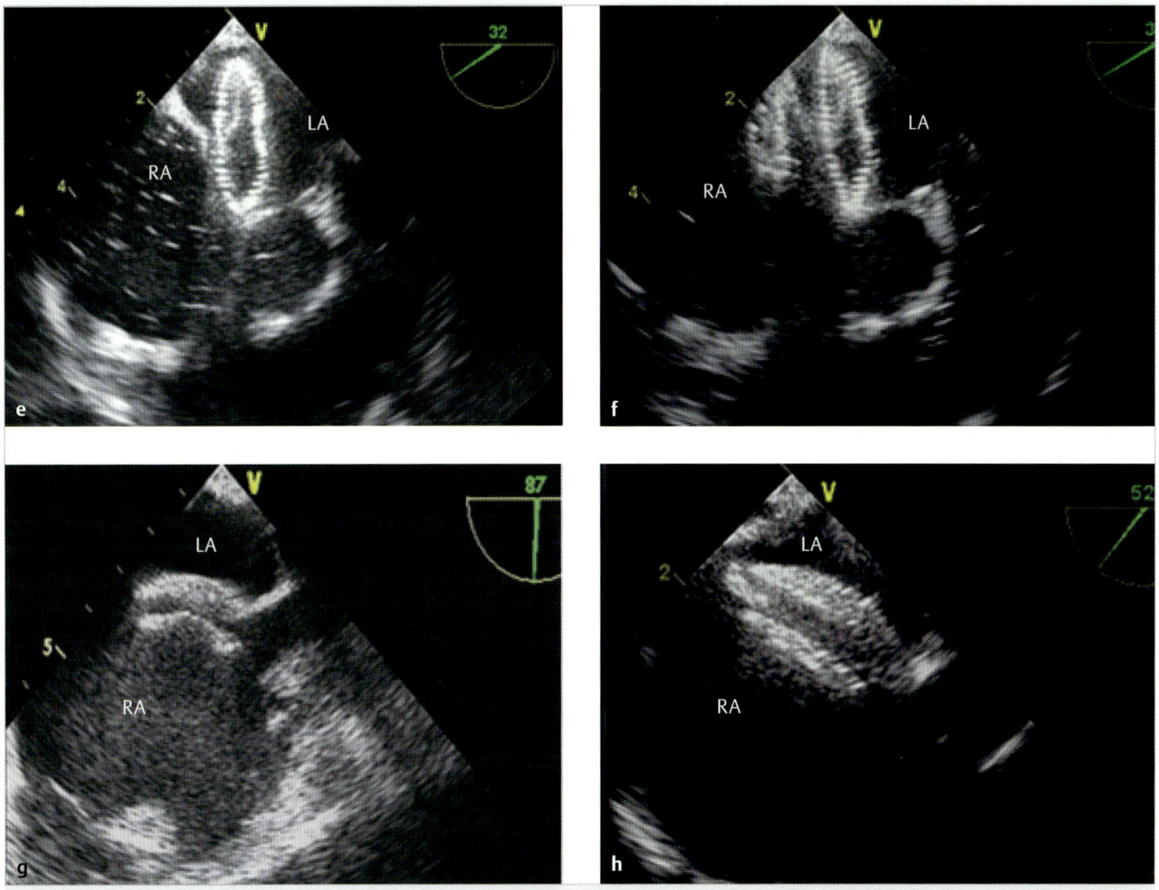

Abb. 3.17 Fortsetzung. Therapeutischer Verschluss der Kommunikation auf Vorhofebene unter Kontrolle durch die TEE.
Ao = Aorta
LA = Left Atrium (linkes Atrium)
RA = Right Atrium (rechtes Atrium)

e Die linksatriale Scheibe wird dann vorsichtig an das intraatriale Septum bzw. an den Defekt adaptiert.
f Unter langsamem Zurückziehen über den Draht wird nun auch die rechtsatriale Scheibe freigegeben; dadurch wird der Defekt verschlossen.
g Unter Kontrolle durch die TEE wird abschließend eine Belastungsprobe durch Zug am Draht und Schieben durchgeführt, bevor der Okkluder vom Draht getrennt wird.
h Während der Okkluder noch am Draht befestigt ist, werden die Lage und die Position des Okkluders unter verschiedenen Blickwinkeln inspiziert und kontrolliert.

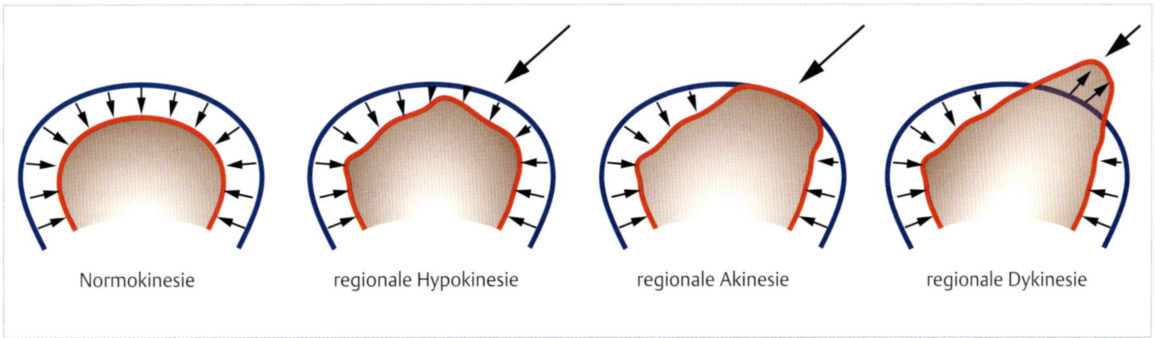

Abb. 3.18 Echokardiografische Wandbewegungsanalyse. Schematische Darstellung. Die blaue Kontur zeigt die enddiastolische, die rote Kontur die endsystolische endokardiale Begrenzung des linken Ventrikels im 4-Kammer-Blick beim Gesunden und bei verschiedenen Pathologien.

trastmitteln [27] während der Belastung zu untersuchen; deshalb kommen verstärkt die Vasodilatatoren zum Einsatz.

Die aus der Stressechokardiografie bekannten Methoden der Wandbewegungsanalyse wurden in den letzten Jahren auch in der MRT angewendet. Dabei ergab sich insbesondere bei Patienten mit eingeschränkten Schallbedingungen eine deutliche Verbesserung der Bildqualität; dies schlug sich insgesamt auch in einer höheren Sensitivität und Spezifität für die Detektion einer koronaren Herzerkrankung nieder [16].

Die Stressechokardiografie wird nicht nur zur Ischämiediagnostik, sondern in Form der Low-Dose-Dobutaminbelastung (5–20 µg/[kg × min]) auch zur myokardialen Vitalitätsdiagnostik eingesetzt. Dabei macht man sich die positiv-inotrope Wirkung des Sympathomimetikums zunutze, indem eine Verbesserung der Kontraktilität unter Low-Dose-Dobutamin [2] [4] in vorher kontraktionsgestörten Arealen als Zeichen von vitalem Myokard angesehen wird.

Untersuchungsablauf

Bei allen Belastungsformen werden in der Regel folgende Schnittebenen akquiriert, um Aussagen über die Wandbewegung in Ruhe und unter Belastungsbedingungen in den verschiedenen Segmenten des linken Ventrikels treffen zu können:

- *von parasternal* (s. ▶ Abb. 3.4): lange und kurze Achse
- *von apikal:* 2- und 4-Kammer-Blick, lange Achse

Ein gängiges Segmentmodell für den linken Ventrikel ist das 18-Segment-Modell der American Society of Echocardiography (▶ Abb. 3.19) [21]: Die akquirierten Schnittebenen werden in den verschiedenen Belastungsstufen auf Video oder digitalisiert abgespeichert und anschließend visuell oder quantitativ ausgewertet. Während der Belastung erfolgen ein kontinuierliches echokardiografisches Monitoring sowie in regelmäßigen Abständen eine Blutdruck- und EKG-Registrierung.

Atropingabe

Bei unzureichendem Frequenzanstieg (Zielfrequenz = 220 – Lebensalter × 0,85) unter pharmakologischer Belastung kann zusätzlich eine fraktionierte Gabe von insgesamt 1 mg Atropin i. v. erfolgen (▶ Abb. 3.20) [28].

Abbruch der Stressechokardiografie

Es gelten dieselben Abbruchkriterien wie bei dem Belastungs-EKG. Zusätzlich wird die Belastungsechokardiografie beim Auftreten von neuen Wandbewegungsstörungen oder bei medikamentenbedingten Nebenwirkungen beendet.

Stressechokardiografie bei angeborenen Herzfehlern

Die Erfahrung mit der Stressechokardiografie auf dem Gebiet der angeborenen Herzfehler ist bisher limitiert. Latente Obstruktionen über den malformierten Semilunarklappen oder anscheinend nicht signifikante morphologische Engen im Isthmusbereich lassen sich jedoch ebenfalls durch pharmakologische Belastung und Erhöhung der Herzfrequenz z. B. durch Gabe von Alupent demaskieren und sichtbar machen. Dies könnte insofern in Zukunft wichtiger werden, da viele invasive und nicht invasive Untersuchungen bei Kindern mit angeborenen Herzfehlern bisher nur unter Ruhebedingung oder unter Sedierung stattfinden. Unter anderem im Rahmen des Deutschen Kompetenznetzes für Angeborene Herzfehler fanden erste Studien zur Low-Dose-Dobutaminbelastung von Patienten nach operativ korrigierter Fallot-Tetralogie statt. Die ersten Ergebnisse zeigen, dass damit eine frühere Diagnose einer rechtsventrikulären Insuffizienz und damit evtl. zukünftig auch eine bessere Therapiesteuerung möglich sind [18].

Des Weiteren ist zu erwarten, dass quantitative Analysen der regionalen Myokardgeschwindigkeiten und Deformation unter Belastungsbedingungen ebenfalls wichtige und interessante Aussagen hinsichtlich einer abnormen regionalen myokardialen Funktion oder dyssynchronem kontraktilem Verhalten im linken und rechten Ventrikel zulassen werden. Im Beispielfall eines Jungen mit Aortenklappenstenose und Myokardhypertrophie des interventrikulären Septums zeigte sich eine deutliche Veränderung der Deformation vor und nach pharmakologischer Belastung (▶ Abb. 3.21). Die neuen Methoden des 2D-Strain oder Speckle Tracking (S. 82) sollten bei der Beurteilung der Myokardfunktion unter Stress mitberücksichtigt werden.

Second-harmonic Imaging

Bereits durch den Einsatz des Tissue harmonic Imaging wurde die Bildqualität der nativen 2D-Echokardiografie deutlich verbessert. Diese Technik stellt heute eine Standardoption an den Echokardiografiegeräten dar. Beim Einsatz von Echokontrastmitteln (sog. Micro Bubbles) [6] lassen sich durch die Verwendung der 2. harmonischen Schwingung eine verbesserte Abgrenzbarkeit von Endokardkonturen und eine deutliche Artefaktunterdrückung erzielen [3] [14]. Es werden spezielle Schallköpfe verwendet, die mit einfacher Schallfrequenz senden und mit der doppelten Schallfrequenz empfangen. Der Einsatz wird bei schlecht schallbaren Patienten empfohlen [15]. Im schallkopfnahen Bereich (ca. 3 cm) lässt sich die Bildqualität allerdings nicht verbessern [28]. Zusätzlich ist es mithilfe dieser Echokontrastmittel auch möglich, die myokardiale Perfusion zu visualisieren [27].

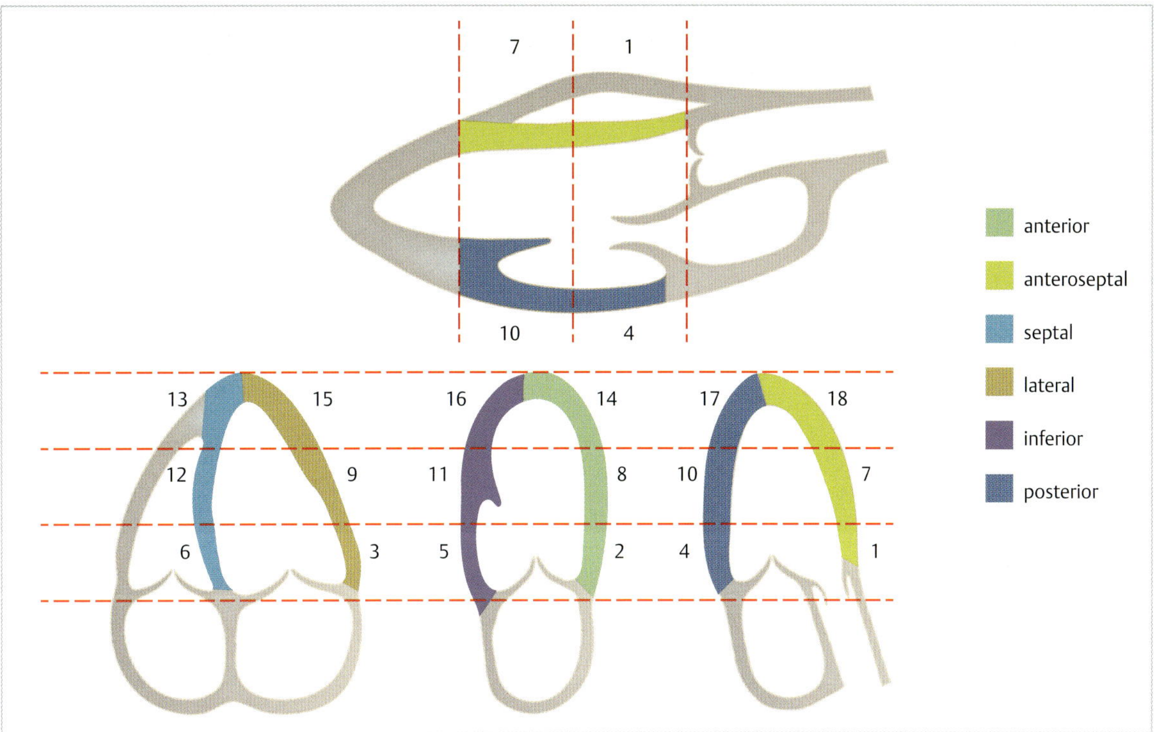

Abb. 3.19 Modifiziertes 18-Segment-Modell der American Society of Echocardiography. Schematische Darstellung. Die Ziffern kennzeichnen die 18 Segmente.

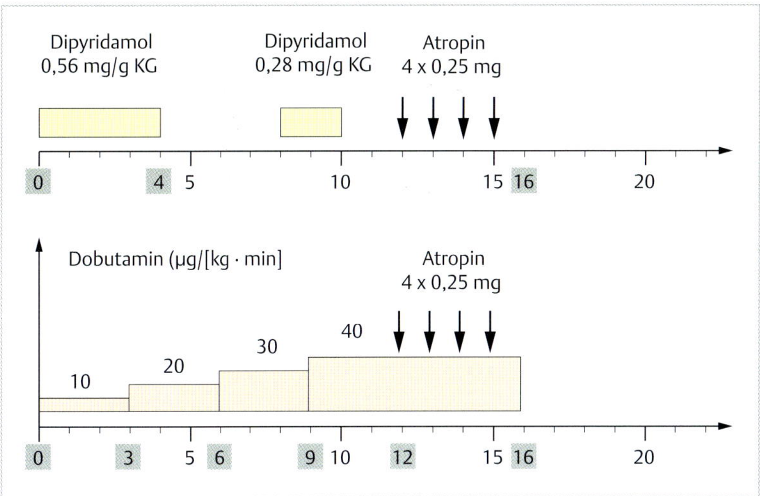

Abb. 3.20 Atropingabe. Schematische Darstellung. Belastungsprotokolle mit Dipyridamol und Dobutamin. Die eingekreisten Minutenanzeigen geben die Aufzeichnungszeitpunkte an.
KG = Körpergewicht

Gewebe-Doppler-Echokardiografie und Strain-Analyse

Bei diesen noch relativ neuen Untersuchungstechniken wird das Doppler-Prinzip (S. 73) verwendet, um die Myokardbewegung (Myokardgeschwindigkeit) durch Anwendung spezieller Geschwindigkeits- und Amplitudenfilter zu quantifizieren. Es werden Myokardsignale mit niedrigen Geschwindigkeiten (unter 20 cm/s) [29] [30] und hoher Amplitude erfasst, Blutflusssignale mit hohen Geschwindigkeiten und niedriger Amplitude dagegen herausgefiltert. Zur Anwendung kommen sowohl der PW- als auch der Farb-Doppler. Der Gewebe-Doppler des Myokards hat sich zwar noch nicht in der Routinediagnostik etabliert; ein kombinierter Einsatz des Farb-Dopplers zur Beurteilung der myokardialen Wandgeschwindigkeiten bei der Stressechokardiografie erscheint jedoch sinnvoll. Bisherige Anwendungen lassen vor allem eine verbesserte Charakterisierung diastolischer Wandbewegungsstörungen erhoffen [7], z. B. auch bei komplexen angeborenen Herzfehlern [1].

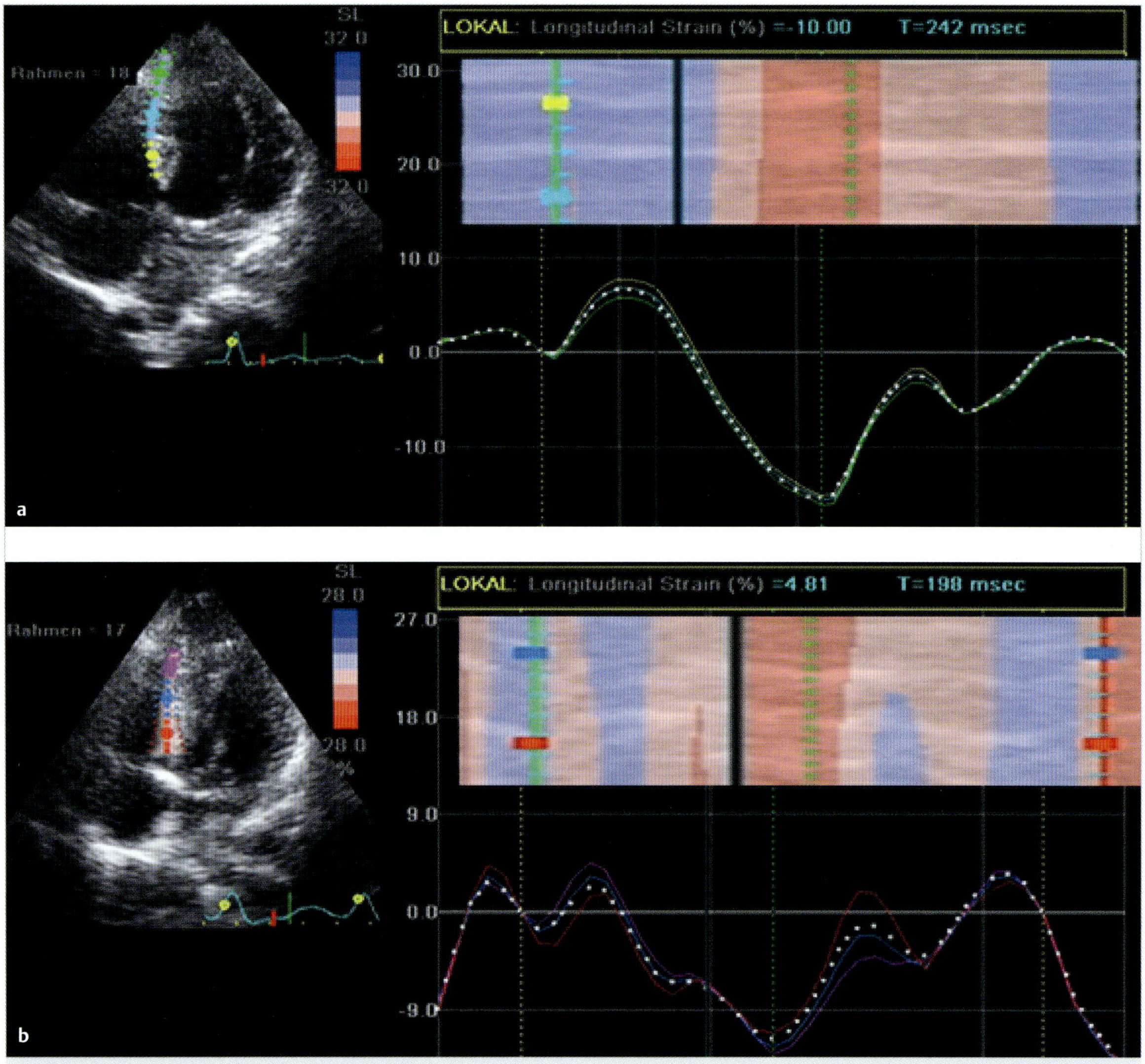

Abb. 3.21 Quantitative Analysen der regionalen Myokardgeschwindigkeiten und Deformation unter Belastungsbedingungen.
a Deformation (Strain) im interventrikulären Septum bei einem Jungen mit Druckbelastung der linken Kammer infolge einer Aortenklappenstenose.
b Deutliche Sichtbarkeit der postsystolischen Kontraktion nach pharmakologischer Stressbelastung mit Alupent als Ausdruck einer möglichen myokardialen Fibrose.

Gewebegeschwindigkeit

Die Gewebegeschwindigkeit (Tissue Velocity) ist die Geschwindigkeit, mit der sich das Myokard während des Herzzyklus bewegt. Die Geschwindigkeit ist definiert als Ortsänderung pro Zeit:

$$v = \frac{\Delta x}{\Delta t}$$

mit
- v = Geschwindigkeit
- x = Strecke
- t = Zeit

Die Gewebegeschwindigkeit wird in cm/s angegeben. Eine Bewegung in Richtung Ultraschallsonde wird als positive Geschwindigkeit angegeben und eine entgegengesetzte Bewegung als negative Geschwindigkeit. Die Geschwindigkeitskurve ergibt sich direkt aus den Doppler-Daten (▶ Abb. 3.22 u. ▶ Abb. 3.23) [23].

Deformation (Strain)

Die Deformierung eines Objekts in Relation zu seiner Ausgangsgröße wird als „Strain“ bezeichnet. Beim Myokard handelt es sich um einen 3D-Körper, bei dem während der Kontraktion Verformungen in alle Raumrichtungen auftreten. Wird vereinfacht nur die Deformation in einer Dimension betrachtet, dann kann die durchschnittliche

Deformation mathematisch wie folgt ausgedrückt werden (▶ Abb. 3.24) [8] [23]:

$$\text{Deformation} = \frac{(L - L_0)}{L_0}$$

mit

Deformation = Strain

L = Länge am Ende der Deformation

L_0 = Länge zum Zeitpunkt t_0

Es handelt sich bei der Deformation um eine dimensionslose Größe, die in % angegeben wird. Eine Verlängerung des Objekts ausgehend von der Anfangslänge wird dabei als positiver, eine Verkürzung als negativer Wert angegeben. Zur Berechnung der Deformation (Strain) sind Längenmaße erforderlich. Da bei der echokardiografischen Messung keine Längenänderungen erfasst werden können, muss die Größe Strain aus Geschwindigkeitsgradienten errechnet werden. Diese lassen sich sowohl mit dem Gewebe-Doppler als auch neuerdings durch B-Mode-Bilder ermitteln, indem die Differenz der Myokardgeschwindigkeiten zwischen 2 Punkten (entlang des Ultraschallstrahls) mit definierter Distanz durch die Ursprungsdistanz geteilt wird. Somit lässt sich zunächst die Deformationsrate (Strain Rate) berechnen:

$$SR = \frac{(v_2 - v_1)}{L}$$

mit

SR = Strain Rate = Deformationsrate

v_1, v_2 = Geschwindigkeiten zwischen 2 verschiedenen Punkten mit dem Abstand L

Bildet man das Integral über ein beliebiges Zeitintervall der Strain-Rate-Kurve, erhält man die Längenänderung während dieses Zeitabschnitts:

$$\frac{L(t)}{L_0} = \int SR \times dt$$

mit

L(t) = Objektlänge zum Zeitpunkt t

L_0 = Objektlänge zum Zeitpunkt t_0

SR = Strain Rate = Deformationsrate

t = Zeit

Aus einer weiteren Umformung der Gleichung ergibt sich dann die Beziehung zwischen Strain und Strain Rate wie folgt [25]:

$$\text{Deformation} = \exp\left(\int SR \times dt\right) - 1$$

mit

Deformation = Strain

SR = Strain Rate

t = Zeit

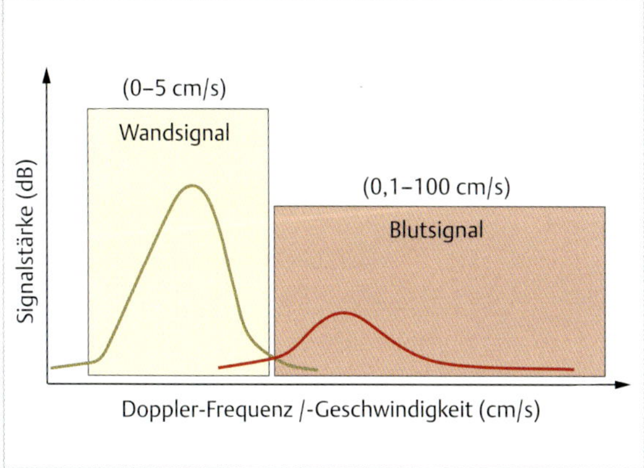

Abb. 3.22 Gewebe-Doppler-Echokardiografie. Schematische Darstellung. Registrierung der Wandgeschwindigkeiten und Deformationen an definierten Punkten. Durch die Anwendung von speziellen Filtern werden die Signale aus dem Blut unterdrückt und nur die Signale aus der Myokardwand aufgenommen.

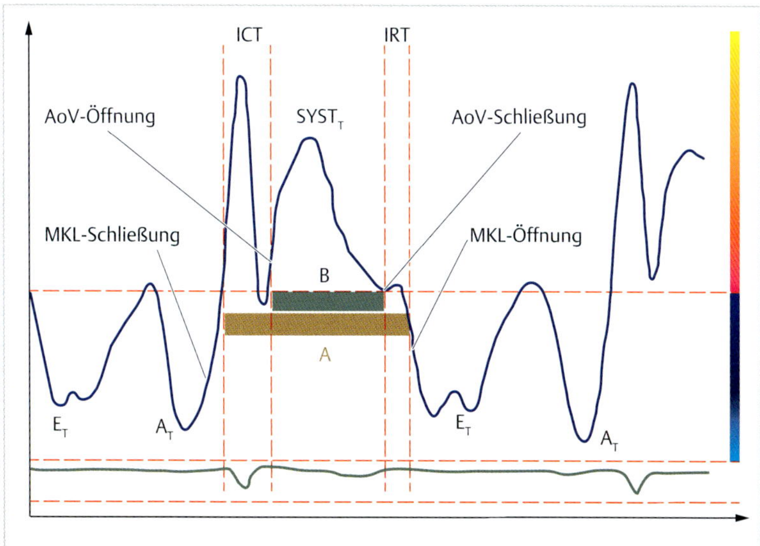

Abb. 3.23 Gewebe-Doppler-Echokardiografie. Exemplarische schematische Darstellung von aus dem Gewebe-Doppler abgeleiteten Wandgeschwindigkeiten und Zeitintervallen während eines Herzzyklus. Neben der Ermittlung der systolischen, frühdiastolischen und spätdiastolischen Geschwindigkeit ist die Errechnung von wichtigen Zeitintervallen möglich, wie etwa der isovolumetrischen Kontraktion und der Relaxationszeit. Daraus lässt sich dann der Tei-Index als Parameter der globalen Funktion mit der Formel: Tei-Index = (A – B)/B errechnen.

AoV = Aortic Valve (Aortenklappe)

A_T = spätdiastolische Geschwindigkeit

E_T = frühdiastolische Geschwindigkeit

ICT = isovolumetrische Kontraktion

IRT = isovolumetrische Relaxationszeit

$Syst_T$ = systolische Geschwindigkeit

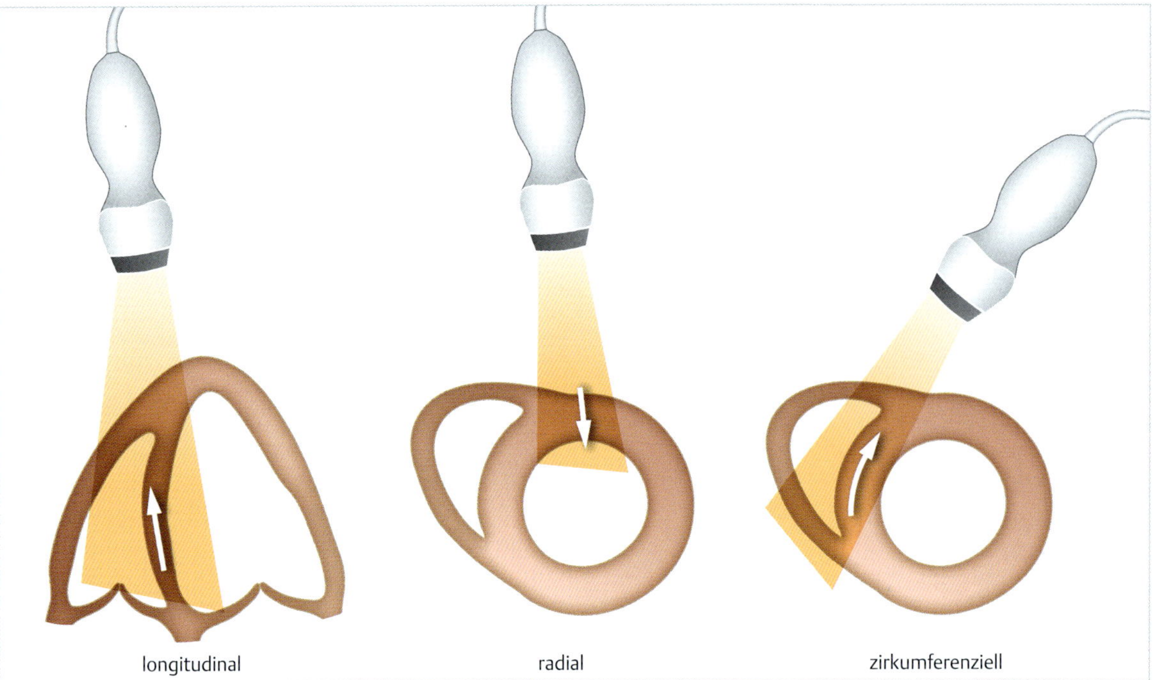

Abb. 3.24 Myocardial Strain bzw. Deformation. Schematische Darstellung. Mithilfe einer speziellen Software und einer genaueren Einstellung der Akquisition können die longitudinale, die radiale und die zirkumferenzielle Myokardwanddeformation ermittelt werden.

Deformationsrate (Strain Rate)

Die Strain Rate ist die Deformationsrate des Myokardgewebes. Es handelt sich dabei um die Deformation des Myokards innerhalb eines bestimmten Zeitintervalls; die Einheit ist s^{-1}. Die durchschnittliche Strain Rate lässt sich mathematisch als Quotient aus Deformation und Zeit berechnen:

$$SR = \frac{\Delta Strain}{\Delta t}$$

mit

SR = Strain Rate

t = Zeit

Der Strain repräsentiert das Ausmaß der Myokarddeformation zwischen Enddiastole und Endsystole; die Strain Rate dagegen stellt die Geschwindigkeit der Deformation dar. Eine Strain Rate von 0,2 beschreibt also eine Längenminderung von 20 %/s. Die maximale systolische Strain Rate steht für die maximale Deformation während der Systole.

Speckle Tracking (2D-Strain)

Diese Methode zur Messung der Wandgeschwindigkeit beruht auf einem anderen physikalischen Prinzip als die herkömmliche Doppler-Methode. Für jeden beliebigen Punkt in der Myokardwand kann eine winkelunabhängige Geschwindigkeitsschätzung vorgenommen werden. Dabei wird im ersten Bild (Frame 1) zunächst ein Suchmuster um diesen Punkt herum gewählt. Im folgenden Bild (Frame 2) sucht dann das Analyseprogramm nach der entsprechenden neuen Position des vorher erfassten Punktes (▸ Abb. 3.25). Es wird die Strecke bestimmt, die der Punkt dann während der Zeit zurückgelegt hat. Aus der Verschiebungsstrecke innerhalb der Bildfolge relativ zur Ausgangssituation während der Zeit kann somit die Geschwindigkeit errechnet werden. Aus der Geschwindigkeit lassen sich dann auch Strain und Strain Rate ermitteln (▸ Abb. 3.26).

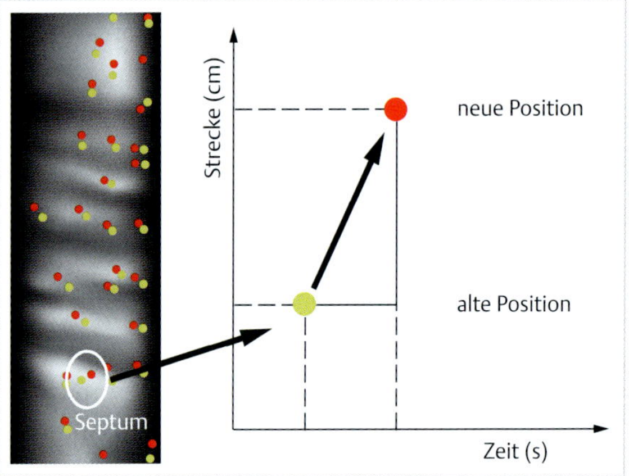

Abb. 3.25 Speckle Tracking bzw. 2D-Strain. Schematische Darstellung. Das Speckle Tracking zieht zur Berechnung der Myokardgeschwindigkeiten nicht das Doppler-Prinzip heran.

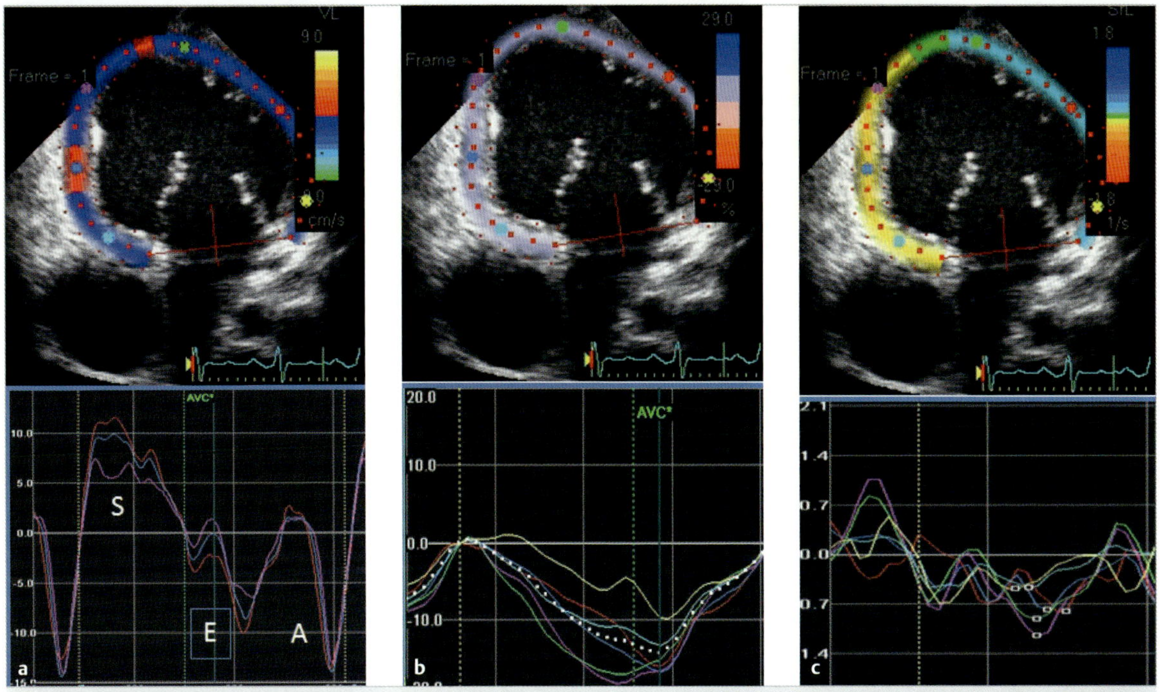

Abb. 3.26 Speckle Tracking. Mithilfe der neuen Methode können die Myokardwände semiautomatisch erfasst werden. In den erfassten Regionen können die Wandgeschwindigkeiten, Deformationen und Deformationsraten unter Einsatz spezieller Software errechnet werden.

A = Atrial Peak (atrialer Peak)
AVC = Aortic Valve Closure (Aortenklappenschluss)
E = Early Filling Peak (Peak der frühen Füllung)
S = Systolic Peak (systolischer Peak)

a Bestimmung der Wandgeschwindigkeiten.
b Bestimmung der Deformationen.
c Bestimmung der Deformationsraten.

3.2 Computertomografie und Strahlenschutz

Willi A. Kalender

3.2.1 Einleitung

Die Röntgen-CT wird seit dem Jahre 1972 klinisch eingesetzt, hat aber in den ersten beiden Jahrzehnten ihres Daseins nur wenige Beiträge zur Herzbildgebung leisten können. Die Scan-Zeiten waren zu lang, um zuverlässige und routinetaugliche Ergebnisse zu liefern. Das Gleiche galt zu der Zeit allerdings auch für das andere Schnittbildverfahren, die MRT.

In den 1990er-Jahren jedoch begann eine rasante technologische Entwicklung, die auch heute noch nicht abgeschlossen ist. Dass mit der neuesten Technik heute das komplette Herz in weniger als 1 s mit einer effektiven Scan-Zeit pro Schicht von unter 100 ms abgebildet werden kann, ist zunächst der frühen Entwicklung des Elektronenstrahl-CT (Electron Beam CT) zu verdanken; dieses ermöglichte bereits eine Herzbildgebung mit einer zeitlichen Auflösung von 50 ms (bei allerdings limitierter räumlicher Auflösung). Vor allem aber haben die Entwicklung des Spiral-CT mit darauf folgender ebenfalls deutlicher Erhöhung der Rotationsgeschwindigkeit, die Entwicklung von mehrzeiligen Detektorsystemen und letztendlich auch die DSCT (Dual Source CT) dazu beigetragen.

Dementsprechend birgt die kardiale CT großes Potenzial, insbesondere bei der Koronararteriendarstellung. Der Einsatz bei Kindern mit angeborenen Herzfehlern war aufgrund der hohen Strahlenexposition bisher limitiert. In diesem Kapitel sollen die moderne CT-Technologie, spezielle technische Lösungen für CT-Aufnahmen des Herzens und die resultierende Bildqualität, Aspekte zu Patientendosis und Strahlenschutz und abschließend Empfehlungen zur Scan-Technik und Dosisoptimierung bei Herzuntersuchungen auch im Kindesalter in separaten Abschnitten dargestellt und diskutiert werden.

3.2.2 Moderne Technologie der Computertomografie

Die Entwicklung der CT-Technik und der zugrunde liegenden Prinzipien ist in vielen Publikationen bereits dargestellt worden, z. B. von Kalender [38]. In diesem Abschnitt sollen deshalb nur die neuesten und für die Herz-

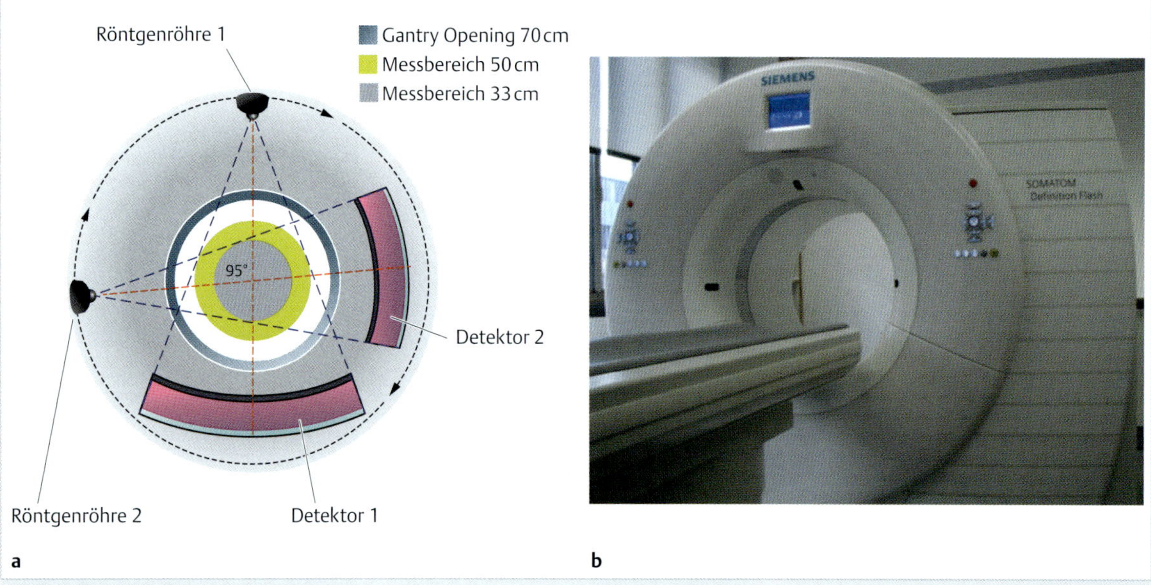

Abb. 3.27 DSCT. CT-Geräte mit 2 kompletten Messsystemen [38].
a Schematische Darstellung des Geräteprinzips.
b Foto einer klinischen Installation.

CT bei angeborenen Herzfehlern wichtigen Entwicklungen kurz geschildert werden. Die Basis der modernen CT ist seit 1989 das *Spiral-Scan-Verfahren* [40]. Es basiert auf der modernen Schleifringtechnik, bei der Detektor und Röhre kontinuierlich um den Patienten kreisen, und wird seit mehr als einem Jahrzehnt in allen modernen CT-Scannern eingesetzt. Die Spiral-CT ermöglicht eine sehr schnelle und in Körperlängsrichtung kontinuierliche Abtastung des Patienten ohne Lücken und in Abhängigkeit von der Patienten-Compliance praktisch ohne atembedingte Artefakte.

Ein ganz wesentlicher weiterer Schritt in der Entwicklung der Spiral-CT war die Entwicklung von *Mehrzeilendetektoren*: Diese Technologie wurde 1998 praktisch zeitgleich von allen Herstellern mit Geräten, die die simultane Erfassung von 4 Schichten erlaubten, zur Verfügung gestellt. Seitdem ist eine rasante Weiterentwicklung zu verzeichnen, die 2001 16-Schicht-Geräte, 2004 64-Schicht-Geräte und zwischenzeitlich auch noch breitere Detektoren in den Markt brachte. Zeitweise wurde von einem „PS-Rennen", im Amerikanischen vom sog. „Slice Race", gesprochen – die Entwicklung schien sich fast unabhängig von den klinischen Anforderungen fortzusetzen.

Merke

Heute besteht weitgehend Konsens, dass für die klinische Anwendung 64-Schicht-Scanner als optimal angesehen werden können. Neuere Scanner, die bis zu 320 Schichten simultan erfassen können, nutzen den gesamten Detektor nur für Spezialanwendungen, wie die kardiale Bildgebung, und beschränken sich bei den oben angesprochenen Standardaufgaben aus Bildqualitätsgründen auf den inneren Detektorbereich von typischerweise 64 Schichten.

Eine weitere technische Entwicklung, die speziell auch die Bildgebung am Herz unterstützen sollte, war die Entwicklung der sog. *DSCT*, also von Scannern, bei denen 2 komplette Messsysteme, d. h. 2 Röntgenröhren und 2 Detektoren, zum Einsatz kommen (▶ Abb. 3.27) [36] [38]. Die beiden Messsysteme liegen in einer Ebene und sind starr miteinander verbunden, sodass die Daten aus beiden Systemen zusammengefügt werden können und gemeinsam zum Bildaufbau beitragen. Geräte dieser Bauart bieten entscheidende Vorteile: Durch die Kombination der Messdaten beider Systeme kann die effektive Scan-Zeit um den Faktor 2 reduziert werden. Für die Bildrekonstruktion wird minimal ein Scan-Bereich von 180° plus Fächerwinkel gefordert; bei der DSCT liegen diese Daten bereits nach einer 90°-Rotation vor. Außerdem steht die doppelte Röntgenleistung zur Verfügung. Dies ist gerade für die Aufnahme mit kurzen effektiven Scan-Zeiten äußerst wichtig, um die notwendige Dosis in kurzer Zeit aufbringen zu können.

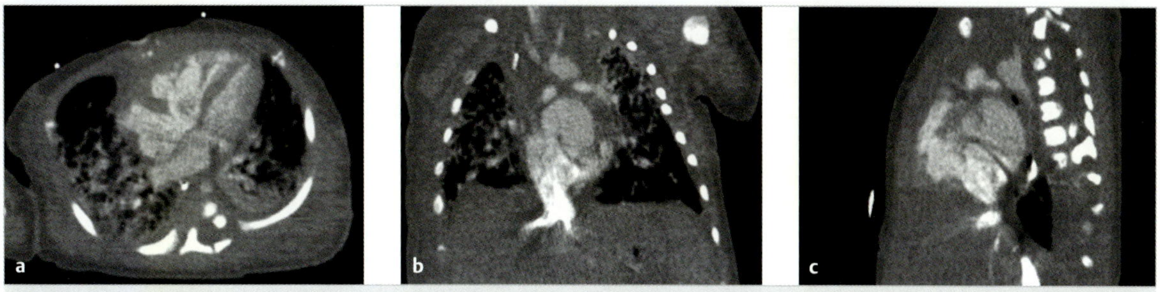

Abb. 3.28 Aufnahme des Herzens mit DSCT. 1-jähriges Kind. Messparameter: 75 ms effektive Scan-Zeit pro Schicht, 0,26 s Gesamt-Scan-Zeit, 1,1 mSv effektive Dosis. (Mit freundlicher Genehmigung von Prof. Dr. M. Lell, Erlangen.)
a Axial. **b** Koronal. **c** Sagittal.

Tab. 3.3 Leistungsmerkmale moderner CT-Scanner im oberen Leistungsbereich.

Parameter	Werte
Rotationszeit pro 360°	0,27–0,35 s
minimale effektive Scan-Zeit	0,75 s
Schichtdicke	0,5–0,6 mm
simultan erfasste Schichten	64(-320)
z-Abdeckung pro Rotation	40–160 mm
Scan-Zeit für Ganzkörperuntersuchungen	2–20 s
Scan-Bereich	> 1000 mm
isotrope Ortsauflösung	0,4–0,6 mm
effektive Dosis E	1–10 mSv

Wesentliche *Geräte- und Bildqualitätsparameter* sind in ▸ Tab. 3.3 zusammengefasst. Moderne Scanner bieten heute Rotationszeiten zwischen 0,27 und 0,35 s für einen Vollumlauf von 360°. Dies bedeutet, dass bei Teil-Scans die minimale Aufnahmezeit pro Bild bei einfachen Scannern im Bereich von 140–200 ms liegt, bei DSCT im Bereich von 75–85 ms. Die minimalen Schichtdicken liegen zwischen 0,500 und 0,625 mm; dadurch wird auch eine hohe Auflösung in der 3. Dimension, d. h. der Körperlängsachsenrichtung, und damit in allen multiplanaren und 3D-Ansichten erzielt. Dies stellt eine hohe und isotrope Ortsauflösung sicher; in diesem Zusammenhang bedeutet isotrop, dass die Ortsauflösung in allen 3 Raumrichtungen in etwa gleich groß ist und somit eine Betrachtung und 3D-Auswertung des Untersuchungsvolumens in beliebigen Orientierungen möglich ist. Dies ist z. B. bei der Visualisierung der Koronararterien von besonderer Bedeutung. Die Auflösung kann weniger als 1 mm betragen; eine isotrope Auflösung von 0,5 mm ist routinemäßig erreichbar.

Merke (M!)

Die Kombination von Spiral-Scan, mehrzeiligen Detektoren und DSCT mit hohem Pitch, d. h. schnellem Tischvorschub, erlaubt erstaunlich hohe Aufnahmegeschwindigkeiten: Es ist inzwischen routinemäßig möglich, Untersuchungen mit einer Tischgeschwindigkeit von bis zu 40 cm/s ohne Verlust an Bildqualität durchzuführen. Dies bedeutet, dass Aufnahmen des gesamten Thorax bei Erwachsenen in weniger als 1 s, bei Kleinkindern in weniger als 0,5 s akquiriert werden können. Aufnahmezeiten des Herzens liegen in beiden Fällen bei ca. einer Viertelsekunde und sind damit für die Herzbildgebung an Kindern auch ohne EKG-Triggerung und bei wenig kooperativen Patienten besonders geeignet.

Die Bildqualität ist in der Regel gut (▸ Abb. 3.28); die erhöhte Aufnahmegeschwindigkeit geht normalerweise nicht mit einer reduzierten Bildqualität einher [34]. Als weiterer positiver Effekt der beschleunigten Aufnahmegeschwindigkeit erniedrigt sich die Patientendosis durch den erhöhten Tischvorschub deutlich; darauf wird im Folgenden noch näher eingegangen.

3.2.3 Technische Ansätze zur Bildgebung am Herz

Das oberste Ziel der Herzbildgebung ist es, die Anatomie ohne Bewegungsunschärfe oder -artefakte darzustellen. Die effektive Scan-Zeit muss also deutlich kürzer sein als die Dauer eines Herzzyklus. Darüber hinaus ist es wünschenswert, dass auch der Scan-Zeitpunkt, bezogen auf die Herzphase und typischerweise in % des Kontraktionszyklus angegeben, vorbestimmt und frei gewählt werden kann. Eine genaue Zuordnung zur Herzphase ist für die Diagnostik wichtig, z. B. wenn die Darstellung des Herzens über den gesamten Herzzyklus als 4D-Aufnahme zur Funktionsanalyse gefordert ist bzw. wenn in der bewegungsärmsten Phase des Herzzyklus, der Enddiastole, Daten akquiriert werden sollen. Deswegen ist es in der Regel für eine bewegungsartefaktarme Darstellung notwendig, bei allen Aufnahmen des Herzens gleichzeitig auch das EKG aufzuzeichnen. Um die Zuordnung zur Herzphase sicherzustellen, werden 2 unterschiedliche Verfahren eingesetzt, die prospektive EKG-Triggerung und das retrospektive EKG-Gating. Im 1. Fall wird der Messbeginn, bezogen auf einen gewünschten EKG-Zeitpunkt, in der Regel die Diastole, gezielt ausgelöst; im 2. Fall werden die kontinuierlich erfassten CT-Messdaten den parallel erfassten EKG-Daten retrospektiv für die Bildrekonstruktion zugeordnet:

Die *prospektive EKG-Triggerung* ist im Prinzip einfacher durchzuführen und bedeutet auch generell eine geringere Patientendosis, da nur während der gewünschten Herzphase eine Strahlenexposition des Patienten erfolgt. Die prospektive Triggerung ist jedoch grundsätzlich nur bei einer niedrigen Herzfrequenz durchführbar und deshalb bei Kindern mit hohen Herzfrequenzen oft nicht einsetzbar. Unter Beachtung der Kontraindikationen kann jedoch evtl. eine Betablockergabe zur Herzfrequenzsenkung erfolgen. Eine Beurteilung der Bewegungsfunktion des Herzens oder der Klappen ist bei der prospektiven Triggerung jedoch nicht möglich.

Retrospektive EKG-Gating-Verfahren hingegen erlauben auch noch nach der Akquisition die Rekonstruktion von Bilddaten zu unterschiedlichen Zeitpunkten und damit zum optimalen Zeitpunkt; dies erhöht die Wahrscheinlichkeit einer guten Bildqualität. Des Weiteren erlauben retrospektive Verfahren die Rekonstruktion zeitlich aufgelöster sog. 4D-Untersuchungen, z. B. der Herzklappen oder der Ventrikel über den gesamten Herzzyklus, die dann in Bewegung betrachtet werden können. Dynamische Untersuchungen dieser Art werden seit Jahren erfolgreich mit der Spiral-CT mit retrospektivem Gating durchgeführt; dies geht jedoch mit einer höheren Dosis als bei der prospektiven Triggerung einher. Beim retrospektiven Gating ist nur ein niedriger Tischvorschub bzw. Pitch möglich, da Daten für alle Herzphasen gesammelt werden müssen [38].

> **Merke** (M!)
>
> Der Pitch p ist definiert als das Verhältnis von Tischvorschub pro Rotation zur Detektorbreite.

Beim retrospektiven Gating werden Scans mit einem Pitch von ca. 0,2–0,4 durchgeführt; das bedeutet eine überlappende Akquisition und damit in der Regel auch eine erhöhte Patientendosis. Aus Dosisgründen werden deswegen seit einigen Jahren vermehrt prospektiv getriggerte Einzel-Scans sequenziell durchgeführt („step and shoot"); dies entspricht einem Pitch von 1 und bedeutet eine geringere Dosis. Es können dann allerdings keine zeitlichen Bewegungsabläufe dargestellt und zur funktionellen Analyse benutzt werden.

Geräte mit breiteren Detektoren, die das gesamte Herz eines Kindes mit einer Rotation abdecken können, sind deshalb besonders attraktiv, insbesondere für dynamische Untersuchungen. Mit einem Gerät, das 320 Schichten à 0,5 mm bietet, können z. B. ca. 12 cm mit einer Rotation erfasst werden; das ist beim Erwachsenen nicht immer ausreichend, um das gesamte Herz abzubilden, bei Herzaufnahmen des Kleinkindes aber in der Regel schon. Ein aktueller Nachteil dieser Geräte besteht aber noch in einer etwas geringeren zeitlichen Auflösung.

Das *DSCT* kann mit einem Pitch größer als 3 und ebenfalls mit prospektiver Triggerung eingesetzt werden (s. ▶ Abb. 3.28). Daraus resultieren, wenn der High-Pitch-Modus angewendet werden kann, wie bereits beschrieben, eine sehr hohe zeitliche Auflösung von ca. 75 ms, eine sehr kurze Gesamt-Scan-Dauer von ca. einer Viertelsekunde, also die Aufnahme während nur eines einzigen Herzschlags, und niedrige Dosiswerte von ca. 1 mSv (▶ Abb. 3.29). Die Bildqualität entspricht unter der Voraussetzung, dass der High-Pitch-Modus nur bei niedriger Herzfrequenz eingesetzt wird, derjenigen im Normalbetrieb [34].

3.2.4 Patientendosis und Strahlenschutz

Auf technische und physikalische Aspekte der Dosimetrie in der CT kann und soll an dieser Stelle nicht im Detail eingegangen werden; entsprechende Informationen sind in der Literatur zu finden [35] [37] [38].

Wesentlich sind vor allem die Größen CT-Dosisindex und Dosis-Längen-Produkt, die heute an jedem modernen CT-Scanner an der Bedienkonsole angezeigt werden und nach der Röntgenverordnung auch dokumentiert werden müssen. Der *CT-Dosisindex* ist ein für jedes Gerät und jeden Scan-Modus (u. a. auch abhängig von der Röhrenspannung und Schichtdicke) spezifischer Wert, der vom Hersteller spezifiziert und im Rahmen der Abnahmeprüfung ermittelt werden muss. Durch vom technischen Personal und/oder einem Medizinphysiker regel-

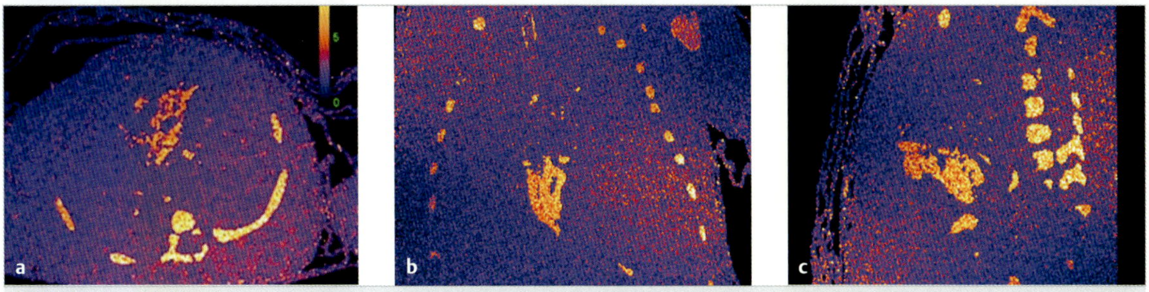

Abb. 3.29 Aufnahme des Herzens mit DSCT. Mit Monte-Carlo-Verfahren berechnete 3D-Dosisverteilungen zu der in ► Abb. 3.28 gezeigten CT-Untersuchung. (Mit freundlicher Genehmigung von Prof. Dr. M. Lell, Erlangen.)
a Axial. **b** Koronal. **c** Sagittal.

mäßig durchgeführte Konstanzprüfungen des CT-Dosisindex (in der Regel mindestens halbjährlich) wird sichergestellt, dass die Patientendosis sich nicht verändert. Der CT-Dosisindex wird mit Ionisationskammern von 10 cm Länge in Plexiglasphantomen (Zylinder aus Polymethylmethacrylat von 16 und 32 cm Durchmesser für Schädel- bzw. Körperstammuntersuchungen) ermittelt. Der an Phantomen ohne Tischbewegung gemessene CT-Dosisindex muss für die jeweilige Patientenuntersuchung noch mit dem Pitch-Wert p korrigiert werden. Es ergibt sich der sog. Volumen-CT-Dosisindex durch Division:

$$CTDI_{vol} = \frac{CTDI}{p}$$

mit

$CTDI_{vol}$ = Volumen-CT-Dosisindex
CTDI = CT-Dosisindex
p = Pitch

Merke

Anhand dieser Formel wird deutlich, dass die Dosis bei sonst unveränderten Scan-Parametern bei Verwendung eines erhöhten Tischvorschubs (Pitch) sinkt.

Die Abschätzung der Strahlenexposition des Patienten erfolgt jedoch nicht mit dem Volumen-CT-Dosisindex, der in der Dosiseinheit Gy oder mGy angegeben wird. Mithilfe des Volumen-CT-Dosisindex werden nur der ordnungsgemäße Zustand des Geräts und die richtige Wahl der Untersuchungsparameter für die jeweilige Patientenuntersuchung dokumentiert. Der Volumen-CT-Dosisindex erlaubt allerdings bei korrekter Interpretation der Patientendaten (Patientendicke im Vergleich zum Plexiglasphantom) eine Abschätzung der lokalen Dosis, z. B. Organdosen im Untersuchungsgebiet, in erster Näherung.

Das *Dosis-Längen-Produkt* hingegen bietet Werte, die eine Abschätzung der Strahlenexposition des Patienten (effektive Dosis) in erster Näherung erlauben. Es wird automatisch für jede CT-Untersuchung spezifisch für das eingesetzte CT-Untersuchungsprotokoll und die gewählten Scan-Parameter nach folgender Formel ermittelt und an der Bedienkonsole des CT-Geräts ausgegeben:

$$DLP = \sum_{i}^{n} CTDI_{100,w,i} \times C_i \times N_i \times M_i \times S_i$$

mit

DLP = Dosis-Längen-Produkt
CTDI = CT-Dosisindex
C = Röhrenstrom-Zeit-Produkt
N = Anzahl der Rotationen
M = Anzahl der Schichten
S = Schichtdicke

Diese Formel bedeutet im Wesentlichen, dass zur Berechnung des Dosis-Längen-Produkts der normierte CTDI-Wert mit dem mAs-Wert des Röhrenstrom-Zeit-Produkts des jeweiligen Untersuchungs-Scans und der Länge des Untersuchungsbereichs (Schichtdicke multipliziert mit der Anzahl der Schichten und der Rotationen) multipliziert und bei Mehrfachuntersuchungen für alle Untersuchungen (Index i) aufsummiert werden muss. Daraus ergeben sich Werte in der Einheit mGy × cm, die analog zu den Werten des Dosis-Flächen-Produkts bei der Projektionsradiografie ein Maß für die Strahlenexposition sind und zum Vergleich von Untersuchungen im gleichen Körperabschnitt herangezogen werden können.

Deshalb ist das Dosis-Längen-Produkt, neben dem Volumen-CT-Dosisindex, auch die Basis für die Definition von *diagnostischen Referenzdosiswerten* in der CT. Diese diagnostischen Referenzdosiswerte wurden in der Europäischen Union seit 2000 und in Deutschland seit 2002 mit der novellierten Röntgenverordnung bindend vorgeschrieben. Die diagnostischen Referenzdosiswerte werden in Deutschland vom Bundesamt für Strahlenschutz [32] festgelegt und im Abstand von mehreren Jahren dem technischen Stand der Methoden angepasst. Mit der Vorgabe der diagnostischen Referenzdosiswerte werden dem Untersucher Vergleichswerte an die Hand gegeben, um mittels eines sog. Benchmarking seine Scan-Parameter bezüglich der Patientendosis zu optimieren. Die diagnostischen Referenzdosiswerte werden vom Bundesamt für Strahlenschutz aus bundesweiten Erhebungen ermittelt.

Dabei wird ein diagnostischer Referenzdosiswert für eine Dosisgröße bei einer Untersuchungsart dem Wert bei der 3. Quartile (75-Perzentile) bei der Verteilung der Mittelwerte der einzelnen erfassten Institution gleichgesetzt. Das bedeutet, dass nach Festlegung ca. 25 % der Institutionen in Deutschland, die diese Untersuchung durchführen, ihre Dosiswerte (bei CT den Volumen-CT-Dosisindex bzw. das Dosis-Längen-Produkt) absenken müssen. Die seit Jahrzehnten etablierten Ärztlichen Stellen überprüfen regelmäßig neben den Punkten „gerechtfertigte Indikation", „ausreichende Bildqualität" und „richtiger Befund" die vom Untersucher einzureichenden Dosiswerte mit den diagnostischen Referenzdosiswerten. Bei Überschreitung der Dosiswerte im statistischen Mittel um mehr als 30 % der diagnostischen Referenzdosiswerte kann die Aufsichtsbehörde wegen ungerechtfertigt hoher Untersuchungsdosis informiert werden. Zuvor wird jedoch die Ärztliche Stelle in der Regel durch Beratung des Untersuchers versuchen, die Dosiswerte im Mittel zu reduzieren.

Die eigentliche risikorelevante Patientendosisgröße ist die *effektive Dosis*. Diese kann im Allgemeinen mit sog. Monte-Carlo-Rechnungen für Standardpersonen (Standardmann: 70 kg, 170 cm) auf der Basis der Angaben zum Dosis-Längen-Produkt abgeschätzt werden [33] [35]. Das Verfahren ist etabliert; entsprechende 3D-Verteilungen der Patientendosis sind in ▶ Abb. 3.29 zu sehen. Aus solchen Verteilungen wird die Dosis für die einzelnen Organe im direkten Strahlengang, aber auch für alle anderen durch Streustrahlung exponierten Organe ermittelt. Aus der Gesamtheit der Organdosiswerte wird die effektive Dosis als mit der relativen Empfindlichkeit der einzelnen Organe gewichteter Mittelwert berechnet [37] [38]. Das Verfahren, die effektive Dosis auf diesem Wege mithilfe des Dosis-Längen-Produkts abzuschätzen, ist etabliert [35] und ein praxistauglicher Ansatz der Dosisabschätzung.

Merke

M!

Es muss jedoch beachtet werden, dass 2008 neue Gewebewichtungsfaktoren von der ICRP veröffentlicht wurden, die sich von vielen in Literaturstellen und in der Röntgenverordnung von 2002 angegebenen Werten zum Teil deutlich unterscheiden. Der Unterschied macht sich insbesondere bei Untersuchungen im Thoraxbereich und in seiner Abhängigkeit vom Geschlecht bemerkbar [33].

Verfahren zur Abschätzung der *Dosis eines CT bei Kindern* sind allerdings nicht in gleicher Weise definiert und standardisiert wie für die CT des Erwachsenen. Die Angaben zu Volumen-CT-Dosisindizes und Dosis-Längen-Produkten können nicht einfach auf Untersuchungen bei Kindern übertragen werden. Die für die Dosisabschätzung bei Erwachsenen üblicherweise verwendeten Schädel- bzw. Körperstammdicken von 16 bzw. 32 cm Phantomdurchmesser repräsentieren die anatomischen Verhältnisse bei Kindern nur unzureichend. Die in der Literatur gebräuchlichen Umrechnungswerte aus dem Dosis-Längen-Produkt zur effektiven Dosis sind deshalb jeweils kritisch zu hinterfragen. Das Bundesamt für Strahlenschutz macht dazu bisher keine Angaben. Empfehlungen zur Verwendung von Konversionsfaktoren gibt die American Association of Physicists in Medicine [31]; diese Empfehlungen wurden auch in ▶ Tab. 3.4 berücksichtigt. Eine direkte Berechnung der Dosis auf der Basis von konkreten Patientenbildern, die Organdosiswerte und damit auch eine Abschätzung der effektiven Dosis liefern, wäre genauer (s. ▶ Abb. 3.29), im Alltag aber nicht immer praktikabel. Seit 2010 wird zumindest den CT-Herstellern empfohlen, die am CT angezeigten Werte des Volumen-CT-Dosisindex und des Dosis-Längen-Produkts bei Kinderuntersuchungen grundsätzlich auf den kleineren Plexiglasphantomdurchmesser von 16 cm zu beziehen. Spezielle Phantomdurchmesser für Kinder-CT-Protokolle, die in den letzten Jahren zur Diskussion standen, wurden bisher nicht eingeführt. Es wird allerdings erwartet, dass das Bundesamt für Strahlenschutz in Kürze diagnostische Referenzdosiswerte auch für CT-Untersuchungen bei Kindern für mehrere Altersgruppen abgestuft veröffent-

Tab. 3.4 Typische Dosiswerte bei CT-Untersuchungen des Thorax von Kindern unterschiedlicher Altersstufen mit den dazugehörigen Konversionsfaktoren für eine Abschätzung der effektiven Dosis aus dem Dosis-Längen-Produkt. Entsprechend der höheren Strahlensensibilität sind die Konversionsfaktoren für Säuglinge mehr als doppelt so groß wie für Erwachsene.

Alter (Jahre)	Dosis-Längen-Produkt DLP (mGy • cm)	Konversionsfaktor (DLP zu E)	Effektive Dosis E (mSv)
0	100–200	0,039	3,9–7,8
1	150–300	0,026	3,9–7,8
5	150–400	0,018	2,7–7,2
10	200–500	0,013	2,6–6,5
15	200–500	0,014	2,8–7,0

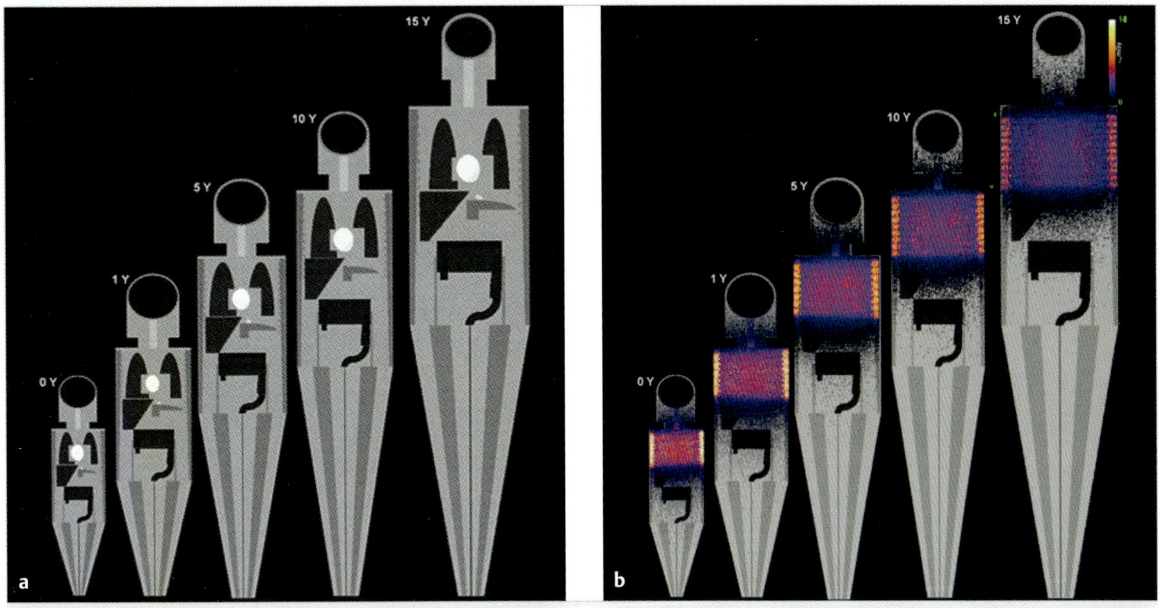

Abb. 3.30 Dosisberechnungen für unterschiedliche Altersstufen.
a ORNL-Phantome, die männlichen Kindern mit 0, 1, 5, 10 und 15 Jahren (Y) entsprechen.
b 3D-Dosisverteilungen für einen CT-Scan des Herzens.

lichen wird. Eine größenorientierte Vorgehensweise mit Standardphantomen für alle Altersgruppen analog zur Vorgehensweise bei Erwachsenen (▶ Abb. 3.30) würde evtl. weitere Vorteile bieten [33].

Aus den genannten Gründen sind bisher in der Literatur veröffentlichte Patientendosiswerte für die Herz-CT bei Kindern, überwiegend als Angabe der effektiven Dosis, kritisch zu betrachten. ▶ Tab. 3.4 gibt eine Übersicht über typische Werte; eine aktuelle Arbeit mit Angabe von Quellen ist bei Smal u. Mitarb. zu finden [41]. Bei Fragen zur Dosis ist der Weg über die etablierten Monte-Carlo-Dosisberechnungsverfahren, die alle Parameter erfassen können, zu empfehlen und äußerst aufwendigen und zum Teil fehlerträchtigen Messungen vorzuziehen. Ein Beispiel dafür stellt die Untersuchung zum Einfluss des *Pitch-Faktors* auf die Dosis per Simulation an einem mit Pitch = 1 gemessenen CT-Datensatz dar (▶ Abb. 3.31). Die Dosis nimmt bei sonst unveränderten Scan-Parametern mit steigendem Pitch im gleichen Maß ab, wie der Pitch zunimmt. Eine Erhöhung des Pitch-Wertes um 0,3 (retrospektives Gating) auf über 3 bedeutet bei gleichem Röhrenstrom eine Dosisreduktion um einen Faktor von ca. 10.

In ähnlicher Weise wurden auch andere Verfahren zur Dosisreduzierung und -optimierung entwickelt und bewertet. Wichtige Möglichkeiten und Empfehlungen, von denen viele auf Dosisberechnungen basieren, sind im nächsten Abschnitt zusammengefasst.

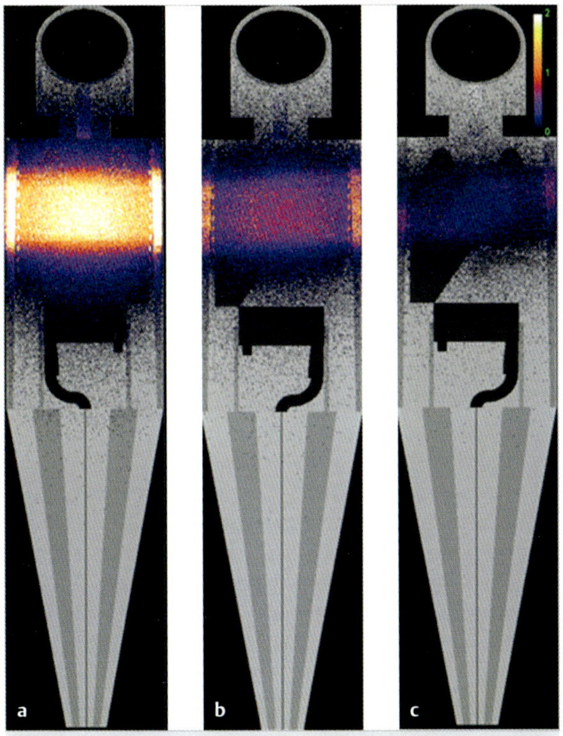

Abb. 3.31 Dosisberechnungen für unterschiedliche Pitch-Werte (p). Wie erwartet, bewirkt ein erhöhter Pitch bei sonst unveränderten Scan-Parametern eine starke Dosisreduktion (s. hierzu auch farbigen Skalierungsmaßstab der Dosiswerte in **c** rechts oben).
a p = 0,3 für retrospektives Gating und 4D-Bildgebung.
b p = 1,0 bei sequenzieller Aufnahme.
c p = 3,4 mit prospektiver Triggerung.

3.2.5 Empfehlungen zur Scan-Technik und Dosisoptimierung

Grundsätzlich steht bei allen radiologischen Untersuchungen ein zuverlässiges und aussagekräftiges diagnostisches Ergebnis im Vordergrund. Maßnahmen zur Dosisreduktion bei der CT dürfen keine unzulässigen Kompromisse bezüglich der Bildqualität zur Folge haben. Die moderne CT-Technik stellt entsprechende Maßnahmen zur Verfügung; jedoch sind die technischen Möglichkeiten zurzeit noch nicht für alle Kinderprotokolle optimiert und erprobt. Wenn die genannten Möglichkeiten zur Dosisoptimierung am jeweiligen Gerät noch nicht möglich sind, sollte eine Nachrüstung angestrebt werden, um auch Kinder mit angeborenen Herzfehlern mittels Kardio-CT mit adäquater Strahlenexposition untersuchen zu können. Vor einer Kaufentscheidung sollten die Optionen zur Dosisoptimierung an den jeweiligen Geräten im Detail abgeprüft werden.

Generelle Empfehlungen zur Dosisreduktion ohne Beeinträchtigung der Bildqualität:

- *Anlegen strenger Maßstäbe bei der Indikationsstellung von CT-Untersuchungen bei Kindern:* Dabei sollten mögliche alternative Verfahren, z. B. MRT, in Erwägung gezogen werden [42].
- *Strikte Begrenzung des Aufnahmebereichs auf den erforderlichen Bereich:* Mit dieser selbstverständlichen Maßnahme werden das Dosis-Längen-Produkt und damit auch die effektive Dosis auf ein Minimum begrenzt.
- *Einsatz von speziellen angepassten Kinderprotokollen* (unter Verwendung der Röhrenstrommodulation und Dosisautomatik, soweit verfügbar): Moderne Scanner bieten eine Dosisautomatik an; damit wird ein gewünschtes Rauschniveau mit minimaler Dosis durch Anpassung des Röhrenstroms automatisch erreicht.
- *Reduktion der Röhrenspannung:* Bei Kleinkindern sind niedrigere kV-Werte, z. B. 80 kV, den sonst meist eingesetzten 120 kV vorzuziehen, da dadurch die Dosis ohne Einbußen bei der Bildqualität deutlich reduziert werden kann [39].
- *Herzuntersuchungen nur in einer Phase:* In der Regel muss das Herz zur Klärung der anatomischen Verhältnisse bzw. der Koronarmorphologie bei angeborenen Herzfehlern nur in einer Phase, in der Regel der Diastole, nicht aber im gesamten Bewegungszyklus dargestellt werden. Die Beschränkung auf nur eine Phase mit Einsatz von prospektiver Triggerung erlaubt deutlich niedrigere Dosiswerte.
- *Spiral-Scan mit hohem Pitch:* Der Pitch sollte so hoch wie möglich gewählt werden, um die Gesamt-Scan-Zeit und die Schichtüberlappung zu reduzieren und die Dosis zu senken.
- *Beachtung der diagnostischen Referenzwerte:* Der Vergleich der erzielten und an der Scanner-Konsole angezeigten Werte des Dosis-Längen-Produkts mit den empfohlenen Referenzwerten ist sinnvoll. Bei Nutzung moderner CT-Technologie können die diagnostischen Referenzwerte in der Regel auch deutlich unterschritten werden. Als Orientierung sollte daher eher der Mittelwert dienen (2. statt 3. Quartile).
- *Beratung bei der Wahl der Untersuchungsprotokolle:* Bei Unsicherheit sollte Beratung durch den Hersteller, Medizinphysikexperten oder andere qualifizierte Berater angefordert werden.

Wenn die aufgezeigten Maßnahmen sinnvoll eingesetzt werden, kann ein wesentlicher Beitrag zur Reduktion der Strahlenexposition gerade bei Kindern erreicht werden, für die das Strahlenrisiko deutlich höher ist als für Patienten in höherem Alter. Dies kann in jedem Fall auch eine gute Referenz für die jeweilige Klinik oder Praxis darstellen und genügt dem allgemeinen Optimierungsgebot „as low as reasonably achievable" für die Patientendosis.

► **Danksagung.** Der Autor dankt Frau Yulia Smal, Herrn Paul Deak, Herrn Lukas Lehmkuhl und Herrn Michael Wucherer für ihre Unterstützung bei der Erstellung dieses Kapitels.

3.3 Kardiale Magnetresonanztomografie

Matthias Gutberlet

3.3.1 Einleitung

Die technischen Grundlagen der kardialen MRT können im Rahmen dieses Buches nur in aller Kürze dargestellt werden und sollen vor allem unter dem Aspekt der besonderen Anforderungen bei der Bildgebung bei angeborenen Herzfehlern erläutert werden. Ansonsten wird auf die einschlägigen Werke der MR-Physik verwiesen [44] [54]. Trotz der besonderen Herausforderung der Bildgebung von angeborenen Herzfehlern wegen des Alters der Patienten, aber vor allem wegen deren Komplexität, war sie eine der ersten Indikationen für die kardiale MRT überhaupt [48]. Wegen der fehlenden Strahlenexposition, der frei wählbaren Schnittebenen und einer mit der Echokardiografie vergleichbaren, diese teilweise sogar übertreffenden Einsatzvielfalt, z. B. mit der 4D-Flussmessung, ohne den Nachteil eines eingeschränkten Schallfensters ist sie das auch bis heute geblieben [43] [47] [48].

Aufgrund der doch oft recht langen Untersuchungszeiten und des Alters der Patienten kommt der Vorbereitung mit Spulenwahl, eventueller Sedierung und Lagerung, wie schon in Kapitel 2.2 (S. 57) erwähnt, besondere Bedeutung zu. Für Frühgeborene gibt es mittlerweile auch dedizierte MR-kompatible Inkubatoren und Spulen für Säuglinge und Kinder (► Abb. 3.32). Ansonsten können bei kleineren Kindern auch universell einsetzbare Oberflächenspulen und bei Säuglingen auch die Kopf- (► Abb. 3.33) oder Kniespule verwendet werden.

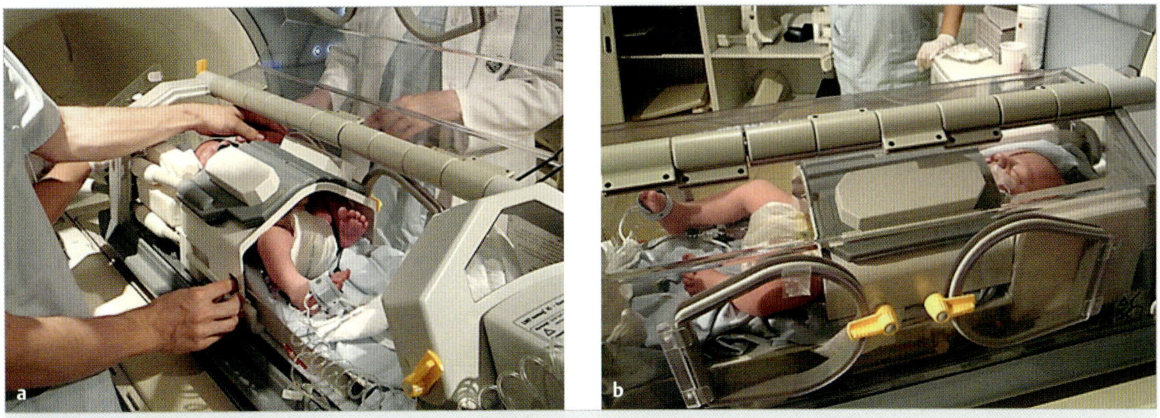

Abb. 3.32 MR-kompatibler Inkubator unter Verwendung einer Mehrkanal-Bodyspule. Inkubator nomag (Fa. LMT Medical Systems). 20 Tage alter, reifer männlicher Säugling. (Mit freundlicher Genehmigung der Sektion Kinderradiologie, IDIR, Univ.-Klinikum Jena, Prof. Hans Mentzel.)

a Ansicht vom Fußende des Inkubators.

b Ansicht von der Seite.

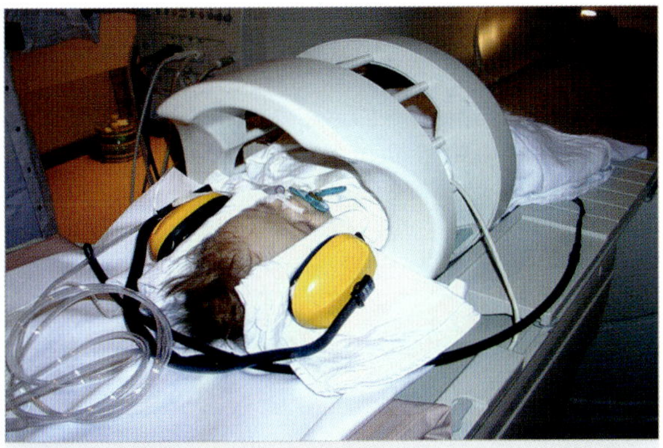

Abb. 3.33 Untersuchung eines Säuglings mit einer Kopfspule.

Da es sich bei den zu untersuchenden Patienten oft um noch nicht aufklärungsfähige Patienten handelt und der betreuende Arzt damit auf die Fremdanamnese der Eltern und teilweise auf deren Mithilfe im Untersuchungsraum angewiesen ist, ist MR-Sicherheitsaspekten vor der Untersuchung besondere Aufmerksamkeit zu schenken, auch wenn unter bestimmten Voraussetzungen mittlerweile auch Patienten mit Schrittmachern und ICD in der MRT untersucht werden können. Es muss berücksichtigt werden, dass es mittlerweile zwar „bedingt" MR-taugliche, sog. MR-Conditional-Schrittmacher von den meisten Herstellern auf dem Markt gibt, aber noch keinen vollständig MR-kompatiblen Schrittmacher [55].

> M!
> **Merke**
>
> Insbesondere begleitendes Personal und auch begleitende Angehörige müssen über Folgendes informiert werden: Auch wenn keine Gradientengeräusche zu hören sind, ist der Magnet immer an!

3.3.2 Schichtselektion und Ortscodierung

Initial sollen einige kurze Bemerkungen zur Bildentstehung (Ortscodierung, k-Raum) das Verständnis der nachfolgenden Abschnitte erleichtern.

Zu einer Radiofrequenzanregung mit entsprechenden MR-Signalen (Echos) kommt es nur, wenn die Radiofrequenz des Anregungspulses mit der Resonanzfrequenz der angeregten Spins übereinstimmt. Um eine Ortscodierung der angeregten Spins zu gewährleisten, muss zusätzlich zum statischen Magnetfeld B_0 ein dynamisches Magnetfeld – ein sog. Gradient G – geschaltet werden, sodass sich die Resonanzfrequenzen der angeregten Spins entlang des Gradienten unterscheiden (▶ Abb. 3.34). Die Resonanzfrequenz ist dann ortsabhängig und erlaubt eine genaue Ortscodierung. Dazu werden Gradienten in allen 3 Raumrichtungen (x, y, z) gewählt. Der Gradient in z-Richtung, also senkrecht zur Schicht, wird auch als „schichtselektiver Gradient" bezeichnet.

Um nun eine Ortscodierung auch innerhalb der angeregten Schicht (2D) oder des angeregten Volumens (3D) zu ermöglichen, müssen neben dem schichtselektiven Gradienten in z-Richtung hintereinander auch Gradienten in den senkrecht dazu stehenden Richtungen x und y geschaltet werden. Die x-Richtung wird dann auch als „Frequenzcodier-" oder „Ausleserichtung", die y-Richtung als „Phasencodierrichtung" und die in diesen Richtungen wirkenden Gradienten G_x entsprechend als „Frequenzcodier-" oder „Auslesegradient" und G_y entsprechend als „Phasencodiergradient" bezeichnet.

Ein 2. Gradient quer zum 1. wird nach der Anregung kurz eingeschaltet und bewirkt eine kontrollierte Dephasierung der Spins dergestalt, dass in jeder Bildzeile die Präzession der Spins eine andere Phasenlage hat (Phasencodiergradient). Der 3. Gradient wird während der Mes-

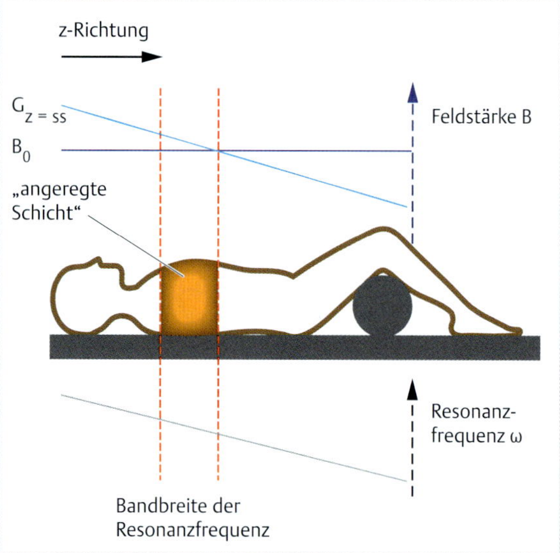

Abb. 3.34 Ortsabhängigkeit der Resonanzfrequenz ω vom Gradienten G_z in z-Richtung. Der Gradient ist dem statischen Magnetfeld B_0 überlagert. Dieser Gradient wird auch als „schichtselektiv“ (Index „ss“) bezeichnet. Durch Beschränkung der Bandbreiten (Bandwidth) der Frequenzen des Resonanzfrequenzpulses kann die Schichtdicke bestimmt werden, da nur Spins mit der in der Bandbreite liegenden Resonanzfrequenz angeregt werden können.

sung rechtwinklig zu den beiden anderen geschaltet; er sorgt dafür, dass die Spins jeder Bildspalte eine andere Präzessionsgeschwindigkeit haben, also eine andere Larmorfrequenz senden (Auslese-, Frequenzcodiergradient). Um aus dem erhaltenen komplexen Frequenzspektrum später ein Bild erzeugen zu können, müssen die Signale mithilfe der Fourier-Transformation in ihre Frequenzbestandteile zerlegt und die Daten in einem virtuellen Raum, dem sog. k-Raum, abgelegt werden.

Alle 3 Gradienten zusammen bewirken also eine Codierung des Signals in 3 Raumebenen. Das empfangene Signal gehört zu einer bestimmten Schicht des Körpers und enthält eine Kombination aus Frequenz- und Phasencodierung, die der Computer mit einer Fourier-Transformation in ein 2D-Bild umrechnen kann.

Merke M!

Der k-Raum ist eine Art mathematischer Speicherplatz, ein virtueller Raum mit ganz bestimmten Eigenschaften, die für die Bildentstehung wichtig sind:
- Der k-Raum ist symmetrisch aufgebaut.
- Die gesamte Bildinformation ist in jedem Punkt des k-Raumes enthalten
- Der Kontrast (niedrige Ortsfrequenz) wird durch die Mitte des k-Raumes bestimmt.
- Die Auflösung (hohe Ortsfrequenz) wird durch die Peripherie des k-Raumes bestimmt.

In einer Richtung (Frequenzcodierrichtung) können bereits mit einem Echosignal alle Frequenzkomponenten gemessen werden. Für die 2. Richtung (Phasencodierung) kann jedoch nur eine der jeweiligen Stärke des Gradienten entsprechende Frequenzkomponente gemessen werden. Um alle Frequenzkomponenten zu erhalten, muss die Messung mit verschiedenen Werten des Phasencodiergradienten wiederholt werden.

Den größten Einfluss auf die Gesamtmesszeit einer 2D-MR-Schicht hat die Anzahl der Phasencodierschritte in dieser Schicht, die mit folgender Formel berechnet werden kann:

Merke M!

$Z = TR \times PkS$

PkS = Phasencodierschritte
Z = Gesamtmesszeit in s
TR = Repetitionszeit in s

Die Symmetrieeigenschaften des virtuellen k-Raumes können in vielfältiger Weise zur Messzeitverkürzung genutzt werden, indem nicht alle Daten gemessen, sondern unter Ausnutzung der Symmetrie nur berechnet werden; dies führt jedoch jeweils zu einer Verschlechterung des Signal-zu-Rausch-Verhältnisses.

3.3.3 Vermeidung von Bewegungsartefakten

Neben der Patientenbewegung stellt vor allem die Herz- und Zwerchfellbewegung für die Bildgebung eine besondere Herausforderung dar. Ersterem kann durch entsprechende Lagerung, Patientenvorbereitung und Sedierung (S. 57), insbesondere bei Säuglingen und Kleinkindern, Rechnung getragen werden.

Um die Herzbewegung „einzufrieren“, ist es am einfachsten, die Datenakquisition auf die Phase des Herzzyklus zu beschränken, in der die Herzbewegung am geringsten ausgeprägt ist, die Diastole. Dazu muss generell zusammen mit der Datenakquisition die Ableitung eines Oberflächen-EKG erfolgen.

Gating und Triggern mit Elektrokardiografie

Es werden 2 Arten des EKG-Triggerns unterschieden, das eigentliche Triggern und das Gating:
- *EKG-Triggern:* Beim Triggern erfolgt die Datenakquisition mit einem gewissen zeitlichen Abstand, dem sog. Trigger Delay, zur R-Zacke; d. h. die Repetitionszeit der Einzelechosequenz orientiert sich an diesem Trigger Delay und der Länge des RR-Intervalls. Mit dieser Art der Triggerung können Einzelschichten auf vorher defi-

nierte Phasen des Herzzyklus, z. B. Enddiastole oder Endsystole, getriggert werden. Die Systolendauer im Herzzyklus weist eine relativ konstante Länge im Herzzyklus auf. Stark frequenzabhängig ist jedoch die Diastolendauer. Orientierungswerte für die entsprechende Wahl des Trigger Delay können Tabellen entnommen werden; um den genauen Zeitpunkt innerhalb des Herzzyklus individuell zu bestimmen, kann eine Test-Cine-MRT, z. B. im 4-Kammer-Blick, akquiriert werden.

- *EKG-Gating:* Sollen Aufnahmen zu verschieden Phasen des Herzzyklus mit unterschiedlichen Repetitionszeitintervallen aufgenommen werden, wird das sog. Gating verwendet. Eine Sonderform des Gating stellt das Retrospective Gating dar. Das EKG wird während der Akquisition kontinuierlich aufgenommen, gespeichert und die akquirierten Bilder erst in der Rekonstruktionsphase den einzelnen Phasen des Herzzyklus zugeordnet. Mit dieser Art der Sequenzsteuerung können Aufnahmen des Herzens über den gesamten Herzzyklus mit unterschiedlicher zeitlicher Auflösung gewonnen werden; dies ist insbesondere für funktionelle Untersuchungen (Wandbewegungsanalyse, Flussmessungen usw.) von Vorteil.

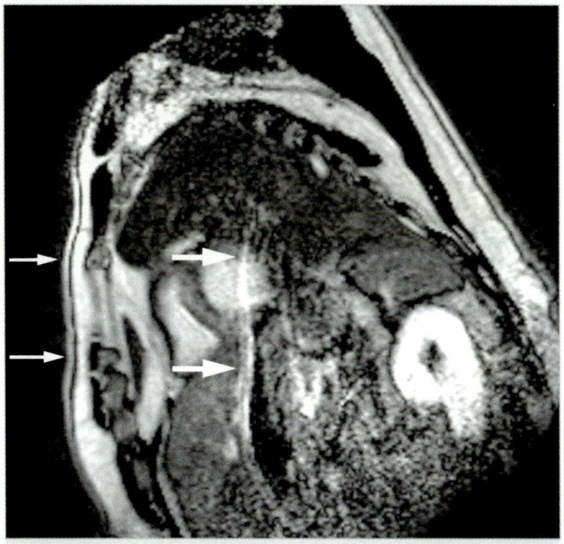

Abb. 3.35 Ghosting-Artefakte. Kurzachsenschnitt mit Ghosting-Artefakten (dicke Pfeile) in Phasencodierrichtung parallel zur Thoraxwand (dünne Pfeile) durch Atemexkursionen während der Akquisition.

> **Merke** M!
>
> Sollte ein EKG-Triggerung wegen unzureichender Ableitung nicht möglich sein, kann auch eine Triggerung mithilfe der Pulskurve eines Pulsoxymeters durchgeführt werden. Der zeitliche Abstand der Pulswelle von der R-Zacke muss entsprechend berücksichtigt werden.

In der Regel wird jedoch eine prospektive Triggerung für die reine Bildgebung mittels SE-Sequenzen (Spin-Echo-Sequenzen) mit einem fixen Trigger Delay von der R-Zacke des Oberflächen-EKG verwendet. Dabei ist es wichtig zu berücksichtigen, dass die Oberflächenelektroden auch andere elektrische Ströme registrieren, z. B. solche, die durch das magnetische Feld des Blutstroms selbst in Aorta und Kammern induziert werden. Dieses Feld kann so ausgeprägt sein, dass es vom System als T-Welle oder sogar als R-Zacke missinterpretiert wird [48]. In der Regel können solche Effekte bei Positionierung der Elektroden erkannt und durch andere Platzierung, z. B. in größerer Entfernung zur Aorta, behoben werden.

Atemkompensation

Eine signifikante Atemexkursion während der Bildakquisition führt zu sog. Ghosting-Artefakten (▶ Abb. 3.35). Die einfachste Art, diese zu vermeiden, ist die Verwendung sehr schneller, sog. *Real-Time-Sequenzen.* Diese sind jedoch noch durch ein deutlich schlechteres Signal-zu-Rausch-Verhältnis und eine schlechtere räumliche Auflösung limitiert, sodass sie zum größten Teil nur als Lokalisationssequenzen eingesetzt werden. Deshalb finden in der Regel Sequenzen in Atemanhaltetechnik Verwendung.

Bei Säuglingen und Kleinkindern ist die Verwendung von Atemanhaltetechniken naturgemäß eher nicht möglich. Deshalb wird die Akquisition mit einem externen Sensor, z. B. mit einem *Atemgurt*, der die „Bauchatmung" registriert, oder mithilfe der sog. Navigatortechnik durchgeführt.

Mit der *Navigatortechnik* wird die Position des Zwerchfells zeitlich aufgelöst aufgezeichnet (▶ Abb. 3.36). Die Datenakquisition erfolgt dann nur während eines bestimmten Fensters im Atemzyklus, des sog. Gating Window, ohne dass der Patient einem Kommando folgen muss. Aus diesem Grunde sind diese Sequenzen für die Anwendung bei Kindern mit angeborenen Herzfehlern besonders geeignet. Bei der Navigatortechnik wird ein Auslesesignal in sagittaler Orientierung durch das Zwerchfell rechts lateral des Herzens vor der eigentlichen Messung abgeleitet. Aufgrund des hohen Kontrastunterschieds zwischen Leber, Zwerchfell und Lunge reicht bereits eine Linie im k-Raum aus, um die Bewegung der Zwerchfellkuppe zu visualisieren [48]. Eine kontinuierliche Messung zeigt die zeitlich aufgelöste Bewegung des Zwerchfells ähnlich dem M-Mode in der Echokardiografie (S. 65). Je nach gewünschter Bildgebung kann in einem bestimmten Teil des Atemzyklus gemessen werden. Wenn die entsprechende Zwerchfellhöhe erreicht wird, wird ein Trigger-Impuls zum Start der eigentlichen Messsequenz generiert. Insgesamt benötigt diese Form der Datenakquisition allerdings deutlich mehr Zeit als die An-

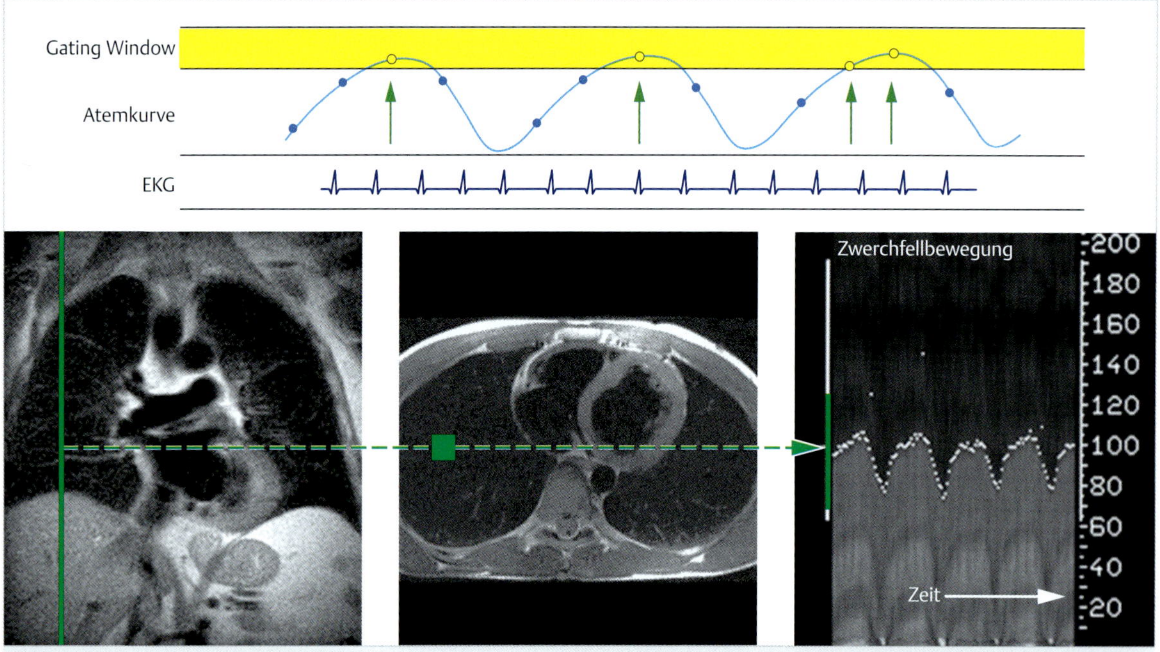

Abb. 3.36 2D-Anregung mittels Navigator (links) und Positionierung am Patienten im Bereich des „Zwerchfelldoms". Pro Herzschlag wird eine Navigatormessung durchgeführt; dies erlaubt eine zeitlich aufgelöste Darstellung der Zwerchfellbewegung (rechts). Die eigentliche Bildakquisition erfolgt nur in einem vorher definierten Gating Window (grüne Pfeile, gelbe Fläche), hier in der Endexspiration.

wendung in Atemanhaltetechnik, führt jedoch zu einer sehr hohen Bildqualität. Bisher wurde diese Technik vor allem zur Darstellung der Koronararterien als sog. Whole-Heart-Sequenz angewendet. Sie kann aber auch mit anderen Sequenzen, z. B. Black-Blood-Sequenzen, kombiniert werden, etwa ödemsensitiven T2w Sequenzen mit ansonsten relativ langer Akquisitionszeit in Atemanhaltetechnik.

Bei kleinen Kindern mit oft flacher Atmung, aber hoher Atemfrequenz, die keinen Atemanhaltekommandos folgen können, kann neben einer Akquisition mittels Navigatortechnik auch eine *Akquisition ohne Navigator in freier Atmung und mehrfacher Wiederholung* (3- bis 4-mal) mit anschließender Mittelung versucht werden. Entsprechende Sequenzparameter u. a.:

- *NSA:* Number of Signals averaged
- *NEX:* Number of Excitations

3.3.4 Schnelle Bildgebung

Um dynamische Bilder, wie die Cine-MRT, zur kardialen Funktionsbeurteilung möglichst schnell akquirieren zu können, kommen immer schnellere Gradientensysteme und GE-Sequenzen (Gradienten-Echo-Sequenzen) zum Einsatz. Diese sind aber u. a. durch potenzielle periphere Nervenstimulation oder eine Gewebeerwärmung durch den Hochfrequenzanregungspuls – die sog. spezifische Absorptionsrate – mit entsprechenden Grenzwerten insbesondere bei Kindern limitiert.

Parallele Bildgebung

Die parallele Bildgebung bietet dafür eine Lösung und ist eine der am weitesten verbreiteten Akquisitions- und Rekonstruktionstechniken für eine schnelle Bildgebung, um diese Limitationen zu umgehen. Grundsätzlich können nahezu alle Sequenztypen mit der parallelen Bildgebung kombiniert werden.

M!

Merke

Bei der parallelen Bildgebung werden die MR-Signale gleichzeitig, d. h. parallel, mit mehreren Oberflächenspulen (mindestens 2) empfangen. Es werden nicht die Phasencodierschritte beschleunigt, sondern die Anzahl der Phasencodierschritte wird reduziert. Der entsprechende Beschleunigungsfaktor entspricht genau dem Faktor der Phasencodierschrittreduktion. Im klinischen Alltag werden in der Regel nur Beschleunigungsfaktoren von 2–4 eingesetzt.

Durch Vergrößerung der Abstände im k-Raum (▶ Abb. 3.37a u. ▶ Abb. 3.37b) werden die Phasencodierschritte vermindert. Bei einer Verteilung der Bildakquisition auf mehrere Spulenelemente verkleinert sich für die einzelne Spule das Field of View mit entsprechenden Einfaltungen und Bildüberlappungen, die mithilfe verschiedener Nachbearbeitungsalgorithmen aufgrund verschie-

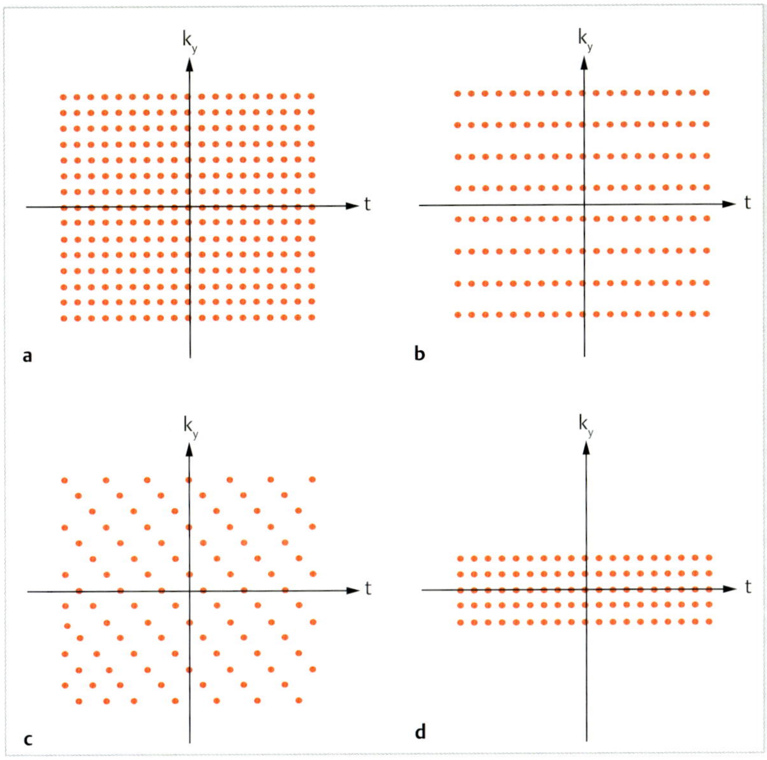

Abb. 3.37 Übersicht verschiedener Algorithmen zur k-Raum-Füllung. Schematische Darstellung.

- **a** Konventionelle vollständige Durchführung aller Phasencodierschritte einer dynamischen Sequenz in y-Richtung.
- **b** Auslassen jedes 2. Phasencodierschritts bei paralleler Bildgebung, z. B. SENSE.
- **c** „Zeitlich" lückenhafter Datensatz bei k-t BLAST.
- **d** k-t-BLAST-Trainingsdatensatz mit zentral zeitlich lückenlosem Datensatz und entsprechend niedriger räumlicher Auflösung.

dener „Sichtachsen" auf das abzubildende Objekt voneinander getrennt werden können. Beispiele für derartige Nachbearbeitungsalgorithmen sind z. B. SENSE (Fa. Philips), iPAT (Fa. Siemens), ASSET (Fa. GE), RAPID (Fa. Hitachi) und SPEEDER (Fa. Toshiba). Es entsteht ein einfaltungsfreies, rekonstruiertes Bild. Das Signal-zu-Rausch-Verhältnis nimmt jedoch in Abhängigkeit vom Beschleunigungsfaktor und der eingesetzten Spule ab, sodass das Verfahren sich besonders für Sequenzen mit einem bereits hohen intrinsischen Signal-zu-Rausch-Verhältnis, wie SSFP-Sequenzen, und beim Einsatz bei höheren Feldstärken, wie 3 T, eignet [49]:

M!

Merke

$$SNR_{\text{mit paralleler Bildgebung}} = \frac{SNR_{\text{ohne parallele Bildgebung}}}{(g \times \sqrt{R})}$$

mit
SNR = Signal-zu-Rausch-Verhältnis
g = spulenabhängiger Geometriefaktor
R = Beschleunigungsfaktor

3D-Verfahren, z. B. die kardiale 3D-MRA, eignen sich wegen 2 Phasencodierrichtungen ebenfalls besonders gut für den Einsatz der parallelen Bildgebung.

k-t BLAST

Noch höhere Beschleunigungswerte durch Verwendung von weiteren Datenreduktionstechniken (z. B. UNFOLD, k-t BLAST) sind insbesondere bei der Abbildung dynamischer Prozesse möglich, wie sie bei der kardiovaskulären Bildgebung zahlreich vorkommen. Vor allem bei *k-t BLAST* („k" steht für den k-Raum, „t" für die Zeit) sind Beschleunigungsfaktoren vom bis zum 10-Fachen möglich [44] [56]. Diese Technik nutzt die Redundanz von Bilddaten beweglicher Objekte zur Beschleunigung der Akquisition. Anders als bei der parallelen Bildgebung werden die Phasencodierkomponenten vollständig gemessen, jedoch nicht über die gesamte Zeit t (▶ Abb. 3.37c). Es entsteht ein „zeitlicher" Datensatz mit Lücken; dies führt wie bei der parallelen Bildgebung zu Rückfaltungen, die mittels eines zeitlich lückenlosen Datensatzes mit nur geringer räumlicher Auflösung, des sog. Trainings-Scan (▶ Abb. 3.37d), aufgefüllt werden können. Dieser Scan kann separat oder gemeinsam mit der eigentlichen Sequenz gemessen werden. Techniken der parallelen Bildgebung und k-t BLAST können auch kombiniert eingesetzt werden. So sind grundsätzlich auch 3D-Cine-Bilder des gesamten Herzens innerhalb eines Atemkommandos durchführbar.

Black-Blood-Sequenzen

Insbesondere bei angeborenen Herzfehlern mit komplexer Anatomie ist es notwendig, sich zu Beginn der Untersuchung einen raschen Überblick über die thorakale und kardiale Anatomie zu verschaffen. Dies geschieht in der Regel mithilfe schneller, auf die Enddiastole getriggerter, statischer Black-Blood-Sequenzen, bei denen durch 2 Inversionsvorpulse (180°) das Blutsignal in Gefäßen und Herzhöhlen „genullt" wird. Die 2 180°-Pulse umfassen einen nicht schichtselektiven Vorpuls, der dafür sorgt, dass in die Schicht einfließendes Blut „abgesättigt" ist und kein Signal mehr geben kann, und einen schichtselektiven 180°-Puls, der die Magnetisierung in der Bildgebungsschicht mit Ausnahme des einfließenden Blutes wieder reinvertiert. Eine der dafür am häufigsten verwendeten Sequenzen ist die sog. HASTE-Sequenz, eine Single-Shot-Turbo-SE-Sequenz, die die Symmetrie des k-Raumes durch Half-Fourier-Akquisition nutzt. Die Sequenz kann mit mehreren Atemanhaltekommandos oder in freier Atmung unter Zuhilfenahme der Navigatortechnik eingesetzt werden. Der Abstand der Vorpulse zur Bilddatenakquisition wird in Abhängigkeit von der Herzfrequenz so gewählt, dass das einfließende Blut „genullt" wird. Beim Einsatz von Kontrastmittel verschiebt sich das sog. Black Blood Delay aufgrund der T 1-Relaxationszeitverkürzung entsprechend und muss individuell angepasst werden.

Whole-Heart-Sequenzen

Aufgrund des guten Kontrasts, des hohen Signal-zu-Rausch-Verhältnisses und der Möglichkeit, diese Sequenzen mithilfe von paralleler Bildgebung deutlich zu beschleunigen, sodass sie nicht nur zusammen mit der Navigatortechnik, sondern mittlerweile auch innerhalb eines einzigen Atemkommandos zur Abbildung des gesamten Thorax eingesetzt werden können, werden statische, auf die Diastole getriggerte SSFP-Sequenzen als sog. 3D-Whole-Heart-Sequenzen für die anatomische Darstellung immer häufiger eingesetzt. Ursprünglich wurden diese Whole-Heart-Sequenzen vor allem für die MR-Koronararteriendarstellung genutzt und sind zumindest für die Detektion von Koronarabgangsanomalien in der Regel ausreichend. Der entscheidende Vorteil einer solchen 3D-Akquisition liegt in der Möglichkeit, isotrope Voxel von 1,5–2,0 mm zu generieren. Das heißt, die In-Plane-Auflösung ist mit der Schichtdicke identisch, sodass aus dem 3D-Datensatz in beliebigen Raumrichtungen Reformatierungen möglich sind, auch gekrümmte. Ist das Ziel, die kardiovaskulären Strukturen des gesamten Thorax abzubilden, so hat es sich bewährt, anstelle einer transversalen Akquisition eine gewinkelt sagittale Schichtführung durchzuführen, mit anschließender Anfertigung von multiplanaren Reformatierungen in allen anderen Raumrichtungen. So reichen deutlich weniger Schichten aus.

> **Merke** M!
>
> Für die Akquisition von 3D-Whole-Heart-SSFP-Sequenzen sollte das längstmögliche Trigger Delay in Abhängigkeit von der Herzfrequenz gewählt werden, das in der Diastole möglich ist; es ermöglicht dann ein Akquisitionsfenster zwischen 45 und 100 ms.

Diese 3D-SSFP-Sequenzen wurden u. a. durch die Integration einer Fettsättigung und T_2-Präparationspulse (2 90°-Pulse) und den intensiven Einsatz von paralleler Bildgebung so verbessert, dass bereits in vielen Zentren die Black-Blood-Sequenzen zur Darstellung der Anatomie durch 3D-Bright-Blood-SSFP-Sequenzen ersetzt wurden.

3.3.5 Cine-Magnetresonanztomografie

Ursprünglich wurden für die funktionelle Beurteilung des Herzens einfache schnelle GE-Sequenzen eingesetzt. In den letzten Jahren hat sich dafür vor allem eine besondere Variante, die SSFP-Sequenz, durchgesetzt. Diese SSFP-Sequenz ist vor allem durch einen hohen Kontrast zwischen Myokard und Blut sowie Fettgewebe gekennzeichnet aufgrund einer T 2/T 1-Mischwichtung (▶ Tab. 3.5). Damit hängt das Signal vor allem vom Verhältnis T_2/T_1 ab. Dieselbe Sequenz wird bei verschiedenen Geräteherstellern unterschiedlich bezeichnet, z. B. bFFE (Fa. Philips), TrueFISP (Fa. Siemens) und FIESTA (Fa. GE).

Aufgrund der größeren Anfälligkeit von SSFP-Sequenzen gegenüber Magnetfeldinhomogenitäten [49] wird in letzter Zeit bei höheren Feldstärken von 3 T und mehr auch wieder auf die ursprünglichen Standard-GE-Sequen-

Tab. 3.5 T 1- bzw. T 2-Relaxationszeiten unterschiedlicher Gewebe. Das höchste T 2/T 1-Verhältnis und damit ein guter Kontrast in der SSFP-Sequenz zeigen sich zwischen dem Myokard und dem Fettgewebe bzw. dem Blut.

Gewebe	T 1 (ms)	T 2 (ms)	T 2/T 1
Blut	1200	250	0,21
Myokard	870	55	0,06
Leber	500	45	0,09
Milz	775	60	0,08
Fett	250	80	0,32

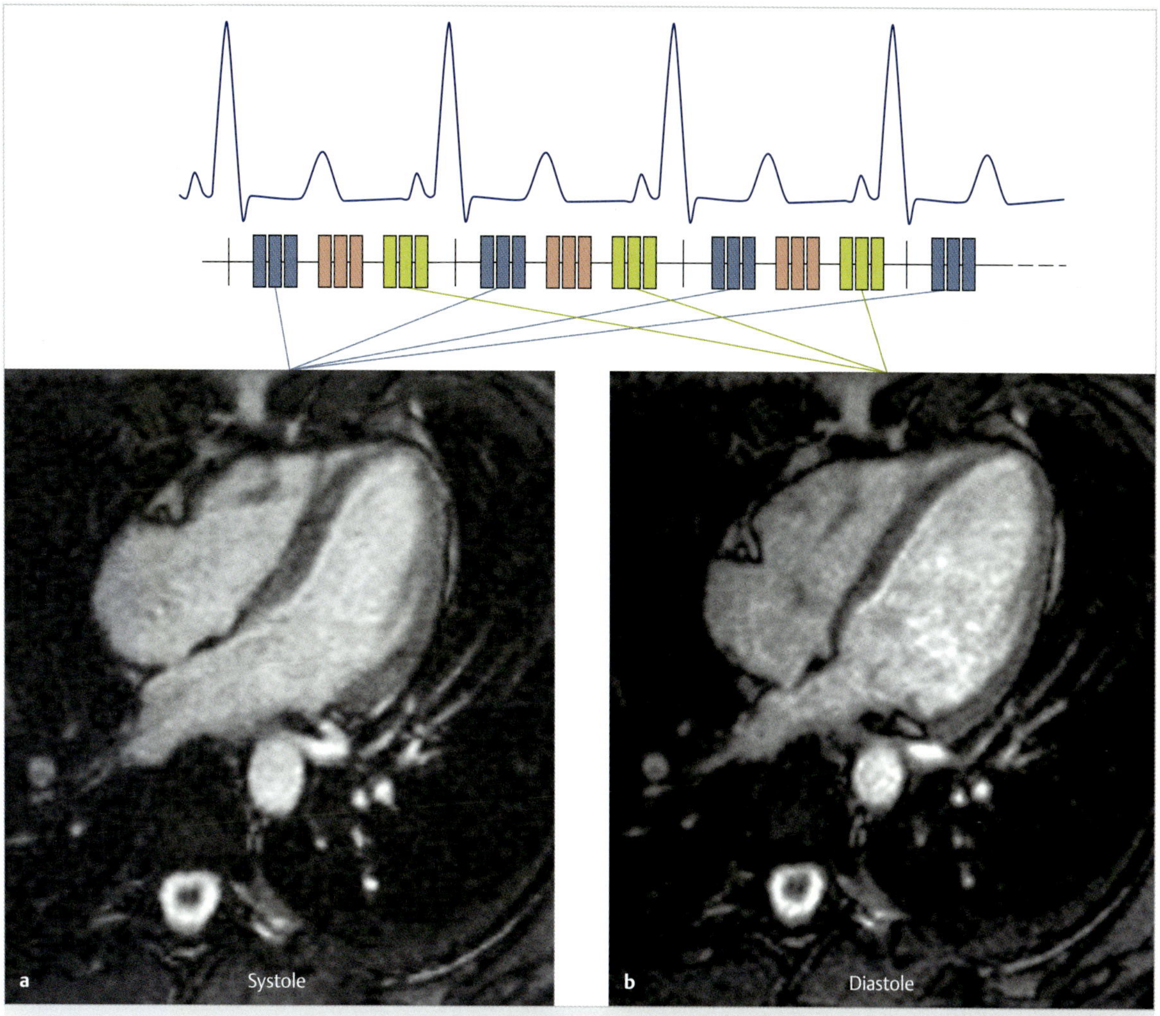

Abb. 3.38 Retrospektive Zuordnung der aus mehreren Herzschlägen akquirierten Bilddaten zu den unterschiedlichen Herzphasen. Schematische Darstellung.

zen zurückgegriffen. Bei allen Cine-Sequenzen mit hoher räumlicher Auflösung werden die Daten über mehrere Herzschläge akquiriert und dann auf die einzelnen Herzphasen eines Herzschlags aufgeteilt (▸ Abb. 3.38). Das bedeutet, die Cine-MRT-Bilder repräsentieren nicht einen einzigen Herzschlag, sondern gemittelte Daten aus mehreren Herzschlägen. Diese Mittelung der Daten führt bei großen Unterschieden der Länge der RR-Intervalle (Abweichungen um mehr als 25 %) zu Fehlern. Deshalb werden diese Daten nicht rekonstruiert und stattdessen verworfen. Gelingt trotzdem keine adäquate Bildgebung, muss auf Real-Time-Sequenzen mit schlechterer räumlicher Auflösung ohne EKG-Triggerung zurückgegriffen werden.

Volumetrie

Mithilfe der Cine-MRT unter Verwendung von SSFP-Sequenzen können die Volumina und die Funktion der Vorhöfe und Ventrikel durch manuelle, semiautomatische oder automatische Konturfindung der endo- und epikardialen Konturen zuverlässig bestimmt werden. Dies kann für den linken Ventrikel näherungsweise mithilfe der Flächen-Längen-Methode aus einer (monoplan) oder 2 langen Achsen (biplan) unter Annahme einer annähernd ellipsoiden Geometrie erfolgen. Bei einer pathologischen Geometrie einschließlich des rechten Ventrikels müssen insbesondere bei angeborenen Herzfehlern die Stärken der MRT als 3D-Verfahren genutzt und der gesamte Ventrikel und/oder die Vorhöfe mit einer kontinuierlichen Schichtabdeckung erfasst werden. Dies kann in der kurzen Achse, aber für den rechten Ventrikel und die Vorhöfe auch in der langen Achse erfolgen. Unter dieser Voraussetzung stellt die MRT den aktuellen Goldstandard für die Volumetrie des Herzens dar [43] [47] [48].

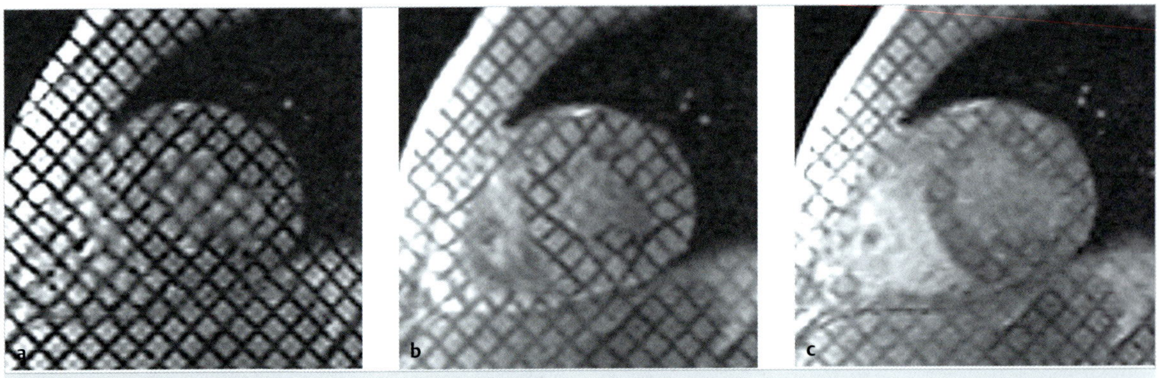

Abb. 3.39 Tagging-Verfahren.

a Reguläres Tagging-Gitter eines Probanden an einem 1,5-T-MRT unmittelbar nach Erzeugung, also kurz nach der Detektion der R-Zacke. Es ist zu erkennen, dass sogar das Blut im Ventrikelkavum markiert ist.

b In der Systole kommt es zu einer Verformung des Gitters durch das sich kontrahierende Myokard. Das statische Gewebe der Thoraxwand und der Leber erfährt hingegen keine Verformung.

c In der Enddiastole kommt es zu einem leichten „Verblassen" des Tagging-Gitters. Das Persistieren des Tagging-Gitters bis zum Ende des Herzzyklus profitiert von einer höheren Feldstärke [49].

Tagging und Feature Tracking

Um nicht nur die endokardiale Wandbewegung visuell oder quantitativ zu analysieren, sondern in Anlehnung an die Echokardiografie insbesondere auch diastolische und intramyokardiale Funktionsstörungen zu erfassen, gibt es verschiedene Methoden, den myokardialen Strain, also die Gewebespannung, zu bestimmen.

Die neueste Methode, das sog. Feature Tracking [50], nutzt dazu die Standard-SSFP-Sequenzen und ist deshalb im Gegensatz zu dem älteren Tagging-Verfahren auch beim nicht hypertrophierten rechten Ventrikel einsetzbar, mit guten Korrelationen zur Strain-Analyse mithilfe des Tagging-Verfahrens.

Die verschiedenen Tagging-Sequenzen sind spezielle Cine-GE-Sequenzen. Beim Tagging-Verfahren wird das Myokard im Gegensatz zum Feature Tracking auch intramyokardial durch Sättigungsgitter oder -linien „getagged", also markiert. Die Markierung erfolgt durch Sättigungsvorpulse unmittelbar nach der R-Zacke und erfährt in Abhängigkeit von der Kontraktilität während des Herzzyklus eine Verformung (▶ Abb. 3.39), die visuell oder quantitativ durch Bestimmung des myokardialen Strain ausgewertet werden kann.

3.3.6 Quantitative Flussmessung

Mithilfe von schnellen GE-Sequenzen können Flüsse in Gefäßen sehr genau quantifiziert werden, z. B. um die Regurgitationsfraktion bei Klappeninsuffizienzen oder Shunt-Volumina zu bestimmen. Die MR-Flussquantifizierung beruht auf der geschwindigkeitsabhängigen Phasenverschiebung von sich bewegenden Spins. Diese Phasenverschiebung ist unter der Voraussetzung eines laminaren Flusses proportional zur Geschwindigkeit. Um diese Eigenschaften auszunutzen, werden bipolare Gradienten eingesetzt, die im Falle von statischem Gewebe zu der Phasenverschiebung 0 führen, da für stationäre Spins durch Einsatz bipolarer Gradienten Dephasierung und Rephasierung gleich sind und die Magnetisierung für stationäre Spins nach Einsatz der bipolaren Gradienten wieder in Phase ist. Da u. a. auch Magnetfeldinhomogenitäten zu Phasenveränderungen führen, sollte die Messung nacheinander mit 2 unterschiedlichen Polaritäten des bipolaren Gradienten durchgeführt werden (negativ-positiv und positiv-negativ), sodass durch Abziehen der beiden Datensätze voneinander zeitlich konstante Phasenveränderungen beseitigt werden können.

Bei Verwendung dieser flusssensitiven GE-Sequenzen wird in einem Voxel sowohl die Flussgeschwindigkeit als Grauwertintensität in cm/s als auch die Flussrichtung positiv oder negativ dargestellt (schwarze versus weiße Intensitätsskala: positive Signale werden von Mittelgrau nach Weiß und negative Signale von Mittelgrau nach Schwarz skaliert; ▶ Abb. 3.40). Ähnlich wie bei der Doppler-Sonografie wird zur Darstellung der Phasenverschiebungen ein Bogenmaß von 360° mit den Bereichen von + 180° bis -180° ausgenutzt.

Rückwärtsgerichteter Fluss führt zu einer negativen Phasendifferenz, antegrader Fluss zu einer positiven; das wird in der MRT in der Regel im Phasenbild als Grauwert dargestellt. Die Bilddaten können allerdings auch in Analogie zur Farb-Doppler-Sonografie farbig codiert werden. Aus den gemessenen mittleren Flussgeschwindigkeiten der einzelnen Voxel kann die Umrechnung in den Volumenfluss in ml/s über das Produkt aus Pixelfläche und Pixelgeschwindigkeit erfolgen.

Grundsätzlich ist die Methode zur Flussquantifizierung der Datenakquisition für die *Phasenkontrastangiografie* ähnlich. Der Unterschied besteht zum einen darin, dass in

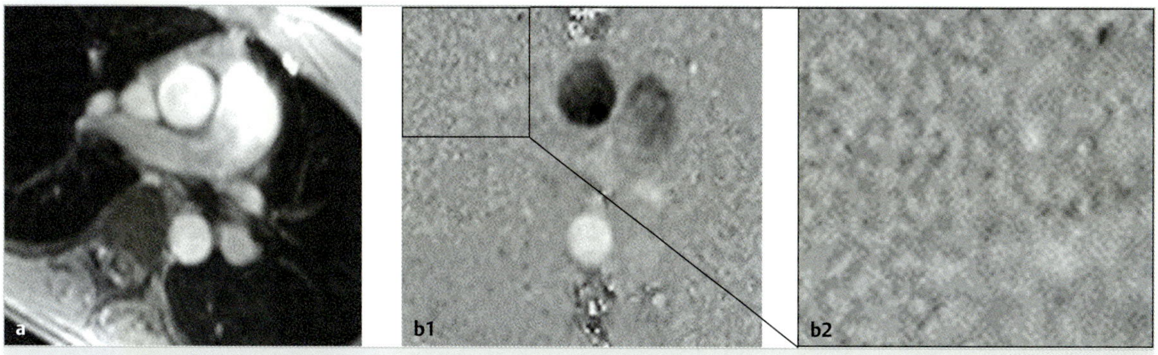

Abb. 3.40 Flusssensitive GE-Sequenz.
a Das Modulusbild der flusssensitiven GE-Sequenz entspricht einem anatomischen GE-Bild.
b Im Phasenbild sind Flussrichtung und -geschwindigkeit codiert: Schwarz ist der Fluss nach kranial in der Aorta ascendens und hell der Fluss nach kaudal in der Aorta descendens codiert. In der Lunge ist im Phasenbild das Hintergrundrauschen als typisches Pfeffer-und-Salz-Muster (Vergrößerung) zu erkennen.

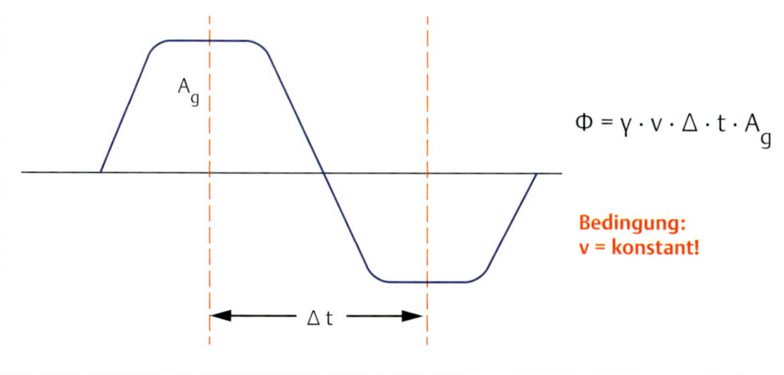

Abb. 3.41 Wirkung eines bipolaren Gradienten der Fläche A_g auf die Phase ϕ von bewegten Spins mit der Geschwindigkeit v. Schematische Darstellung. Während die Phase ϕ für statische Spins (v = 0) nach dem Gradienten unverändert ist, entsteht für bewegte Spins ein der Geschwindigkeit proportionaler Phasenwinkel ϕ. Weitere Informationen s. Text.
A_g = Fläche unter der Kurve des Gradientenpulses
Δt = Zeit zwischen den Mittelpunkten des bipolaren Gradientenpulses

der Regel bei der in der klinischen Routine eingesetzten 2D-Flussmessung nur der Fluss in eine Richtung (am besten senkrecht zum Hauptflussvektor) gemessen wird und das die Encoded Velocity (maximal erwartete Flussgeschwindigkeit im Gefäß) höher eingestellt werden muss (ca. 10 %), um Signalverluste durch Aliasing zu vermeiden. Da Phasenänderungen von mehr als 360° bzw. mehr als ±180°, im Bogenmaß angegeben, nicht mehr eineindeutig definiert sind und damit zu Phase Wrapping bzw. Aliasing führen, muss dies durch den Anwender erfolgen.

Es besteht folgender linearer Zusammenhang beim Einsatz eines bipolaren Gradienten (▶ Abb. 3.41) zwischen der resultierenden Phasenverschiebung und der Flussgeschwindigkeit:

M!

Merke

$$\varphi = v \times (\gamma \times \Delta t \times A_g)$$

mit
φ = Phasenverschiebung
v = Flussgeschwindigkeit in m/s
γ = gyromagnetische Konstante
Δt = Zeit zwischen den Mittelpunkten des bipolaren Gradientenpulses
A_g = Fläche unter der Kurve des Gradientenpulses

Turbulenzen können zu Dephasierungen führen, die die Genauigkeit der Flussmessungen beeinträchtigen. Die Signalintensität jedes Pixels steht bei der quantitativen Flussmessung für die lokale Flussgeschwindigkeit. Dieser Geschwindigkeitswert ist ein Durchschnittswert, der proportional zur Phase des Summenvektors der Signale aller Spins innerhalb des Voxels ist. Aufgrund dieses Partialvolumeneffekts können Fehler in der Flussmessung auftreten. Ist die Streuung der Geschwindigkeitswerte innerhalb eines Voxel sehr groß, dann ist es auch die der korrespondierenden Phasendifferenzen, sodass das Nettosignal sogar auf 0 absinken kann. Aber auch im statischen Gewebe wird im Phasenbild kein vollständiger Nullwert erreicht, sondern ein dem Hintergrundrauschen entsprechender Zufallswert ermittelt. Im Gegensatz zu den anatomischen Magnitude-Bildern ist das *Hintergrundrauschen* bei den Phasenbildern somit deutlich sichtbar und beeinflusst den Messwert. Dieses kann jedoch als sog. Pfeffer-und-Salz-Erscheinungsbild (s. ▶ Abb. 3.42b, Vergrößerung) deutlich von Regionen mit normalem Fluss unterschieden werden. Das Pfeffer-und-Salz-Erscheinungsbild tritt vor allem in Regionen mit Luft auf, also in der Lunge und außerhalb des Patienten. Quantitative Flussmessungen werden normalerweise mit dünnen 2D-Einzelschichten (3–10 mm) durchgeführt.

Bei der MR-Flussmessung sollte nach Möglichkeit ein *retrospektives Gating* verwendet werden, um bei pulsatilem Fluss auch alle Phasen des Herzzyklus vollständig erfassen zu können.

Um *Partialvolumeneffekte* so klein wie möglich zu halten, sollte die Akquisition immer senkrecht zum Gefäßverlauf erfolgen. Aufgrund der initial relativ langen Messzeiten wird die Messung in der Regel in freier Atmung mit mehreren Mittellungen durchgeführt, um Atemartefakte zu reduzieren. Die Messdauer beträgt dabei mehrere Minuten. Durch Verwendung von Beschleunigungsverfahren, wie der parallelen Bildgebung, kann die Messung auch in Atemanhaltetechnik oder sogar als Real-Time-Sequenz durchgeführt werden. Im ersteren Fall muss dann allerdings prospektives Gating verwendet werden, bei dem evtl. nicht die ganze Diastole miterfasst ist.

Neben Partialvolumeneffekten stellen wie in der Doppler-Echokardiografie *Winkelfehler* ein Problem dar. Im Gegensatz zum Doppler gibt es aber keine grundsätzlichen Einschränkungen, da mit entsprechender Voreinstellung mit der MRT in allen Raumrichtungen Flüsse gemessen werden können. Bei 2D-Flussmessungen wird nur der Hauptflussvektor im Gefäß senkrecht zur Schichtebene bei Through-Plane-Messungen und in der Schichtebene bei In-Plane-Messungen erfasst. Abweichungen vom Hauptflussvektor führen zu einer Unterschätzung der maximalen Flussgeschwindigkeit. Um den Partialvolumenfehler zu minimieren, sollte die räumliche Auflösung möglichst hoch sein (z. B. mehr als 10 Pixel pro Gefäßdurchmesser). Deshalb sind Flussmessungen in den Koronararterien nur eingeschränkt durchführbar, in den großen Gefäßen hingegen sehr valide.

Neueste Entwicklungen erlauben die gleichzeitige Akquisition von Flussmessungen in allen 3 Raumrichtungen; dabei werden die bipolaren Gradienten in allen 3 Raumrichtungen appliziert. Deshalb wird die Flussmessung auch als *„4D-Flussmessung"* bezeichnet (▶ Abb. 3.42). Die Messzeit wird dadurch allerdings erheblich verlängert und kann deshalb nicht mehr in einem Atemanhaltekommando akquiriert werden. Die 4D-Flussmessung wird deshalb in der Regel mit der Navigatortechnik kombiniert, die eine Akquisition in freier Atmung ermöglicht.

> **Merke** M!
>
> Obwohl grundsätzlich zahlreiche Faktoren die Zuverlässigkeit der MR-Flussmessung einschränken, zeigen doch zahlreiche In-vitro- und In-vivo-Studien, dass es sich um eine sehr zuverlässige Methode zur Flussquantifizierung handelt, deren Aussagekraft nicht so sehr von der Erfahrung des Untersuchers abhängt, wie es bei der Doppler-Echokardiografie der Fall ist.

3.3.7 Magnetresonanzangiografie

Von den zahlreichen Möglichkeiten, eine MRA durchzuführen, sollen hier nur 3 erwähnt werden. Dabei hat aufgrund zahlreicher Vorteile die kontrastmittelgestützte die größte klinische Relevanz, insbesondere für Patienten mit angeborenen Herzfehlern.

Time-of-Flight-Magnetresonanzangiografie

Vor der Möglichkeit der Anwendung von kontrastmittelgestützten MRA erfolgte die MRA mithilfe der Ausnutzung des sog. Inflow-Effekts, durch ungesättigte Spins, die in Blutgefäßen in die Bildebene gelangen und mittels geeigneter Pulswahl ein Signal erzeugen. Für die großen Gefäße ermöglicht diese Form der MRA eine hinreichend genaue Darstellung unter der Voraussetzung, dass eine EKG-Triggerung erfolgt und der Patient in der Lage ist, bis zu 10 min absolut ruhig zu liegen. Weite Verbreitung hat die Time-of-Flight-MRA noch bei der Darstellung der intrazerebralen Gefäße. Das Basiskonzept der Inflow-MRA beruht auf folgenden Prinzipien:

- *Sättigung von stationärem Gewebe* (im Untersuchungsvolumen): Um einen Gefäßbaum optimal darstellen zu können, sollte umgebendes stationäres Gewebe im Messvolumen möglichst kein Signal abgeben. Dies wird erreicht, indem hintereinander mehrere Hochfrequenzimpulse auf das Messvolumen einstrahlen. Um dies zu erreichen, ist eine möglichst kurze Repetitionszeit zwischen den Hochfrequenzimpulsen notwendig; dies wird am einfachsten durch die Verwendung von GE-Sequenzen erzielt.
- *Kontrastverstärkung durch einfließendes Blut:* Wenn vollständig magnetisiertes, frisches, ungesättigtes Blut (d. h. Blut, das noch durch keinen Hochfrequenzpuls angeregt wurde) in das Messvolumen einfließt, erzeugt es ein starkes MR-Signal, wenn es durch den ersten Hochfrequenzimpuls angeregt wird. Der Kontrast wird bei der Time-of-Flight-MRA noch dadurch verstärkt, dass das umgebende stationäre Gewebe zu diesem Zeitpunkt bereits durch Vorpulse gesättigt ist. Der maximale Inflow-Effekt wird erzielt, wenn das frisch einfließende Blut nur einen Hochfrequenzimpuls erfährt, während die Bildakquisition im untersuchten Messvolumen erfolgt. Sobald das Blut im Messvolumen

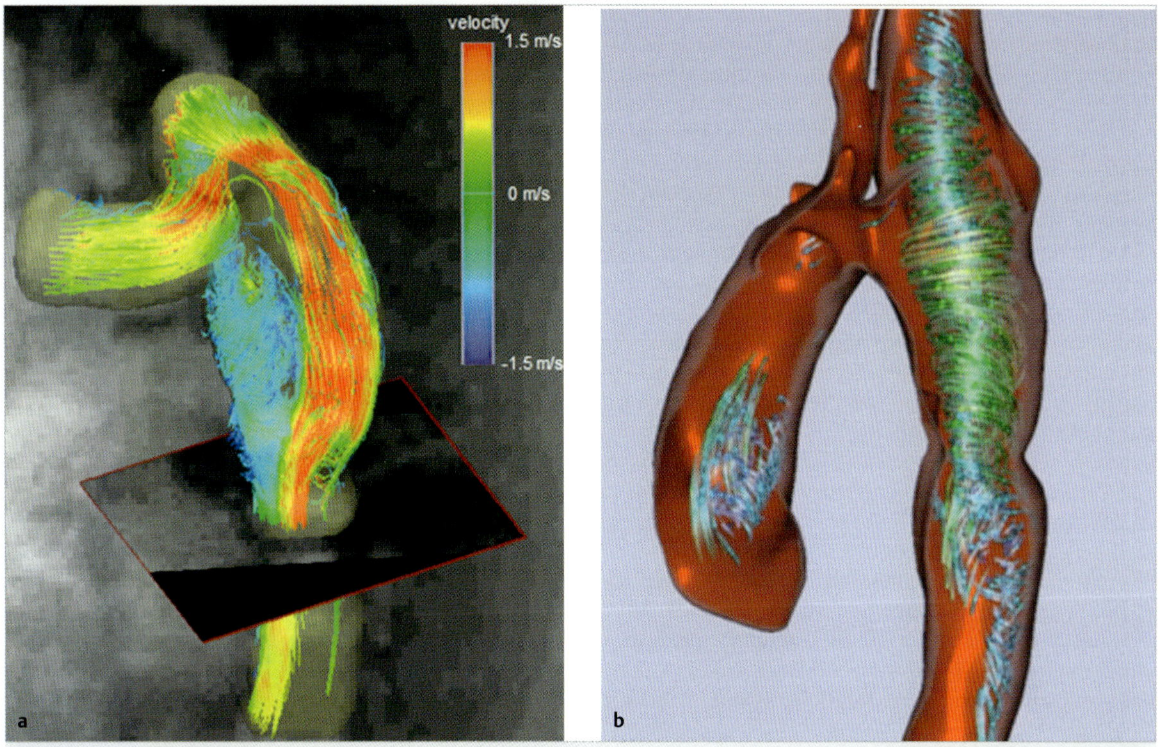

Abb. 3.42 4D-Flussmessung.
a Die dargestellten Stromlinien (Streamlines) der 4D-Flussanalyse repräsentieren den systolischen Spitzenfluss (hier ca. 1,5 m/s) in einem extraanatomischen Bypass von der linken A. subclavia zur Aorta descendens zur Therapie einer hochgradigen Aortenisthmusstenose, die nicht reseziert wurde.
b „Helikaler" Fluss in diesem Bypass desselben Patienten.

durch mehr als einen Hochfrequenzimpuls angeregt wird, setzen Sättigungseffekte ähnlich denen ein, die dazu benutzt werden, um die Signale des die Gefäße umgebenden Gewebes zu unterdrücken.

Unter folgenden Umständen erfährt das Blut im Messvolumen nur einen Hochfrequenzimpuls:

Merke

M!

$$v \geq \frac{d}{TR}$$

mit
v = Geschwindigkeitskomponente des Blutes senkrecht zum Messvolumen
d = Schichtdicke in Abhängigkeit von der verwendeten Messtechnik (2D: d = Schichtdicke; 3D [Single Slab]: d = Slab-Dicke; 3D [Multi Slab]: d = Dicke jedes einzelnen Slabs)
TR = Repetitionszeit

Die Bedingungen der o. g. Gleichung sind am ehesten erfüllt, wenn der Fluss senkrecht zum Messvolumen verläuft. Da die Flussgeschwindigkeit im Gefäß nicht beeinflusst werden kann, müssen die anderen Parameter sorgfältig ausgewählt werden. Die zu messende Schicht sollte aber in jedem Fall senkrecht zur Hauptflussrichtung verlaufen. Der Flipwinkel ist ein weiterer Faktor, der den Inflow-Effekt beeinflusst. Generell sollte der Flipwinkel so groß wie möglich gewählt werden; das führt zu einem verstärkten Inflow-Signal und einer besseren Hintergrundsignalunterdrückung.

Phasenkontrast-Magnetresonanzangiografie

Bei der Phasenkontrastangiografie wird die Phasenverschiebung des MR-Signals, hervorgerufen durch fließendes Blut, dazu herangezogen, Gefäße vom umgebenden Gewebe zu unterscheiden. Trotzdem beruhen die Phasenkontrasttechniken auch auf der Erneuerung von einfließendem Blut in das Messvolumen, allerdings weniger stark als bei den Inflow-Techniken. Die verwendeten Pulssequenzen sind so angelegt, dass die gemessene Phasenverschiebung proportional zur Flussgeschwindigkeit des fließenden Blutes ist [48]. Mithilfe der Phasenkontrasttechniken ist eine vollständige Unterdrückung des stationären Gewebes möglich, indem verschiedene Akquisitionen von flusskompensierten und flusssensitiven Bildern voneinander subtrahiert werden (▶ Abb. 3.43). Des Weiteren erlaubt die Phasenkontrasttechnik, auch kleine Gefäße mit sehr langsamem Fluss darzustellen. Aufgrund der flexiblen Einstellbarkeit der Sensitivität der Sequenz für verschiedene Flussgeschwindigkeiten (Encoded Velocity) und Flussrichtungen ist eine auf die jeweilige Fragestellung bezogene Anpassung der Sequenz möglich. Grundsätzlich kann die Phasenkontrastangiografie sowohl für die rein morphologische als auch für die funktionelle Beurteilung (Flussgeschwindigkeit, -volumen) eingesetzt werden. Sowohl funktionelle als auch morphologische Daten können aus einer einzelnen Akquisition der Phasenkontrastangiografie gewonnen werden. Die Vorgehensweisen unterscheiden sich für die rein morphologische und die funktionelle Untersuchung nur in der Form der Datenrekonstruktion. Im Prinzip sind 4 verschiedene Rekonstruktionsalgorithmen möglich:

- konventionelles „anatomisches" Magnitude- oder Modulusbild, das nur Inflow- (Magnitude-)Informationen und keine Phaseninformation enthält (s. ▶ Abb. 3.43a)
- Magnitude-Bild, das nur qualitative Flussinformationen enthält
- bis zu 3 Phasenbilder, wobei jedes eine Komponente (in x-, y- oder z-Richtung) des Gesamtflussvektors enthält (s. ▶ Abb. 3.43b)
- Speed-Bild, das die Amplitude des Flussvektors, aber keine Richtungsinformation enthält

Für die rein morphologische Darstellung der Gefäße wird in der Regel die Information aus der Differenz der Amplituden rekonstruiert. Daraus kann dann mithilfe einer MIP die Menge der rekonstruierten Daten auf ein rekonstruiertes Volumen in verschiedenen Projektionen reduziert werden. Des Weiteren sind die Magnitude-Bilder, die nur qualitative Flussinformationen enthalten, weniger anfällig gegenüber Signalverlusten durch Aliasing. Dieses Phänomen tritt in Analogie zum Doppler-Verfahren auf, wenn die physikalische Flussgeschwindigkeit die eingestellte maximale Flussgeschwindigkeit (Encoded Velocity) übersteigt. Für die reine Bildgebung kann somit die Encoded Velocity gering unterhalb der zu erwartenden maximalen Flussgeschwindigkeit liegen. Für die Quantifizierung muss die Encoded Velocity jedoch über der erwarteten maximalen Flussgeschwindigkeit im Gefäß eingestellt werden (mehr als 10 %).

In einer bestimmten Phase zu präzipitieren ist eine grundlegende Eigenschaft aller Spins. Flusssensitive Sequenzen können deshalb angewendet werden, weil sich bewegende Spins in einem Magnetfeld eine flussinduzierte Phasenverschiebung erfahren. Diese ist abhängig von der Stärke des Magnetfelds und der Flussgeschwindigkeit der Spins. Aufgrund von Magnetfeldinhomogenitäten ist auch die Phase von stationärem Gewebe nie gleich 0; deshalb muss eine Subtraktion verschiedener Bilder erfolgen. Die einfachste Methode, solch ein Referenzbild zu erzeugen, ist die Akquisition eines flusskompensierten Bildes, in dem alle Spins (stationär oder bewegend) die gleiche Phase aufweisen. Ein wichtiger Aspekt

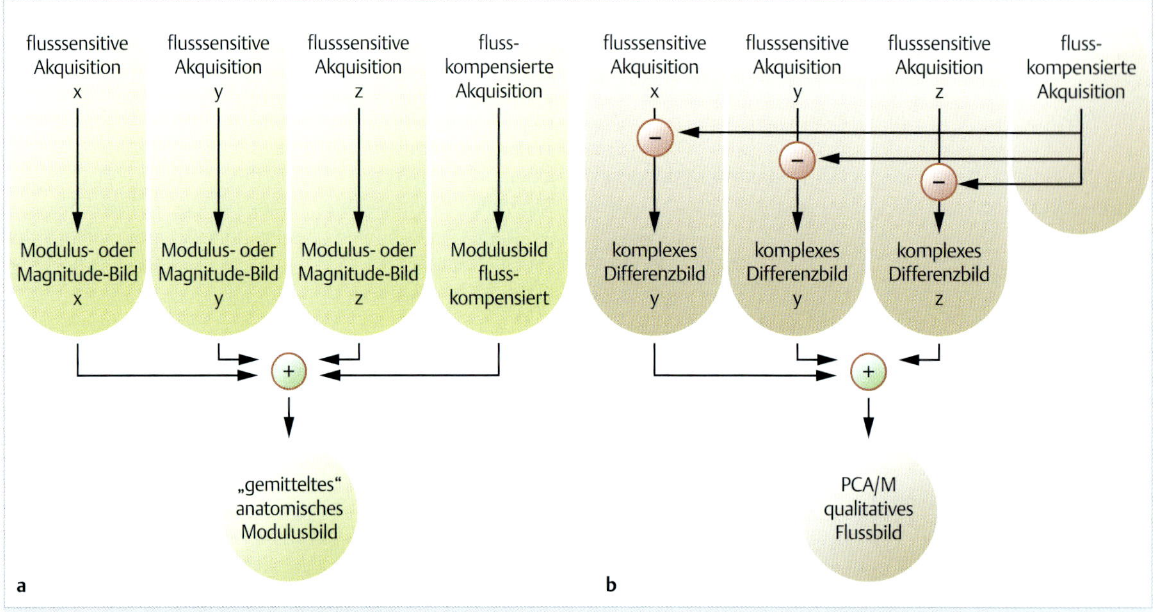

Abb. 3.43 Verschiedene Berechnungsformen der Phasenkontrastangiografie. Schematische Darstellung.
PCA/M = Phasenkontrastangiografie M-Mode
a „Gemitteltes" anatomisches Modulusbild.
b Qualitatives Flussbild.

der Phasenkontrastangiografie ist der, dass die Messung für eine bestimmte Encoded Velocity immer nur in einer Richtung erfolgen kann. Eine simultane Erfassung in mehreren Richtungen wie bei der Inflow-Technik ist nicht möglich. Deshalb sind bei der Phasenkontrastangiografie mindestens 3 Akquisitionen, die orthogonal aufeinander stehen, für alle 3 Raumrichtungen nötig (s. ▶ Abb. 3.43). So sind für die Erzeugung eines Phasenkontrastangiografiebilds zusammen 4 Akquisitionen notwendig; das verlängert die Messzeit im Vergleich zur Time-of-Flight-Angiografie deutlich. Trotzdem wird aufgrund der hervorragenden Unterdrückung des Hintergrunds für kleinere Scan-Volumina die Phasenkontrastangiografie verwendet.

Kontrastmittelverstärkte Magnetresonanzangiografie

Die meisten Patienten sind nicht in der Lage, so lange still zu halten, bis eine konventionelle Inflow-MRA beendet ist. Für diese Patienten eignen sich kontrastmittelverstärkte MRA mit oder ohne Atemanhaltetechnik. Das hohe Signal, das normalerweise durch den Einsatz des Kontrastmittels erzielt wird, eignet sich hervorragend für 3D-Rekonstruktionen. Besondere Bedeutung für die Qualität der kontrastverstärkten MRA hat das richtige Timing der Verabreichung des Kontrastmittelbolus. Der Einsatz ist insbesondere auch dann sinnvoll, wenn abnorme Gefäße sonst durch langsamen oder turbulenten Fluss maskiert werden. Ähnlich wie bei der myokardialen Perfusionsanalyse wird für die Darstellung arterieller Gefäße der sog. First Pass, der erste Kontrastmitteldurchgang, genutzt (▶ Abb. 3.44). Dazu werden schnelle T 1w 3D-GE-Sequenzen verwendet.

Zur Ermittlung des richtigen Messzeitpunkts für den First Pass wird eine schnelle dynamische MR-Sequenz genutzt, eine Art MR-Durchleuchtungs- oder Fluoroskopietechnik, die bei unterschiedlichen Geräteherstellern unterschiedlich benannt wird, u. a. Bolus Trak (Fa. Philips), Care Bolus (Fa. Siemens) und Fluoro Triggered MRA (Fa. GE). Dabei wird in der Regel eine mehrere Zentimeter dicke Schicht zu unterschiedlichen Zeitpunkten mit einer zeitlichen Auflösung von mindestens 1 Bild/s akquiriert; die Sequenz wird mit Applikation eines kleinen Testbolus an Kontrastmittel (z. B. 1 ml) gestartet. Durch Abspielen der akquirierten Bilder im Cine-Modus (▶ Abb. 3.45) kann die Kontrastmittelanflutung im Zielgebiet verfolgt und der optimale Zeitpunkt für den Start der Sequenz ermittelt werden. Die Sequenz kann aber auch genutzt werden, um die hochauflösende 3D-Sequenz mit der Anflutung im Zielgefäß direkt zu starten.

> **Merke** (M!)
>
> Bei angeborenen Herzfehlern, insbesondere bei bereits operierten, kann die Lungenperfusion partiell beeinträchtigt sein oder sogar eine Seitendifferenz aufweisen. Mit dieser schnellen, zeitlich hoch- (s. ▶ Abb. 3.45) und räumlich niedrig aufgelösten Sequenz kann die Bestimmung des Zeitpunkts der Bolusgabe gut erfasst werden.

Für eine scharfe Trennung zwischen arteriellem und venösem Signal wären die Messzeiten einer räumlich hochaufgelösten 3D-MRA normalerweis zu lange, da das arterielle Fenster nur wenige Sekunden lang ist, bevor das Kontrastmittel auch in den Venen anflutet. Werden die

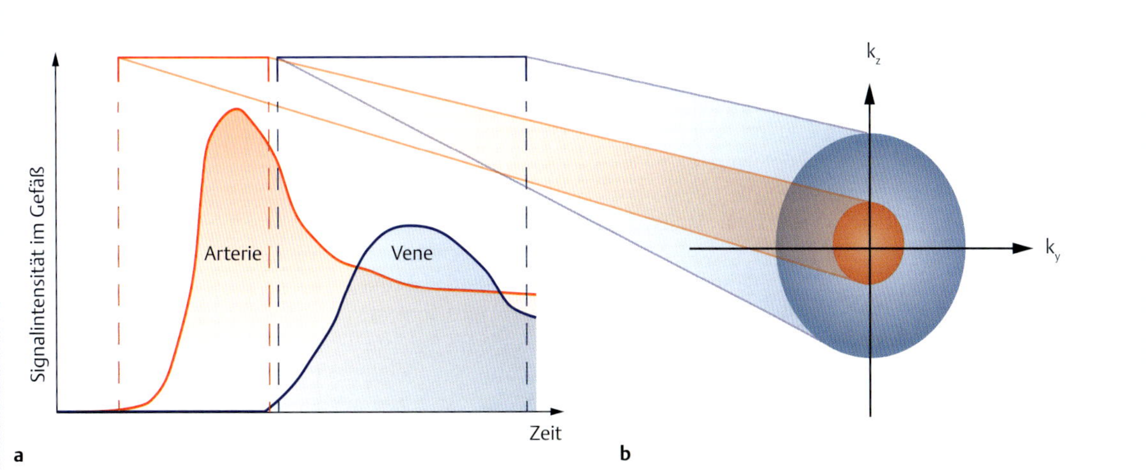

Abb. 3.44 Zeitliche Abfolge der Phasencodierschritte (Profile Order) bei einer kontrastmittelgestützten MRA. Schematische Darstellung.
a Zeitlich unterschiedliche Kontrastmittelanflutung in Arterie und Vene.
b Korrespondierende zeitliche Abfolge der Füllung des k-Raums zuerst in der Mitte (arterielle Phase) für den Kontrast und dann in den äußeren für die Auflösung zuständigen Anteilen des k-Raums (venöse Phase).

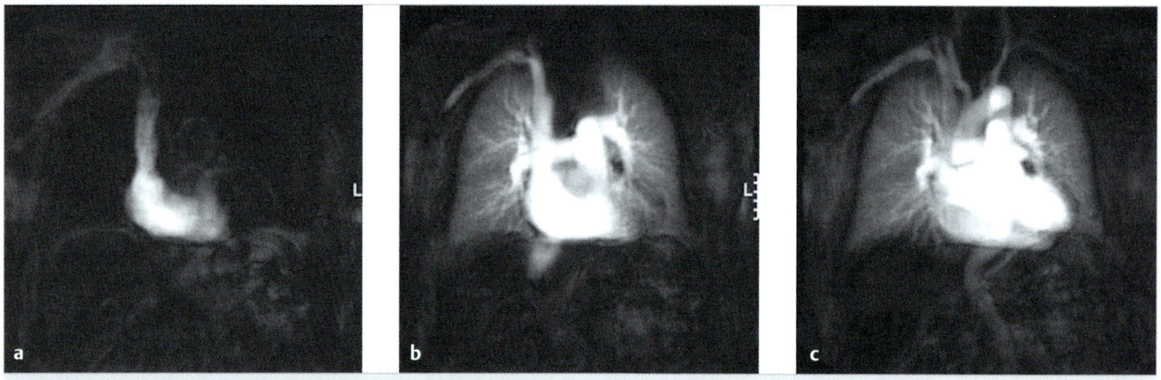

Abb. 3.45 Darstellung dreier exemplarischer Zeitpunkte einer Bolus-TRAK-Sequenz in koronarer Schichtführung durch den Thorax.
a Anflutung des Kontrastmittels über die V. cava superior im rechten Ventrikel.
b Anflutung des Kontrastmittels in den Pulmonalarterien der rechten und linken Lunge.
c Anflutung des Kontrastmittels in der Aorta ascendens.

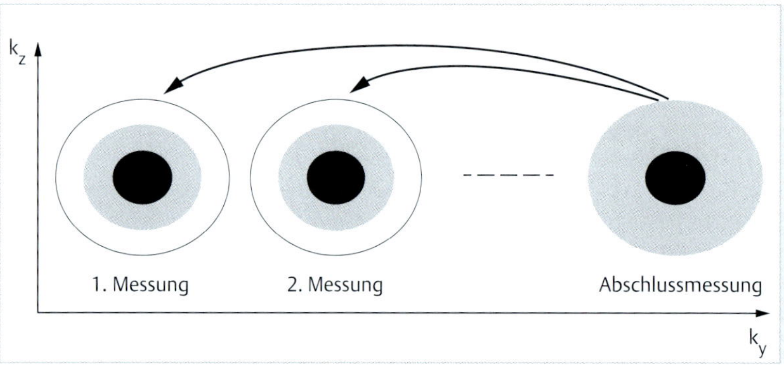

Abb. 3.46 3D-Keyhole-Technik. Schematische Darstellung. Bei der 3D-Keyhole-Technik wird zu Beginn der Messung der innere Teil des k-Raumes (schwarzer und grauer Kreis) wiederholt gemessen. Erst bei der letzten Messung werden alle Daten des k-Raumes gefüllt und in die fehlenden Bereiche aller vorherigen Messungen kopiert (Pfeile). Dadurch sind schnelle, zeitlich aufgelöste 4D-MRA möglich.

speziellen Eigenschaften des k-Raumes ausgenutzt und die Phasencodierschritte, die für den Kontrast verantwortlich sind, in den ersten Sekunden akquiriert, also in der arteriellen Phase, und danach erst die Phasencodierschritte für die Bildschärfe, werden die Venen trotz Kontrastmittelinhalt nicht dargestellt (s. ► Abb. 3.44). Diese Profile Order kann an der Sequenz eingestellt werden und wird bei den verschiedenen Geräteherstellern unterschiedlich bezeichnet, u. a. CENTRA, Elliptic Centric, Centric-elliptical). Damit die kontrastmittelgestützte MRA gut genutzt wird, sollte nach der arteriellen Phase noch eine „venöse" Phase akquiriert werden, von der ggf. die arterielle Phase subtrahiert werden kann.

Insbesondere für angeborene Herzfehler mit zahlreichen Gefäßvarianten und postoperativen Veränderungen sind sowohl zeitlich als auch räumlich hochaufgelöste kontrastmittelgestützte MRA-Sequenzen, die eine der digitalen Subtraktionsangiografie ähnliche dynamische Darstellung mit Kontrastmittelanflutung und -abflutung zeigen, sehr nützlich und helfen eine weitergehende invasive Diagnostik vermeiden. Dazu müssen zahlreiche Techniken zur Verkürzung der Messzeit miteinander kombiniert werden. Nahezu immer werden dabei die Eigenschaften des k-Raumes mit Messung nur von Teildaten sowie die Anwendung von paralleler Bildgebung mit höheren Beschleunigungsfaktoren genutzt. Bei mittlerweile zahlreichen kommerziell erhältlichen, dynamischen kontrastverstärkten MRA-Sequenzen, z. B. 4D-Trak (Fa. Philips), Twist (Fa. Siemens) oder TRICKS (Fa. GE) wird dadurch eine zeitliche Auflösung von ca. 1 s erreicht. Für die 4D-MRA wird eine besondere Technik zur k-Raum-Füllung eingesetzt, die sog. Keyhole-Technik. Dabei wird während der Kontrastmittelanflutung wiederholt nur der innere Bereich des k-Raumes, der für den Kontrast zuständig ist, gemessen (► Abb. 3.46).

Nur im allerletzten Datensatz werden alle Daten des k-Raumes komplett ausgelesen und in alle anderen, vorher nur teilweise aufgenommenen Datensätze kopiert. Am Ende der Akquisition sind sowohl Arterien als auch Venen mit Kontrastmittel gefüllt, sodass Informationen über die Bildschärfe für beide Gefäße in hoher räumlicher Auflösung in allen Phasen zur Verfügung stehen, während die kontrastbestimmenden Anteile mit hoher zeitlicher Auflösung die Anflutung des Kontrastmittels nach Fourier-Transformation in der 4D-MRA wiedergeben.

3.3.8 Narben- und Fibrosedarstellung

Entsprechend der Angaben verschiedener Kardio-MR-Registries [45] [46] ist die MR-Narben- bzw. Vitalitäts- und Fibrosedarstellung eine der häufigsten Indikationen für die Kardio-MRT und wird auch verstärkt bei Patienten mit angeborenen Herzfehlern eingesetzt, insbesondere bei postoperativer Untersuchung. Die Darstellung von Narben und Fibrose im Myokard hat prognostische Relevanz und hilft auch bei der Differenzialdiagnose zahlreicher erworbener oder angeborener Kardiomyopathien.

Die bisher am weitesten verbreitete Methode der Nekrose-, Narben- bzw. Fibrosedarstellung stellt die Technik der verzögerten Kontrastmittelanreicherung bzw. des Late Gadolinium Enhancement oder Delayed Enhancement dar.

Das Prinzip der verzögerten Kontrastmittelanreicherung (ca. 10–20 min nach der Injektion) in Narbengewebe beruht auf einer Kombination mehrerer, zum Teil nebeneinander existierender Pathomechanismen, zum einem dem verzögerten Kontrastmitteleinstrom, zum anderen einem verzögerten Kontrastmittelausstrom. Verursacht durch ein begleitendes Ödem im akuten Stadium sowie einen vergrößerten Extrazellularraum durch Untergang von Myokard nach einem Infarkt oder einer Infektion kommt es zu einem größeren Kontrastmittelverteilungsvolumen. Das Kontrastmittel führt zu einer Verkürzung der T1-Relaxationszeit, die in der Narbe stärker ausgeprägt ist als im vitalen Myokard. Das Prinzip der verzögerten Kontrastmittelanreicherung in einem Narbenareal wurde bereits in den 1980er-Jahren im Tierversuch mit der CT nachgewiesen und später auch mit der MRT dargestellt. Trotzdem hat sich das Verfahren in der kardialen MRT erst seit Mitte der 1990er-Jahre mit Einführung von kontrastreichen Inversion-Recovery-GE-Sequenzen auf breiter Front durchgesetzt [43].

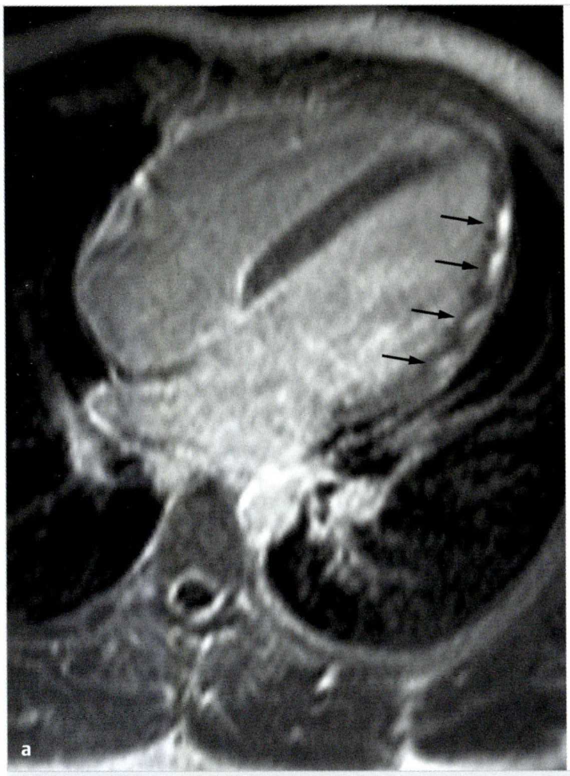

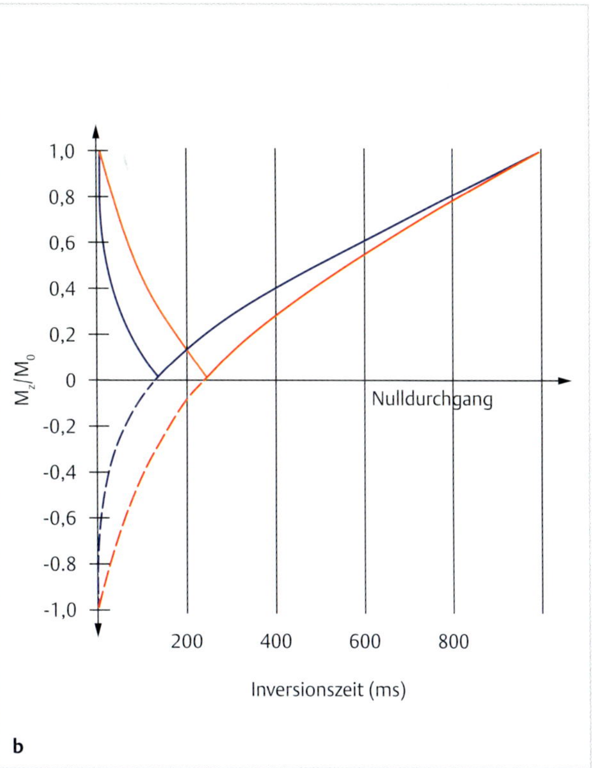

Abb. 3.47 Optimale Narbendarstellung.
M_0 = Ausgangsmagnetisierung
M_z = longitudinale Magnetisierung

a Bild einer subepikardialen Narbe (Pfeile) bei einem Patienten nach Myokarditis mit optimalem Kontrast (Narbe: weiß, Myokard: schwarz, Blut: mittelgrau). Die Messung erfolgte in der Diastole mit einer Inversionszeit von 220 ms.

b Signalintensitätskurven des Narbengewebes (blau) und des gesunden, vitalen Myokards (rot) nach Inversionspuls (180°-Puls) bei unterschiedlichen Inversionszeiten. Die Inversionszeit muss so gewählt werden, dass die Längsmagnetisierung des vitalen Myokards (rote Linie) gerade ihren „Nulldurchgang" hat, also schwarz dargestellt wird; dies war im dargestellten Fall bei ca. 220 ms der Fall. Die Narbe (blaue Linie) zeigt nach Kontrastmittelgabe ihren Nulldurchgang bei ca. 150 ms. Würde die Inversionszeit somit zu kurz gewählt, in diesem Falle bei 150 ms, erschiene die Narbe im Bild schwarz (s. ► Abb. 3.48b). Da im Bild keine negativen (gestrichelte Linien) Signalintensitätswerte dargestellt werden, werden im Bild eigentlich die Beträge (durchgezogene Linien) der Signalintensitätskurven dargestellt (immer positiv).

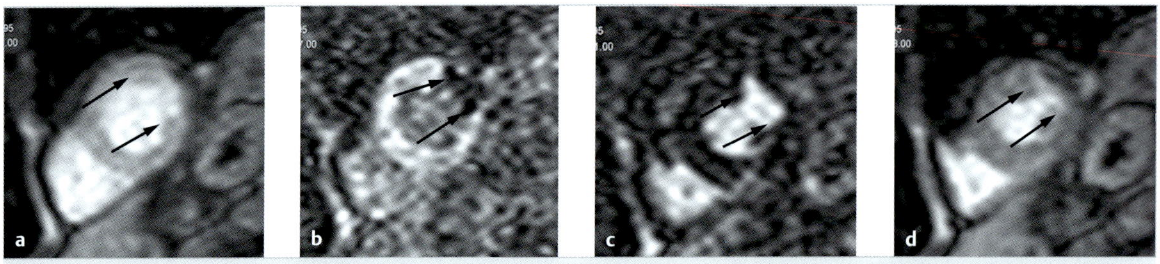

Abb. 3.48 Narbendarstellung mit LookLocker-Sequenz. Exemplarisch ausgewählte Bilder einer dynamischen LookLocker-Sequenzserie nach Kontrastmittelgabe eines Patienten mit chronischem Infarkt im Bereich der Lateralwand des linken Ventrikels (**a–d**, Pfeile) unter Verwendung unterschiedlicher Inversionszeiten.

a Bei einer Inversionszeit von 14 ms zeigen sich sowohl im vitalen Myokard als auch in der Narbe annähernd gleiche Signalintensitätswerte.

b Bei einer Inversionszeit von 127 ms hat die Narbe ihren Nulldurchgang und wird schwarz dargestellt (Pfeile).

c Optimale Wahl der Inversionszeit mit 211 ms: Das gesunde Myokard hat seinen Nulldurchgang und wird schwarz, die Narbe hell dargestellt.

d Bei Wahl einer zu langen Inversionszeit (hier 408 ms) sind Narbe und vitales Myokard erneut nicht zu differenzieren.

Mithilfe dieser in der Regel in der Enddiastole akquirierten Sequenz ist es unter Einsatz eines nicht schichtselektiven 180°-Inversionspulses möglich, das gesunde, also nicht verzögert kontrastmittelaufnehmende Myokard so zu „nullen“, dass es schwarz zur Darstellung kommt, während die Narbe hell dargestellt wird. Der Effekt kann noch verstärkt werden, wenn zusätzlich eine Fettunterdrückung erfolgt. Diese Technik macht sich die unterschiedlichen T 1-Relaxationszeiten von Myokard, Blut und Narbe nach dem 180°-Vorpuls zunutze ($T1_{Myokard} > T1_{Blut} > T1_{Narbe}$). Das Vorpuls-Delay muss dann so gewählt werden, dass das gesunde Myokard gerade seinen „Nulldurchgang“ hat und schwarz erscheint (▶ Abb. 3.47).

Das Verhältnis der Relaxationszeiten der unterschiedlichen relevanten Gewebe und des optimalen Vorpulses verändert sich vor allem in den ersten 10 min nach Kontrastmittelgabe und ist auch von der Art des verwendeten Kontrastmittels abhängig. Im Zeitraum von 10–30 min nach Kontrastmittelgabe ist das Verhältnis der Relaxationszeiten der Gewebe zueinander relativ konstant.

Die Wahl der richtigen Inversionszeit ist ein kritischer Punkt bei der MR-Narbendarstellung mithilfe von Standard-Inversion-Recovery-GE-Sequenzen. Deshalb ist es sinnvoll, eine zeitlich hochaufgelöste Testsequenz mit unterschiedlichen Inversionszeiten vor der eigentlichen Messung durchzuführen. Die optimale Inversionszeit, bei der das gesunde Myokard schwarz erscheint, kann dann direkt aus den Bildern abgelesen werden (▶ Abb. 3.48). Die Sequenzen sind kommerziell erhältlich und heißen u. a. LookLocker-Sequenz (Fa. Philips) oder TI-Scout (Fa. GE).

Bei der Darstellung der Signalintensitäten werden üblicherweise die Vorzeichen der Signalintensitätskurven (s. ▶ Abb. 3.47b) nicht berücksichtigt, also die Werte entsprechend mathematisch als Beträge dargestellt, sodass sowohl bei einer zu kurzen als auch bei einer zu langen Wahl der Inversionszeit das vitale Myokard mit Signal dargestellt wird. Das kann bei der Interpretation von kleineren Narben oder Fibrosen Schwierigkeiten bereiten. Eine von der richtigen Wahl der Inversionszeit relativ unabhängige Alternative stellt die PSIR-Sequenz dar. Dies ist eine vorzeichenbehaftete Signaldarstellung, die die Berechnung von Real-Bildern (▶ Abb. 3.49 u. ▶ Abb. 3.50) bei etwas verlängerter Messzeit ermöglicht [52]. Bei der klassischen Modulusbildmethode unter Einsatz einer Inversion-Recovery-GE-Sequenz werden nur ein, bei der PSIR-Sequenz 2 Bilder aus aufeinanderfolgenden Herzschlägen in der Diastole akquiriert. Zunächst werden die eigentlichen Daten mit einer fixen Inversionszeit von in der Regel 300 ms und dann zum selben Zeitpunkt im Herzzyklus mit kleinerem Flipwinkel (5°) gemessen, sodass alle Gewebe bereits ein positives Signal zeigen.

Dieser 2. Datensatz dient als Referenzdatensatz (s. ▶ Abb. 3.49c), um den 1. (s. ▶ Abb. 3.49a) zu korrigieren und ein sog. Real-Bild (s. ▶ Abb. 3.49b) zu rekonstruieren, das ein weitgehend von der gewählten Inversionszeit (s. ▶ Abb. 3.50a) unabhängiges Late-Gadolinium-Enhancement-Bild mit hohem Kontrast zwischen Myokard und Narbe erzeugt (s. ▶ Abb. 3.49b u. ▶ Abb. 3.50b).

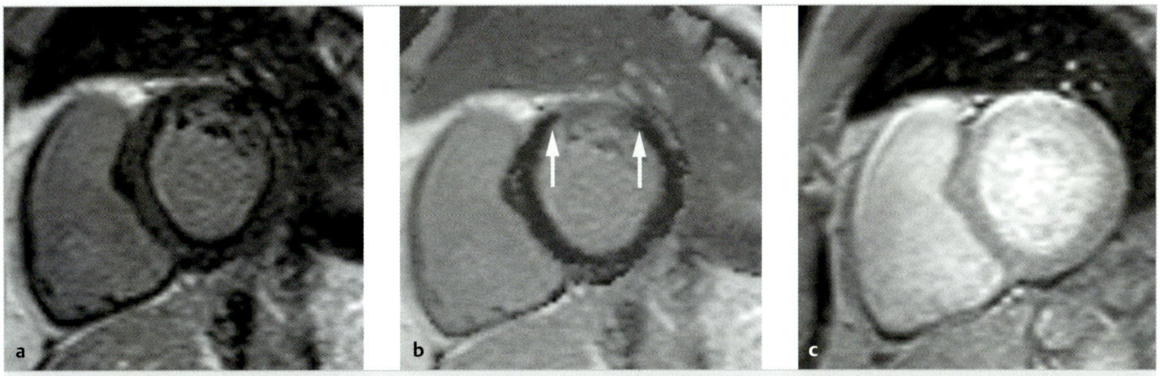

Abb. 3.49 Fibrose- und Narbendarstellung mit PSIR-Sequenz. 2D-PSIR-Sequenz eines 67-jährigen Patienten mit diskreter Fibrosierung bzw. Narbenbildung im Bereich der Vorderwand, die nur im Phasenbild eindeutig zu identifizieren ist (**b**, Pfeile).
a Kurzachsenschnitt des Modulusbilds.
b Kurzachsenschnitt des Phasenbilds.
c Kurzachsenschnitt des Referenzbilds.

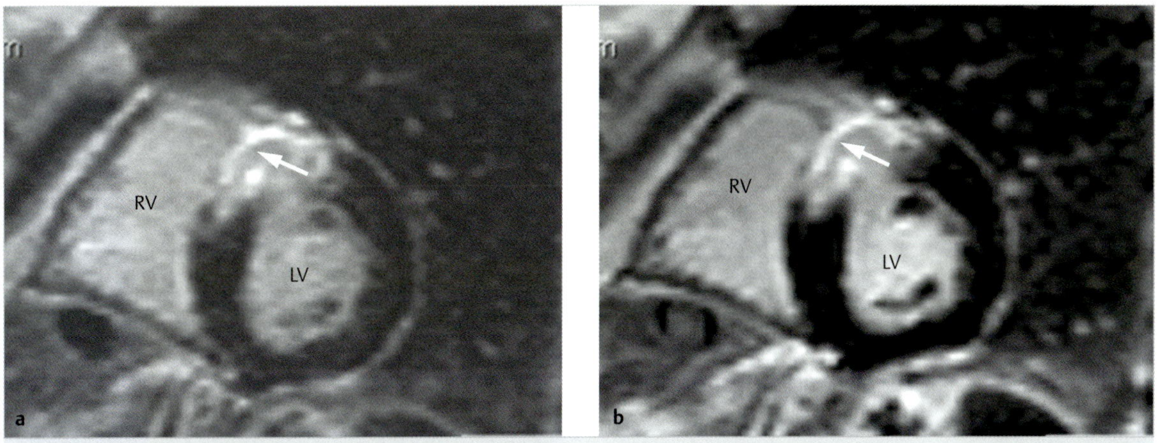

Abb. 3.50 Fibrose- und Narbendarstellung mit PSIR-Sequenz. 60-jähriger Patient nach Anterolateralinfarkt (**a**, **b**, Pfeile). In der Inversion-Recovery-GE-Sequenz (**a**) erfolgt eine individuelle Einstellung der Inversionszeit auf 230 ms, um das vitale Myokard zu nullen.
LV = Left Ventricle (linker Ventrikel)
RV = Right Ventricle (rechter Ventrikel)
a 2D-Inversion-Recovery-GE-Sequenz.
b Phasenbild der 2D-PSIR-Sequenz.

3.4 Bildgebungsgesteuerte interventionelle Therapie

Ingo Dähnert

3.4.1 Einleitung

Interventionelle und chirurgische Eingriffe werden gleichermaßen durch Diagnostik mit verschiedenen bildgebenden Verfahren vorbereitet. Während des Eingriffs unterscheidet sich die Verfahrensweise jedoch grundlegend. Der Chirurg gewinnt während der Durchführung seines Eingriffs wesentliche Informationen durch direkte visuelle und palpatorische Wahrnehmung. Der Interventionalist hingegen ist auf zusätzliche technische bildgebende Verfahren angewiesen, die ihm eine kontrollierte Durchführung des Eingriffs gestatten und ihm ausreichende Informationen über Anatomie und Funktion vor, während und nach der Intervention sowie über auftretende Komplikationen liefern. Prinzipiell stehen für die Steuerung interventioneller Eingriffe verschiedene Bildgebungsverfahren zur Verfügung, die auch miteinander kombiniert verwendet werden können (▸ Tab. 3.6); Kathetereingriffe ohne bildgebende Kontrolle (S. 108) sind mittlerweile die Ausnahme. Traditionell werden Katheteruntersuchungen und -interventionen am Herz und an den herznahen Gefäßen unter Durchleuchtungskontrolle durchgeführt; anatomische Informationen werden mithilfe von Angio

Tab. 3.6 Bildgebungsverfahren für perkutane transluminale Interventionen am Herz und an den großen Gefäßen.

Physikalische Basis	Bildgebungsverfahren	Bilddimensionen
Röntgenstrahlung	mono- bzw. biplane Durchleuchtung/Angiografie C-Arm-Rotationstomografie CT	2D-Summation 3D, 2D-Schnittbild 3D, 2D-Schnittbild
Ultraschall	TTE TEE intrakardiale Echokardiografie	3D, 2D-Schnittbild 3D, 2D-Schnittbild 2D-Schnittbild
Magnetfeld	MRT	3D, 2D-Schnittbild
elektrische Signale des Herzens	elektroanatomisches Mapping	3D

CT = Computertomografie
MRT = Magnetresonanztomografie
TEE = transösophageale Echokardiografie
TTE = transthorakale Echokardiografie

(-kardio-)grafien (S. 110) gewonnen. Für spezielle Anwendungen kann es sinnvoll sein, vorher durch CT, MRT oder Echokardiografie gewonnene anatomische 3D-Informationen mit dem Durchleuchtungsbild zu überlagern. Für rhythmologische Interventionen werden diese Bilder zusätzlich mit den aus dem elektroanatomischen Mapping gewonnenen lokalen elektrischen Signalen des Herzens überlagert (S. 113). Ein sich neu entwickelndes Feld ist die C-Arm-Rotationstomografie (S. 113), mit der während der Intervention 3D-Angiografien durchgeführt werden können. Für einige Interventionen hat sich die kombinierte Bildgebung aus Durchleuchtung und Echokardiografie (S. 114) bewährt. Eine reine echokardiografische Bildgebung (S. 115) ist ebenfalls möglich, hat sich jedoch bisher nur für einzelne Indikationen durchgesetzt. Vielversprechend, aber gegenwärtig noch weitgehend experimentell ist das Feld der MRT-gestützten Interventionen (S. 116).

3.4.2 Kathetereingriffe ohne bildgebende Kontrolle

Fast alle diagnostischen und therapeutischen kardiovaskulären Kathetereingriffe werden unter Kontrolle durch bildgebende Verfahren durchgeführt. Ausnahmen stellen diagnostische Rechtsherzkatheteruntersuchungen (sog. Einschwemmkatheter) sowie die Platzierung von Pulmonaliskathetern (Swan-Ganz-Katheter) und die transfemorale Implantation von intraaortalen Ballonpumpen auf Intensivstationen dar. Im ersten Fall wird die Bildgebungskontrolle durch Beobachtung der von der Spitze eines mit dem Blutstrom schwimmenden Ballonkatheters abgeleiteten Druckkurve und durch gleichzeitige EKG-Beobachtung ersetzt (▸ Abb. 3.51). In letzteren beiden Fällen wird die korrekte Katheterlage anschließend mittels einer Thoraxröntgenaufnahme kontrolliert (▸ Abb. 3.52 u. ▸ Abb. 3.53). Die Komplikationsrate dieser Eingriffe ist gering, aber nicht vernachlässigbar; in Einzelfällen kann die Zuordnung aller eingeführten Geräte eine Herausforderung darstellen [69] [79].

Merke

M!

Für Patienten mit angeborenen Herzfehlern wird vor einer blinden Katheterpositionierung gewarnt und eine grundsätzliche Kontrolle der Katheterbewegung empfohlen [70].

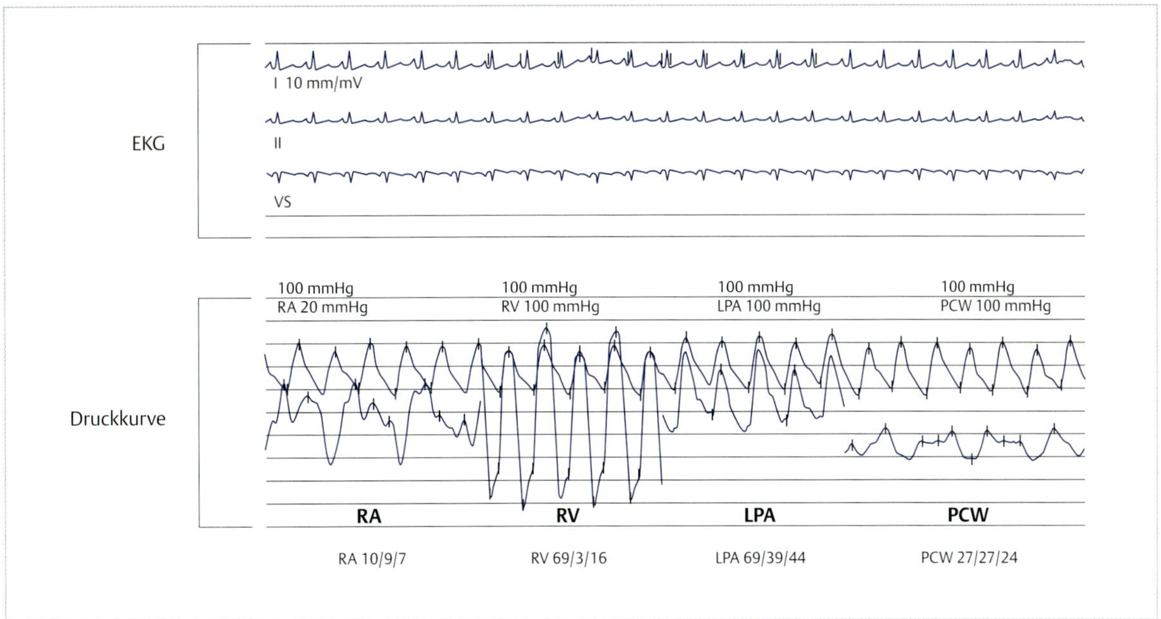

Abb. 3.51 Einschwemmkatheteruntersuchung. 6 Monate alter Säugling mit Mitralstenose. Die Druckkurve zeigt den Ort der Katheterspitze an: Gleichzeitig mit der durchlaufenden arteriellen Druckkurve (Druck 69/50–59 mmHg) zeigen sich ein normaler Druck im rechten Vorhof (RA: Druck 7 mmHg, Messbereich 20 mmHg), ein erhöhter Druck im rechten Ventrikel (RV: Druck 69/0–16 mmHg, Messbereich 100 mmHg), ein erhöhter Pulmonalarteriendruck (LPA: Druck 60/39–44 mmHg, Messbereich 100 mmHg) und ein stark erhöhter Pulmonalarterienverschlussdruck als indirektes Maß des linksatrialen Druckes (PCW oder Wedge-Druck: 24 mmHg, Messbereich 100 mmHg).
LPA = Left Pulmonary Artery (A. pulmonalis sinistra)
PCW = Pulmonary capillary Wedge Pressure (Wedge-Druck [linksatrialer Druck])
RA = Right Atrium (rechtes Atrium)
RV = Right Ventricle (rechter Ventrikel)

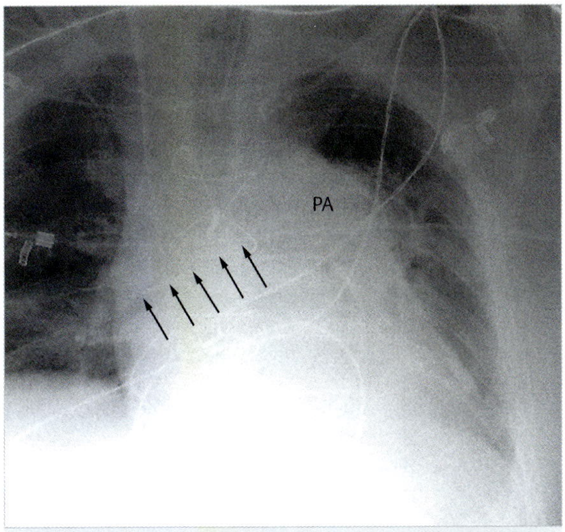

Abb. 3.52 Thoraxröntgenaufnahme zur Kontrolle der Katheterlage. Thoraxröntgenaufnahme im Liegen mit Dokumentation eines regelrecht platzierten Pulmonalarterienkatheters (Swan-Ganz-Katheter) zur Intensivüberwachung des pulmonalen Druckes und des Herzzeitvolumens in der rechten Pulmonalarterie (Pfeile).
PA = Pulmonary Artery (A. pulmonalis)

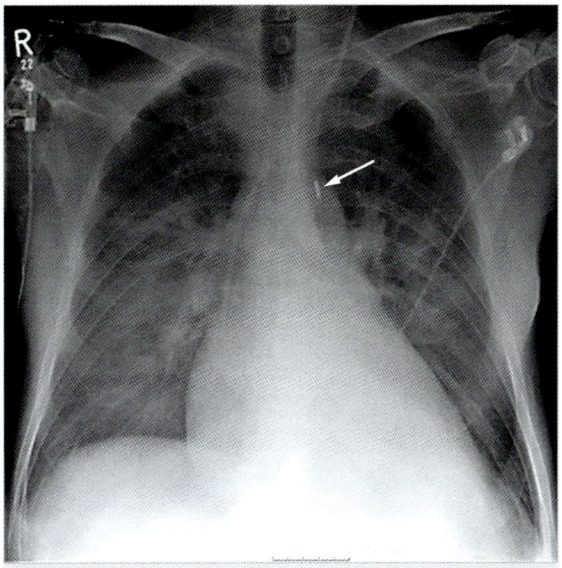

Abb. 3.53 Thoraxröntgenaufnahme zur Kontrolle der Katheterlage. Thoraxröntgenaufnahme im Liegen bei einem Patienten mit Linksherzversagen und Lungenödem. Das Bild zeigt einen über die linke V. jugularis in der oberen Hohlvene platzierten zentralvenösen Zugang und eine intraaortale Ballonpumpe in der Aorta descendens (Pfeil).

3.4.3 Methoden der bildgebenden Kontrolle

Bildgebung durch konventionelle Durchleuchtung und Angiografie

Diagnostik und interventionelle Therapie am Herz und an den großen Gefäßen sind eng mit der Röntgendiagnostik verbunden. Jahrzehntelang waren angiografische Aufnahmen die einzige Möglichkeit, die Anatomie und Funktion kardiovaskulärer Strukturen bildlich darzustellen; sie gelten noch heute als Goldstandard, insbesondere bei ungewöhnlichen Befunden (▸ Abb. 3.54). Alle interventionellen Eingriffe wurden und werden unter dieser Bildgebung entwickelt und routinemäßig durchgeführt (▸ Abb. 3.55). Lösungen für Problemsituationen und Komplikationen (▸ Abb. 3.56) sind bekannt und beschrieben.

Moderne, für interventionelle Eingriffe geeignete Katheterlaboratorien heißen in Deutschland üblicherweise *„Linksherzkatheter-Messplätze"*, obwohl sie natürlich auch für die in der Behandlung von angeborenen Herzfehlern häufigeren Interventionen am rechten Herz genutzt werden. Sie enthalten eine (biplane) Anlage mit 2 im Raum beweglichen Durchleuchtungsgeräten. Die Bildaufnahme erfolgt mit hochauflösenden digitalen Flachbettdetektoren, die einerseits eine strahlensparende Durchleuchtung zur Kathetermanipulation und andererseits bei Angiografien die simultane Registrierung von bis zu 50 Bildern/s in 2 Ebenen erlauben. Die elektronisch gespeicherten Bilder können vom Untersucher nachverarbeitet, vermessen und als Vergleichsbild auf einem zusätzlichen Monitor dargestellt oder als „Landkarte" (sog. Road-Map) der nachfolgenden Durchleuchtung unterlegt werden. Zur Ausrüstung gehört darüber hinaus eine Injektionspumpe für Kontrastmittel sowie ein Mehrkanalmess- und -registriersystem für die Erfassung von EKG- und Blutdruckkurven, für hämodynamische Berechnungen sowie für die Dokumentation weiterer Vital- und Untersuchungsparameter. Unverzichtbar ist außerdem eine Ausrüstung für die Behandlung von Komplikationen und Notfällen:

- Kardioverter-Defibrillator
- Intubationsbesteck
- Absaugungssystem
- Beatmungsgerät
- Pleuradrainageset
- Perikardpunktionsset
- Sauerstoffversorgung
- Notfallmedikamente

Auf Literaturangaben wird an dieser Stelle verzichtet, da dafür umfangreiche Standardwerke, z. B. von Mullins [70], existieren.

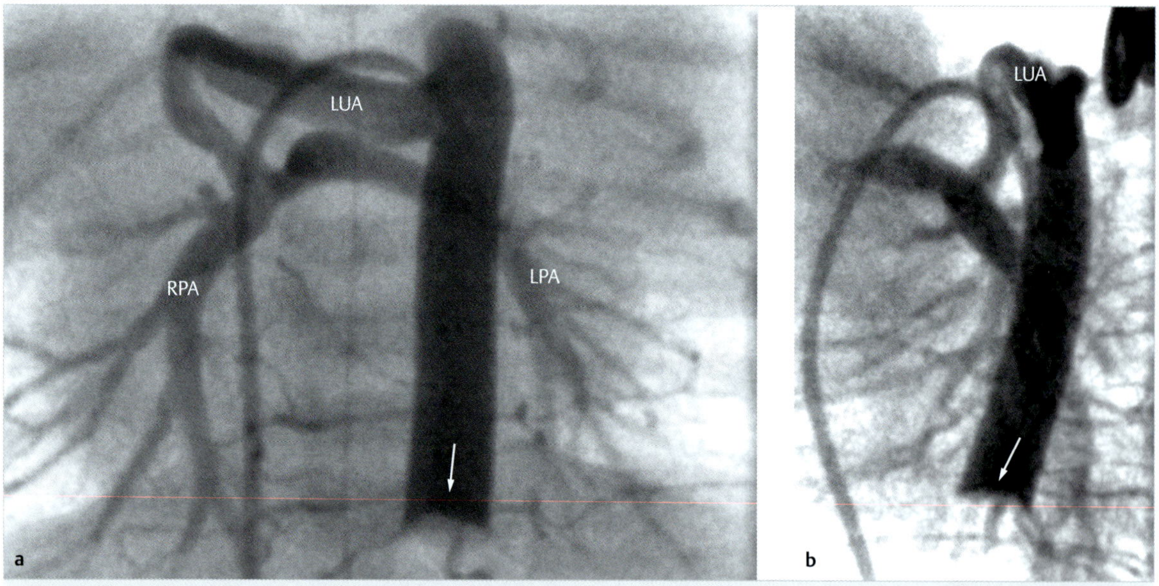

Abb. 3.54 Aortografie. Rechter PDA aus rechter A. lusoria bei Linksaortenbogen bei einem zyanotischen Neugeborenen mit Pulmonalatresie und einem VSD. Ein Berman-Ballonangiografiekatheter (**a**, **b**, Pfeile) ist von der rechten Femoralvene über den rechten Vorhof, den rechten Ventrikel, den VSD, die Aorta ascendens und den Linksaortenbogen bis tief in die Aorta descendens vorgeschoben und blockiert diese am unteren Bildrand (**a**, **b**, Pfeile). Die Kontrastmittelinjektion identifiziert eine als letzter Ast aus dem Aortenbogen entspringende, aberrante rechte A. subclavia (A. lusoria), aus der ein rechter PDA die Pulmonalarterienäste perfundiert.
LPA = Left Pulmonary Artery (A. pulmonalis sinistra)
LUA = Aberrant right subclavian Artery (A. lusoria)
RPA = Right Pulmonary Artery (A. pulmonalis dextra)
a Aortografie in RAO 0°.
b Aortografie in LAO 90°.

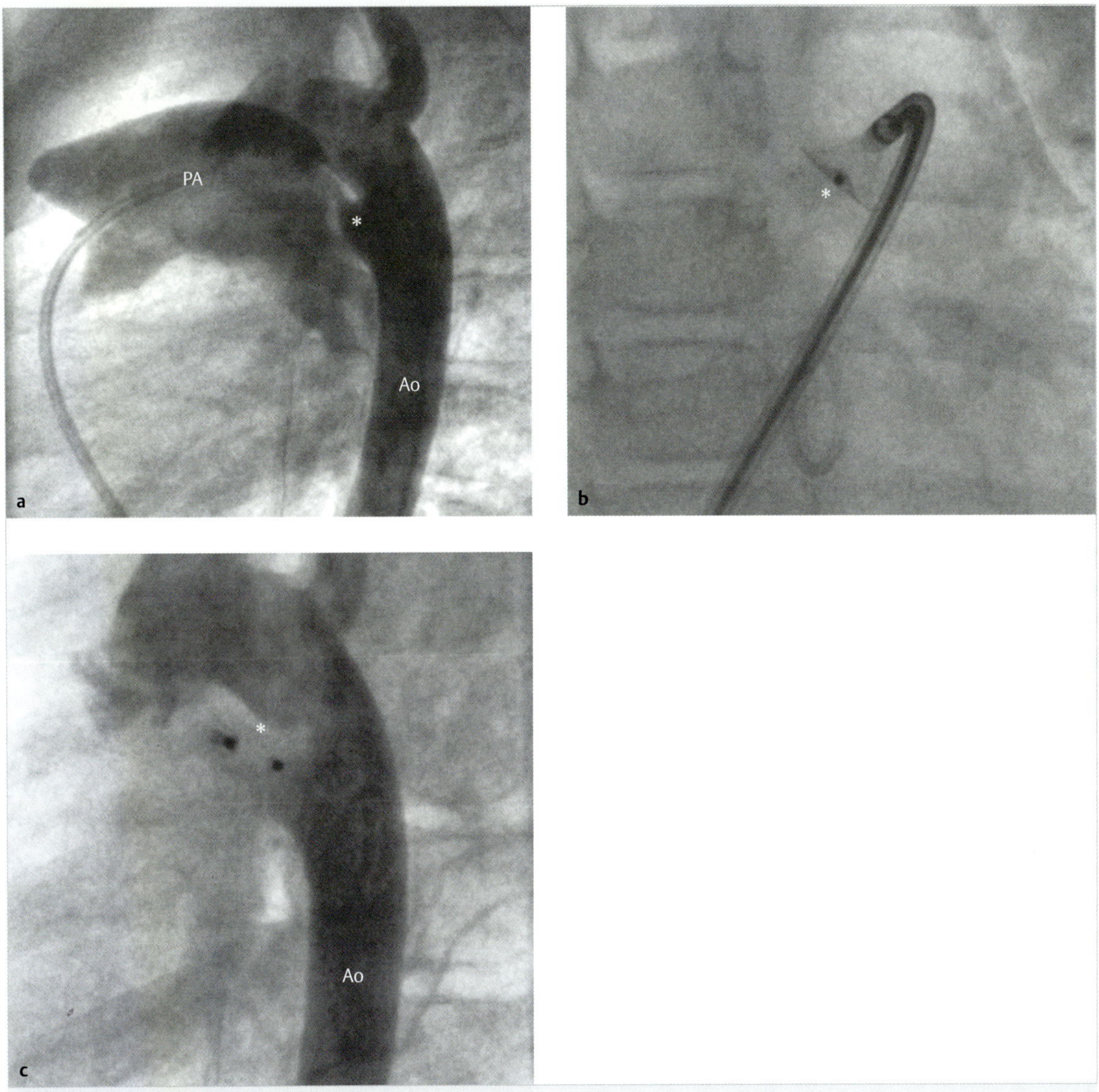

Abb. 3.55 Aortografie. Sechs Monate alter Säugling mit PDA (**a–c**, Stern).
Ao = Aorta
PA = Pulmonary Artery (A. pulmonalis)
a Aortografie in LAO 90°: Zugang über den Pulmonalarterienhauptstamm in die Aorta descendens. Ampulle des PDA (Stern).
b Okkluder (Stern) in Position (a.–p. Projektion).
c Aortografie in LAO 90°: Okkluder (Stern) nach Intervention.

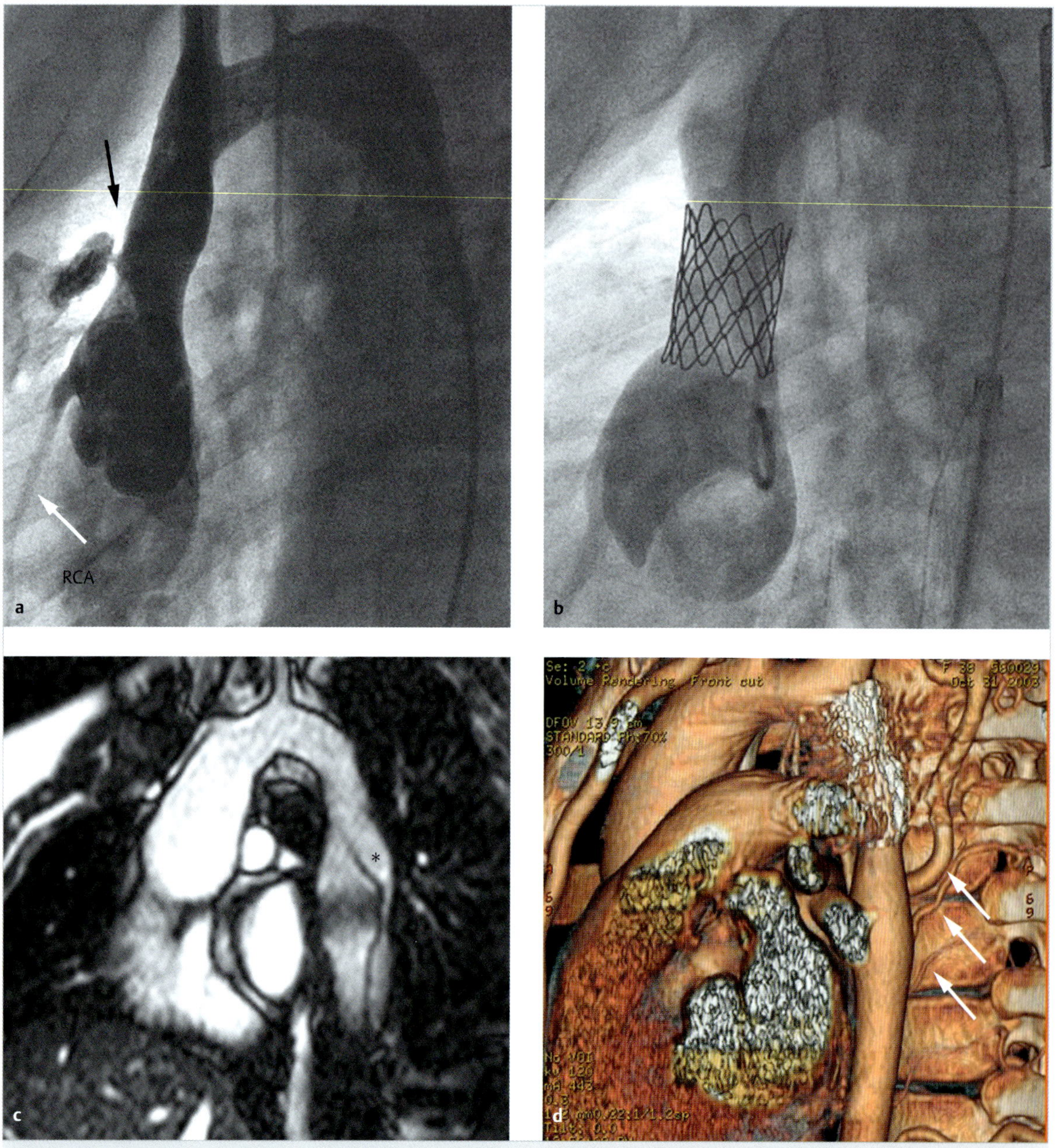

Abb. 3.56 Aortografie. Drei verschiedene Patienten.
RCA = Right Coronary Artery (A. coronaria dextra) – weißer Pfeil

a Ruptur der Aorta ascendens bei Ballonangioplastie einer postoperativen supravalvulären Aortenstenose bei einem 12-jährigen Jungen. Aortografie in LAO 90°: anteriore Rupturstelle (schwarzer Pfeil). Infolge der Ruptur kam es zu einer akut lebensbedrohlichen Situation.

b Erneute Aortografie in LAO 90° nach notfallmäßiger Implantation eines Covered Stents: regelrechter Verschluss der Perforation. Nach Stent-Implantation rasche Stabilisierung und Restitutio ad integrum.

c Cine-MRT-Bild eines anderen Patienten in parasagittaler Schnittführung in der Systole: Dissektionsmembran nach Implantation eines Covered Stents aus Nitinol mit nur geringer Auslöschung nach Dilatation einer Aortenisthmusstenose. Der Stent liegt der Wand nicht komplett an (Stern).

d 3D-Rekonstruktion eines Kontroll-CT nach Stent-Implantation zur Therapie einer Aortenisthmusstenose. Zusätzlich sind noch residuelle Kollateralen erkennbar (Pfeile).

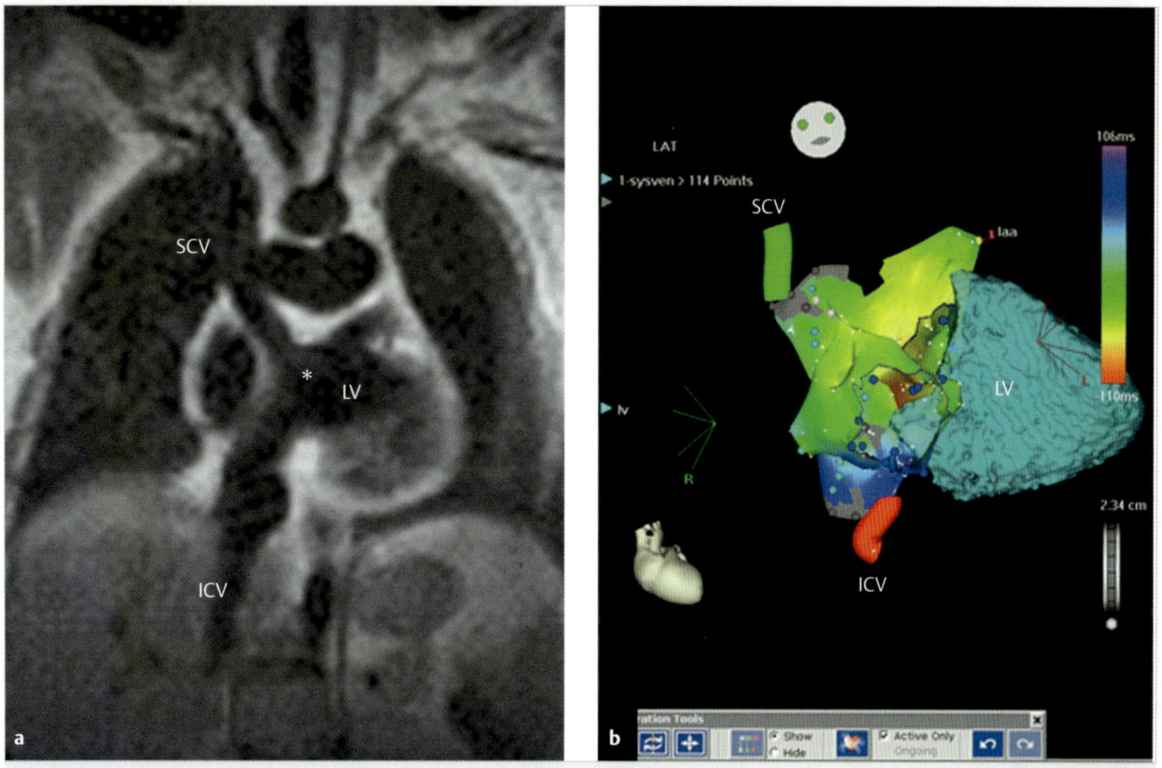

Abb. 3.57 Bildintegration von MR-/CT-Daten.
ICV = Inferior Caval Vein (V. cava inferior)
LV = Left Ventricle (linker Ventrikel)
SCV = Superior Caval Vein (V. cava superior)

a Koronares SE-Bild eines Patienten mit kompletter Transposition der großen Gefäße mit intaktem Ventrikelseptum (TGA IVS) nach Vorhofumkehroperation (S. 212), dem sog. Atrial Switch, bei dem der Fluss auf Vorhofebene durch einen venösen Baffle (Stern) umgeleitet und somit die TGA physiologisch korrigiert wird.

b Bildintegration in das elektrophysiologische Ablationssystem Carto von CT-Daten und elektroanatomischem Mapping bei einem anderen Patienten nach Atrial-Switch-Operation.

Bildgebung durch Durchleuchtung und Angiografie mit Überlagerung oder Bildintegration anderer Verfahren

Die Integration vorher mit der CT, der MRT oder der Echokardiografie gewonnener 3D-Datensätze in das Durchleuchtungsbild ist eine vielversprechende Idee, die in der interventionellen Rhythmologie (▶ Abb. 3.57) bereits einige Verbreitung gefunden hat [66]. Ihre Anwendung für Interventionen an Koronarien ist noch experimentell [72]. Ein Einsatz bei Interventionen aufgrund angeborener Herzfehler erfolgt bisher nur gelegentlich, da die veränderte Körperhaltung, die Atmung und größere intraluminale Geräte (steife Führungsdrähte, Ballonkatheter, großlumige Schleusen) während der Intervention Lage und Verlauf anatomischer Strukturen im Vergleich zu präinterventionellen Untersuchungen deutlich verändern können.

Bildgebung durch C-Arm-Rotationstomografie

Mit der Verbreitung von Flachbettdetektoren wurde es möglich, mit einem üblicherweise im Katheterlabor vorhandenen C-Arm auch CT-ähnliche Bilder mittels 3D-Rotationsangiografien anzufertigen (▶ Abb. 3.58), die eine 3D-Darstellung erlauben [71]. Die Anwendung bei Interventionen aufgrund von angeborenen Herzfehlern ist beschrieben [73]. Für die Erzeugung optimaler Bilder ist allerdings die Induktion eines kurzzeitigen Atem- und Herzstillstands erforderlich; dies macht eine Intubationsnarkose und eine Adenosininjektion oder eine schnelle ventrikuläre Schrittmacherstimulation erforderlich [60] [64].

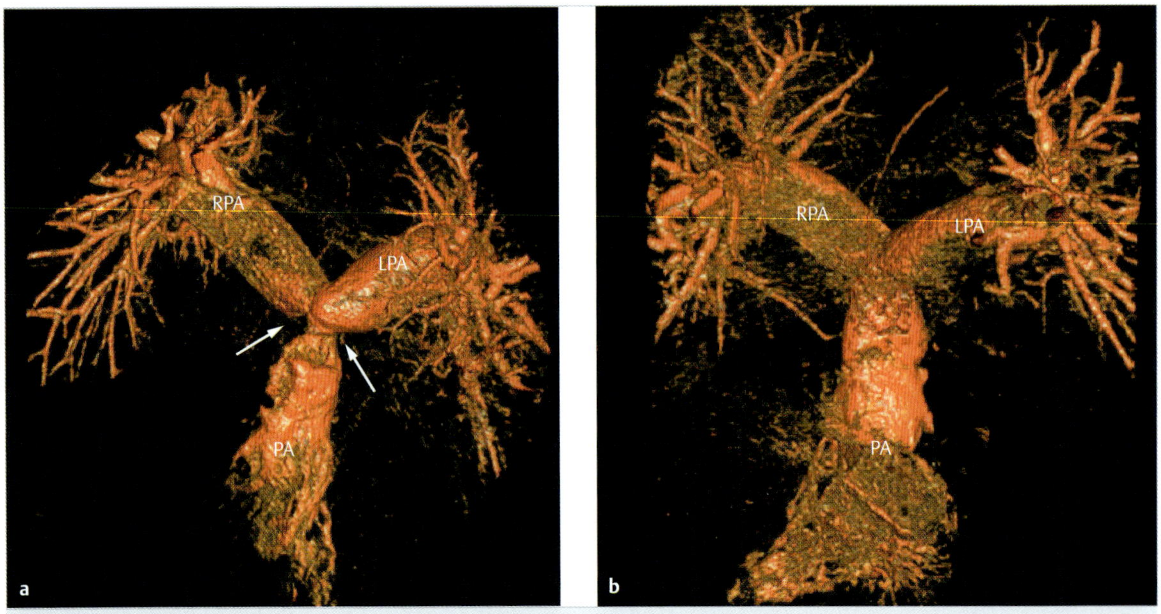

Abb. 3.58 C-Arm-Rotationstomografie. 3D-Rekonstruktion eines Rotationsangiografie-Bilddatensatzes eines Patienten mit supravalvulärer Pulmonalstenose (**a**, Pfeile).
LPA = Left Pulmonary Artery (A. pulmonalis sinistra)
PA = Pulmonary Artery (A. pulmonalis)
RPA = Right Pulmonary Artery (A. pulmonalis dextra)
a Vor Stent-Implantation.
b Nach Stent-Implantation.

Tab. 3.7 Interventionen, bei denen sich eine Kombination aus klassischer Durchleuchtung und Echokardiografie bewährt hat.

Intervention	Rolle der Echokardiografie
transseptale Punktion (TSP)	Positionierung der Punktionsnadel
Myokardbiopsie	Kontrolle der Bioptomposition
Mitralklappen-Ballonvalvuloplastie	TSP, Kontrolle der Katheterposition, Beurteilung des Interventionsergebnisses
interventionelle Mitralklappenplastik	TSP, Kontrolle der Geräteposition, Beurteilung des Interventionsergebnisses
Ballonatrioseptostomie	Kontrolle der Katheterposition, Beurteilung des Interventionsergebnisses
interventioneller ASD-Verschluss	Größenmessung, Kontrolle der Okkluderposition
interventioneller Verschluss des PFO	Größenmessung, Kontrolle der Okkluderposition
interventioneller VSD-Verschluss	Kontrolle der Okkluderposition
interventioneller Verschluss des linken Herzohrs	TSP, Thrombenausschluss, Größenmessung, Kontrolle der Okkluderposition
Verschluss paravalvulärer Lecks	Defektlokalisation
Septumablation bei HOCM	Kontrastmarkierung des Zielareals

ASD = Atrial Septal Defect (Vorhofseptumdefekt)
HOCM = obstruktive hypertrophe Kardiomyopathie
PFO = persistierendes Foramen ovale
TSP = transseptale Punktion
VSD = Ventricular Septal Defect (Ventrikelseptumdefekt)

Bildgebung durch Kombination von konventioneller Durchleuchtung und Angiografie mit echokardiografischen Methoden

Die wesentlichen Nachteile einer klassischen röntgenbasierten Bildgebung stellen die Strahlenexposition und die Kontrastmittelabhängigkeit dar. Auch lassen sich dünne (z. B. interatriales Septum) und bewegliche Strukturen (z. B. Mitralklappe) nicht immer ausreichend präzise darstellen. Deshalb hat sich für bestimmte interventionelle Eingriffe (▶ Tab. 3.7) eine Kombination aus klassischer Durchleuchtung und Angiografie mit echokardiografischen Verfahren bewährt [76]. Für die Echokardiografie stehen transthorakale, transösophageale und intrakardiale Sonden zur Verfügung, die standardmäßig 2D-Schnittbilddarstellungen sowie Farb-Doppler-Darstellungen des Blutstroms erlauben. Zunehmende Verbreitung finden Systeme, die auch 3D-Echtzeitdarstellungen gestatten [61]. Die echokardiografische Bildgebung ermöglicht eine kontrastmittel- und röntgenstrahlungsunabhängige kontinuierliche Schnittbilddarstellung auch feiner und schnell beweglicher Strukturen. Die Lage und die Bewegung von Kathetern, Ballons und anderen Interventionsgeräten können unmittelbar in Bezug zu den intrakardialen Strukturen beobachtet und gesteuert werden (► Abb. 3.59 bis ► Abb. 3.62). Das Interventionsergebnis ist sofort beurteil- und ggf. korrigierbar. Häufig ist jedoch, insbesondere bei komplexeren Eingriffen oder Komplikationen, eine Kombination aus Durchleuchtung, Echokardiografie und anderen Schnittbildverfahren (MRT, CT) notwendig (► Abb. 3.63).

Ausschließliche Bildgebung durch Echokardiografie

Für einzelne Interventionen wurde eine Durchführung unter ausschließlicher echokardiografischer Kontrolle beschrieben (► Tab. 3.8). Ein Grund für die Entwicklung dieser Technik liegt in der damit möglichen bettseitigen Intervention auf der Intensivstation unter Vermeidung potenziell gefährdender Transporte und Umlagerungen [78] [80] [81]. Als Standard hat sich ein solches Vorgehen jedoch bisher nur für die Ballonatrioseptostomie für Neugeborene mit TGA (S. 53) (s. ► Abb. 3.60) etabliert; s. hierzu auch das Kapitel zur TGA (S. 212) [57]. Ein weiterer Grund ist die Möglichkeit der Vermeidung einer Belastung des Patienten durch ionisierende Strahlung und Kontrastmittel. Beim Verschluss eines ASD dienen Durchleuchtung und Angiografie lediglich der Orientierung und Grobpositionierung im Thorax; alle wesentlichen Informationen werden echokardiografisch gewonnen [63]. Es liegt also nahe, die Intervention unter ausschließlicher echokardiografischer Kontrolle durchzuführen (s. ► Abb. 3.61 u. ► Abb. 3.62), wie es in der Institution des Autors und anderen Zentren routinemäßig erfolgt [62] [68]. So kann auch eine Rekoarktation unter guten echokardiografischen Schallbedingungen therapiert werden [77]. Außerhalb des Fokus dieses Kapitels liegen die fetalen Interventionen, die ebenfalls unter echokardiografischer Bildgebung erfolgen können [75].

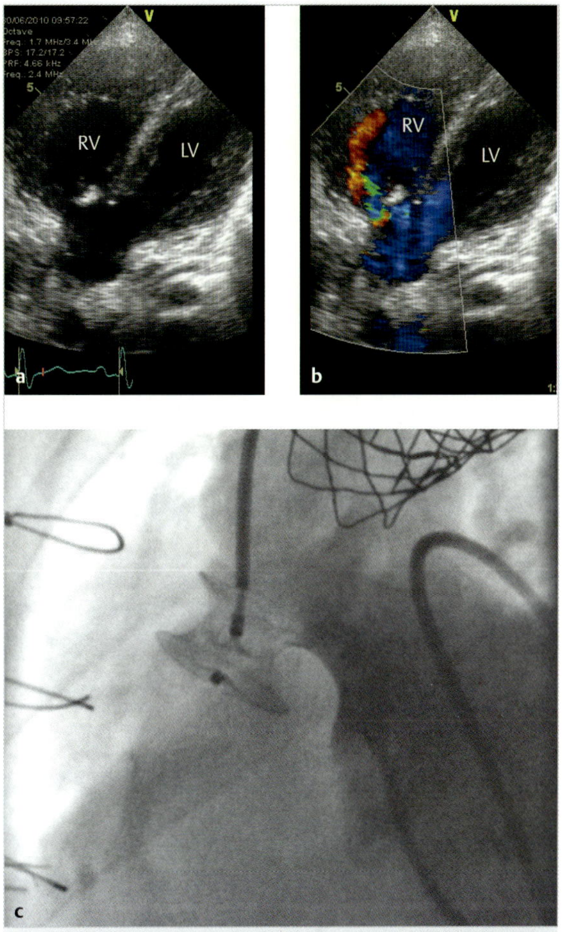

Abb. 3.59 Kombination von Ultraschall und Angiografie. Echokardiografische und angiografische Darstellung eines VSD-Verschlusses (s. a. Fortsetzung).
LV = Left Ventricle (linker Ventrikel)
RV = Right Ventricle (rechter Ventrikel)
a TTE eines membranösen VSD ohne Farb-Doppler.
b TTE eines membranösen VSD mit Farb-Doppler.
c LAO-90°-Angiografie mit implantiertem VSD-Okkluder ohne Nachweis eines residuellen Shunts.

Tab. 3.8 Beschreibungen von Interventionen mit ausschließlicher echokardiografischer Bildgebung.

Interventionsverfahren	Literatur
Ballonatrioseptostomie	[78]
ASD-Verschluss	[63]
Verschluss des PFO	[59]
Ballonvalvuloplastie der Aortenklappe	[81]
Ballonvalvuloplastie der Mitralklappe	[80]
Ballonvalvuloplastie der Pulmonalklappe	[58]
Ballonangioplastie einer Rekoarktation	[77]

ASD = Atrial septal Defect (Vorhofseptumdefekt)
PFO = persistierendes Foramen ovale

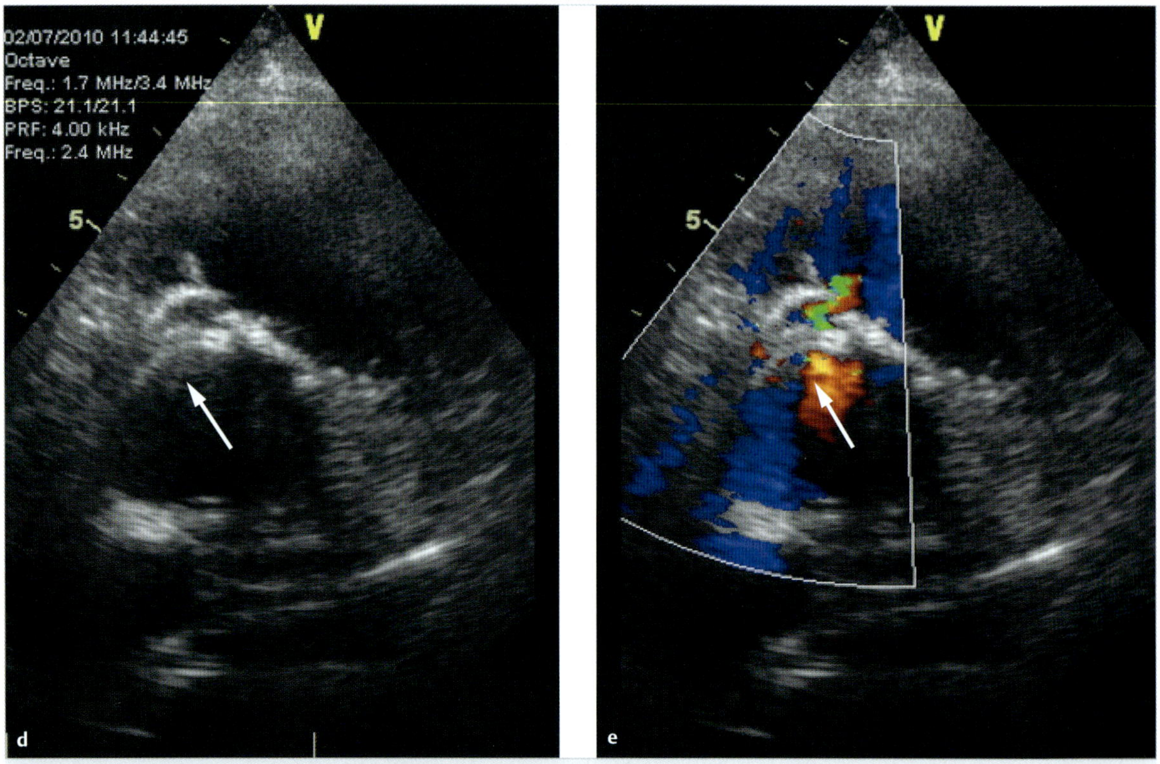

Abb. 3.59 Fortsetzung. Kombination von Ultraschall und Angiografie.
LV = Left Ventricle (linker Ventrikel)
RV = Right Ventricle (rechter Ventrikel)
d Echokardiografische Kontrolle nach VSD-Okkluder-Implantation (Pfeil) ohne Farb-Doppler.
e Echokardiografische Kontrolle nach VSD-Okkluder-Implantation (Pfeil) mit Farb-Doppler.

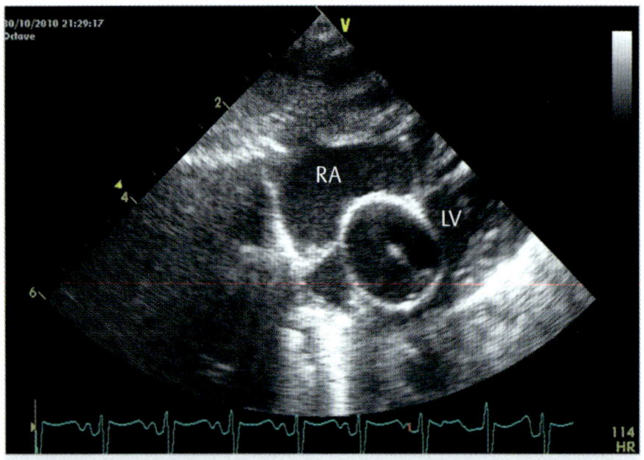

Abb. 3.60 Echokardiografie bei Ballonatrioseptostomie.
LV = linker Ventrikel
RA = rechter Vorhof

Bildgebung durch Magnetresonanztomografie

Die MRT ist für die nicht invasive multiplane oder 3D-Darstellung von Anatomie und Funktion kardiovaskulärer Strukturen hervorragend geeignet; deshalb soll sie im Kapitel 3.5 (S. 119) ausführlicher behandelt werden. Ionisierende Strahlung wird dabei nicht verwendet. Wenn überhaupt erforderlich, werden geringere Volumina von nicht jodhaltigen Kontrastmitteln appliziert. Die Entwicklung MRT-basierter Interventionstechniken (S. 116) stellt jedoch in mehrfacher Hinsicht eine große Herausforderung dar: Viele konventionell verfügbaren Interventionsgeräte (Drähte, Katheter, Implantate) sind im MRT entweder kaum sichtbar, artefaktbildend oder wegen potenzieller Erwärmung durch Induktion gefährlich. Völlig neue Materialien müssen entwickelt und neue Techniken der Signalgebung und -verarbeitung entwickelt werden, lassen aber auch neben weiterentwickelten herkömmlichen Interventionen gänzlich neue Anwendungen und Interventionsmethoden erwarten [65] [67] [74].

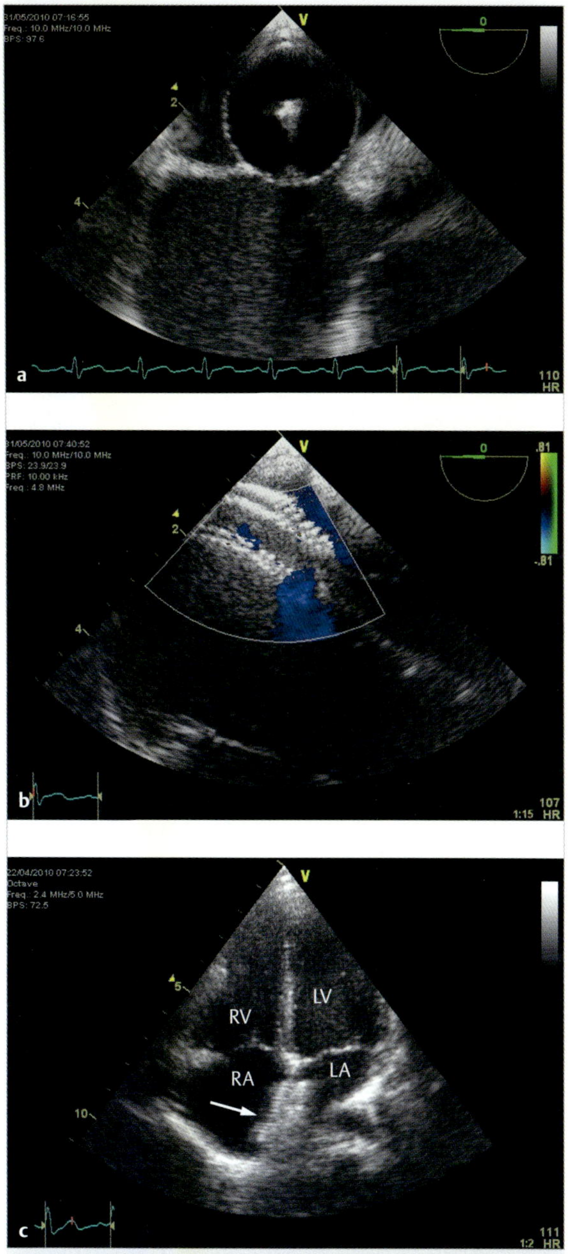

Abb. 3.61 Echokardiografischer ASD-Verschluss.
LA = Left Atrium (linkes Atrium)
LV = Left Ventricle (linker Ventrikel)
RA = Right Atrium (rechtes Atrium)
RV = Right Ventricle (rechter Ventrikel)

a TEE Größenmessung des Defekts mit einem Ballon (Balloon Sizing).
b TEE nach implantiertem Okkluder.
c TTE im 4-Kammer-Blick nach Vorhofseptum-Okkluder-Implantation (Pfeil).

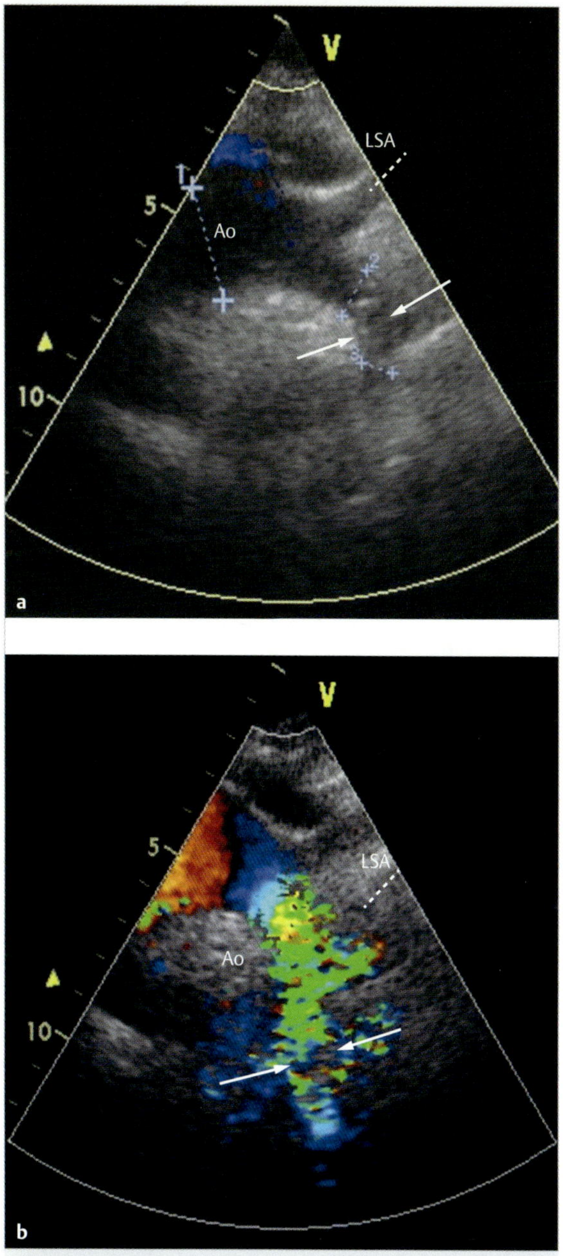

Abb. 3.62 Kombination von Ultraschall, Röntgen und Angiografie mit echokardiografischen Methoden. Diagnose und Therapie einer Rekoarktation mittels Stent-Implantation (s. a. Fortsetzung).
Ao = Aorta
LSA = Left Subclavian Artery (A. subclavia sinistra)

a Darstellung der Rekoarktation (Pfeile) mittels suprasternaler echokardiografischer Anlotung ohne Farb-Doppler-Darstellung.
b Darstellung der Rekoarktation (Pfeile) mittels suprasternaler echokardiografischer Anlotung mit Farb-Doppler-Darstellung.

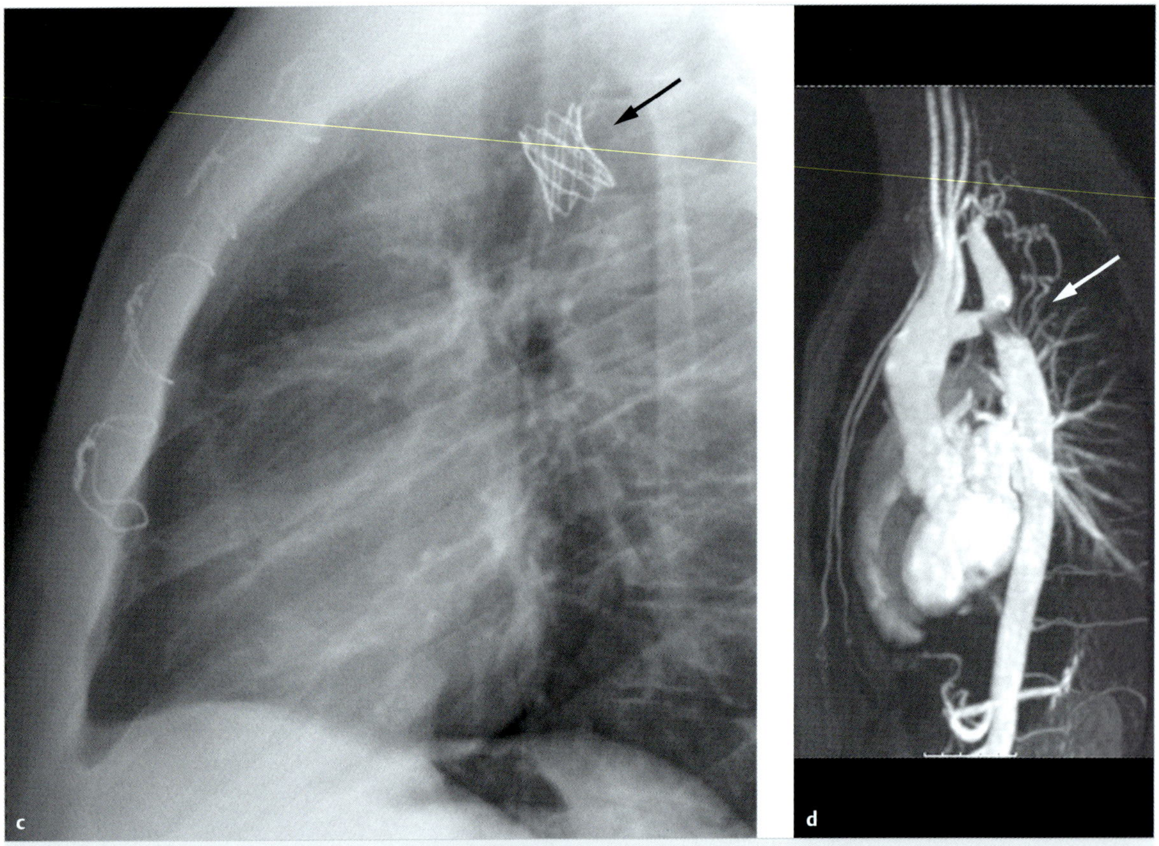

Abb. 3.62 Fortsetzung. Kombination von Ultraschall, Röntgen und Angiografie mit echokardiografischen Methoden.

Ao = Aorta
LSA = Left Subclavian Artery (A. subclavia sinistra)

c Laterales Röntgenthoraxbild nach Stent-Implantation (Pfeil).
d MIP-Rekonstruktion einer kontrastmittelgestützten MRA nach Stent-Implantation mit Auslöschungen (Pfeil).

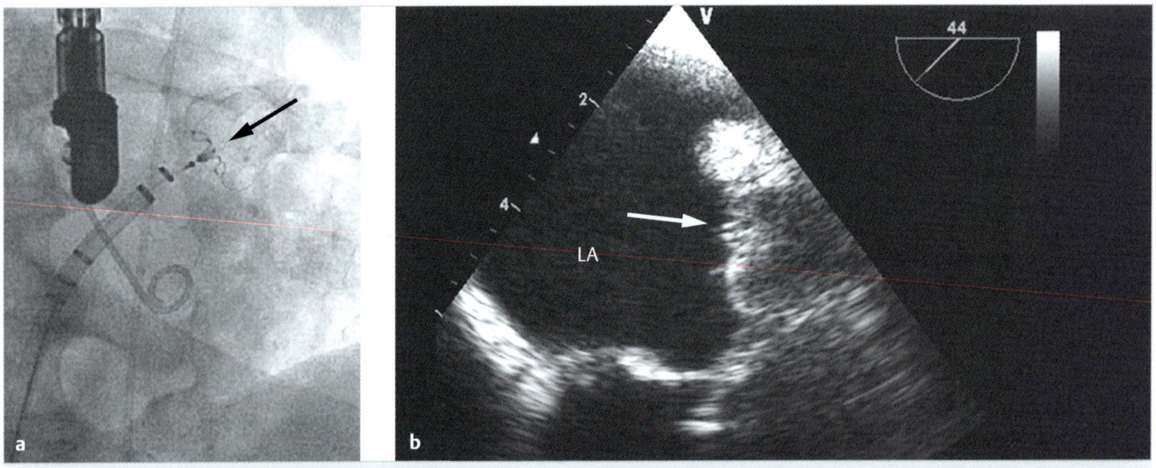

Abb. 3.63 Kombination von Angiografie, Röntgen und CT mit echokardiografischen Methoden. Simultane angiografische und echokardiografische Darstellung eines Watchman-Okkluders im linken Herzohr eines Patienten mit chronischem Vorhofflimmern und Kontraindikation gegen orale Antikoagulation.

LA = Left Atrium (linkes Atrium)
LV = Left Ventricle (linker Ventrikel)
Rcx = R. circumflexus

a Durchleuchtungsbild des im linken Herzohr positionierten und entfalteten Okkluders (Pfeil). Die exakte Lage kann ohne Kontrastmittelinjektion nicht ausreichend eingeschätzt werden.
b Eine TEE-Darstellung erlaubt eine exakte Lagebeurteilung des Okkluders (Pfeil), der hier das Herzohr regelrecht verschließt.

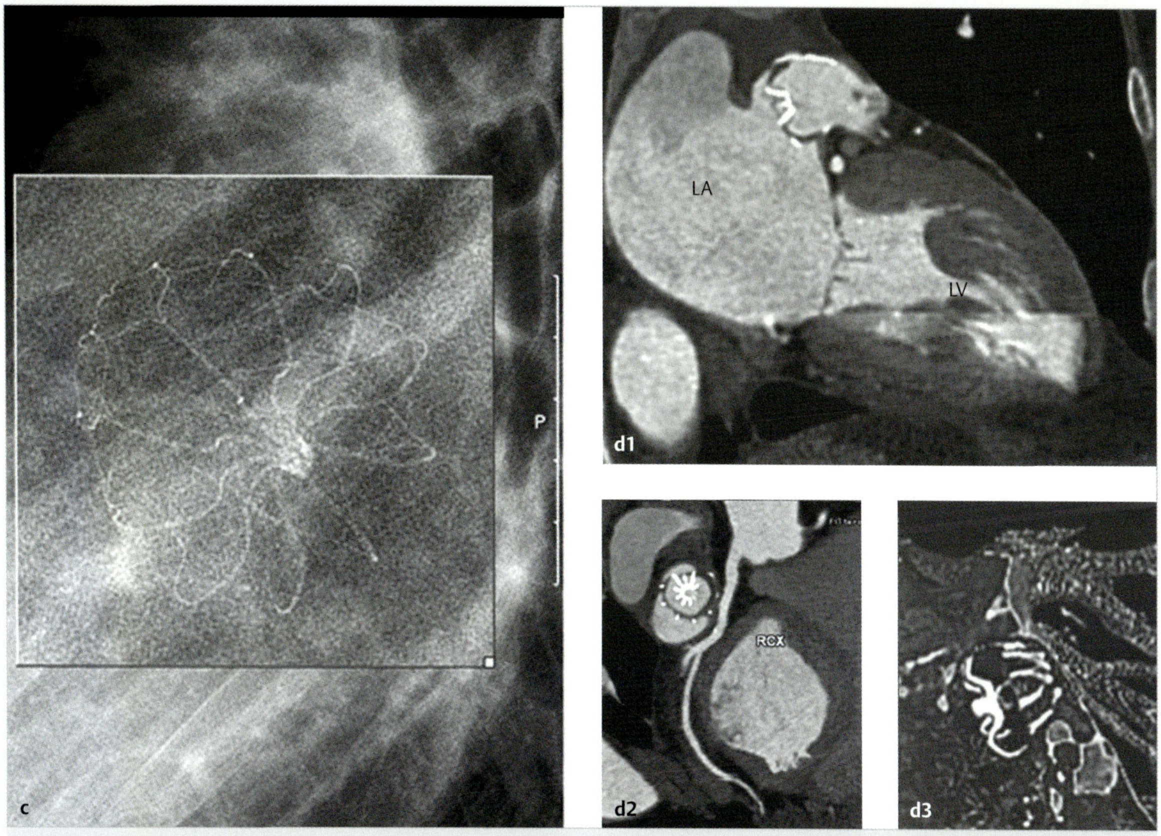

Abb. 3.63 Fortsetzung. Kombination von Angiografie, Röntgen und CT mit echokardiografischen Methoden.

LA = Left Atrium (linkes Atrium)
LV = Left Ventricle (linker Ventrikel)
Rcx = R. circumflexus

c Röntgenthoraxvergrößerung eines Watchman-Okkluders im linken Herzohr mit insuffizientem Verschluss.
d Darstellungen mithilfe einer multiplanaren Reformation eines EKG-getriggerten MDCT-Datensatzes.

3.5 Interventionelle Magnetresonanztomografie

Arno Bücker u. Titus Kühne

3.5.1 Einleitung

Die MRT hat im Bereich der Bildgebung von angeborenen Herzfehlern bereits zu weiten Teilen die diagnostische Katheterangiografie abgelöst. Dafür sind sowohl die Verbesserungen der Hardware als auch die Fortschritte im Rahmen der Sequenzentwicklung verantwortlich. Auch die anatomische Darstellung der Herzhöhlen ist heute eine Domäne der MRT. Insbesondere bei rein diagnostischen Prozeduren besticht die geringe Invasivität der MRT. Für die Kinderkardiologie ist sodann die fehlende Strahlenbelastung noch ein besonders zugkräftiges Argument. So geht das UK National Radiological Protection Board davon aus, dass bei Kindern unter 5 Jahren in einem von 1000 Herzkatheterfällen ein solider Tumor erzeugt wird (bei Erwachsenen in 1 von 2500 Herzkatheterfällen) [117]. Im Hinblick auf die häufige Notwendigkeit mehrerer Herzkatheteruntersuchungen bei kardiologisch erkrankten Kindern wird der Anreiz zur Vermeidung von ionisierenden Strahlen zur Diagnostik schnell klar.

3.5.2 Technik

Hardware

Ist in erster Linie der Wunsch nach Geschwindigkeit vorherrschend, so sind für MR-gesteuerte Interventionen *Hochfeldgeräte* (von mindestens 1 T Magnetfeldstärke) zu bevorzugen, da sie ein besseres Signal-zu-Rausch-Verhältnis bieten und somit prinzipiell im Vergleich zu Niederfeldgeräten besser örtlich aufgelöste Bilder in kürzerer Zeit aufnehmen können. Diese Systeme sind jedoch überwiegend mit dem Nachteil behaftet, dass es sich weitgehend um geschlossene Magneten handelt, die nur einen sehr beschränkten Zugang zum Patienten erlauben [83]. Allerdings gibt es erste 1-T-Geräte, die aufgrund der Huf-

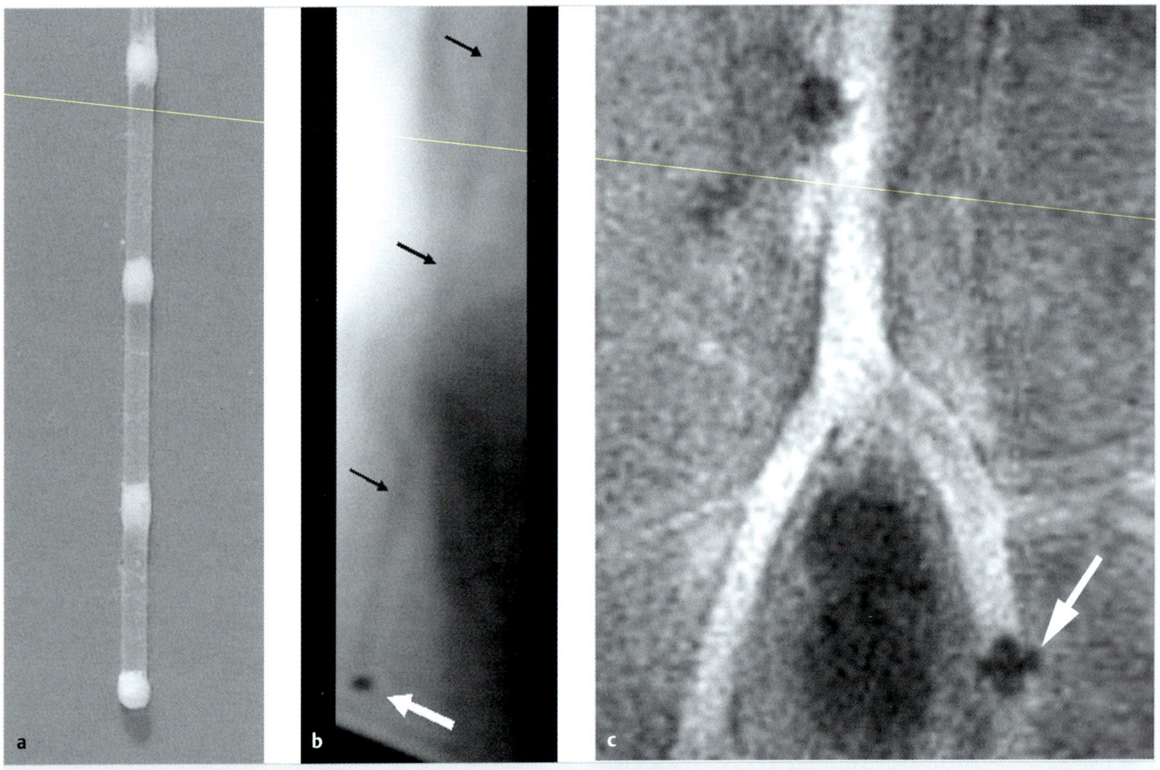

Abb. 3.64 MRT-Marker. Bei den MR-Messungen (**a**, **b**) zeigt sich, dass die Marker (**6**, weißer Pfeil) gut erkannt werden können. Das Instrument selbst ist auch im Wasserbad deutlich schlechter abgrenzbar (**b**, schwarze Pfeile).
a Ein Kunststoffdraht wurde mit Dysprosiummarkern versehen, um im MR gut lokalisierbare Artefakte zu erzeugen.
b Positionierung eines Instruments mit einem einzelnen Marker im Wasserbad.
c Positionierung eines Instruments mit einem einzelnen Marker in der linken Iliakalarterie eines Schweines (schwarzer Pfeil).

eisenform ihres Magneten einen besseren Zugang zum Patienten gestatten. Neben dem eingeschränkten Patientenzugang bei Hochfeldgeräten sind auch noch die gegenüber Niederfeldgeräten stärker ausgeprägten Suszeptibilitätsartefakte als Nachteil zu erwähnen (▸ Abb. 3.64).

Neben der Magnetfeldstärke hat die Entwicklung von leistungsfähigen *Gradienten* wesentlich zur Verbesserung der Bildqualität beigetragen. Insbesondere die heute möglichen kurzen Repetitions- und Echozeiten haben die „SSFP" (u. a. trueFISP an Siemensgeräten, FIESTA an GE-Geräten und balanced-FFE an Philipsgeräten) genannte Sequenztechnik zu der meistgenutzten Technik der anatomischen Herzbildgebung gemacht. Viele vaskuläre Interventionen wurden mithilfe dieser Technik durchgeführt [89] [114] [134].

Die Durchführung von MR-Interventionen erfordert weitere Modifikationen im MR-Raum selbst:

- So benötigt der Interventionalist einen Monitor, der die MR-Bilder in Echtzeit wiedergibt.
- Des Weiteren sollten wenigstens einfache Befehle, wie die Anpassung der Schnittebene im MR-Raum, möglich sein.
- Die Kommunikation mit der Bedienkonsole muss auch während der laufenden MR-Sequenz über spezielle Kommunikationsanlagen sichergestellt werden.
- Das Betreten des Hochfrequenzkäfigs auch während einer laufenden Messung sollte durch eine Schleuse ermöglicht werden.
- Für die Durchführung von angiografischen Interventionen ist derzeit noch das Vorhandensein einer Röntgenangiografieeinheit in unmittelbarer Nachbarschaft nötig, damit gegebenenfalls eine Rückfalllösung für unübersichtliche Komplikationen der MR-Intervention besteht.

Echtzeit-Magnetresonanzbildgebung

Aufgrund der MR-Physik besteht ein inverser Zusammenhang zwischen der örtlichen und der zeitlichen Auflösung von MR-Bildern. Neben der üblicherweise genutzten kartesischen *k-Raum-Abtastung* – so wird die Aufnahme der MR-Rohdaten genannt – stehen weitere Strategien zur Verfügung; s. hierzu auch das Kapitel zur kardialen MRT (S. 90). Die Erläuterung der technischen Details der radialen oder spiralen k-Raum-Abtastung würde den Rahmen des Buches sprengen; der interessierte Leser sei auf die weiterführende Literatur verwiesen [119] [131]. Echtzeit-Bildgebungstechniken mit der spiralen k-Raum-

Abtastung wurden beschrieben [132] [133]. Die Nutzung der spiralen k-Raum-Abtastung für Interventionen hat den wesentlichen Nachteil, relativ große und oft auch unbeherrschbare Artefakte zu erzeugen [89]. Die Verwendung der radialen k-Raum-Abtastung ist weniger effizient; jedoch ist diese Technik auch weniger anfällig für Bewegungsartefakte [120] und kann dementsprechend zur Unterdrückung von Bewegungsartefakten [132] [133] und auch für die Steuerung von Interventionen [86] eingesetzt werden.

Röntgenaufnahmen liefern ein Projektionsbild, das ein großes Volumen darstellt. Die Aufnahme von 3D-Volumina ist mit der MRT zwar möglich; jedoch gibt es derzeit keine Technik, die schnell genug wäre, um einen solchen 3D-Datensatz in Echtzeit zu akquirieren. Lediglich die Aufnahme eines solchen 3D-Datensatzes als Roadmap wurde durchgeführt; dies ist im Bereich des Herzens aufgrund der Herz- und Atembewegung jedoch nur eingeschränkt anwendbar.

Instrumentendarstellung

Die Darstellung von Instrumenten stellt bei der MR-Kontrolle einen wesentlichen Parameter dar. Metallische Instrumente können über Verzerrungen des Magnetfelds zu einer fehlerhaften räumlichen Codierung und somit zu einer inakkuraten örtlichen Darstellung der Instrumente führen. Dieses Problem besteht für Instrumente aus Plastik, Keramik oder Faserverbundstoffen zwar nicht; jedoch stellt die direkte Darstellung dieser Objekte im MR-Bild hohe Ansprüche an die räumliche Auflösung.

Grundsätzlich lassen sich bei der MR-Kontrolle zur Instrumentendarstellung sog. passive und aktive Techniken unterscheiden:

- *Passive Visualisierung:* Die passive Visualisierung stellt das Instrument direkt im MR-Bild als Teil dieses Bildes dar. Es handelt sich also im Prinzip um die „anatomische" Darstellung des Instruments.
- *Aktive Visualisierung:* Bei der aktiven Visualisierung hingegen wird die Physik der MR-Bildgebungstechnik ausgenutzt: Die räumliche Position von kleinen Spulen, die an einem Instrument befestigt sind, wird im 2D- oder 3D-Raum ermittelt und dann aktiv in ein MR-Bild projiziert. Dafür ist neben dem Bau des aktiven Instruments auch die Einrichtung eigener Empfangskanäle für die Mikrospulen und die Programmierung dedizierter Software notwendig.

Passive Instrumentenvisualisierung mit Suszeptibilitätsmarkern

Rubin u. Mitarb. haben 1990 konventionelle Katheter im MR auf ihre Bildeigenschaften hin untersucht. Diese Katheter verursachten lediglich sehr kleine Signalauslöschungen im MR-Bild, die für eine sichere Detektion der Katheter nicht ausreichten. Deshalb versahen die Autoren Katheter aus Polyethylen mit einer Dotierung aus ferromagnetischem Material [127]. Dieses erzeugte sog. Suszeptibilitätsartefakte im MR-Bild. Diese werden verursacht, wenn eine Substanz mit zum umgebenden Gewebe deutlich unterschiedlicher Magnetisierbarkeit (= Suszeptibilität) im MR dargestellt wird. Da die Suszeptibilitätsartefakte über die physikalischen Dimensionen der Katheter hinausgingen, waren diese im MR-Bild wesentlich einfacher zu lokalisieren. Als Nachteil stellte sich aber die Abhängigkeit der Größe dieser Signalauslöschung von der Orientierung der Katheter zum Magnethauptfeld heraus.

Bakker löste 1996 dieses Problem, indem er lokale Marker auf Kathetern anbrachte [85]. Diese aus Dysprosiumoxid bestehenden Ringmarker lösen ebenfalls Suszeptibilitätsartefakte aus (s. ► Abb. 3.64). Aufgrund der lokalen Verteilung sind diese Signalauslöschungen aber nur noch unwesentlich von der Orientierung des Katheters zum Magnethauptfeld abhängig. Sobald ein Katheter mit großen Artefakten in ein kleineres Gefäß gesteuert wird, wird die zugrunde liegende Anatomie durch das Artefakt überlagert und verdeckt [93]. Prinzipiell wäre es wünschenswert, die Größe der Artefakte in Abhängigkeit von der zu untersuchenden Gefäßgröße steuern zu können; dies hat zur Entwicklung des Feldinhomogenitätskonzepts geführt.

Passive Visualisierung mit dem Feldinhomogenitätsprinzip

Das Feldinhomogenitätsprinzip beruht darauf, eine Schleife aus isoliertem leitendem Draht in einen Katheter zu inkorporieren [97]. Wird nun ein geringer Gleichstrom durch diesen Draht geschickt, so erzeugt er ein kleines Magnetfeld, das eine lokale Inhomogenität im Hauptmagnetfeld des MRT-Geräts bedingt. Dies führt zu einer Signalauslöschung, deren Größe von der Stärke des Gleichstroms und auch von der Form der Drahtwindung abhängig ist und somit von extern gesteuert werden kann [98].

Aktive Visualisierung

Im Fall von gewundenen Gefäßverläufen ist eine kontinuierliche Anpassung der Schichtebene an den Gefäßverlauf notwendig, um eine Katheterspitze zu visualisieren. Dieser Nachteil der Schnittbildtechnik kann nicht durch eine Verdickung der dargestellten Schicht ausgeglichen werden, da dadurch das Gefäß unter Umständen selbst nicht mehr abgrenzbar ist.

Einen anderen Lösungsansatz für dieses Problem bietet die aktive Visualisierung von Instrumenten. In der einfachsten Form der aktiven Visualisierung wird eine einzelne *Mikrospule* an der Spitze eines Instruments fixiert. Diese Spule wird als Empfangsspule mit dem MRT-Gerät verbunden. Die Position der Mikrospule kann mithilfe des MRT im 2D- oder auch im 3D-Raum festgestellt werden [82]. Wird nun diese Position auf ein anatomisches MR-

Bild projiziert, so kann damit eine Steuerung der Katheterspitze erfolgen. Wenn die Position der Mikrospule bekannt ist, kann dieses Wissen außerdem dazu genutzt werden, eine Bildgebungsschicht genau durch diese Position zu legen [121]. Die Anzahl der genutzten Mikrospulen kann erhöht werden, obwohl die Bestimmung der verschiedenen Mikrospulenpositionen zunehmend Zeit kostet. Dadurch ist es möglich, nicht nur die Spitze eines Instruments, sondern auch seinen Verlauf darzustellen [99].

Die Entwicklung von mehreren *parallel arbeitenden Empfangskanälen* an MRT-Geräten ermöglichte als weiteren Fortschritt der aktiven Visualisierungstechnik die Echtzeitdarstellung der Hintergrundanatomie in Kombination mit der Echtzeitdarstellung der Mikrospulenposition in vitro [121] und in vivo [87]. Erste Ansätze zur Verwirklichung der Technik der Schichtverfolgung sind auch mit passiven Suszeptibilitätsmarkern beschrieben worden [118], die im Gegensatz zu den aktiven Visualisierungstechniken keine der unten geschilderten Sicherheitsprobleme aufwerfen.

Neben den beschriebenen klar kategorisierbaren Techniken gibt es zahlreiche weitere Techniken zur Instrumentenvisualisierung, die hier aber nicht im Detail besprochen werden sollen.

Merke

M!

Besonders hervorzuheben ist noch die Technik der sog. Fiducial Markers [103]. Bei diesen werden abgestimmte Mikrospulen als Antennen auf Instrumente montiert und ohne eine eigene Verbindung zur Hardware des MRT-Geräts zur Visualisierung von Instrumenten eingesetzt.

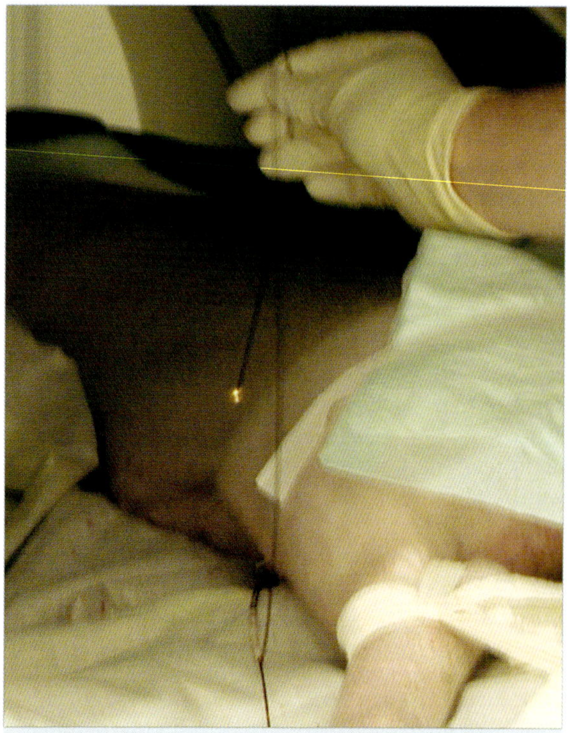

Abb. 3.65 Erhitzung eines Nitinoldrahts. Das Umbiegen der Spitze eines kommerziell erhältlichen Nitinoldrahts führte bei laufender MR-Messung zu einer Funkenbildung am Drahtende bei Berührung des Schweines.

Sicherheitsaspekte

Hinsichtlich der Sicherheitsaspekte in Zusammenhang mit der Technik der MRT sind zunächst die allgemein bekannten Sicherheitsvorschriften bei starken Magnetfeldern zu beachten. Somit sind ferromagnetische Materialien vom Einsatz bei der interventionellen MRT ausgeschlossen. Als weiterer Sicherheitsaspekt – insbesondere auch bei der Anwendung von Echtzeitsequenzen – ist ein ausreichender Lärmschutz zu erwähnen. Dies betrifft vor allem sedierte und narkotisierte Patienten. Diese sind auch anfällig für eine allgemeine Erwärmung des Körpers durch die MR-Messungen. So gibt es einen Bericht über Hyperthermie bei Kindern in Allgemeinanästhesie nach einer MR-Untersuchung.

Speziell für die Interventionelle MRT sind *Erhitzungsphänomene* von elektrischen Leitern wichtig. Dabei handelt es sich überwiegend um metallische Materialien, die nicht ferromagnetisch sind, jedoch als Metall Strom sehr gut leiten. Es besteht die Möglichkeit, dass ein elektrischer Leiter in Resonanz zu den eingestrahlten Anregungspulsen gerät und somit als Antenne wirkt. Dann wird die über Radiofrequenzpulse zugeführte Energie von dem elektrischen Leiter aufgefangen, und es kommt zu einer zunehmenden Erhitzung. Dieser Zustand der Resonanz ist von sehr komplexen Randbedingungen abhängig (u. a. von der Position und Orientierung des elektrischen Leiters und von der Länge und Form des Körpers im MR). Zwar ist die Energie, die im Rahmen der MR-Sequenz zur Anregung genutzt wird (angegeben als „spezifische Absorptionsrate") ein bestimmender Faktor für die Höhe der Erhitzung; jedoch kann im Falle von Resonanz auch eine geringe Menge eingestrahlter Energie eine signifikante Temperaturerhöhung verursachen. Wildermuth fand bei Untersuchungen eines Katheters zur aktiven Visualisierung an einem 0,5-T-MRT keine wesentliche Temperaturerhöhung; bei 1,5 T konnte jedoch eine Temperaturerhöhung um 20° festgestellt werden [138]. Die In-vitro-Untersuchung von Führungsdrähten zeigte Temperaturerhöhungen um bis zu 50° [100]. Erste In-vivo-Experimente mit kommerziellen Führungsdrähten aus Nitinol bei Schweinen ergaben trotz der kühlenden Wirkung des Blutflusses in der Aorta eine Temperaturerhöhung um 35°. Wurde das Tier mit der externen Drahtspitze berührt, so konnte in einem Fall reproduzierbar Funkenflug erzeugt werden (▶ Abb. 3.65) [94]. Verschiedene Ansätze wurden beschrieben, um das Problem der Drahterhitzung zu lösen. So wurden Sicherungen in die Drähte eingebaut [110] oder elektrisch leitende Teile durch fotooptische Elemente [96] oder Laserfasern ersetzt [136]. Ein wesentliches Problem bei diesen Ansätzen bestand in der notwendigen Miniaturisierung der Instrumente. Die Nutzung von Transformatoren im Verlauf der elektrischen Leiter stellt dabei eine mögliche Problemlösung dar [137]. Des Weiteren könnte die Entwicklung von nicht metallischen Materialien Erhitzung vermeiden, wenn diese die Herstellung von Drähten mit ähnlichen Biege- und Torsionseigenschaften wie metallische Drähte erlauben würden [101].

3.5.3 Kinderkardiologische Anwendungen

Magnetresonanzgesteuerte kardiale Interventionen im Tierversuch

Zahlreiche vorbereitende experimentelle Arbeiten haben sich mit der Machbarkeit der Durchführung von MR-gesteuerten Interventionen beschäftigt. Diese Arbeiten haben zum einen zur Verbesserung der Echtzeitbildgebung der MRT geführt. Des Weiteren war die Erprobung diverser Implantate notwendig. Neben der exzellenten anatomischen und funktionellen Darstellung des Herzens ist auch zunehmend die Darstellung von Implantaten, wie Herzklappen, Okkludern und Stents, möglich [93] [94] [105] [106]. Häufig sind diese aus Metall und verursachen deshalb die oben bereits beschriebenen Suszeptibilitätsartefakte. Diese Artefakte können teilweise zur Sichtbarkeit der Implantate und Instrumente in der MRT beitragen [90] [91], teilweise aber auch für die Durchführung der Intervention hinderlich sein [114] [115]. Je nachdem, welcher wissenschaftliche Schwerpunkt bei den experimentellen Arbeiten gesetzt wurde und auch zu welchem Zeitpunkt diese durchgeführt wurden, wurden die Sicherheitsaspekte im Rahmen der Arbeiten hintangestellt, sodass eine direkte Übertragung der Versuchsergebnisse in den klinischen Alltag oft nicht möglich war.

Kathetersteuerung zur Sondierung von Herzhöhlen und Gefäßen

Im Rahmen von Tierversuchen wurden Rechts- und Linksherzkatheteruntersuchungen mit der Erhebung von Drücken und Flussraten erfolgreich mithilfe aktiver Kathetervisualisierung durchgeführt [128]. Selbst die Sondierung der Koronarien [93] und auch die Stentung derselben [134] waren im Tierversuch unter Echtzeit-MR-Steuerung möglich. Prinzipiell können sowohl aktive als auch passive Visualisierungstechniken im Bereich des Herzens eingesetzt werden. Die komplexe Anatomie legt insbesondere für kardiale Interventionen die Kombination aus beiden Techniken nahe.

Als weitere Möglichkeiten wurde die Kombination von MRT- und Durchleuchtungsbildern erprobt [125]. Erste Arbeiten belegen die Machbarkeit der MR-Steuerung für die Durchführung von elektrophysiologischen Untersuchungen im Tierversuch [116]. Dabei ist die Beachtung von Sicherheitsaspekten der eingesetzten Drähte besonders zu berücksichtigen. Auch die Möglichkeit der intrakardialen Ableitung von Signalen während gleichzeitiger MR-Messungen stellt ein technisches Problem dar. Dieses lässt sich z. B. durch den Einsatz der Messgeräte außerhalb des Radiofrequenzkäfigs unter Verwendung dedizierter Filterplatten lösen. Die Machbarkeit der MR-gesteuerten Radiofrequenzablation als möglichen Bestandteils eine elektrophysiologischen Untersuchung wurde mithilfe der passiven Kathetervisualisierung ebenfalls belegt [65][111].

Ein wesentlicher Vorteil der MRT für die Steuerung der Radiofrequenzablation wurde in der sofortigen Kontrollmöglichkeit des Ausmaßes der Erhitzungseffekte gesehen. So erlaubte der gute Weichteilkontrast der MRT die Kontrolle einer vollständigen transmuralen Ablation [111]. So wie ein Katheter mit einer Radiofrequenzsonde versehen und im MRT kontrolliert werden kann, so ist auch die MR-Steuerung von Kathetern in den Herzkammern zur Applikation von Substanzen in das Myokard möglich [112]. In diesem Zusammenhang ist insbesondere auch die exakte Abgrenzbarkeit von Infarktarealen mithilfe der MRT interessant, da so die Injektion gezielt in Randbereiche eines Infarkts gesteuerte werden könnte.

Ballondilatation und Stent-Platzierung unter Magnetresonanzkontrolle

Die Durchführung von MR-gesteuerten Ballondilatationen und Stent-Platzierungen in der Peripherie war unter den ersten publizierten Arbeiten zum Thema der vaskulären MR-Interventionen [87] [88]. Zur passiven Sichtbarmachung von Ballonkathetern wurden unterschiedliche Techniken genutzt. So kann ein Ballon mit Kohlendioxid gefüllt werden [109], das einen direkten Signalverlust im MR-Bild und auch noch ein zusätzliches Suszeptibilitätsartefakt erzeugt. Lösungen mit hohen Gadoliniumkonzentrationen haben einen vergleichbaren Effekt im MR-Bild [126], der auf einer Signalauslöschung durch Suszeptibilitätsartefakte basiert. In beiden Fällen kann die dargestellte Größe des Ballons im MR-Bild von der physikalischen Dimension des Ballons abweichen, da Suszeptibilitätsartefakte zu Signalauslöschungen über die eigentlichen Dimensionen des Instruments hinaus führen (▶ Abb. 3.66a). Dies ist insbesondere im Falle des Einsatzes von Ballons zur Größenbestimmung von Septumdefekten wichtig zu beachten. Dementsprechend wurden zu diesem Thema weitere Versuche durchgeführt. Der Einsatz von etwa 10 %iger Gadoliniumlösung bewirkt „nur" eine Verlängerung der T 1-Zeit, ohne dass es zu Suszeptibilitätsartefakten kommt (▶ Abb. 3.66b).

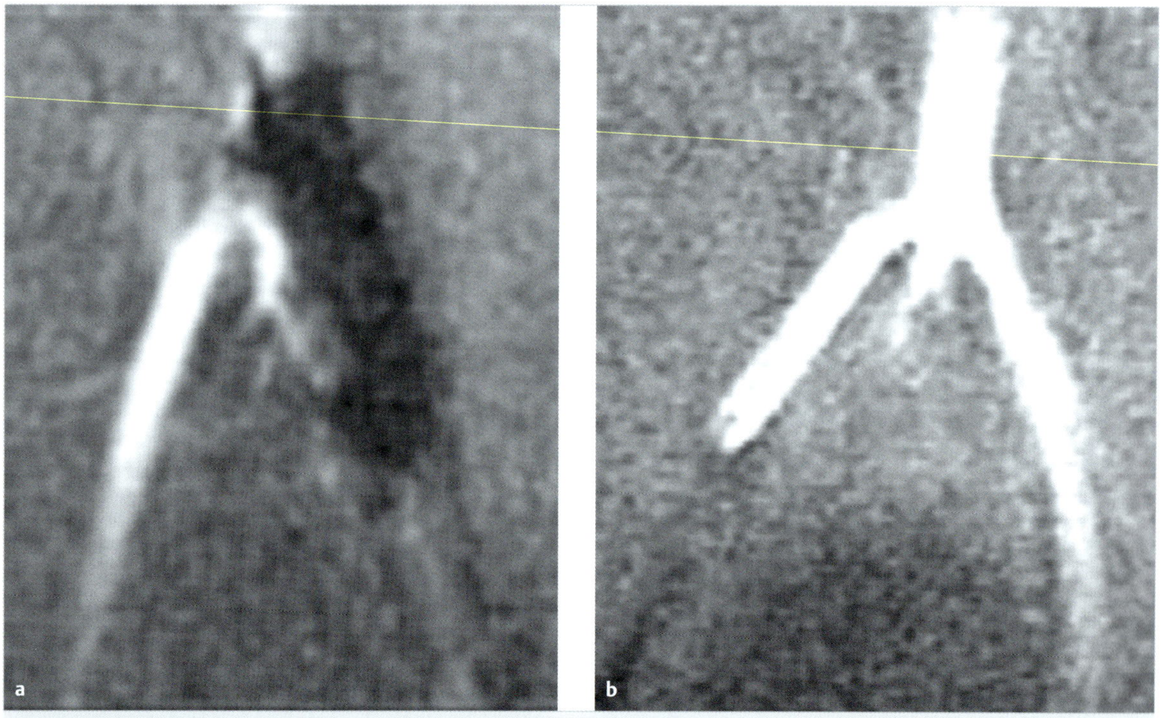

Abb. 3.66 Darstellung eines Ballons mit radialer k-Raum-Abtastung im MR.
a Der Ballon wurde in der linken Iliakalarterie eines Schweines mit hoch konzentrierter Gadoliniumlösung gefüllt.
b Der Ballon wurde in der rechten Iliakalarterie eines Schweines mit einer 1:100 mit Kochsalz verdünnten Gadoliniumlösung gefüllt. Beachte das fehlende Signal distal des Ballons aufgrund des fehlenden Blutflusses nach Balloninflation.

Das Metall von Stents kann ausgeprägte Suszeptibilitätsartefakte verursachen, die zwar eine einfache Lokalisation des Stent im MR-Bild erlauben, aber die Darstellung der benachbarten Anatomie unmöglich machen [115]. Über experimentelle Entwicklungen von artefaktfreien Stents aus Metall wurde berichtet [92] [93]. Mithilfe speziell ausgewählter Stents wurden Iliakalarterien [88], die Aorta, die V. cava, Karotiden [107] und auch die Koronarien [134] unter MR-Steuerung mit einem Stent versehen. Von besonderem Interesse für die Kinderkardiologie waren experimentelle Arbeiten zur Platzierung von pulmonalen Stents und Pulmonalklappen tragenden Stents [104] sowie zur Stent-PTA von Aortenisthmusstenosen [107]. Im Rahmen dieser Arbeiten konnte gezeigt werden, dass auch nach Platzierung der Stents eine verlässliche Flussmessung mithilfe der MRT möglich war. Der Einsatz von Blutpoolkontrastmitteln konnte die Darstellung der Stents verbessern [105]. Sowohl über einen transapikalen Zugang [113] als auch über die Leiste [108] ist die experimentelle Platzierung von Aortenklappen unter MR-Steuerung beschrieben worden. Der potenzielle Vorteil der MR-Steuerung liegt darin, dass die Anatomie mit den Abgängen der Koronararterien „online" und ohne die Injektion von Kontrastmittel dargestellt werden kann.

Septumpunktionen, Okkluderplatzierungen und Spiralembolisationen

Die Echtzeitdarstellung der Herzanatomie erlaubt mittlerweile die Abgrenzung der einzelnen Herzhöhlen und der Septen. Dementsprechend lag es nahe, Interventionen, wie Septumpunktionen und Okkluderplatzierungen, unter MR-Steuerung zu versuchen. Auch dafür war die Modifikation bzw. eigene Entwicklung von dedizierten Instrumenten notwendig, die zwar einerseits ausreichend einfach im MR-Bild zur passiven Sichtbarmachung abgrenzbar sein sollten, andererseits jedoch keine zu großen Artefakte verursachen sollten, um ihre Freisetzung oder die zugrunde liegende Anatomie nicht mehr abgrenzen zu können [94]. Sodann wurde die Platzierung von Vorhofseptumokkludern unter Echtzeit-MR-Steuerung in vivo im Tierversuch durchgeführt (▶ Abb. 3.67) [91] [126] [128]. Im Rahmen dieser Intervention konnte auch die Größe des ASD mittels Messballons bestimmt werden. MR-gesteuerte Punktionen des Vorhofseptums entweder mit einer Nadel [123] oder mit einem Laser wurden erfolgreich durchgeführt [95]. Zahlreiche kardiologische Interventionen können prinzipiell auch unter ausschließlicher Ultraschallkontrolle (S. 107) durchgeführt werden [130]. Auch diese Technik hat den Vorteil der fehlenden Strahlenexposition. Die TEE ist bei kardiologischen Eingriffen, z. B. für den Verschluss von Septumdefekten, in

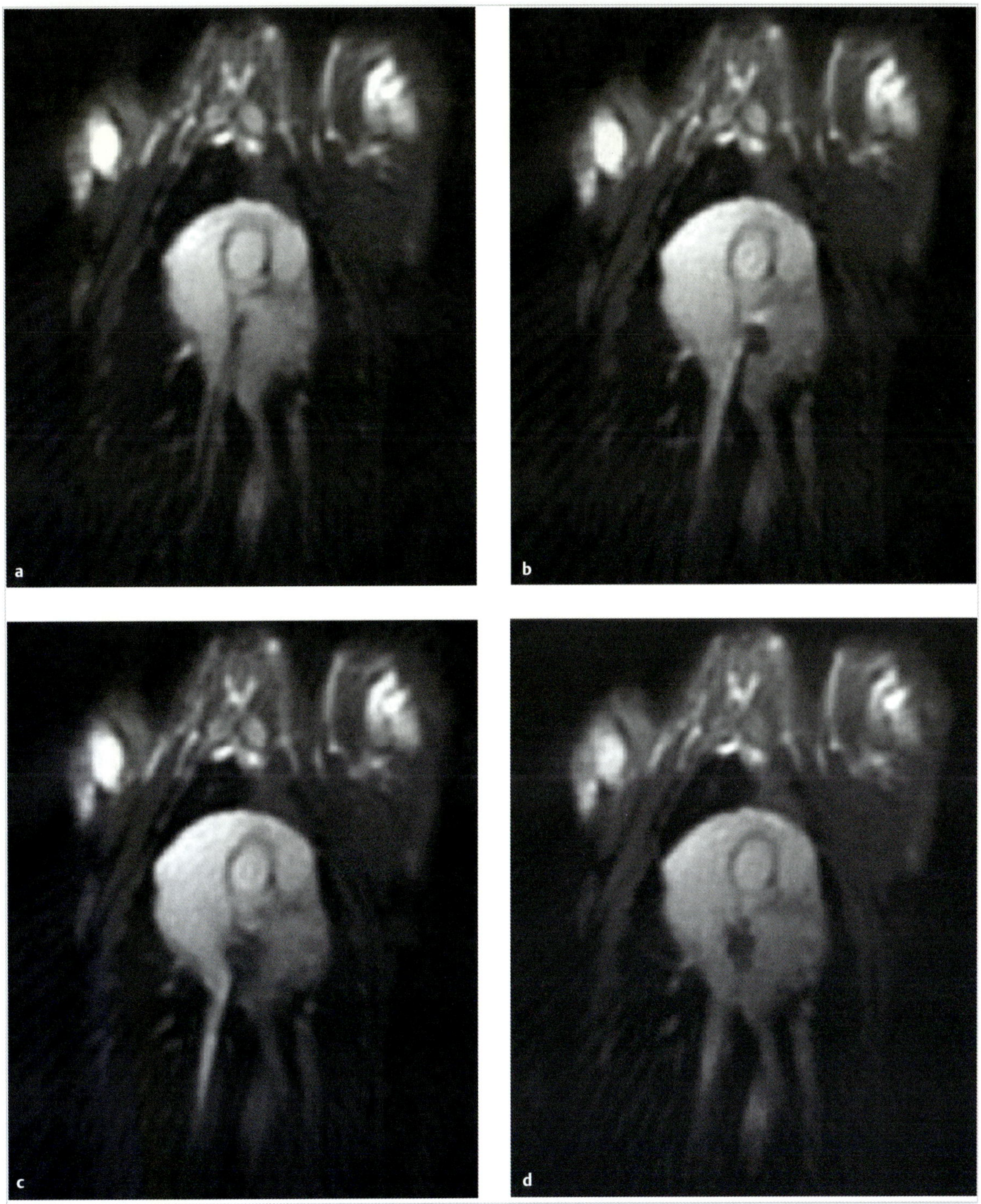

Abb. 3.67 Platzierung von Vorhofseptum-Okkludern unter Echtzeit-MR-Steuerung.
a Echtzeit-MR-Bilder (SSFP), akquiriert mit radialer k-Raum-Abtastung, zeigen die Passage eines Vorhofseptum-Okkluders durch das Vorhofseptum.
b Sodann wird die 1. Hälfte des Okkluders im linken Atrium freigesetzt.
c Die 2. Hälfte des Okkluders wird im rechten Atrium freigesetzt.
d Nach Diskonnektion des Okkluders richtet sich dieser parallel zum Vorhofseptum aus.

Sedierung durchzuführen. MRT-gesteuerte Interventionen könnten hingegen bei Patienten mit guter Compliance auch ohne Sedierung erfolgen. Dies ist für das Management und den Komfort des Patienten von Bedeutung. Infolge der Fusion von Röntgen- und MRT-Bildern entsteht zudem die Möglichkeit, Interventionsstrategien für den Verschluss von Septumdefekten zu optimieren [122].

Magnetresonanzgesteuerte kardiale Interventionen bei Patienten

Die ersten MR-gesteuerten Katheterisierungen des Herzens bei Patienten nutzten passive Visualisierungstechniken [124]. So wurden Einschwemmkatheter visualisiert, indem ihre Ballons mit Kohlendioxid gefüllt wurden [109]. Aufgrund der Tatsache, dass nicht alle benötigten Messinstrumente MR-kompatibel und MR-sicher sind, sind derartige Messungen nach wie vor Zentren mit ausgewiesener Expertise vorbehalten und erfordern für einen breiten klinischen Einsatz noch zu viele Modifikationen der kommerziell erhältlichen Geräte. Die ersten Einzelfallstudien über MR-gesteuerte Herzkatheteruntersuchungen am Menschen wurden von Razavi u. Mitarb. publiziert [124]. Die Arbeitsgruppe demonstrierte bei Verfügbarkeit einer Angiografieanlage in unmittelbarer Nachbarschaft zum MRT eine signifikante Abnahme der Strahlenexposition. In 12 von 40 Fällen war keine Röntgendurchleuchtung notwendig. Mit diesen Ergebnissen haben Razavi u. Mitarb. eindrucksvoll die Möglichkeiten zur Reduktion der Strahlenexposition durch die interventionelle MRT belegt. Die erste systematische klinische Anwendung erfolgte im Jahr 2005 bei Patienten mit Aortenisthmusstenose, bei denen eine Ballonangioplastie allein unter MRT-Kontrolle durchgeführt wurde (▶ Abb. 3.68) [102].

Weitere Vorteile der interventionellen MRT wurden durch Differenzen zwischen verschiedenen Messtechniken zur Bestimmung des pulmonalen vaskulären Widerstands offenbar. So wichen die mit der Fick-Methode ermittelten Ergebnisse von den mittels MR-Phasenkontrasttechnik ermittelten Werten ab – und zwar vor allem bei höherer Sauerstoffsättigung, wenn das Fick-Prinzip bekanntermaßen weniger genau ist. In einer zeitgleich publizierten Arbeit konnte zudem die höhere Wertigkeit

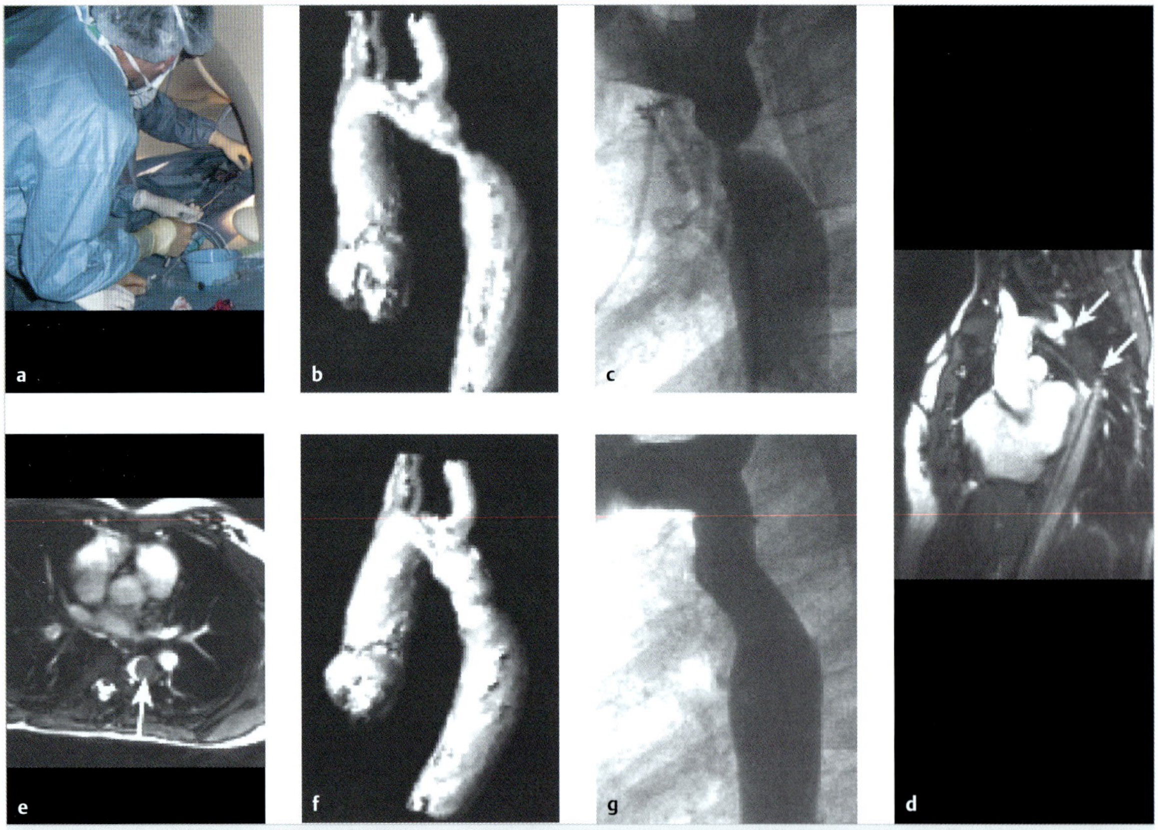

Abb. 3.68 Ballonangioplastie bei einem Patienten mit Aortenisthmusstenose.
a Operationssituation.
b 3D-MRT vor der Intervention. Zu erkennen ist die Enge im Bereich des Isthmus.
c Konventionelle Röntgenangiografie vor der Intervention.
d Angioplastie unter MRT-Kontrolle: laterale Projektion.
e Angioplastie unter MRT-Kontrolle: transversale Schnittebene.
f 3D-MRT nach der Intervention.
g Konventionelle Röntgenangiografie nach der Intervention.

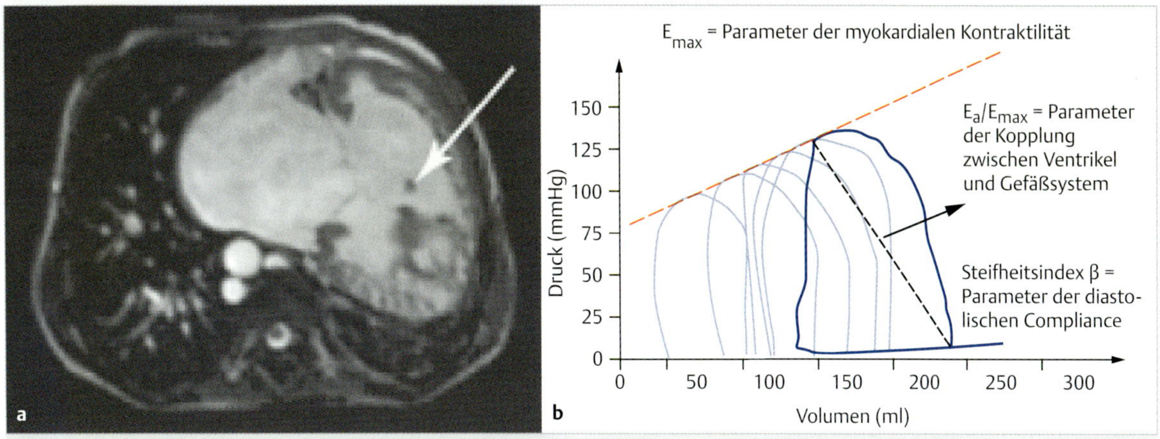

Abb. 3.69 MRT-geführte Herzkatheteruntersuchung mit Bestimmung der ventrikulären Druck-Volumen-Relation.
a Der Katheter für die Druckmessung stellt sich im MRT als kleines umschriebenes Artefakt dar (Pfeil).
b Mit MRT gemessene Druck-Volumen-Relation zur Evaluierung einer kombinierten systolisch-diastolischen Herzinsuffizienz.

der MRT gegenüber der Thermodilution nachgewiesen werden [122]. Weiterführende Arbeiten zeigten, dass sich mit MRT-geführten Herzkatheteruntersuchungen auch ventrikuläre Druck-Volumen-Relationen bestimmen lassen (▶ Abb. 3.69). Dabei wird über kleine Katheter der ventrikuläre Druck gemessen und mit mithilfe der Cine-MRT gemessenen ventrikulären Volumenwerten synchronisiert. Druck-Volumen-Relationen gelten in der Physiologie weithin als tragende Größe zur Funktionsbestimmung des kardiovaskulären Systems. Aus ihnen lassen sich integrierte Parameter der globalen Pumpfunktion, der myokardialen Kontraktilität und der diastolischen Compliance ableiten [129]. Dabei ist die Durchführung von kombinierten Druck- und Volumen- bzw. Blutflussmessungen technisch wenig aufwendig und nur gering invasiv. Speziell ausgestattete MRT-Laboratorien sind anders als bei interventionellen Eingriffen nicht erforderlich.

3.6 Literatur

▶ Kapitel 3.1

[1] Abdul-Khaliq H, Schmitt B, Rentzsch A et al. Evaluation of abnormal myocardial wall motions in patients with univentricular heart by tissue Doppler echocardiography. Z Kardiol 2003; 92 (4): 319–325

[2] Barasch E, Wilansky S. Dobutamine stress echocardiography in clinical practice with a review of the recent literature. Tex Heart Inst J 1994; 21 (3): 202–210

[3] Becher H, Tiemann K. Improved endocardium imaging using modified transthoracic echocardiography with the second harmonic frequency (tissue harmonic imaging). Herz 1998; 23 (8): 467–473

[4] Beckmann S, Haug G. Streßechokardiographie interaktiv. Darmstadt: Steinkopff; 1998: 156

[5] Biamino G, Kruck I. Quantitative Methoden der M-Mode-, 2D- und Doppler-Echokardiographie. Berlin: Boehringer Mannheim; 1987

[6] Cheng SC, Dy TC, Feinstein SB. Contrast echocardiography: review and future directions. Am J Cardiol 1998; 81 (12A): 41G–48G

[7] De Boeck BW, Cramer MJ, Oh JK et al. Spectral pulsed tissue Doppler imaging in diastole: a tool to increase our insight in and assessment of diastolic relaxation of the left ventricle. Am Heart J 2003; 146 (3): 411–419

[8] D'hooge J, Heimdal A, Jamal F et al. Regional strain and strain rate measurements by cardiac ultrasound: principles, implementation and limitations. Eur J Echocardiogr 2000; 1 (3): 154–170

[9] Eichstädt H, Felix R, Zeitler E, Hrsg. Herz – Große Gefäße. Diagnostik mit bildgebenden Verfahren. Berlin: Springer; 1996: 448

[10] Gutberlet M. Angeborene Herzfehler. In: Hosten N, Lemke AJ, Felix R, Hrsg. Kernspintomographie. Landsberg: Ecomed; 1999

[11] Gutberlet M, Abdul-Khaliq H, Grothoff M et al. Evaluation of left ventricular volumes in patients with congenital heart disease and abnormal left ventricular geometry. Comparison of MRI and transthoracic 3-dimensional echocardiography. Rofo 2003; 175 (7): 942–951

[12] Gutberlet M, Hosten N, Vogel M et al. Quantification of morphologic and hemodynamic severity of coarctation of the aorta by magnetic resonance imaging. Cardiol Young 2001; 11 (5): 512–520

[13] Hatle L. Noninvasive assessment of valve lesions with Doppler ultrasound. Herz 1984; 9 (4): 213–221

[14] Kasprzak JD, Ten Cate FJ. New ultrasound contrast agents for left ventricular and myocardial opacification. Herz 1998; 23 (8): 474–482

[15] Malhotra V, Nwogu J, Bondmass MD et al. Is the technically limited echocardiographic study an endangered species? Endocardial border definition with native tissue harmonic imaging and Optison contrast: a review of 200 cases. J Am Soc Echocardiogr 2000; 13 (8): 771–773

[16] Nagel E, Lehmkuhl HB, Klein C et al. Influence of image quality on the diagnostic accuracy of dobutamine stress magnetic resonance imaging in comparison with dobutamine stress echocardiography for the noninvasive detection of myocardial ischemia. Z Kardiol 1999; 88 (9): 622–630

[17] Orlandi C. Pharmacology of coronary vasodilation: a brief review. J Nucl Cardiol 1996; 3 (6 Pt. 2): S 27–S 30

[18] Parish V, Valverde I, Kutty S et al. Dobutamine stress MRI in repaired tetralogy of Fallot with chronic pulmonary regurgitation: a comparison with healthy volunteers. Int J Cardiol 2013; 166 (1): 96–105

[19] Raedle-Hurst TM, Mueller M, Rentzsch A et al. Assessment of left ventricular dyssynchrony and function using real-time 3-dimensional echocardiography in patients with congenital right heart disease. Am Heart J 2009; 157 (4): 791–798

[20] Rice MJ Mc Donald RW, Reller MD et al. Pediatric echocardiography: current role and a review of technical advances. J Pediatr 1996; 128 (1): 1–14

[21] Schiller NB, Shah PM, Crawford M et al. Recommendations for quantitation of the left ventricle by two-dimensional echocardiography. American Society of Echocardiography Committee on Standards, Subcommittee on Quantitation of Two-Dimensional Echocardiograms. J Am Soc Echocardiogr 1989; 2 (5): 358–367

[22] Schumacher G, Hess J, Bühlmeyer K, Hrsg. Klinische Kinderkardiologie. 3. Aufl. Berlin: Springer; 2001: 588

[23] Sutherland GR, Di Salvo G, Claus P et al. Strain and strain rate imaging: a new clinical approach to quantifying regional myocardial function. J Am Soc Echocardiogr 2004; 17 (7): 788–802

[24] Takuma S, Cardinale C, Homma S. Real-time three-dimensional stress echocardiography: a review of current applications. Echocardiography 2000; 17 (8): 791–794

[25] Urheim S, Edvardsen T, Torp H et al. Myocardial strain by Doppler echocardiography. Validation of a new method to quantify regional myocardial function. Circulation 2000; 102 (10): 1158–1164

[26] Vogel M, Gutberlet M, Dittrich S et al. Comparison of transthoracic three dimensional echocardiography with magnetic resonance imaging in the assessment of right ventricular volume and mass. Heart 1997; 78 (2): 127–130

[27] Wei K. Approaches to the detection of coronary artery disease using myocardial contrast echocardiography. Am J Cardiol 2002; 90 (10A): 48J–58J

[28] Wilkenshoff U, Kruck I. Handbuch der Echokardiographie. Berlin: Blackwell Publishing; 2002: 223

[29] Wilkenshoff UM, Hatle L, Sovany A et al. Age-dependent changes in regional diastolic function evaluated by color Doppler myocardial imaging: a comparison with pulsed Doppler indexes of global function. J Am Soc Echocardiogr 2001; 14 (10): 959–969

[30] Wilkenshoff UM, Sovany A, Wigström L et al. Regional mean systolic myocardial velocity estimation by real-time color Doppler myocardial imaging: a new technique for quantifying regional systolic function. J Am Soc Echocardiogr 1998; 11 (7): 683–692

▶ Kapitel 3.2

[31] American Association of Physicists in Medicine (AAPM). Report no. 96. The measurement, reporting and management of radiation dose in CT. College Park, MD, USA: American Association of Physicists in Medicine; 2008

[32] Bundesamt für Strahlenschutz (BfS). Bekanntmachung der aktualisierten diagnostischen Referenzwerte für nuklearmedizinische Untersuchungen; 2012. Im Internet: http://www.bfs.de/SharedDocs/Downloads/BfS/DE/fachinfo/ion/drw-nuklearmedizin.pdf?__blob=publicationFile&v=1 (Stand: 19.07.2015)

[33] Deak P, Smal Y, Kalender W. Multisection CT protocols: sex- and age-specific conversation factors used to determine effective dose from dose-length product. Radiology 2010; 257 (1): 158–166

[34] Ertel D, Lell MM, Harig F et al. Cardiac spiral dualsource CT with high pitch: a feasibility study. Eur Radiol 2009; 19 (10): 2357–2362

[35] European Commission. European Guidelines on Quality Criteria for Computed Tomography. Report EUR 16262. Brussels, Belgium: European Commission; 1999

[36] Flohr TG, McCollough CH, Bruder H et al. First performance evaluation of a Dual-Source CT (DSCT) system. Eur Radiol 2006; 16 (2): 256–268

[37] International Commission on Radiological Protection (ICRP). Publication 103. The 2007 Recommendations of the International Commission on Radiological Protection. Ann ICRP 2007; 37: 2–4

[38] Kalender WA. Computed tomography. Fundamentals, system technology, image quality, applications. 3 rd ed. Erlangen: Publicis; 2010

[39] Kalender WA, Deak P, Kellermeier M et al. Application and patient size-dependent optimization of x-ray spectra for CT. Med Phys 2009; 36 (3): 993–1007

[40] Kalender WA, Seissler W, Klotz E et al. Spiral volumetric CT with singlebreath-hold technique, continuous transport, and continuous scanner rotation. Radiology 1990; 176 (1): 181–183

[41] Lell MM, May M, Deak P et al. High-pitch spiral computed tomography: effect on image quality and radiation dose in pediatric chest computed tomography. Invest Radiol 2011; 46 (2): 116–123

[42] Strahlenschutzkommission (SSK). Bildgebende Diagnostik beim Kind. Strahlenschutz, Rechtfertigung und Effektivität. Empfehlungen der Strahlenschutzkommission. 2006. Im Internet: http://www.ssk.de/SharedDocs/Beratungsergebnisse/2006/BildgebendeDiagnostik_Kind.html (Stand: 18.06.2015)

▶ Kapitel 3.3

[43] Achenbach S, Barkhausen J, Beer M et al. Konsensusempfehlungen der DRG/DGK/DGPK zum Einsatz der Herzbildgebung mit Computertomografie und Magnetresonanztomografie. Rofo 2012; 184 (4): 345–368

[44] Biglands JD, Radjenovic A, Ridgeway JP. Cardiovascular magnetic resonance physics for clinicians: Part II. J Cardiovasc Magn Reson 2012; 14: 66

[45] European CMR Registry. Im Internet: www.eurocmr-registry.com/ (Stand: 06.08.2015)

[46] European Society of Cardiac Radiology. European MR/CT Registry. Im Internet: https://www.mrct-registry.org/ (Stand: 06.08.2015)

[47] Fratz S, Chung T, Greil GF et al. Guidelines and protocols for cardiovascular magnetic resonance in children and adults with congenital heart disease: SCMR expert consensus group on congenital heart disease. J Cardiovasc Magn Reson 2013; 15: 51

[48] Gutberlet M. Einsatz der Kernspintomographie in der Diagnostik und Verlaufskontrolle angeborener Herzfehler unter besonderer Berücksichtigung der Verwendung flusssensitiver Sequenzen und der Ventrikelfunktionsanalyse. Habilitationsschrift 2002. Im Internet: http://edoc.hu-berlin.de/habilitationen/gutberlet-matthias-2002-11-05/PDF/Gutberlet.pdf (Stand: 04.08.2015)

[49] Gutberlet M, Noeske R, Schwinge K et al. Comprehensive cardiac magnetic resonance imgaging at 3.0 Tesla: feasibility and implications for clinical applications. Invest Radiol 2006; 41 (2): 154–167

[50] Hor KN, Baumann R, Pedrizzetti G et al. Magnetic resonance derived myocardial strain assessment using feature tracking. J Vis Exp 2011; 48: 2356

[51] Hor KN, Gottliebson WM, Carson C et al. Comparison of magnetic resonance feature tracking for strain calculation with harmonic phase imaging analysis. JACC Cardiovasc Imag 2010; 3: 144–151

[52] Kellman P, Larson AC, Hsu LY et al. Motion-corrected free-breathing delayed enhancement imaging of myocardial infarction. Magn Reson Med 2005; 53 (1): 194–200

[53] Kouwenhoven M, Bakker CJG, Hartkamp MJ et al. Current MR angiographic imaging techniques: a survey. In: Lanzer P, Rösch J, eds. Vascular Diagnostics. Heidelberg: Springer; 1994: 375–398

[54] Ridgeway JP. Cardiovascular magnetic resonance physics for clinicians: Part I. J Cardiovasc Magn Reson 2010; 12: 71

[55] Sommer T, Luechinger R, Barkhausen J, Gutberlet M et al. Positionspapier der Deutschen Röntgengesellschaft (DRG) zu MR-Untersuchungen bei Patienten mit Herzschrittmachern. Fortschr Röntgenstr RöFo 2015; 187: 777–787

[56] Tsao J, Boesiger P, Pruessmann KP. k-t BLAST and k-t SENSE: dynamic MRI with high frame rate exploiting spatiotemporal correlations. Magn Reson Med 2003; 50 (5): 1031–1042

▶ Kapitel 3.4

[57] Beitzke A, Stein JI, Suppan C. Balloon atrial septostomy under two-dimensional echocardiographic control. Int J Cardiol 1991; 30 (1): 33–42

[58] Bouzas-Mosquera A, Rueda F, Aldama G et al. Perventricular pulmonary valvuloplasty under echocardiographic guidance. Int J Cardiol 2008; 130 (3): e102–e104

[59] Dähnert I, Ewert P, Berger F et al. Echocardiographically guided closure of a patent foramen ovale during pregnancy after recurrent strokes. J Interv Cardiol 2001; 14 (2): 191–192

[60] Diegeler A, Fröhner S, Dähnert I. Precise stent placement using the new Siemens Artis Zeego 3D rotation angiography in a stenosis of a Shelhigh pulmonary conduit. Innovations (Phila) 2010; 5 (2): 128–130

[61] Eng MH, Salcedo EE, Quaife RA et al. Implementation of real time three-dimensional transesophageal echocardiography in percutaneous mitral balloon valvuloplasty and structural heart disease interventions. Echocardiography 2009; 26 (8): 958–966

[62] Ewert P, Deutsches Herzzentrum Berlin, Berlin, Deutschland. Persönliche Mitteilung. 2010

[63] Ewert P, Berger F, Daehnert I et al. Transcatheter closure of atrial septal defects without fluoroscopy: feasibility of a new method. Circulation 2000; 101 (8): 847–849

[64] Gerds-Li JH, Tang M, Kriatselis C et al. Rapid ventricular pacing to optimize rotational angiography in atrial fibrillation ablation. J Interv Card Electrophysiol 2009; 26 (2): 101–107

[65] Grothoff M, Piorkowski C, Eitel C et al. MR imaging-guided electrophysiological ablation studies in humans with passive catheter tracking: initial results. Radology 2014; 271: 695–702

[66] Knecht S, Nault I, Wright M et al. Imaging in catheter ablation for atrial fibrillation: enhancing the clinician's view. Europace 2008; 10 (Suppl. 3): iii2–iii7

[67] Kos S, Huegli R, Bongartz GM et al. MR-guided endovascular interventions: a comprehensive review on techniques and applications. Eur Radiol 2008; 18 (4): 645–657

[68] Kretschmar O, Universitätskinderspital Zürich, Schweiz. Persönliche Mitteilung. 2010

[69] Meharwal ZS, Trehan N. Vascular complications of intra-aortic balloon insertion in patients undergoing coronary reavscularization: analysis of 911 cases. Eur J Cardiothorac Surg 2002; 21 (4): 741–747

[70] Mullins CE. Cardiac catheterization in congenital heart disease: pediatric and adult. Oxford: Blackwell; 2006: 217

[71] Racadio JM, Babic D, Homan R et al. Live 3D guidance in the interventional radiology suite. AJR Am J Roentgenol 2007; 189 (6): W357–W364

[72] Ramcharitar S, Pugliese F, Schultz C et al. Integration of multislice computed tomography with magnetic navigation facilitates percutaneous coronary interventions without additional contrast agents. J Am Coll Cardiol 2009; 53 (9): 741–746

[73] Rigatelli G, Zamboni A, Cardaioli P et al. Three-dimensional rotational digital angiography in catheter-based congenital heart disease interventions. J Cardiovasc Med (Hagerstown) 2008; 9 (4): 432

[74] Saikus CE, Lederman RJ. Interventional cardiovascular magnetic resonance imaging: a new opportunity for image-guided interventions. JACC Cardiovasc Imaging 2009; 2 (11): 1321–1331

[75] Sekar P, Hornberger LK. The role of fetal echocardiography in fetal intervention: a symbiotic relationship. Clin Perinatol 2009; 36 (2): 301–327

[76] Silvestry FE, Kerber RE, Brook MM et al. Echocardiography-guided interventions. J Am Soc Echocardiogr 2009; 22 (3): 213–231

[77] Springer T, Dähnert I. Bedside percutaneous balloon angioplasty of severe recoarctation under sole transthoracic echocardiographic guidance in a critically ill high frequency ventilation dependent infant. Unveröffentlichter Fallbericht

[78] Steeg CN, Bierman FZ, Hordof AJ et al. "Bedside" balloon septostomy in infants with transposition of the great arteries: new concepts using two-dimensional echocardiographic techniques. J Pediatr 1985; 107 (6): 944–946

[79] Tobin MJ. Pulmonary artery catheter problems. Appl Cardiopulm Pathophysiol 1990; 3 (3): 279–285

[80] Trehan VK, Nigam A, Mukhopadhyay S et al. Bedside percutaneous transseptal mitral commissurotomy under sole transthoracic echocardiographic guidance in a critically ill patient. Echocardiography 2006; 23 (4): 312–314

[81] Weber HS, Mart CR, Myers JL. Transcarotid balloon valvuloplasty for critical aortic valve stenosis at the bedside via continuous transesophageal echocardiographic guidance. Catheter Cardiovasc Interv 2000; 50 (3): 326–329

► Kapitel 3.5

[82] Ackerman JL, Offutt MC, Buxton RB et al. Rapid 3-D tracking of small RF coils. Montreal, Canada: Proc SMRM 5th Annu Meeting; 1986

[83] Adam G, Bucker A, Glowinski A et al. Interventional MR tomography: equipment concepts. Radiologe 1998; 38 (3): 168–172

[84] Bakker CJ, Bos C, Weinmann HJ. Passive tracking of catheters and guidewires by contrast-enhanced MR fluoroscopy. Magn Reson Med 2001; 45 (1): 17–23

[85] Bakker CJ, Hoogeveen RM, Weber J et al. Visualization of dedicated catheters using fast scanning techniques with potential for MR-guided vascular interventions. Magn Reson Med 1996; 36 (6): 816–820

[86] Bücker A, Adam G, Neuerburg JM et al. Real-time MRI with radial k-radial scanning technique for control of angiographic interventions. Fortschr Rontgenstr 1998; 169 (5): 542–546

[87] Bücker A, Adam G, Neuerburg JM et al. Simultaneous real-time visualization of the catheter tip and vascular anatomy for MR-guided PTA of iliac arteries in an animal model. J Magn Reson Imaging 2002; 16: 201–208

[88] Bücker A, Neuerburg JM, Adam GB et al. Real-time MR fluoroscopy for MR-guided iliac artery stent placement. J Magn Reson Imaging 2000; 12 (4): 616–622

[89] Bücker A, Neuerburg JM, Adam GB et al. MR-gesteurte Spiralembolisation von Nierenarterien in einem Tiermodell. Rofo Fortschr Rontgenstr 2003; 175 (2): 271–274

[90] Bücker A, Spuentrup E, Grabitz R et al. Magnetic resonance-guided placement of atrial septal closure device in animal model of patent foramen ovale. Circulation 2002; 106 (4): 511–515

[91] Bücker A, Spuentrup E, Grabitz R et al. Real-time MR-guidance for placement of a self-made fully MR-compatible atrial septal occluder: in vitro test. Rofo Fortschr Rontgenstr 2002; 174: 283–285

[92] Bücker A, Spuentrup E, Ruebben A et al. Artifact-free in-stent lumen visualization by standard MR angiography using a new metallic MRI stent. Circulation 2002; 105: 1772–1775

[93] Bücker A, Spuentrup E, Ruebben A et al. New metallic MR stents for artifact-free coronary MR angiography: feasibility study in a swine model." Invest Radiol 2004; 39 (5): 250–253

[94] Bücker A, Spuentrup E, Schmitz-Rode T et al. Use of a nonmetallic guide wire for magnetic resonance-guided coronary artery catheterization. Invest Radiol 2004; 39 (11): 656–660

[95] Elagha AA, Kocaturk O, Guttman MA et al. Real-time MR imaging-guided laser atrial septal puncture in swine. J Vasc Interv Radiol 2008; 19 (9): 1347–1353

[96] Fandrey S, Weiss S, Muller J. Development of an active intravascular MR device with an optical transmission system. IEEE Trans Med Imaging 2008; 27 (12): 1723–1727

[97] Glowinski A, Adam G, Bücker A et al. Catheter visualization using locally induced, actively controlled field inhomogeneities. Magn Reson Med 1997; 38 (2): 253–258

[98] Glowinski A, Kürsch J, Adam G et al. Device visualization for interventional MRI using local magnetic fields: basic theory and its application to catheter visualization. IEEE Trans Med Imaging 1998; 17 (5): 786–793

[99] Kocaturk O, Kim AH, Saikus CE et al. Active two-channel 0.035? guidewire for interventional cardiovascular MRI. J Magn Reson Imaging 2009; 30 (2): 461–465

[100] Konings MK, Bartels LW, Smits HF et al. Heating around intravascular guidewires by resonating RF waves. J Magn Reson Imaging 2000; 12 (1): 79–85

[101] Krämer NA, Krüger S, Schmitz S et al. Preclinical evaluation of a novel fiber compound MR guidewire in vivo. Invest Radiol 2009; 44 (7): 390–397

[102] Krueger JJ, Ewert P, Yilmaz S et al. Magnetic resonance imaging-guided balloon angioplasty of coarctation of the aorta: a pilot study. Circulation 2006; 113 (8): 1093–1100

[103] Kuehne T, Fahrig R, Butts K. Pair of resonant fiducial markers for localization of endovascular catheters at all catheter orientations. J Magn Reson Imaging 2003; 17 (5): 620–624

[104] Kuehne T, Saeed M, Higgins CB et al. Endovascular stents in pulmonary valve and artery in swine: feasibility study of MR imaging-guided deployment and postinterventional assessment. Radiology 2003; 226 (2): 475–481

[105] Kuehne T, Saeed M, Moore P et al. Influence of blood-pool contrast media on MR imaging and flow measurements in the presence of pulmonary arterial stents in swine. Radiology 2002; 223 (2): 439–445

[106] Kuehne T, Saeed M, Reddy G et al. Sequential magnetic resonance monitoring of pulmonary flow with endovascular stents placed across the pulmonary valve in growing swine. Circulation 2001; 104 (19): 2363–2368

[107] Kuehne T, Weiss S, Brinkert F et al. Catheter visualization with resonant markers at MR imaging-guided deployment of endovascular stents in swine. Radiology 2004; 233 (3): 774–780

[108] Kuehne T, Yilmaz S, Meinus C et al. Magnetic resonance imaging-guided transcatheter implantation of a prosthetic valve in aortic valve position: feasibility study in swine. J Am Coll Cardiol 2004; 44 (11): 2247–2249

[109] Kuehne T, Yilmaz S, Schulze-Neick I et al. Magnetic resonance imaging guided catheterisation for assessment of pulmonary vascular resistance: in vivo validation and clinical application in patients with pulmonary hypertension. Heart 2005; 91 (8): 10 641 069

[110] Ladd ME, Quick HH. Reduction of resonant RF heating in intravascular catheters using coaxial chokes. Magn Reson Med 2000; 43 (4): 615–619

[111] Lardo AC, McVeigh ER, Jumrussirikul P et al. Visualization and temporal/spatial characterization of cardiac radiofrequency ablation lesions using magnetic resonance imaging. Circulation 2000; 102 (6): 698–705

[112] Lederman RJ, Guttman MA, Peters DC et al. Catheter-based endomyocardial injection with real-time magnetic resonance imaging. Circulation 2002; 105 (11): 1282–1284

[113] McVeigh ER, Guttman MA, Lederman RJ et al. Real-time interactive MRI-guided cardiac surgery: aortic valve replacement using a direct apical approach. Magn Reson Med 2006; 56 (5): 958–964

[114] Mahnken AH, Chalabi K, Jalali F et al. Magnetic resonance-guided placement of aortic stents grafts: feasibility with real-time magnetic resonance fluoroscopy. J Vasc Interv Radiol 2004; 15 (2 Pt. 1): 189–195

[115] Meyer JM, Buecker A, Schuermann K et al. MR evaluation of stent patency: in vitro tests of 22 metallic stents and the possibility of determining their patency by MR angiography. Invest Radiol 2000; 35 (12): 739–746

[116] Nazarian S, Kolandaivelu A, Zviman MM et al. Feasibility of real-time magnetic resonance imaging for catheter guidance in electrophysiology studies. Circulation 2008; 118 (3): 223–229

[117] NRPB. Guidelines on patient dose to promote the optimisation of protection for diagnostic medical exposure. Report of an Advisory Group on Ionising Radiation 1999; 10 (1)

[118] Patil S, Bieri O, Jhooti P et al. Automatic slice positioning (ASP) for passive real-time tracking of interventional devices using projection-reconstruction imaging with echo-dephasing (PRIDE). Magn Reson Med 2009; 62 (4): 935–942

[119] Pipe JG, Ahunbay E, Menon P. Effects of interleaf order for spiral MRI of dynamic processes. Magn Reson Med 1999; 41 (2): 417–422

[120] Rasche V, de Boer RW, Holz D et al. Continuous radial data acquisition for dynamic MRI. Magn Reson Med 1995; 34 (5): 754–761

[121] Rasche V, Holz D, Köhler J et al. Catheter tracking using continuous radial MRI. Magn Reson Med 1997; 37 (6): 963–968

[122] Ratnayaka K, Raman VK, Faranesh AZ et al. Antegrade percutaneous closure of membranous ventricular septal defect using X-ray fused with magnetic resonance imaging. JACC Cardiovasc Interv 2009; 2 (3): 224–230

[123] Raval AN, Karmarkar PV, Guttman MA et al. Real-time MRI guided atrial septal puncture and balloon septostomy in swine. Catheter Cardiovasc Interv 2006; 67 (4): 637–643

[124] Razavi R, Hill DL, Keevil SF et al. Cardiac catheterisation guided by MRI in children and adults with congenital heart disease. Lancet 2003; 362 (9 399): 1877–1882

[125] Rhode KS, Hill DL, Edwards PJ et al. Registration and tracking to integrate X-ray and MR images in an XMR facility. IEEE Trans Med Imaging 2003; 22 (11): 1369–1378

[126] Rickers C, Jerosch-Herold M, Hu X et al. Magnetic resonance image-guided transcatheter closure of atrial septal defects. Circulation 2003; 107 (1): 132–138

[127] Rubin DL, Ratner AV, Young SW. Magnetic susceptibility effects and their application in the development of new ferromagnetic catheters for Magnetic Resonance Imaging. Invest Radiol 1990; 25: 1325–1332

[128] Schalla S, Saeed M, Higgins CB et al. Magnetic resonance – guided cardiac catheterization in a swine model of atrial septal defect. Circulation 2003; 108 (15): 1865–1870

[129] Schmitt B, Steendijk P, Lunze K et al. Integrated assessment of diastolic and systolic ventricular function using diagnostic MRI-catheterization: validation in pigs and application in a clinical pilot study. JACC Cardiovasc Imaging 2009; 2 (11): 1271–1281

[130] Silvestry FE, Kerber RE, Brook MM et al. Echocardiography-guided interventions. J Am Soc Echocardiogr 2009; 22 (3): 213–231; quiz 316–317

[131] Spielman DM, Pauly JM, Meyer CH et al. Magnetic resonance fluoroscopy using spirals with variable sampling densities. Magn Reson Med 1995; 34 (3): 388–394

[132] Spüntrup E, Buecker A, Stuber M et al. Images in cardiovascular medicine. Visualization of anomalous coronary artery in the presence of arrhythmia using radial balanced fast field echo coronary magnetic resonance angiography. Circulation 2003; 107 (23): e214

[133] Spüntrup E, Mahnken AH, Kühl HP et al. Fast interactive real-time magnetic resonance imaging of cardiac masses using spiral gradient echo and radial steady-state free precession sequences. Invest Radiol 2003; 38 (5): 288–292

[134] Spüntrup E, Ruebben A, Schaeffter T et al. Magnetic resonance – guided coronary artery stent placement in a swine model. Circulation 2002; 105: 874–879

[135] Strother CM, Unal O, Frayne R et al. Endovascular treatment of experimental canine aneurysms: feasibility with MR imaging guidance. Radiology 2000; 215 (2): 516–519

[136] Weiss S, Kuehne T, Brinkert F et al. In vivo safe catheter visualization and slice tracking using an optically detunable resonant marker. Magn Reson Med 2004; 52 (4): 860–868

[137] Weiss S, Schaeffter T, Brinkert F et al. Ein Verfahren zur sicheren Visualisierung und Lokalisierung von Kathetern für MR-geführte intravaskuläre Prozeduren. Z Med Phys 2003; 13: 172–176

[138] Wildermuth S, Erhart P, Leung DA et al. Active instrumental guidance in interventional MR tomography: introduction to a new concept. Rofo Fortschr Rontgenstr 1998; 169 (1): 77–84

[139] Zhang Q, Wendt M, Aschoff AJ et al. Active MR guidance of interventional devices with target-navigation. Magn Reson Med 2000; 44 (1): 56–65

4 Krankheitsbilder

4.1 Shunt-Vitien

4.1.1 Atrialer Septumdefekt

Philipp Beerbaum, Joachim Lotz u. Michael Steinmetz

Definition

Der Begriff „atrialer Septumdefekt" (ASD) oder auch „Vorhofseptumdefekt" bezieht sich auf morphologisch und embryologisch unterschiedliche Fehlbildungen des Vorhofseptums (S. 26), die als isolierte Defekte insgesamt ca. 5–10 % aller angeborenen Herzfehler ausmachen [10]. Der ASD ist sehr häufig mit anderen kardiovaskulären Fehlbildungen kombiniert. Zu unterscheiden sind atriale Septaldefekte vom offenen PFO. Die Persistenz der fetalen atrialen Kommunikation findet sich bei ca. ⅓ aller Kinder. Die klinische Bedeutung ergibt sich in erster Linie aus der Möglichkeit des Auftretens einer sog. paradoxen Embolie von Thromben aus dem venösen in den linken systemarteriellen Bereich und damit konsekutiv in Aortenäste. Solche Thromben können dann zu Hirninfarkten oder peripheren Embolien führen.

Einteilung

Im Einzelnen werden die 3 folgenden häufigsten Typen unterschieden (▶ Abb. 4.1):

- *ASD vom Sekundumtyp:* ASD-II oder Fossa-ovalis-Defekt (ca. 70 % aller ASD); im mittleren Anteil des Vorhofseptums gelegen, ohne Beziehung zu den Atrioventrikularklappen (▶ Abb. 4.2; s. auch ▶ Abb. 4.1)
- *ASD vom Primumtyp:* ASD-I oder partieller AVSD; umfasst ca. 15–20 % aller ASD; am weitesten kaudal gelegen, mit Beziehung zu den Atrioventrikularklappen (▶ Abb. 4.3; s. auch ▶ Abb. 4.1)
- *ASD vom Sinus-venosus-Typ:* SVD; insgesamt ca. 10–15 % aller ASD
  - oberer Typ: häufigste Form (s. ▶ Abb. 4.1); in der Nähe der Mündung der V. cava superior
  - unterer Typ: seltener; wird auch als „Sinus-coronarius-Typ" bezeichnet (s. ▶ Abb. 4.1) [5]; in der Nähe der Mündung der V. cava inferior

Ein seltener vorkommender Typ ist der Koronarsinusdefekt bzw. der nicht gedeckte Koronarsinus (3–5 % aller ASD).

> **Merke** M!
>
> Der SVD geht häufig mit einer PAPVR (S. 261) einher (▶ Abb. 4.4 u. ▶ Abb. 4.5). Beim Nachweis eines SVD muss deshalb auch immer nach einer begleitenden PAPVR gesucht werden.

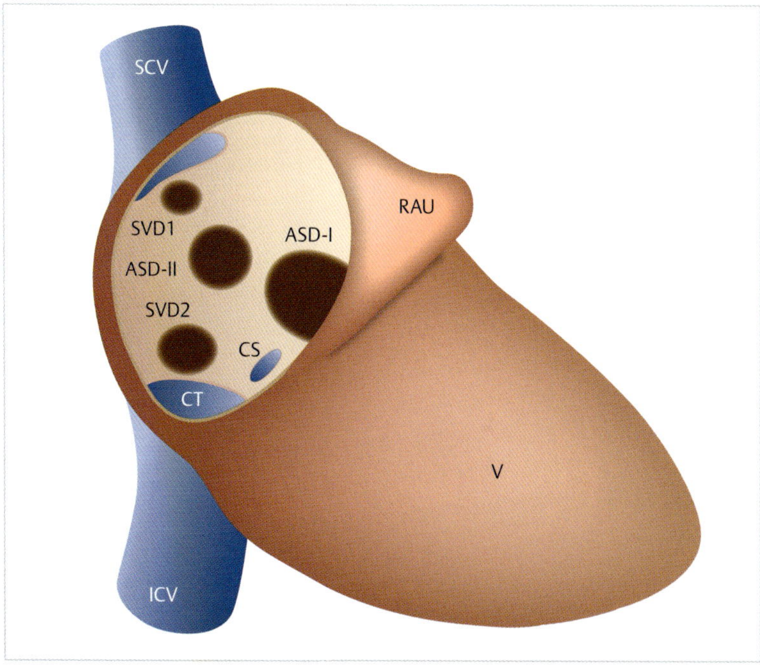

Abb. 4.1 Verschiedene Formen des ASD. Schematische Darstellung.
ASD-I = Primary Atrial Septal Defect (Vorhofseptumdefekt vom Primumtyp einschließlich atrioventrikulärem Septumdefekt)
ASD-II = Secondary Atrial Septal Defect (Vorhofseptumdefekt vom Sekundumtyp [Fossa-ovalis-Defekt])
CS = Coronary Sinus (Sinus coronarius, Mündung)
CT = Crista Terminalis
ICV = Inferior Caval Vein (V. cava inferior)
RAU = Right Auricle (rechtes Herzohr)
SCV = Superior Caval Vein (V. cava superior)
SVD1 = Sinus Venosus Defect Type 1 (hoch sitzender ASD vom Sinus-venosus-Typ)
SVD2 = Sinus Venosus Defect Type 2 (tief sitzender ASD vom Sinus-venosus-Typ)
V = Ventricle (Ventrikel)

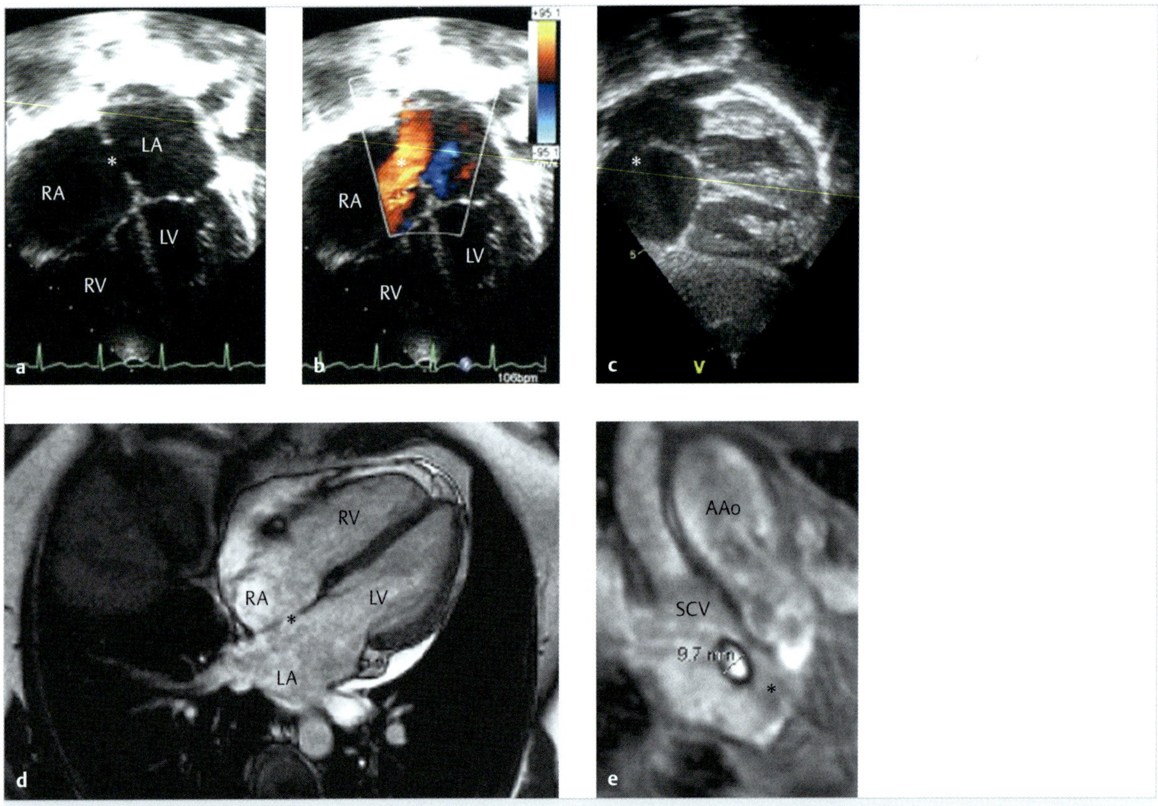

Abb. 4.2 Großer ASD-II. Zwei Patienten (**a**, **b**: Patient 1; **c–e**: Patient 2). Der Stern kennzeichnet jeweils den ASD.

AAo = Ascending Aorta (Aorta ascendens)
LA = Left Atrium (linkes Atrium)
LV = Left Ventricle (linker Ventrikel)
RA = Right Atrium (rechtes Atrium)
RV = Right Ventricle (rechter Ventrikel)
SCV = Superior Caval Vein (V. cava superior)

a 2D-Echo im 4-Kammer-Blick ohne Farb-Doppler.

b 2D-Echo im 4-Kammer-Blick desselben Patienten mit Farb-Doppler. Der Links-rechts-Shunt ist deutlich visualisierbar.

c 2D-Echo im 4-Kammer-Blick eines anderen Patienten (s. auch **d** u. **e**) mit ASD II.

d SSFP-Cine-MRT im 4-Kammer-Blick des Patienten aus **c** mit deutlich sichtbarem ASD II. Nebenbefundlich zeigt sich ein kleiner Perikarderguss in Höhe der Atrioventrikularklappenebene des linken Ventrikels.

e Tangentiale, septumparallele SSFP-Cine-MRT des Patienten aus **c** u. **d**. Die Defektgröße ist in dieser Schicht ausmessbar (ca. 10 mm).

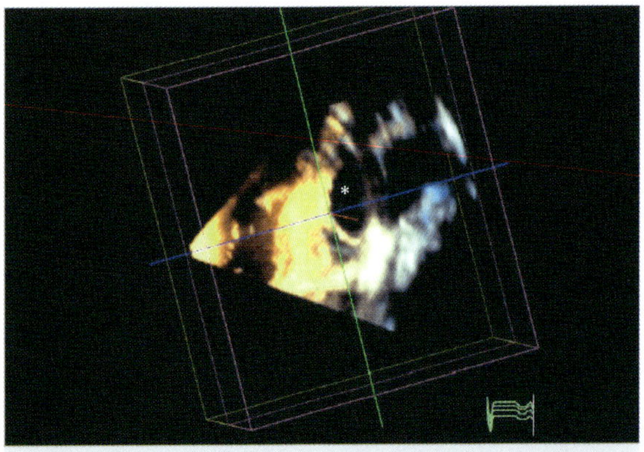

Abb. 4.3 Großer, klappennaher ASD-I. 3D-TEE; Blick vom linken Vorhof. Der Stern markiert die Lage des ASD.

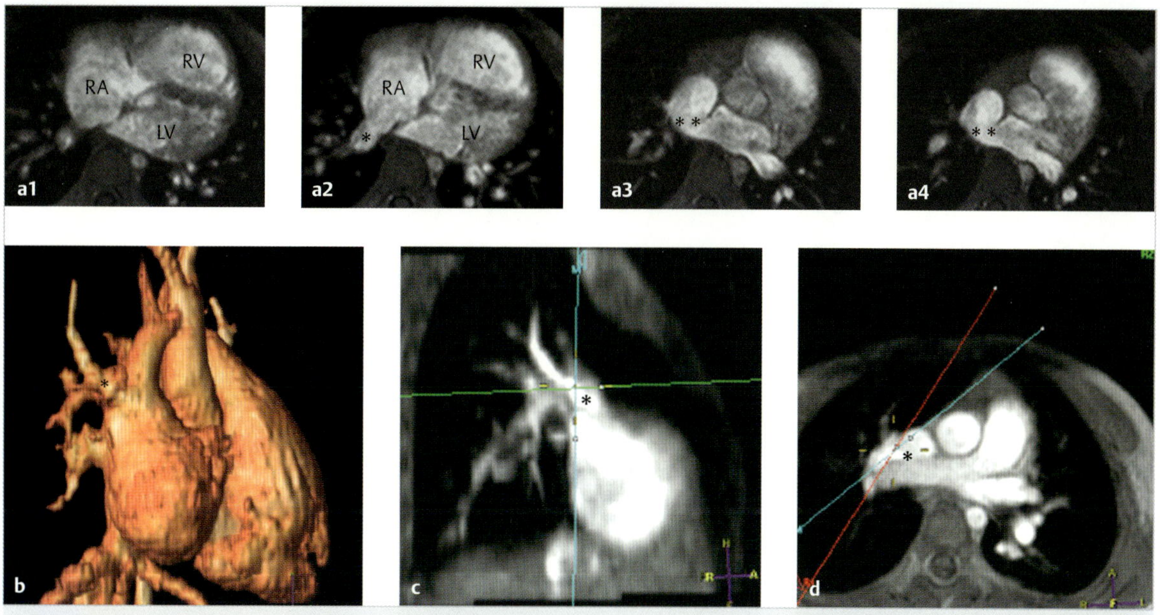

Abb. 4.4 SVD mit begleitender PAPVR einer rechten oberen Pulmonalvene in die V. cava superior bzw. das rechte Atrium. Der einzelne Stern kennzeichnet jeweils die rechte obere Pulmonalvene. Die PAPVR ist insbesondere in der 3D-Whole-Heart-MRT-Sequenz (**a**) gut zu visualisieren. Ein 3D-Datensatz bietet sowohl in der MRT als auch mit der MDCT (s. ▶ Abb. 4.5) die Möglichkeit einer Oberflächendarstellung mittels Volume Rendering (**b**) sowie der genauen Rekonstruktion mittels multiplanarer Reformatierung in verschiedenen Orientierungen (**c**, **d**).

LV = Left Ventricle (linker Ventrikel)
RA = Right Atrium (rechtes Atrium)
RV = Right Ventricle (rechter Ventrikel)

a 3D-Whole-Heart-MRT-Sequenz mit transversaler Rekonstruktion in 4 verschiedenen Höhen zur Visualisierung der PAPVR (Stern) und des SVD (Doppelstern).
b MRT; Volume Rendering.
c MRT, koronare multiplanare Reformatierung.
d MRT, transversale multiplanare Reformatierung.

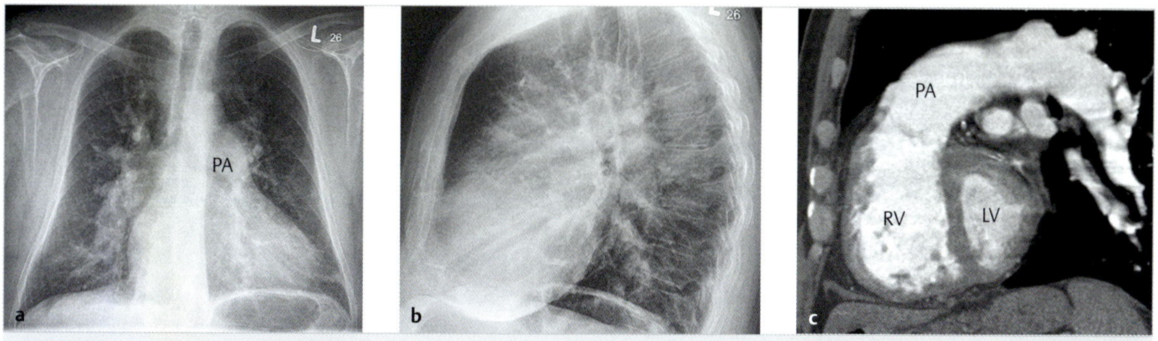

Abb. 4.5 Hoch sitzender SVD mit PAPVR. 65-jähriger Mann. Die Röntgenthoraxaufnahme (**a**) in p.–a. Projektion zeigt angedeutet die Vergrößerung des rechten Atriums und deutlich die Vergrößerung der Pulmonalarterien und -venen (hier vor allem rechts). Vor allem die Röntgenthoraxaufnahme in lateraler Projektion (**b**) zeigt die deutliche Vergrößerung von rechtem Ventrikel und RVOT sowie der Pulmonalarterie („Einengung" des Retrosternalraums) und der Pulmonalvenen (s. ▶ Tab. 4.1). Die Vergrößerung des rechten Ventrikels mit Volumenbelastung ist auch gut in der CT-Kurzachsenrekonstruktion (**c**) mit Pulmonalarterie zu erkennen. Die Belastung des rechten Ventrikels zeigt sich deutlich an der „Steilstellung" des interventrikulären Septums. Aus dem 3D-MDCT-Datensatz lassen sich der ASD (Doppelstern) und die Einmündung der rechts in die V. cava superior fehlmündenden Lungenvene (Stern) mithilfe von verschiedenen gewinkelten multiplanaren Rekonstruktionen (**d–g**) gut darstellen (s. a. Fortsetzung).

LV = Left Ventricle (linker Ventrikel)
PA = Pulmonary Artery (A. pulmonalis)
RV = Right Ventricle (rechter Ventrikel)

a P.–a. Röntgenthoraxaufnahme.
b Laterale Röntgenthoraxaufnahme.
c Kurzachsenrekonstruktion (75 % des RR-Intervalls) des Retrospective-gated-MDCT-Datensatzes (64-Zeiler).

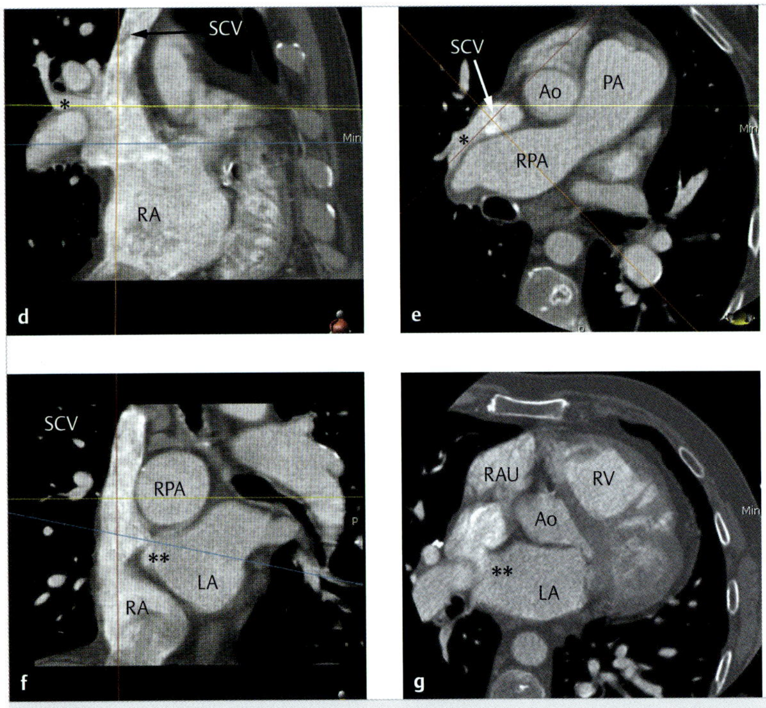

Abb. 4.5 Fortsetzung. Hoch sitzender SVD mit PAPVR.
Ao = Aorta
LA = Left Atrium (linkes Atrium)
LV = Left Ventricle (linker Ventrikel)
PA = Pulmonary Artery (A. pulmonalis)
RA = Right Atrium (rechtes Atrium)
RAU = Right Auricle (rechtes Herzohr)
RPA = Right Pulmonary Artery (A. pulmonalis dextra)
RV = Right Ventricle (rechter Ventrikel)
SCV = Superior Caval Vein (V. cava superior)
d Multiplanare Rekonstruktion des 3D-MDCT-Datensatzes in koronarer Schichtorientierung durch die fehlmündende Lungenvene (Stern). Die farbigen Linien repräsentieren die Schnittebenen zur Rekonstruktion von **e**, **f** und **g**.
e Multiplanare Rekonstruktion des 3D-MDCT-Datensatzes in transversaler Schichtorientierung (Planungsebene s. gelbe Linie in **d**). Die orangefarbene Linie entspricht der Planungsebene für die koronare Rekonstruktion (**f**) zur Darstellung des hoch sitzenden SVD.
f Multiplanare Rekonstruktion des 3D-MDCT-Datensatzes zur koronaren Rekonstruktion des hoch sitzenden SVD (Doppelstern). Die Schnittebene entspricht der orangefarbenen Linie in **d** u. **e**.
g Durch den SVD verlaufende, gewinkelt transversale multiplanare Rekonstruktion des 3D-MDCT-Datensatzes. Die zur Rekonstruktion verwendeten Schnittebenen sind als blaue Linien in **d** u. **f** eingezeichnet.

Hämodynamik

Ein ASD ermöglicht einen Blutübertritt auf Vorhofebene zwischen linkem und rechtem Vorhof; dies wird auch als „Shunt" bezeichnet. Richtung und Ausmaß dieses Shunt resultieren aus der unterschiedlichen Compliance (Dehnbarkeit) des linken und des rechten Ventrikels. Der rechte Ventrikel ist weniger muskelstark und deshalb in der Diastole dehnbarer (bzw. zeigt mehr „Compliance") als der linke Ventrikel. Der Grund dafür ist die geringere Nachlast des rechten Ventrikels, weil der pulmonalarterioläre Widerstand nur etwa 10–15 % des systemarteriolären Widerstands beträgt, der als Nachlast für den linken Ventrikel maßgeblich ist.

Der in der Regel daraus resultierende Links-rechts-Shunt vollzieht sich überwiegend in der späten Ventrikeldiastole und der frühen Ventrikelsystole und führt in Abhängigkeit vom Ausmaß des Shunt zu einer mehr oder weniger starken Volumenbelastung des rechten Vorhofs

Tab. 4.1 Volumenbelastung der verschiedenen kardiovaskulären Kompartimente bei ASD.

Kardiovaskuläres Kompartiment	Volumenbelastung
rechtes Atrium	++
rechter Ventrikel	++
Pulmonalarterien	++
Pulmonalvenen	++
linkes Atrium	-
linker Ventrikel	-
Aorta und Conduit-Arterien	-
Systemvenen	-

und vor allem des rechten Ventrikels (▶ Abb. 4.6) sowie der Pulmonalgefäße (Arterien und Venen), die entsprechend dilatieren (▶ Abb. 4.7).

Der linke Vorhof hingegen erhält zwar auch das zusätzliche Shunt-Volumen nach dessen abermaliger Lungen-

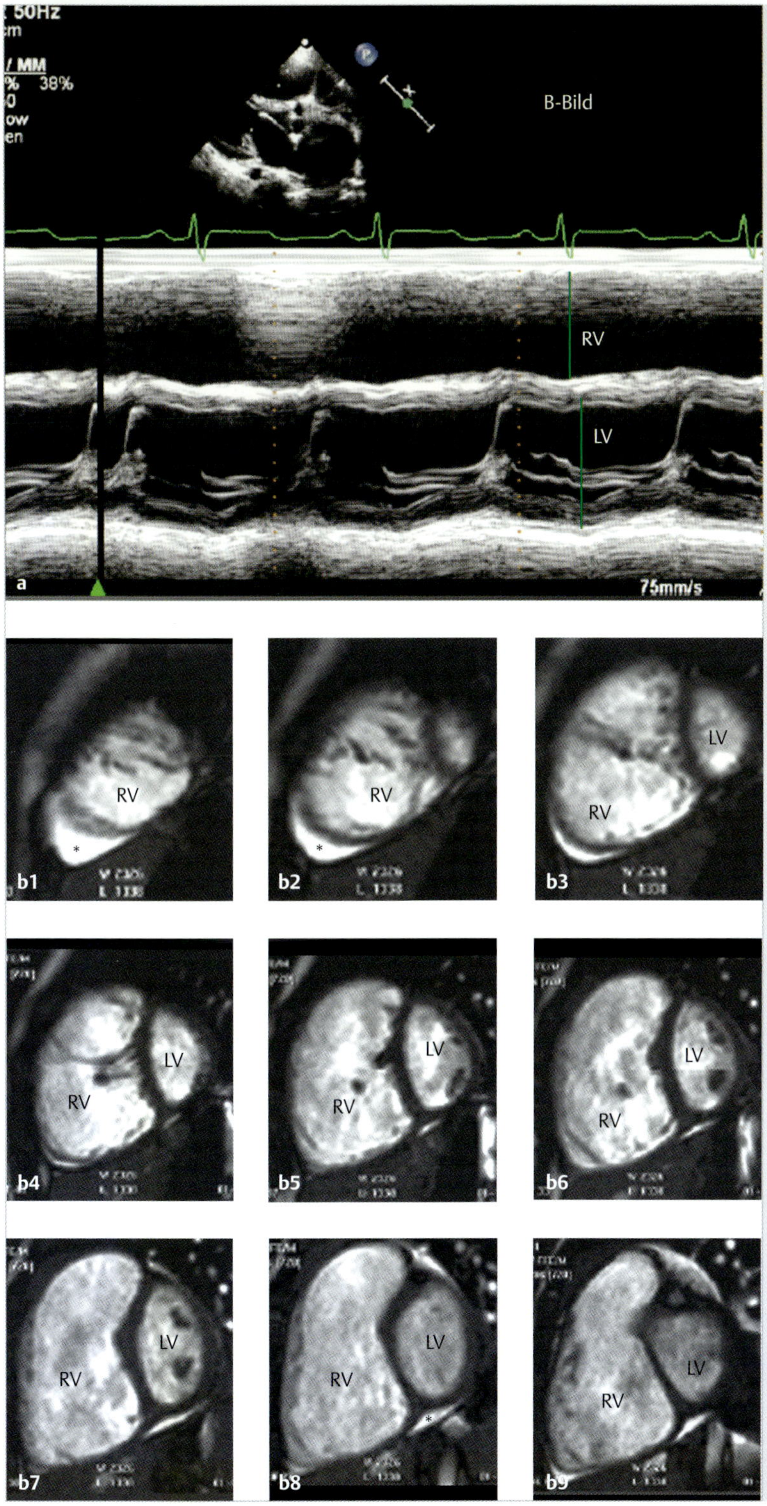

Abb. 4.6 Rechtsherzbelastung durch einen ASD. Die Rechtsherzbelastung durch einen ASD kann mittels der 2D-TTE in der parasternalen Längsachse bereits im B-Bild (**a**) schallkopfnah erkannt werden. Eine genauere Quantifizierung erfolgt im M-Mode anhand des rechtsventrikulären enddiastolischen und endsystolischen Diameters. Auch die linksventrikulären Parameter können so ermittelt werden. Aufgrund der komplexen rechtsventrikulären Geometrie bietet jedoch die MRT (**b**) mithilfe der sog. Scheibchensummationsmethode (Simpson's Methode) gegenüber der Echokardiografie deutliche Vorteile. Die enddiastolischen Kurzachsenschnitte desselben Patienten mit ASD-II durch den kompletten rechten und linken Ventrikel mittels der Cine-MRT unter Verwendung der SSFP-Sequenz zeigen den deutlich dilatierten rechten Ventrikel aufgrund einer ausgeprägten Volumenbelastung durch den resultierenden Links-rechts-Shunt.
LV = Left Ventricle (linker Ventrikel)
RV = Right Ventricle (rechter Ventrikel)
a 2D-TTE in der parasternalen Längsachse (B-Bild, M-Mode).
b 2D-SSFP-Cine-MRT.

passage, kann jedoch durch den Defekt „dekomprimieren" und ist deshalb im Effekt nicht volumenbelastet (▶ Tab. 4.1). Im Verlauf des Lebens nimmt der relative Unterschied der ventrikulären Compliance weiter zu; d. h., der linke Ventrikel wird im Rahmen der Alterung noch weniger dehnbar. Das verstärkt bei bestehendem ASD den Links-rechts-Shunt noch weiter [13]. Entsprechend finden sich in der Röntgenthoraxaufnahme im p.–a. Strahlengang sowohl eine vermehrte Lungengefäßzeichnung und ein dilatiertes Pulmonalissegment als auch eine

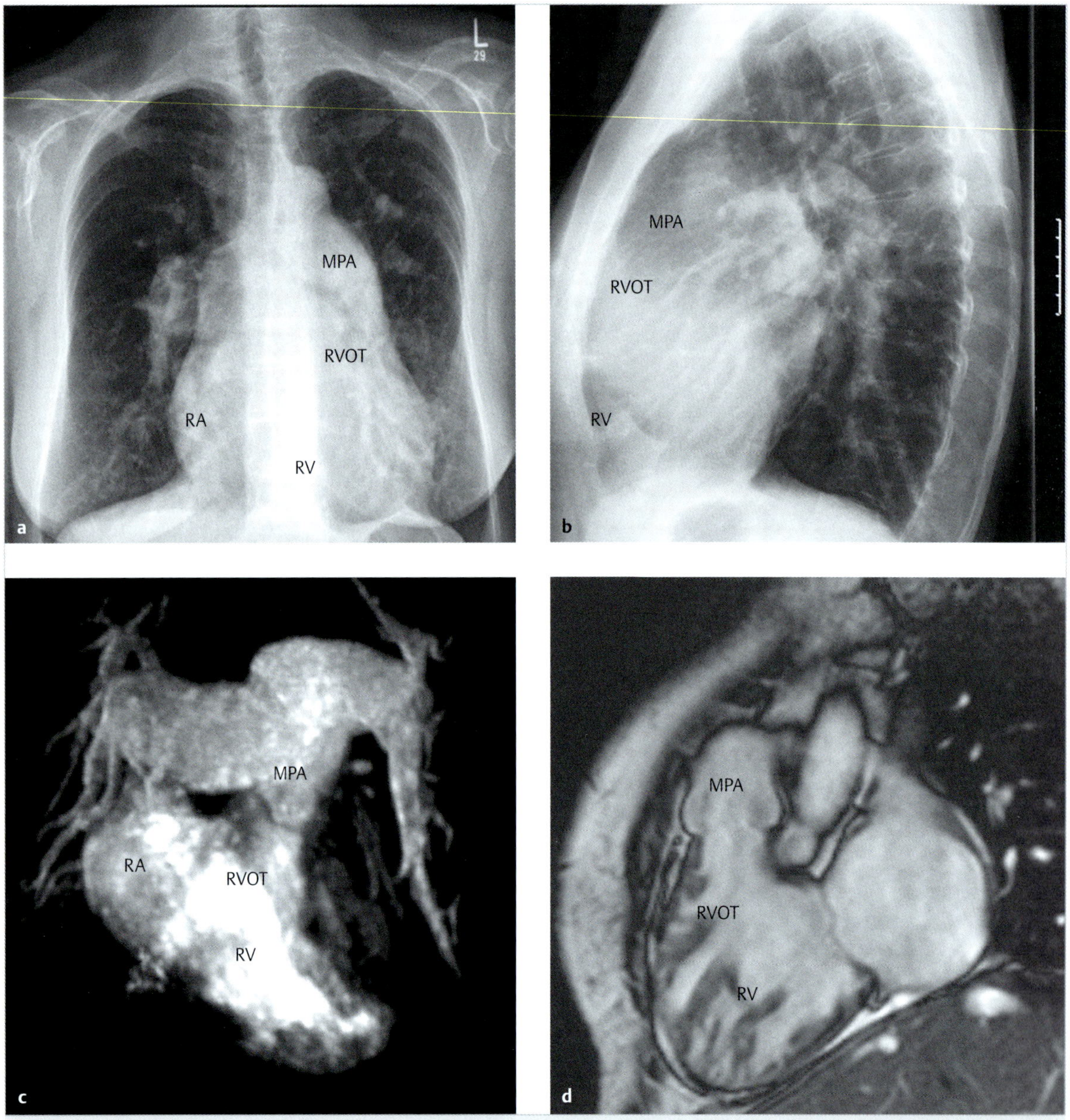

Abb. 4.7 ASD mit Dilatation der Pulmonalgefäße. Die Röntgenthoraxaufnahmen (**a**, **b**) eines erwachsenen Patienten mit ASD zeigen eine deutliche Dilatation des Pulmonalarterienhauptstamms (PA), des rechten Atriums, des rechten Ventrikels und des RVOT sowie eine Volumenbelastung der Lunge. Die MIP-Rekonstruktion einer kontrastmittelgestützten MRA (**c**) sowie die rechtsventrikuläre lange Achse einer SSFP-Cine-MRT-Sequenz in der Systole (**d**) stellen den dilatierten rechten Ventrikel desselben Patienten und die deutlich dilatierte rechte und linke Pulmonalarterie dar.

MPA = Main Pulmonary Artery (Truncus pulmonalis)
RA = Right Atrium (rechtes Atrium)
RV = Right Ventricle (rechter Ventrikel)
RVOT = Right Ventricular Outflow Tract (rechtsventrikulärer Ausflusstrakt)

a P.–a. Röntgenthoraxaufnahme.
b Laterale Röntgenthoraxaufnahme.
c MIP-Rekonstruktion einer kontrastmittelgestützten MRA mit Ansicht von ventral.
d Rechtsventrikuläre lange Achse einer SSFP-Cine-MRT-Sequenz in der Systole mit annähernd lateraler Projektion korrespondierend zu **b**.

betonte rechtsatriale Kontur als Ausdruck der Dilatation des rechten Vorhofs (s. ► Abb. 4.7a). Als Ausdruck einer Dilatation des rechten Ventrikels und vor allem des RVOT ist dagegen in der seitlichen Aufnahme vor allem der Retrosternalraum eingeengt (s. ► Abb. 4.7d u. ► Abb. 4.7b).

Klinische Problematik

Der ASD ist, abgesehen von der bikuspiden Aortenklappe (S. 188) und dem Mitralklappenprolapssyndrom, der häufigste erst im Erwachsenenalter diagnostizierte Herzfehler (s. ▶ Abb. 4.5 u. ▶ Abb. 4.7). Dies liegt u. a. darin begründet, dass der rechte Ventrikel die zusätzliche Volumenlast zunächst gut bewältigt und unter diesen Bedingungen auch das Herzzeitvolumen steigern kann.

Natürlicher Verlauf und Indikation zur Therapie

Allerdings entwickeln sich ohne Behandlung im Laufe der Zeit zunehmend manifeste klinische Symptome, wie z. B. eine Rechtsherzinsuffizienz, Herzrhythmusstörungen oder eine progressive pulmonalarterielle Hypertonie [8]. Die Indikation zum ASD-Verschluss ergibt sich aus Studien zum natürlichen Verlauf bei spät diagnostizierten Defekten [8] [9]. Aus diesen Daten lässt sich ableiten, dass eine Herzinsuffizienz mit Belastungsdyspnoe sowie vorwiegend atriale, oft schwer zu therapierende tachykarde Herzrhythmusstörungen nach dem 30. Lebensjahr zunehmend häufiger auftreten und auch nach einem Defektverschluss oft nicht mehr reversibel sind. Die Indikation zur Therapie wird häufig eher aufgrund des Ausmaßes der rechtsventrikulären Volumenbelastung als aufgrund des Shunt-Verhältnisses (Q_P/Q_S-Quotient) gestellt [3].

Therapeutische Optionen und präinterventionelle Diagnostik

Ein katheterinterventioneller Verschluss (S. 115) ist bei der Mehrzahl der ASD vom Sekundumtyp mittlerweile möglich und als Therapie der Wahl weitgehend anerkannt (s. auch ▶ Abb. 3.16 u. ▶ Abb. 3.17). Alle anderen Formen werden operativ versorgt, mit ausgezeichneten Ergebnissen. Die Einstufung der Wertigkeit der verschiedenen bildgebenden Verfahren beruht in erster Linie auf deren Fähigkeit zur exakten Klassifikation des ASD-Typs und der Größenbestimmung des Defekts selbst sowie der Dimensionen der Randsäume im Vergleich zu den umgebenden kardiovaskulären Strukturen. Weitere diagnostische Fragestellungen sind die Quantifizierung des Shunt-Volumens, dessen Auswirkungen auf die rechts- und linksventrikuläre Funktion sowie die morphologische Darstellung von Begleitfehlbildungen, wie z. B. fehlmündender Lungenvenen (s. ▶ Tab. 4.2). Die exakte nicht invasive Quantifizierung des Shunt-Volumens durch Bestimmung des Q_P/Q_S-Verhältnisses, also des in Pulmonalarterie (Index „P“) und Aorta (Index „S“ = systemarteriell) gemessenen Herzminutenvolumens, ist eine Domäne der MRT-Flussmessung (▶ Abb. 4.8) [1] [4].

Postoperative und postinterventionelle Probleme

Zu postoperativ oder postinterventionell auftretenden Problemen nach ASD-Korrektur zählen Rhythmusstörungen und sehr selten eine Zyanose bei inferior gelegenem ASD mit teilweiser Shunt-Möglichkeit der unteren Hohlvene in den linken Vorhof [2].

Tab. 4.2 Präinterventionelle bildgebende Diagnostik bei ASD.

Bildgebende Methoden	Fokus	Wertigkeit
2D-, 3D-TTE	• Defektgröße und Randsäume • Links-rechts-Shunt qualitativ • Dilatation der rechten Herzseite • Ausschluss von Lungen- und Systemvenenanomalien	+++
2D-, 3D-TEE	s. TTE	+++
kardiale MRT	• Quantifizierung des Links-rechts-Shunt • Quantifizierung der Ventrikeldilatation und -funktion • Defektvermessung (Phasenkontrastmethode) • Anatomie der Lungen- und Systemvenen	+++ (Reservemethode)
MDCT	Reservemethode bei unklaren echokardiografischen Befunden und Kontraindikation gegen kardiale MRT; ggf. sinnvoll bei pulmonal-parenchymatöser Komorbidität bzw. zum Nachweis von vaskulären Begleitfehlbildungen, wie fehlmündenden Lungenvenen	++ (Reservemethode)
invasive (diagnostische) Herzkatheteruntersuchung	• Druck- und Widerstandsmessung (falls indiziert) und pharmakologische Austestung • selten: invasive Messung diastolischer linksventrikulärer Funktionsparameter (z. B. linksventrikulärer enddiastolischer Diameter) bei vermutetem erhöhtem Risiko eines Lungenödems nach ASD-Verschluss • Ausschluss einer Lungen- und Systemvenenanomalie	+++ (bei pulmonalem Hypertonus und vermuteter linksventrikulärer Restriktivität)

ASD = Atrial Septal Defect (Vorhofseptumdefekt)
MDCT = Multidetektorcomputertomografie
MRT = Magnetresonanztomografie
TEE = transösophageale Echokardiografie
TTE = transthorakale Echokardiografie

Ziele und relative Wertigkeit der diagnostischen Bildgebung

In der präoperativen Diagnostik ist im Kindesalter in der Regel die TTE ausreichend [1]. Im Erwachsenenalter kann aufgrund typischer bildmorphologischer Zeichen auch im Röntgenbild des Thorax (s. ▶ Abb. 4.7) bereits die Verdachtsdiagnose „ASD" gestellt werden. Bei älteren Kindern und Erwachsenen spielt die TEE eine zentrale Rolle. Allerdings hat sich in der klinischen Praxis gezeigt, dass gerade bei diesen älteren Patienten mit ASD die kardiale MRT immer häufiger als Verfahren der ersten Wahl verwendet wird [6] [11]. Bei jüngeren Kindern hingegen werden Schnittbildverfahren selten eingesetzt, und wenn, dann meist als Reservemethode zur Echokardiografie oder zur postinterventionellen Verlaufskontrolle (▶ Tab. 4.2 u. ▶ Tab. 4.3). Eine besondere Rolle kommt dabei der MRT und als Reservemethode auch der CT bei der Visualisierung von PAPVR im Rahmen eines SVD zu (s. ▶ Abb. 4.4). Insbesondere die Anfertigung von multiplanaren Reformatierungen einer 3D-MRA oder eines MDCT-Datensatzes (s. ▶ Abb. 4.5) erleichtert die präoperative Planung. Die nicht invasive quantitative Messung des Shunt-Volumens (s. ▶ Abb. 4.8) durch Flussmessungen mittels Phasenkontrasttechnik (S. 90) in der Aorta und der Pulmonalarterie zur Ermittlung des Q_p/Q_s-Quotienten ist eine besondere Stärke der MRT.

Tab. 4.3 Postinterventionelle bildgebende Diagnostik bei ASD.

Bildgebende Methoden	Wertigkeit
TTE	+
TEE	+++
kardiale MRT	++
MDCT	+
invasive Herzkatheterdiagnostik	+

ASD = Atrial Septal Defect (Vorhofseptumdefekt)
MDCT = Multidetektorcomputertomografie
MRT = Magnetresonanztomografie
TEE = transösophageale Echokardiografie
TTE = transthorakale Echokardiografie

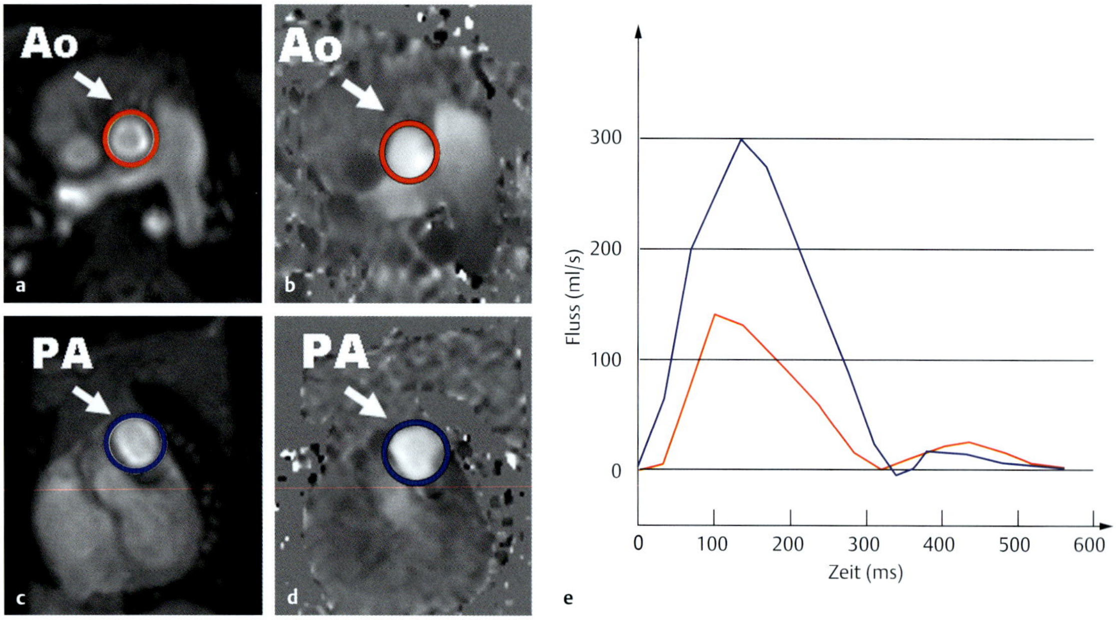

Abb. 4.8 Shunt-Volumenbestimmung in der MRT.
Ao = Aorta
PA = Pulmonary Artery (A. pulmonalis)
a Through-Plane-MR-Flussmessung (senkrecht zum Gefäßverlauf) in der Aorta, anatomisches Modulusbild.
b Phasenbild der Aorta, die Flussgeschwindigkeit und die Flussrichtung codierend. Die Flussrichtung nach kranial ist im Phasenbild hell codiert. Der rote Kreis markiert die Stelle der Flussmessung in der Aorta für die rote Flusskurve in **e**.
c Through-Plane-MR-Flussmessung (senkrecht zum Gefäßverlauf) in der Pulmonalarterie; anatomisches Modulusbild.
d Phasenbild der Pulmonalarterie, die Flussgeschwindigkeit und die Flussrichtung codierend. Die Flussrichtung nach kranial ist im Phasenbild hell codiert. Der blaue Kreis markiert die Stelle der Flussmessung in der Pulmonalarterie für die blaue Flusskurve in **e**.
e Korrespondierende Flussvolumenkurven in Aorta (rot) und Pulmonalarterie (blau) bei einem Patienten mit ausgeprägtem Links-rechts-Shunt (Q_p/Q_s größer als 2).

4.1.2 Ventrikelseptumdefekt

Philipp Beerbaum, Joachim Lotz u. Michael Steinmetz

Definition

Der Begriff „Ventrikelseptumdefekt“ umfasst morphologisch und embryologisch unterschiedliche Fehlbildungen des interventrikulären Septums (S. 21), die als häufigster angeborener Herzfehler insgesamt ca. 15–20 % aller angeborenen Herzfehler ausmachen. Nicht eingeschlossen sind dabei die sehr häufigen Begleit-VSD bei komplexen (insbesondere zyanotischen) Herzfehlern. So kommt der VSD in 90 % der Fälle isoliert vor [12]. Die Einteilung erfolgt nach morphologischen Kriterien und berücksichtigt dabei die Gliederung des Kammerseptums in eine Pars membranacea und eine Pars muscularis. Ferner ist von Bedeutung, dass die Trikuspidalklappe mit ihrem septalen Segel etwas weiter herzspitzenwärts am Septum ansetzt (sofern kein Endokardkissendefekt vom Atrioventrikularkanaltyp besteht), woraus sich die Möglichkeit einer linksventrikulär-rechtsatrialen Verbindung im Bereich dieses sogenannten „Septum atrioventriculare“ (S. 30) ergibt.

Einteilung

Grundsätzlich können bei einem VSD sämtliche membranösen und muskulären Anteile des Kammerseptums betroffen sein. Unter morphologisch-topischen Gesichtspunkten weist das Kammerseptum einen sog. Inlet- oder Einlassabschnitt im Bereich der Herzbasis, ferner einen rechtsventrikulären trabekularisierten Abschnitt einschließlich des Apex cordis und schließlich einen Outlet-Abschnitt im Bereich des Ausflusstrakts in Richtung der Abgänge der großen Arterien auf (s. ▶ Abb. 4.9).

Der trabekularisierte Anteil des muskulären Kammerseptums kann noch weiter in einen zentralen, einen marginalen und einen apikalen Anteil untergliedert werden (s. ▶ Abb. 4.14). Dies ist insofern von Belang, als Kammerscheidewanddefekte üblicherweise nach ihrer anatomischen Position und ihren topografisch-anatomischen Lagebeziehungen (z. B. zu den Atrioventrikularklappen bzw. den großen Arterien) beschrieben werden, weil sich daraus unterschiedliche Strategien der therapeutischen Intervention ergeben.

Einteilung der VSD (▶ Abb. 4.9):

- *Typ A:* In 70 % der Fälle findet sich ein sog. perimembranöser oder subaortaler VSD (▶ Abb. 4.10 u. ▶ Abb. 4.11), der sich unmittelbar unterhalb der Aortenklappe befindet. Größere perimembranöse bzw. paramembranöse VSD beschränken sich nicht nur auf den membranösen Anteil, sondern erstrecken sich dann auch bis zum Inlet-Septum, zum trabekularisierten Septum (▶ Abb. 4.12) oder auch zum Outlet-Septum.

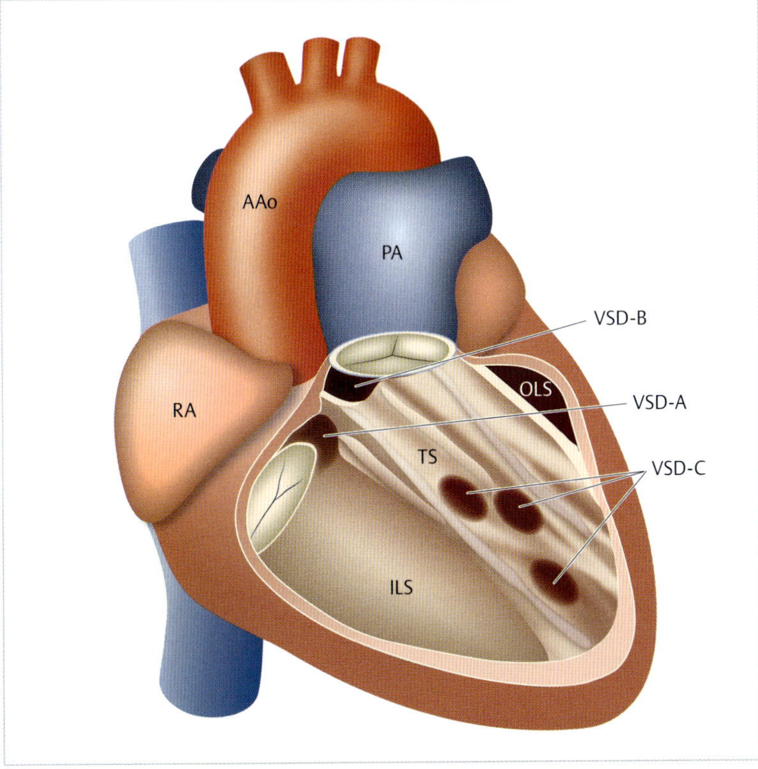

Abb. 4.9 Verschiedene Typen des VSD. Schematische Darstellung. Blick vom rechten Ventrikel aus. Neben der Unterteilung in muskuläre und überwiegend membranöse VSD ist unter klinischen Gesichtspunkten die Beschreibung nach der Lokalisation im Inlet-, im trabekularisierten und im Outlet-Septum sinnvoll.
AAo = Ascending Aorta (Aorta ascendens)
ILS = Inlet-Septum
OLS = Outlet-Septum
PA = Pulmonary Artery (A. pulmonalis)
RA = Right Atrium (rechtes Atrium)
TS = Trabecular Septum (Trabekelseptum [schraffierte Fläche])
VSD-A = Ventricular Septal Defect Type A (Typ-A-Ventrikelseptumdefekt [perimembranöser oder subaortaler Ventrikelseptumdefekt])
VSD-B = Ventricular Septal Defect Type B (Typ-B Ventrikelseptumdefekt [subpulmonaler infundibulärer VSD])
VSD-C = Ventricular Septal Defect Type C (Typ-C-Ventrikelseptumdefekt [muskulärer Ventrikelseptumdefekt])

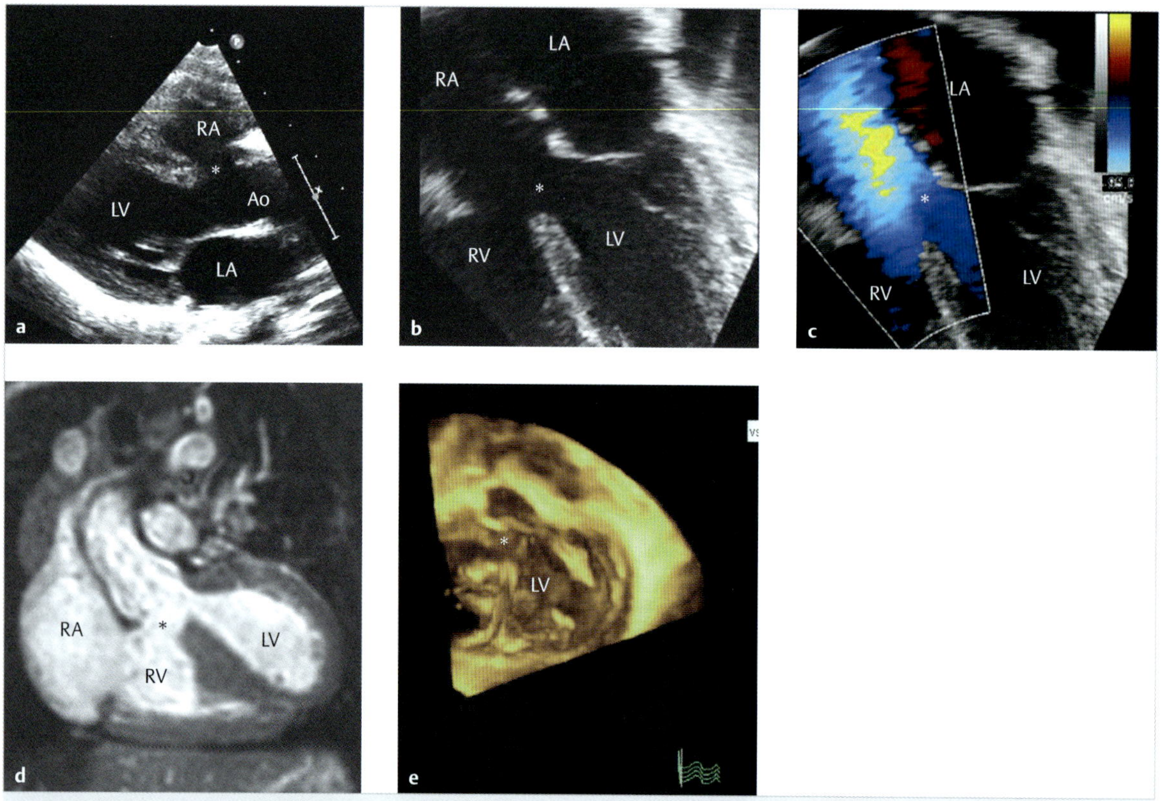

Abb. 4.10 Malalignment-VSD als Sonderform eines subaortalen oder perimembranösen VSD (Typ A).
Ao = Aorta
LA = Left Atrium (linkes Atrium)
LV = Left Ventricle (linker Ventrikel)
RA = Right Atrium (rechtes Atrium)
RV = Right Ventricle (rechter Ventrikel)
a 2D-TTE-Darstellung in der parasternalen langen Achse. Isolierter Malalignment-VSD im anterioren Outlet-Septum (**a–c**, Stern) als Folge einer konotrunkalen Fehlbildung.
b Vier-Kammer-Blick ohne Einsatz des Farb-Doppler.
c Vier-Kammer-Blick mit Einsatz des Farb-Doppler.
d Koronare Schnittführung durch den Defekt (**d**, **e**, Stern) und den LVOT mit einer SSFP-Cine-MRT-Sequenz in der Systole.
e 3D-Echodarstellung.

- *Typ B:* Ein subpulmonaler VSD (▶ Abb. 4.13) befindet sich im suprakristalen Abschnitt des membranösen Kammerseptums und damit im Outlet-Septum. Dieser Defekt wird nicht selten durch einen Prolaps der rechtskoronaren Aortenklappentasche in den VSD kompliziert (s. ▶ Abb. 4.13); dies kann zu einer progressiven Aortenklappeninsuffizienz führen.
- *Typ C:* VSD vom muskulären Typ (ca. 10 % aller VSD) sind vollständig von Muskulatur umgeben und können überall im muskulären Anteil des interventrikulären Septums vorkommen (▶ Abb. 4.14). Mischformen sind möglich.

Merke

M!

- Ein Inlet-VSD (s. ▶ Abb. 4.12) betrifft denselben Septumabschnitt wie der VSD-Anteil beim kompletten AVSD (S. 144).
- VSD vom membranösen Typ (Typen A und B) machen ca. 90 % aller VSD aus.

Sonderformen:

- Der Atrioventrikularkanaltyp-VSD (ca. 6 % der VSD) wird im Kapitel 4.1.3 (S. 144) separat behandelt.
- Der Malalignment-VSD gehört zu den konotrunkalen Fehlbildungen (s. ▶ Abb. 4.10).
- Der sog. Gerbode-VSD ist ein Defekt des atrioventrikulären Anteils des membranösen Septums. Dadurch entsteht ein Shunt zwischen dem linken Ventrikel und dem rechten Vorhof. Möglich wird dies aufgrund der Tatsache, dass die Trikuspidalklappe mit ihrem septalen Segel im Bereich des membranösen Septumanteils um einige Millimeter weiter apikalwärts ansetzt als die Mitralklappe auf der anderen Seite des Kammerseptums. Dadurch ergibt sich im Vergleich zu den anderen VSD-Formen eine veränderte Hämodynamik (s. u. und ▶ Tab. 4.4).

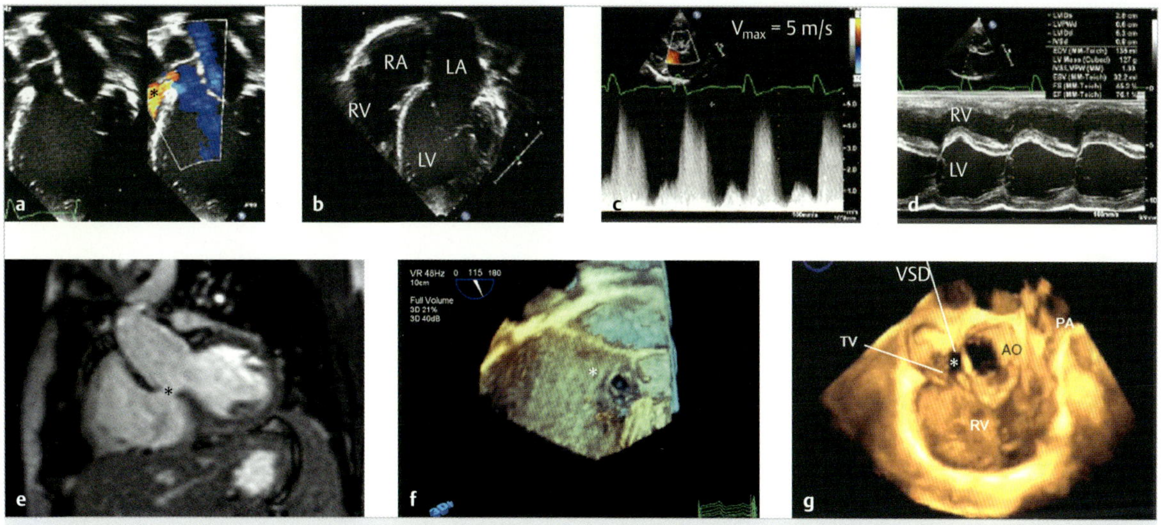

Abb. 4.11 Kleiner, restriktiver perimembranöser bzw. subaortaler VSD (Typ A). Der Stern kennzeichnet den VSD (**a**, **e–g**).
Ao = Aorta
LA = Left Atrium (linkes Atrium)
LV = Left Ventricle (linker Ventrikel)
PA = Pulmonary Artery (A. pulmonalis)
RA = Right Atrium (rechtes Atrium)
RV = Right Ventricle (rechter Ventrikel)
VSD = Ventricular Septal Defect (Ventrikelseptumdefekt)
TV = Tricuspid Valve (Trikuspidalklappe)
a 2D-TTE ohne (links) und mit Doppler (rechts).
b 2D-TTE im 4-Kammer-Blick.
c Spektral-Doppler mit Flussbeschleunigung auf maximal 5 m/s im Bereich des restriktiven perimembranösen VSD.
d Vergrößerung des Durchmessers des linken Ventrikels bei normalem Diameter des rechten Ventrikels im Echo-M-Mode. Der rechte Ventrikel ist somit wie typischerweise beim restriktiven VSD nicht volumenbelastet (s. ▶ Tab. 4.5).
e SSFP-Cine-MRT-Bild in der koronaren Schichtorientierung.
f 3D-TEE: Rekonstruktionen des kleinen restriktiven VSD mit einem TEE-Blickwinkel von 115°.
g 3D-TEE: Rekonstruktionen des kleinen restriktiven VSD mit einem TEE-Blickwinkel von 35°.

Hämodynamik

Bei Patienten mit isoliertem VSD ist die klinische Symptomatik sowohl von der Größe des Defekts als auch vom Verhältnis des nachgeschalteten pulmonalen und systemischen Gefäßwiderstands abhängig; die anatomische Lage des VSD spielt eine eher untergeordnete Rolle [12] [14].

In der normalen Situation mit niedrigem pulmonalarteriolärem Widerstand besteht ein Links-rechts-Shunt vorwiegend in der Systole. Er wird in der Kontraktionsphase unmittelbar der Pulmonalarterie zugeleitet und verursacht daher keine Volumenbelastung der rechten Kammer (s. ▶ Abb. 4.11 u. ▶ Abb. 4.13), sondern wird stattdessen von den Pulmonalgefäßen und der linken Herzseite getragen. Entsprechend können diese kardiovaskulären Strukturen in der Folge einer Volumenlast durch den Shunt auch dilatieren (▶ Tab. 4.4).

Ein sehr kleiner Defekt wirkt restriktiv; der Shunt ist entsprechend gering. Ein größerer VSD kann noch drucktrennend sein, der Shunt aber durchaus relevant, sofern der pulmonalarterioläre Widerstand normal ist. Ein großer VSD wird zum Druckangleich zwischen den Kammern führen. Bei normalem pulmonalarteriolärem Widerstand resultiert daraus eine Herzinsuffizienz durch massiven Links-rechts-Shunt mit kritischer Reduktion des systemischen Herzzeitvolumens. Bestehen gleichzeitig anatomische Stenosen des RVOT, der Pulmonalklappe oder des pulmonalen Gefäßbetts, wird der Links-rechts-Shunt entsprechend geringer ausfallen und die Herzinsuffizienz meist ausbleiben.

Bei lang dauernder Exposition des pulmonalen Gefäßbetts mit Druck- und Volumenbelastung kann sich eine

Tab. 4.4 Volumenbelastung der verschiedenen kardiovaskulären Kompartimente bei VSD.

Kardiovaskuläres Kompartiment	Volumenbelastung
rechtes Atrium	- (+) bei Ausnahme: VSD des Septum atrioventriculare (Gerbode-Defekt mit Shunt vom linken Ventrikel zum rechten Atrium)
rechter Ventrikel	- (+) bei Ausnahme: Gerbode-Defekt (s. o.)
Pulmonalarterien	++
Pulmonalvenen	++
linkes Atrium	++
linker Ventrikel	++
Aorta und Conduit-Arterien	-
Systemvenen	-

VSD = Ventricular Septal Defect (Ventrikelseptumdefekt)

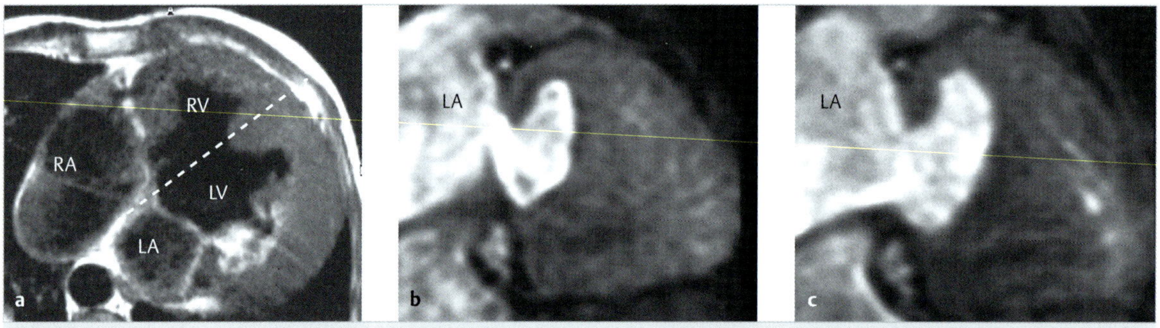

Abb. 4.12 Perimembranöser VSD (Typ A), der den membranösen und trabekulären Anteil des Septums umfasst.
LA = Left Atrium (linkes Atrium)
LV = Left Ventricle (linker Ventrikel)
RA = Right Atrium (rechtes Atrium)
RV = Right Ventricle (rechter Ventrikel)

a Transversales T1w, auf die Diastole getriggertes Turbo-SE-Bild mit der Planungsebene (gestrichelte Linie) für **b** und **c**.
b SSFP-Cine-MRT in der Systole in VSD-paralleler Schichtführung.
c SSFP-Cine-MRT in der Diastole in VSD-paralleler Schichtführung.

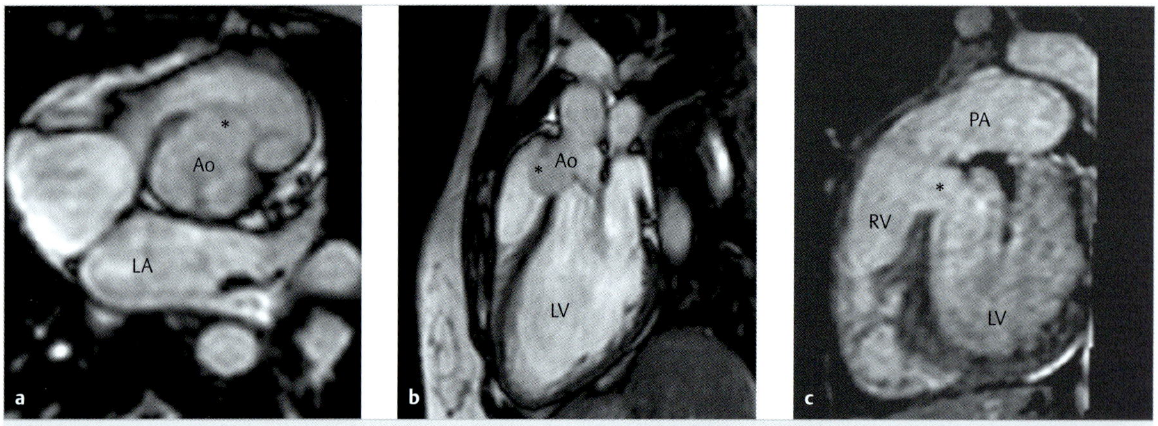

Abb. 4.13 Subpulmonaler bzw. infundibulärer VSD (Typ B) mit Prolaps der rechtskoronaren Klappe. Die SSFP-Cine-MRT-Sequenz und der LVOT-Schnitt zeigen deutlich die in den RVOT prolabierende rechtskoronare Klappe (**a**, **b**, Sterne). Der Kurzachsenschnitt stellt den subpulmonalen VSD (**c**, Stern) dar.
Ao = Aorta
LA = Left Atrium (linkes Atrium)
LV = Left Ventricle (linker Ventrikel)
PA = Pulmonary Artery (A. pulmonalis)
RA = Right Atrium (rechtes Atrium)
RV = Right Ventricle (rechter Ventrikel)

a SSFP-Cine-MRT-Sequenz in transversaler, klappenparalleler Schichtorientierung.
b LVOT-Schnitt.
c Kurzachsenschnitt.

progressive und schließlich irreversible Erhöhung des pulmonalarteriolären Widerstands entwickeln, die in der Extremform als „Eisenmenger-Syndrom“ bezeichnet wird. Dabei kann es sogar zur Shunt-Umkehr mit Entwicklung einer Zyanose kommen. Das Risiko dafür steigt nach dem ersten Lebenshalbjahr deutlich an; deshalb sollte ein Defektverschluss bei druckangleichendem VSD in der Regel davor erfolgen.

Merke

M!

Eine besondere hämodynamische Situation ergibt sich beim Gerbode-Defekt, da bei ihm eine Volumenlast auch für den rechten Vorhof und den rechten Ventrikel besteht, im Gegensatz zum restriktiven Defekt der übrigen Septumanteile, der – wie bereits ausgeführt – keine Volumenbelastung von rechtem Atrium und Ventrikel bedingt, selbst wenn ein großes Shunt-Volumen besteht.

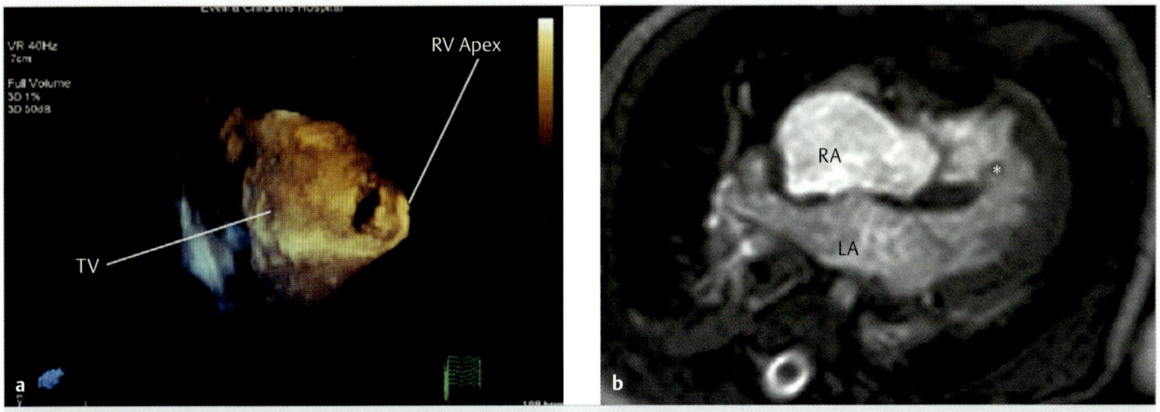

Abb. 4.14 Apikal gelegener muskulärer VSD (Typ C).
LA = Left Atrium (linkes Atrium)
RA = Right Atrium (rechtes Atrium)
RV = Right Ventricle (rechter Ventrikel)
TV = Tricuspid Valve (Trikuspidalklappe)

a 3D-Echo mit Sicht vom rechten Ventrikel aus.
b SSFP-Cine-MRT im 4-Kammer-Blick (Stern = VSD).

Klinische Problematik

Ein kleiner VSD wird oft erst im Erwachsenenalter diagnostiziert. Größere Defekte machen sich jedoch bereits im Säuglingsalter durch Dyspnoe und eingeschränkte körperliche Belastbarkeit als Zeichen der Herzinsuffizienz bemerkbar, oft auch im Rahmen eines bronchopulmonalen Infekts [12]. Zu einer Zyanose kommt es jedoch erst nach Shunt-Umkehr (Eisenmenger-Syndrom).

Natürlicher Verlauf und Indikation zur Therapie

Die meisten Patienten mit isoliertem VSD von kleiner bis mittlerer Größe haben eine gute Prognose, zumal es zu spontanen Verkleinerungen bis zu vollständigen Rückbildungen bei bis zu 50 % der Patienten kommen kann [14], vor allem bei kleineren muskulären VSD. Die Indikation zur Therapie wird prinzipiell bei einem Shunt-Verhältnis (Q_p/Q_s-Quotient) von 1,5:1 bis 2:1 gestellt und wenn der pulmonalarterielle Druck halbsystemische Werte annimmt [12]. Symptomatische Kinder mit großem VSD werden innerhalb der ersten 6 Lebensmonate operiert, asymptomatische Kinder mit drucktrennendem VSD, jedoch mit relevantem Links-rechts-Shunt-Volumen, im Vorschulalter. Weitere Indikationen zur Operation ergeben sich gelegentlich auch bei drucktrennenden Defekten ohne relevanten Shunt, wenn sich – insbesondere bei subpulmonaler VSD-Position – ein Prolaps der rechtskoronaren Aortentaschenklappe in den VSD entwickelt (s. ▶ Abb. 4.13) und dadurch eine Asymmetrie der Aortenklappe mit neu auftretender Aortenklappeninsuffizienz entsteht.

Therapeutische Optionen und präinterventionelle Diagnostik

Ein katheterinterventioneller Verschluss ist vor allem bei muskulären, seltener auch bei membranösen VSD grundsätzlich technisch möglich. Insbesondere beim sog. Swiss-Cheese-Kammerseptum mit mehreren muskulären VSD ist nicht selten eine Stufenbehandlung notwendig. Dabei wird ein palliativ-chirurgisches Banding der Pulmonalarterie, gefolgt von einem kombiniert interventionell-chirurgischen Verfahren, im Hybridansatz gemeinsam durchgeführt. Bei größeren isolierten VSD ist der operative Verschluss das Verfahren der ersten Wahl und wird meist vom rechten Atrium aus transtrikuspidal mittels Dacron-Patch (S. 52) durchgeführt; ein transinfundibulärer Zugang wird heutzutage in der Regel möglichst vermieden.

Die Einstufung der Wertigkeit der verschiedenen bildgebenden Verfahren im Vorfeld einer Intervention beruht zum einen auf ihrer Fähigkeit zur exakten Größenbestimmung, zur Visualisierung der Lokalisation sowie zur Quantifizierung des Shunt-Volumens und dessen Auswirkungen auf die rechts- und linksventrikuläre Funktion. Grundsätzlich ist eine gute Visualisierung des VSD in der Regel schon mit der Echokardiografie möglich (s. ▶ Abb. 4.10, ▶ Abb. 4.11, ▶ Abb. 4.13 u. ▶ Abb. 4.14). Insbesondere auch die 3D-Echokardiografie ist für die periinterventionelle bzw. perioperative Planung sehr hilfreich. Bei besonderen Konstellationen, wie dem Gerbode-Defekt oder dem Aortenklappenprolaps bei subpulmonalem VSD (s. ▶ Abb. 4.13), ist die TEE nicht selten die letztendlich ausschlaggebende diagnostische Methode. Die exakte nicht invasive Quantifizierung des Shunt-Volumens durch Bestimmung des Q_p/Q_s-Verhältnisses ist allerdings eine Domäne der MRT-Flussmessung (s. ▶ Abb. 4.8) [1] [4] beim ASD wie beim VSD, falls keine zusätzlichen Klappenvitien vorliegen. Auch mithilfe eines Vergleichs des durch Volumetrie ermittelten rechts- und linksventrikulären SV kann das Shunt-Volumen abgeschätzt werden. Dies ist jedoch in der Regel ungenauer als die MR-Flussmessung. Die Einschätzung des Shunt-Volumens ist grundsätzlich auch mit der retrospektiv EKG-getriggerten MDCT möglich, aufgrund der dann aber hohen Strahlenexposition nur dann sinnvoll, wenn die Untersuchung aus anderer Indikation notwendig ist, z. B. zur nicht invasiven Beurteilung der Koronararterien [1].

Postoperative und postinterventionelle Probleme

Eine erneute Bildgebung ist nur im Rahmen von Begleitfehlbildungen und bei Verdacht auf residuellen Shunt sinnvoll, z. B. zur Quantifizierung mittels MR-Flussmessung. Restdefekte lassen sich bei älteren Kindern und Erwachsenen oft hervorragend mit der TEE charakterisieren.

Ziele und relative Wertigkeit der diagnostischen Bildgebung

Wie auch bei der Beurteilung des ASD ist in der präoperativen Diagnostik im Kindesalter in der Regel die TTE ausreichend [1] und kann durch die TEE ergänzt werden. Bei unzureichendem Schallfenster, insbesondere im Erwachsenenalter, sind jedoch die MR-Visualisierung, die MR-Shunt-Quantifizierung und die MR-Ventrikelvolumetrie beim VSD eine wertvolle diagnostische Alternative, sowohl bei der primären Diagnostik als auch bei Verlaufskontrollen.

4.1.3 Atrioventrikulärer Septumdefekt

Florentine Gräfe, Ingo Dähnert u. Philipp Lurz

Definition

Der Begriff „atrioventrikulärer Septumdefekt" (ehemalige Bezeichnung: „Endokardkissendefekt") umfasst angeborene kardiale Fehlbildungen der von den embryonalen Endokardkissen abgeleiteten Strukturen (S. 22), d. h. von dem atrioventrikulären Septum und von Teilen der Mitral- und der Trikuspidalklappe. Sie machen ca. 2–4 % aller angeborenen Herzfehler aus [21]. Die Charakteristika dieser Defekte sind neben einem gemeinsamen Atrioventrikularklappenanulus (▶ Abb. 4.15) mit einer gemeinsamen oder 2 getrennten Öffnungen ein VSD unterschiedlicher Größe und ein ASD I [22].

Bei der schwersten Anomalie dieser Gruppe fehlen Primumseptum und Inlet-Ventrikelseptum komplett. Damit sind alle 4 Herzhöhlen miteinander verbunden; dies wurde früher auch als „totaler Atrioventrikularkanal" bezeichnet (s. ▶ Abb. 4.15).

Merke M!

Bei 50 % der Patienten mit komplettem AVSD liegt eine Trisomie 21 vor.

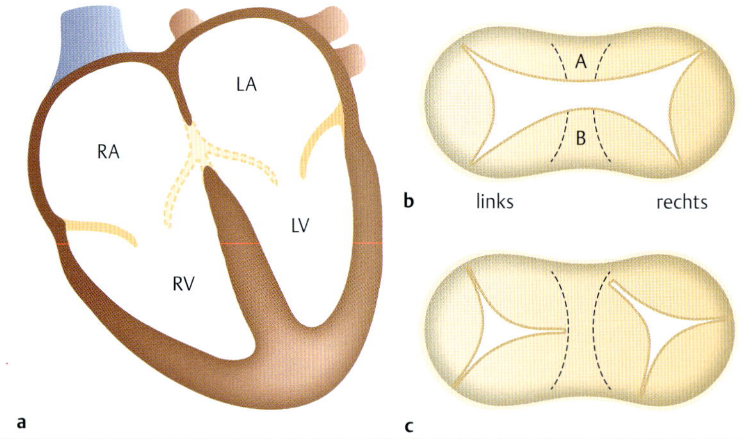

Abb. 4.15 Verschiedene Formen eines AVSD. Schematische Darstellung.
LA = Left Atrium (linkes Atrium)
LV = Left Ventricle (linker Ventrikel)
RA = Right Atrium (rechtes Atrium)
RV = Right Ventricle (rechter Ventrikel)

a Die gestrichelte Linie im schematischen 4-Kammer-Blick zeigt die fehlenden atrioventrikulären Septum- und Klappenanteile bei komplettem AVSD.

b Aufsicht auf einen kompletten AVSD mit gemeinsamer 4-segeliger Atrioventrikularklappe (Ostium commune) ohne Teilung des superioren bzw. anterioren sog. Brückensegels (A); B zeigt das korrespondierende posteriore bzw. inferiore Brückensegel.

c Geteilte Atrioventrikularklappe bei einer inkompletten bzw. partiellen Form des AVSD. Es liegen 2 funktionell getrennte Atrioventrikularklappen vor, die jeweils mit einem Ventrikel kommunizieren.

Einteilung

Kennzeichen aller AVSD:
- Fehlen des membranösen atrioventrikulären Septums
- gemeinsamer Atrioventrikularklappenanulus mit gemeinsamer oder 2 getrennten Öffnungen
- verminderte Distanz zwischen der Atrioventrikularklappenebene und dem Apex
- superiore Verlagerung und Verlängerung des LVOT

Dies wird auch als „Schwanenhalsdeformität" (Goose-Neck) des LVOT bezeichnet; dabei liegt die Aortenklappe nicht am Mitralklappenanulus an. Diese Einengung bzw. Deformierung des LVOT ist vor allem in der Diastole ausgeprägt, bedingt durch die fehlende atrioventrikuläre Begrenzung durch das membranöse Septum [23].

Im Einzelnen werden folgende häufigste Typen unterschieden:
- *Kompletter AVSD* (häufigster Typ): Es liegt eine gemeinsame 4- bis 5-segelige Atrioventrikularklappe (Ostium commune) mit superiorem und inferiorem sog. Brückensegel vor, die sich über den Septumdefekt über beide Ventrikel erstreckt (s. ▸ Abb. 4.15). Die Verteilung der gemeinsamen Atrioventrikularklappe über den beiden Ventrikeln kann balanciert (▸ Abb. 4.16a, ▸ Abb. 4.16b u. ▸ Abb. 4.16c) oder unbalanciert sein (▸ Abb. 4.16a u. ▸ Abb. 4.16b). Dies führt meist zur Hypoplasie des kontralateralen Ventrikels [20]. Das superiore oder obere Brückensegel kann in Höhe des Septums geteilt sein; daraus resultiert dann eine 5-segelige gemeinsame Atrioventrikularklappe. Der balancierte komplette AVSD nach Rastelli wird weiter nach dem Grad der Brückenbildung des anterioren bzw. superioren Brückensegels unterteilt:
  - Typ A (70 % der Fälle) mit Untergliederung des anterioren Segels in ein superiores Brückensegel und ein gut ausgebildetes (rechtsseitiges) anterior-superiores Segel; Ansatz der linkseitigen Sehnenfäden vom Oberrand des Ventrikelseptums;
  - Typ B (15 % der Fälle) mit Untergliederung des anterioren Segels in ein weit nach rechts reichendes superiores Brückensegel und ein kleines anterior-superiores Segel und Ansatz der linksseitigen Sehnenfäden am rechten Papillarmuskel;
  - Typ C (15 % der Fälle) mit fehlender Untergliederung des anterioren Segels; das Brückensegel ist groß und reicht bis zum rechten muralen Segel, das anterior-superiore Segel fehlt; also vollständige Brückenbildung (s. ▸ Abb. 4.15b).
- *Partieller AVSD* (zweithäufigster Typ): Direkt im Atrioventrikularklappenbereich ist ein ASD I mit „Spaltbildung" im vorderen „Mitralsegel" vorhanden (sog. Mitral Cleft; ▸ Abb. 4.17).
- *Intermediärtyp-AVSD* (sog. Transitional AVSD): Der komplette Atrioventrikularkanal weist eine restriktive oder funktionell durch Teile der gemeinsamen Atrioventrikularklappe verschlossene VSD-Komponente auf [20].
- *VSD vom AVSD-Typ:* Dies ist eine seltene, besondere Form eines direkt unter den Atrioventrikularklappen liegenden muskulären Inlet-VSD.
- *Isolierter Mitralklappenspalt:* Diese seltene Form kann auch als Minimalvariante des AVSD mit intakten Septen verstanden werden.

Hämodynamik

Die Hämodynamik des kompletten AVSD ist gekennzeichnet durch einen in der Regel großen Links-rechts-Shunt mit pulmonaler „Überflutung". Das Ausmaß des Shunt auf Ventrikelebene hängt dabei vorwiegend vom pulmonalen Gefäßwiderstand ab; der VSD ist in der Regel nicht restriktiv und groß. Daher treten im Neugeborenenalter meist wenige Symptome auf. Mit Abfall des pulmonalen Gefäßwiderstands im Alter von 6–8 Wochen nimmt der Links-rechts-Shunt jedoch auf Ventrikelebene zu, und es kommt in der Regel früh zur Ausbildung einer globalen kongestiven Herzinsuffizienz mit pulmonaler Überflutung und Volumenbelastung des linken Herzens (▸ Abb. 4.18). Bei nicht behandeltem AVSD entwickelt sich verhältnismäßig früh eine fixierte pulmonale Hypertonie mit Eisenmenger-Reaktion.

Die Hämodynamik eines partiellen AVSD gleicht der eines ASD (S. 134) mit Volumenbelastung vorwiegend des rechten Herzens und der Pulmonalarterien; zusätzlich ist das Ausmaß der Mitralklappeninsuffizienz für die Hämodynamik entscheidend (▸ Abb. 4.19 u. ▸ Tab. 4.5).

Klinische Problematik

Bei einem kompletten AVSD und großem Links-rechts-Shunt kommt es in der Regel schon nach wenigen Wochen zu einer globalen Herzinsuffizienz (s. ▸ Abb. 4.18) und schon innerhalb des ersten Lebensjahrs zur Ausbildung von irreversiblen Lungengefäßveränderungen infolge der pulmonalen Überflutung. Bei einem partiellen AVSD sind die Symptome in der Regel weniger stark ausgeprägt, und die Ausbildung einer manifesten Herzinsuffizienz innerhalb der ersten Lebensjahre ist eher selten.

Tab. 4.5 Volumenbelastung einzelner kardialer Kompartimente beim kompletten AVSD.

Kardiovaskuläres Kompartiment	Volumenbelastung
rechtes Atrium	++
rechter Ventrikel	++
Pulmonalarterien	++
Pulmonalvenen	++
linkes Atrium	++
linker Ventrikel	++
Aorta und Conduit-Arterien	-
Systemvenen	-

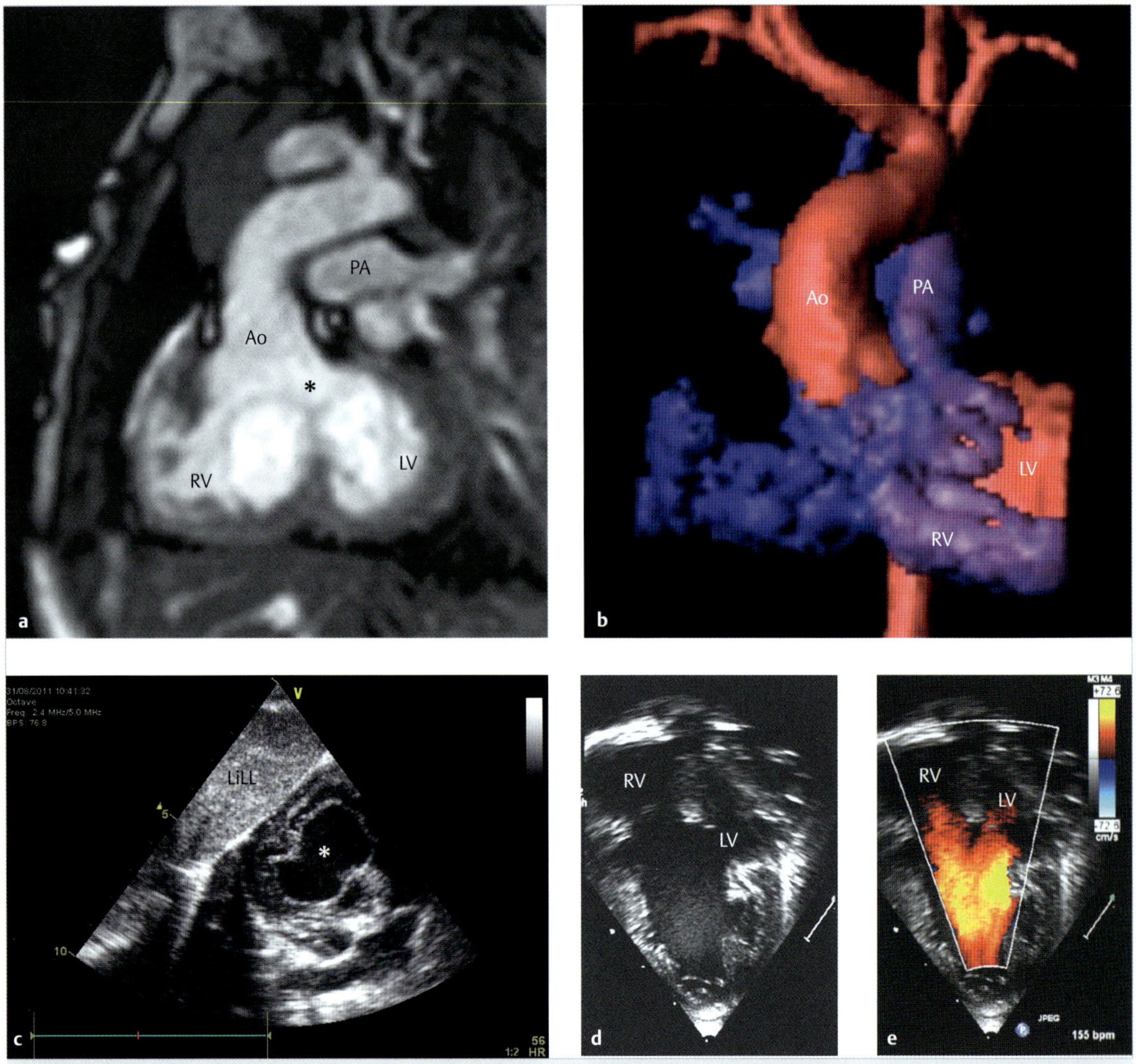

Abb. 4.16 DORV mit begleitendem AVSD. Verschiedene Patienten. (a, b, d und e mit freundlicher Genehmigung von Prof. Dr. Philipp Beerbaum, Medizinische Hochschule Hannover.)

Ao = Aorta
LiLL = linker Leberlappen
LV = Left Ventricle (linker Ventrikel)
PA = Pulmonary Artery (A. pulmonalis)
RV = Right Ventricle (rechter Ventrikel)

a Enddiastolisches Cine-MRT-Bild einer kurzen Achse einer SSFP-Sequenz in Höhe der gemeinsamen Atrioventrikularklappe. Aufsicht auf die geöffnete Klappe. Gut ist das gemeinsame anteriore sog. Brückensegel (Stern) zu erkennen.

b 3D-Volume-Rendering-Rekonstruktion des DORV einer MRA.

c Kompletter AVSD: Subkostale kurze Achse in der TTE eines anderen Patienten mit Darstellung der in der Diastole geöffneten, schmetterlingsförmigen gemeinsamen Atrioventrikularklappe (Stern) bei komplettem Atrioventrikularkanal.

d Unbalancierte Verteilung der gemeinsamen Atrioventrikularklappe bei komplettem AVSD und HLHS im 2D-Echo und Farb-Doppler-TTE im apikalen 4-Kammer-Blick während der diastolischen Füllung der Ventrikel.

e Korrespondierende Farb-Doppler-TTE zu **d**.

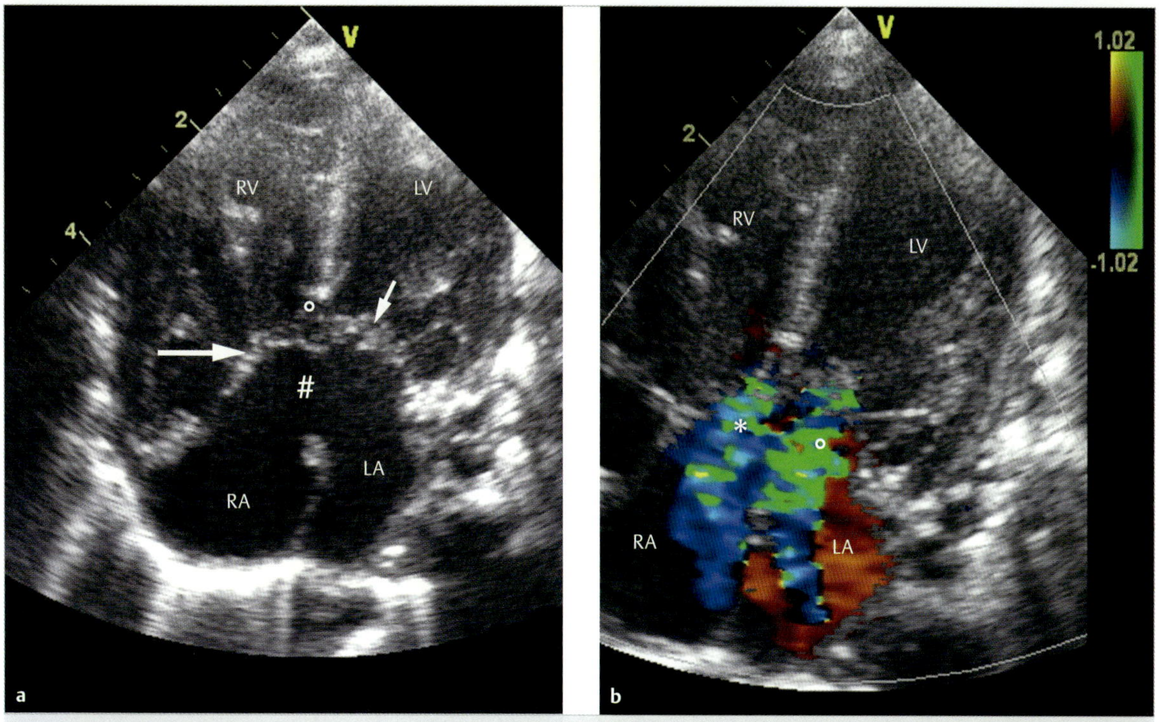

Abb. 4.17 Kompletter AVSD.
LA = Left Atrium (linkes Atrium)
LV = Left Ventricle (linker Ventrikel)
RA = Right Atrium (rechtes Atrium)
RV = Right Ventricle (rechter Ventrikel)

a Apikaler 4-Kammer-Blick im TTE. Der große Pfeil kennzeichnet die gemeinsame Atrioventrikularklappe, der kleine Kreis die VSD-Komponente (Inlet-Bereich), das Doppelkreuz die ASD-I-Komponente (fehlendes Septum primum) und der kleine Pfeil den Spalt (Cleft) im anterioren Mitralklappensegel.

b Apikaler 4-Kammer-Blick mit Farb-Doppler. Im Farb-Doppler erkennbare relevante Insuffizienz des rechten (Stern) und des linken Anteils (kleiner Kreis) der gemeinsamen Atrioventrikularklappe.

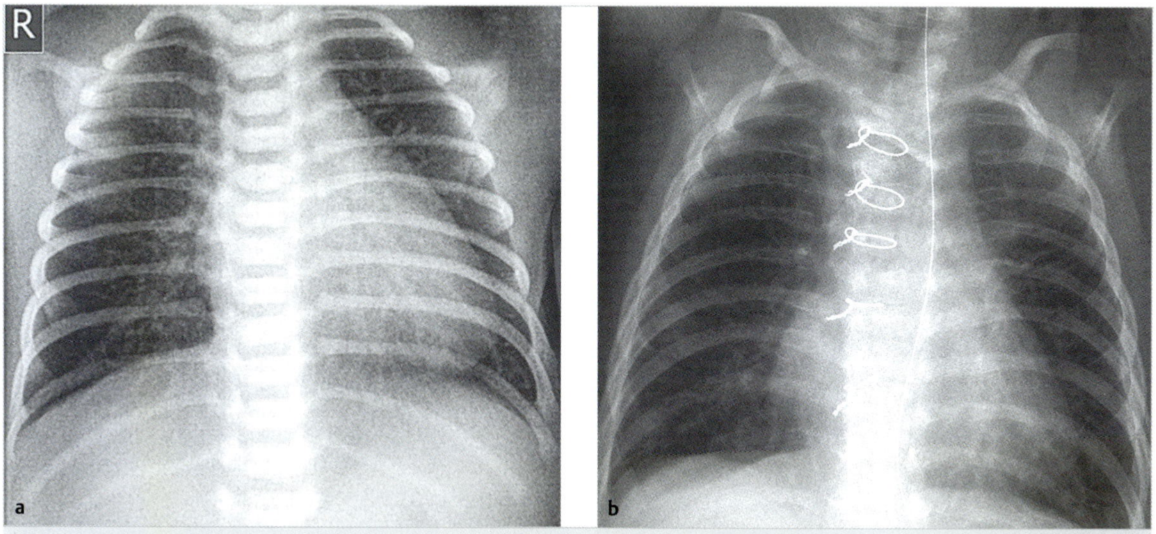

Abb. 4.18 Kompletter AVSD. (s. a. Fortsetzung).
LA = Left Atrium (linkes Atrium)
LV = Left Ventricle (linker Ventrikel)
RA = Right Atrium (rechtes Atrium)
RV = Right Ventricle (rechter Ventrikel)

a Präoperativer a.-p. Röntgenthorax eines Neugeborenen mit komplettem AVSD, Rechtsaortenbogen, persistierender linker oberer Hohlvene und deutlich vermehrter Lungenperfusion sowie globaler Herzvergrößerung.

b A.-p. Röntgenthoraxaufnahme im Hängen desselben Säuglings 3 Monate postoperativ.

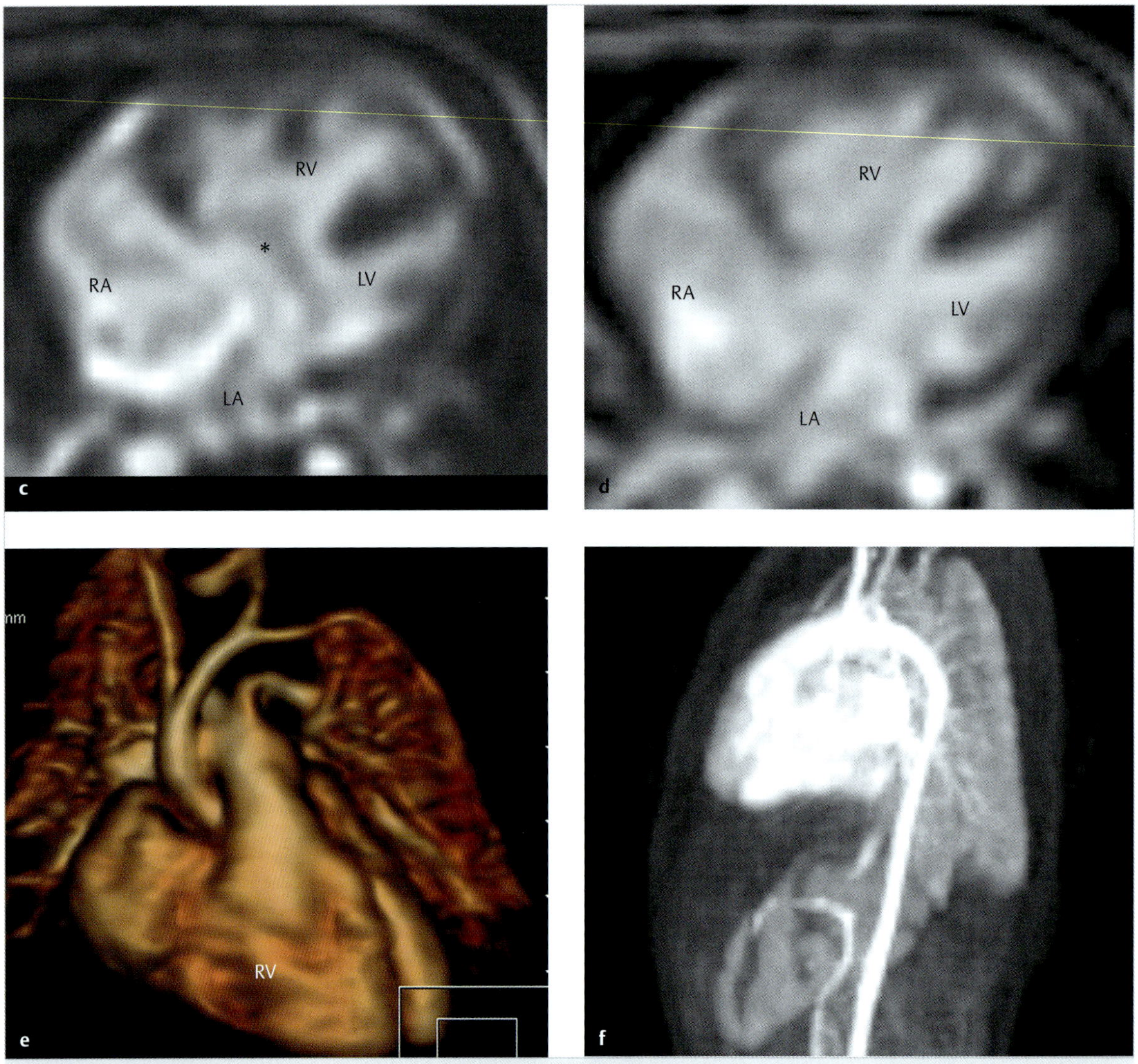

Abb. 4.18 Fortsetzung. Kompletter AVSD.
LA = Left Atrium (linkes Atrium)
LV = Left Ventricle (linker Ventrikel)
RA = Right Atrium (rechtes Atrium)
RV = Right Ventricle (rechter Ventrikel)

c Präoperative Cine-MRT in der Systole mit geschlossener Atrioventrikularklappe (Stern) bei demselben Neugeborenen.
d Präoperative Cine-MRT in der Diastole mit geöffneter Atrioventrikularklappe.
e 3D-Rekonstruktion der kontrastmittelgestützten MRA von Aorta und Pulmonalarterie.
f 2D-Rekonstruktion der kontrastmittelgestützten MRA von Aorta und Pulmonalarterie.

Natürlicher Verlauf und Indikation zur Therapie

Unabhängig vom Typ des AVSD stellen alle AVSD eine Operationsindikation dar [22].

> **M!**
> ### Merke
> Bei balancierten Formen sollte immer versucht werden, eine komplette biventrikuläre Korrektur mit Klappenrekonstruktion zu ermöglichen.

Bei Frühgeborenen, sehr kleinen Kindern oder Patienten mit Begleiterkrankungen kann vor der Korrektur zunächst ein pulmonales Banding (S. 45) als Palliation erfolgen. Das Auftreten einer linksseitigen Atrioventrikularklappeninsuffizienz mit Vergrößerung der Spaltbildung ist ungünstig für eine Rekonstruktion; deshalb stellt das Vorhandensein einer linksseitigen Klappeninsuffizienz (▶ Abb. 4.20) unabhängig von der Symptomatik eine Operationsindikation dar. Im Falle eines unbalancierten AVSD muss eine univentrikuläre Palliation erfolgen.

Tab. 4.6 Präoperative bildgebende Diagnostik bei AVSD.

Bildgebende Methoden	Fokus	Wertigkeit
2D-, 3D-TTE	• Defektgröße und Randsäume • Anatomie und Funktion der Atrioventrikularklappe • Balanciertheit der Ventrikel • Funktion der Ventrikel • Evaluation LVOT • Links-rechts-Shunt qualitativ • Dilatation der rechten Herzseite • Ausschluss zusätzlicher Shunts (ASD II, zusätzliche VSD, PDA) • Ausschluss von Lungen- und Systemvenenanomalien • Ausschluss assoziierter Vitien (z. B. Aortenisthmusstenose, Fallot-Tetralogie usw.)	+++
2D-, 3D-TEE	s. TTE (nur bedingt einsetzbar, da die meisten Patienten jünger als ein Jahr sind)	+
kardiale MRT	• Quantifizierung des Links-rechts-Shunt • Quantifizierung der Ventrikeldilatation und -funktion • Defektvermessung (Phasenkontrastmethode) • Anatomie der Lungen- und Systemvenen	++ (Reservemethode)
MDCT	Reservemethode bei unklaren echokardiografischen Befunden und Kontraindikation gegen kardiale MRT; ggf. sinnvoll bei pulmonal-parenchymatöser Komorbidität bzw. zum Nachweis von vaskulären Begleitfehlbildungen, wie fehlmündenden Lungenvenen	++

ASD = Atrial Septal Defect (Vorhofseptumdefekt)
AVSD = Atrioventricular Septal Defect (atrioventrikulärer Septumdefekt)
LVOT = Left Ventricular Outflow Tract (linksventrikulärer Ausflusstrakt)
MDCT = Multidetektorcomputertomografie
MRT = Magnetresonanztomografie
PDA = Patent Ductus Arteriosus (persistierender Ductus arteriosus)
TEE = transösophageale Echokardiografie
TTE = transthorakale Echokardiografie
VSD = Ventricular Septal Defect (Ventrikelseptumdefekt)

Präoperative Diagnostik

Insbesondere beim kompletten AVSD zeigt sich bereits im Röntgenthorax (s. ▶ Abb. 4.18) eine deutliche Herzvergrößerung mit prominentem Pulmonalissegment und vermehrter Lungengefäßzeichnung. Diese Veränderungen sind aber unspezifisch. Die Methode der Wahl stellt initial die TTE dar, mit der insbesondere die Atrioventrikularklappen mit den Brückensegeln über dem Septumdefekt dargestellt werden können. Im LVOT-Schnitt kann die typische sog. Gänsegurgeldeformität visualisiert werden. Bei größeren Kindern und im Erwachsenenalter tritt die TEE in den Vordergrund. Bei eingeschränktem akustischem Fenster kann die kardiale MRT eingesetzt werden (s. ▶ Abb. 4.16 u. ▶ Abb. 4.18), die es zusätzlich noch erlaubt, das Shunt-Volumen über die Bestimmung der Q_p/Q_s-Ratio zu ermitteln. Die CT spielt bei der präinterventionellen Diagnostik keine Rolle. Die invasive Lävo- und insbesondere Dextrokardiografie erlaubt neben der anatomischen Darstellung vor allem auch die Messung der pulmonalen Drücke. Sie ist in der routinemäßigen präoperativen Diagnostik allerdings weitgehend von der Echokardiografie und der MRT verdrängt worden und wird hauptsächlich noch bei spät diagnostizierten AVSD zur Evaluation der pulmonalen Gefäßreagibilität oder in Einzelfällen nach zunächst erfolgtem pulmonalem Banding durchgeführt.

Postoperative Probleme

Die Hauptprobleme peri- oder postoperativ stellen die in der Regel passagere pulmonale Gefäßreagibilität bzw. Hypertonie, ein unvollständiger Defektverschluss, eine Atrioventrikularblockierung sowie eine residuelle Atrioventrikularklappeninsuffizienz dar. Sind die Klappen nicht ausreichend rekonstruierbar, muss ein Atrioventrikularklappenersatz erfolgen.

Tab. 4.7 Postoperative bildgebende Diagnostik bei AVSD.

Bildgebende Methoden	Wertigkeit
TTE	+++
TEE	++
kardiale MRT	+++
MDCT	+
invasive Herzkatheterdiagnostik	+

MDCT = Multidetektorcomputertomografie
MRT = Magnetresonanztomografie
TEE = transösophageale Echokardiografie
TTE = transthorakale Echokardiografie

Ziele und relative Wertigkeit der diagnostischen Bildgebung

In der präoperativen Diagnostik ist im Kindesalter, wie bereits angesprochen, in der Regel die TTE ausreichend (▶ Tab. 4.6) [16]. Postoperativ und bei Erwachsenen leistet die TEE gute Dienste. Bei eingeschränktem akustischem Fenster, zur Visualisierung von Begleitfehlbildungen oder zur Quantifizierung des Shunt-Volumens kann die MRT sinnvoll sein (▶ Tab. 4.7).

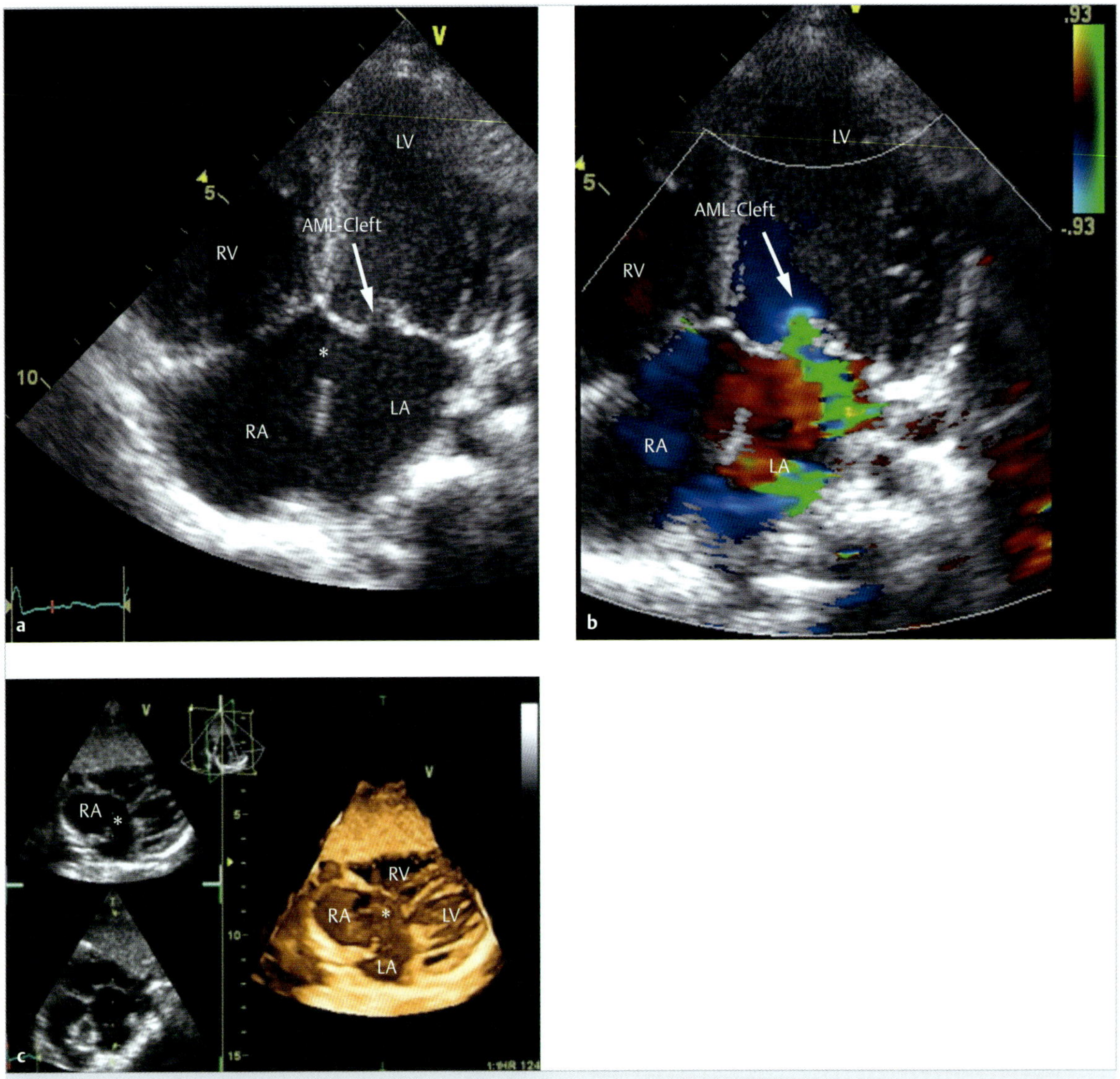

Abb. 4.19 Partieller atrioventrikulärer Septumdefekt (ASD-I) mit fehlendem Primumseptum und Cleft im anterioren Mitralklappensegel. Der Stern kennzeichnet jeweils das fehlende Septum primum, der Pfeil den Spalt im anterioren Mitralklappensegel.

LA = Left Atrium (linkes Atrium)
LV = Left Ventricle (linker Ventrikel)
RA = Right Atrium (rechtes Atrium)
RV = Right Ventricle (rechter Ventrikel)

a Apikaler 4-Kammer-Blick im TTE.
b Apikaler 4-Kammer-Blick mit Farb-Doppler: Durch den Cleft wird im anterioren Mitralklappensegel eine Mitralklappeninsuffizienz verursacht.
c Real-Time-3D-Echokardiografie eines partiellen atrioventrikulären Septumdefekts (ASD-I). Das Fehlen des Primumseptums ist gut zu erkennen (Stern).

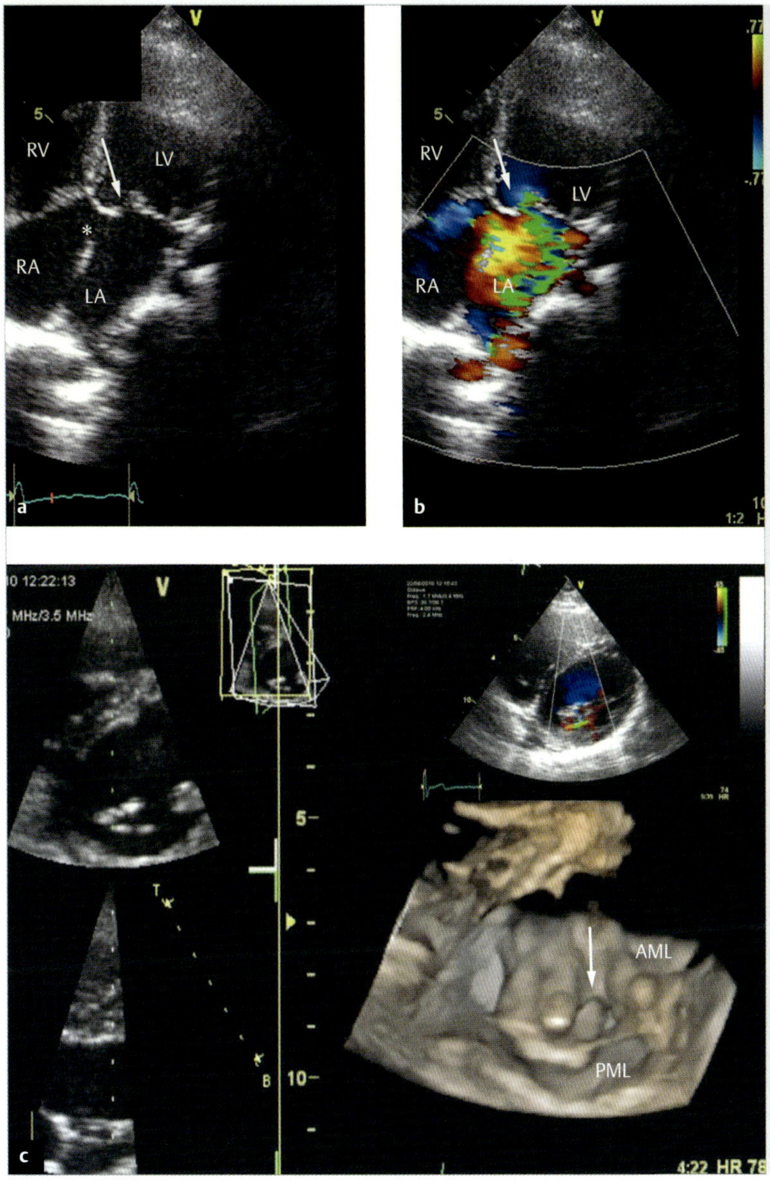

Abb. 4.20 Partieller atrioventrikulärer Septumdefekt (ASD I) mit fehlendem Primumseptum und durch einen Spalt im anterioren Mitralklappensegel verursachter Mitralklappeninsuffizienz. Der Stern markiert die Lokalisation des fehlenden Septum primum, der Pfeil den Spalt (Cleft) im anterioren Mitralklappensegel.
AML = Anterior Mitral Leaflet (anteriores Mitralklappensegel)
LA = Left Atrium (linkes Atrium)
LV = Left Ventricle (linker Ventrikel)
PML = Posterior Mitral Leaflet (posteriores Mitralklappensegel)
RA = Right Atrium (rechtes Atrium)
RV = Right Ventricle (rechter Ventrikel)
a 2D-TTE im apikalen 4-Kammer-Blick ohne Farb-Doppler.
b 2D-TTE im apikalen 4-Kammer-Blick mit Farb-Doppler.
c Real-Time-3D-Echokardiografie der Mitralklappe mit Cleft im anterioren Mitralklappensegel.

4.1.4 Ductus arteriosus persistens

Philipp Beerbaum, Joachim Lotz u. Michael Steinmetz

Definition

Der PDA (Synonym: Persistierender Ductus arteriosus Botalli) stellt die persistierende fetale Verbindung zwischen dem intraperikardial gelegenen Anteil des Pulmonalarterienhauptstamms bzw. der proximalen linken Pulmonalarterie und der extraperikardial gelegenen Aorta descendens unmittelbar nach Abgang der linken A. subclavia dar [29]. Der PDA ist ein häufiger angeborener Herzfehler, der bei 5–10 % der Patienten meist zusammen mit anderen Herzfehlern auftritt, häufiger bei Mädchen als bei Jungen. Er entspringt embryologisch (S. 33) aus dem distalen Anteil des linksseitigen 6. Aortenbogens (▶ Abb. 4.21c; rechtsseitiger Aortenbogen: ▶ Abb. 4.21a) [30]. Etwa 60 % des fetalen Herzzeitvolumens fließen über ihn. Postnatal schließt sich der Duktus normalerweise innerhalb von 72 h.

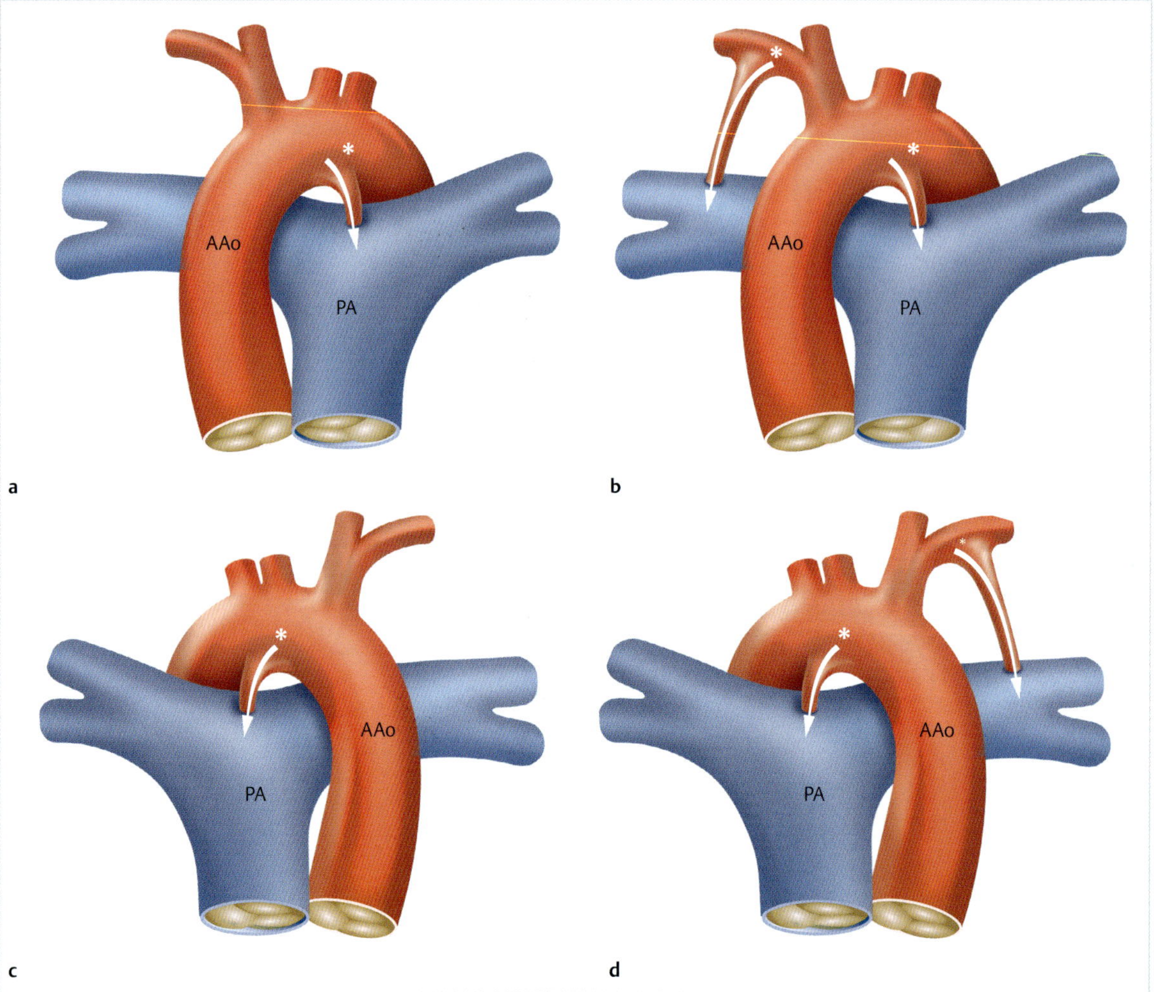

Abb. 4.21 Verschiedene Formen des PDA. Schematische Darstellung. Die Sterne kennzeichnen jeweils den PDA, die Pfeile die Richtung des Blutflusses. Typischerweise verläuft der PDA in Richtung der Pulmonalarterie konisch zu.
AAo = Ascending Aorta (Aorta ascendens)
PA = Pulmonary Artery (A. pulmonalis)
a Linksseitiger Aortenbogen.
b Linksseitiger Aortenbogen, bilateraler PDA (seltene Form).
c Rechtsseitiger Aortenbogen.
d Rechtsseitiger Aortenbogen, bilateraler PDA (seltene Form).

Einteilung

Klinisch werden folgende 4 Formen des PDA unterschieden [30]:

- Nebenbefund bei komplexen Vitien (häufig)
- isolierte Form bei Frühgeborenen (häufig; ▶ Abb. 4.22)
- „kompensierender" PDA bei duktusabhängigen Herzfehlern, wie beispielsweise dem HLHS (duktusabhängige Systemperfusion) oder dem hypoplastischen Rechtsherzsyndrom (duktusabhängige Lungenperfusion, z. B. bei Pulmonalatresie)
- isolierte Form bei ansonsten gesunden Kindern (seltener)

Sehr selten ist das Auftreten eines Duktusaneurysmas bei isoliert pulmonal, aber nicht aortal verschlossenem Duktus (▶ Abb. 4.23).

Pathologisch-anatomisch sind verschiedene Varianten möglich, u. a. auch in Abhängigkeit vom Vorliegen eines links- oder rechtsseitigen Aortenbogens [31]. Auch bilaterale PDA kommen vor (s. ▶ Abb. 4.21d u. ▶ Abb. 4.21b), sind aber sehr selten.

Hämodynamik

Ein isolierter PDA bedingt einen Links-rechts-Shunt. Dabei ist die Größe des Shunt abhängig vom Durchmesser des PDA und von der Differenz zwischen dem systemischen und dem pulmonalarteriolären Widerstand. Bei entsprechend großem PDA-Durchmesser nimmt daher der Links-rechts-Shunt in den ersten beiden Lebensmonaten meist zu [30]. Falls insbesondere bei großem PDA mit Druckangleich zwischen Aorta und Pulmonalis kein Verschluss innerhalb der ersten 6–12 Monate erfolgt,

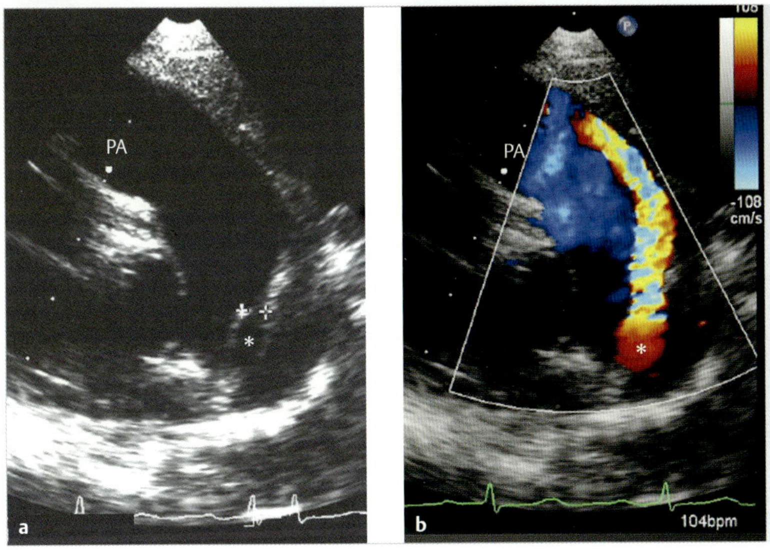

Abb. 4.22 PDA.
PA = Pulmonary Artery (A. pulmonalis)
a 2D-TTE-Darstellung eines PDA (Stern) in der kurzen parasternalen Achse in Höhe der Pulmonalarterie.
b Der Links-rechts-Shunt mit Flussbeschleunigung lässt sich gut in der Farb-Doppler-Echokardiografie darstellen.

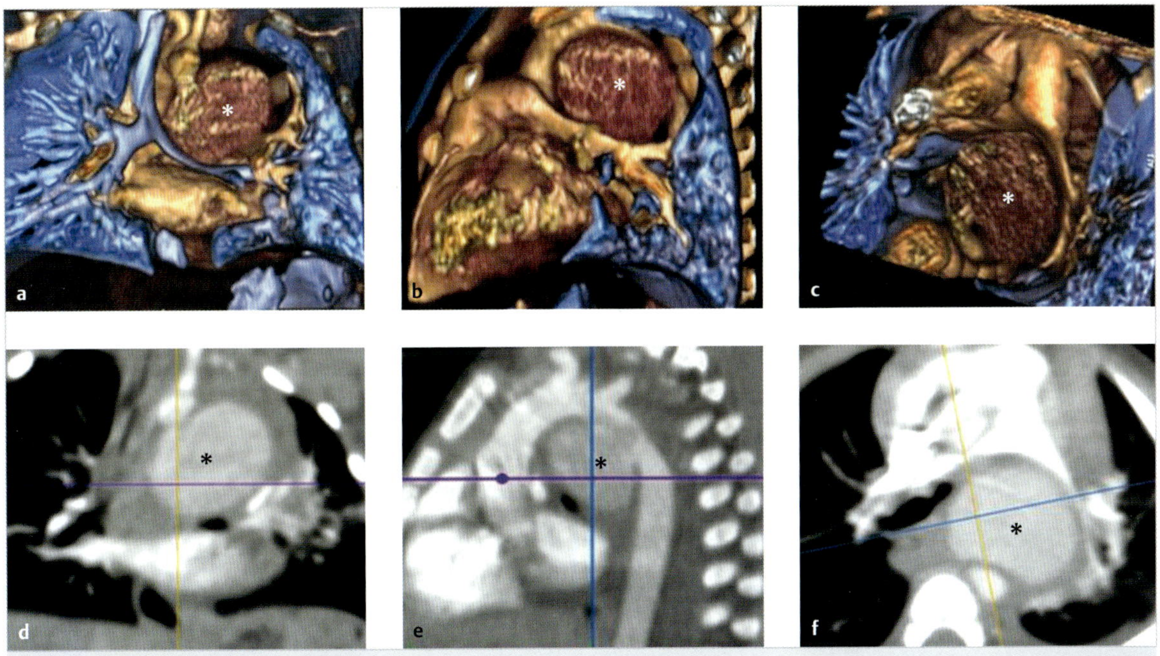

Abb. 4.23 Duktusaneurysma. 2 Monate alter Säugling, der im Rahmen eines pulmonalen Infekts akut respiratorisch dekompensierte. Echokardiografisch wurde ein Duktusaneurysma vermutet. Die komplette anatomische Darstellung erfolgte dann mittels Mehrzeilen-CT. Die 3D-Rekonstruktionen zeigen eine Deviation der Trachea nach rechts und eine Obstruktion des linken Hauptbronchus (blau: luftgefüllte Räume, rötlich: blut- bzw. kontrastmittelgefüllte Gefäße; der Stern kennzeichnet das Aneurysma). Neben dem linken Hauptbronchus ist auch die linke Pulmonalarterie komprimiert. (Mit freundlicher Genehmigung von PD Dr. J. G. Eichhorn, Klinik für Kinder und Jugendliche, Klinikum Leverkusen.)
a Koronare 3D-Rekonstruktion.
b Sagittale 3D-Rekonstruktion.
c Transversale 3D-Rekonstruktion.
d Koronare multiplanare 2D-Reformatierung des Datensatzes.
e Sagittale multiplanare 2D-Reformatierung des Datensatzes.
f Transversale multiplanare 2D-Reformatierung des Datensatzes.

besteht das Risiko einer progressiven, dann oft irreversiblen Erkrankung der Lungenwiderstandsgefäße mit Zunahme des Lungengefäßwiderstands bis zur Shunt-Umkehr (sog. Eisenmenger-Syndrom). Die Volumenbelastung zeigt ▸ Tab. 4.8.

Klinische Problematik

Nur bei einem sehr großen PDA kommt es bereits im frühen Säuglingsalter zu den klinischen Zeichen einer Herzinsuffizienz mit Infekt- und Schwitzneigung, Trinkschwäche sowie Wachstumsstörungen. In der Regel stehen die Begleitfehlbildungen im Vordergrund.

Tab. 4.8 Volumenbelastung einzelner kardialer Kompartimente beim PDA.

Kardiovaskuläres Kompartiment	Volumenbelastung
rechtes Atrium	-
rechter Ventrikel	-
Pulmonalarterien	++
Pulmonalvenen	++
linkes Atrium	++
linker Ventrikel	++
Aorta (proximal des PDA)	++
Systemvenen	-

Natürlicher Verlauf und Indikation zur Therapie

Ein isolierter PDA ist ohne Behandlung mit einer bis zu 30 %igen Letalität verbunden.

Merke

M!

Bei reifen Neugeborenen ist ein Spontanverschluss nach den ersten Lebenswochen sehr selten; deshalb wird auch bei asymptomatischen Patienten ein interventioneller Verschluss innerhalb der ersten Lebensmonate angestrebt.

Bei symptomatischen Neugeborenen muss sofort eine Therapie erfolgen, die nicht mithilfe von Indomethacin, sondern operativ oder interventionell durchgeführt werden muss, da Indomethacin beim reifen Neugeborenen nicht mehr wirksam ist. Die Therapie der Wahl ist mittlerweile der interventionelle Verschluss mittels Coils, Spiralen oder Schirmsystemen (▶ Abb. 4.24 u. ▶ Abb. 4.25). Nur sehr große PDA oder Duktusaneurysmen (s. ▶ Abb. 4.23) müssen meist operativ verschlossen werden.

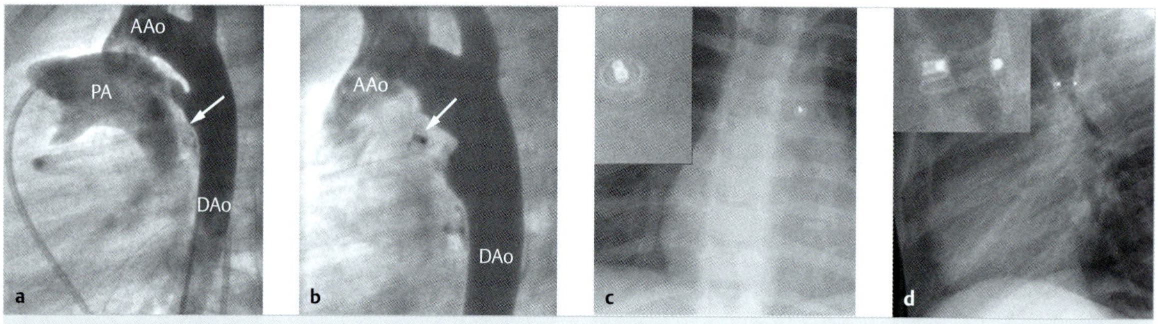

Abb. 4.24 PDA vor und nach Verschluss mit Amplatzer-Duct-Okkluder. 3 1/2 Jahre altes Mädchen. (Mit freundlicher Genehmigung von Prof. Ingo Dähnert, Kinderkardiologie, Uniklinik Leipzig – Herzzentrum.)

AAo = Ascending Aorta (Aorta ascendens)
DAo = Descending Aorta (Aorta descendens)
PA = Pulmonary Artery (A. pulmonalis)

a Angiografiebild eines großen, konisch in Richtung Pulmonalarterie zulaufenden PDA (Pfeil) vor Intervention.
b Angiografiebild nach Verschluss mit Amplatzer-Duct-Okkluder (Pfeil).
c P.-a. Röntgenbild nach PDA-Verschluss mit Vergrößerung des Okkluders (Insert).
d Laterales Röntgenbild nach PDA-Verschluss mit Vergrößerung des Okkluders (Insert).

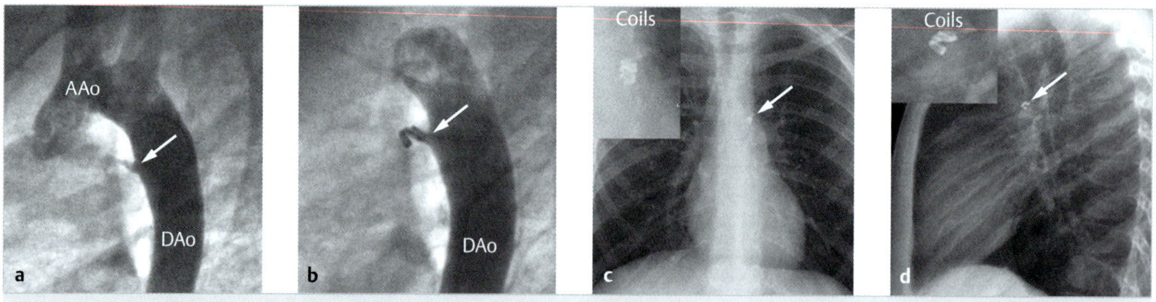

Abb. 4.25 PDA vor und nach Verschluss mit Coils. Sieben Jahre altes Mädchen. (Mit freundlicher Genehmigung von Prof. Ingo Dähnert, Kinderkardiologie, Uniklinik Leipzig – Herzzentrum.)

AAo = Ascending Aorta (Aorta ascendens)
DAo = Descending Aorta (Aorta descendens)

a Angiografiebild des kleinen PDA (Pfeil) vor Intervention.
b Angiografiebild nach Coil-Verschluss (Pfeil).
c P.-a. Röntgenbild nach PDA-Verschluss mit Vergrößerung der Coils (Pfeil u. Inset).
d Laterales Röntgenbild nach PDA-Verschluss mit Vergrößerung der Coils (Pfeil u. Inset).

Präinterventionelle Diagnostik

In der Regel ist ein PDA mittels der Doppler-Echokardiografie bereits gut in einer hohen (2. Interkostalraum links) parasternalen Kurzachse zu sehen. Typisch ist die Darstellung von 3 Gefäßen mit Bezug zum Pulmonalarterienhauptstamm: PDA, linke und rechte Pulmonalarterie (s. ▶ Abb. 4.22). Eine Visualisierung gelingt allerdings auch gut mittels der kontrastmittelgestützten MRA (▶ Abb. 4.26a). Bei kleinen PDA kann zusätzlich eine Cine-MRT durch Pulmonalarterie und Aorta (▶ Abb. 4.26b) hilfreich sein, bei der anhand der MR-Dephasierung durch die Flussbeschleunigung der PDA über den Links-rechts-Shunt detektiert werden kann. Zur nicht invasiven Shunt-Quantifizierung kann die MR-Flussmessung in Aorta ascendens, Pulmonalarterie sowie distal des PDA in rechter und linker Pulmonalarterie herangezogen werden. Die MDCT kann als Reservemethode genutzt werden (s. ▶ Abb. 4.23).

Postoperative und postinterventionelle Probleme

Sowohl nach operativem als auch nach interventionellem Verschluss kann es zu einem residuellen Shunt kommen. Dies kann in der Regel bereits echokardiografisch evaluiert werden. Als Alternative kommt die MRT mittels Phasenkontrasttechnik infrage, um den Rest-Shunt ggf. zu quantifizieren.

Ziele und relative Wertigkeit der diagnostischen Bildgebung

Im Kindesalter ist in der Regel die TTE ausreichend (▶ Tab. 4.9 u. ▶ Tab. 4.10) [24].

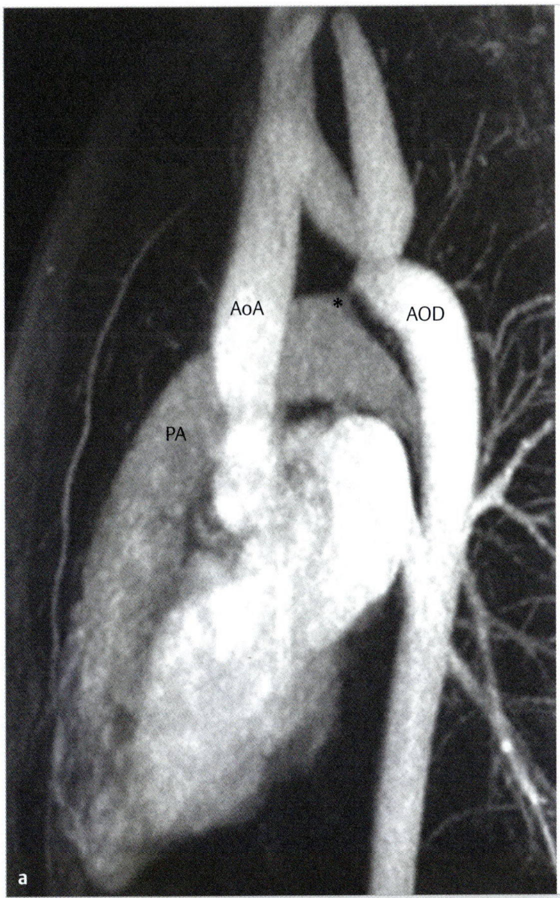

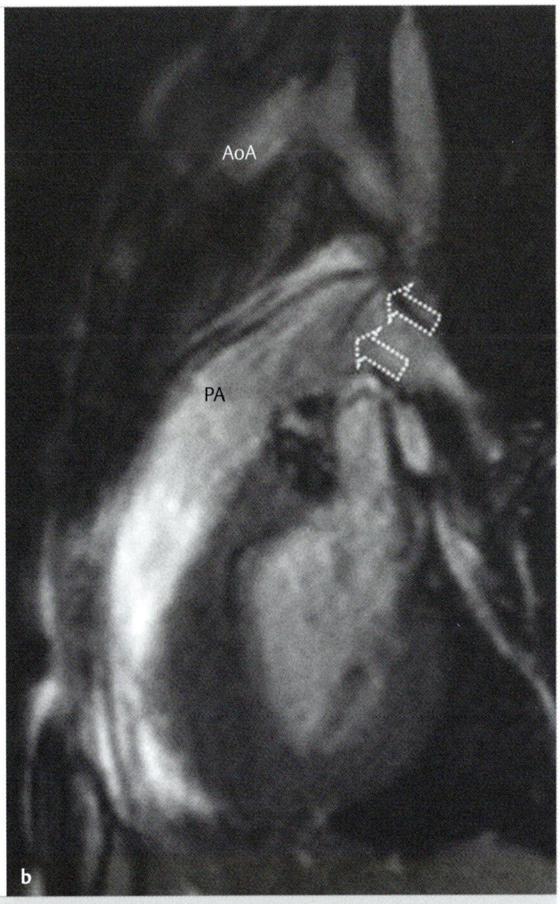

Abb. 4.26 Nebenbefundlicher PDA. Kontrastmittelgestützte MRA mit Nebenbefund eines kleinen PDA (**a**, Stern) bei einem 12-jährigen Jungen, der zur Darstellung des Aortenbogens bei Verdacht auf eine Aortenisthmusstenose eine MRT bekommen hatte. Es fanden sich 2 Shunts: zum einen ein kleiner, sog. silent PDA, der auch in der Cine-MRT anhand der Dephasierung durch die Flussbeschleunigung (**b**, Pfeile) detektiert werden konnte, und zum anderen ein kleiner perimembranöser VSD (s. ▶ Abb. 4.11). (Mit freundlicher Genehmigung von PD Dr. J. G. Eichhorn, Klinik für Kinder und Jugendliche, Klinikum Leverkusen.)

a Kontrastmittelgestützte MRA.

b Cine-MRT mittels SSFP-Sequenzen in gewinkelt parasagittaler Schichtführung.

Tab. 4.9 Präinterventionelle bildgebende Diagnostik bei PDA.

Bildgebende Methoden	Fokus	Wertigkeit
2D-TTE	• Größe und Form • Links-rechts-Shunt qualitativ • Dilatation der Aorta und der Pulmonalarterien • Ausschluss von Begleitfehlbildungen	+++
2D-TEE	s. TTE	++
kardiale MRT	• Quantifizierung des Links-rechts-Shunt • Quantifizierung der Ventrikeldilatation und -funktion • Defektvermessung (Phasenkontrastmethode) • Anatomie der Aorta und der Pulmonalarterien	++ (Reservemethode)
MDCT	Reservemethode bei unklaren echokardiografischen Befunden und Kontraindikation gegen kardiale MRT	+
invasive (diagnostische) Herzkatheterdiagnostik	• Druck- und Widerstandsmessung (falls indiziert) und pharmakologische Austestung • selten: invasive Messung diastolischer linksventrikulärer Funktionsparameter (z. B. linksventrikulärer enddiastolischer Druck) bei vermutetem erhöhtem Risiko eines Lungenödems nach ASD-Verschluss • Ausschluss einer Lungen- und Systemvenenanomalie	+++ (bei pulmonalem Hypertonus und vermuteter linksventrikulärer Restriktivität)

ASD = Atrial Septal Defect (Vorhofseptumdefekt)
MDCT = Multidetektorcomputertomografie
MRT = Magnetresonanztomografie
TEE = transösophageale Echokardiografie
TTE = transthorakale Echokardiografie

Tab. 4.10 Postinterventionelle bildgebende Diagnostik bei PDA.

Bildgebende Methoden	Wertigkeit
TTE	+++
TEE	++
kardiale MRT	++
MDCT	(+)
invasive Herzkatheterdiagnostik	+++

MDCT = Multidetektorcomputertomografie
MRT = Magnetresonanztomografie
TEE = transösophageale Echokardiografie
TTE = transthorakale Echokardiografie

4.1.5 Aortopulmonales Fenster (aortopulmonaler Septumdefekt)

Florentine Gräfe, Ingo Dähnert u. Philip Lurz

Definition

Der APSD, der auch als „aortopulmonales Fenster", „aortopulmonaler Septumdefekt" und „aortopulmonale Fistel" bezeichnet wird, ist eine sehr seltene Fehlbildung, die auf eine embryonale Fehlbildung des aortopulmonalen Septums (S. 21) zurückzuführen ist. Sie kann isoliert oder zusammen mit anderen angeborenen Fehlbildungen auftreten wie z. B. Koronaranomalien (50–66 % der Fälle). Es kommt zu einer unterschiedlich ausgeprägten Verbindung zwischen der Aorta ascendens und der Pulmonalarterie (▶ Abb. 4.27). Dabei liegen immer 2 getrennte Klappenringe der Aorten- und Pulmonalklappe vor.

Einteilung

Grob kann zwischen einem proximalen und einem distalen Typ unterschieden werden [38]:

- *Proximaler Defekt* (62 % der APSD; ▶ Abb. 4.28, ▶ Abb. 4.29 u. ▶ Abb. 4.30; s. auch ▶ Abb. 4.27a): Der APSD ist an der dorsolateralen bzw. posterioren Wand der Aorta ascendens bzw. der anterior-lateralen Wand der Pulmonalarterie lokalisiert, d. h., der Defekt liegt direkt kranial der Aorten- und Pulmonalklappe.
- *Distaler Defekt* (38 % der APSD; ▶ Abb. 4.31; s. auch ▶ Abb. 4.27b): Der APSD ist im Bereich der anterioren Wand der rechten Pulmonalarterie lokalisiert. Bei einem sehr großen Defekt kann er wie ein Abgang der rechten Pulmonalarterie aus der Aorta ascendens (Hemitrunkus) imponieren. Im Gegensatz zum Hemitrunkus besteht jedoch eine Verbindung zwischen der rechten Pulmonalarterie und der Pulmonalarterienbifurkation.

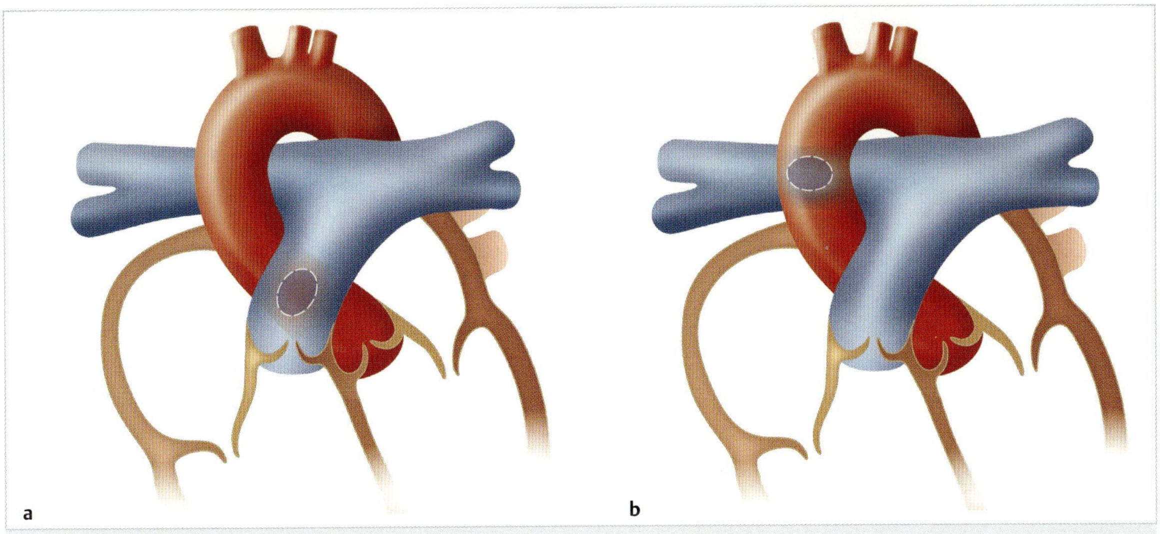

Abb. 4.27 Haupttypen des APSD. Schematische Darstellung.
a Proximaler Typ (häufiger).
b Distaler Typ (seltener) zwischen Aorta ascendens und rechter Pulmonalarterie.

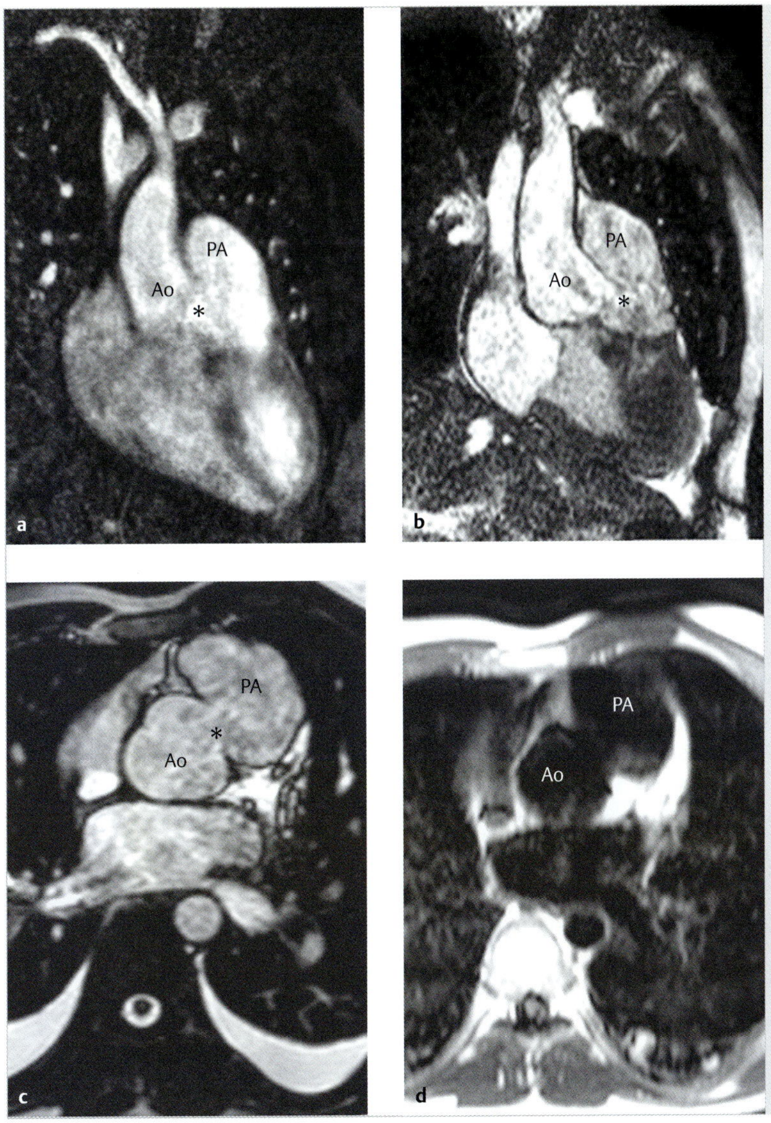

Abb. 4.28 Proximaler APSD (Stern).
23-jähriger Mann.
Ao = Aorta
PA = Pulmonary Artery (A. pulmonalis)
a MIP-Rekonstruktion einer kontrastmittelgestützten MRA.
b Cine-MRT mit SSFP-Sequenzen in koronarer Orientierung.
c Cine-MRT mit SSFP-Sequenzen in transversaler Orientierung.
d EKG-getriggerte transversale sog. Black-Blood-SE-Sequenz.

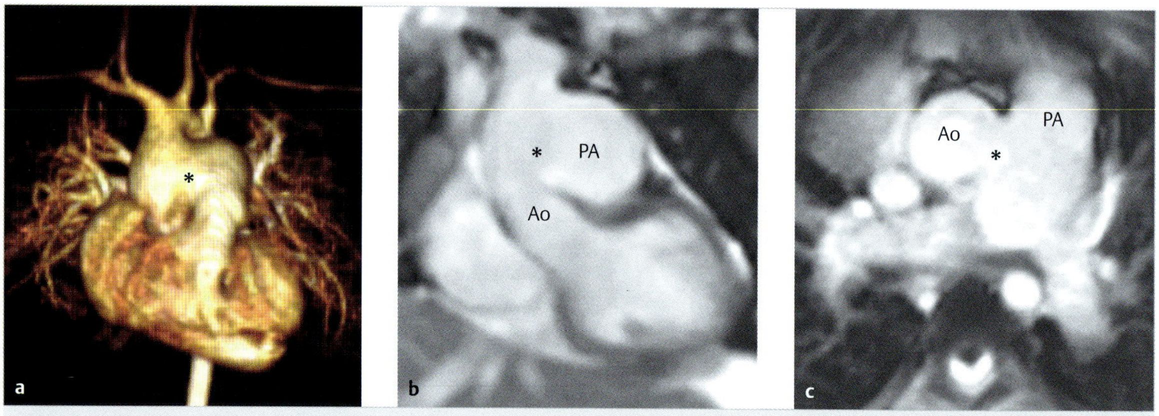

Abb. 4.29 Proximaler APSD. Patient mit großem APSD (Stern), pulmonaler Hypertonie und bidirektionalem Shunt.
Ao = Aorta
PA = Pulmonary Artery (A. pulmonalis)
a MRT mit 3D-Rekonstruktion einer kontrastmittelgestützten MRA.
b SSFP-Sequenzen mit koronarem Schnitt auf Höhe des APSD mit Darstellung des sehr großen Defekts.
c Korrespondierender axialer Schnitt.

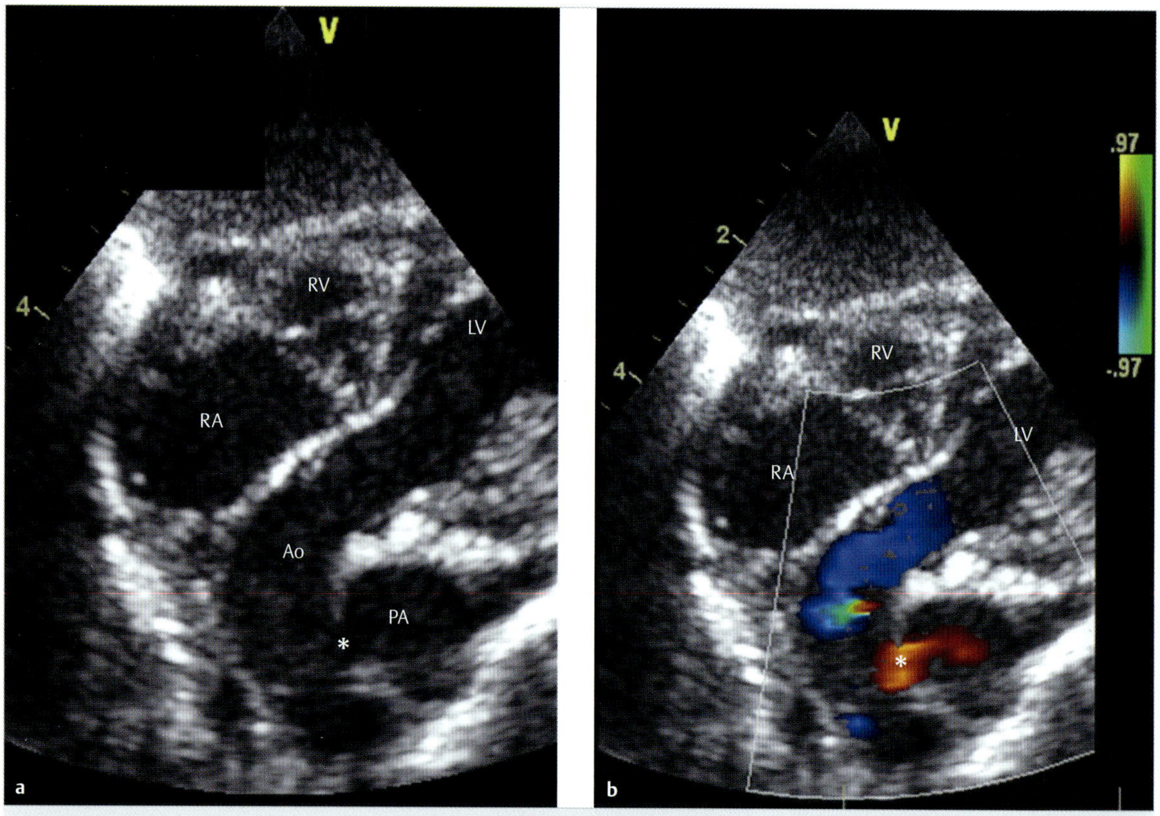

Abb. 4.30 Proximaler APSD. Der Stern kennzeichnet jeweils den APSD.
Ao = Aorta
LV = Left Ventricle (linker Ventrikel)
PA = Pulmonary Artery (A. pulmonalis)
RA = Right Atrium (rechtes Atrium)
RV = Right Ventricle (rechter Ventrikel)

a Subkostaler 2D-Echoschnitt mit Darstellung der großen Arterien.
b Auf dem Farb-Doppler-Bild ist der Links-rechts-Shunt über den APSD als rote Farbfahne erkennbar (Stern).

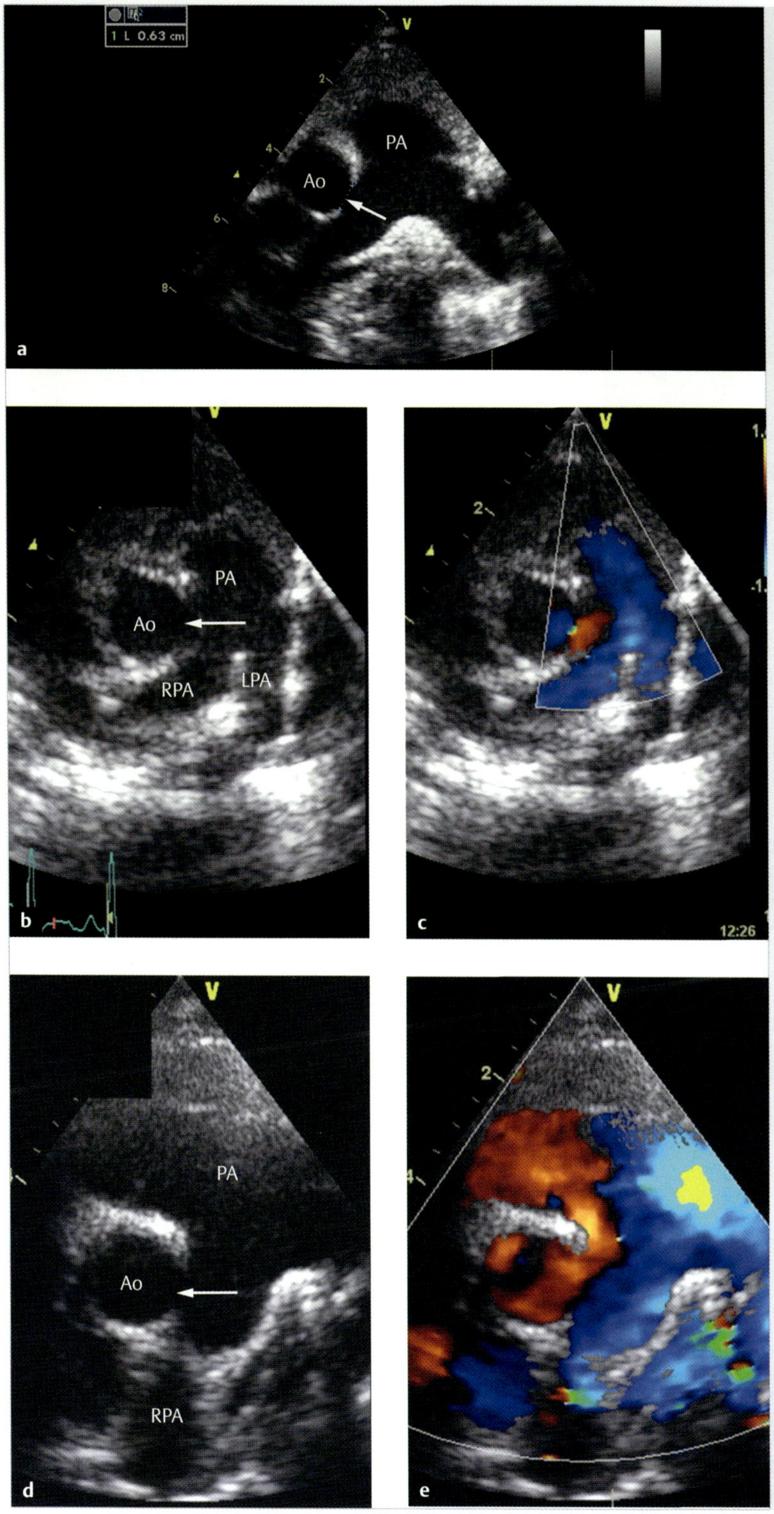

Abb. 4.31 Distaler APSD. Die Pfeile markieren jeweils die Position des APSD. Doppler-echokardiografische Untersuchungen unterschiedlicher Patienten.
Ao = Aorta
LPA = Left Pulmonary Artery (A. pulmonalis sinistra)
PA = Pulmonary Artery (A. pulmonalis)
RPA = Right Pulmonary Artery (A. pulmonalis dextra)

- **a** Parasternale Anlotung der großen Gefäße in der kurzen Achse mit der 2D-TTE.
- **b** Parasternale Anlotung der großen Gefäße in der kurzen Achse ohne Farb-Doppler.
- **c** Parasternale Anlotung der großen Gefäße in der kurzen Achse mit Farb-Doppler (derselbe Patient wie in **b**). Der Links-rechts-Shunt über den APSD ist als rote Farbfahne erkennbar.
- **d** Parasternale kurze Achse in der 2D-TTE ohne Farb-Doppler.
- **e** Parasternale kurze Achse in der 2D-TTE mit Farb-Doppler (derselbe Patient wie in **d**). Der Links-rechts-Shunt über den APSD ist als rote Farbfahne erkennbar.

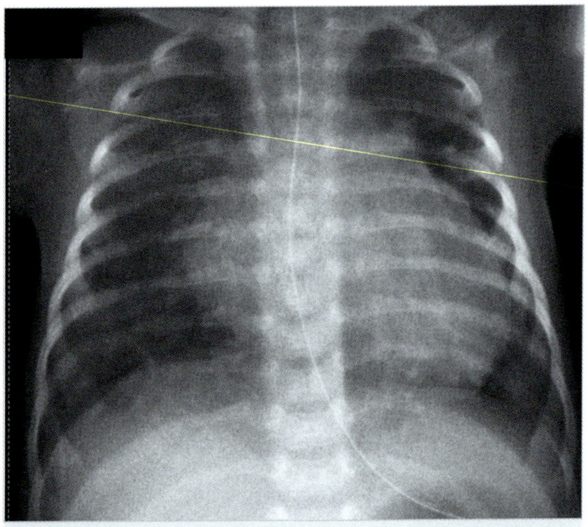

Abb. 4.32 APSD. Röntgenthorax eines 4 Wochen alten Säuglings. Deutlich vergrößertes, linksbetontes Herz. Mäßige pulmonale Hyperperfusion.

Hämodynamik

In der Regel ist der APSD groß, sodass es zu keiner Drucktrennung (Restriktion) kommt. Der APSD ähnelt somit pathophysiologisch einem großen, fensterartigen PDA. Es kommt allerdings in der Regel früher zur Ausbildung einer Herzinsuffizienz (▶ Abb. 4.32), ähnlich wie bei Kleinkindern mit großem VSD. Bei nicht behandeltem großem APSD kann sich früh eine fixierte pulmonale Hypertonie mit Eisenmenger-Reaktion entwickeln. Die Volumenbelastung bei APSD zeigt ▶ Tab. 4.11.

Klinische Problematik

Die Kinder zeigen in der Regel eine Gedeihstörung mit rezidivierenden pulmonalen Infekten und das Bild einer Herzinsuffizienz im Rahmen eines ausgeprägten Links-rechts-Shunt mit pulmonaler Überflutung (s. ▶ Abb. 4.32).

Natürlicher Verlauf und Indikation zur Therapie

Aufgrund der schlechten Prognose der unbehandelten Defekte außer bei sehr kleinen Shunts ist in der Regel mit der Diagnosestellung eine Operationsindikation gegeben [38]. Nur im Falle einer bereits eingetretenen Eisenmenger-Reaktion besteht eine Kontraindikation zur chirurgischen Therapie. Bei kleineren Defekten kann auch ein interventioneller Verschluss angestrebt werden.

Tab. 4.11 Volumenbelastung einzelner kardialer Kompartimente beim kompletten APSD.

Kardiovaskuläres Kompartiment	Volumenbelastung
rechtes Atrium	-
rechter Ventrikel	-
Pulmonalarterien	++
Pulmonalvenen	++
linkes Atrium	++
linker Ventrikel	++
Aorta und Conduit-Arterien	-
Systemvenen	-

Präinterventionelle und präoperative Diagnostik

In der Regel reicht im Kindesalter die TTE (s. ▶ Abb. 4.30 u. ▶ Abb. 4.31) für die Diagnosestellung aus, insbesondere bei proximalen Defekten (s. ▶ Abb. 4.30). Bei distalen Defekten kann die Visualisierung Schwierigkeiten bereiten; in diesem Fall ist vor der invasiven Katheteruntersuchung ein Schnittbildverfahren, allen voran die MRT, sinnvoll (s. ▶ Abb. 4.28 u. ▶ Abb. 4.29). Neben der Visualisierung erlaubt die MRT auch noch die absolute Shunt-Quantifizierung. Grundsätzlich ist auch die MDCT zur Visualisierung des Defekts geeignet, insbesondere wenn zusätzlich Koronar- und/oder Aortenanomalien vorliegen oder vermutet werden.

Postoperative und postinterventionelle Probleme

Die Prognose nach Operation bestimmen in der Regel die begleitenden Fehlbildungen und das Ausmaß der pulmonalen Hypertonie. Wird der APSD noch vor dem Auftreten von irreversiblen Lungenveränderungen innerhalb des ersten Lebensjahrs operiert, ist die Lebenserwartung, ebenso wie beim Verschluss kleinerer Defekte, vollkommen unbeeinträchtigt [37].

Ziele und relative Wertigkeit der diagnostischen Bildgebung

Im Kindesalter ist in der Regel die TTE ausreichend (▶ Tab. 4.12 u. ▶ Tab. 4.13) [32]. Periinterventionell ist die Kontrolle der Katheterlage auch mithilfe der Fluoroskopie möglich (▶ Abb. 4.33).

Tab. 4.12 Präinterventionelle bzw. präoperative bildgebende Diagnostik bei APSD.

Bildgebende Methode bei APSD präinterventionell/-operativ	Fokus	Wertigkeit
2D-, 3D-TTE	• Defektgröße und Lage • Shunt qualitativ • Dilatation der linken Herzseite • Abschätzung des rechtsventrikulären bzw. pulmonalarteriellen Druckes • Ausschluss zusätzlicher Shunts • Beurteilung der Koronaranatomie • Ausschluss von Lungen- und Systemvenenanomalien	+++
2D-, 3D-TEE	s. TTE (vorwiegend bei proximalen Defekten hilfreich; nur bedingt einsetzbar, da die meisten Patienten jünger als ein Jahr sind)	+
kardiale MRT	• Quantifizierung des Links-rechts-Shunt • Quantifizierung der Ventrikeldilatation und -funktion • Defektvermessung (Phasenkontrastmethode) • Anatomie der Lungen- und Systemvenen	+++ (Reservemethode)
MDCT	Reservemethode bei unklaren echokardiografischen Befunden und Kontraindikation gegen kardiale MRT; ggf. sinnvoll bei pulmonal-parenchymatöser Komorbidität bzw. zum Nachweis von vaskulären Begleitfehlbildungen, wie fehlmündenden Lungenvenen	(+)
invasive (diagnostische) Herzkatheterdiagnostik	• Druck- und Widerstandsmessung (falls indiziert) und pharmakologische Austestung der pulmonalen Gefäßreagibilität • Defektlage/-größe bei distalen Defekten • Ausschluss einer Lungen- und Systemvenenanomalie	++ (bei pulmonaler Hypertonie)

MDCT = Multidetektorcomputertomografie
MRT = Magnetresonanztomografie
TEE = transösophageale Echokardiografie
TTE = transthorakale Echokardiografie

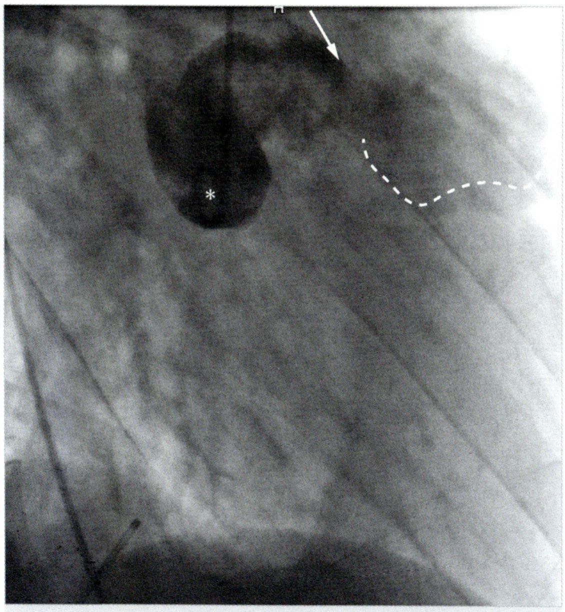

Abb. 4.33 **APSD.** A.-p. Fluoroskopie eines erwachsenen Patienten mit vom rechten Koronarsinus ausgehendem APSD (Pfeil). Der Pigtail-Katheter liegt im linken Koronarsinus der Aortenwurzel (Stern). Über das APSD färbt sich flau die Pulmonaliswurzel an (gestrichelte Linie).

Tab. 4.13 Postinterventionelle bzw. postoperative bildgebende Diagnostik bei APSD.

Bildgebende Methoden	Wertigkeit
TTE	+++
TEE	+
kardiale MRT	+++
MDCT	+
invasive Herzkatheterdiagnostik	++

MDCT = Multidetektorcomputertomografie
MRT = Magnetresonanztomografie
TEE = transösophageale Echokardiografie
TTE = transthorakale Echokardiografie

4.2 Rechtsseitige Vitien

4.2.1 Valvuläre Pulmonalstenose

Samir Sarikouch, Matthias Grothoff u. Erich Sorantin

Definition

Die isolierte valvuläre Pulmonalstenose ist die häufigste Form einer Enge des RVOT bei normalem Ursprung der Aorta (80 % der Fälle). Ihr Anteil an allen angeborenen Herzfehlern beträgt 6–8 % [48]. Es bestehen sehr unterschiedliche klinische Verläufe abhängig vom Grad der Stenose, die meistens durch ein Verkleben der Kommissuren der tri- oder bikuspid angelegten Semilunarklappen verursacht sind (▸ Abb. 4.34).

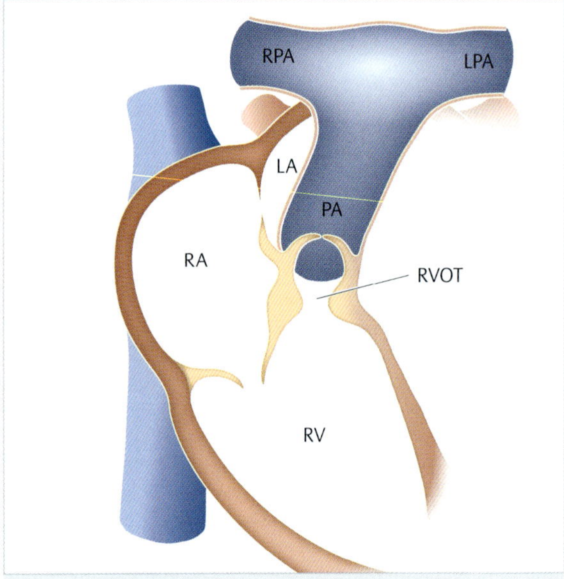

Abb. 4.34 Isolierte valvuläre bzw. infundibuläre Pulmonalstenose. Schematische Darstellung. Zu erkennen sind die verdickten Anteile der Pulmonalklappe in sog. Domstellung sowie der verengte RVOT.
LA = Left Atrium (linkes Atrium)
PA = Pulmonary Artery (A. pulmonalis)
RA = Right Atrium (rechtes Atrium)
RV = Right Ventricle (rechter Ventrikel)
RVOT = Right Ventricular Outflow Tract

Natürlicher Verlauf und klinische Problematik

Besteht eine hoch- bis höchstgradige valvuläre Pulmonalstenose (s. ▸ Tab. 4.15), so ist der Blutfluss in die Lunge vermindert, mit der Folge der Entwicklung einer Zyanose und einer duktusabhängigen Lungenperfusion. Dieses Krankheitsbild wird dann auch als „kritische Pulmonalstenose" bezeichnet. In diesem Falle findet sich häufig zusätzlich noch eine Hypoplasie des entsprechend hypertrophierten rechten Ventrikels.

Liegt hingegen nur ein geringerer Stenosegrad vor, so erfolgt die Diagnose häufig erst aufgrund eines systolischen Herzgeräuschs oder beim Auftreten von Anzeichen einer Rechtsherzinsuffizienz. Es sind jedoch auch klinisch zunächst völlig unauffällige Verläufe möglich, bei denen z. B. erst aufgrund pathologischer EKG-Befunde eine entsprechende Diagnostik erfolgt.

Therapeutische Optionen und präinterventionelle Diagnostik

Heutzutage wird bei symptomatischer isolierter valvulärer Pulmonalstenose, die in der Regel gut Doppler-echokardiografisch quantifizierbar ist (▸ Abb. 4.35; s. auch ▸ Tab. 4.15), d. h. in der klinischen Praxis ab einem Gradienten von mehr als 30–40 mmHg, in der überwiegenden Mehrzahl der Fälle eine katheterinterventionelle Therapie mit Ballonvalvuloplastie durchgeführt (▸ Abb. 4.36). Diese ist bereits ab dem Neugeborenenalter risikoarm möglich. Nur in wenigen Fällen, häufig nach erfolgloser Ballondilatation oder bei ausgeprägter Dysplasie des Klappenapparats und/oder assoziierten sub- oder supravalvulären Engen, wird heutzutage noch chirurgisch therapiert; dies wird dann häufig mit schmalen transanulären Patch-Plastiken (S. 52) kombiniert [45].

Postoperative und postinterventionelle Probleme

Initial erfolgreich mittels Ballonvalvuloplastie behandelte Patienten mit valvulärer Pulmonalstenose können einen erneuten Gradienten entwickeln oder einen Restgradienten behalten, der bei Verlaufskontrollen auf erneute Behandlungsbedürftigkeit überprüft werden muss. Ein residueller Spitzengradient von unter 20–30 mmHg wird in der Regel gut toleriert [51]. Das im p.-a. Röntgenthoraxbild oft initial nachweisbare sog. prominente Pulmonalsegment bleibt oft auch nach erfolgreicher Therapie sichtbar (▸ Abb. 4.37).

Insuffizienzen der Pulmonalklappe mit entsprechender Volumenbelastung der rechten Herzkammer entstehen gelegentlich nach Ballondilatationen; sehr viel häufiger treten sie allerdings nach chirurgischen Therapien auf. Die über Jahre häufig gut tolerierte konsekutive rechtsventrikuläre Dilatation (s. ▸ Abb. 4.37b u. ▸ Abb. 4.45) führt im weiteren Verlauf aber zur progredienten Trikuspidalinsuffizienz und zu elektrischer Instabilität mit der Folge ventrikulärer Arrhythmien und einer Rechtsherzinsuffizienz.

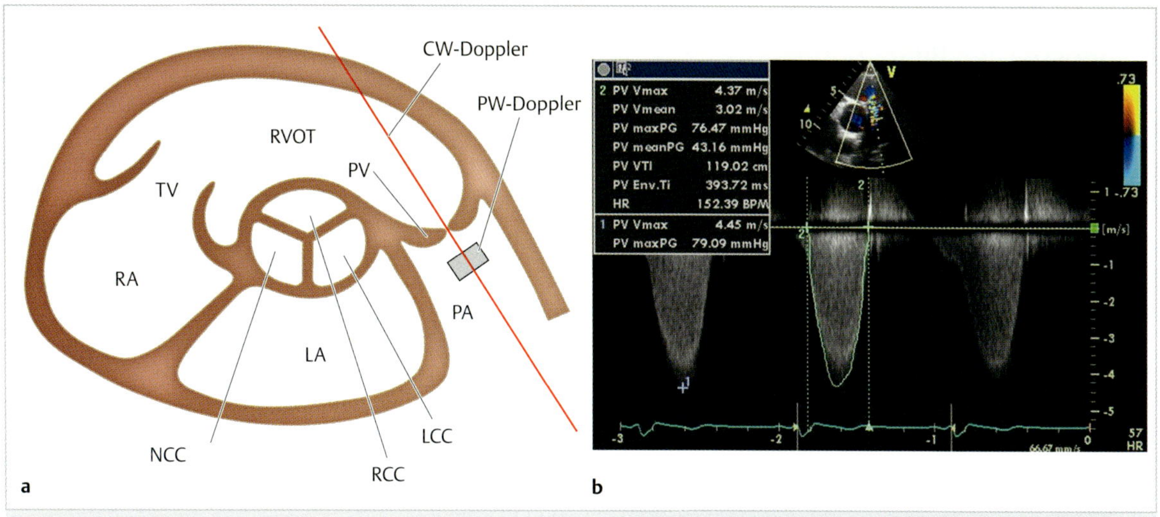

Abb. 4.35 Ermittlung des Druckgradienten über der Pulmonalklappe.

PV = Pulmonary Valve (Pulmonalklappe)
LA = Left Atrium (linkes Atrium)
LCC = Left Coronary Aortic Cusp (linkskoronare Aortenklappentasche)
NCC = Non Coronary Aortic Cusp (nicht koronare Aortenklappentasche)
PA = Pulmonary Artery (A. pulmonalis)
RA = Right Atrium (rechtes Atrium)
RCC = Right Coronary Aortic Cusp (rechtskoronare Aortenklappentasche)
RVOT = Right Ventricular Outflow Tract (rechtsventrikulärer Ausflusstrakt)
TV = Tricuspid Valve (Trikuspidalklappe)

a Schematische Darstellung der echokardiografischen Doppler-Anlotung (rote Linie durch die Pulmonalklappe). Mittels PW-Doppler kann exakt auf Höhe der valvulären Stenose der Druckgradient über der Pulmonalklappe bestimmt werden.

b Echokardiografische Doppler-Anlotung bei einem Patienten mit einer hochgradigen Enge der Pulmonalklappe und einer maximalen gemessenen Flussgeschwindigkeit von 4,5 m/s. Daraus ergibt sich nach der Bernoulli-Gleichung (S. 73) ein maximaler abgeschätzter instantaner Druckgradient über der Pulmonalklappe von 79 mmHg.

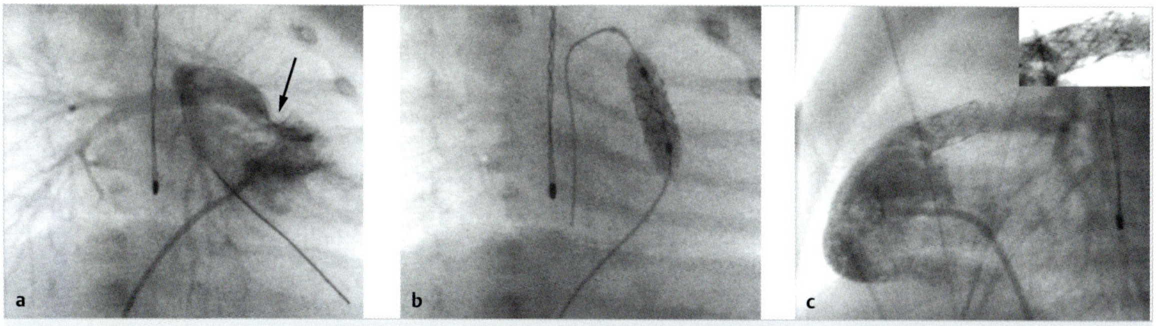

Abb. 4.36 Herzkatheterisierung bei valvulärer bzw. infundibulärer Pulmonalstenose (Mit freundlicher Genehmigung von PD Dr. H. Bertram, Medizinische Hochschule Hannover.)

a Die direkte Herzkatheterisierung bei einem untergewichtigen Frühgeborenen mit valvulärer bzw. infundibulärer Pulmonalstenose im Rahmen einer Fallot-Tetralogie und rezidivierenden hypoxämischen Anfällen zeigt eine hochgradige infundibuläre Pulmonalstenose (Pfeil).

b Die Ballonvalvuloplastie mit Stent-Einlage in den RVOT verhinderte weitere Zyanoseattacken bis zur endgültigen korrigierenden Operation. Die Abbildung zeigt die Stent-Dilatation in a.–p. Projektion.

c Die laterale Projektion nach Stent-Einlage zeigt in der Kontrollangiografie ein gutes Primärergebnis. Insert: Vergrößerung des Stents.

Merke

Das Timing des interventionellen oder operativen Pulmonalklappenersatzes ist Hauptaufgabe der Bildgebung und sollte anhand objektiver Verlaufsdaten erfolgen.

Ziele und relative Wertigkeit der diagnostischen Bildgebung

Sowohl die initiale Diagnose einer angeborenen Pulmonalklappenstenose als auch die Indikation zur interventionellen oder chirurgischen Therapie können in der Regel gut Doppler-echokardiografisch gestellt werden (s. ▶ Abb. 4.35). Die Schnittbildverfahren MRT und MDCT spielen vor allem in der postoperativen bzw. postinterventionellen Nachsorge eine große Rolle. Die MRT ist die Methode der Wahl zur Beurteilung der Funktion und der Volumina des rechten Ventrikels sowie zur Bestimmung der rechtsventrikulären Masse (▶ Tab. 4.14); ebenso ist sie für die absolute Quantifizierung der Pulmonalklappeninsuffizienz (s. ▶ Abb. 4.37) in Form der Ermittlung der Regurgitationsfraktion geeignet:

$$RF = \frac{(\text{antegrader Fluss} - \text{retrograder Fluss})}{\text{antegrader Fluss}} \times 100$$

mit

RF = Regurgitationsfraktion in %

antegrader und retrograder Fluss in ml

Mit der MDCT können insbesondere begleitende Lungengerüstveränderungen und mittels CTA begleitende Gefäßveränderungen, wie MAPCA und periphere Pulmonalstenosen, dargestellt werden (s. ▶ Abb. 4.46). Die Gefäßveränderungen lassen sich jedoch auch gut mit der kontrastmittelgestützten MRA zeigen (▶ Abb. 4.38). Eine dynamische Visualisierung der Klappe ist unter Verwendung von retrospektiver Triggerung zwar grundsätzlich auch mit der MDCT möglich, spielt aber wegen der hohen Strahlenexposition nur bei inadäquatem Schallfenster und Kontraindikationen für eine MRT-Diagnostik eine Rolle [39]. Die MRT hingegen kann alternativ zum Echo eingesetzt werden, die CT nur in Ausnahmefällen, z. B. zur Beurteilung des Lungenparenchyms. Eine Klappenstenosequantifizierung ist mittels Doppler-Echokardiografie und MRT-Flussmessung sowie Klappenplanimetrie ebenfalls nicht invasiv möglich (▶ Tab. 4.15; s. auch ▶ Abb. 4.37).

Tab. 4.14 Fokus der bildgebenden Diagnostik mit Wertigkeit der einzelnen Verfahren bei valvulärer Pulmonalstenose.

Klinische Situation	Häufige Fragestellungen	Bildgebung der Wahl unter klinisch praktischen Gesichtspunkten	Wertigkeit der bildgebenden Methode
Präoperativ/präinterventionell			
duktusabhängige Lungenperfusion	Größe des Duktus, Größe des rechten Ventrikels, Durchmesser der Pulmonalklappe	Echokardiografie	+++
		MRT	++
		MDCT	+
		Angiografie/Intervention	++
antegrade Lungenperfusion	Gradient über der Pulmonalklappe, Größe des rechten Ventrikels, Durchmesser der Pulmonalklappe, ASD	Echokardiografie	+++
		MRT	++
		MDCT	+
		Angiografie/Intervention	++
Postoperativ/postinterventionell			
geringe Restenge, geringe Insuffizienz	rechtsventrikuläre Funktion	Echokardiografie	++
		MRT	+++
		MDCT	+
		Angiografie/Intervention	-
relevante Restenose	Hypertrophie des rechten Ventrikels, Beurteilung des Stenosegrads vor allem bei begleitenden supravalvulären Stenosen	Echokardiografie	+++
		MRT	++
		MDCT	+
		Angiografie/Intervention	++
relevante Insuffizienz	Quantifizierung der Pulmonalinsuffizienz, Größe und Funktion des rechten Ventrikels	Echokardiografie	++
		MRT	+++
		MDCT	+
		Angiografie/Intervention	-

ASD = Atrial Septal Defect (Vorhofseptumdefekt)
MDCT = Multidetektorcomputertomografie
MRT = Magnetresonanztomografie

Tab. 4.15 Graduierung der valvulären Pulmonalstenose mittels invasiver Herzkatheterdruckmessung, Doppler-Echokardiografie- oder MR-Flussmessung bzw. Klappenöffnungsflächenbestimmung [39] [54].

Parameter	Schweregrad der valvulären Pulmonalstenose			
	gering (I)	mäßig (II)	beträchtlich (III)	schwer (IV)
v_{max} (m/s)	< 2,0	2,0–3,5	3,5–4,5	> 4,5
Δp_{max} (mmHg)	< 25	25–49	50–79	> 80
Klappenöffnungsfläche (cm²/m² Körperoberfläche)	1,00–2,00	< 1,00	< 0,50	< 0,25

Δp_{max} = maximaler Druckgradient v_{max} = maximale Flussgeschwindigkeit

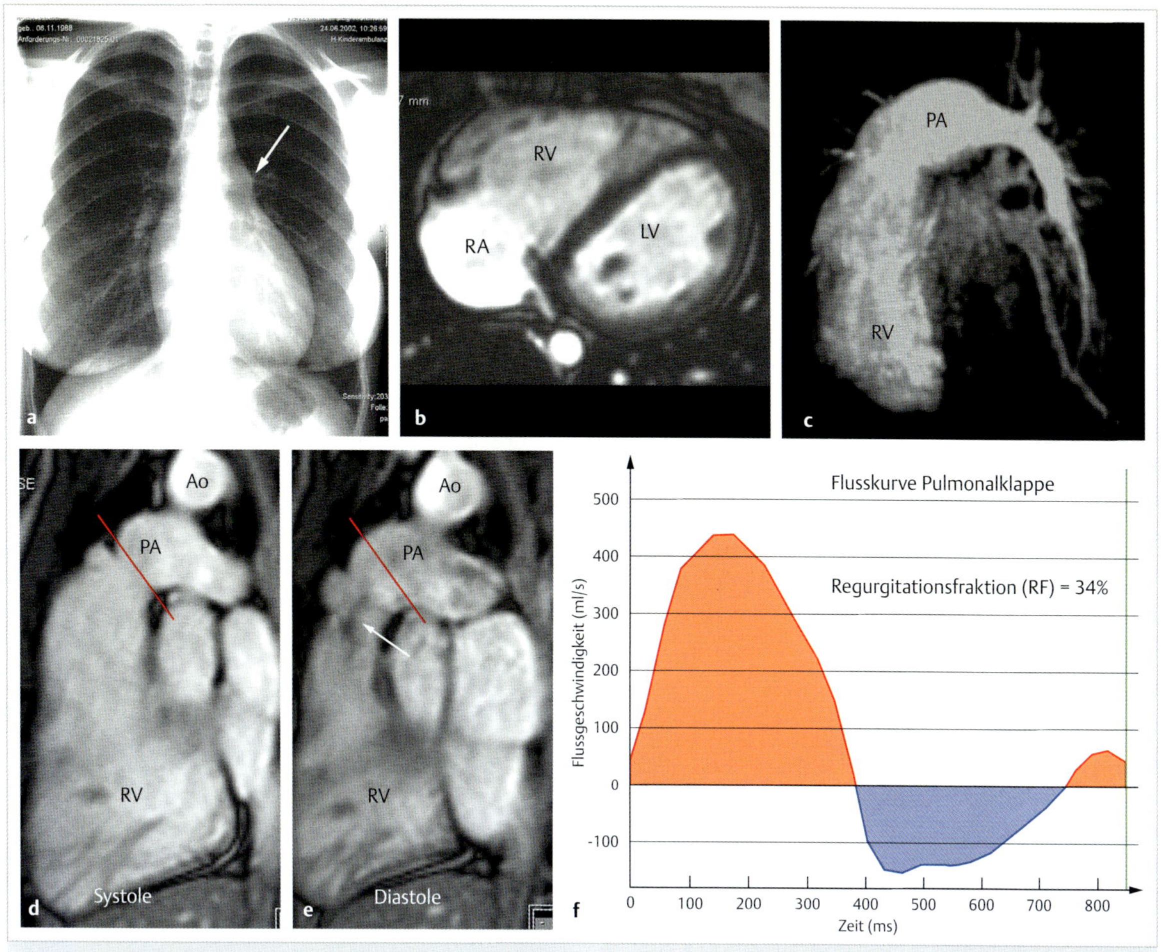

Abb. 4.37 Zustand nach Kommissurotomie. Verschiedene Abbildungen eines 14-jährigen Mädchens mit Zustand nach Kommissurotomie im ersten Lebensjahr. Jetzt residuelle Pulmonalklappeninsuffizienz. Mithilfe der MR-Flussmessung in Phasenkontrasttechnik „in-Plane" (entlang des Gefäßverlaufs; **d**, **e**) und „through-Plane" (senkrecht zum Gefäßverlauf bzw. kranial und parallel zur Klappenebene; **d**, **e**, rote Linie, Schnittebene für **g–i**) kann die Pulmonalklappeninsuffizienz exakt in ml oder in % als Regurgitationsfraktion quantifiziert werden (**f**; hier 34 %) (s. a. Fortsetzung).

Ao = Aorta
LV = Left Ventricle (linker Ventrikel)
PA = Pulmonary Artery (A. pulmonalis)
RA = Right Atrium (rechtes Atrium)
RV = Right Ventricle (rechter Ventrikel)
SCV = Superior Caval Vein (V. cava superior)

a P.–a. Röntgenaufnahme. Das prominente Pulmonalsegment ist auch noch postoperativ nachweisbar (Pfeil).

b In der transversalen SSFP-Cine-MRT-Aufnahme zeigt sich bereits der als Folge der Volumenbelastung vergrößerte rechte Ventrikel (115 ml/m²) mit Steilstellung des Septums.

c In der lateralen MIP-Rekonstruktion einer kontrastmittelgestützten Pulmonalis-MRA sind die dilatierten Pulmonalarterien deutlich zu erkennen.

d Festlegung der Schnittebenen für **g–i** (Systole) im Modulusbild einer In-Plane-Aufnahme der flusssensitiven GE-Sequenz in gewinkelt sagittaler Schnittführung durch die Pulmonalarterie.

e Festlegung der Schnittebenen für **g–i** (Diastole) im Modulusbild einer In-Plane-Aufnahme der flusssensitiven GE-Sequenz in gewinkelt sagittaler Schnittführung durch die Pulmonalarterie. Der Pfeil markiert die Dephasierung durch die Pulmonalklappeninsuffizienz.

f Flusskurve über der Pulmonalklappe. Rot ist der antegrade Fluss in der Systole, blau der retrograde Fluss in der Diastole dargestellt. Der gezeigte Zeitabschnitt entspricht einem RR-Intervall von 882 ms, ermittelt aus der Herzfrequenz.

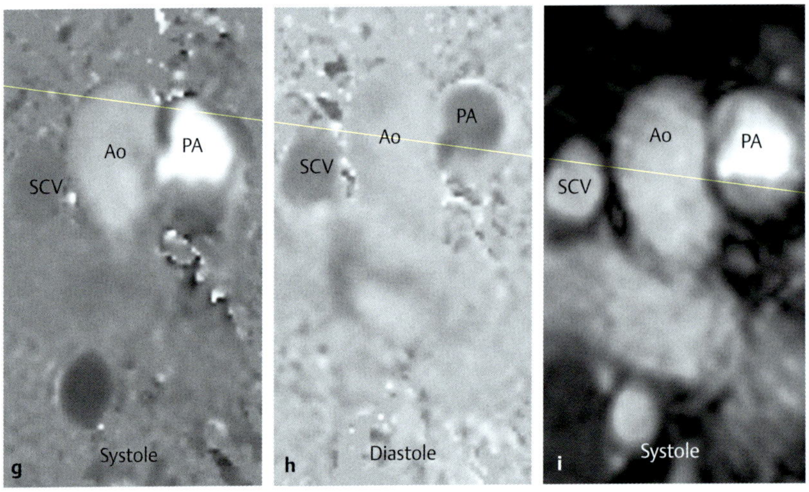

Abb. 4.37 Fortsetzung. Zustand nach Kommissurotomie.
Ao = Aorta
LV = Left Ventricle (linker Ventrikel)
PA = Pulmonary Artery (A. pulmonalis)
RA = Right Atrium (rechtes Atrium)
RV = Right Ventricle (rechter Ventrikel)
SCV = Superior Caval Vein (V. cava superior)

g Phasenbild der flusssensitiven GE-Sequenz in der Systole. Der Fluss nach kranial ist hell, der nach kaudal dunkel codiert.
h Phasenbild der flusssensitiven GE-Sequenz in der Diastole. Der retrograde Fluss in der Pulmonalarterie, bedingt durch die Pulmonalklappeninsuffizienz, ist dunkel dargestellt.
i Anatomisches Modulusbild der flusssensitiven GE-Sequenz in der Systole. Deutlich zu erkennen ist die in der Systole geöffnete trikuspide Pulmonalklappe

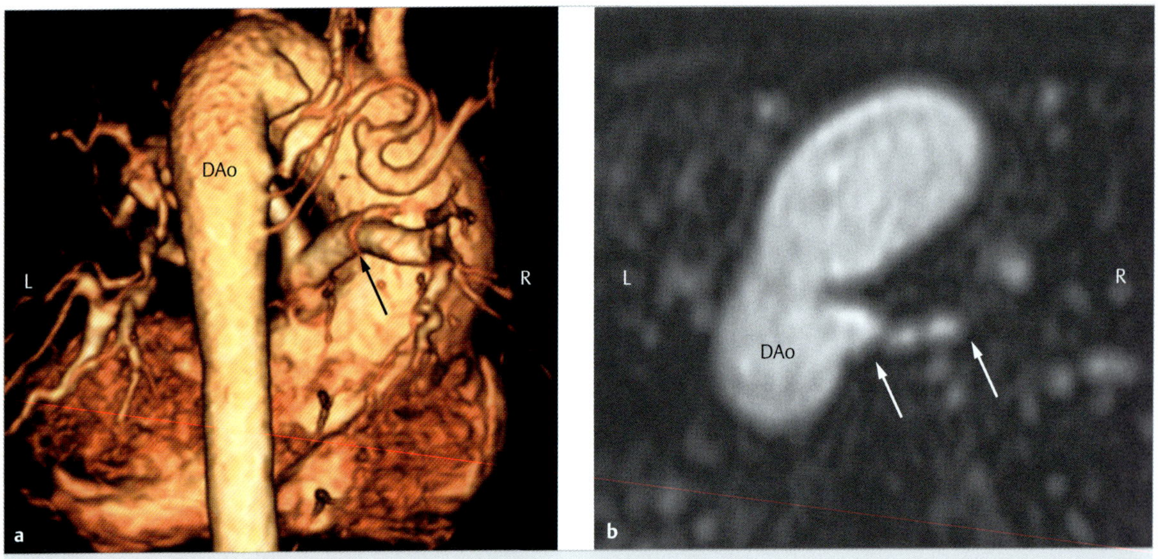

Abb. 4.38 MAPCA. DAo = Descending Aorta (Aorta descendens)
a 3D-Darstellung multipler MAPCA aus einer kontrastmittelgestützten MRA von dorsal bei einer 32-jährigen Patientin. Eine besonders große aortopulmonale Kollaterale aus der Aorta descendens zur rechten Lunge ist mit Pfeil markiert.
b Axiale multiplanare Reformatierung der großen MAPCA zur rechten Lunge derselben Patientin (Pfeile).

4.2.2 Fallot-Tetralogie

Samir Sarikouch, Matthias Grothoff u. Erich Sorantin

Definition

Etienne-Louis Arthur Fallot beschrieb 1888 eine Kombination von Pulmonalstenose, großem VSD und Rechtsverlagerung der Aorta mit einer konzentrischen rechtsventrikulären Hypertrophie (▶ Abb. 4.39) [44]. Als Hauptursache dieser häufigsten zyanotischen Fehlbildung – bis zu 9 % aller Herzfehler in der internationalen Literatur, im Geburtsjahrgang 2006/2007 2,5 % aller Herzfehler in Deutschland [48] – gilt heutzutage eine anteriorzephale Malrotation des Outlet-Septums (S. 31).

Natürlicher Verlauf und klinische Problematik

Analog zur isolierten valvulären Pulmonalstenose bestimmt der Stenosegrad des RVOT die klinische Symptomatik, die von einer schweren Zyanose mit duktusabhängiger Lungenperfusion bis zum Krankheitsbild des sog. Pink Fallot reicht. Der häufig vorhandene infundibuläre, also muskuläre Anteil einer Ausflusstraktenge (▶ Abb. 4.40) kann zu intermittierenden Zyanoseattacken auch bei leichten und mittelschweren Pulmonalstenosen führen. Die Lungenarterien zeigen ebenfalls eine variable Pathologie. Stenosen insbesondere der linken Pulmonalarterie sind häufig und können eine seitendifferente Lungenperfusion verursachen (▶ Abb. 4.41). Aber auch Überperfusionen bestimmter Lungenabschnitte durch aortopulmonale Kollateralen kommen vor (▶ Abb. 4.42) [41].

Therapeutische Optionen und präinterventionelle Diagnostik

Bei duktusabhängiger Lungendurchblutung kommen katheterinterventionelle Verfahren mit Ballondilation valvulärer Stenoseanteile zur Anwendung (s. ▶ Abb. 4.36). Sind zyanotische Neugeborene mithilfe von Katheterverfahren nicht behandelbar, wird entweder ein aortopulmonaler Shunt (S. 45) angelegt oder eine Frühkorrektur durchgeführt. Bei der elektiven Korrektur, in der Regel im ersten Lebenshalbjahr, erfolgen der Verschluss des VSD und die Beseitigung der Ausflusstraktenge durch Resektion obstruierender Muskelbündel in Kombination mit Valvuloplastien, die häufig aufgrund schmaler Klappenringe mit einem transanulären Patch ergänzt werden. Wie auch bei der isolierten valvulären Pulmonalstenose stellt die präinterventionelle Diagnostik die Domäne der Doppler-Echokardiografie dar (s. ▶ Abb. 4.35 u. ▶ Abb. 4.39d).

Postoperative und postinterventionelle Probleme

Bei der chirurgischen Korrektur der Enge des RVOT besteht ein Dilemma zwischen moderater Erweiterung des Ausflusstrakts mit dem Risiko eines relevanten Restgradienten und deutlicher Erweiterung durch einen Patch (▶ Abb. 4.43 u. ▶ Abb. 4.44) mit dem Risiko einer bedeutsamen Insuffizienz der Pulmonalklappe. Die höhere perioperative Sterblichkeit bei bedeutsamen Restgradienten führt zu vermehrtem Einsatz von transanulären Patches. Die Volumenbelastung des rechten Ventrikels wird, ebenfalls in Analogie zur isolierten valvulären Pulmonalstenose, in der Regel gut toleriert, teilweise jahrzehntelang. Das Timing eines sekundären Pulmonalklappenersatzes hat sich dabei in den letzten Jahren verändert, und zwar aufgrund mehrerer Studien über Patienten im Erwachsenenalter, die keine Rückbildung einer rechtsventrikulären Dilatation jenseits von Werten von 170–180 ml/m² nachweisen konnten [50]. Bei einer relevanten Dilatation des rechten Ventrikels kann sich eine ausgeprägte, behandlungsbedürftige Trikuspidalklappeninsuffizienz ausbilden (▶ Abb. 4.45).

Lungenarterienstenosen sind postoperativ häufig (s. ▶ Abb. 4.40, ▶ Abb. 4.41 u. ▶ Abb. 4.43), vermehrt nach Verwendung von Fremdmaterial im Rahmen der Primärkorrektur, und sind heutzutage eine Domäne der katheterinterventionellen Therapie. Sie sind durch Ballondilationen und Stent-Implantationen in der Regel gut behandelbar [40] [41].

Ziele und relative Wertigkeit der diagnostischen Bildgebung

Wie auch bei der isolierten valvulären Pulmonalstenose stellt die Doppler-Echokardiografie die initiale Methode der Wahl zur Diagnose- und Indikationsstellung zur Operation dar (▶ Tab. 4.16). Nur bei zusätzlich eingeschränkter Beurteilbarkeit der peripheren Pulmonalarterienäste durch das Lungenparenchym oder bei Vorliegen von MAPCA können die Schnittbildverfahren MRT und MDCT mittels kontrastmittelgestützter Angiografie (▶ Abb. 4.46; s. auch ▶ Abb. 4.38 u. ▶ Abb. 4.42) vor Einsatz des invasiven Herzkatheters sinnvoll sein. Der Schwerpunkt der Schnittbildverfahren liegt im postoperativen Einsatz, auch hier insbesondere bei der MRT. Die Verlaufskontrolle erfordert eine konsistente Beurteilung der rechtsventrikulären Funktion, Volumina und Muskelmasse bzw. der residuellen Stenose und vor allem einer Pulmonalklappeninsuffizienz (s. ▶ Abb. 4.37), um die Indikation zur erneuten Operation stellen zu können. Mittlerweile stehen für diesen Herzfehler spezifische, alters- und geschlechtsbezogene Referenzwerte der zu erwartenden Ventrikelgrößen und Dimensionen der großen Gefäße zur Verfügung [[47] [52] [53].

Auch neuere interventionelle Verfahren, wie der transfemorale Klappenersatz (s. ▶ Abb. 4.44), erfordern eine genaue präinterventionelle Beurteilung des voroperierten Ventrikels, des RVOT, des Klappenanulus und der Pulmonalklappe selbst. Das kann sowohl mittels der MRT, aber auch mithilfe der MDCT (s. ▶ Abb. 4.43) erfolgen, insbesondere wenn Kontraindikationen für eine MRT bestehen, z. B. bei ICD.

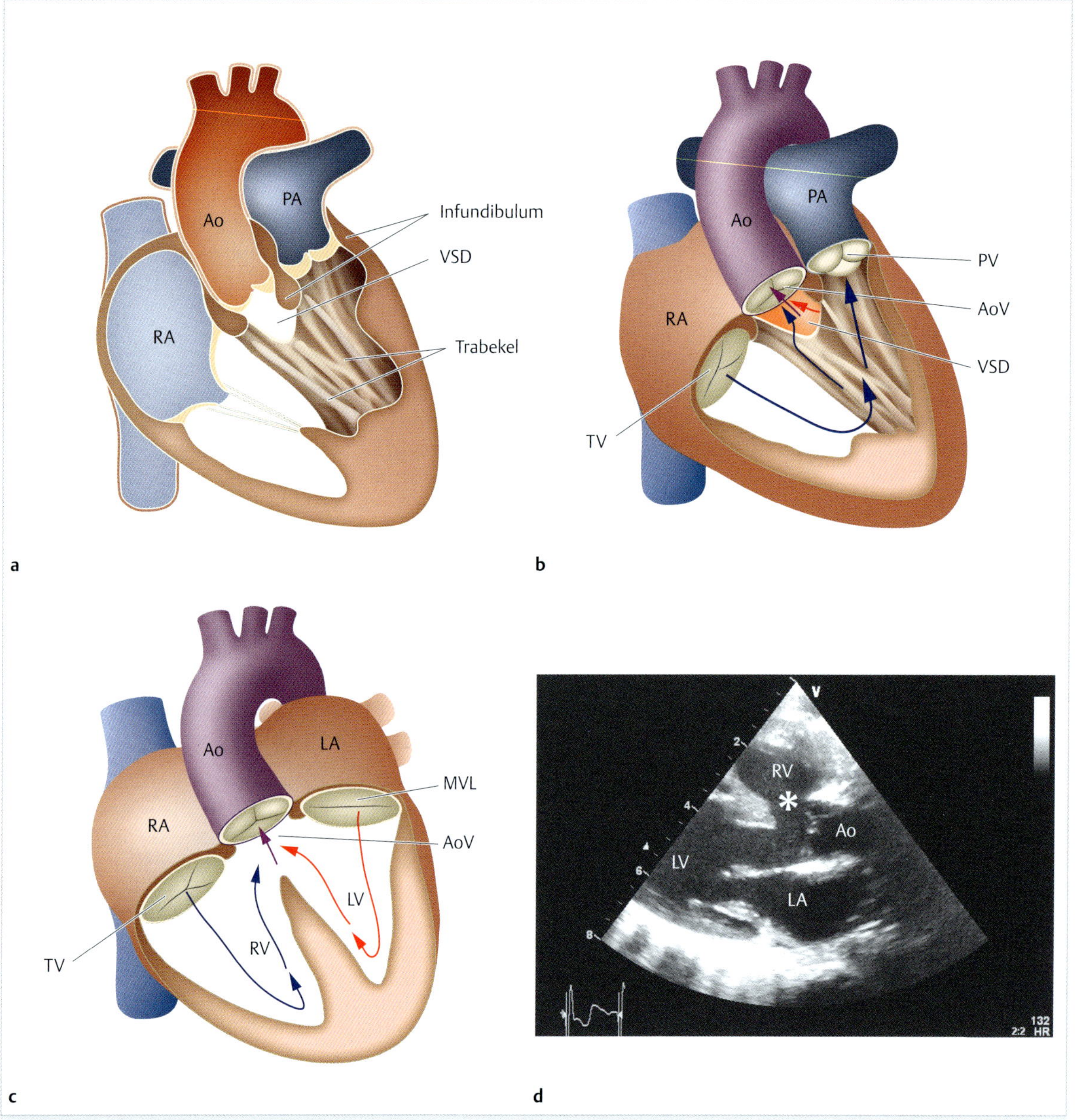

Abb. 4.39 Fallot-Tetralogie.
Ao = Aorta
AoV = Aortic Valve (Aortenklappe)
LA = Left Atrium (linkes Atrium)
LV = Left Ventricle (linker Ventrikel)
MV = Mitral Valve (Mitralklappe)
PA = Pulmonary Artery (A. pulmonalis)
PV = Pulmonary Valve (Pulmonalklappe)
RA = Right Atrium (rechtes Atrium)
RV = Right Ventricle (rechter Ventrikel)
TV = Tricuspid Valve (Trikuspidalklappe)
VSD = Ventricular Septal Defect (Ventrikelseptumdefekt)

a Die schematische Darstellung der Fallot-Tetralogie zeigt die über dem VSD „reitende" Aorta, die infundibuläre bzw. valvuläre Pulmonalstenose und die rechtsventrikuläre Hypertrophie. Der trabekularisierte Anteil des rechten Ventrikels reicht bis an den VSD heran.

b Schematische Darstellung der Fallot-Tetralogie, vom rechten Ventrikel aus gesehen, mit den eingezeichneten Blutströmen (blau = deoxygeniertes, rot = oxygeniertes, violett = gemischt-venöses Blut).

c Schematische Darstellung der Fallot-Tetralogie im angedeuteten 4-Kammer-Blick.

d In der 2D-TTE ist in der parasternalen, langen Achse eines noch nicht operierten Patienten mit Fallot-Tetralogie ebenfalls gut die über dem VSD (Stern) reitende Aorta zu erkennen.

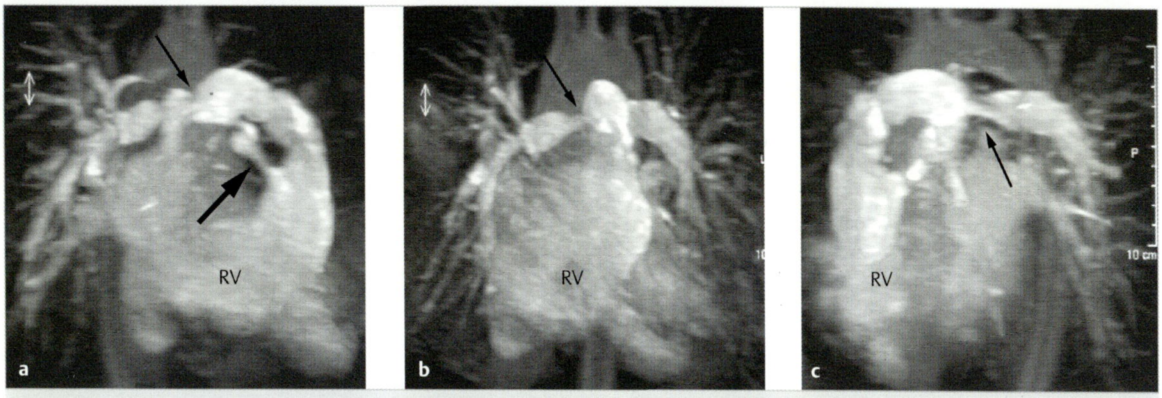

Abb. 4.40 Operativ korrigierte Fallot-Tetralogie. 3D-MIP-Rekonstruktion aus einer kontrastmittelgestützten MRA eines Patienten nach operativ korrigierter Fallot-Tetralogie mittels eines klappentragenden Conduits in Form einer Prothese vom RVOT zur Pulmonalbifurkation. Die ursprüngliche subvalvuläre bzw. infundibuläre Pulmonalstenose (**a**, dicker Pfeil) ist in der RAO-Projektion noch zu erkennen. Multiple periphere Pulmonalstenosen (**a–c**, dünne Pfeile) sind auch in der a.–p. (**b**) und der LAO-Projektion (**c**) zu sehen. RV = Right Ventricle (rechter Ventrikel)
a RAO-Projektion. **b** A.–p. Projektion. **c** LAO-Projektion.

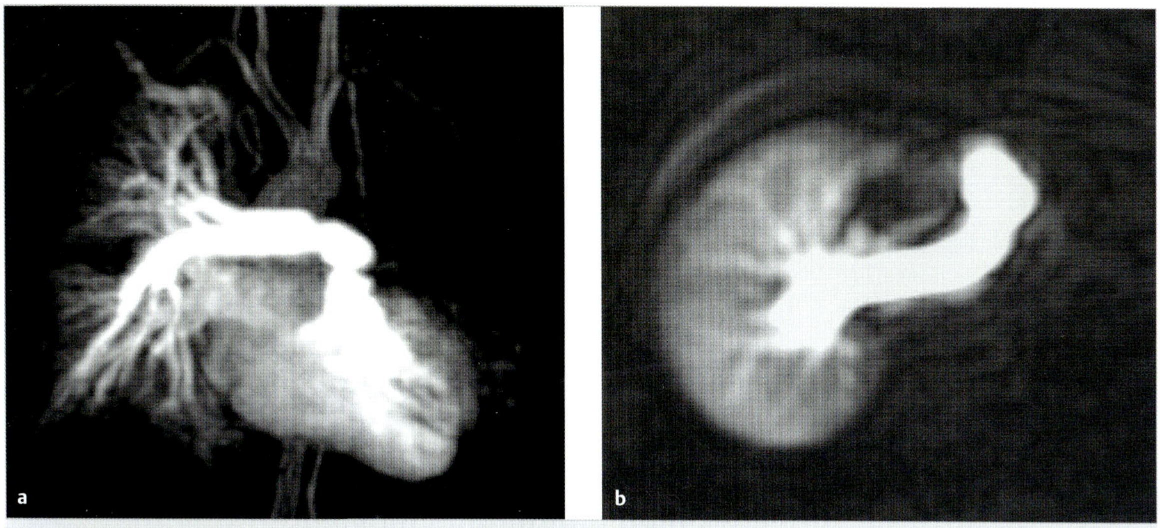

Abb. 4.41 Operativ korrigierte Fallot-Tetralogie.
a 3D-MIP-Rekonstruktion aus einer kontrastmittelgestützten MRA einer 9-jährigen Patientin nach operativer Korrektur einer Fallot-Tetralogie mit Verschluss der linken Pulmonalarterie.
b Das axiale MR-Lungenperfusionsbild des Bolus-Tracks zum Start der kontrastmittelgestützten MRA zeigt eine fehlende linksseitige Lungenperfusion.

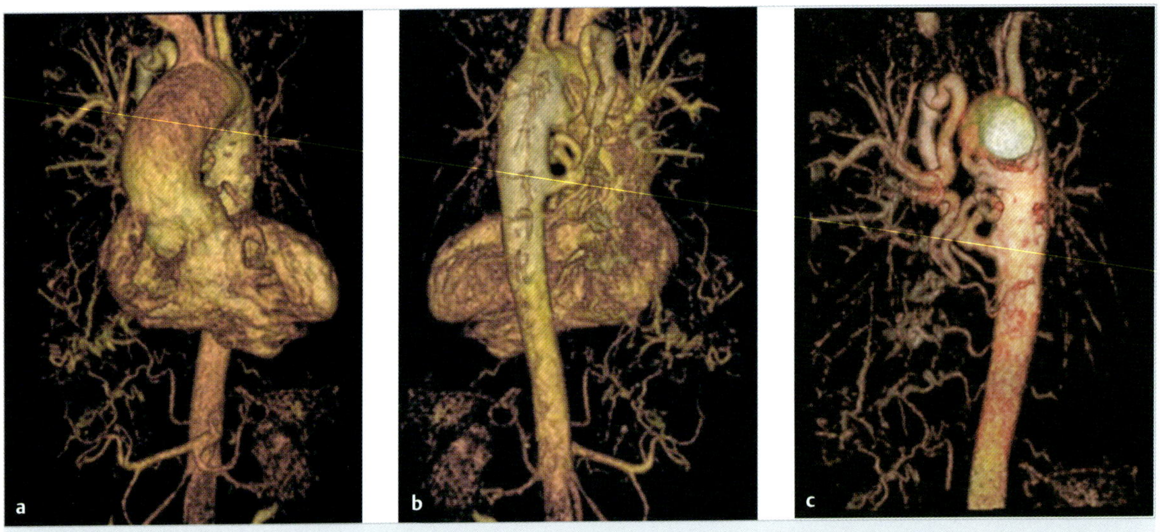

Abb. 4.42 Unkorrigierte Fallot-Tetralogie. 3D-Volume-Rendering-Rekonstruktion aus einer kontrastmittelgestützten MRA einer 54-jährigen Frau mit unkorrigierter Fallot-Tetralogie mit Pulmonalatresie und ausschließlicher Lungenperfusion über ausgeprägte MAPCA. (Mit freundlicher Genehmigung von PD Dr. J. G. Eichhorn, Klinik für Kinder und Jugendliche, Klinikum Leverkusen.)

a A.–p. Projektion.
b Dorsale Projektion.
c A.–p. Projektion nach „virtueller" Entfernung des Ventrikels und der aszendierenden Aorta im Postprocessing.

Tab. 4.16 Fokus der bildgebenden Diagnostik mit Wertigkeit der einzelnen Verfahren bei Fallot-Tetralogie.

Klinische Situation	Häufige Fragestellungen	Bildgebung der Wahl	Wertigkeit der bildgebenden Methode
Präoperativ (in der Regel Säuglinge)			
duktusabhängige Lungenperfusion	Gradient und Morphologie der Pulmonalstenose (infundibulär, valvulär, supravalvulär), aortopulmonale Kollateralen	Echokardiografie	+++
		MRT	++
		MDCT	++
		Angiografie/Intervention	++
antegrade Lungenperfusion	Gradient und Morphologie der Pulmonalstenose (infundibulär, valvulär, supravalvulär) Dimensionen der linken und rechten Pulmonalarterie, aortopulmonale Kollateralen	Echokardiografie	+++
		MRT	+++
		MDCT	++
		Angiografie/Intervention	+
Postoperativ			
geringe Restenge, geringe Insuffizienz, residueller Shunt über VSD	morphologische Beurteilung supravalvulärer Stenosen, rechtsventrikuläre Funktion, Shunt-Quantifizierung	Echokardiografie	++
		MRT	+++
		MDCT	+
		Angiografie/Intervention	+
relevante Restenose	Hypertrophie des rechten Ventrikels	Echokardiografie	+++
		MRT	++
		CT	+
		Angiografie/Intervention	++
relevante Insuffizienz	Größe und Funktion des rechten Ventrikels, Pulmonalinsuffizienz, Trikuspidalinsuffizienz	Echokardiografie	++
		MRT	+++
		CT	+
		Angiografie/Intervention	+

CT = Computertomografie
MDCT = Multidetektorcomputertomografie
MRT = Magnetresonanztomografie
VSD = Ventricular Septal Defect (Ventrikelseptumdefekt)

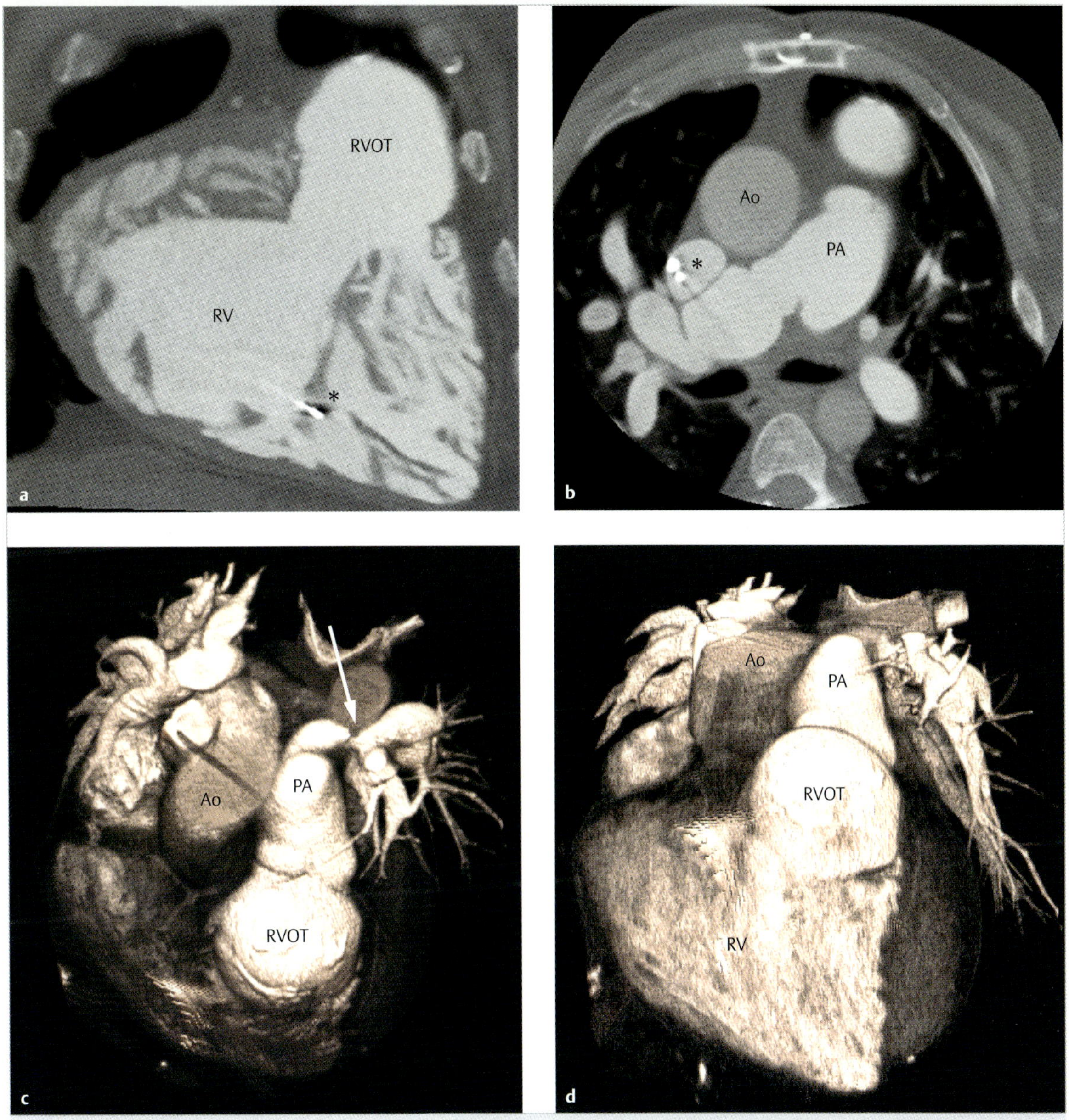

Abb. 4.43 Zustand nach korrigierender Operation einer Fallot-Tetralogie im Erwachsenalter und Implantation eines ICD. 56-jähriger Patient. Der Stern markiert die Position des ICD, der wegen ventrikulärer Tachykardien implantiert wurde. Initial war ein Blalock-Taussig-Shunt angelegt worden.

Ao = Aorta
PA = Pulmonary Artery (A. pulmonalis)
RV = Right Ventricle (rechter Ventrikel)
RVOT = Right Ventricular Outflow Tract (rechtsventrikulärer Ausflusstrakt)

a Gewinkelt koronare Rekonstruktion (RAO-Äquivalent) durch den erweiterten RVOT aus einem EKG-getriggerten MDCT-Datensatz (320-Zeiler).

b Die transversalen Bilder zeigen eine mäßige Stenose der rechten Pulmonalarterie.

c 3D-Volume-Rendering mit Sicht von kranial desselben Datensatzes. Deutliche RVOT-Erweiterung nach Patch-Plastik und hochgradige Stenose der linken Pulmonalarterie (Pfeil). Die Rekonstruktionen (**c**, **d**) erfolgten jeweils in der Diastole im 75 %-RR-Intervall.

d Korrespondierende Aufnahme zu **c** mit Blickwinkel von ventral.

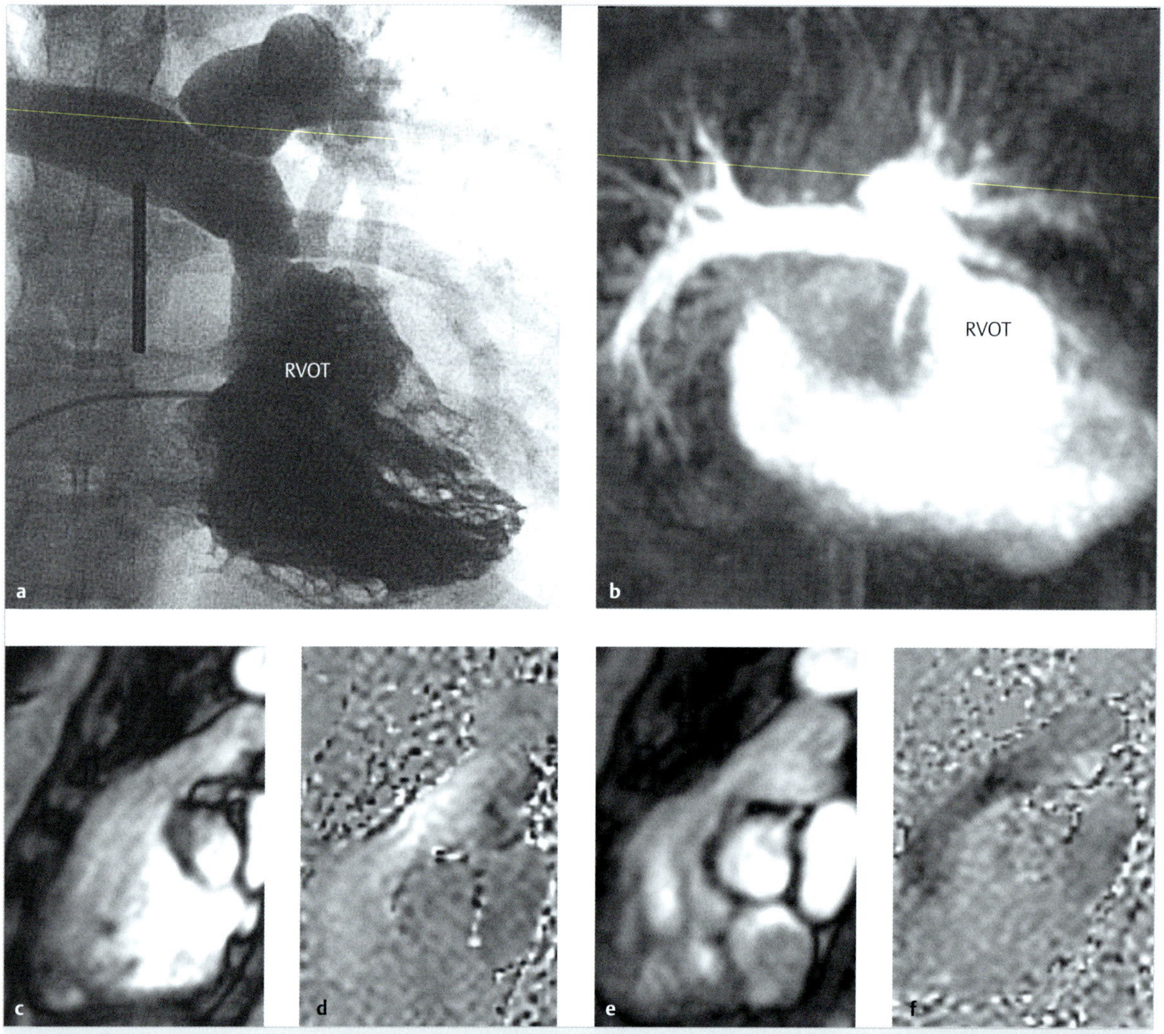

Abb. 4.44 Hochgradige Restenose eines Xenografts in Pulmonalposition nach korrigierter Fallot-Tetralogie. 19-jährige Patientin mit hochgradiger Restenose eines Xenografts in Pulmonalposition nach korrigierter Fallot-Tetralogie vor geplantem transfemoralem Pulmonalklappenersatz (Melodyklappe®). Modulusbilder und Phasenbilder einer flusssensitiven MR-GE-Sequenz (**c–f**) zeigen eine Flussbeschleunigung über der stenosierten Pulmonalklappe auf maximal 4 m/s im Sinne eines maximalen abgeschätzten instantanen Druckgradienten von 64 mmHg sowie eine holodiastolische Regurgitation mit einer Regurgitationsfraktion von 39 %.
RVOT = Right Ventricular Outflow Tract (rechtsventrikulärer Ausflusstrakt)

- **a** Rechtsventrikuläre Ventrikulografie (RAO; rechtsventrikuläre Ejektionsfraktion = 42 %, rechtsventrikuläres EDV = 126 ml/m^2).
- **b** 3D-MIP einer kontrastmittelgestützten MRA. Deutliche RVOT-Erweiterung nach Patch-Plastik.
- **c** Modulusbild einer flusssensitiven MR-GE-Sequenz durch den RVOT und die Pulmonalarterie derselben Patientin in der Systole.
- **d** Phasenbild einer flusssensitiven MR-GE-Sequenz durch den RVOT und die Pulmonalarterie derselben Patientin in der Systole.
- **e** Modulusbild einer flusssensitiven MR-GE-Sequenz durch den RVOT und die Pulmonalarterie derselben Patientin in der Diastole.
- **f** Das Phasenbild einer flusssensitiven MR-GE-Sequenz durch den RVOT und die Pulmonalarterie derselben Patientin in der Diastole zeigt deutlich den diastolischen Rückstrom (dunkel).

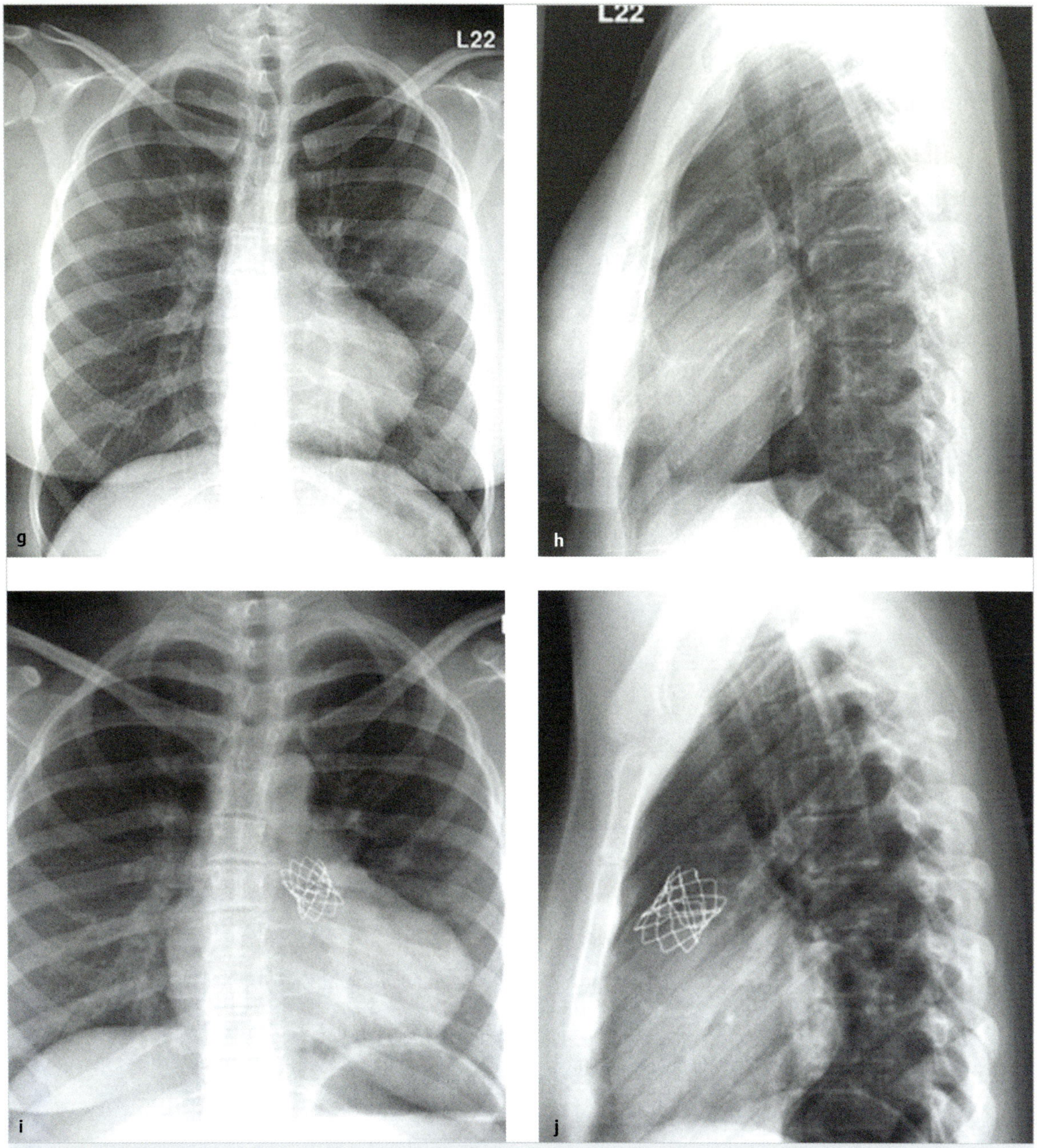

Abb. 4.44 Fortsetzung. Hochgradige Restenose eines Xenografts in Pulmonalposition nach korrigierter Fallot-Tetralogie.

g P.–a. Röntgenthoraxaufnahme vor Pulmonalklappenimplantation.

h Laterale Röntgenthoraxaufnahme vor Pulmonalklappenimplantation.

i P.–a. Röntgenthoraxaufnahme nach transfemoraler Pulmonalklappenimplantation.

j Laterale Röntgenthoraxaufnahme nach transfemoraler Pulmonalklappenimplantation.

4.2.3 Pulmonalatresie mit Ventrikelseptumdefekt und mit intaktem Ventrikelseptum

Samir Sarikouch, Matthias Grothoff u. Erich Sorantin

Definition

Die Pulmonalatresie mit VSD (ca. 1 % aller Herzfehler [48]) kann als Extremvariante der Fallot-Tetralogie beschrieben werden, bei der ein kompletter Verschluss des RVOT zur Lunge besteht (s. ▸ Abb. 4.42 u. ▸ Abb. 4.46). Die Aorta ist ebenfalls wie bei der Fallot-Tetralogie verlagert und der VSD in der Regel groß. Die Lungenperfusion erfolgt über den Ductus arteriosus oder über aortopulmonale Kollateralen, die MAPCAs [42].

Bei der Pulmonalatresie mit intaktem Ventrikelseptum (ca. 0,5–1,0 % aller Herzfehler [48]) besteht ebenfalls ein kompletter Verschluss des RVOT zur Lunge; das Blut in der rechten Herzkammer kann jedoch nicht über einen Kammerscheidewanddefekt abfließen. Sehr häufig besteht daher in dieser Situation eine deutliche Hypoplasie der stark wandverdickten rechten Herzkammer (▸ Abb. 4.47). Assoziierte Anomalien der Trikuspidalklappe sind häufig; ebenso können Verbindungen aus der stark druckbelasteten rechten Herzkammer zu den Koronararterien bestehen, die die operative Behandlung erheblich verkomplizieren [43]. Bei beiden Herzfehlern sind in den meisten Fällen zusätzlich Vorhofscheidewanddefekte vorhanden.

Natürlicher Verlauf und klinische Problematik

Beiden Herzfehlern gemeinsam ist die fehlende antegrade Lungenperfusion. Die klinische Situation nach der Geburt wird im Wesentlichen von der Art der Lungenperfusion und der Anlage der zentralen Pulmonalarterien bestimmt. Besteht ein nahezu normales zentrales Pulmonalarteriensystem und erfolgt die Lungenperfusion weitestgehend über den Ductus arteriosus, so wird dieser mit Prostaglandinen offengehalten. Besteht dagegen, wie häufig, eine multifokale Lungendurchblutung über einzelne MAPCA (s. ▸ Abb. 4.42), ist das Offenhalten des Ductus arteriosus meistens nicht erforderlich. Es kommt zu einer unterschiedlich starken Lungendurchblutung in den verschiedenen Lungenabschnitten mit der Folge der Entwicklung einer Herzinsuffizienz und eines erhöhten Widerstands in diesen pathologischen Gefäßen.

> **Merke**
>
> Bei der Pulmonalatresie mit intaktem Ventrikelseptum (s. ▸ Abb. 4.47a) ist ein ausreichender Shunt auf Vorhofebene von großer Bedeutung, da dies der einzige Weg ist, über den systemvenöses Blut wieder in den Kreislauf zurückgeführt werden kann.

Therapeutische Optionen und präinterventionelle Diagnostik

Bei beiden Herzfehlern besteht bei membranöser Pulmonalatresie die Möglichkeit einer antegraden, katheterinterventionellen oder chirurgischen Eröffnung bei weitgehend normalen zentralen Pulmonalarterien. Voraussetzung dafür ist das Vorhandensein eines ausreichend großen oder entwicklungsfähigen rechten Ventrikels. Insbesondere bei der Pulmonalatresie mit intaktem Ventrikelseptum gibt es ausgeprägte Hypoplasien der rechten Kammer, die eine biventrikuläre Korrektur ausschließen; die Therapie muss daher in die Richtung einer definitiven Palliation im Sinne einer Fontan-Zirkulation (S. 49) gehen; auf dieses Thema wird ebenfalls im Abschnitt zum HLHS (S. 234) und zum univentrikulären Herz (S. 243) eingegangen. Besteht ein ausreichend großer rechter Ventrikel, wird eine 2-Kammer-Korrektur angestrebt. Bei Vorhandensein mehrerer MAPCA müssen diese chirurgisch zusammengefasst, d. h. unifokalisiert, werden, um eine antegrade Lungenperfusion nach Implantation eines Conduit (klappentragend [▸ Abb. 4.48] oder klappenlos) und einen Verschluss des VSD zu gewährleisten.

Postoperative und postinterventionelle Probleme

Nach Unifokalisation und biventrikulärer Korrektur bestehen häufig Engen im Bereich der zusammengefassten Lungenarterien; teilweise existiert auch noch eine Zweifachversorgung bestimmter Lungenareale von antegrad und durch verbliebene MAPCA. Einzelne Lungenabschnitte können nur durch aortopulmonale Kollateralen versorgt werden, mit dem Risiko der Entwicklung einer pulmonalarteriellen Hypertonie in diesen Arealen [49].

Nach biventrikulärer Korrektur wird die Herzfunktion für die rechte Herzkammer durch eine häufige Druckerhöhung aufgrund des neu geschaffenen zentralen Lungengefäßsystems, durch das teilweise abnorm angelegte periphere Lungengefäßsystem sowie durch die Funktion implantierter Conduits bestimmt. Eine Volumenbelastung der linken Herzkammer kann durch das Weiterbestehen kräftiger MAPCA verursacht werden.

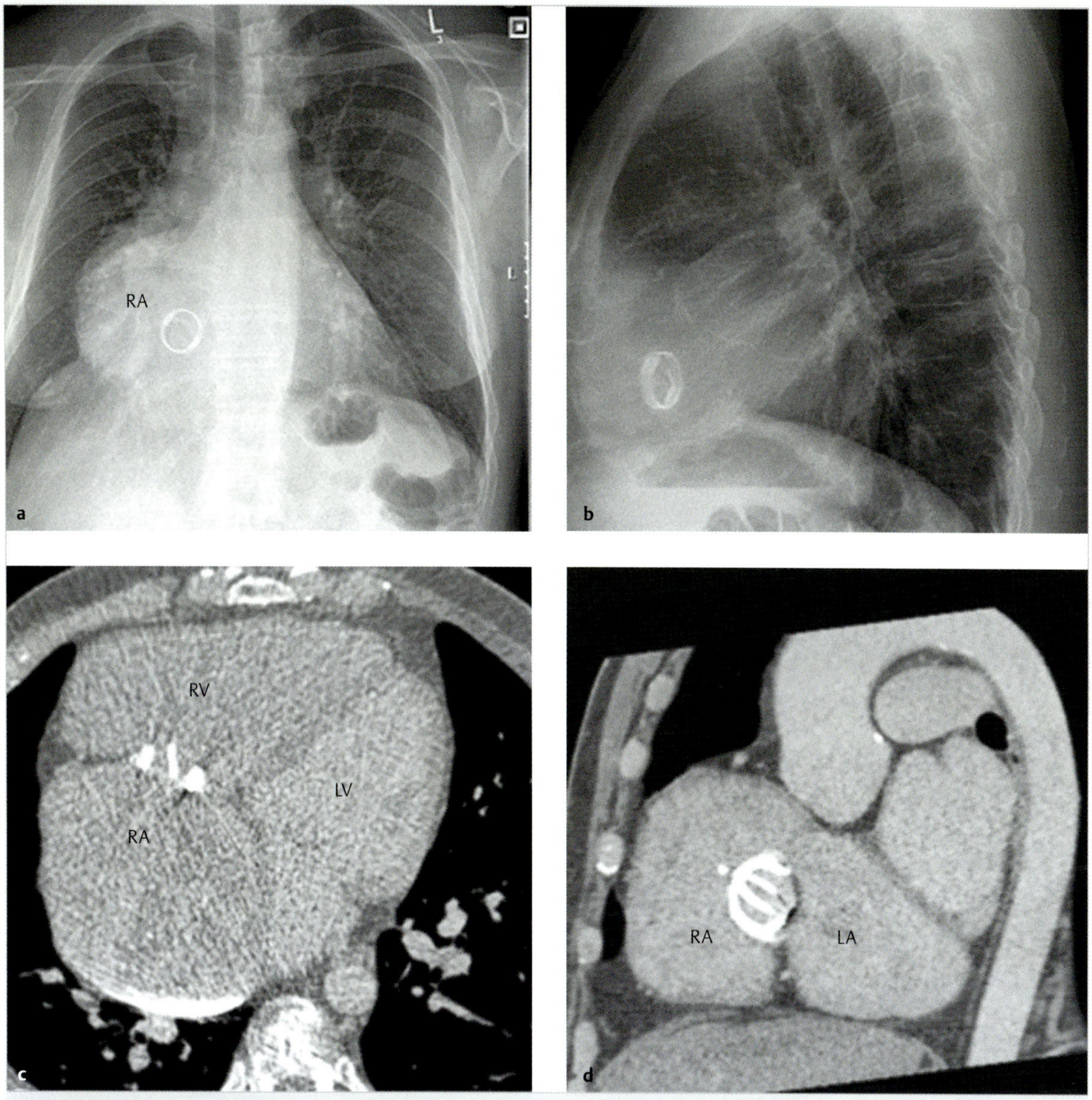

Abb. 4.45 Zustand nach Trikuspidalklappenersatz 30 Jahre nach operativ korrigierter Fallot-Tetralogie. 51-jähriger Patient nach mechanischem Trikuspidalklappenersatz. Deutlich vergrößerter rechter Vorhof und rechter Ventrikel.

LA = Left Atrium (linkes Atrium)
LV = Left Ventricle (linker Ventrikel)
RA = Right Atrium (rechtes Atrium)
RV = Right Ventricle (rechter Ventrikel)

a P.–a. Röntgenthoraxaufnahme.
b Laterale Röntgenthoraxaufnahme.
c Transversale Rekonstruktionen aus einem EKG-getriggerten MDCT-Datensatz (diastolische Rekonstruktion im 75 %igen RR-Intervall).
d Korrespondierende gewinkelt sagittale Rekonstruktion auf Höhe des Trikuspidalklappenersatzes. Die in der Diastole geöffneten Klappenanteile sind deutlich zu erkennen.

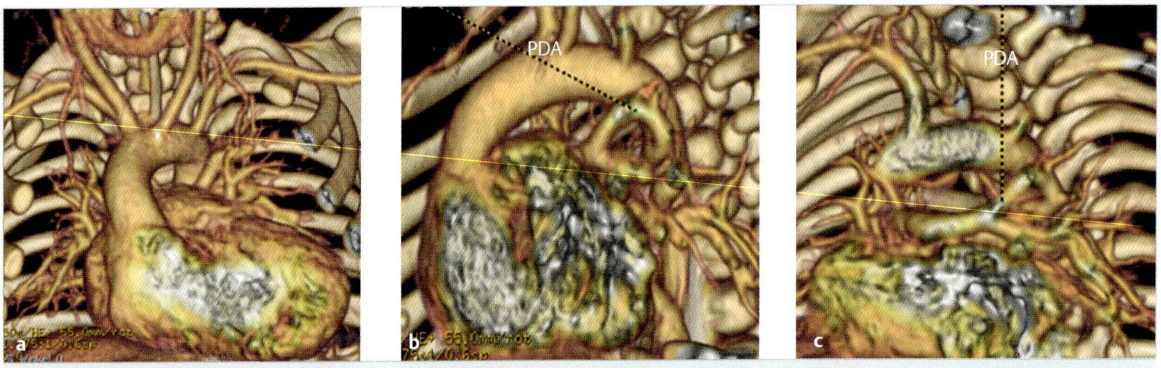

Abb. 4.46 Fallot-Tetralogie mit Pulmonalatresie. 3D-Volume-Rendering-Darstellung aus einem nicht EKG-getriggerten MDCT-Datensatz (akquiriert an einem 64-Zeiler) eines Neugeborenen mit Heterotaxie und Fallot-Tetralogie mit Pulmonalatresie. (Mit freundlicher Genehmigung von PD Dr. J. G. Eichhorn, Klinik für Kinder und Jugendliche, Klinikum Leverkusen.)
PDA = Patent Ductus Arteriosus (persistierender Ductus arteriosus)

a Die a.–p. Darstellung zeigt einen linksseitigen Aortenbogen und einen fehlenden RVOT.
b Links-laterale Projektion mit einem PDA.
c Natives peripheres Pulmonalgefäßsystem von posterior (nach Wegnahme der Wirbelsäule und der Rippen).

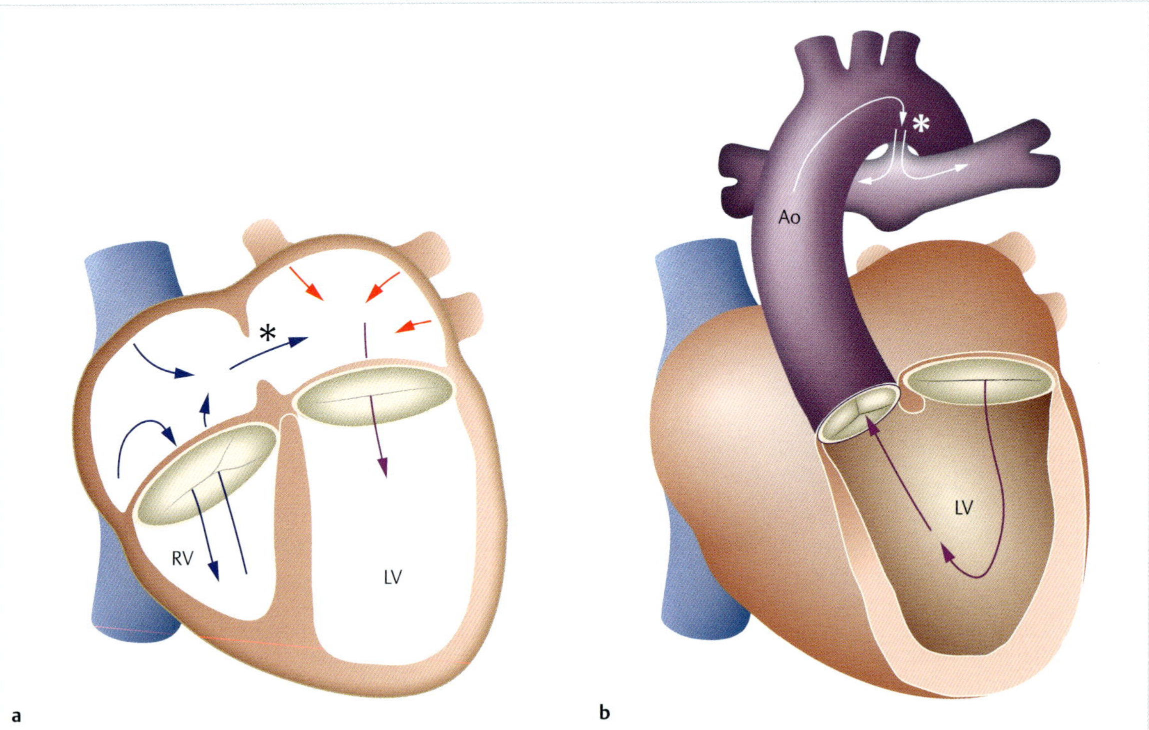

Abb. 4.47 Pulmonalatresie ohne VSD. Schematische Darstellung.
Ao = Aorta
LV = Left Ventricle (linker Ventrikel)
RV = Right Ventricle (rechter Ventrikel)

a Hypoplastischer rechter Ventrikel mit sog. Pendelblut über die Trikuspidalklappe und mit einem großen ASD (Stern).
b Pulmonalatresie mit Auffüllung durch gemischt-venöses Blut über einen PDA (Stern).

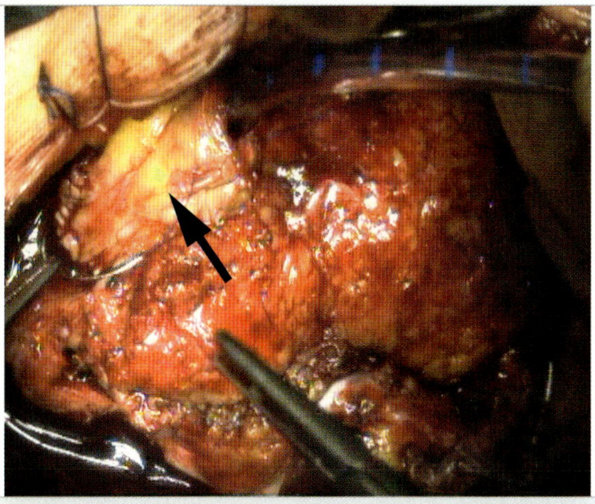

Abb. 4.48 Sekundärer Ersatz der Pulmonalklappe durch ein dezellularisiertes Homograft (Pfeil) bei membranöser Pulmonalatresie. Die ventrikelseitige Anastomose ist noch nicht komplett. (Mit freundlicher Genehmigung von Dr. Thomas Breymann, Medizinische Hochschule Hannover.)

Ziele und relative Wertigkeit der diagnostischen Bildgebung

Auch bei der Pulmonalatresie mit und ohne VSD stellt die Doppler-TTE die primäre Methode der Wahl in der präoperativen Diagnostik dar (▶ Tab. 4.17). Zur Beurteilung der aortopulmonalen Kollateralen ist jedoch oft eine zusätzliche Bildgebung notwendig, die invasiv durchgeführt werden kann, falls zusätzliche, nur invasiv zu erhebende Parameter erhoben oder interventionelle Maßnahmen durchgeführt werden sollen, oder mittels kontrastmittelgestützter MRA und CTA. Unter Verwendung adäquater Protokolle (S. 83) kann die Strahlenexposition mit der CTA auch unter der der invasiven Herzkatheteruntersuchung liegen. Die Bedeutung der nicht invasiven Schnittbildverfahren kommt vor allem in der postoperativen Kontrolle zum Tragen. Dabei steht vor allem die MRT mit der Beurteilung der biventrikulären Volumina, Funktion und Muskelmasse sowie der residuellen Insuffizienzquantifizierung im Vordergrund.

Tab. 4.17 Fokus der bildgebenden Diagnostik mit Wertigkeit der einzelnen Verfahrenen bei Pulmonalatresie.

Klinische Situation	Häufige Fragestellungen	Bildgebung der Wahl	Wertigkeit der bildgebenden Methode
Präoperativ			
duktusabhängige unifokale Lungenperfusion	Morphologie der Pulmonalatresie (infundibulär, membranös), zentrale Pulmonalarterien, Ventrikelgröße	Echokardiografie	+++
		MRT	++
		CT	++
		Angiografie/Intervention	++
multifokale Lungenperfusion	Topografie der aortopulmonalen Kollateralen, Ventrikelgröße	Echokardiografie	+++
		MRT	++
		CT	++
		Angiografie/Intervention	++
Pulmonalatresie bei intaktem Ventrikelseptum	Ventrikelgröße, Koronarfisteln	Echokardiografie	+++
		MRT	++
		CT	++
		Angiografie/Intervention	++
Postoperativ			
erhöhter rechtsventrikulärer Druck	Stenosen der Lungenarterien, verbliebene MAPCA	Echokardiografie	++
		MRT	+++
		CT	++
		Angiografie/Intervention	++
relevante Conduit-Stenose	Hypertrophie des rechten Ventrikels	Echokardiografie	++
		MRT	+++
		CT	++
		Angiografie/Intervention	++
relevante Insuffizienz	Größe und Funktion des rechten Ventrikels, Pulmonalklappeninsuffizienz, Trikuspidalinsuffizienz	Echokardiografie	++
		MRT	+++
		CT	+
		Angiografie/Intervention	++

CT = Computertomografie MAPCA = Major Aorto-pulmonary Collateral Arteries MRT = Magnetresonanztomografie

4.2.4 Fehlende Pulmonalklappe

Samir Sarikouch, Matthias Grothoff u. Erich Sorantin

Definition

Das seltene Syndrom der fehlenden Pulmonalklappe tritt nahezu ausschließlich in Kombination mit einer Fallot-Tetralogie auf. Es finden sich nur noch Rudimente einer Pulmonalklappe mit der Folge einer ausgeprägten, bereits intrauterin nachweisbaren Pulmonalklappeninsuffizienz und konsekutiv teilweise massiv erweiterten zentralen Pulmonalarterien (▸ Abb. 4.49). Bei einem Teil der Patienten lassen sich Chromosomenanomalien, wie eine Mikrodeletion 22q11, oder das Vollbild eines Di-George-Syndroms nachweisen [57].

Natürlicher Verlauf und klinische Problematik

Häufig besteht infolge der massiven Erweiterung der zentralen Lungenarterienabschnitte eine Impression der Trachea bzw. der Bronchien, in der Regel kombiniert mit Malazien des Bronchialbaums. Schwere obstruktive Krisen können die Folge sein und eine fortgesetzte Beatmung erfordern [46]. Liegt keine schwerwiegende Beeinträchtigung der Atemwege vor, zeigen sich in der Regel im ersten Lebenshalbjahr Herzinsuffizienzzeichen aufgrund einer Lungenüberflutung.

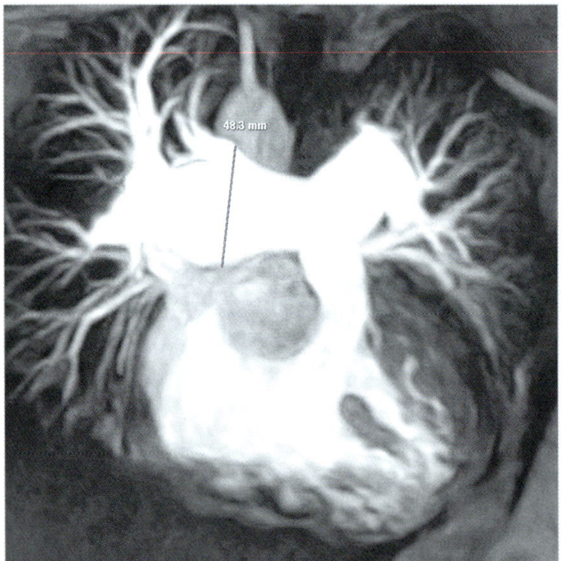

Abb. 4.49 Fehlende Pulmonalklappe. 3D-MIP-Rekonstruktion einer kontrastmittelgestützten MRA der Pulmonalarterien einer 18-jährigen Patientin mit fehlender Pulmonalklappe. Fortbestehende Dilatation der peripheren Lungenarterienäste auf maximal 48,3 mm im Bereich der rechten Pulmonalarterie nach korrigierender Operation im Kleinkindesalter und sekundärem Pulmonalklappenersatz mit dezellularisiertem Homograft.

Therapeutische Optionen und präinterventionelle Diagnostik

Impressionen der Luftwege mit anhaltender Beatmungspflichtigkeit machen bereits im Neugeborenenalter chirurgische Therapien erforderlich. Dabei wird zum einen die Volumenbelastung für die Pulmonalarterien durch den Verschluss des VSD gemindert und zum anderen ggf. ein Ersatz der Lungenschlagaderklappe vorgenommen. Dazu erfolgen oft Reduktionsplastiken der erweiterten zentralen Pulmonalarterien in Kombination mit Suspensionsplastiken, um die Luftwege zu dekomprimieren.

Bei milden Formen der respiratorischen Beteiligung wird die chirurgische Korrektur im ersten Lebenshalbjahr analog zur Fallot-Korrektur vorgenommen. Für die Diagnosestellung ist in der Regel die Doppler-Echokardiografie alleine ausreichend. Zur Beurteilung der Impression der Luftwege ist jedoch meist eine weitergehende Schnittbilddiagnostik notwendig, allen voran mittels der MDCT mit der Möglichkeit der multiplanaren Reformatierung.

Postoperative und postinterventionelle Probleme

Malazien der Trachea bzw. zentraler Bronchien bestehen in der Regel postoperativ fort und bessern sich unterschiedlich schnell. Teilweise sind intraluminale Therapien trotz Verkleinerungsplastiken der Pulmonalarterien erforderlich. Die Luftwege bleiben häufig im Mittelpunkt der postoperativen bildgebenden Diagnostik. Die Volumenbelastung der rechten Herzkammer bei korrigierenden Operationen ohne Ersatz der Pulmonalklappe kann im Verlauf einen sekundären Ersatz erforderlich machen. Bei primärem Ersatz der Pulmonalklappe kommt es infolge der Degeneration der meist biologischen Implantate zu Einengungen im RVOT, die später weitere Klappenersatzoperationen oder den interventionellen Klappenersatz (s. ▸ Abb. 4.44) notwendig machen.

Ziele und relative Wertigkeit der diagnostischen Bildgebung

Neben der primären Diagnosestellung, die in der Regel allein mittels der Echokardiografie durchgeführt werden kann, steht die Beurteilung der Größe der Pulmonalarterien (s. ▸ Abb. 4.49) und ihrer Beziehung zur Trachea und zu den Bronchien im Vordergrund der präoperativen Diagnostik; dazu kann neben der MRT auch häufig die MDCT mit der Möglichkeit der multiplanaren Reformatierung eingesetzt werden (▸ Tab. 4.18). Für die postoperative Verlaufskontrolle bleibt die Beurteilung des Respirationstrakts und seiner anatomischen Beziehung zu den Pulmonalarterien ein wichtiger Bestandteil neben der Graduierung einer residuellen Pulmonalklappeninsuffizienz, der rechtsventrikulären Funktion und Muskelmasse und einer Restenose im Bereich des klappentragenden Conduit; dies kann hervorragend mithilfe der MRT erfolgen.

Tab. 4.18 Fokus der bildgebenden Diagnostik mit Wertigkeit der einzelnen Verfahrenen bei fehlender Pulmonalklappe.

Klinische Situation	Häufige Fragestellungen	Bildgebung der Wahl	Wertigkeit der bildgebenden Methode
Präoperativ			
Beatmungspflichtigkeit	Ausmaß und Topografie der Luftwegkompression in Relation zu den Pulmonalarterien	Echokardiografie	++
		MRT	++
		CT	+++
		Angiografie	+
Herzinsuffizienz	Größe des rechten und des linken Ventrikels	Echokardiografie	++
		MRT	+++
		CT	+
		Angiografie	-
Postoperativ			
Bronchomalazie	fortbestehende Impression durch Pulmonalarterien	Echokardiografie	+
		MRT	++
		CT	+++
		Angiografie/Intervention	+
Stenose einer Neopulmonalklappe	Hypertrophie des rechten Ventrikels	Echokardiografie	+++
		MRT	++
		CT	+
		Angiografie/Intervention	+
relevante Insuffizienz der Pulmonalklappe	Größe und Funktion des rechten Ventrikels, Trikuspidalinsuffizienz	Echokardiografie	++
		MRT	+++
		CT	+
		Angiografie/Intervention	+

CT = Computertomografie
MRT = Magnetresonanztomografie

4.2.5 Ebstein-Anomalie

Nicole Nagdyman u. Matthias Gutberlet

Definition

Die Ebstein-Anomalie, benannt nach dem deutschen Arzt Wilhelm Ebstein, ist mit 0,5 % aller angeborenen Vitien ein sehr seltener angeborener Herzfehler [67] [68], bei dem das septale und fakultativ das posteriore Trikuspidalklappensegel nach apikal in den rechten Ventrikel verlagert sind (▶ Abb. 4.50). Dies führt zu einer Teilung der rechten Kammer in einen basal gelegenen „atrialisierten“, funktionell nicht wirksamen, den rechten Vorhof vergrößernden, und einen apikal gelegenen, funktionell wirksamen, verkleinerten rechten Ventrikel.

Einzelne Trikuspidalklappensegel sind dysplastisch angelegt und können mehr oder weniger ausgeprägte enge Anheftungen am Ventrikelseptum oder an der Wand der rechten Kammer zeigen. Das anteriore Segel ist meist elongiert (▶ Abb. 4.51; s. auch ▶ Abb. 4.50b), entspringt aber in der Regel auf Höhe des Sulcus atrioventricularis. Sowohl eine familiäre Häufung als auch eine begleitende Myokardfibrose sind beschrieben [75].

Natürlicher Verlauf und klinische Problematik

Die Ebstein-Anomalie zeigt ein immens breites klinisches Spektrum und reicht von pränatal diagnostizierten Fällen mit intrauterinem Fruchttod [80] bis hin zu Erstmanifestation erst im 80. Lebensjahr [79]. Die Ebstein-Anomalie tritt überwiegend bei einem Situs solitus auf, selten auch bei ccTGA (S. 207). In diesem Fall ist das anteriore Segel oft kleiner und weist in 30 % der Fälle einen zusätzlichen Spalt auf.

Die hämodynamischen Folgen der Ebstein-Anomalie werden von der Größe und der Pumpleistung der rechten Kammer sowie der begleitenden Klappenfehlfunktion, der Trikuspidalklappeninsuffizienz, bestimmt. Es kann aber auch zu einer funktionellen Stenose oder gar zu einer Atresie kommen. Ein ASD (s. ▶ Abb. 4.50b) oder ein PFO (s. ▶ Abb. 4.50a) findet sich bei rund 80 % der Patienten [83]. Bei ausgeprägter Insuffizienz der Trikuspidalklappe bzw. eingeschränkter Funktion der rechten Kammer kann es über den Defekt zu einem Rechts-links-Shunt mit Zyanose kommen (s. ▶ Abb. 4.50b).

Bei knapp 20 % der Patienten mit Ebstein-Anomalie lassen sich akzessorische Leitungsbahnen nachweisen, die meistens um die Öffnung der malformierten Klappe loka-

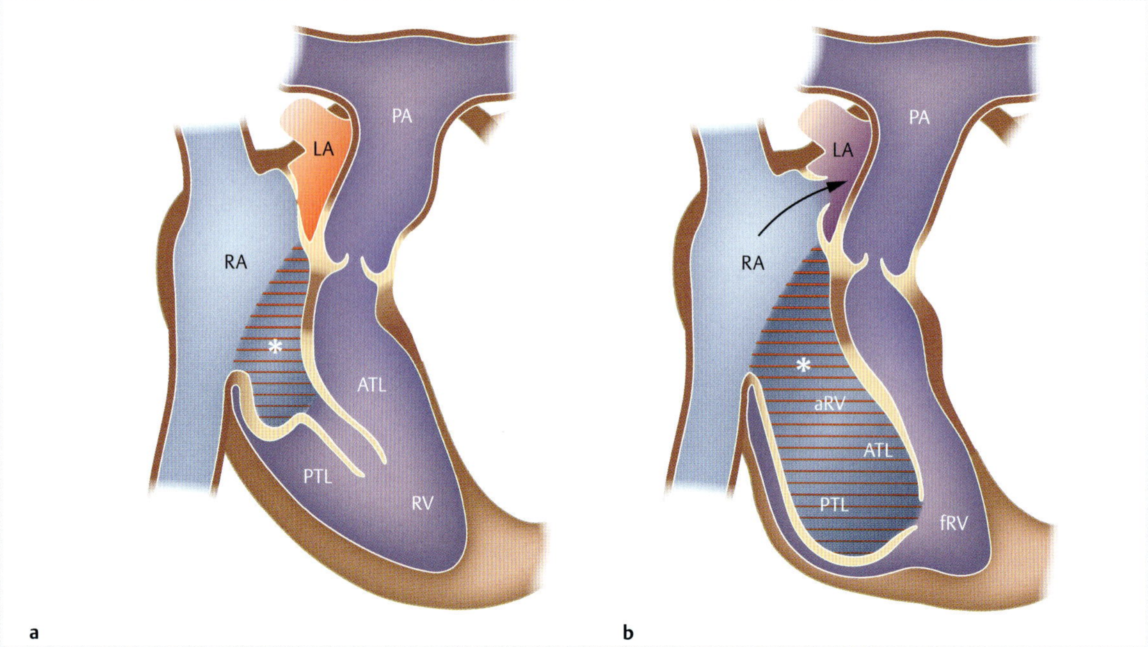

Abb. 4.50 Ebstein-Anomalie in unterschiedlicher Ausprägung. Schematische Darstellung.
aRV = Atrialized Right Ventricle (atrialisierter, funktionell nicht wirksamer rechter Ventrikel)
ATL = Anterior Tricuspid Leaflet (anteriores Trikuspidalklappensegel)
fRV = Functional Right Ventricle (funktionell wirksamer, verkleinerter rechter Ventrikel)
LA = Left Atrium (linkes Atrium)
PA = Pulmonary Artery (A. pulmonalis)
PTL = Posterior Tricuspid Leaflet (posteriores Trikuspidalklappensegel)
RA = Right Atrium (rechtes Atrium)

a Leichte Ausprägung. Geringe Verlagerung des posterioren Trikuspidalklappensegels und Verlängerung des anterioren Trikuspidalklappensegels mit entsprechend nur kleinem atrialisiertem rechtem Ventrikel (schraffierte, mit Stern gekennzeichnete Fläche).

b Schwere Ausprägung mit begleitendem ASD (Pfeil). Ausgeprägte Adhäsion des posterioren Trikuspidalklappensegels und konsekutiv starke Verkleinerung des funktionell wirksamen Anteils des rechten Ventrikels.

lisiert sind [71], z. B. im Rahmen des Wolff-Parkinson-White-Syndroms.

Die rechtsventrikuläre Dilatation kann zu einer Beeinträchtigung des Interventrikularseptums und in der Folge zu einer diastolischen Störung der linksventrikulären Füllung mit konsekutiv verminderter linksseitiger Pumpleistung führen; dies lässt sich in den dynamischen Aufnahmen verschiedener bildgebender Verfahren als sog. diastolisches Bulging nachweisen (▶ Abb. 4.52, ▶ Abb. 4.53, ▶ Abb. 4.54f u. ▶ Abb. 4.54e; s. auch ▶ Abb. 4.51).

In der Neugeborenenperiode sind die schweren Formen der Ebstein-Anomalie unter Umständen sogar mit letalem Ausgang verbunden [61]. Aufgrund des postnatal erhöhten Lungengefäßwiderstands fließt wenig Blut durch den kleinen Kreislauf, die Trikuspidalklappeninsuffizienz wird verstärkt und die Patienten zeigen eine ausgeprägte Zyanose, ein Rechtsherzversagen sowie ein eingeschränktes systemisches Herzzeitvolumen. Die Trikuspidalklappeninsuffizienz ist ursächlich für die progrediente Herzinsuffizienz, die mit einer Hepatomegalie, Ödembildung und metabolischer Azidose verbunden sein kann.

Milde Formen sind häufig Zufallsbefunde. Moderate Formen zeigen im Jugend- oder Erwachsenenalter beginnende Belastungseinschränkungen oder bei zusätzlich vorhandenem ASD eine Zyanose in Ruhe oder unter Belastung.

Verschiedene Klassifikationssysteme, wie beispielsweise die chirurgische Klassifikation nach Carpentier [60] oder die echokardiografische Klassifikation für Neugeborene [61], wurden entwickelt, um therapeutische Strategien dem Schweregrad der Erkrankung anzupassen.

Therapeutische Optionen und präinterventionelle Diagnostik

Patienten mit milden Formen der Ebstein-Anomalie benötigen häufig über Jahre und Jahrzehnte keine Therapie, während Patienten mit moderater Form bei Zeichen der beginnenden Belastungseinschränkung von einer medikamentösen Herzinsuffizienztherapie profitieren.

Das kritisch kranke Neugeborene mit schwerer Form der Ebstein-Anomalie benötigt unter Umständen Prostaglandin E, um über den Ductus arteriosus Botalli die Lun-

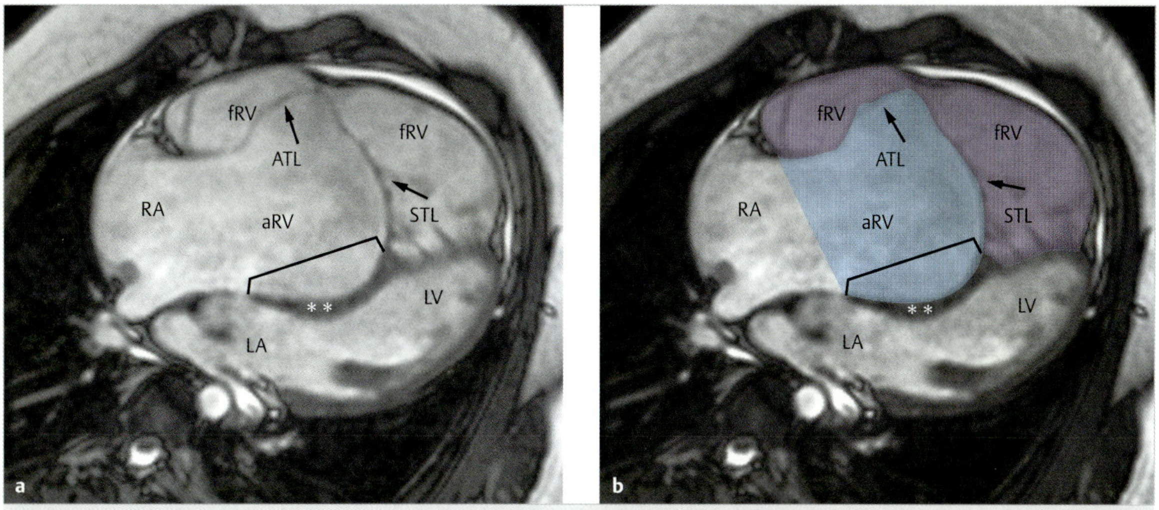

Abb. 4.51 Ebstein-Anomalie. Die Pfeile kennzeichnen jeweils das anteriore bzw. septale Trikuspidalklappensegel.

aRV = Atrialized Right Ventricle (atrialisierter, funktionell nicht wirksamer rechter Ventrikel)
ATL = Anterior Tricuspid Leaflet (anteriores Trikuspidalklappensegel)
fRV = Functional Right Ventricle (funktionell wirksamer, verkleinerter rechter Ventrikel)
LA = Left Atrium (linkes Atrium)
LV = Left Ventricle (linker Ventrikel)
RA = Right Atrium (rechtes Atrium)
STL = Septal Tricuspid Leaflet (septales Trikuspidalklappensegel)

a MRT eines nicht voroperierten, erwachsenen Patienten unter Verwendung einer SSFP-Cine-Sequenz im 4-Kammer-Blick. Deutliche Verlagerung des septalen Trikuspidalklappensegels nach apikal (Distanzangabe durch rechteckige Klammer) mit ausgeprägtem diastolischem Bulging (Doppelstern) in den linken Ventrikel. Das anteriore Trikuspidalklappensegel setzt zwar am anatomischen Anulus fibrosus an, ist allerdings deutlich verlängert und zeigt endokardiale Adhäsionen im Bereich der freien Wand des massiv vergrößerten rechten Ventrikels.

b Mithilfe der Planimetrie sind der atrialisierte Anteil des rechten Ventrikels hellblau und der nur noch sehr kleine residuelle und funktionell wirksame Anteil des rechten Ventrikels bei schwerer Ausprägung der Ebstein-Anomalie violett dargestellt.

gendurchblutung zu verbessern und ggf. eine additive maschinelle Beatmung oder Katecholaminunterstützung. Gegebenenfalls muss eine palliative Operation durchgeführt werden mit der finalen Option einer Kreislauftrennung nach Fontan [77].

Allgemein akzeptierte Operationsindikationen:

- Leistungseinschränkungen entsprechend der NYHA-Klasse III
- ausgeprägte Zyanose
- Auftreten paradoxer Embolien
- Herz-Thorax-Quotient im Röntgenbild von über 0,65

Verschiedene Verfahren zur Trikuspidalklappenrekonstruktion wurden beschrieben, die zusätzlich eine Verkleinerung (Plikation) der atrialisierten rechten Kammer beinhalten [60] [64] [70]. Sebening u. Mitarb. entwickelten eine Technik, die die Bildung einer monokuspiden Klappe unter Erhalt des atrialisierten Ventrikelanteils umfasste [78], ähnlich wie die von Hetzer u. Mitarb. [72] entwickelte Operationsmethode, bei der der atrialisierte Ventrikelanteil ebenfalls unangetastet bleibt. Das Prinzip besteht in der Reduktion der anatomischen Trikuspidalklappenöffnung, sodass das mobilste Segel (meist das verlängerte anteriore Segel) eine ihm gegenüberliegende Struktur für den systolischen Klappenschluss findet. Bei schweren Formen kann zusätzlich ein bidirektionaler kavopulmonaler Shunt oder ein Fontan-Tunnel angelegt werden, um die Belastung der rechten Kammer zu reduzieren [77]. Zunehmend mehr Anwendung findet die sog. Cone-Technik, die von Da Silva u. Mitarb. etabliert wurde [65]. Dabei wird durch Ablösen des anterioren Segels und durch Mobilisation der septalen und posterioren Anteile ein neuer Klappenapparat unter Plikation des rechten Ventrikels konstruiert, der vollständig aus eigenem Segelmaterial besteht.

Patienten mit symptomatischem Wolff-Parkinson-White-Syndrom sollten eine elektrophysiologische Untersuchung mit Ablation der akzessorischen Bahnen erhalten; dabei ist jedoch die Erfolgsrate geringer und das Wiederholungsrisiko bei Patienten mit Ebstein-Anomalie höher als bei Patienten mit strukturell unauffälligem Herz. Patienten mit intermittierendem oder chronischem Vorhofflattern oder -flimmern können im Rahmen einer Klappenoperation zusätzlich von einer Maze-Operation profitieren. Ziel dieser Operation ist, wie auch bei der interventionellen Ablation, die Unterbrechung kreisender Erregungen, die Ausschaltung von spontan aktiven, schnell „feuernden", erregungsbildenden Zentren und die Wiederherstellung normaler Leitungsbahnen und einer koordinierten Aktivierung des Vorhofmuskelgewebes.

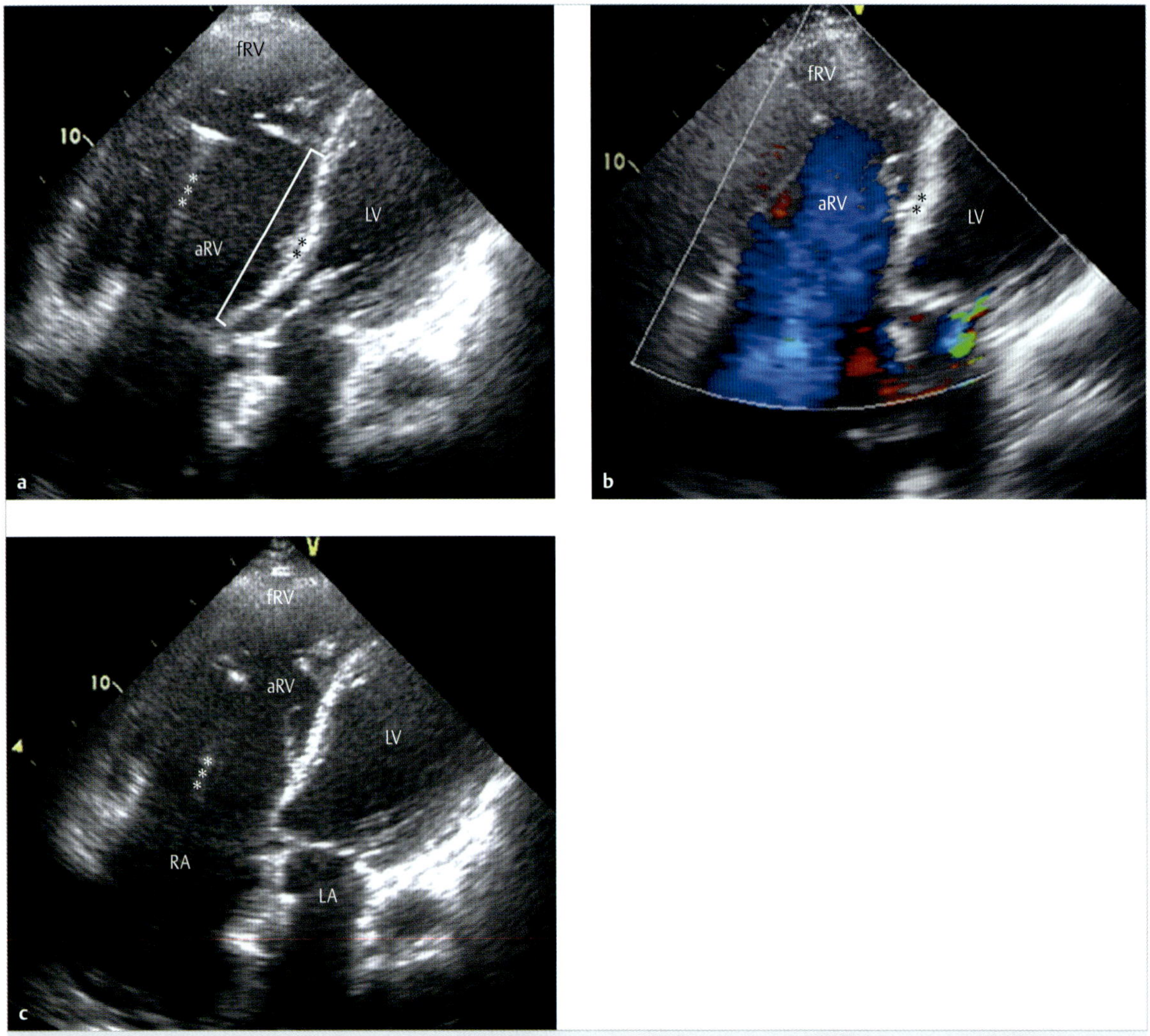

Abb. 4.52 Schwere Ebstein-Anomalie. Der Dreifachstern markiert die Position einer Schrittmachersonde im rechten Ventrikel.

aRV = Atrialized Right Ventricle
(atrialisierter, funktionell nicht wirksamer rechter Ventrikel)
fRV = Functional Right Ventricle
(funktionell wirksamer, rechter Ventrikel)
LA = Left Atrium (linkes Atrium)
LV = Left Ventricle (linker Ventrikel)
RA = Right Atrium (rechtes Atrium)

a 2D-TTE im apikalen 4-Kammer-Blick in der Diastole eines nicht voroperierten 59-jährigen männlichen Patienten mit schwerer Ebstein-Anomalie und implantiertem Schrittmacher. Deutliche Verlagerung des septalen Trikuspidalklappensegels nach apikal (rechteckige Klammer) mit diastolischem Bulging (**a**, **b**, Doppelstern) des interventrikulären Septums in den linken Ventrikel. Großer atrialisierter rechter Ventrikel und relativ klein wirkender, funktioneller rechter Ventrikel.

b Das 2D-TTE desselben Patienten zeigt im Farb-Doppler in der Systole einen ausgeprägten Jet der Trikuspidalklappeninsuffizienz (blau) in den atrialisierten Anteil des rechten Ventrikels und in den rechten Vorhof.

c In der Systole ist kein Bulging des Septums nachweisbar.

Merke

M!

Da eine zunehmende Herzinsuffizienz ein bedeutender Risikofaktor hinsichtlich der postoperativen Letalität ist, scheint es heute günstiger, die Patienten schon im NYHA-Stadium II vor Eintritt eines deutlichen Leistungsknicks zu erfassen und zu operieren.

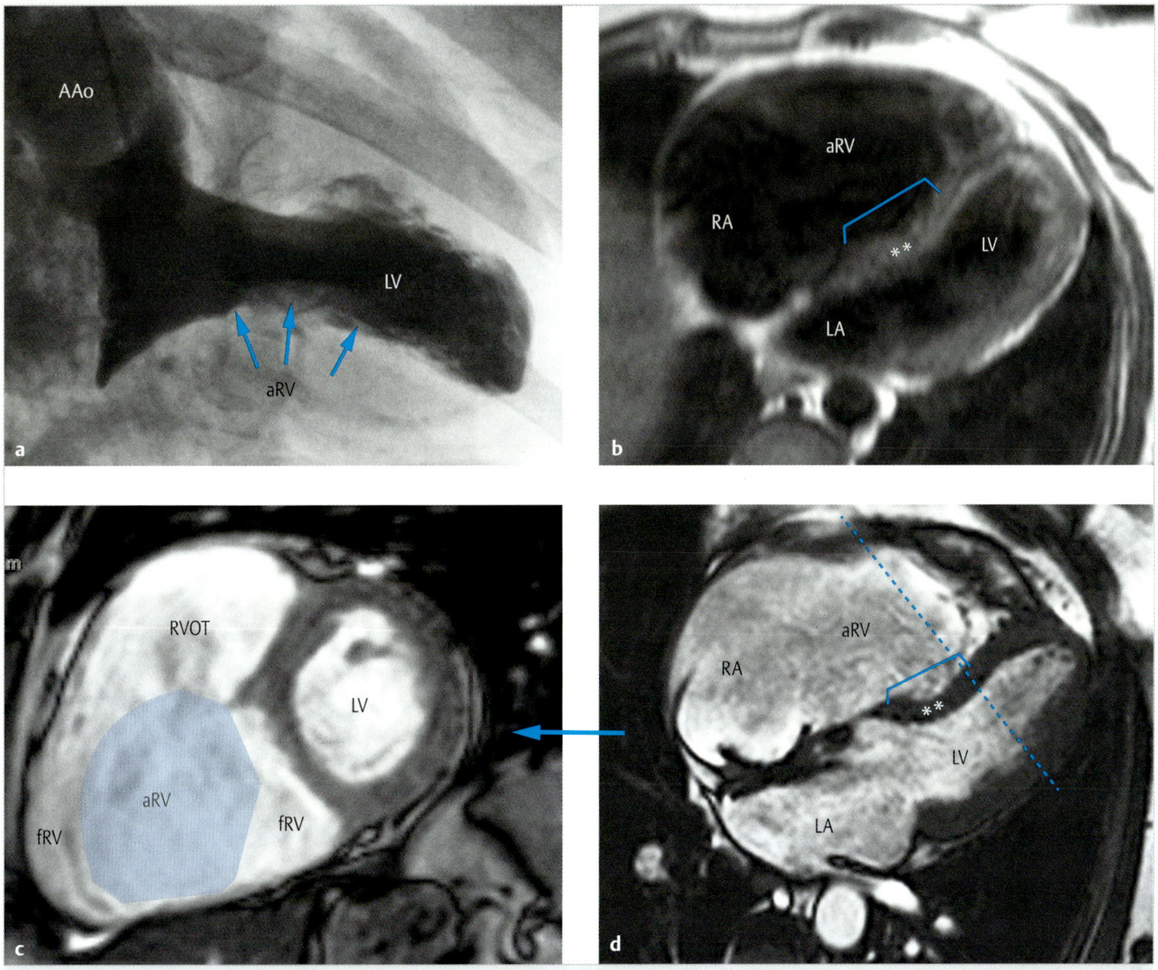

Abb. 4.53 Schwere Ebstein-Anomalie. 42-jährige, nicht voroperierte Patientin mit schwerer Ebstein-Anomalie. Durch den atrialisierten rechten Ventrikel in der Diastole nach links und dorsal verdrängter linker Ventrikel (**a**, Pfeile). Nachweis eines diastolischen Bulgings (**b**, **d**, Doppelstern) und Schnittebene (**d**, gestrichelte Linie) für den Kurzachsenschnitt in **c**. In dem mittventrikulären Kurzachsenschnitt (**c**) ist schematisiert (hellblaue Fläche) der atrialisierte rechte Ventrikel eingezeichnet mit seinen Beziehungen zum funktionellen rechten Ventrikel und zum RVOT. Die rechteckige Klammer in **b** und **d** gibt die apikale Verlagerung des septalen Trikuspidalklappensegels an.

AAo = Ascending Aorta (Aorta ascendens)
aRV = Atrialized Right Ventricle
(atrialisierter, funktionell nicht wirksamer rechter Ventrikel)
fRV = Functional Right Ventricle
(funktionell wirksamer, verkleinerter rechter Ventrikel)
LA = Left Atrium (linkes Atrium)
LV = Left Ventricle (linker Ventrikel)
RA = Right Atrium (rechtes Atrium)
RVOT = Right Ventricular Outflow Tract
(rechtsventrikulärer Ausflusstrakt)

a Lävokardiografie einer invasiven Herzkatheteruntersuchung in der Diastole in RAO-Projektion.
b Transversale MR-SE-Aufnahme.
c SSFP-Cine-MRT-Sequenz in der mittventrikulären kurzen Achse.
d SSFP-Cine-MRT-Sequenz im 4-Kammer-Blick in der Diastole.

Postoperative Probleme

In der unmittelbar postoperativen Phase kann die rechtsventrikuläre Funktion initial so eingeschränkt sein, dass eine Unterstützung mit Katecholaminen unumgänglich ist.

Eine Studie aus der Mayo-Klinik mit einem großen Patientenkollektiv beschrieb neben der rechtsventrikulären Funktionsstörung vor allem die Herzrhythmusstörungen, die nach der Operation im Langzeitverlauf eine hohe Rehospitalisierungsrate zur Folge hatten [66]. Reoperationen an der Trikuspidalklappe sind sowohl nach der Rekonstruktion als auch nach erfolgtem Klappenersatz relativ häufig. Ob sich dies bei Anwendung der Cone-Technik verbessern wird, bleibt noch abzuwarten.

Ziele und relative Wertigkeit der diagnostischen Bildgebung

Die *Echokardiografie* stellt das einfachste und am weitesten verbreitete Verfahren (▸ Tab. 4.19) zur Diagnose der Ebstein-Anomalie dar (s. ▸ Abb. 4.52). Häufig findet die Diagnosestellung bereits pränatal im Rahmen der fetalen Echokardiografie statt. Im 4-Kammer-Blick der 2D-Echokardiografie ist es möglich, die nach apikal verlagerten Trikuspidalklappensegel und deren Wandadhärenzen sowie die Größe der rechten Kammer abzuschätzen. Spezielle Indizes erlauben eine Abschätzung des Ausmaßes der Anomalie [62]. Des Weiteren kann ein ASD bzw. das PFO visualisiert werden. Die Farb-Doppler-Sonografie ermöglicht die Darstellung der Insuffizienz, die einfache Doppler-Sonografie die der Stenose der Trikuspidalklappe (s. ▸ Abb. 4.52b). Shunts auf Vorhofebene sowie ihre Richtung lassen sich ebenfalls gut darstellen.

Die *3D-Echokardiografie* kann zur Visualisierung der genauen Morphologie der Trikuspidalklappensegel sowie für Funktionsanalysen genutzt werden [59] [82].

Die *TEE* hat ihren Platz vor allem vor und nach der Herzoperation gefunden. Bei dieser Methode steht die Visualisierung der chirurgisch verwendbaren Klappensegel, ihrer Größe, Mobilität, Anheftungen und Fenestrierungen im Vordergrund. Intra- und postoperativ werden die kardiale und die Trikuspidalklappenfunktion (Restinsuffizienz, Ausschluss einer Stenose) mittels TEE beurteilt.

Eine invasive *Herzkatheteruntersuchung* (s. ▸ Abb. 4.53a) ist erst bei Verdacht auf das Vorliegen zusätzlicher, echokardiografisch oder mithilfe der MRT nicht zu klärender Anomalien und als elektrophysiologische Untersuchung bei Vorliegen symptomatischer akzessorischer Leitungsbahnen sinnvoll.

Tab. 4.19 Wertigkeit einzelner diagnostischer Verfahren in der Beurteilung verschiedener Aspekte der Ebstein-Anomalie.

Befunde	Echokardiografie			Röntgenthorax p.–a. + seitlich	MRT mit Flussmessung	MDCT EKG-getriggert	Herzkatheter
	TTE	TEE	3D				
Morphologie des Trikuspidalklappenapparats							
Dysplasie und Dislokation	hoch	hoch	hoch	–	hoch	mäßig	mäßig
Wandadhärenzen	hoch	hoch	hoch	–	hoch	hoch	mäßig
Funktion der Trikuspidalklappe							
Insuffizienz	hoch	hoch	mäßig	-	hoch	mäßig	mäßig
Stenose	hoch	hoch	–	–	hoch	mäßig	hoch
Größe der kardialen Kompartimente							
rechtes Atrium	hoch	hoch	hoch	mäßig	hoch	hoch	mäßig
rechter Ventrikel (einschließlich atrialisierter Kammer)	mäßig	hoch	mäßig bis hoch	mäßig	hoch	hoch	mäßig
linker Ventrikel (einschließlich paradoxer Septumbeweglichkeit)	hoch	hoch	hoch	mäßig	hoch	hoch	hoch
linkes Atrium	hoch	hoch	hoch	mäßig	hoch	hoch	mäßig
Funktion der kardialen Kompartimente							
rechter Ventrikel	mäßig	hoch	hoch	–	hoch	mäßig	hoch
linker Ventrikel	hoch	hoch	hoch	–	hoch	mäßig	hoch

CT = Computertomografie
EKG = Elektrokardiografie
MRT = Magnetresonanztomografie
TEE = transösophageale Echokardiografie
TTE = transthorakale Echokardiografie

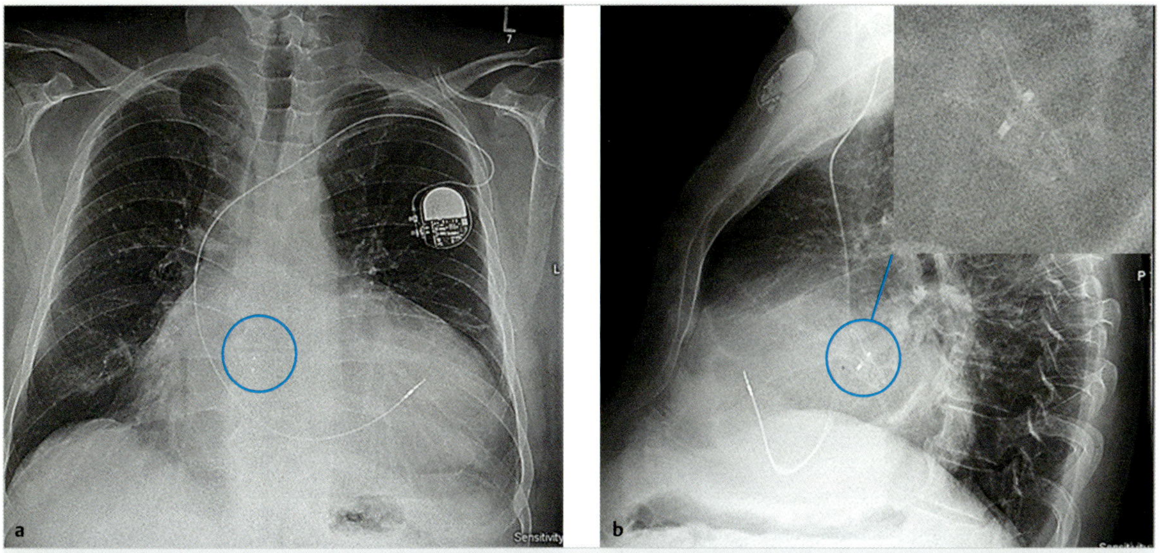

Abb. 4.54 Ebstein-Anomalie mit ASD. Nicht voroperierter 59-jähriger Patient mit Ebstein-Anomalie und ASD, der mittels Vorhof-Okkluder (**a**, **b**, blauer Kreis) verschlossen wurde. In **c–f** sind multiplanare Reformatierungen eines Mehrzeilen-MDCT-Datensatzes zu sehen. Der Dreifachstern (**e**, **f**) kennzeichnet den Okkluder. Zusätzlich sind in allen Reformatierungen Artefakte der Schrittmachersonde im rechten Ventrikel (**c–f**, Stern) zu erkennen. Schematisch sind in allen Orientierungen (**c–e**) der atrialisierte Anteil (hellblaue Fläche) und der funktionell wirksame Teil des rechten Ventrikels (hellrote Fläche) eingezeichnet (s. a. Fortsetzung).

aRV = Atrialized Right Ventricle
(atrialisierter, funktionell nicht wirksamer rechter Ventrikel)
fRV = Functional Right Ventricle
(funktionell wirksamer, verkleinerter rechter Ventrikel)
LA = Left Atrium (linkes Atrium)
LV = Left Ventricle (linker Ventrikel)
RA = Right Atrium (rechtes Atrium)

a P.–a. Röntgenbild. Typische Bocksbeutelform des Herzens, die durch die Vergrößerung des rechten Vorhofs und Ventrikels, bedingt ist.

b Seitliches Röntgenbild. Vergrößerte Darstellung des Vorhofseptumokkluders.

Merke

M!

Bei Zyanose in Ruhe oder unter Belastung wird bei milder Trikuspidalklappeninsuffizienz ein interventioneller Verschluss des ASD (s. ▶ Abb. 4.54) diskutiert. Dabei muss aber während der Intervention zweifelsfrei geklärt werden, dass der Verschluss zu keiner hämodynamischen Beeinträchtigung der kardialen Auswurfleistung führt.

Die *Röntgenuntersuchung* zeigt die charakteristische Bocksbeutelform der Herzsilhouette (s. ▶ Abb. 4.54b u. ▶ Abb. 4.54a), die vor allem infolge der Dilatation des rechten Vorhofs entsteht. Ein vergrößerter Herz-Thorax-Quotient von über 0,65 ist mit einer schlechteren Prognose verbunden [76].

Vor allem die *MRT* hat in den letzten Jahren als nicht invasives bildgebendes Verfahren einen hohen Stellenwert in der präoperativen Diagnostik eingenommen (s. ▶ Tab. 4.19) [69] [73]. Die MRT liefert bei der sehr komplexen 3D-Anatomie vor allem valide Aussagen zur Größe und Funktion des atrialisierten und des funktionell wirksamen Anteils der rechten Kammer, zusätzlich aber auch sehr hilfreiche Aussagen zur Morphologie der verlagerten Trikuspidalklappensegel (s. ▶ Abb. 4.51 u. ▶ Abb. 4.53), und ist damit für die Planung der Operation eine ganz wichtige Informationsquelle geworden. Zusätzlich kann in Kombination aus der MR-Volumetrie des rechten Ventrikels und des rechten Vorhofs und der MR-Flussmessung mittels Phasenkontrasttechnik eine absolute Quantifizierung der Trikuspidalinsuffizienz und des Shunt-Volumens bei begleitendem ASD oder PFO erfolgen [74] [81] [84]. Die Planung der Cine-MRT-Sequenzen in transversaler Schichtorientierung ist besonders hilfreich, um den atrialisierten und den funktionell wirksamen Anteil des rechten Ventrikels genau planimetrieren zu können (s. ▶ Abb. 4.51).

Die *CT* wird aufgrund der Strahlenexposition und der in der Regel guten Bildqualität der Echo- und MRT-Untersuchungen in der Regel nur selten bei Patienten mit Ebstein-Anomalie eingesetzt [63]. Sie stellt jedoch bei Patienten mit schlechter Schallbarkeit und Kontraindikationen für eine MRT-Untersuchung, wie z. B. Schrittmacher, ein gute Alternative zur MRT dar (s. ▶ Abb. 4.54). Die Volumetrie und Funktionsanalyse des rechten Ventrikels kann, bei allerdings schlechterer zeitlicher Auflösung, auch mit der MDCT vorgenommen werden.

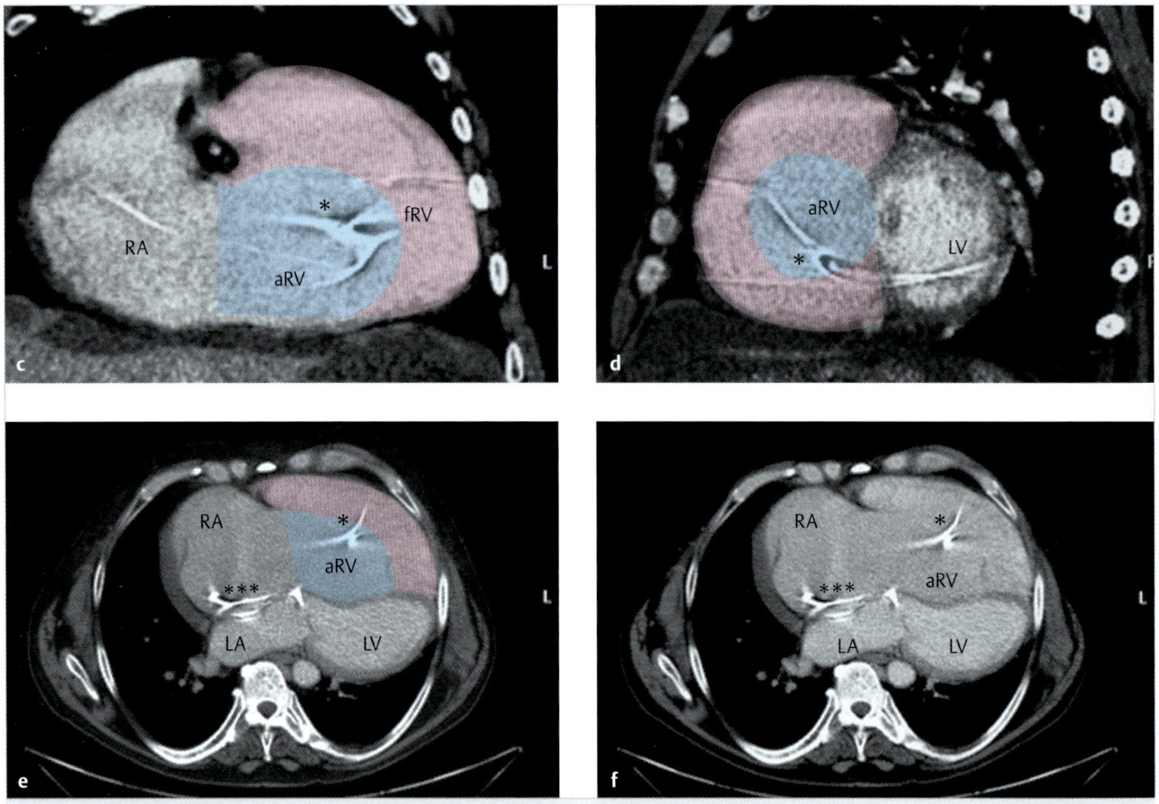

Abb. 4.54 Fortsetzung. Ebstein-Anomalie mit ASD.
aRV = Atrialized Right Ventricle
(atrialisierter, funktionell nicht wirksamer rechter Ventrikel)
fRV = Functional Right Ventricle
(funktionell wirksamer, verkleinerter rechter Ventrikel)
LA = Left Atrium (linkes Atrium)
LV = Left Ventricle (linker Ventrikel)
RA = Right Atrium (rechtes Atrium)

c Koronare Reformatierung aus einem MDCT-Datensatz.
d Sagittale Reformatierung aus einem MDCT-Datensatz.
e Transversale Reformatierung aus einem MDCT-Datensatz mit Kennzeichnung des atrialisierten, funktionell nicht wirksamen rechten Ventrikels sowie des funktionell wirksamen, verkleinerten rechten Ventrikels.
f Transversale Reformatierung aus einem MDCT-Datensatz ohne Einzeichnungen in der Diastole mit deutlichem Bulging des interventrikulären Septums.

4.3 Linksseitige Vitien

4.3.1 Subaortenstenose, valvuläre Aortenstenose und supravalvuläre Aortenstenose

Joachim Lotz, Joachim Eichhorn u. Michael Steinmetz

Definition

Stenosen im Bereich des LVOT kommen als subvalvuläre, valvuläre und supravalvuläre Aortenklappenstenosen vor (▸ Abb. 4.55). Eine Sonderform der Aortenstenose stellt die Aortenisthmusstenose (S. 195) dar. Gemeinsam ist diesen Stenosen, dass sie zu einer Nachlasterhöhung für den linken Ventrikel führen. Sie können isoliert oder in Kombination mit anderen Vitien auftreten.

Einteilung

Subvalvuläre Aortenstenose

Bei der isolierten subvalvulären Aortenstenose besteht meist eine fibröse Membran oder ein fibromuskulärer Ring unterhalb der Aortenklappe (▸ Abb. 4.56; s. auch ▸ Abb. 4.55a). Selten findet sich ein isolierter muskulärer Wulst im Bereich des Septums, akzessorisches Mitralklappengewebe oder ein fehlgebildeter Mitralklappenapparat als Ursache einer Subaortenstenose. Bei der HOCM kommt es ebenfalls zur muskulären Subaortenstenose infolge einer asymmetrischen Septumhypertrophie mit potenzieller Obstruktion im Bereich des LVOT.

Der sog. Shone-Komplex, definiert als eine Kombination der Subaortenstenose mit Mitralklappenfehlbildung und einer Aortenisthmusstenose, ist als eine Sonderform der Subaortenstenose anzusehen.

Subvalvuläre Aortenstenosen sind oft auch Bestandteil komplexer kardialer Fehlbildungen (DORV, Mala-

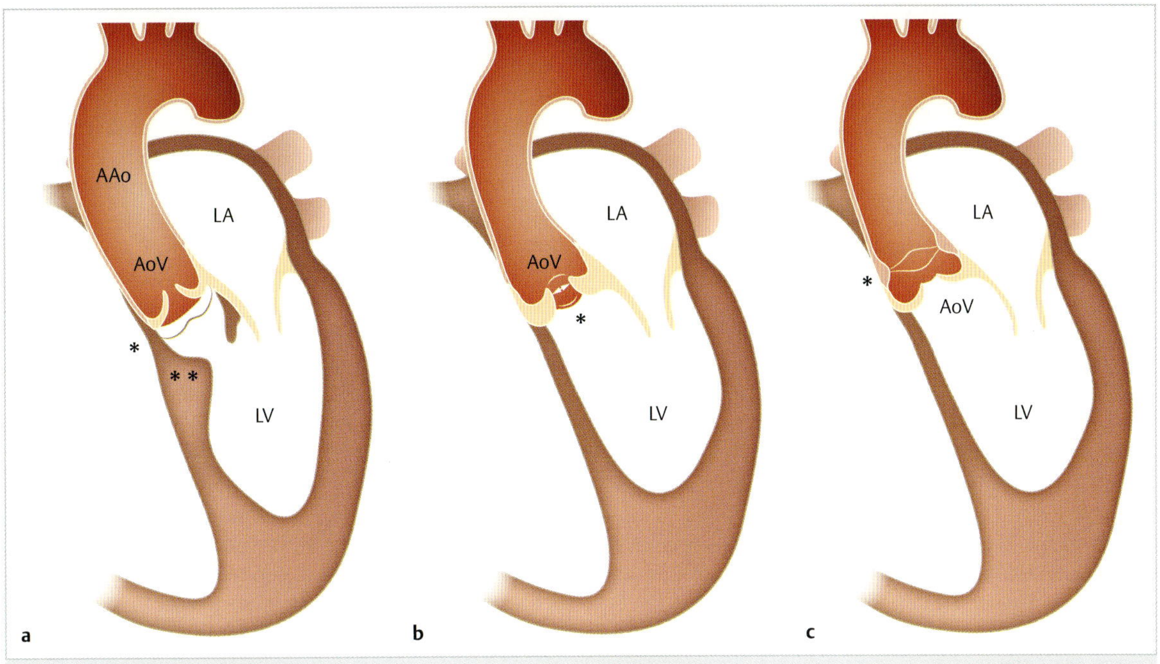

Abb. 4.55 Verschiedene Formen der Aortenstenosen. Schematische Darstellung.

AAo = Ascending Aorta (Aorta ascendens)
AoV = Aortic Valve (Aortenklappe)
LA = Left Atrium (linkes Atrium)
LV = Left Ventricle (linker Ventrikel)

a Subvalvuläre Stenose mit subvalvulärer Membran (Stern) und subvalvulärem Muskelwulst (Doppelstern) im LVOT.
b Valvuläre Aortenstenose (Stern) mit verdickten Taschenklappen.
c Supravalvuläre Aortenstenose mit supravalvulärer Membran (Stern).

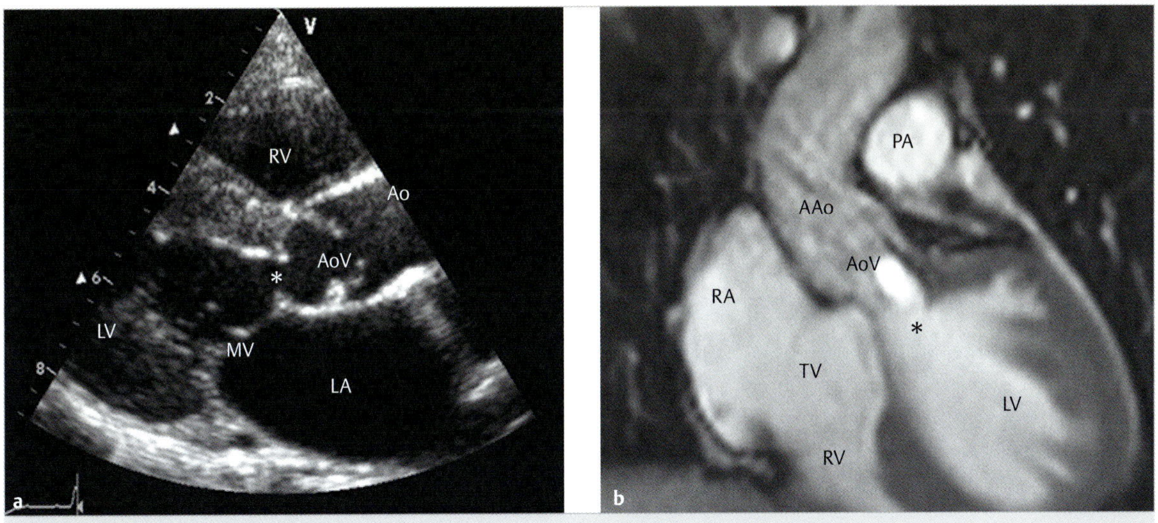

Abb. 4.56 Subvalvuläre Aortenstenose. 2 verschiedene Patienten. (Mit freundlicher Genehmigung von PD Dr. Dr. Philipp Lurz, Herzzentrum Leipzig.)

AAo = Ascending Aorta (Aorta ascendens)
AoV = Aortic Valve (Aortenklappe)
LA = Left Atrium (linkes Atrium)
LV = Left Ventricle (linker Ventrikel)
MV = Mitral Valve (Mitralklappe)
PA = Pulmonary Artery (A. pulmonalis)
RA = Right Atrium (rechtes Atrium)
RV = Right Ventricle (rechter Ventrikel)
TV = Tricuspid Valve (Trikuspidalklappe)

a Die 2D-TTE in der parasternalen langen Achse eines Patienten mit subvalvulärer Aortenstenose (Stern) zeigt deutlich die beidseitige subvalvuläre Membran im LVOT unterhalb der sich öffnenden Aortenklappe.
b In der SSFP-Cine-MRT in koronarer Schichtführung eines anderen Patienten mit subvalvulärer Aortenstenose (Stern) ist neben der subvalvulären Membran ein systolischer Dephasierungsjet durch Flussbeschleunigung im LVOT zu erkennen.

lignment-VSD u. a.). Bei ca. 37 % der Patienten mit isolierter subvalvulärer Aortenstenose besteht zusätzlich ein perimembranöser VSD. Nach Korrekturoperationen (z. B. bei VSD, AVSD, komplexen Vitien) kann es auch sekundär zur Ausbildung einer Subaortenstenose kommen.

Valvuläre Aortenstenose

Eine valvuläre Aortenstenose (s. ▸ Abb. 4.55b) liegt bei Veränderung der Aortenklappe vor. Zumeist öffnen die Klappentaschen sich aufgrund einer angeborenen oder erworbenen Verdickung oder Verschmelzung einzelner Taschen unvollständig. Eine weitere Ursache ist ein zu kleiner Klappenring. Die häufigste Ursache jedoch stellt eine angeborene oder funktionelle bikuspide Aortenklappe dar, die sich infolge der Verschmelzung der Kommissuren (Raphenbildung) unvollständig öffnet (▸ Abb. 4.57 u. ▸ Abb. 4.58).

Es werden folgende Formen unterschieden (s. ▸ Abb. 4.58):

- echte oder wahre bikuspide Klappe mit nur 2 Sinus und nur 2 meist gleich großen Taschenklappen
- weitaus häufigere „bikuspidalisierte" Aortenklappe, bei der rein anatomisch je 3 Sinus und Klappentaschen angelegt, 2 davon jedoch über eine Verdickung, die sog. Raphe, verschmolzen sind, sodass diese Klappen dann meist unterschiedlich groß sind

In pathologisch-anatomischen Präparaten findet sich meistens auch bei in der Bildgebung bikuspide erscheinenden Klappen eine rudimentäre 3. Tasche.

Die bikuspide Aortenklappe tritt auch häufig in Kombination mit einer Aortenisthmusstenose (S. 195) auf. Auch monokuspide Klappen kommen vor. Zudem findet sich eine Verdickung der Taschen bei angeborener oder erworbener Klappendysplasie (z. B. nach rheumatischem Fieber). Dies führt genauso zu einer unvollständigen Klappenöffnung. In der Extremform kann die Klappe nicht abgegrenzt werden und erscheint wie eine durchlöcherte Membran. Die Einteilung des Schweregrads der valvulären Aortenstenose erfolgt nach ▸ Tab. 4.20.

> M!
> **Merke**
>
> Eine Aortenisthmusstenose ist häufig vergesellschaftet mit einer bikuspiden Aortenklappe.

Die sog. kritische Aortenstenose des Neugeborenen ist eine eigenständige Entität. Dabei ist die Perfusion des Systemkreislaufs auch postnatal vom Ductus arteriosus abhängig. Ohne Therapie führt die kritische Aortenstenose postnatal zu akuter Herzinsuffizienz und Dekompensation des linken Ventrikels; pränatal kann es zur Ausbildung einer Endokardfibroelastose oder eines hypoplastischen Linksherzsyndroms (HLHS) kommen.

Supravalvuläre Aortenstenose

Die supravalvuläre Aortenstenose (▸ Abb. 4.59 u. ▸ Abb. 4.60; s. auch ▸ Abb. 4.55c) kann ebenfalls isoliert oder in Kombination mit einem Vitium auftreten. Am häufigsten finden sich sanduhrartige Stenosen im Bereich des sinotubulären Übergangs, selten längerstreckige Stenosen, eine Hypoplasie der Aorta als Ganzes oder membranöse Formen.

Fast immer findet sich in der histologischen Untersuchung eine Veränderung des Mediaaufbaus, der Kollagen- oder Elastinfasern, sodass die Aortenwand weniger elastisch und die Windkesselfunktion eingeschränkt ist. Die distalen Kommissurenanteile können betroffen und in ihrer Mobilität behindert sein. Es kann zu Koronarverlegungen oder -stenosen durch atypische Taschen kommen. Teilweise kommen auch Stenosen der aus der Aorta abgehenden Gefäße vor. Eine Kombination von sub- und supravalvulärer Aortenstenose ist häufig. Verschiedene Syndrome gehen mit einer supravalvulären Aortenklappenstenose einher. Am bekanntesten ist das Williams-Beuren-Syndrom; aber auch beim Syndrom der familiären Aortenerkrankung (Elastingenmutation), bei Formen der familiären Hypercholesterinämie und anderen genetischen Erkrankungen kommen supravalvuläre Aortenstenosen vor [93].

Hämodynamik

Eine Obstruktion des LVOT, der Aortenklappe oder der aszendierenden Aorta führt zu einer Nachlasterhöhung für den linken Ventrikel mit konsekutiver Hypertrophie und im Verlauf eingeschränkter Kontraktilität. Diese ist direkt abhängig vom Grad der Stenose und dem für den linken Ventrikel zu überwindenden Druckgradienten. Zudem kommt es zu einer Flussbeschleunigung und Verwirbelungen des Blutes im Bereich der Stenose bzw. distal davon (▸ Abb. 4.61), die sich mithilfe der MR-Flussmessung, insbesondere der 4D-Flussmessung, gut darstellen lassen.

Klinische Problematik

Die isolierte sub- oder supravalvuläre Aortenstenose bleibt häufig lange Zeit klinisch beschwerdefrei. Höhergradige Stenosen können mit einer Einschränkung der körperlichen Belastbarkeit bis zu manifester Herzinsuffizienz mit Lungenödem einhergehen. Selten treten auch Synkopen oder die Symptome einer Angina pectoris auf. Auskultatorisch ist ein raues Crescendo-Systolikum mit einem Punctum maximum über dem 2. Interkostalraum links und Fortleitung in die Karotiden zu hören.

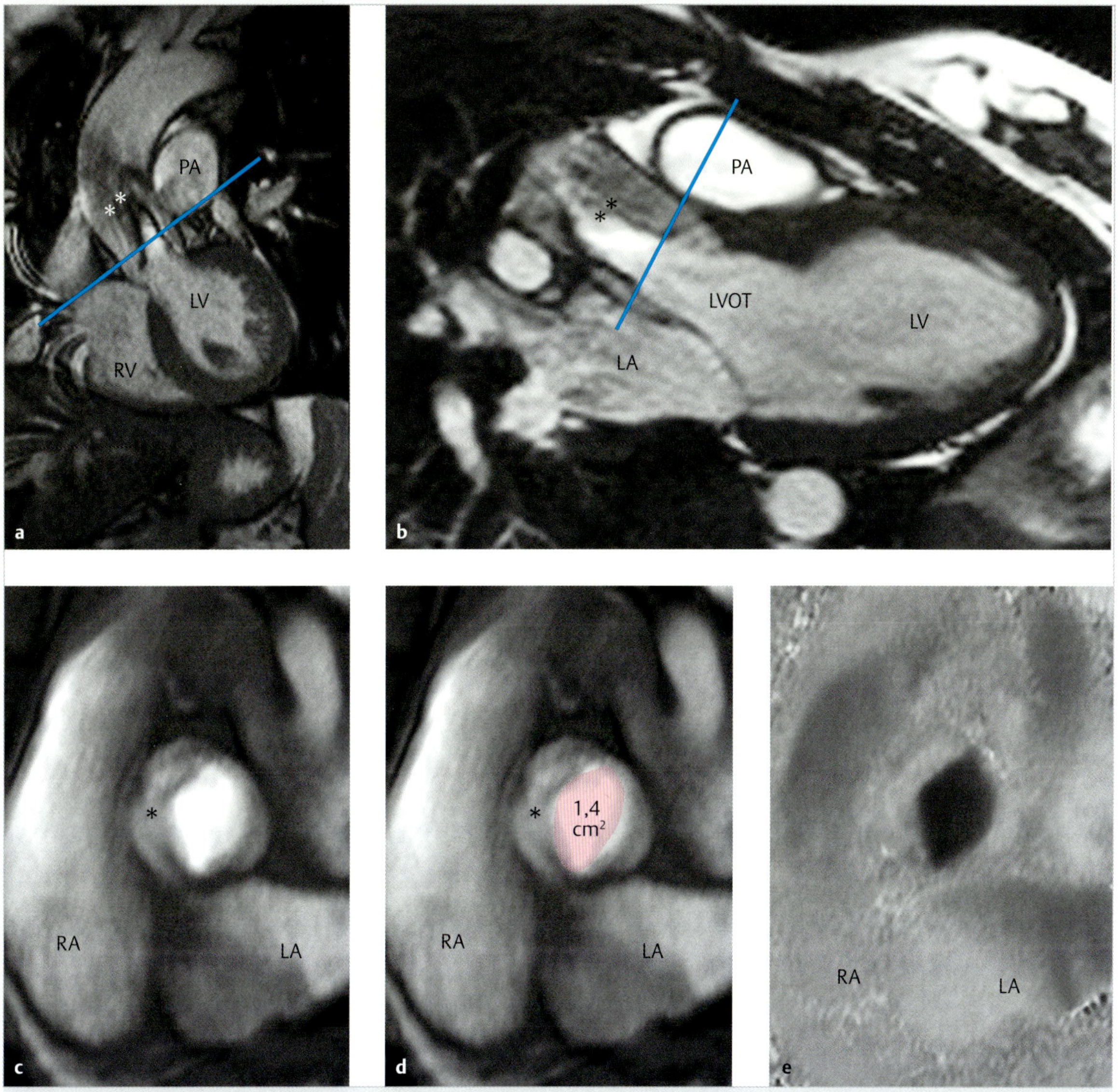

Abb. 4.57 Isolierte, angeborene „bikuspidalisierte" Aortenklappe Typ1 N/R und mittelgradige Stenose (s. ▶ Abb. 4.58). 25-jähriger Patient. In der Doppler-Echokardiografie wurde ein maximaler instantaner Druckgradient von 30 mmHg abgeschätzt. Der Patient war klinisch beschwerdefrei.

LA = Left Atrium (linkes Atrium)
LV = Left Ventricle (linker Ventrikel)
LVOT = linksventrikulärer Ausflusstrakt
PA = Pulmonary Artery (A. pulmonalis)
RA = Right Atrium (rechtes Atrium)

a Koronares SSFP-Cine-MRT-Bild in der Systole mit maximal geöffneter Aortenklappe und Signalauslöschungen durch Dephasierungen (Doppelstern) bei turbulentem Fluss durch die Flussbeschleunigung. Die gestrichelte blaue Linie zeigt die Schnittebene für **c–e** zur Darstellung und Planimetrie der Aortenklappe an.

b Korrespondierendes LVOT-Bild zu **a**. Auch hier zeigt die gestrichelte blaue Linie die Schnittebene für **c–e** zur Darstellung und Planimetrie der Aortenklappe an.

c Magnitudenbild der Through-Plane-Flussmessung (Schnittführung entsprechend gestrichelter blauer Linie in **a** und **b**) der maximal geöffneten bikuspiden Aortenklappe mit einer maximalen Klappenöffnungsfläche von 1,4 cm^2 (**d**). In **c** und **d** sind angedeutet 3 Sinus und die Raphe (Stern) zwischen rechtskoronarer und nicht koronarer Klappe zu erkennen.

d Die maximale Klappenöffnungsfläche ist in der Systole als rote Fläche planimetriert. Dies kann grundsätzlich auch im Phasenbild (**e**) erfolgen.

e Korrespondierendes Phasenbild zu **c**. Die Flussrichtung nach kranial ist schwarz codiert. Die maximale gemessene Flussgeschwindigkeit in der MRT betrug 3,1 m/s im Sinne eines abgeschätzten maximalen instantanen Druckgradienten von 38 mmHg.

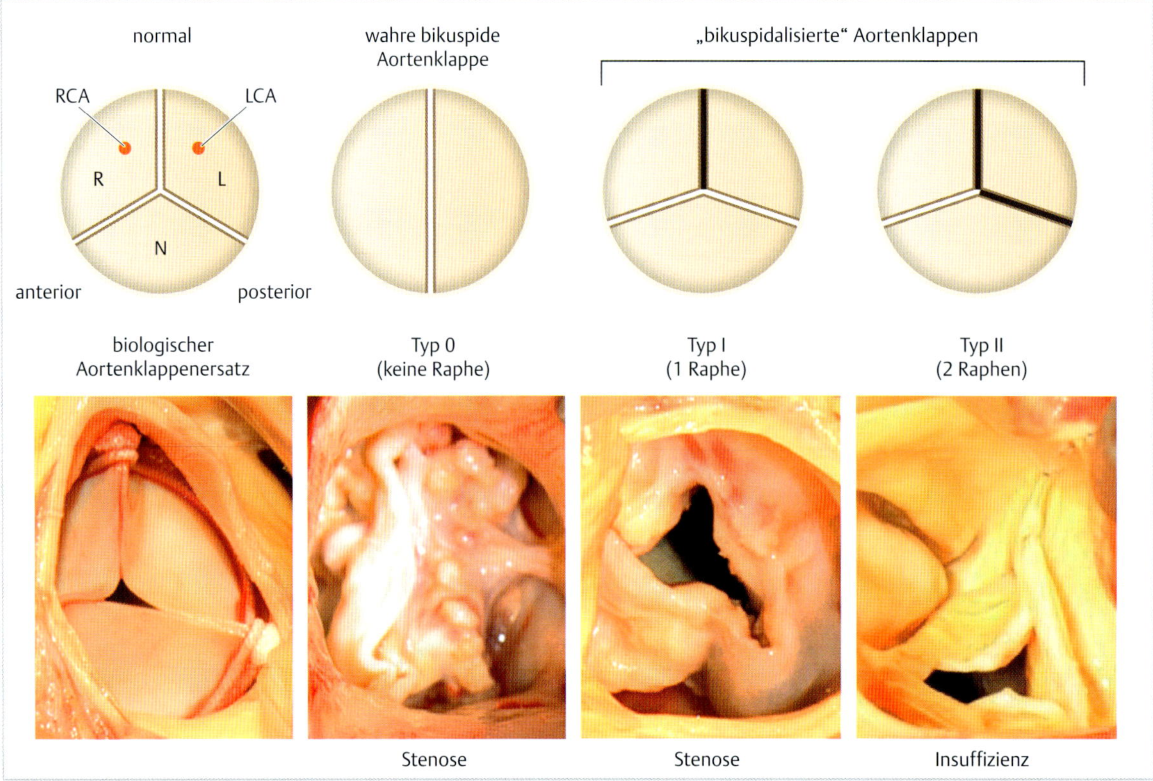

Abb. 4.58 Einteilung der bikuspiden bzw. „bikuspidalisierten“ Aortenklappen. Schematische Darstellung der Einteilung (oben) [96] mit entsprechenden intraoperativen Beispielen und Pathologien (unten). Beachte: Bei der wahren bikuspiden Aortenklappe sind beide Klappen üblicherweise gleich groß und es existieren nur 2 Sinus. Bei der „bikuspidalisierten“ Aortenklappe sind die Taschenklappen über 1 oder 2 Raphen (schwarz) verschmolzen und besitzen 3 Sinus. (Intraoperative Aufnahmen mit freundlicher Genehmigung von PD Dr. E. Girdauskas, Klinik für Herzchirurgie, Zentralklinik Bad Berka.)
L = Left Coronary Valve (linkskoronare Klappe)
R = Right Coronary Valve (rechtskoronare Klappe)
LCA = Left Coronary Artery (A. coronaria sinistra)
RCA = Right Coronary Artery (A. coronaria dextra)
N = Not Coronary Valve (nicht koronare Klappe)

Tab. 4.20 Einteilung des Schweregrads bei valvulärer Aortenklappenstenose. Die Einteilung nach Druckgradienten ist übertragbar auf die sub- und supravalvuläre Aortenstenose [90].

Schweregrad	Herzkatheter Spitzengradient (mmHg)	CW-Doppler v_{max} (m/s)	Bernoulli maximaler instantaner Gradient (mmHg)	Bernoulli mittlerer instantaner Gradient (mmHg)	Echo Aortenklappenfläche (cm^2)
trivial					
leicht	< 30	< 3	< 36	< 25	> 1,5 (> 1 cm^2/m^2)
mittel	30–50	3–4	36–64	25–40	1,0–1,5 (0,6–1,0 cm^2/m^2)
schwer	> 50	> 4	> 64	> 40	< 1,0 (< 0,6 cm^2/m^2)

CW = Continuous Wave

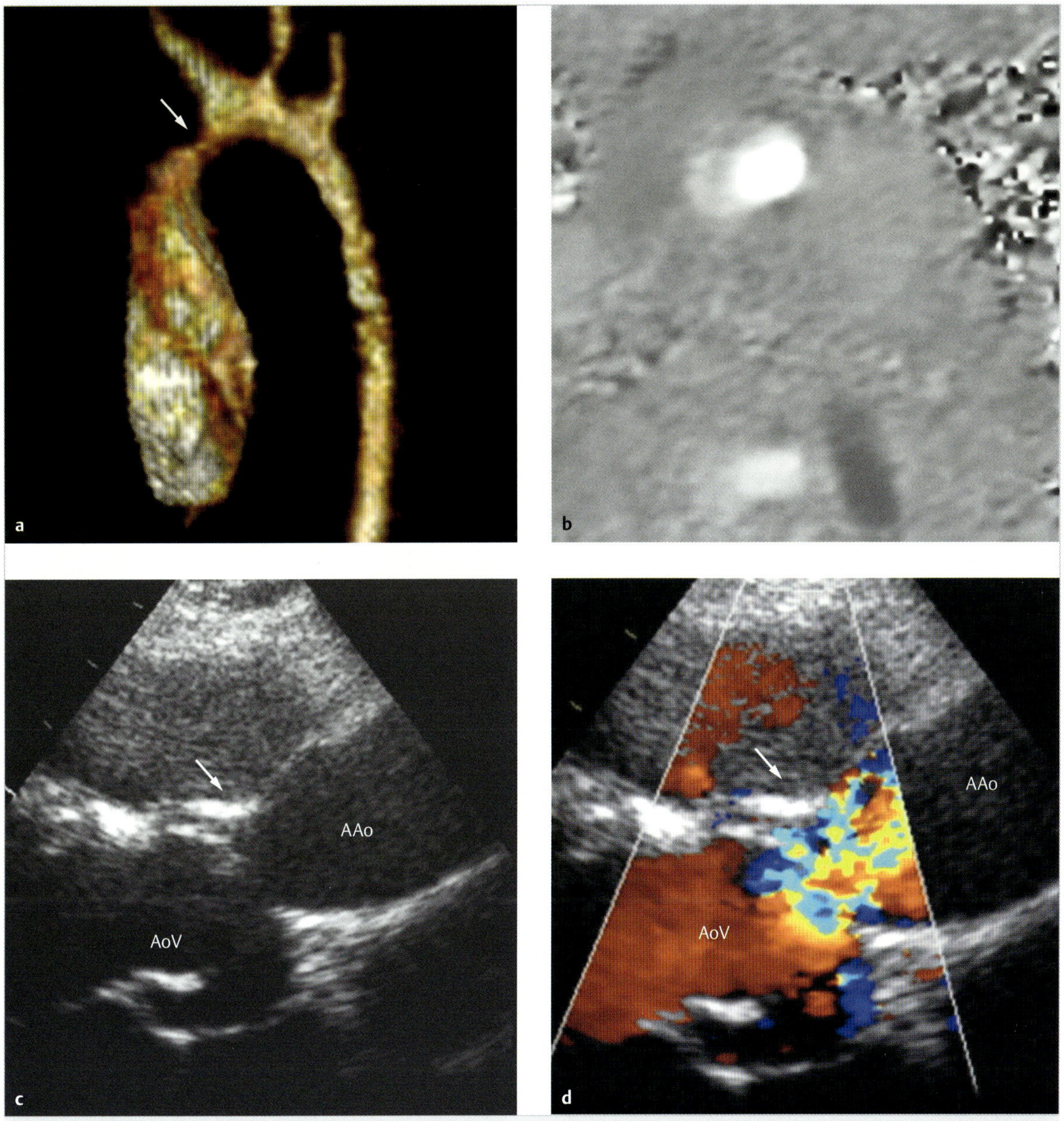

Abb. 4.59 Supravalvuläre Aortenstenose. 2 Patienten. 2 Monate alter Säugling mit hypoplastischem Aortenbogen und Zustand nach operativer Rekonstruktion des Aortenbogens (**a**, **b**). Jetzt noch residuelle Stenose im Bereich der Aorta ascendens (**a**, Pfeil). Die 2D-TTE in der parasternalen langen Achse eines anderen Patienten mit supravalvulärer Aortenstenose (**c**, **d**) zeigt deutlich die supravalvuläre Membran (Pfeile) und die Flussbeschleunigung im Farb-Doppler. (c, d mit freundlicher Genehmigung von PD Dr. Dr. Philipp Lurz, Herzzentrum Leipzig.)
AAo = Ascending Aorta (Aorta ascendens)
AoV = Aortic Valve (Aortenklappe)

a 3D-Rekonstruktion einer kontrastmittelgestützten MRA einer supravalvulären Aortenstenose in gewinkelt sagittaler Orientierung entlang des Aortenbogens.

b Phasenkontrastbild der Through-Plane-Messung; die kraniale Flussrichtung ist hier weiß codiert. Die maximale gemessene Flussgeschwindigkeit betrug 2,5 m/s, entsprechend einem abgeschätzten maximalen instantanen Druckgradienten von 25 mmHg. Proximal der Stenose in der Aorta ascendens betrug die Flussgeschwindigkeit 1,1 m/s.

c 2D-TTE einer supravalvulären Aortenstenose (Pfeil) in der parasternalen langen Achse ohne Farb-Doppler-Signal.

d 2D-TTE einer supravalvulären Aortenstenose (Pfeil) in der parasternalen langen Achse mit Farb-Doppler-Signal und entsprechender Flussbeschleunigung.

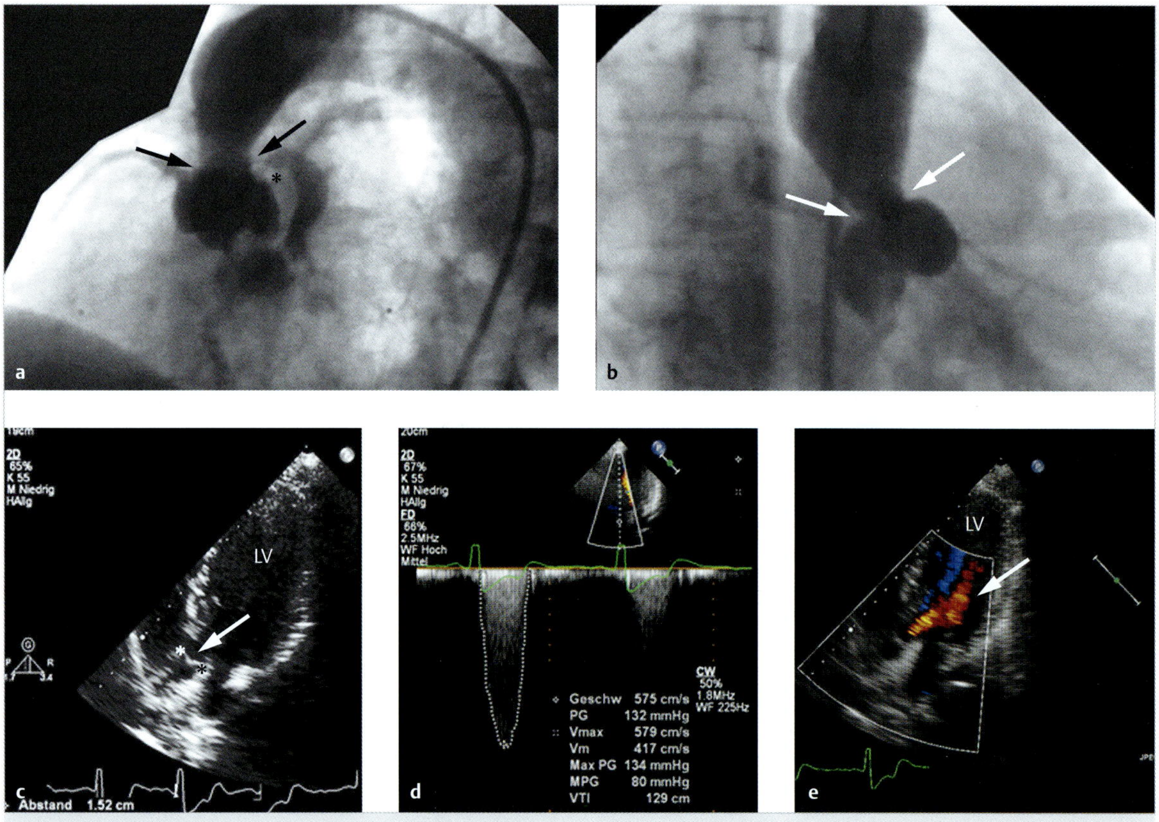

Abb. 4.60 Kombinierte valvuläre und supravalvuläre Aortenstenose sowie Abgangsstenosen der linken und rechten Koronararterien. 17-jährige Patientin mit einer Mutation im Elastin-Gen und Syndrom der dysplastischen Aortenklappe. Die Pfeile in **a** und **b** kennzeichnen die Aortenstenose, der Stern in **a** die Abgangsstenosen der linken Koronararterie.
LV = Left Ventricle (linker Ventrikel)
a Herzkatheteruntersuchung mit Angiografie der Aorta ascendens in LAO-Projektion. Der invasiv gemessene Spitzendruckgradient betrug 100 mmHg.
b Herzkatheteruntersuchung mit Angiografie der Aorta ascendens in RAO-Projektion.
c Korrespondierendes 2D-TTE-Bild im 5-Kammer-Blick mit kleiner Aortenklappe mit einem Durchmesser von 15 mm (Pfeil), entsprechend weniger als 2 Standardabweichungen der körperoberflächenbezogenen Norm.
d Hochgradige Flussbeschleunigung im CW-Doppler auf maximal 5,8 m/s mit einem abgeschätzten mittleren Druckgradienten von 80 mmHg, maximal 134 mmHg.
e Farb-Doppler-Darstellung (Pfeil) der begleitenden Aortenklappeninsuffizienz.

Natürlicher Verlauf und Indikation zur Therapie

Ausgeprägte sub- und supravalvuläre Aortenstenosen sind in der Regel progredient. Geringergradig ausgeprägte Formen können jedoch auch über viele Jahre unverändert bleiben [85]. Sie bestehen dann zumeist nicht von Geburt an, sondern entwickeln sich erst in den ersten Lebensjahren. Selten kommen fetale oder neonatale Subaortenstenosen auch in Verbindung mit einer Endokardfibroelastose und einem hypoplastischen linken Ventrikel vor. Teilweise kommt dann zur initialen Stenose vor allem bei fortschreitender Ektasie der aszendierenden Aorta auch eine Aortenklappeninsuffizienz zum ursprünglichen Befund hinzu.

Die Indikation zur Therapie ergibt sich entsprechend den Leitlinien der Deutschen Gesellschaft für Pädiatrische Kardiologie [88] [90] bei der isolierten subvalvulären, valvulären oder supravalvulären Aortenstenose bei einem mittleren Doppler-Gradienten von mehr als 40 mmHg, einer Klappenöffnungsfläche von weniger als 1 cm² oder einem invasiv gemessenen Peak-to-Peak-Druckgradienten im Katheter von mehr als 50 mmHg (s. ▶ Tab. 4.20). Unabhängig vom Gradienten ist die Therapieindikation unter folgenden Bedingungen gegeben:

- Auftreten von Beschwerden (Herzinsuffizienz, Angina pectoris)
- progrediente linksventrikuläre Dilatation oder verminderte linksventrikuläre Funktion
- neue oder progrediente Aortenklappeninsuffizienz
- Repolarisationsstörungen im EKG

Bei der kombinierten Subaortenstenose, die mit anderen kardialen Fehlbildungen assoziiert ist, ist der Gesamtbefund entscheidend für die Therapieentscheidung [88] [90].

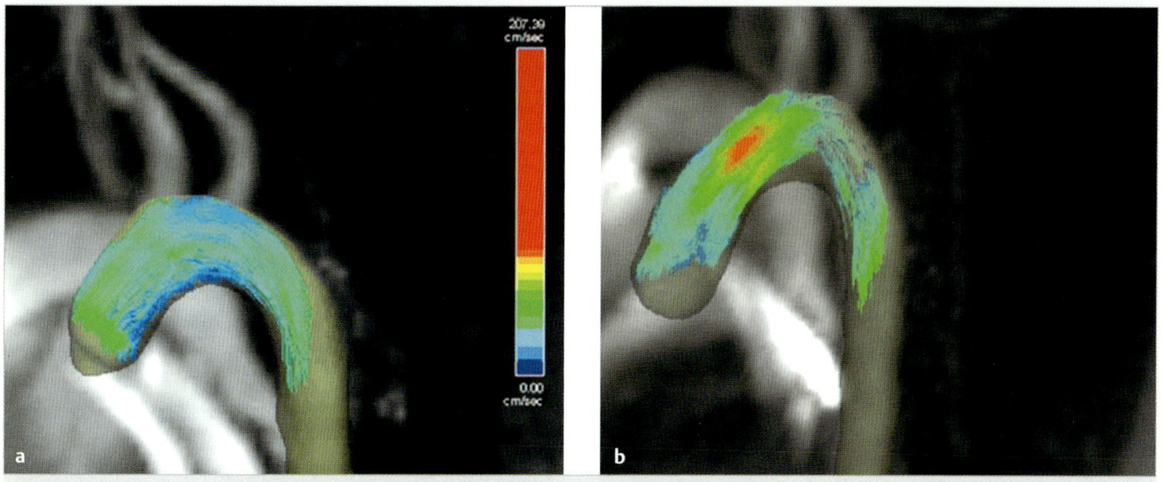

Abb. 4.61 Trikuspide und bikuspidalisierte Aortenklappe. 4D-MR-Flussmessung in einem Tiermodell.
a Normale trikuspide Aortenklappe.
b Bikuspidalisierte Aortenklappe. Neben einer Flussbeschleunigung zeigen sich Wirbelbildungen im Bereich der Aorta ascendens.

Therapeutische Optionen und Diagnostik

Die Diagnostik umfasst neben einem EKG, die Echokardiografie, die kardiale MRT oder die kardiale CT und – insbesondere bei kombinierten Vitien – die invasive Herzkatheteruntersuchung (s. ▶ Abb. 4.60). Dabei stehen sowohl die Morphologie als auch die Klappen- und die Ventrikelfunktion im Vordergrund [92]. Nicht invasiv vereinen dies die Doppler-Echokardiografie und die MRT am besten. Beide können entweder planimetrisch oder auch indirekt über die Flussmessung unter Verwendung der Bernoulli-Gleichung (S.73) den maximalen instantanen Druckgradienten über der Stenose abschätzen. Wird eine genaue invasive Druckgradientenbestimmung, die Darstellung der Koronarien oder evtl. gleichzeitig eine interventionelle Therapie notwendig, ist der invasive Herzkatheter die Methode der Wahl (s. ▶ Abb. 4.60).

Die Therapie besteht bei der subvalvulären Aortenstenose in einer chirurgischen Resektion des fibrösen Ringes mit oder ohne Myektomie; selten sind Patch-Rekonstruktionen des LVOT bei tunnelförmigen Stenosen notwendig, die sog. Konno-Operation [98]. Das Rezidivrisiko bei einfacher Resektion beträgt 20 % in 10 Jahren [99]. Eine rein interventionelle Therapie mittels Ballonvalvuloplastie hat bisher bei der subvalvulären Aortenstenose keine guten Ergebnisse erzielt [97].

Die valvuläre und teilweise auch die supravalvuläre Aortenstenose hingegen können meist gut rein interventionell mittels Ballonvalvuloplastie therapiert werden [89]; dies birgt jedoch bei der valvulären Aortenstenose in jedem Fall die Gefahr einer Aortenklappeninsuffizienz als Folge des Eingriffs in sich. Die konventionelle operative Therapie besteht im Aortenklappenersatz. Dabei kommen sowohl Kunstklappen – mit dem Nachteil einer lebenslangen Antikoagulation – als auch Bioklappen mit geringerer Haltbarkeit infrage. Bei Bioklappen besteht die Auswahl zwischen Xenografts (z. B. Klappen vom Schwein), Homografts (menschliche Aortengrafts) und Autografts, bei denen die eigene Pulmonalklappe in Aortenposition implantiert und die Pulmonalklappe dann mittels Homograft oder klappentragendem Conduit ersetzt wird, die sog. Ross-Operation [94]. Zusätzlich besteht unter bestimmten Voraussetzungen auch die Möglichkeit einer Klappenrekonstruktion [87].

Postoperative und postinterventionelle Probleme

Mögliche Probleme nach einer operativen Therapie einer Aortenstenose:

- Aortenklappeninsuffizienz
- Mitralklappenverletzungen, insbesondere des anterioren Mitralklappensegels, mit der Notwendigkeit einer Mitralklappenrekonstruktion oder sogar eines Mitralklappenersatzes
- iatrogener VSD
- Herzrhythmusstörungen
- insbesondere das Auftreten eines Linksschenkel- oder eines Atrioventrikularblocks

Bei der operativen Therapie der supravalvulären Aortenstenose kann ggf. aufgrund der Notwendigkeit einer Koronarreimplantation eine Koronarperfusionsstörung auftreten. Nach einer Ross-Operation kann es im Verlauf zur Stenose des klappentragenden Conduit oder Homograft vom rechten Ventrikel zur Pulmonalarterie kommen, die insbesondere bei älteren Patienten mit der TTE oft aufgrund der retrosternalen Lage nicht gut eingesehen werden können. In diesem Fall bieten die Schnittbildverfahren Mehrschicht-CT und insbesondere MRT mit der zusätzlichen Möglichkeit der Graduierung der Stenose über die MR-Flussmessung eine gute Alternative zur Doppler-Echokardiografie [86].

Ziele und relative Wertigkeit der diagnostischen Bildgebung

Generelles Ziel der prä- und postinterventionellen Bildgebung sind die Einschätzung des Schweregrads der Stenose und eine möglichst genaue Beschreibung der Morphologie zur weiteren Klassifizierung der Stenose [96]. Zudem soll sie der Beschreibung der engen anatomischen Verhältnisse zum Mitralklappenapparat sowie zu den Koronararterien und von evtl. assoziierten weiteren Fehlbildungen dienen, ebenso wie der Beurteilung der hämodynamischen Auswirkungen, z. B. auf die linksventrikuläre Funktion und Muskelmasse [86] [91]. Insbesondere bei valvulären Stenosen sollte die Klappenmorphologie genau erfasst werden, um die Möglichkeit einer Klappenrekonstruktion gegenüber einem Klappenersatz genau evaluieren zu können.

Merke

M!

Vor einer Ross-Operation oder einem Ersatz der Aorta ascendens sollten zudem der Durchmesser des Aortenanulus, des LVOT, der Aorta ascendens sowie bei der Ross-Operation auch des Pulmonalklappenanulus, des RVOT und des Pulmonalarterienhauptstamms für die Operationsplanung bestimmt werden.

Als diagnostischer Standard können in der TTE oder bei schlechten Schallbedingungen in der TEE die Lage, die Morphologie und der Schweregrad der Stenose beurteilt werden. Die Dimensionen des LVOT und der Aortenklappe sowie eine Beteiligung der Mitralklappe oder des Mitralklappenhalteapparats an der Stenose können ebenfalls in der Regel gut beurteilt werden. Sowohl die linksventrikuläre Größe und Hypertrophie als auch eine begleitende Aortenklappeninsuffizienz können darüber hinaus gut erfasst werden (s. ▶ Abb. 4.56a, ▶ Abb. 4.59d, ▶ Abb. 4.59c u. ▶ Abb. 4.60c).

Zudem ist mit Hinblick auf eine Ross-Operation eine Beurteilung der Pulmonalklappe, des RVOT und der Pulmonalstrombahn möglich. Die Doppler-Echokardiografie erlaubt die Schätzung des maximalen und mittleren Gradienten. Ebenso können assoziierte kardiale Fehlbildungen beschrieben oder ausgeschlossen und der Grad einer Aortenklappeninsuffizienz eingeschätzt werden. Ein Großteil der Patienten, insbesondere junge, gut schallbare Patienten, kann nach alleiniger Doppler-TTE-Diagnostik operiert werden [85] [88] [90] [92].

Insbesondere bei assoziierten Fehlbildungen, wenn weitere Informationen benötigt werden (z. B. zum Verlauf der Koronarien bei geplanter Myektomie bzw. Septotomie, für den Aortenklappenersatz, für die Ross-Operation oder für den Aorta-ascendens-Ersatz) und insbesondere bei postoperativen Patienten [86] [91] [95] können Schnittbildverfahren, wie die MRT oder die Mehrschicht-CT, zum Einsatz kommen.

Tab. 4.21 Relative Wertigkeit einzelner bildgebender Verfahren in der Beurteilung verschiedener Aspekte der Aortenstenosen [86] [90].

Befunde	Echokardiografie			Röntgenthorax a.–p./seitlich	MRT mit Flussmessung	MDCT EKG-getriggert	Herzkatheter (Angiografien und Hämodynamik)
	TTE	TEE	3D				
Morphologie des Klappenapparats bzw. der Stenose							
bikuspide/trikuspide	mäßig	hoch	hoch	–	hoch	hoch	mäßig
Wandadhärenzen	hoch	hoch	hoch	–	hoch	mäßig	mäßig
Funktion der Aortenklappe							
Insuffizienz	hoch	hoch	–	–	hoch	gering	hoch
Stenose	hoch	hoch	–	–	hoch	mäßig	mäßig
Graduierung der Stenose							
morphologisch	hoch	hoch	hoch	–	hoch	hoch	mäßig
funktionell	hoch	hoch	hoch	–	hoch	gering	hoch
Funktion des linken Ventrikels und Myokardmorphologie							
Funktion des linken Ventrikels	hoch	hoch	hoch	–	hoch	mäßig	hoch
Myokardmorphologie	hoch	hoch	–	–	hoch	hoch	mäßig
Größe des linken Ventrikels	hoch	hoch	hoch	mäßig	hoch	hoch	hoch
Morphologie der Aorta ascendens							
poststenotische Dilatation	mäßig	gering	–	mäßig	hoch	hoch	hoch

a.–p. = anterior–posterior
EKG = Elektrokardiografie
MDCT = Multidetektorcomputertomografie
MRT = Magnetresonanztomografie
TEE = transösophageale Echokardiografie
TTE = transthorakale Echokardiografie

> **Merke**
>
> Generell sind MRT und Mehrschicht-CT bei Aortenstenosen nur Klasse-I3-Indikationen [86], d. h., ihr Einsatz ist technisch möglich und validiert, aber nur in Einzelfällen indiziert.

Eine Herzkatheteruntersuchung kann zur genauen Bestimmung des Druckgradienten über die Stenose oder bei komplexen Vitien notwendig werden. Mittels Herzkatheter, MRT oder auch Mehrschicht-CT kann zudem eine poststenotische Dilatation der Aorta ascendens erfasst und quantifiziert werden (▶ Tab. 4.21).

4.3.2 Aortenisthmusstenose

Joachim Lotz, Joachim Eichhorn u. Michael Steinmetz

Definition

Die Aortenisthmusstenose (Synonym: Koarktation) ist definiert als eine über 25–30 % des Durchmessers messende Einengung der Aorta am Übergang zwischen dem Abgang der linken A. subclavia und dem distalen Aortenbogen in die Aorta descendens, meist von der Hinterwand gegenüber der Duktusmündung ausgehend, verstärkt durch eine membranartige Verdickung von Intima und Media (▶ Abb. 4.62 u. ▶ Abb. 4.63). Sie macht ca. 5–8 % aller angeborenen Herzfehler aus mit einer Geschlechterverteilung von 2:1 bezüglich des Verhältnisses von Männern zu Frauen.

Einteilung

Die früher übliche Einteilung in prä- und postduktale bzw. infantile und adulte Aortenisthmusstenosen wird in der Regel nicht mehr verwendet. Die Stenose findet sich meist gegenüber dem Ductus arteriosus lokalisiert, also juxtaduktal (s. ▶ Abb. 4.62). Einen Sonderfall stellt die sog. kritische Aortenisthmusstenose des Neugeborenen dar, die bei akutem Duktusverschluss zu einer Notfallsituation führt (s. u.).

Die Aortenisthmusstenose ist oft mit weiteren kardialen Fehlbildungen assoziiert, am häufigsten (in bis zu 85 % der Fälle) mit einer bikuspiden Aortenklappe (S. 188) bzw. generell mit angeborenen Aortenklappenstenosen, mit einem PDA, mit VSD sowie häufig mit weiteren arteriellen Gefäßanomalien, wie u. a. einem atypischen Abgang der A. subclavia dextra (A. lusoria) oder einer Ab-

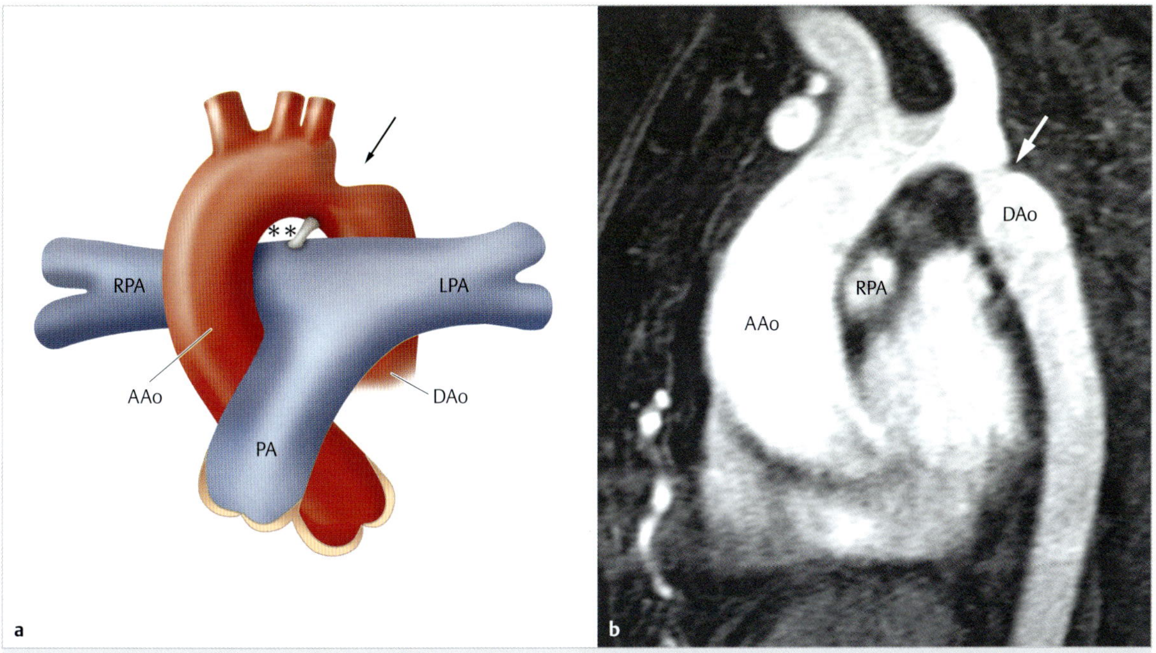

Abb. 4.62 Aortenisthmusstenose. Mittelgradige Aortenisthmusstenose im Übergangsbereich zwischen dem Abgang der typischerweise dilatierten linken A. subclavia und dem distalen Aortenbogen in die Aorta descendens durch eine membranartige Verdickung von Intima und Media an der dem Ductus arteriosus Botalli (Doppelstern) gegenüberliegenden (juxtaduktalen) Hinterwand (Pfeil).
AAo = Ascending Aorta (Aorta ascendens)
DAo = Descending Aorta (Aorta descendens)
LPA = Left Pulmonary Artery (A. pulmonalis sinistra)
PA = Pulmonary Artery (A. pulmonalis)
RPA = Right Pulmonary Artery (A. pulmonalis dextra)
a Schematische Darstellung.
b Parasagittale MIP-Rekonstruktion einer kontrastmittelgestützten MRA.

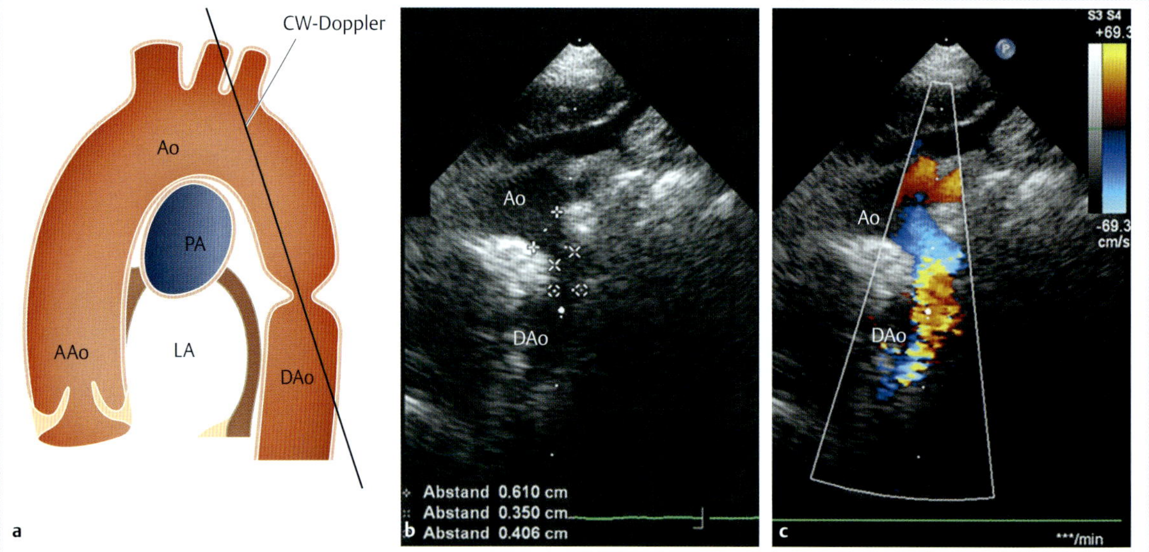

Abb. 4.63 Aortenisthmusstenose.
AAo = Ascending Aorta (Aorta ascendens)
Ao = Aorta
DAo = Descending Aorta (Aorta descendens)
LA = Left Atrium (linkes Atrium)
PA = Pulmonary Artery (A. pulmonalis)
a Schematische Darstellung der suprasternalen Anlotung einer Aortenisthmusstenose im Säuglingsalter mittels CW-Doppler zur Abschätzung des maximalen instantanen Druckgradienten.
b Typisches 2D-Echobild in der suprasternalen langen Achse mit eckigem Verlauf der Aorta descendens und geringer „Leiste", von medial in das Lumen der Aorta descendens ziehend.
c Korrespondierendes Farb-Doppler-Bild mit geringer Flussbeschleunigung im Bereich des Isthmus.

gangsstenose der A. subclavia sinistra. Gehäuft (in ca. 30 % der Fälle) tritt eine Aortenisthmusstenose auch bei Patientinnen mit einem Ulrich-Turner-Syndrom auf (Chromosom X0).

Hämodynamik

Bei der kritischen Aortenisthmusstenose des Neugeborenen hängt die Perfusion der unteren Körperhälfte von der Persistenz des Ductus arteriosus Botalli ab, der als Rechts-links-Shunt aus der Lungenstrombahn sauerstoffarmes Blut in die deszendierende Aorta leitet. Dementsprechend besteht dann eine Zyanose der unteren Körperhälfte (arterielle Sauerstoffsättigung üblicherweise nur 75–85 %), wohingegen die obere Körperhälfte (Messung am rechten Arm) eine normale arterielle Sauerstoffsättigung aufweist. Nach Verschluss des PDA kommt es akut zu einer Nachlaststeigerung und einer konsekutiven linksventrikulären Dekompensation mit Herzinsuffizienz und kardiogenem Schock.

> **Merke**
>
> Auch bei einer geringer ausgeprägten Aortenisthmusstenose entsteht eine Nachlasterhöhung des linken Ventrikels mit konsekutiver linksventrikulärer Hypertrophie; es bildet sich ein arterieller Hypertonus in der oberen Körperhälfte proximal der Stenose aus, bei normalem bzw. erniedrigtem arteriellem Blutdruck in der unteren Körperhälfte distal der Stenose. Der dadurch entstehende Blutdruckgradient zwischen Armen und Beinen ist ein wichtiger diagnostischer Hinweis auf das Vorliegen einer Aortenisthmusstenose.

Bei länger bestehender, hämodynamisch relevanter Aortenisthmusstenose bilden sich oft ausgeprägte Kollateralkreisläufe zwischen der oberen und unteren Körperhälfte aus. Diese Kollateralflüsse, teilweise mit Flussumkehr, finden typischerweise über die Aa. mammariae internae bzw. die Aa. thoracicae internae, die aortalen Aa. intercostales des 3.–8. Interkostalraums und vor allem über die A. subclavia sinistra statt, die dann entsprechend der durch sie fließenden erhöhten Flussrate dilatieren (▶ Abb. 4.64 u. ▶ Abb. 4.65); dies kann gut mit den bildgebenden Verfahren visualisiert werden.

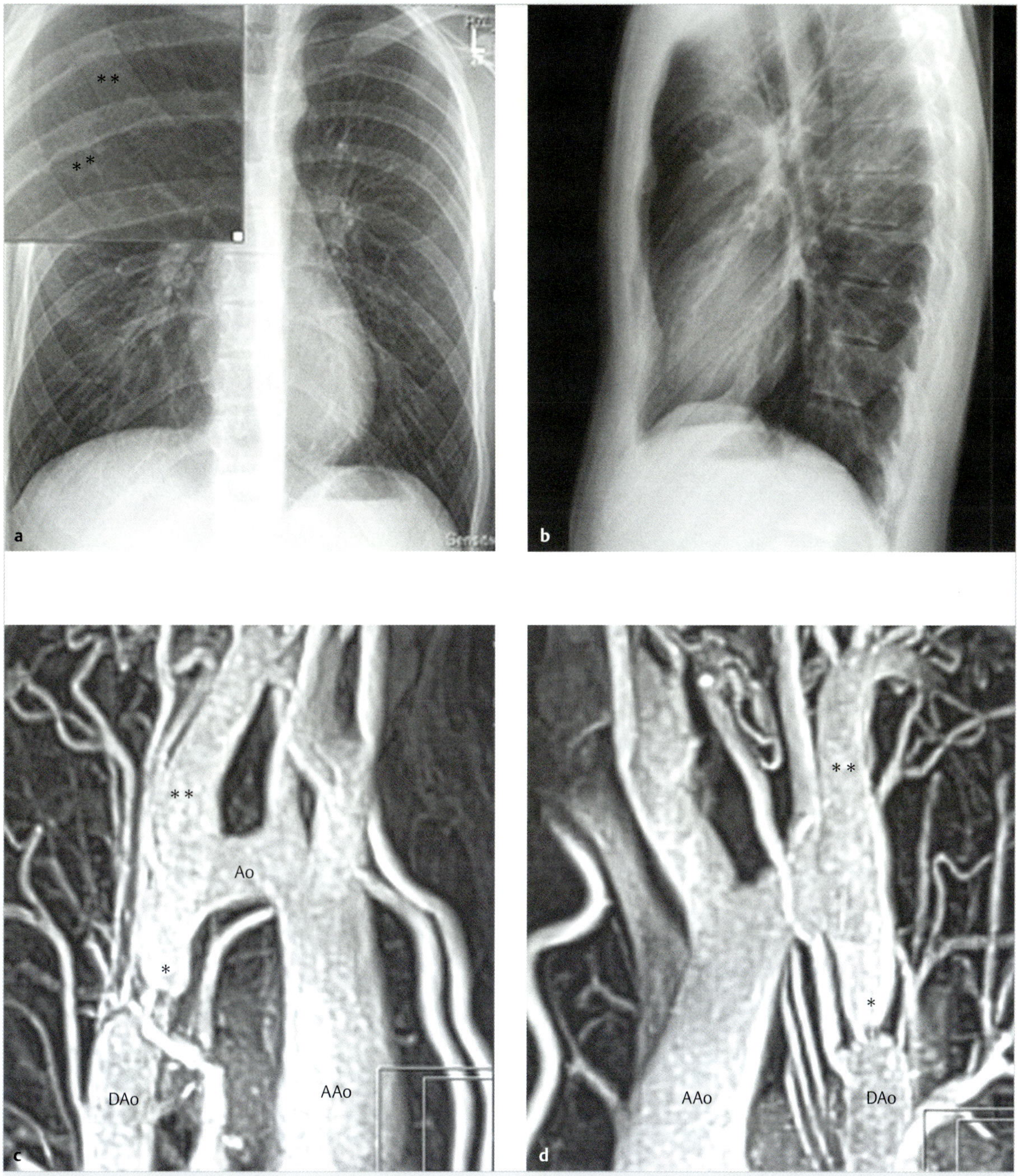

Abb. 4.64 Aortenisthmusstenose mit Kollateralisierung. 16-jähriger männlicher Patient mit hochgradiger Aortenisthmusstenose (**c**, **d**, Sterne) und ausgeprägter Kollateralisierung. In den MIP-Rekonstruktionen zeigt sich die durch Kollateralflüsse deutlich dilatierte linke A. subclavia (**c**, **d**, Doppelsterne).

AAo = Ascending Aorta (Aorta ascendens)
Ao = Aorta
DAo = Descending Aorta (Aorta descendens)

a Röntgenthoraxbild im p.-a. Strahlengang. Im Insert sind exemplarisch die typischen Rippenusuren (Doppelsterne) am Unterrand der 3.–8. dorsalen Rippen durch interkostale Kollateralen zu erkennen.
b Röntgenthoraxbild im seitlichen Strahlengang.
c Korrespondierende 3D-MIP-Rekonstruktion einer kontrastmittelgestützten MRA in RAO-Projektion.
d Korrespondierende 3D-MIP-Rekonstruktion einer kontrastmittelgestützten MRA in seitlicher Projektion.

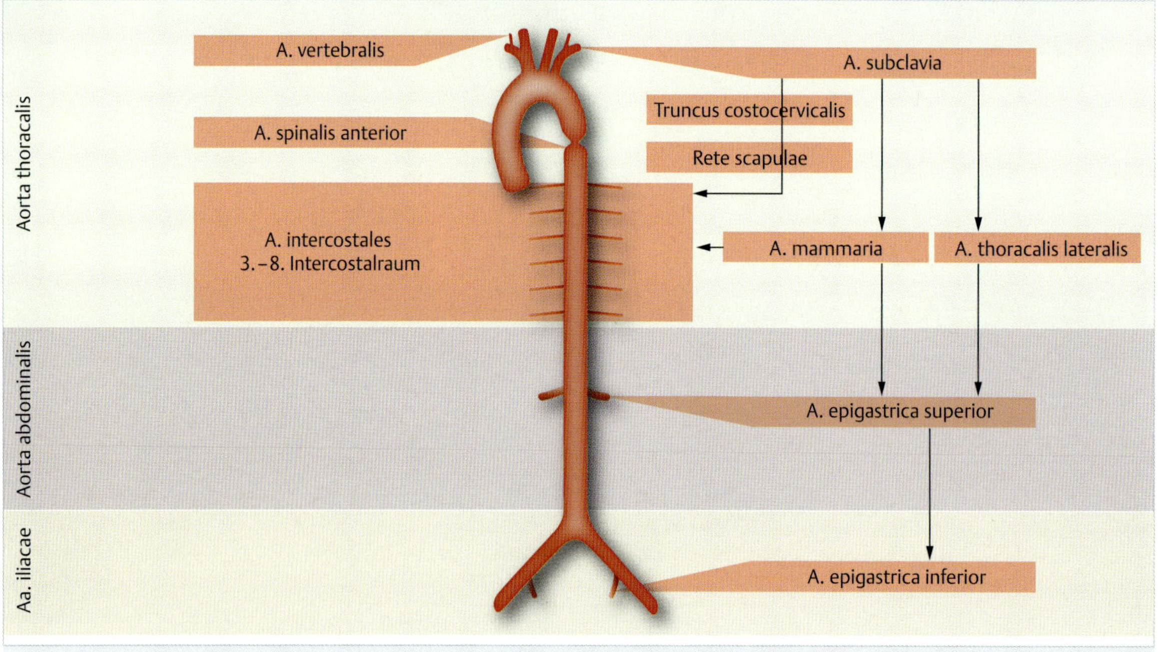

Abb. 4.65 Mögliche Kollateralflüsse bei einer Aortenisthmusstenose. Schematische Darstellung.

Klinische Problematik

Die kritische Aortenisthmusstenose des Neugeborenen führt nach Verschluss des PDA unweigerlich zur akuten Linksherzinsuffizienz mit Entwicklung einer Tachydyspnoe, einer Tachykardie, eines blass-grauen Hautkolorits, einer Niereninsuffizienz sowie einer intestinalen Minderperfusion mit dem Risiko der Ausbildung einer nekrotisierenden Enterokolitis bis hin zum kardiogenen Schock.

Patienten mit nicht kritischer Aortenisthmusstenose weisen eine Blutdruckdifferenz zwischen oberer und unterer Extremität auf, mit einem arteriellen Hypertonus proximal der Stenose. Dies führt je nach Schweregrad zu Symptomen wie abgeschwächten Femoralispulsen mit kalten Füßen, der Entwicklung einer Claudicatio intermittens, Kopfschmerzen und Epistaxis. Zudem kommt es aufgrund der chronischen Nachlasterhöhung zur linksventrikulären Hypertrophie, die je nach Schweregrad der Stenose zu einer chronischen Herzinsuffizienz führen kann.

Natürlicher Verlauf und Indikation zur Therapie

Die kritische Aortenisthmusstenose des Neugeborenen ist nach Verschluss des PDA nicht mit dem Leben vereinbar. Die Indikation zur Therapie ist unter diesen Umständen immer und häufig notfallmäßig gegeben. Sollte eine Therapie nicht umgehend möglich sein, ist der PDA mittels Prostaglandin-E1-Infusion offenzuhalten und ggf. eine Therapie mit Katecholaminen bis zur Operation einzuleiten.

Die nicht kritische Aortenisthmusstenose kann je nach Ausprägung allein eine arterielle Hypertonie zur Folge haben, mit den entsprechend erhöhten Risiken für kardiovaskuläre Ereignisse. Sie kann bis in das hohe Erwachsenenalter unentdeckt bleiben.

Die Indikation zur Therapie ist gegeben bei einem systolischen Blutdruckgradienten von 20 mmHg zwischen oberer und unterer Körperhälfte. Bei einem systolischen Blutdruckgradienten von unter 20 mmHg, der mit einem arteriellen Hypertonus (bei Kindern über der 97. Altersperzentile des Blutdrucks) und einer morphologisch signifikanten Enge (Stenose bzw. Aortendurchmesser auf Zwerchfellhöhe kleiner als 0,8 mm) [116] [117] einhergeht, besteht ebenfalls die Indikation zur Therapie.

Therapeutische Optionen und präinterventionelle Diagnostik

Bei Neugeborenen und Säuglingen ist die operative Korrektur über eine linkslaterale Thorakotomie die Therapie der Wahl. Angestrebt wird eine Resektion der Stenose mit Anfertigung einer End-zu-End-Anastomose möglichst ohne Verwendung von Fremdmaterial (► Abb. 4.66). Alternativ kann eine Subclavian-Flap-Plastik (► Abb. 4.67) oder eine indirekte Erweiterungsplastik mittels Fremdmaterial (Goretex® bzw. Dacron®) durchgeführt werden. Diese auch als sog. „Vossschulte-Patch-Plastik“ bezeichnete Operationstechnik ist jedoch heute wegen der postoperativ häufig im Bereich des Patch (► Abb. 4.68) auftretenden Aneurysmen weitgehend verlassen worden.

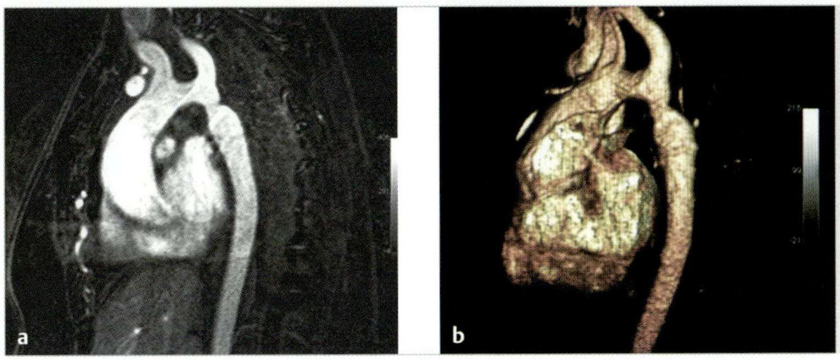

Abb. 4.66 Zustand 15 Jahre nach operativer Korrektur einer Aortenisthmusstenose mittels End-zu-End-Anastomose. Es ist nur eine geringe residuelle bzw. Restenose mit leichter poststenotischer Dilatation der Aorta descendens zu erkennen.

a Parasagittale Subtraktionsrekonstruktion aus einer kontrastmittelgestützten MRA.

b 3D-Rekonstruktion der kontrastmittelgestützten MRA in Volume-Rendering-Technik.

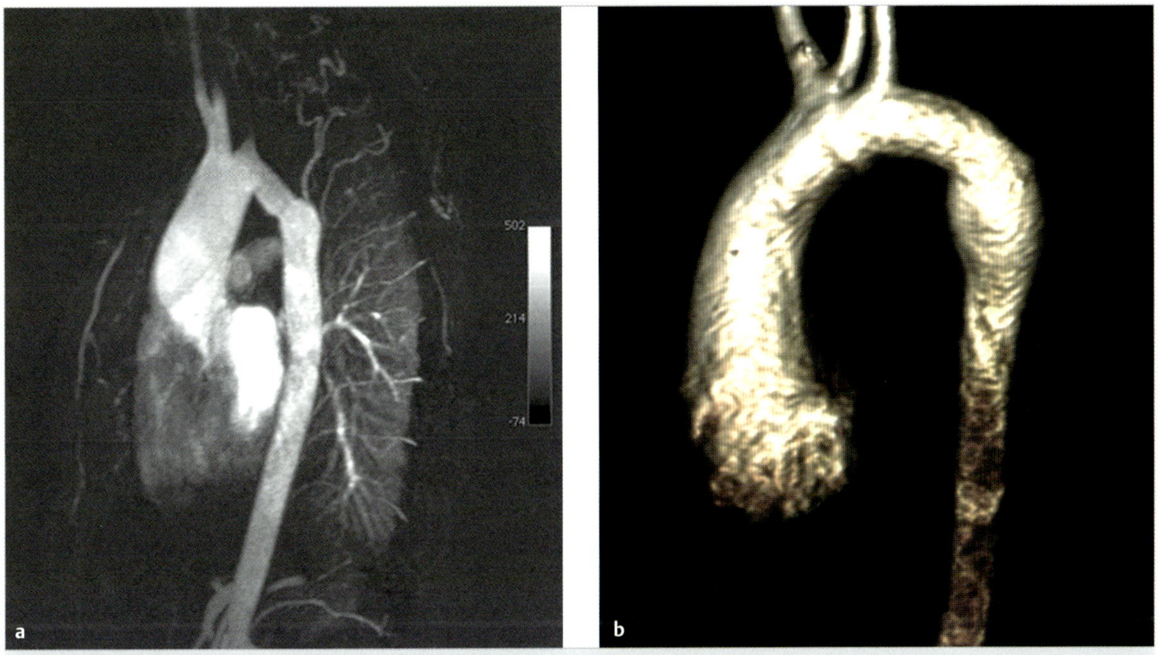

Abb. 4.67 Zustand nach Durchführung einer Subclavian-Flap-Plastik nach Waldhausen. Bei dem Eingriff wurde die proximale linke A. subclavia für die Aortenplastik einer Aortenisthmusstenose verwendet. Die proximale linke A. subclavia ist deshalb auch nicht mit dargestellt. Kein Nachweis einer relevanten residuellen Stenose, aber in der MIP-Rekonstruktion (**a**) noch Nachweis von Kollateralen. Die Aorta descendens ist im Anastomosenbereich ektatisch auf maximal 2,5 cm erweitert.

a 3D-MIP-Rekonstruktion in seitlicher Projektion einer kontrastmittelgestützten MRA.

b 3D-Volume-Rendering einer kontrastmittelgestützten MRA.

Sehr selten werden bei langstreckigen Stenosen auch Rohrprothesen aus Fremdmaterial eingesetzt oder bei sehr hochgradigen Stenosen mit potenziell schlechterem Ergebnis der End-zu-End-Anastomose auch extraanatomische Bypasses aus unterschiedlichen Materialien (▶ Abb. 4.69).

Bei der Subclavian-Flap-Plastik erfolgt die Erweiterung des Aortenisthmus mittels der A. subclavia sinistra (s. ▶ Abb. 4.67). Diese wird abgesetzt, ihr Abgang wird nach unten geklappt und als Erweiterungs-Patch verwendet (▶ Abb. 4.70). Die verbliebene distale A. subclavia wird im weiteren Verlauf durch Kollateralkreisläufe gespeist (s. ▶ Abb. 4.70d). Als Folge dieses Eingriffs bleibt allerdings trotzdem meist der linke Arm des Patienten im Wachstum zurück und damit etwas kürzer als der rechte.

Die Aortenisthmusstenose ist häufig auch mit einer Hypoplasie des Aortenbogens vergesellschaftet. Sie muss über eine mediane Thorakotomie unter Zuhilfenahme der Herz-Lungen-Maschine und selektiver Kopfperfusion plastisch erweitert oder mithilfe eines Bypass von der Aorta ascendens zur Aorta descendens versorgt werden (s. ▶ Abb. 4.68c).

Bei älteren Kindern, Jugendlichen und Erwachsenen ist mittlerweile allerdings die Ballonangioplastie vor allem kurzstreckiger Stenosen die Therapie der Wahl. Diese wird in der Regel bei Jugendlichen und Erwachsenen mit der Implantation eines Stent kombiniert (▶ Abb. 4.71). Die Dilatation der Stenose erfolgt schrittweise mit Ballons der 2,5- bis 3-fachen Größe des Isthmusdurchmessers, maximal jedoch bis zur Größe des Durchmessers der Aorta auf Zwerchfellhöhe bzw. des Aortenbogens vor der Stenose [106].

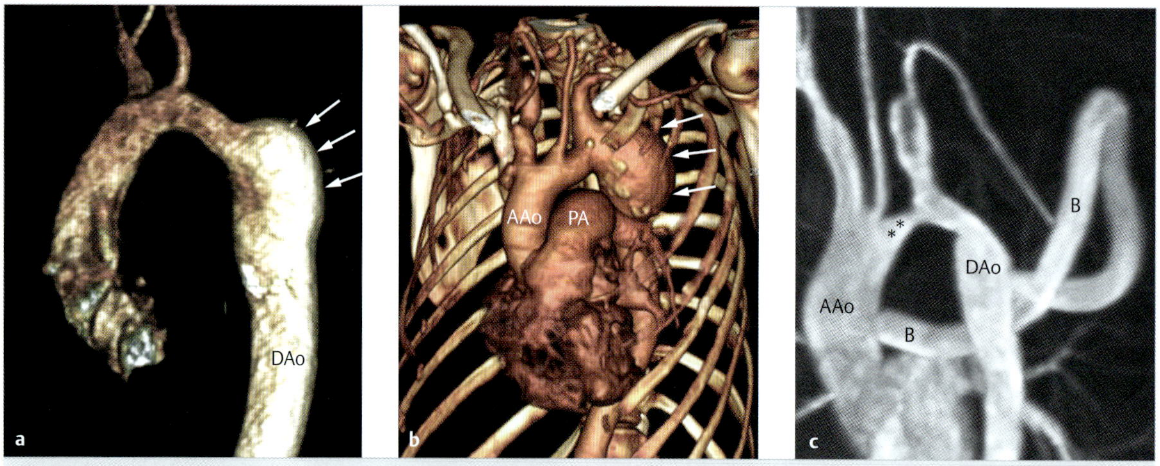

Abb. 4.68 Aneurysmabildung nach Vossschulte-Patch-Plastik. Darstellung der thorakalen Aorta dreier verschiedener Patienten nach Anlage einer indirekten Patch-Plastik der Aorta unter Verwendung von Fremdmaterial (sog. Vossschulte-Plastik). Im 3D-Volume-Rendering einer kontrastmittelgestützten MRA zeigt sich, ebenso wie im 3D-Volume-Rendering einer CTA, jeweils die typische Komplikation dieser Operationstechnik mit Ausbildung eines Aneurysmas (**a**, **b**, Pfeile) im Bereich der Patch-Plastik. Die 3D-MIP-Rekonstruktion einer MRA lässt neben dem Zustand nach Vossschulte-Plastik noch einen hypoplastischen Aortenbogen (**c**, Doppelstern) erkennen. Deshalb wurde zusätzlich noch ein extraanatomischer Bypass von der Aorta ascendens zur Aorta descendens gelegt, ohne relevante residuelle Restenosen und ohne Aneurysmaausbildung.

AAo = Ascending Aorta (Aorta ascendens)
B = Bypass
DAo = Descending Aorta (Aorta descendens)
PA = Pulmonary Artery (A. pulmonalis)

a 3D-Volume-Rendering einer kontrastmittelgestützten MRA.
b 3D-Volume-Rendering einer CTA.
c 3D-MIP-Rekonstruktion einer kontrastmittelgestützten MRA.

Postoperative und postinterventionelle Probleme

Infolge der Operation besteht das Risiko für Schädigungen des N. phrenicus und des N. recurrens mit der Folge einer einseitigen Zwerchfell- oder Stimmbandparese. Selten treten auch Schädigungen des Ductus thoracicus mit konsekutivem Chylothorax auf, noch seltener eine Paraplegie der unteren Extremitäten (sog. Postkoarktektomiesyndrom). Die Restenosierungsrate ist hoch und beträgt bei älteren Kindern nach einer Operation ca. 5–10 % (s. ▸ Abb. 4.66); bei einer kritischen Aortenisthmusstenose oder einer Aortenbogenhypoplasie (s. ▸ Abb. 4.68c) liegt sie deutlich höher [102] [108].

Nach einer Katheterintervention besteht das Risiko einer Schädigung im Bereich des arteriellen Gefäßzugangs (Blutung, Thrombose, Aneurysma); zudem kann es infolge der Dilatation, wenn auch sehr selten, zu einer Ruptur der Aorta, zur Aneurysmenbildung oder zu einer Dissektion kommen. Wird ein Stent eingesetzt, besteht das Risiko einer Stent-Fraktur, einer Stent-Dislokation oder einer Restenose durch Neointimabildung im Stent-Bereich.

Im Langzeitverlauf kommt es bei einem nicht unerheblichen Anteil der Patienten zu Restenosen, zur Ausbildung von Aneurysmen oder zu einem persistierenden arteriellen Hypertonus. Bei Patienten mit assoziierter bikuspider Aortenklappe besteht ein erhöhtes Risiko für eine Restenose oder Ektasie der Aorta ascendens, wohingegen Patienten nach Aortenbogen- oder Patch-Plastik insbesondere bei Einsatz von Fremdmaterial ein höheres Risiko zur Ausbildung eines Aneurysmas im Operationsgebiet aufweisen (s. ▸ Abb. 4.68) [110] [114].

> **Merke** M!
>
> Unmittelbar nach der Aortenisthmusstenosetherapie besteht die arterielle Hypertonie häufig noch und persistiert bei bis zu 50 % der Patienten ohne Nachweis einer relevanten residuellen Stenose oder Restenose.

Als ursächlich für die persistierende arterielle Hypertonie werden eine fehlende Elastizität des Aortenbogens und eine damit einhergehende veränderte Hämodynamik vermutet. Deshalb sollte eine konsequente antihypertensive Therapie durchgeführt werden [109].

Ziele und relative Wertigkeit der diagnostischen Bildgebung

Bei Säuglingen und Kleinkindern ist die *Echokardiografie* aufgrund des meist guten Schallfensters das bildgebende Verfahren der Wahl. Insbesondere darzustellen sind mit dieser Technik das Ausmaß der Stenose, ein evtl. noch offener Ductus arteriosus, die linksventrikuläre Funktion und assoziierte Fehlbildungen. Der Aortenbogen wird dabei am besten über ein suprasternales oder juguläres Schallfenster (s. ▸ Abb. 4.63) unter Kopfüberstreckung oder von rechts-parasternal dargestellt.

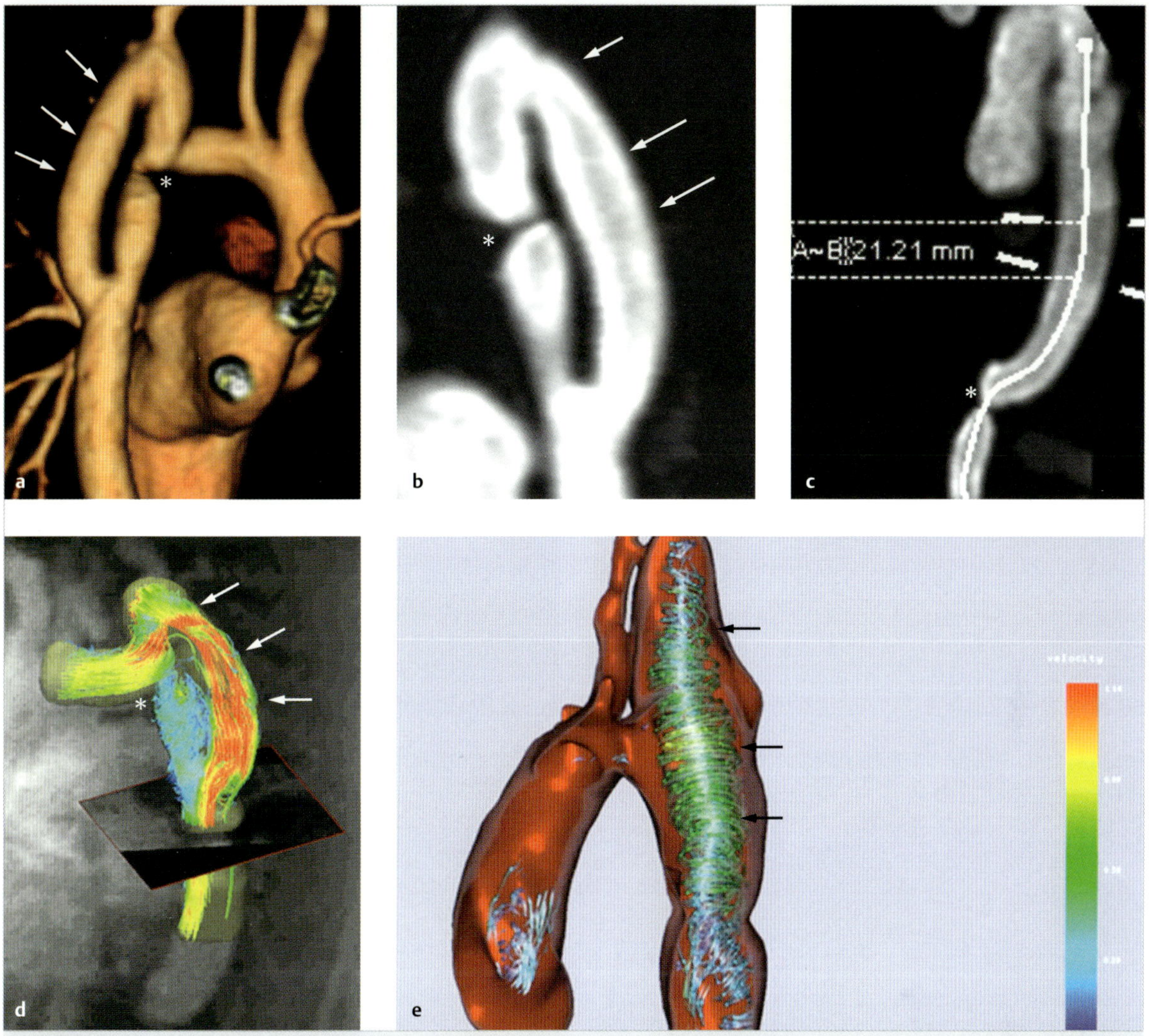

Abb. 4.69 Extraanatomischer Bypass bei hochgradiger Aortenisthmusstenose. Die Teilabbildungen **a, b, d** zeigen die nicht resezierte, hochgradige native Aortenisthmusstenose (**a, b, d**, Stern) eines 29-jährigen Mannes; die Aortenisthmusstenose wurde mittels eines extraanatomischen Bypasses (**a–e**, Pfeile) von der linken A. subclavia zur Aorta descendens behandelt. In **d** und **e** sind zwar normale maximale Flussgeschwindigkeiten (**d**), aber auch ausgeprägte Wirbelbildungen (**e**) zu erkennen. Die Wirbelbildungen wurden aus einer 4D-MR-Flussmessung im Bypass berechnet. (Mit freundlicher Genehmigung Herzzentrum Leipzig, Radiologie)
a 3D-Volume-Rendering einer kontrastmittelgestützten MRA.
b Sagittale MIP-Rekonstruktion einer kontrastmittelgestützten MRA.
c Gekrümmte Reformatierung mit Centerline einer kontrastmittelgestützten MRA.
d Visualisierung des 4D-Flusses: Hier wurden die maximalen Flussgeschwindigkeiten visualisiert.
e Visualisierung des 4D-Flusses: Hier wurden die Vortizes (Wirbelbildungen) visualisiert.

Bei älteren Kindern, bei Jugendlichen und Erwachsenen und insbesondere bei voroperierten Patienten kann die echokardiografische Darstellung aufgrund eines limitierten Schallfensters jedoch deutlich eingeschränkt sein. In diesem Fall sind die *MRT* und insbesondere die kontrastmittelgestützte MRA einschließlich 3D-Rekonstruktion die Modalitäten der Wahl (s. ▶ Abb. 4.64c u. ▶ Abb. 4.64d), gefolgt von der *Multislice-CT* (▶ Abb. 4.72; s. auch ▶ Abb. 4.68b). Beide ermöglichen eine detaillierte Darstellung sowohl der Stenose, vor allem der Kollateralen, sowie der linksventrikulären Funktion und Masse als auch assoziierter Fehlbildungen oder bei vorbehandelten Patienten eines Aneurysmas oder einer Restenose. Insbesondere nach Stent-Implantation (s. ▶ Abb. 4.70 u. ▶ Abb. 4.71) ist die Multislice-CT gegenüber der MRT im Vorteil beim Nachweis von Restenosen durch Neointimabildung oder Stent-Frakturen. Auch wenn die Durchführung einer MRT nach Stent-Implantation in die Aorta nicht kontraindiziert ist und viele Stents, insbesondere aus Nitinol, nur geringe Artefakte ausbilden, ist die Bildqualität im Bereich des Stents in der MRT doch limitiert. Die MRT kann dazu verwendet werden, eine assoziierte bikuspide Aortenklappe (S. 188) und dadurch

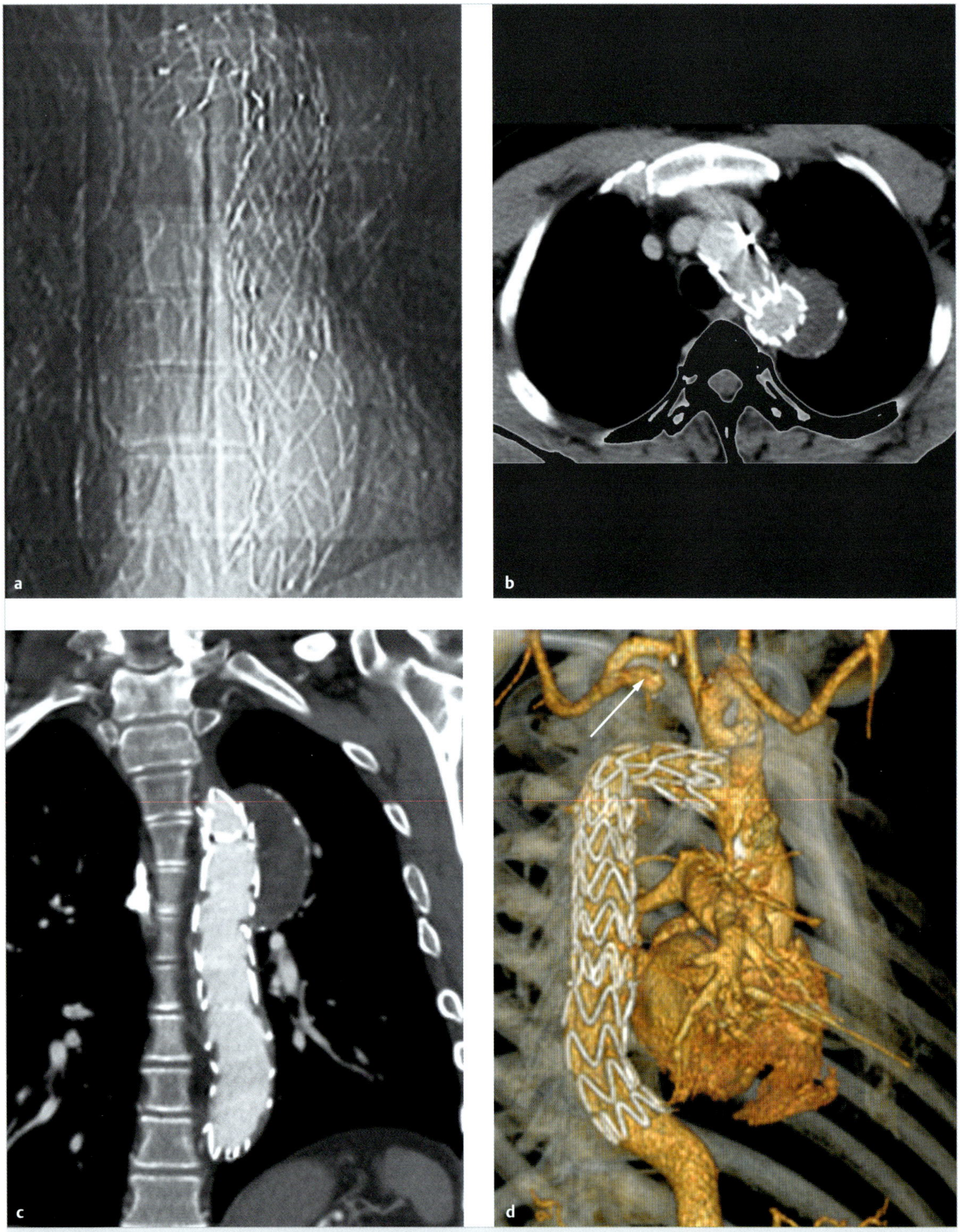

Abb. 4.70 Zustand nach Subclavian-Flap-Plastik. 43-jähriger Patient nach Aortenisthmusstenoseoperation mit Subclavian-Flap-Plastik nach Waldhausen und Aneurysmaausbildung, die mittels Implantation eines thorakalen Aorten-Stents versorgt wurde. Es ist keine Stent-Fraktur zu erkennen. (Mit freundlicher Genehmigung Herzzentrum Leipzig, Radiologie)

a CT-Topogramm in a.–p. Orientierung.

b Transversale Rekonstruktion eines Mehrschicht-CT-Datensatzes.

c Koronare Rekonstruktion eines Mehrschicht-CT-Datensatzes. Deutlich ist der durch den Stent „ausgeschaltete" Anteil des Aneurysmas links-lateral des Stents zu erkennen.

d 3D-Volume-Rendering eines Mehrschicht-CT-Datensatzes. Die chirurgisch „abgesetzte" und über Karotido-Subklavia-Bypass versorgte linke A. subclavia (Pfeil) ist gut zu erkennen.

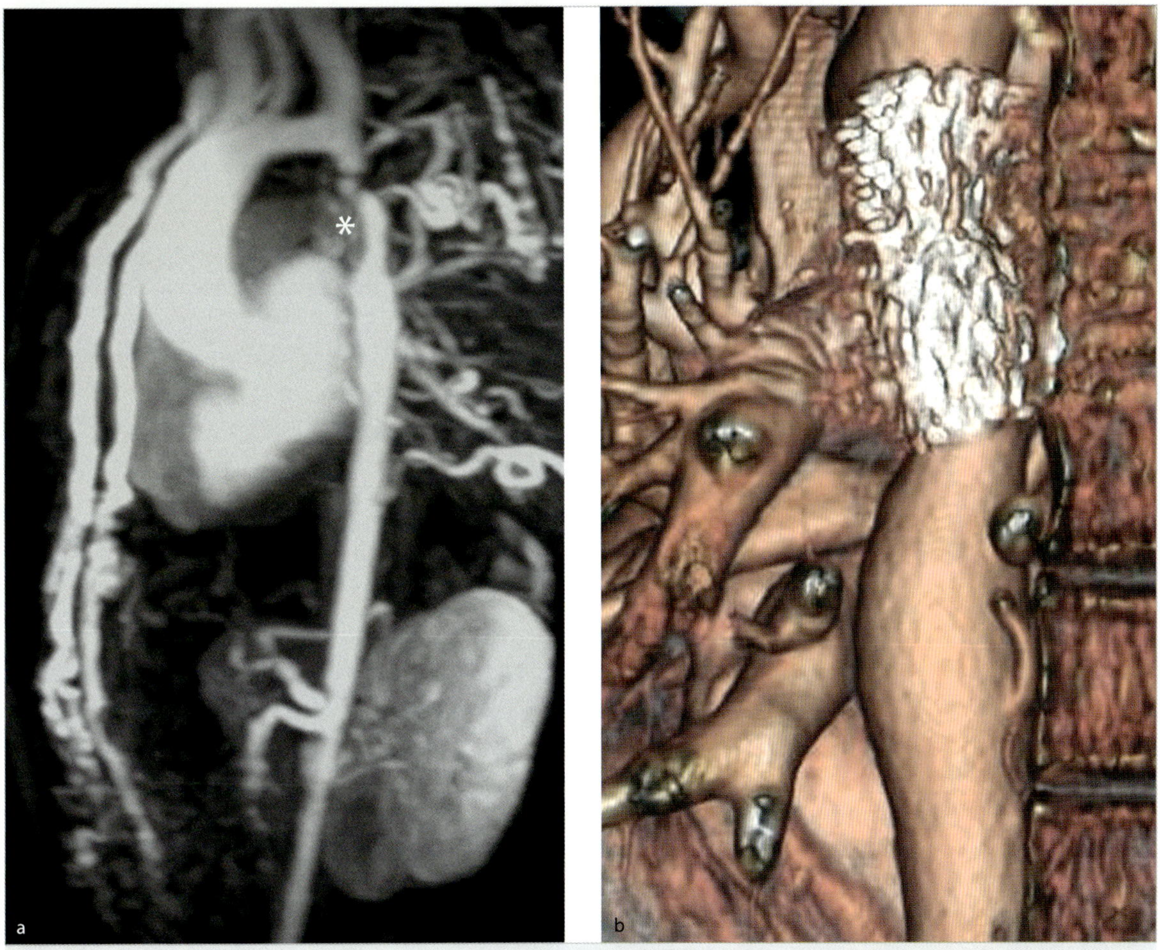

Abb. 4.71 Stent-Implantation bei hochgradiger Aortenisthmusstenose. 39-jährige Patientin mit hochgradiger Aortenisthmusstenose (**a**, Stern) und ausgeprägter Kollateralisierung über die Aa. mammariae und die interkostalen Arterien. (Mit freundlicher Genehmigung Herzzentrum Leipzig, Radiologie)

a 3D-MIP-Rekonstruktion einer kontrastmittelgestützten MRA vor Implantation.

b 3D-Volume-Rendering aus einer CTA nach Stent-Implantation.

bedingte Stenose bzw. Insuffizienz der Aortenklappe und die Ventrikelfunktion genau zu quantifizieren. Die MR-Flussmessungen sind grundsätzlich auch dazu geeignet, das Ausmaß der Kollateralisierung der Aortenisthmusstenose zu bestimmen. Bei sehr hochgradigen, subtotalen Stenosen kann der Kollateralfluss deutlich über dem in der Aorta descendens unmittelbar distal der Stenose liegen; dies kann mit der 4D-Flussmessung gut visualisiert werden (s. ► Abb. 4.72). Vor allem im Verlauf kann dies zur Abschätzung der Relevanz einer Restenose eingesetzt werden [104] [107]. Zukünftig könnte der Einsatz der neuen Technik der 4D-MR-Flussmessung [111] auch zur Planung der optimalen Operationstechnik hilfreich sein, um möglichst physiologische Flussverhältnisse wiederherzustellen (s. ► Abb. 4.69). Ebenso wie auch die Doppler-Echokardiografie ermöglicht die MRT über die MR-Flussmessung in Phasenkontrasttechnik und unter Verwendung der vereinfachten Bernoulli-Gleichung (S. 73), den instantanen Druckgradienten über die Bestimmung der maximalen Flussgeschwindigkeit in der Stenose abzuschätzen; dies korreliert zumindest bei leicht- bis mittelgradigen Stenosen gut mit den invasiv gemessenen Druckgradienten [104].

M!

Merke

In allen Schnittbildverfahren erfolgt eine Ausmessung des Durchmessers der Aorta ascendens, des transversen und distalen Aortenbogens und der Aorta descendens distal der Stenose. Die Länge der Stenose wird bestimmt, ebenso evtl. assoziierte Gefäßanomalien (Kopf-Hals-Gefäße, Nierenarterien) oder Kollateralen. Dies ist für die Therapieplanung entscheidend [105].

Im *Röntgenthoraxbild* in p.-a. Projektion kann eine Aortenisthmusstenose im Erwachsenenalter oft bereits anhand der typischen Rippenusuren, der flachbogigen Aussparungen an der Unterseite der dorsalen 3.–8. Rippe

(s. ▶ Abb. 4.64a), erkannt werden. Ansonsten ist die Herzgröße meist normal und nur im Falle einer kritischen Aortenisthmusstenose vergrößert und weist röntgenologische Zeichen einer Lungenstauung auf. Aufgrund der typischerweise bei der Aortenisthmusstenose vorhandenen prästenotischen Erweiterung der A. subclavia sinistra (s. ▶ Abb. 4.64, ▶ Abb. 4.66 u. ▶ Abb. 4.72) und der poststenotisch erweiterten Aorta descendens entsteht im Röntgenthoraxbild oder in der Angiografie linksseitig eine typische „Kerbe", das Bild des sog. doppelten Aortenknopfs. Grundsätzlich ist aber die präoperative Diagnostik der Aortenisthmusstenose der Doppler-Echokardiografie und den Schnittbildverfahren vorbehalten. Eine postinterventionelle Stent-Fraktur kann jedoch grundsätzlich auch mithilfe einer einfachen Röntgenaufnahme (s. ▶ Abb. 4.70a) in 2 Ebenen erkannt werden.

Die invasive *Herzkatheteruntersuchung* ist indiziert zur genauen Quantifizierung und invasiven Bestimmung des Druckgradienten (▶ Tab. 4.22). In der Regel kann jedoch die Entscheidung zur operativen oder interventionellen

Tab. 4.22 Relative Wertigkeit einzelner bildgebender Verfahren in der Beurteilung verschiedener Aspekte der Aortenisthmusstenose.

Befund	Echokardiografie			Röntgenthorax a.-p./seitlich	MRT mit Flussmessung	MDCT EKG-getriggert	Herzkatheter (Angiografien und Hämodynamik)
	TTE	TEE	3D				
Morphologie des Aortenbogens	hoch	–	mäßig	–	hoch	hoch	hoch
assoziierte kardiale Fehlbildungen	hoch	hoch	hoch	–	hoch	mäßig	hoch
Graduierung der Isthmusstenose							
• morphologisch	hoch	–	hoch	–	hoch	hoch	hoch
• funktionell	hoch	–	–	–	hoch	gering	hoch
Funktion des linken Ventrikels	hoch	hoch	hoch	–	hoch	mäßig	hoch
Myokardmorphologie	hoch	hoch	–	–	hoch	hoch	mäßig

EKG = Elektrokardiografie
MDCT = Multidetektorcomputertomografie
MRT = Magnetresonanztomografie
TEE = transösophageale Echokardiografie
TTE = transthorakale Echokardiografie

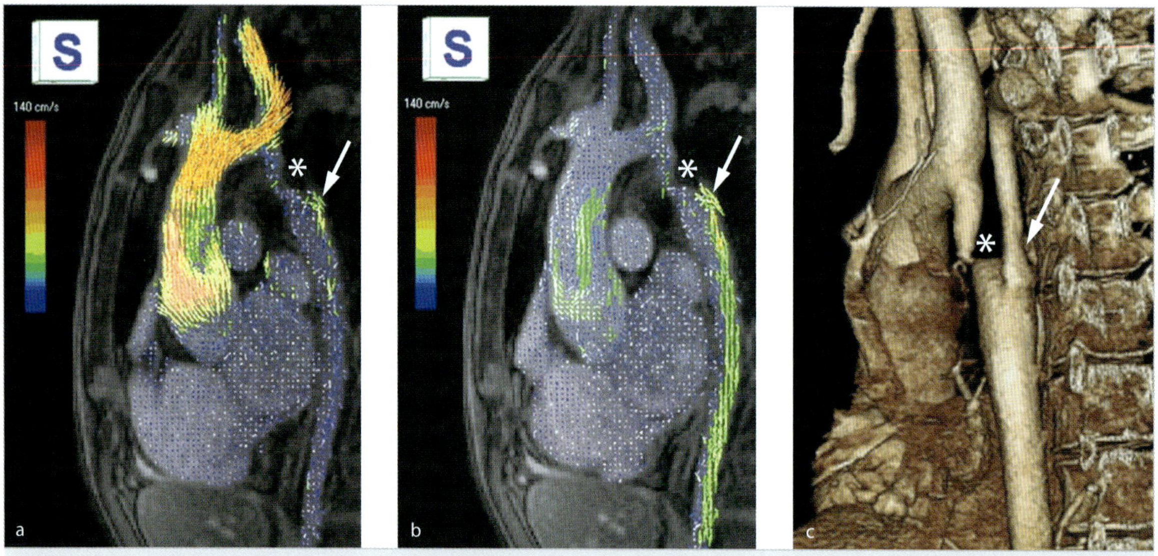

Abb. 4.72 Hochgradige Aortenisthmusstenose mit Kollateralenausbildung. Patient mit hochgradiger, subtotaler Aortenisthmusstenose (**a–c**, Sterne) und ausgeprägter Kollateralenausbildung. In der 4D-MR-Flussmessung zeigt sich, dass weder in der Systole noch in der Diastole ein relevanter Fluss über der Stenose nachweisbar ist, dafür aber ein ausgeprägter, überwiegend diastolischer Kollateralenfluss (**a–c**, Pfeile). (Mit freundlicher Genehmigung von Dr. Reiter, Uniklinik Graz.)

a 4D-MR-Flussmessung mit Rekonstruktion der maximalen Flussgeschwindigkeiten in der Systole.

b 4D-MR-Flussmessung mit Rekonstruktion der maximalen Flussgeschwindigkeiten in der Diastole. In der Diastole wird die Aorta descendens vor allem durch Kollateralenfluss versorgt.

c 3D-Volume-Rendering-Rekonstruktion einer CTA von dorsal.

Therapie bereits nicht invasiv mithilfe der Doppler-Echokardiografie und/oder der Schnittbildverfahren MRT und Multislice-CT erfolgen. Insofern wird die invasive Diagnostik meist nur noch dann durchgeführt, wenn auch eine interventionelle Therapie mittels Ballonangioplastie oder Stent-Implantation der Stenose oder Restenose erfolgen soll [103]. Es gibt allerdings sogar bereits erste Fallbeschreibungen der MR-gestützten Aortenisthmusstenosetherapie (S. 123) mit fluoroskopischem Backup [112].

▶ Tab. 4.22 stellt die relative Wertigkeit der bildgebenden Verfahren einander gegenüber.

Merke

Die Schnittbildverfahren MRT und Multislice-CT sind bezüglich der Diagnose einer Koarktation jeweils Klasse-I2-Indikationen, d. h., die diagnostische Genauigkeit ist vergleichbar mit anderen diagnostischen Methoden [100].

4.3.3 Unterbrochener Aortenbogen

Joachim Lotz, Joachim Eichhorn u. Michael Steinmetz

Definition

Diese seltene angeborene Fehlbildung ist durch eine vollständige Unterbrechung zwischen 2 Abschnitten des Aortenbogens (Interrupted Aortic Arch, IAA) charakterisiert, die allenfalls noch eine bindegewebige, aber anders als die Aortenisthmusatresie keine gefäßähnliche Verbindung mehr aufweist. Im Gegensatz zur Aortenisthmusstenose gehört der IAA zu den seltenen angeborenen Herzfehlern (weniger als 0,1 % aller Herzfehler). Der Aortenbogen, gleich ob ein links- oder rechtsseitiger Bogen vorliegt [123], kann theoretisch an jeder Stelle des Bogens unterbrochen sein (▶ Abb. 4.73).

Einteilung

Entsprechend der Lokalisation der Unterbrechung erfolgt die Klassifikation in 3 Typen von distal nach proximal (s. ▶ Abb. 4.73); die Häufigkeiten werden nach Schumacher u. Mitarb. [123] angegeben:

- *Typ A:* Unterbrechung distal des Abgangs aller Kopf- und Armgefäße (ca. 40 %)
- *Typ B:* Unterbrechung zwischen A. subclavia sinistra und A. carotis sinistra (ca. 55 %)
- *Typ C:* Unterbrechung zwischen A. carotis sinistra und Truncus brachiocephalicus (bei rechtsseitigem Aortenbogen dann entsprechend spiegelbildlich zwischen A. carotis und A. subclavia dextra; ca. 5 %)

Nur in 3–4 % der Fälle lässt sich eine isolierte Form nachweisen [119] [123], meist vom Typ A. Ansonsten ist eine Vielzahl vor allem linksseitiger Vitien mit zusätzlichem PDA und VSD, bikuspider Aortenklappe (S. 186) und komplexeren Fehlbildungen (S. 207), wie TGA, Truncus arteriosus bis zum HLHS, beschrieben.

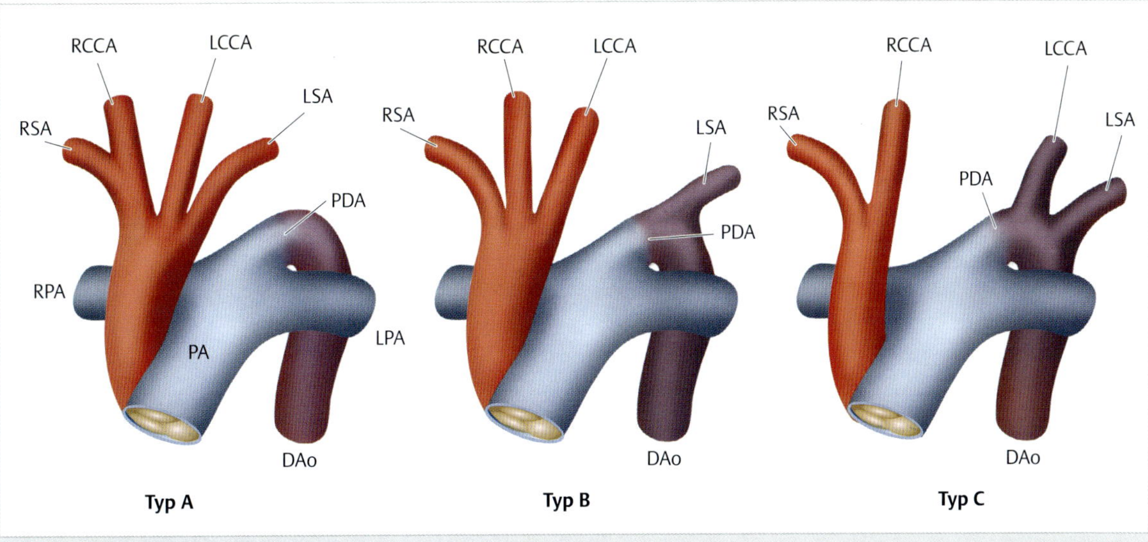

Abb. 4.73 Drei häufigste Typen des IAA. Schematische Darstellung.
AAo = Ascending Aorta (Aorta ascendens)
DAo = Descending Aorta (Aorta descendens)
LCCA = Left Common Carotid Artery (A. carotis communis sinistra)
LPA = Left Pulmonary Artery (A. pulmonalis sinistra)
LSA = Left Subclavian Artery (A. subclavia sinistra)
MPA = Main Pulmonary Artery (Truncus pulmonalis)
PDA = Patent Ductus Arteriosus (persistierender Ductus arteriosus)
RCCA = Right Common Carotid Artery (A. carotis communis dextra)
RPA = Right Pulmonary Artery (A. pulmonalis dextra)
RSA = Right Subclavian Artery (A. subclavia dextra)

Hämodynamik und klinische Problematik

Allen Typen gemeinsam ist die „duktusabhängige" Systemperfusion; dabei erfolgt die antegrade Perfusion der deszendierenden Aorta und damit des gesamten unteren Systemkreislaufs ausschließlich über einen PDA. Je nach Lokalisation der Unterbrechung werden die distal davon gelegenen Kopf- und Armgefäße über den PDA und retrograd über den distalen Bogenanteil perfundiert. Aufgrund des Rechts-links-Shunt über den PDA fallen die betroffenen Kinder zunächst klinisch mit einer Differenz der transkutan gemessenen Sauerstoffsättigung auf, sofern diese im Screening erfasst wird (mit einem erniedrigten Wert an den unteren Extremitäten und einem normalen Wert an der rechten Hand). Der physiologische PDA-Verschluss ist für diese Patienten fatal und korreliert mit der weiteren klinischen Symptomatik. Trotzdem kann sich ein IAA klinisch auch erst im Erwachsenenalter manifestieren [118] [119].

Therapie

Als zeitlich begrenzte Notfalltherapie wird ähnlich wie beim HLHS (S. 234) eine Prostaglandin-E-Infusion zur Erweiterung bzw. zum Offenhalten des PDA eingesetzt. Die operative Therapie sollte möglichst noch in der Neugeborenenphase in Form eines einzeitigen Vorgehens in Abhängigkeit von den Begleitfehlbildungen, der Länge und der Lokalisation der Unterbrechung als End-zu-End-Anastomose, A.-subclavia-Plastik oder Protheseninterposition erfolgen. Die Operationsletalität ist nach wie vor hoch [123].

Diagnosestellung und Rolle der bildgebenden Verfahren

Die Diagnose kann zwar bereits intrauterin mittels fetaler Echokardiografie gestellt werden, viele Patienten fallen jedoch erst postpartal und dann nicht selten erst im kardiogenen Schock auf. In weniger bedeutsamen Fällen mit nur partiellem Duktusverschluss kann die Symptomatik der einer präduktalen Aortenisthmusstenose sehr ähneln. Grundsätzlich ist eine Diagnosestellung auch schon fetal mit der MRT möglich [120].

Im Röntgenthorax zeigt sich aufgrund des ausgeprägten Rechts-links-Shunt meist eine ausgeprägte Kardiomegalie. Eine Diagnose kann allerdings anhand des Röntgenthoraxbilds nicht gestellt werden.

Die definitive Diagnose erfolgt meist suffizient allein mittels der TTE. Die Unterbrechung lässt sich häufig gut von suprasternal darstellen. Bei nicht eindeutigen Fällen sollte eine schnittbildgebende Methode der Herzkatheteruntersuchung vorgezogen werden. Bei kritisch kranken Patienten ist der CT aufgrund der Schnelligkeit der Methode trotz der Strahlenexposition [118] [119] [122] gegenüber der MRT sicherlich der Vorzug zu geben (▶ Abb. 4.74). Bei kreislaufstabilen Kindern sollte die Ent-

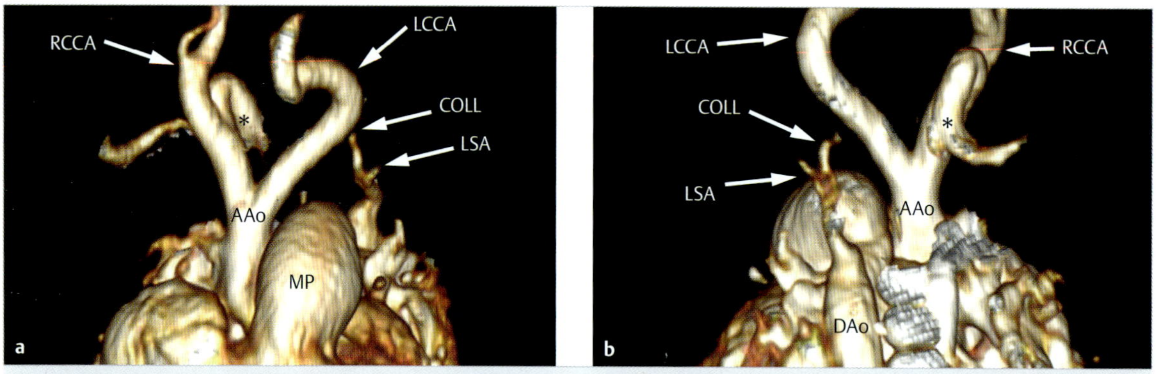

Abb. 4.74 IAA Typ A. 2 Wochen alter Säugling in klinisch schlechtem Allgemeinzustand mit systolischer Blutdruckdifferenz der oberen zur unteren Extremität von über 35 mmHg.

AAo = Ascending Aorta (Aorta ascendens)
COLL = Collaterals (Kollateralen)
DAo = Descending Aorta (Aorta descendens)
LCCA = Left Common Carotid Artery (A. carotis communis sinistra)
LSA = Left Subclavian Artery (A. subclavia sinistra)
MPA = Main Pulmonary Artery (Truncus pulmonalis)
RCCA = Right Common Carotid Artery (A. carotis communis dextra)

a A.-p. 3D-Rekonstruktion einer CTA. Die Aorta ascendens teilt sich in die rechte und linke A. carotis communis; ein transverser und deszendierender Anteil des Aortenbogens fehlt. Aus der rechten A. carotis communis entspringt dorsal die rechte A. subclavia (Stern). Links-dorsal des ektatischen Pulmonalarterienstamms findet sich die Fortsetzung der Aorta als Aorta descendens mit von kranial gespeisten Kollateralen, die aus der linken A. vertebralis und paravertebralen Arterien gespeist werden.

b P.-a. 3D-Rekonstruktion einer CTA. Von dorsal ist links-lateral der Wirbelsäule gut die deszendierende Aorta zu erkennen, die aus der linken A. vertebralis sowie aus paravertebralen Kollateralen gespeist wird und keine direkte Verbindung zur Aorta ascendens hat. Der Ductus arteriosus Botalli, der intrauterin und anfänglich postnatal die Perfusion der unteren Körperhälfte sicherstellt, ist nach 14 Tagen verschlossen; dies erklärte ein verzögertes Auftreten der klinischen Symptomatik. Die linke A. subclavia geht als winziges Gefäß aus dem Kollateralbaum ab.

scheidung allerdings allein aus strahlenhygienischen Gründen für die MRT fallen.

Neben der Diagnosesicherung mit Typisierung des IAA gilt es präoperativ zur optimalen Planung die Strecke der Unterbrechung bzw. die Länge der Atresie zu bestimmen sowie die Lagebeziehung zu den Atemwegen (Trachea und Hauptbronchien) und zum Ösophagus zu klären. Von Bedeutung für die präoperative Planung ist auch der oft variable Ursprung der A. subclavia dextra [123].

Im postoperativen Management muss nicht nur eine Beurteilung der kardialen Funktion erfolgen, sondern es müssen zudem Restenosen ausgeschlossen bzw. quantifiziert werden; ihre hämodynamische Bedeutsamkeit muss beurteilt werden. Musste chirurgisch eine größere Distanz überbrückt werden (mit Zug des distalen Bogens weit nach anterior), kann es zudem zur Bronchuskompression kommen; daher muss bei einer klinischen Symptomatik mit Atemwegsobstruktion eine Bronchuskompression sicher ausgeschlossen werden.

Die Wertigkeit der verschiedenen bildgebenden Verfahren entspricht prä- wie postoperativ der bei der Aortenisthmusstenose (s. ► Tab. 4.22) bzw. der im Vordergrund stehenden Begleiterkrankung. Auch bei IAA wird in Zukunft wahrscheinlich die 4D-MRT weitere Einblicke in die veränderte Hämodynamik prä- und postoperativ liefern [121].

4.4 Komplexe Vitien

4.4.1 Transposition der großen Arterien

Matthias Gutberlet u. Christian Kellenberger

Definition

Bei der TGA liegt eine ventrikuloarteriell diskordante Verbindung vor, bei der sich die Ausstrombahnen des rechten und linken Ventrikels nicht wie üblich überkreuzen [136] [137] [162] [168], sondern parallel verlaufen (► Abb. 4.75). Bei der TGA entspringen somit die Aorta teilweise oder ganz aus dem morphologisch rechten Ventrikel und die Pulmonalarterie aus dem morphologisch linken Ventrikel.

Im Falle einer normalen atrioventrikulären Verbindung zwischen rechtem Vorhof und morphologisch rechtem Ventrikel liegt eine Entwicklungsstörung des embryonalen Konotrunkus (S. 31) vor; dann wird von einer kompletten Transposition der großen Gefäße mit intaktem VSD (TGA IVS - häufig auch vereinfachend D-TGA genannt) gesprochen, weil meist der RVOT und damit auch die Aorta ascendens nach rechts verlagert sind („D“ steht für „dextro-“; s. ► Abb. 4.75b).

Es liegt eine Ventrikelinversion vor, wenn zusätzlich eine diskordante atrioventrikuläre Verbindung zwischen dem morphologisch rechten Ventrikel und dem morphologisch linken Vorhof besteht. Damit ist die TGA dann bereits „angeboren korrigiert“ und wird deshalb auch als „kongenital korrigierte Transposition“ (ccTGA, umgangssprachlich auch L-TGA) bezeichnet [168], weil die Aorta ascendens bei dieser Ventrikelinversion meist (in bis zu 85 % der Fälle [162]) links der Pulmonalarterie aus dem dann links gelegenen, morphologisch rechten Ventrikel entspringt („L“ steht für „laevo-“; ► Abb. 4.76 u. ► Abb. 4.77; s. auch ► Abb. 4.75b).

Merke M!

Bei der ccTGA liegt der morphologisch rechte Ventrikel einschließlich der zugehörigen Trikuspidalklappe (s. ► Abb. 4.77d) links – außer im Falle eines Situs inversus (► Abb. 4.78). Aus dem morphologisch rechten Ventrikel entspringt dann auch die ebenfalls links gelegene Aorta (s. ► Abb. 4.76a, ► Abb. 4.76c, ► Abb. 4.77c u. ► Abb. 4.77e). Gespeist wird der morphologisch rechte Ventrikel aus einem normalen linken Vorhof (s. ► Abb. 4.77a). Morphologische Charakteristika des rechten Ventrikels u. a.:

- Moderatorband (s. ► Abb. 4.76c, ► Abb. 4.77a, ► Abb. 4.78b)
- muskulärer subaortaler Konus (► Abb. 4.75c, ► Abb. 4.75d, ► Abb. 4.76b, ► Abb. 4.77b, ► Abb. 4.77c u. ► Abb. 4.78b)
- starke Trabekularisierung (s. ► Abb. 4.76c, ► Abb. 4.77a, ► Abb. 4.77d, ► Abb. 4.77f u. ► Abb. 4.78b)

Natürlicher Verlauf, klinische Problematik und Hämodynamik

Komplette Transposition der großen Arterien (TGA IVS)

Die Diagnose einer TGA wird mittlerweile meist schon intrauterin mit dem fetalen Ultraschall gestellt [124] [126] [136] [137] [162] [168]. Die TGA IVS ist nur bei Vorliegen eines zusätzlichen Shunt postnatal mit dem Leben vereinbar; deshalb wird mithilfe der postnatalen Prostaglandin-E-Gabe dafür gesorgt, dass es zu keinem Verschluss des Ductus arteriosus Botalli kommt. Falls kein ausreichender Shunt mehr besteht, muss dieser dann interventionell oft notfallmäßig mittels des sog. Rashkind-Manövers (S. 48) [158] [168], einer Vorhofballonseptostomie, unter Röntgen- oder evtl. auch unter echokardiografischer Kontrolle hergestellt werden.

Da 50 % der Kinder mit einer TGA IVS auch nach atrialer Septostomie die ersten 2 Jahre nicht überleben, wird heutzutage in der Regel bereits früh operativ korrigiert. Die arterielle Switch-Operation hat eine Mortalität von 1 % und eine ausgezeichnete Langzeitprognose [159].

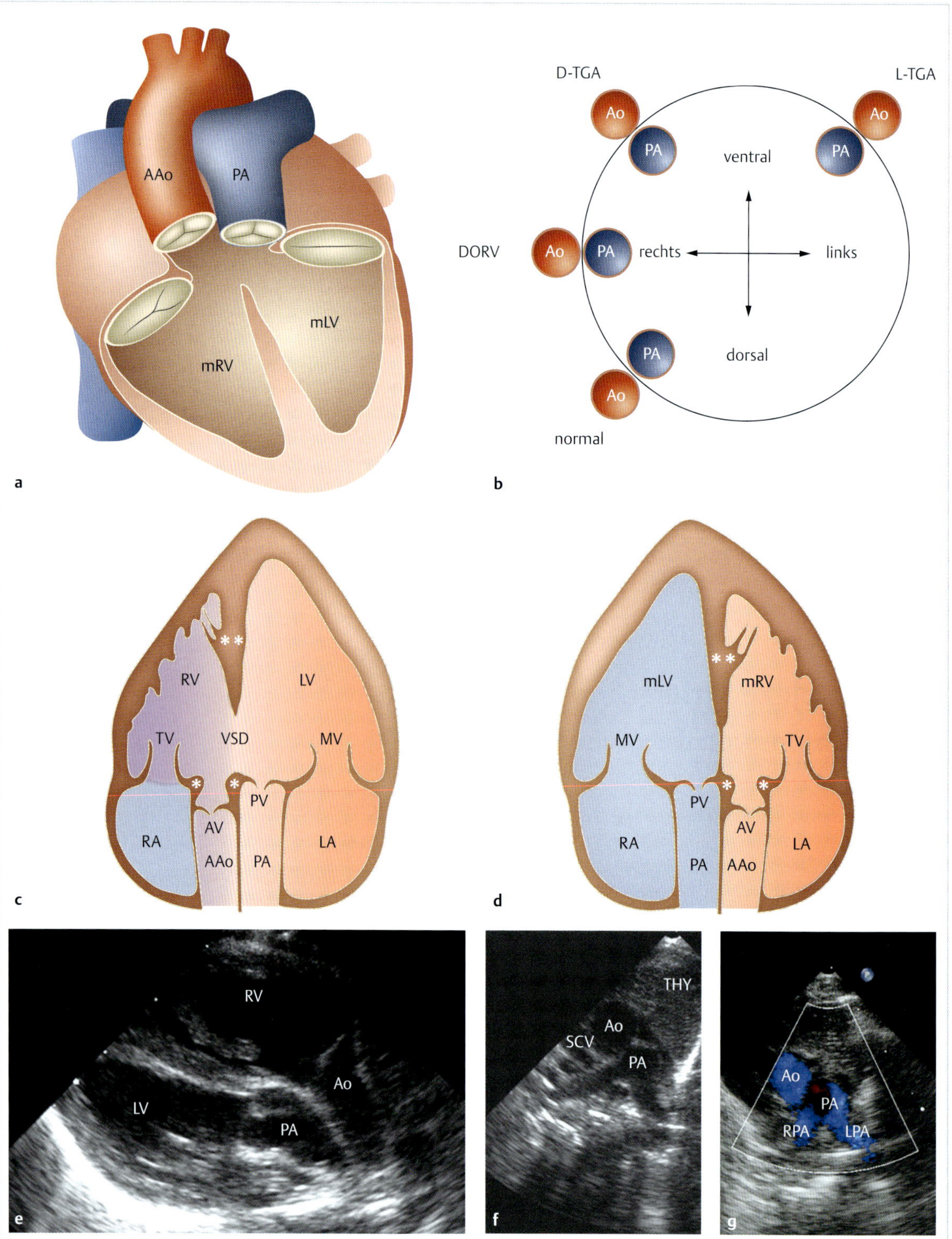

Abb. 4.75 Schema Formen der TGA.

◂ Abb 4.75
AAo = Ascending Aorta (Aorta ascendens)
Ao = Aorta
AV = Aortic Valve
DORV = Double Outlet Right Ventricle (rechter Doppelausstromventrikel)
D-TGA = Dextrotransposition of the great Arteries [Dextrotransposition der großen Arterien]
LA = Left Atrium (linkes Atrium)
LPA = Left Pulmonary Artery (A. pulmonalis sinistra)
L-TGA = Laevotransposition of the great Arteries
LV = Left Ventricle (linker Ventrikel)
mLV = Morphologic Left Ventricle (morphologisch linker Ventrikel)
mRV = Morphologic Right Ventricle (morphologisch rechter Ventrikel)
MV = Mitral Valve (Mitralklappe)
PA = Pulmonary Artery (A. pulmonalis bzw. Truncus pulmonalis)
PV = Pulmonary Valve (Pulmonalklappe)
RA = Right Atrium (rechtes Atrium)
RPA = Right Pulmonary Artery (A. pulmonalis dextra)
RV = Right Ventricle (rechter Ventrikel)
SCV = Superior Caval Vein (V. cava superior)
THY = Thymus
TV = Tricuspid Valve (Trikuspidalklappe)
VSD = Ventricular Septal Defect (Ventrikelseptumdefekt)

a Schematische Darstellung der parallelen Anordnung der ventrikulären Ausflussbahnen.
b Schematische Darstellung der Anordnung der großen Gefäße (Aorta und Pulmonalarterie) zueinander auf Höhe der Klappenebene bei verschiedenen Pathologien der großen Gefäße im Vergleich zum Normalbefund (normal).
c Schematische Darstellung des Erscheinungsbilds einer TGA IVS oder kompletten Transposition der großen Gefäße mit intaktem IVS in der TTE. Beachte den muskulären Konus (**c**, **d**, Stern) um den LVOT und die Lage der Aortenklappe im Vergleich zur Pulmonalklappe. Die Doppelsterne in **c** und **d** kennzeichnen das Moderatorband, das als eines von mehreren Merkmalen den morphologisch rechten Ventrikel definiert.
d Schematische Darstellung des Erscheinungsbilds einer ccTGA in der TTE.
e TTE-Bild eines Neugeborenen mit TGA IVS oder kompletten Transposition der großen Gefäße mit intaktem IVS. In der parasternalen Längsachse sind die Konnektion der Aorta zum rechten Ventrikel und die Konnektion des Truncus pulmonalis zum linken Ventrikel zu sehen. Die Ausflussbahnen überkreuzen sich nicht.
f TTE-Bild desselben Neugeborenen wie in **e**. Suprasternale transthorakale Anlotung der großen Gefäße in der 2D-Echokardiografie. Gutes Schallfenster; Thymus zu erkennen. In **f** und **g** sind der rechtsanteriore Ursprung der Aorta ascendens und der linksposteriore Ursprung des Truncus pulmonalis mit Aufzweigung in die rechte und die linke Pulmonalarterie zu erkennen.
g TTE-Bild desselben Neugeborenen wie in **e** und **f**. Farb-Doppler-Echokardiografie.

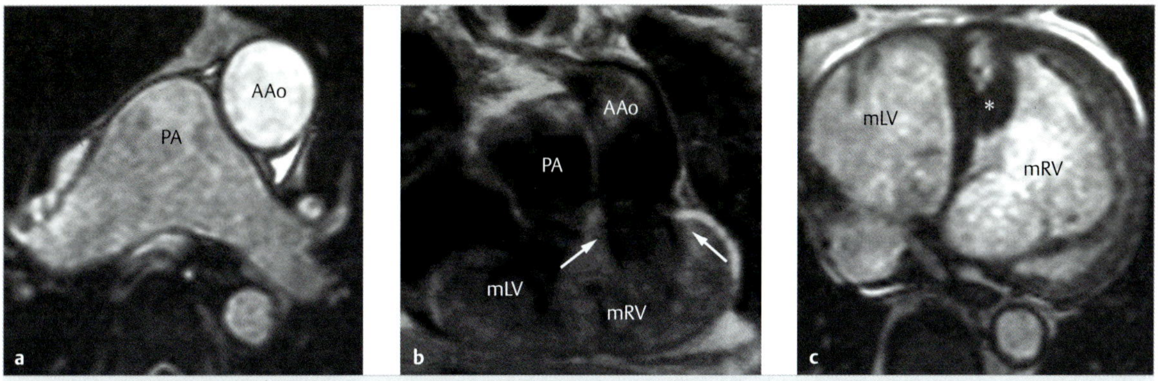

Abb. 4.76 L-TGA. MRT-Aufnahmen eines 40-jährigen, bisher symptomlosen Patienten mit einer ccTGA.
AAo = Ascending Aorta (Aorta ascendens)
mLV = Morphologic Left Ventricle (morphologisch linker Ventrikel)
mRV = Morphologic Right Ventricle (morphologisch rechter Ventrikel)
PA = Pulmonary Artery (A. pulmonalis)
a SSFP-CINE. Transversale Schichtführung. Im Bereich des Abgangs der großen Gefäße ist die Lävoposition der Aorta gegenüber der Pulmonalarterie zu sehen.
b Koronare Schichtführung einer Black-Blood-SE-Sequenz. Typische Side-by-Side-Stellung der Aorta ascendens und des Pulmonalarterienhauptstamms, der aus einem rechts gelegenen, morphologisch linken Ventrikel entspringt. Der links gelegene, morphologisch rechte Ventrikel ist durch einen muskulären Konus (weiße Pfeile) charakterisiert.
c Moderatorband (Stern) und starke rechtsventrikuläre Trabekularisierung.

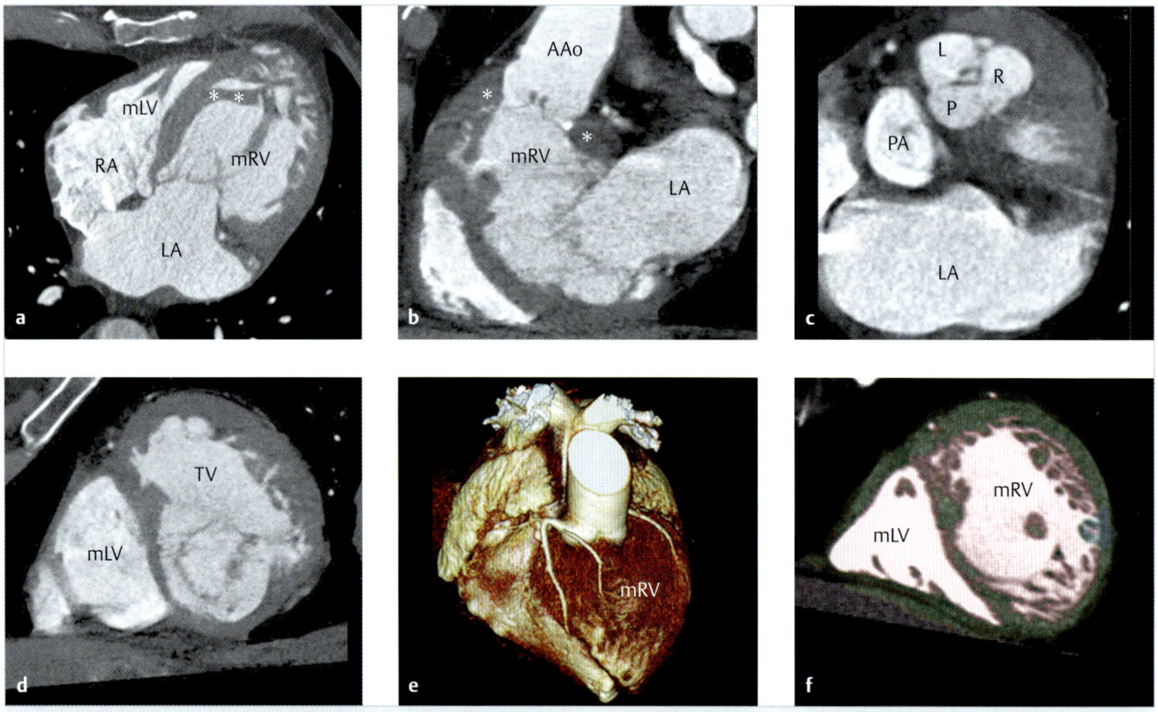

Abb. 4.77 L-TGA. Verschiedene Rekonstruktionen eines 4D-MDCT-Datensatzes (64-Zeiler), akquiriert mit retrospektivem Gating eines 72-jährigen Patienten mit ccTGA mit ausgeprägter Trikuspidalklappeninsuffizienz vor eventueller Trikuspidalklappenrekonstruktion.

AAo = Ascending Aorta (Aorta ascendens)
L = Left coronary semi-lunar Valve (linkskoronare Taschenklappe)
LA = Left Atrium (linkes Atrium)
LV = Left Ventricle (linker Ventrikel)
mLV = Morphologic Left Ventricle (morphologisch linker Ventrikel)
mRV = Morphologic Right Ventricle (morphologisch rechter Ventrikel)
P = Posterior semi-lunar Valve (posteriore Taschenklappe)
PA = Pulmonary Artery (A. pulmonalis)
R = Right coronary semi-lunar Valve (rechtskoronare Taschenklappe)
TV = Tricuspid Valve (Trikuspidalklappe)

a Die Rekonstruktion im 4-Kammer-Blick zeigt das Moderatorband (Doppelstern) des deutlich dilatierten, morphologisch „rechten", links gelegenen Systemventrikels mit ausgeprägter Trabekularisierung.

b Rekonstruktion der langen Achse mit Darstellung des subaortalen muskulären Konus (Stern).

c Die transversale Rekonstruktion zeigt die typische L-TGA-Stellung von Aorta und Pulmonalarterien zueinander. Es zeigt sich eine geringe Aortenklappeninsuffizienz der trikuspiden Aortenklappe. Die rechte Koronararterie geht, wie am häufigsten beschrieben [162], im Bereich der posterioren Taschenklappe ab und versorgt den morphologisch rechten Ventrikel, die R. interventricularis anterior u. R. circumflexus aus dem Bereich der linkskoronaren Taschenklappe (s. auch ▶ Abb. 4.77e).

d Die Kurzachsenrekonstruktion zeigt die links gelegene und in der Diastole geöffnete Trikuspidalklappe in der direkten Aufsicht.

e 3D-Volume-Rendering mit Darstellung der Koronarversorgung des links gelegenen, morphologisch rechten Ventrikels.

f In der Kurzachsenrekonstruktion einer mittventrikulären Schicht fällt vor allem die starke Trabekularisierung des morphologisch rechten Ventrikels auf. Die grüne Fläche kennzeichnet die automatisch von der Software segmentierte Muskelmasse. Da nicht alle Trabekel automatisch erkannt wurden, ist für die korrekte Muskelmassenbestimmung eine zusätzliche manuelle Korrektur erforderlich.

Kongenital korrigierte Transposition der großen Arterien (ccTGA)

Bei der ccTGA dient der morphologisch rechte Ventrikel als Systemventrikel; dies verursacht zunächst nur eine konzentrische rechtsventrikuläre Hypertrophie. Die ccTGA kann deshalb oft bis in das höhere Erwachsenenalter vollkommen symptomlos bleiben [140] [146] [153] [168] [171], aber auch schon sehr früh zu einer „Rechtsherzinsuffizienz" [165], die klinisch einer Linksherzinsuffizienz entspricht, und zu Herzrhythmusstörungen führen. Die übliche Therapie besteht bei Symptomen in der Behandlung der Herzinsuffizienz. Es kann aber auch eine sog. Double-Switch-Operation notwendig werden [131] [160] [171], eine Kombination aus arterieller und atrialer Switch-Operation, oder bei ausgeprägter Herzinsuffizienz als ultima ratio sogar eine Herztransplantation.

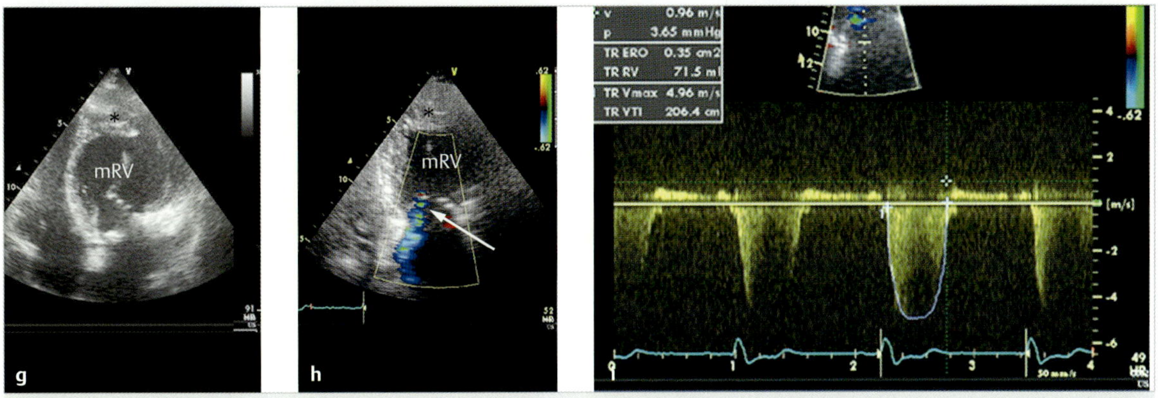

Abb. 4.77 Fortsetzung. L-TGA.

AAo = Ascending Aorta (Aorta ascendens)
L = Left coronary semi-lunar Valve (linkskoronare Taschenklappe)
LA = Left Atrium (linkes Atrium)
LAD = Left Anterior Descending (R. interventricularis anterior)
LV = Left Ventricle (linker Ventrikel)
mLV = Morphologic Left Ventricle (morphologisch linker Ventrikel)
mRV = Morphologic Right Ventricle (morphologisch rechter Ventrikel)
P = Posterior semi-lunar Valve (posteriore Taschenklappe)
PA = Pulmonary Artery (A. pulmonalis)
R = Right coronary semi-lunar Valve (rechtskoronare Taschenklappe)
TV = Tricuspid Valve (Trikuspidalklappe)

g 2D-TTE im 4-Kammer-Blick mit dem am Moderatorband (Stern) zu identifizierenden, morphologisch rechen Ventrikel.
h Im Farb-Doppler zeigt sich ein holosystolischer Insuffizienzjet bei hochgradiger Trikuspidalinsuffizienz (Pfeil).
i Im Spektral-Doppler wurde eine maximale Flussgeschwindigkeit über der Trikuspidalklappe von 4,96 m/s bestimmt.

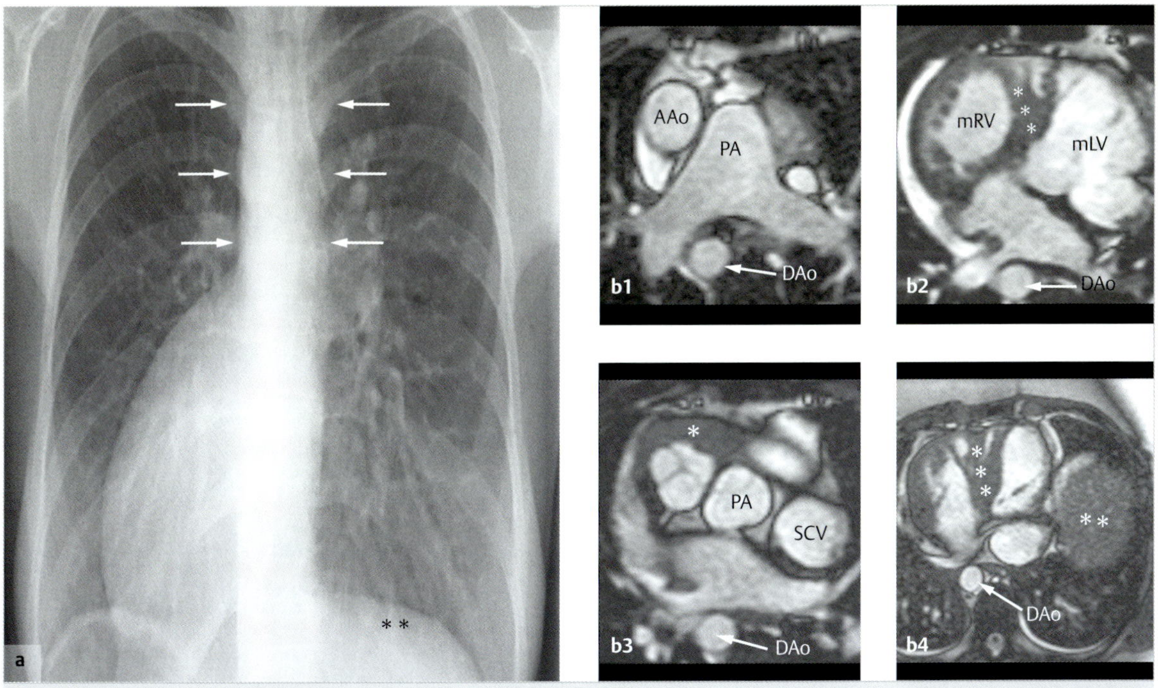

Abb. 4.78 ccTGA. 25-jährige Patientin mit Situs inversus und ccTGA.

AAo = Ascending Aorta (Aorta ascendens)
DAo = Descending Aorta (Aorta descendens)
mLV = Morphologic Left Ventricle (morphologisch linker Ventrikel)
mRV = Morphologic Right Ventricle (morphologisch rechter Ventrikel)
PA = Pulmonary Artery (A. pulmonalis)
SCV = Superior Caval Vein (V. cava superior)

a Im konventionellen p.–a. Röntgenthoraxbild schmales Gefäßband (Pfeile), verursacht durch die direkt retrosternale Lage der parallel verlaufenden großen Gefäße.
b Verschiedene axiale Schichten einer SSFP-Cine-MRT. Links oben die typische Side-by-Side-Stellung der großen Gefäße, rechts oben und rechts unten ein prominentes Moderatorband (Dreifachsterne), links unten ein muskulärer Konus (Stern) um die Aorta und rechts unten eine links gelegene Leber (Doppelstern; s. auch Doppelstern in **a**).

Therapeutische Optionen und Diagnostik

Atrial Switch-Operation (Vorhofumkehroperation)

Die physiologische Korrektur der TGA IVS auf Vorhofebene durch eine atriale Flussumleitung (▶ Abb. 4.79 bis ▶ Abb. 4.84) gelang Senning erstmalig 1959 und war dann in den 1960er- bis 1970er-Jahren nach Modifikationen durch Mustard [155] die chirurgische Standardprozedur zur Korrektur einer TGA IVS, zum Teil bis in die 1980er-Jahre hinein. Die Flussumkehr auf Vorhofebene wurde entweder durch Anlage eines Vorhoftunnels, eines sog. venösen Baffle, aus Goretex (Methode nach Senning) oder unter Verwendung von körpereigenem Perikard (Methode nach Mustard) erreicht.

Der rechte Ventrikel dient nach einer Vorhofumkehroperation ähnlich wie bei der ccTGA als Systemventrikel mit konsekutiver konzentrischer Hypertrophie. Im Langzeitverlauf entwickelt sich eine Dilatation, und es bildet sich eine „Rechtsherzinsuffizienz" aus (s. ▶ Abb. 4.79d u. ▶ Abb. 4.79e), die klinisch einer Linksherzinsuffizienz entspricht [168] [170]. Bei mehr als der Hälfte der Patienten kommt es aufgrund der atrialen Manipulation im Rahmen der Operation innerhalb von 10 Jahren zur Ausbildung von Herzrhythmusstörungen [142], die häufig eine Schrittmacher- und AICD-Implantationen erforderlich machen (s. ▶ Abb. 4.81c, ▶ Abb. 4.82, ▶ Abb. 4.83 u.

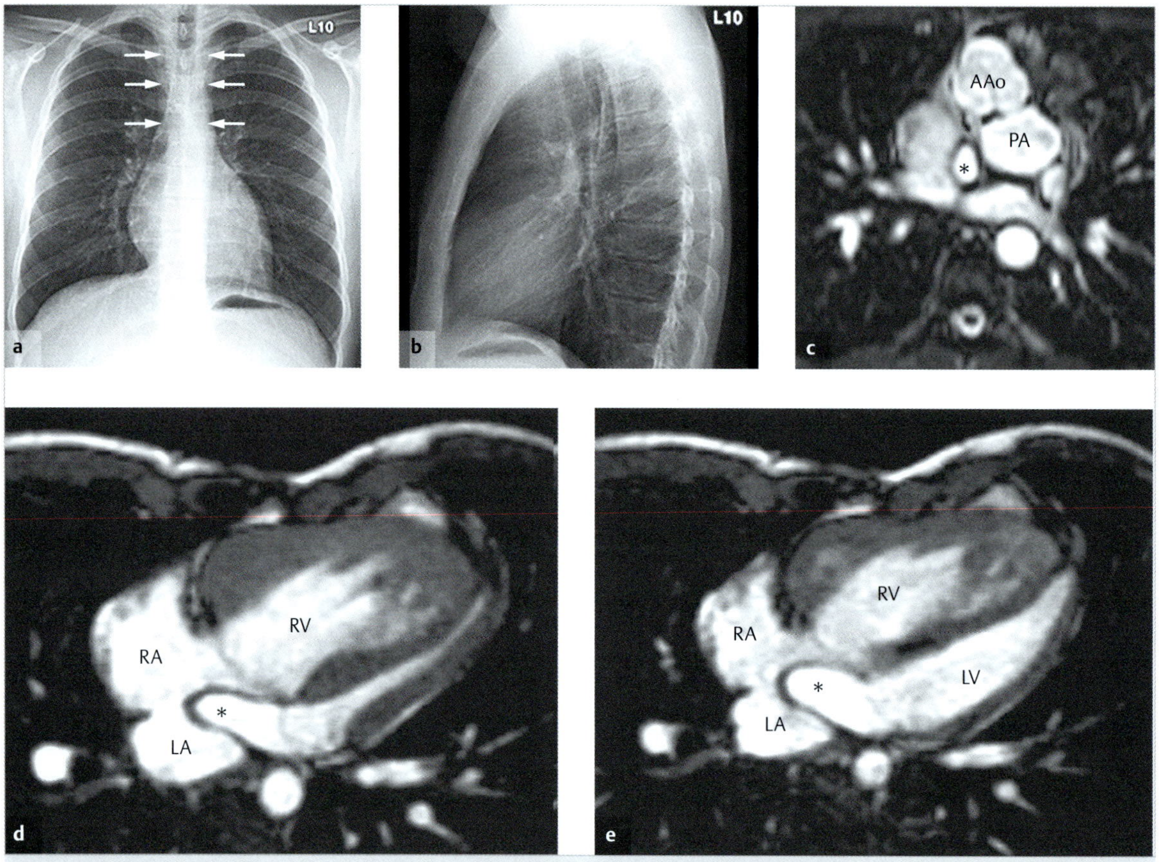

Abb. 4.79 Atriale Switch-Operation der TGA IVS. 25-jähriger Patient nach atrialer Vorhofumkehroperation zur Korrektur einer kompletten Transposition der großen Gefäße.

AAo = Ascending Aorta (Aorta ascendens)
LA = Left Atrium (linkes Atrium)
LV = Left Ventricle (linker Ventrikel)
PA = Pulmonary Artery (A. pulmonalis)
RA = Right Atrium (rechtes Atrium)
RV = Right Ventricle (rechter Ventrikel)

- **a** Röntgenthoraxbild in p.–a. Projektion mit typischem „schmalem Gefäßband" (Pfeile).
- **b** Röntgenthoraxbild in lateraler Projektion.
- **c** In der Cine-MRT mit transversalen SSFP-Sequenzen Darstellung der Dextroposition der Aorta ascendens und des Vorhoftunnels (Stern).
- **d** 4-Kammer-Blick der Cine-MRT-SSFP-Sequenz in der Systole. Dyssynchronie des als Systemventrikel dienenden rechten Ventrikels mit deutlicher Hypertrophie, Dilatation und eingeschränkter Ventrikelfunktion (s. auch **e**). Unauffällige Darstellung des Vorhoftunnels (**d**, **e**, Sterne).
- **e** 4-Kammer-Blick der Cine-MRT-SSFP-Sequenz in der Diastole. Deutlich zu erkennen ist die durch Bildung des venösen Vorhoftunnels iatrogen entstandene Verbindung zwischen rechtem und linkem Vorhof.

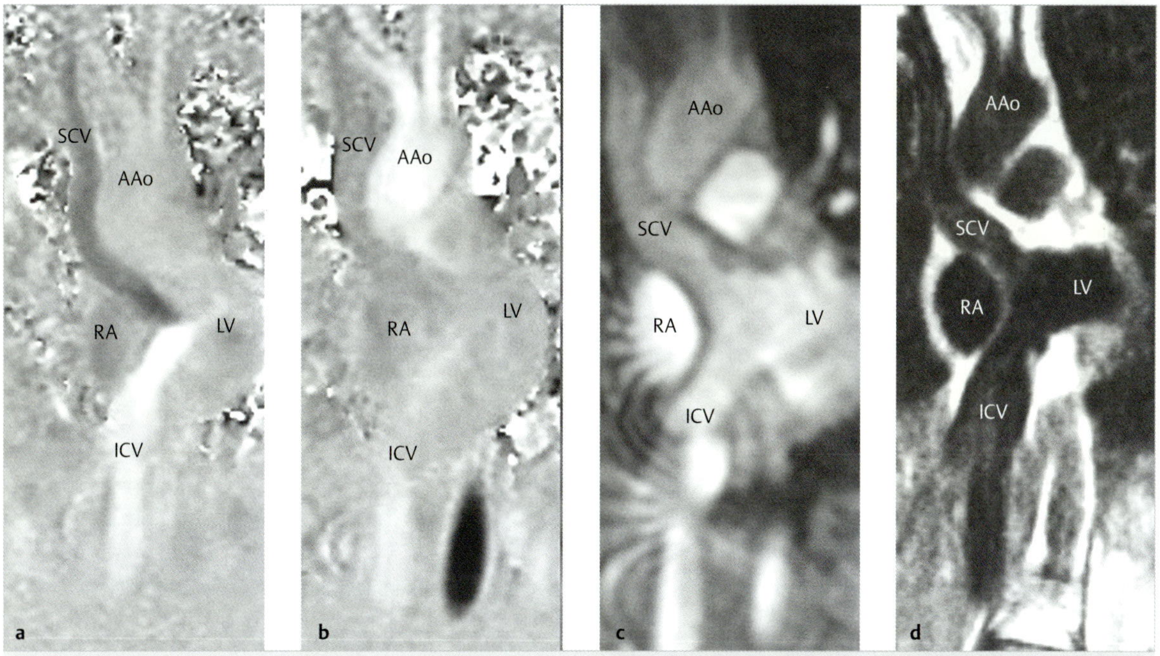

Abb. 4.80 Atriale Switch-Operation der TGA IVS. Gewinkelt koronare Darstellung des Vorhoftunnels eines TGA IVS-Patienten nach Vorhofumkehroperation mit verschiedenen MR-Sequenzen. Regulärer Fluss in der Vv. cavae superior und inferior (**a**, **b**) ohne Nachweis einer Baffle-Stenose (**c**, **d**).

AAo = Ascending Aorta (Aorta ascendens)
ICV = Inferior Caval Vein (V. cava inferior)
LV = Left Ventricle (linker Ventrikel)
RA = Right Atrium (rechtes Atrium)
SCV = Superior Caval Vein (V. cava superior)

a Phasenbild der In-Plane-MR-Flussmessung in der Diastole. Fluss nach kaudal schwarz, nach kranial hell kodiert.
b Phasenbild der MR-Flussmessung in der Systole. Fluss nach kaudal schwarz, nach kranial hell kodiert.
c Modulusbild der MR-Flussmessung.
d SE-Bild.

▶ Abb. 4.84). Seltenere, aber mit der nicht invasiven Bildgebung meist gut zu evaluierende Komplikationen stellen Vorhoftunnelleckagen und -stenosen dar, die aufgrund der engeren anatomischen Verhältnisse am häufigsten im Bereich der Anastomose mit der oberen Hohlvene auftreten und mit einer Stent-Implantation meist erfolgreich therapiert werden können (s. ▶ Abb. 4.81c, ▶ Abb. 4.82, ▶ Abb. 4.83 u. ▶ Abb. 4.84).

Arterial Switch-Operation

Die anatomische Korrektur der TGA IVS stellt heute die Operationsmethode der Wahl dar. Dabei werden sowohl die Aorta ascendens als auch der Pulmonalarterienhauptstamm kranial der Klappenebene durchtrennt, vertauscht und die Koronararterien reinseriert. Diese Operation gelang dem Team um Jatene erstmalig 1975 [143]. Bei dieser Operationstechnik wird die Pulmonalarterie proximal der Bifurkation durchtrennt und durch das Lecompte-Manöver [149] nach anterior, die Aorta ascendens oberhalb der Koronarabgänge nach posterior verlagert. Dadurch kommt es zu einer typischen Anatomie (▶ Abb. 4.85 bis ▶ Abb. 4.89) mit „Umklammerung" der Neoaorta durch die linke und die rechte Pulmonalarterie [136]; dies begünstigt u. a. die Ausbildung von Stenosen in diesem Bereich.

Infolge von intraoperativen Problemen bei der Koronararterienverlagerung kann es bereits perioperativ zu einer myokardialen Minderperfusion kommen, die eine sofortige Reoperation erfordert [154] [166]. Seltener können Stenosen der reinserierten Koronararterien auch bei Kindern, Jugendlichen oder sogar Erwachsenen nach einer arteriellen Umkehroperation zu einer Angina-pectoris-Symptomatik durch Myokardischämien bis zum Myokardinfarkt führen (▶ Abb. 4.90b). Supravalvuläre Stenosen der linken und rechten Pulmonalarterien (s. ▶ Abb. 4.87 u. ▶ Abb. 4.88) sowie eine meist klinisch nicht bedeutsame Aortenklappeninsuffizienz bzw. Dilatationen und Stenosen der Neoaorta (▶ Abb. 4.90a u. ▶ Abb. 4.91) treten ebenfalls häufiger auf [135] [136] [166] [169] und lassen sich mithilfe der nicht invasiven bildgebenden Diagnostik gut visualisieren und quantifizieren.

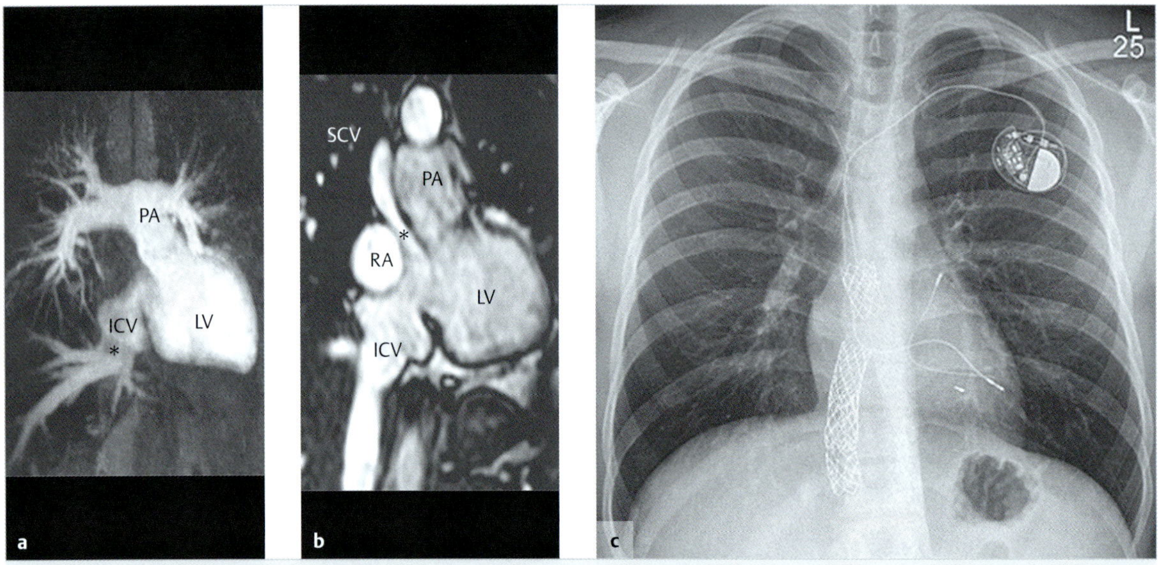

Abb. 4.81 Atriale Switch-Operation der TGA IVS. Drei verschiedene Patienten nach Vorhofumkehroperation bei TGA IVS.

ICV = Inferior Caval Vein (V. cava inferior)
LV = Left Ventricle (linker Ventrikel)
PA = Pulmonary Artery (A. pulmonalis)
RA = Right Atrium (rechtes Atrium)
SCV = Superior Caval Vein (V. cava superior)

a MIP einer kontrastmittelgestützten MRA in RAO-Projektion. Zu erkennen sind die aus dem linken Ventrikel entspringende Pulmonalarterie und die über den venösen Tunnel in den linken Ventrikel einmündende V. cava inferior (Stern).
b Gewinkelt koronare Cine-MRT-SSFP-Sequenz. Im Bereich der oberen Hohlvene (Stern) ist eine längerstreckige Einengung des Vorhoftunnels zu sehen.
c P.–a. Röntgenthoraxaufnahme. Die Abbildung zeigt Stents in der V. cava superior und der V. cava inferior zur Behandlung von Vorhoftunnelstenosen.

Ziele und relative Wertigkeit der diagnostischen Bildgebung

Röntgenthorax

Die charakteristischsten Zeichen im konventionellen Röntgenbild in p.–a. Projektion bei der TGA stellen das schmale Gefäßband [162] durch die unmittelbar hintereinander bzw. im Falle der ccTGA direkt retrosternal in Seit-zu-Seit-Stellung befindlichen großen Gefäße und eine dadurch bedingte ausgeprägte Herztaille wegen fehlenden Pulmonalissegments dar (s. ► Abb. 4.78a, ► Abb. 4.79a, ► Abb. 4.79b, ► Abb. 4.81c, ► Abb. 4.83a u. ► Abb. 4.83d). Alle anderen Befunde sind weitgehend abhängig von weiteren Begleitfehlbildungen. Die Diagnose selbst kann anhand des Röntgenbilds allein nicht gestellt werden.

Doppler-Echokardiografie

> **Merke**
>
> Die Doppler-Echokardiografie ist die diagnostische Schlüsselmethode bei der TGA.

Im Säuglingsalter können die anatomischen Verhältnisse präoperativ in der Regel ausreichend mit der TTE beurteilt werden [124] [162]. Das charakteristischste Merkmal, der parallele Verlauf der großen Gefäße bzw. ihr fehlendes Überkreuzen, lässt sich im Säuglingsalter in der parasternalen langen Achse (s. ► Abb. 4.75e), aber auch von subkostal (s. ► Abb. 4.75f u. ► Abb. 4.75g) bzw. im 4-Kammer-Blick meist gut darstellen (s. ► Abb. 4.75c u. ► Abb. 4.75d). Wird das invasive Rashkind-Manöver durchgeführt [158], werden üblicherweise auch die Koronarabgänge dargestellt, um Koronarabgangsanomalien präoperativ erkennen zu können.

Auch für die ccTGA dient die TTE als Schlüsselmethode zur Darstellung der doppelten Diskordanz [126] und der oft vorhandenen Begleitanomalien insbesondere der Atrioventrikularklappen, wie z. B. der Ebstein-Malformation (S. 179). Sowohl nach Vorhofumkehroperation als auch nach Arterial Switch bzw. insbesondere im Erwachsenenalter [124] [126] [137] [162] kann das akustische Fenster in der TTE zur Beurteilung des rechten Ventrikels, des Vorhoftunnels, insbesondere im Bereich der oberen Hohlvene, oder der Pulmonalarterienäste deutlich eingeschränkt sein. Dann kommen entweder die TEE oder die Schnittbildverfahren zum Tragen (► Tab. 4.23). Die häufig beim als Systemventrikel dienenden, morphologisch rechten Ventrikel der ccTGA oder nach Vorhofumkehroperation einer TGA IVS vorliegende Trikuspidalklappeninsuffizienz lässt sich jedoch meist Doppler-echokardiografisch gut beurteilen (s. ► Abb. 4.82c u. ► Abb. 4.82d).

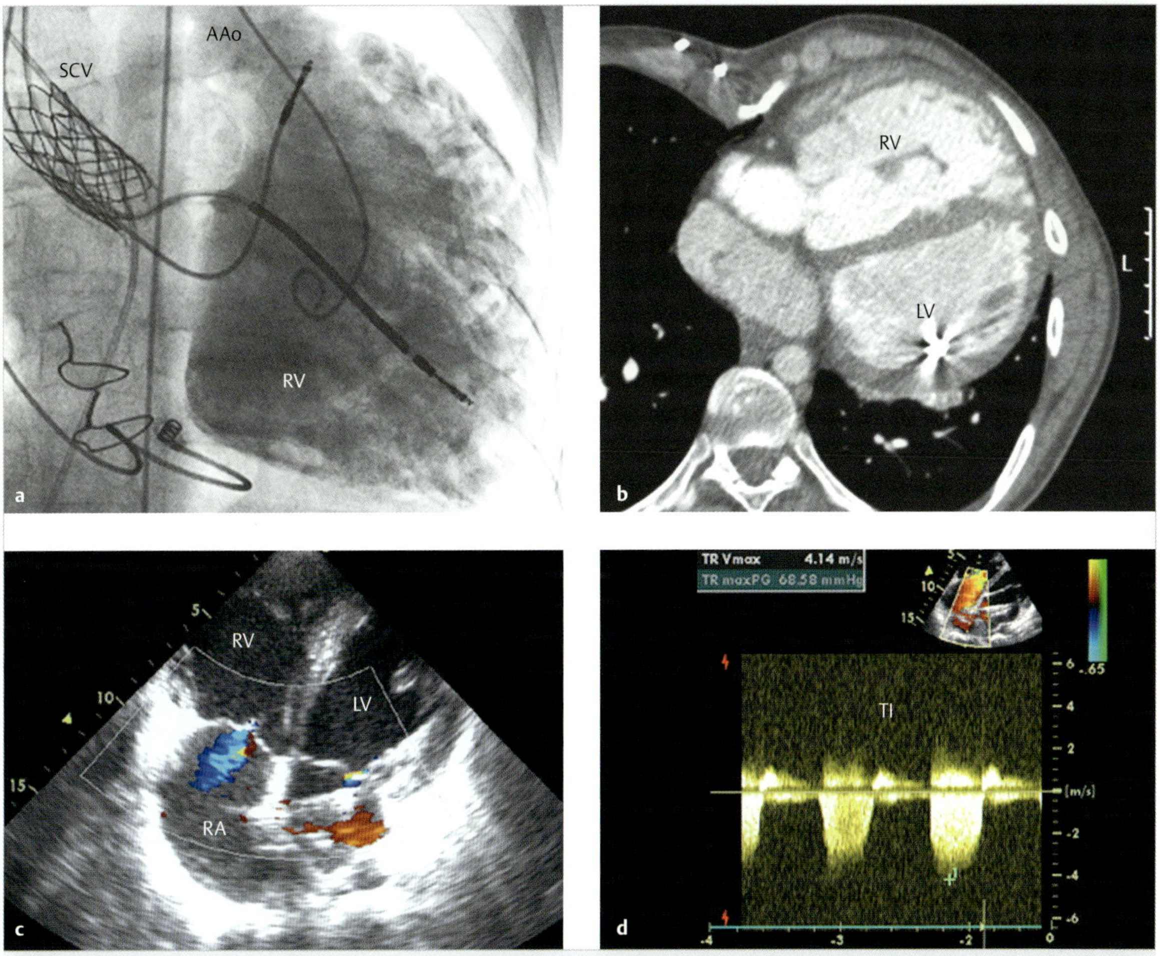

Abb. 4.82 Atriale Switch-Operation der TGA IVS. 21-jähriger männlicher Patient nach Vorhofumkehroperation zur Korrektur einer TGA IVS (s. auch ▶ Abb. 4.83 u. ▶ Abb. 4.84).

AAo = Ascending Aorta (Aorta ascendens)
LV = Left Ventricle (linker Ventrikel)
RA = Right Atrium (rechtes Atrium)
RV = Right Ventricle (rechter Ventrikel)
SCV = Superior Caval Vein (V. cava superior)
TI = Tricuspidal Valve Incompetence (Trikuspidalklappeninsuffizienz)

a Lävokardiografie des deutlich vergrößerten, hypertrophierten, als Systemventrikel dienenden rechten Ventrikels. Stent im kranialen Abschnitt des Vorhoftunnels sowie Schrittmacherelektroden und AICD.

b Transversale Rekonstruktionen eines Multislice-CT-Datensatzes mit deutlich vergrößertem rechtem Ventrikel.

c In der Doppler-Echokardiografie zeigt sich im Farb-Doppler im 4-Kammer-Blick ein holosystolischer Insuffizienzjet (blau) über der Trikuspidalklappe.

d Im Spektral-Doppler wurde eine maximale Flussgeschwindigkeit von 4,14 m/s über der Trikuspidalklappe im Sinne eines maximalen pulmonalen Gradienten von 68,58 mmHg gemessen.

Magnetresonanztomografie

Native, nicht voroperierte Transposition der großen Arterien

Bei unzureichender Beurteilbarkeit mit der Echokardiografie kommt grundsätzlich auch die MRT, z. B. unter Verwendung der Navigatortechnik, zur Darstellung der Koronarabgänge infrage (s. ▶ Abb. 4.90a) [164]. Allerdings ist gerade bei Neugeborenen und sehr kleinen Koronarien die örtliche Auflösung in der MRT limitiert. Des Weiteren ist aufgrund der meist langen Untersuchungszeit in der Regel eine tiefe Sedierung oder sogar Narkose notwendig.

Neben der Echokardiografie ist die MRT die Methode der Wahl, um insbesondere den morphologisch rechten Ventrikel bezüglich seiner Anatomie zu klassifizieren (s. ▶ Abb. 4.76 u. ▶ Abb. 4.78 sowie ▶ Tab. 4.23) [124] [126] [132] [134] [153] [157] [160] [162]. Von besonderer Bedeutung ist die MRT zur Erkennung von Begleitanomalien und bei der Beurteilung der rechtsventrikulären Funktion und Muskelmasse [161] [163] [165] [167] [168]. Dies ist vor allem für die in der Regel lebenslang erforderlichen Verlaufsuntersuchungen von Bedeutung (s. ▶ Abb. 4.79d u. ▶ Abb. 4.79e) [126]. Eine wichtige Bedeutung könnte der Flussmessung mittels MRT auch bei der genauen

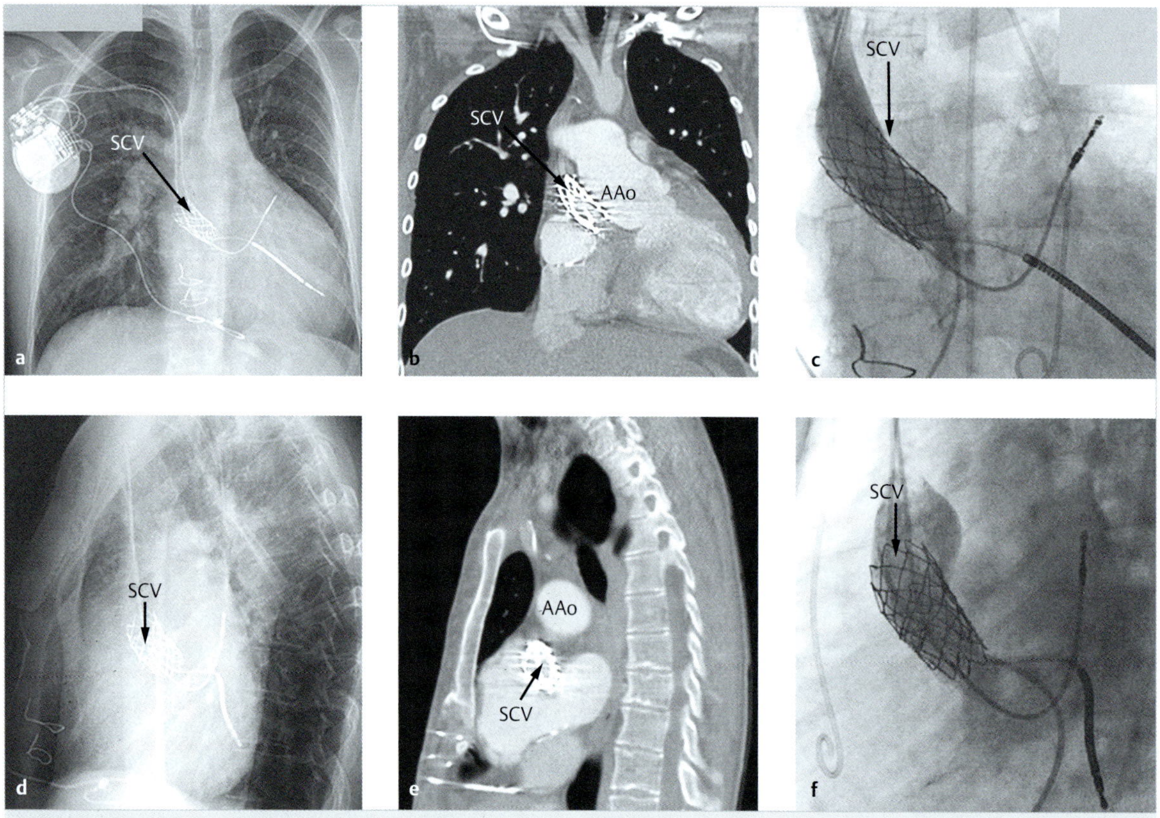

Abb. 4.83 Atriale Switch-Operation der TGA IVS. Gezeigt sind Bilder desselben Patienten wie in ▶ Abb. 4.82 u. ▶ Abb. 4.84.
AAo = Ascending Aorta (Aorta ascendens)
SCV = Superior Caval Vein (V. cava superior)
a Röntgenthoraxbild in p.–a. Projektion.
b Korrespondierende koronare CT-Rekonstruktion zu **a**.
c Interventionelle Darstellung der Stent-Implantation in die kraniale Anastomose des Vorhoftunnels mit der V. cava superior.
d Röntgenthoraxbild in lateraler Projektion.
e Korrespondierende laterale CT-Rekonstruktion zu **d**.
f Kontrollaufnahme des implantierten Stents.

Tab. 4.23 Relative Wertigkeit einzelner bildgebender Verfahren in der Beurteilung der Befunde bei ccTGA präoperativ und nach Atrial oder Arterial Switch.

Fragestellungen	Röntgen-thorax	Echokardio-grafie	MRT	Mehrschicht-CT	Nuklear-medizin	Herz-katheter
ccTGA:						
• Anatomie	+	+++	+++	++	–	++
• Funktion des morphologisch rechten Ventrikels	–	++	+++	++	+	++
• Beurteilung der Trikuspidalklappeninsuffizienz	–	++	++	–	+	+
Atrial Switch:						
• Anatomie/Koronarien	–	++	++	+++	–	+++
• Baffle-Beurteilung	–	++	+++	+++	–	++
• Funktion des morphologisch rechten Ventrikels	–	++	+++	++	+	++
• Beurteilung der Trikuspidalklappeninsuffizienz	–	++	++	–	+	+
Arterial Switch:						
• Koronararterien	–	+	++	+++	–	+++
• Pulmonalarterienäste	–	++	+++	+++	–	+++
• Neoaorteninsuffizienz	–	++	+++	–	+	++

CT = Computertomografie
ccTGA = kongenital korrigierte Transposition

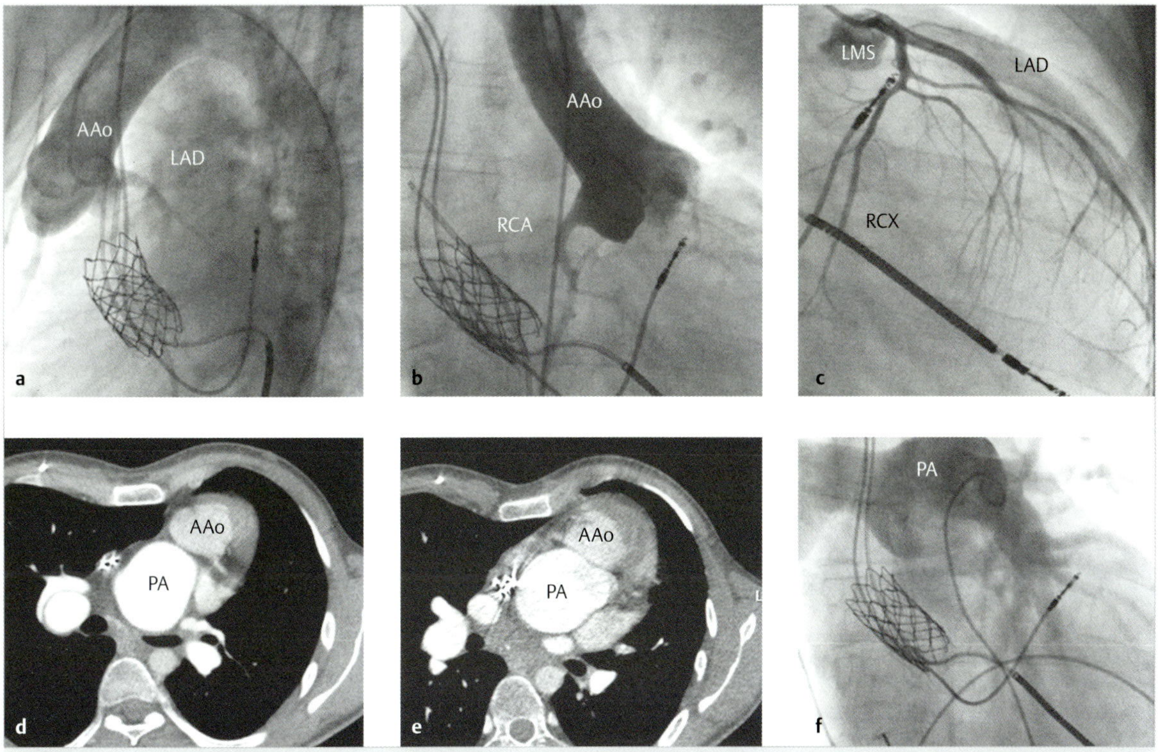

Abb. 4.84 Atriale Switch-Operation der TGA IVS. Gezeigt sind Bilder desselben Patienten wie in ▶ Abb. 4.82 u. ▶ Abb. 4.83 nach Vorhofumkehroperation mit Stent-Implantation in den Vorhoftunnel.

AAo = Ascending Aorta (Aorta ascendens)
LAD = Left Anterior Descending (R. interventricularis anterior)
LMS = Left Main Stem (linker Hauptstamm)
PA = Pulmonary Artery (A. pulmonalis)
RCA = Right Coronary Artery (A. coronaria dextra)
RCX = R. circumflexus

a Invasive Aortografie in lateraler Projektion.
b Invasive Aortografie in p.-a. Projektion.
c Selektive Koronarangiografie des linken Koronarbaums.
d CT-Bild in transversaler Orientierung. Gut zu erkennen ist die dilatierte Pulmonalarterie (s. auch **e**).
e CT-Bild in transversaler Orientierung (kaudalere Schicht).
f Pulmonalisangiografie mit dilatiertem Pulmonalarterienhauptstamm.

Quantifizierung der Trikuspidalinsuffizienz zukommen, die als wichtiger prognostischer Marker sowohl nach Vorhofumkehroperation als auch bei der ccTGA gilt, wenn die Flussmessung mit der Doppler-Echokardiografie nicht möglich ist. Die Flussmessung kann entweder über eine direkte Bestimmung oder genauer mithilfe einer Flussmessung in Pulmonalarterie und Aorta und die rechts- und linksventrikuläre Volumetrie erfolgen.

Nach Vorhofumkehroperation

Da insbesondere der Vorhoftunnel im Bereich der oberen Hohlvene (s. ▶ Abb. 4.80, ▶ Abb. 4.81 u. ▶ Abb. 4.83) bei älteren Patienten mit der TTE nur eingeschränkt beurteilt werden kann [154], stellt dies eine der Hauptindikationen für den Einsatz alternativer Bildgebung dar. Mithilfe der MR-Flussmessung können wie mit der Doppler-Echokardiografie Stenosen oder Leckagen quantifiziert werden. Die Standardschnittebenen sind transversale Schichten vor allem mithilfe schneller GE-Sequenzen (s. ▶ Abb. 4.79c, ▶ Abb. 4.79d u. ▶ Abb. 4.79e). Mit gewinkelt koronaren Schnittebenen gelingt die Darstellung des Vorhoftunnels in seinem gesamten Verlauf von der oberen bis zur unteren Hohlvene meist am besten (s. ▶ Abb. 4.80 u. ▶ Abb. 4.81b); dabei kann eine zusätzliche direkte In-Plane-Flussmessung zur Ermittlung einer Flussbeschleunigung bei Stenosen erfolgen.

Eine intraatriale Tunnelleckage kann mit der MRT-Flussmessung mit ausreichender Erfahrung entweder direkt oder indirekt über die Bestimmung der Flussvolumina in Aorta und Pulmonalarterie entdeckt werden. Damit kann die hämodynamische Bedeutung beurteilt werden, insbesondere auch, ob ein Links-rechts- oder ein Rechts-links-Shunt vorliegt [126].

Mithilfe der Cine-MRT in den kardialen Standardschnittebenen lassen sich die Volumina, die Muskelmasse und die Ventrikelfunktion des rechten Ventrikels zuverlässig bestimmen [129] [133] [141] [148]. Mit der MR-Technik der späten Kontrastmittelanreicherung oder der parametrischen Bildgebung des T 1- und T 2-Mapping sowie der Bestimmung des extrazellulären Volumens gelingt es möglicherweise in Zukunft, auch eine diffuse Fi-

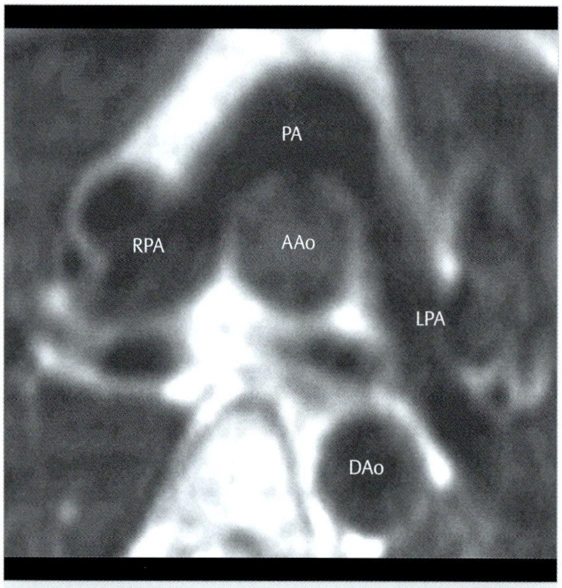

Abb. 4.85 Arterielle Switch-Operation der TGA IVS. Transversale Black-Blood-SE-Sequenz bei einem Patienten nach arterieller Switch-Operation zur Behandlung einer TGA IVS nach Lecompte-Manöver mit typischer Verlagerung der Pulmonalarterie nach ventral und „Umarmung" der Aorta ascendens durch die Pulmonalarterienäste.
AAo = Ascending Aorta (Aorta ascendens)
DAo = Descending Aorta (Aorta descendens)
LPA = Left Pulmonary Artery (A. pulmonalis sinistra)
PA = Pulmonary Artery (A. pulmonalis)
RPA = Right Pulmonary Artery (A. pulmonalis dextra)

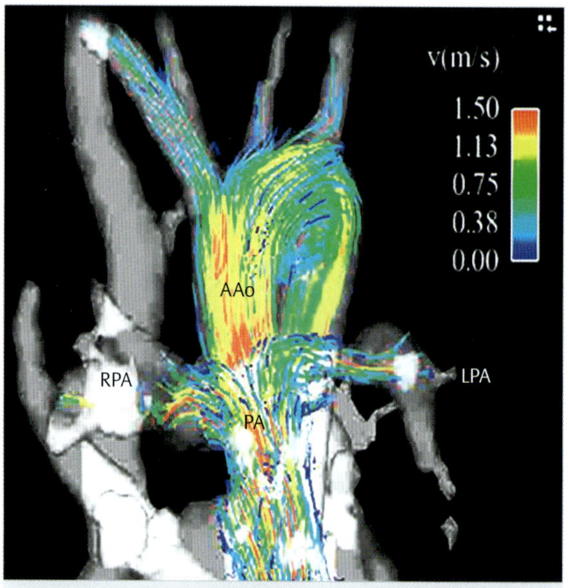

Abb. 4.86 Arterielle Switch-Operation der TGA IVS. 4D-Flussvisualisierung eines 13-jährigen Jungen nach arterieller Switch-Operation mit geringer Flussbeschleunigung in der rechten Pulmonalarterie und der Aorta ascendens auf maximal 1,5 m/s in der Systole. (Mit freundlicher Genehmigung von PD Dr. J. Geiger, Bilddiagnostik, Universitätskinderspital Zürich.)
AAo = Ascending Aorta (Aorta ascendens)
LPA = Left Pulmonary Artery (A. pulmonalis sinistra)
PA = Pulmonary Artery (A. pulmonalis)
RPA = Right Pulmonary Artery (A. pulmonalis dextra)

brosierung des rechten Ventrikels als Ursache für die „Rechtsherzinsuffizienz" nachzuweisen [147]. Für den räumlichen Überblick eignen sich die MIP oder ein Volume Rendering aus einer kontrastmittelgestützten MRA (s. ▸ Abb. 4.81a).

Nach Arterial Switch

Die MRT kann die typische Anatomie nach Lecompte-Manöver (s. ▸ Abb. 4.85) mittels transversaler SE-Sequenzen, GE-Sequenzen oder der kontrastmittelgestützten MRA darstellen, wenn die TTE aufgrund der retrosternalen Lage der Neopulmonalarterie und der Neoaorta häufig keine adäquate Visualisierung zulässt. Cine-MRT-Sequenzen in den Standardschnittebenen sind zudem zur Beurteilung der ventrikulären Funktion sinnvoll [135] [137] [139].

Die kontrastmittelgestützte MRA sollte 2-phasig in einer pulmonal- und systemarteriellen Phase akquiriert werden. Zur genaueren Quantifizierung der oft nicht fixierten, sondern dynamischen supravalvulären Pulmonalstenosen (s. ▸ Abb. 4.86 u. ▸ Abb. 4.87) und der Neoaortenklappeninsuffizienz eignet sich die MR-Flussmessung [137]. Des Weiteren ist eine Flussumverteilung zwischen rechter und linker Lunge mithilfe einer Through-Plane-MR-Flussmessung in der linken und rechten Pulmonalarterie genau quantifizierbar. In Zukunft wird dies wahrscheinlich vermehrt mit der 4D-Flussmessung (s. ▸ Abb. 4.86) durchgeführt werden.

Da es perioperativ zu Ischämien und auch zu Narbenbildung im Myokard kommen kann, sind Inversion-Recovery-GE-Sequenzen oder besser noch PSIR-Sequenzen zur Darstellung des Narbengewebes mithilfe der späten Kontrastmittelanreicherung sinnvoll (ca. 10–15 min nach Gabe von 0,1–0,2 mmol/kg Körpergewicht Gd-DTPA), des sog. Late Enhancement (s. ▸ Abb. 4.90b) [164]. Geeignet ist auch eine Belastungs-MRT-Untersuchung mit Adenosin oder auch Dobutamin bei neu aufgetretener Dysfunktion des linken Ventrikels und Verdacht auf Myokardischämie als Alternative zur Stressechokardiografie oder zur Stressmyokardszintigrafie.

Die direkte Darstellung der reinserierten Koronararterien an der Neoaorta kann mithilfe von Whole-Heart-Sequenzen unter Verwendung der Navigatortechnik in freier Atmung mit EKG-Triggerung erfolgen [164]. Die zeitaufwendige Methode ist bei regelmäßiger Atmung und Herzfrequenz eine sinnvolle Alternative zur invasiven oder CT-Darstellung, da in der Regel die Stenosen im proximalen Anastomosenbereich auftreten, der sich meist gut darstellen lässt (s. ▸ Abb. 4.90a). View-Sharing-Techniken und der intensive Einsatz paralleler Bildgebung [138] [167] helfen die Akquisitionszeit zu verkürzen.

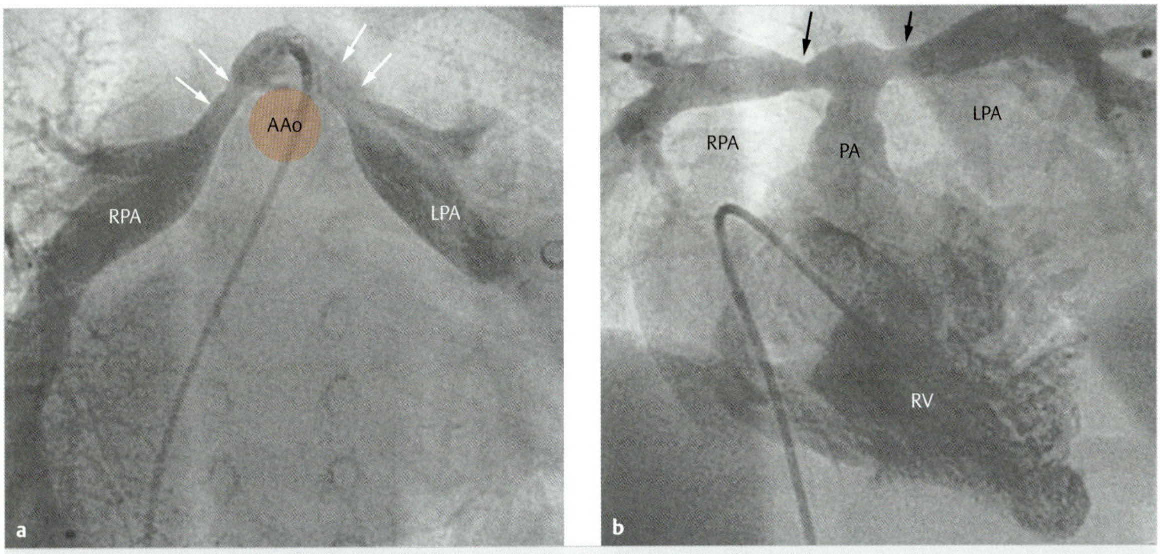

Abb. 4.87 Arterielle Switch-Operation einer kompletten Transposition der großen Gefäße (TGA IVS). Invasive Pulmonalisangiografie mit beidseitiger Pulmonalisstenose (Pfeile).
AAo = Ascending Aorta (Aorta ascendens)
LPA = Left Pulmonary Artery (A. pulmonalis sinistra)
PA = Pulmonary Artery (A. pulmonalis)
RPA = Right Pulmonary Artery (A. pulmonalis dextra)
RV = Right Ventricle (rechter Ventrikel)

a Gewinkelt kaudale Projektion. Die rote Kreisfläche kennzeichnet die Aorta ascendens.
b A.-p. Projektion.

Mehrzeilen-Computertomografie

Native, nicht voroperierte Transposition der großen Arterien

Die Multislice-CT ist nach der MRT nur die Methode der 2. Wahl [124] [125] [126] [127] [151] [152] [162] [163], wenn mithilfe der Doppler-Echokardiografie keine ausreichende Beurteilung möglich ist bzw. wenn Kontraindikationen für eine MRT-Untersuchung bestehen (z. B. nach ICD-Implantation). Neben der Klärung der Morphologie (s. ▶ Abb. 4.77), insbesondere von Koronarabgangsanomalien (s. ▶ Abb. 4.77e) und Begleitfehlbildungen, kann bei Anwendung von retrospektivem Gating grundsätzlich auch die Ventrikel- und Klappenfunktion beurteilt werden [128] [145]. Die Strahlenexposition ist dann allerdings meist sehr hoch. Deshalb sollte die Bildgebung mit reduziertem Röhrenstrom in der Diastole, z. B. minDose, oder mithilfe des sog. Step-and-shoot-Verfahrens [125] [150], also prospektivem Gating, oder im High-Pitch-Mode durchgeführt werden [151]. Damit ist eine EKG-getriggerte MDCT schon im einstelligen mSv-Bereich möglich, bei einer niedrigen Herzfrequenz sogar unter 1 mSv.

Nach Vorhofumkehroperation

Stenosen im Bereich des Vorhoftunnels lassen sich auch mit der Multislice-CT gut darstellen [145] [150]. Trotzdem ist die Multislice-CT auch in diesem Zusammenhang nach der MRT nur die Methode der 2. Wahl [124] [126] [162], vor allem nach Stent-Implantation zur Behandlung einer Vorhoftunnelstenose (s. ▶ Abb. 4.83). Volumina, Muskelmasse und Funktion lassen sich auch mit der Multislice-CT unter Verwendung des retrospektiven Gating quantifizieren. Der Einsatz der Multislice-CT ist vor allem vor einer geplanten Reoperation gerechtfertigt, wenn Informationen über den Verlauf der Koronararterien, über Verkalkungen im Bereich des geplanten Zugangswegs usw. notwendig sind. In diesem Fall sollten dann auch dosissparende Akquisitionsverfahren verwendet werden, wie die sog. Dosismodulation (z. B. minDose), das prospektive Gating (Step-and-shoot-Verfahren) [125] [150] und der Flash-Mode (High-Pitch-Technik) [151]. Eine Flussquantifizierung wie mit der Doppler-Echokardiografie oder der MRT ist mit der Multislice-CT nicht möglich.

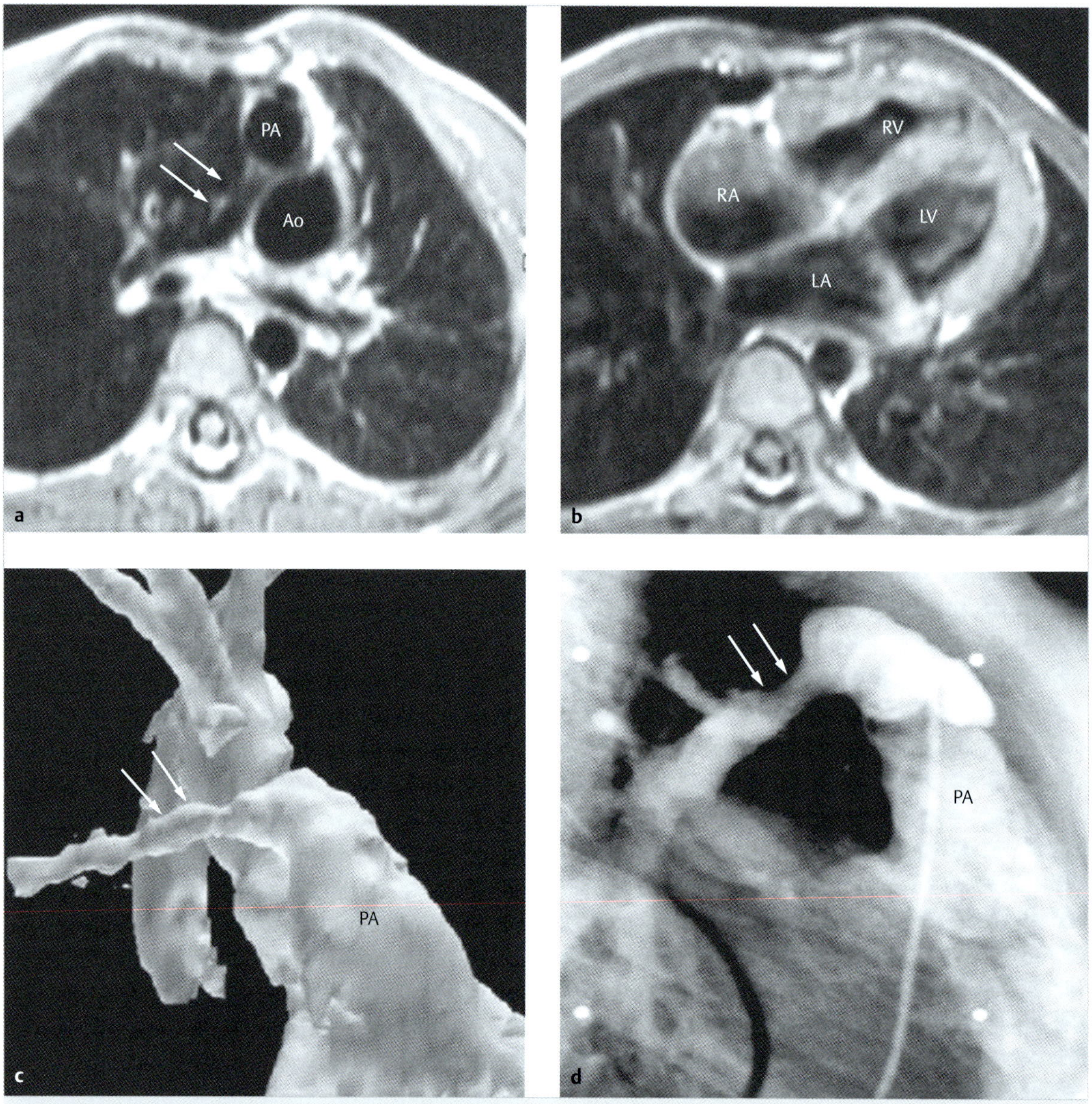

Abb. 4.88 Arterielle Switch-Operation der TGA IVS. Darstellung einer höhergradigen Stenose der rechten Pulmonalarterie (**a**, **c**, **d**, Pfeile) bei einem Patienten nach arterieller Switch-Operation zur Korrektur einer TGA IVS.

Ao = Aorta
LA = Left Atrium (linkes Atrium)
LV = Left Ventricle (linker Ventrikel)
PA = Pulmonary Artery (A. pulmonalis)
RA = Right Atrium (rechtes Atrium)
RV = Right Ventricle (rechter Ventrikel)

a Transversale MR-Black-Blood-SE-Sequenz.
b Transversale MR-SE-Aufnahme. Das Bild zeigt einen konsekutiv deutlich hypertrophierten rechten Ventrikel.
c MIP-Rekonstruktion einer TOF-MRA in RAO-Projektion.
d Korrespondierendes invasives Angiografiebild vor interventioneller Therapie.

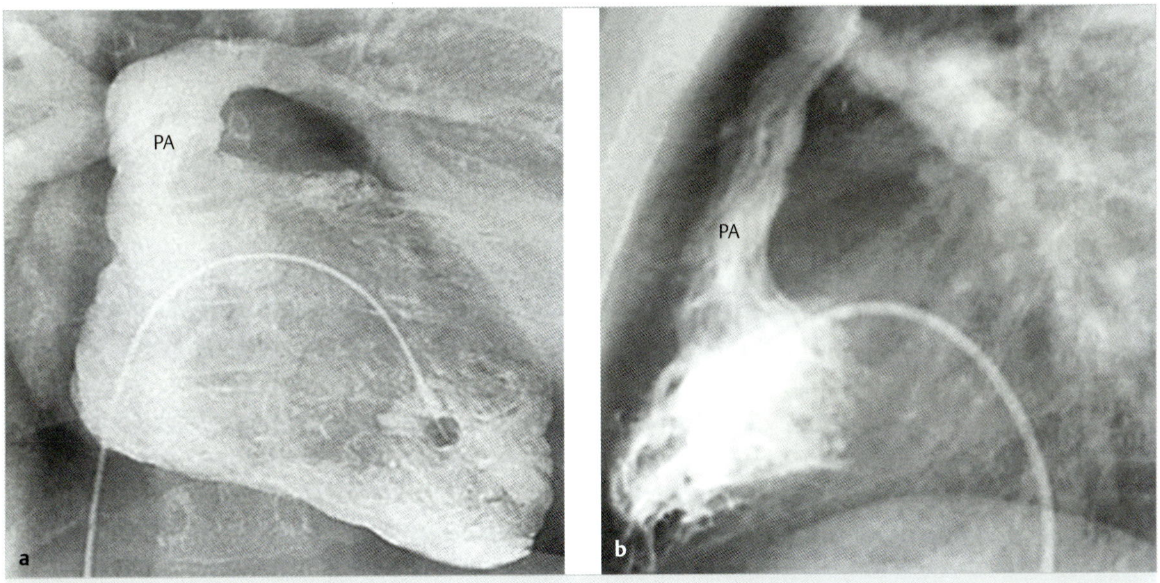

Abb. 4.89 Arterielle Switch-Operation der TGA IVS. Keine relevanten Stenosen nach der Operation. Die invasive Lävokardiografie mit Pulmonalisangiografie zeigt die typische Stellung der Pulmonalarterie direkt retrosternal nach Lecompte-Manöver.
PA = Pulmonary Artery (A. pulmonalis)
a A.–p. Projektion.
b Laterale Projektion.

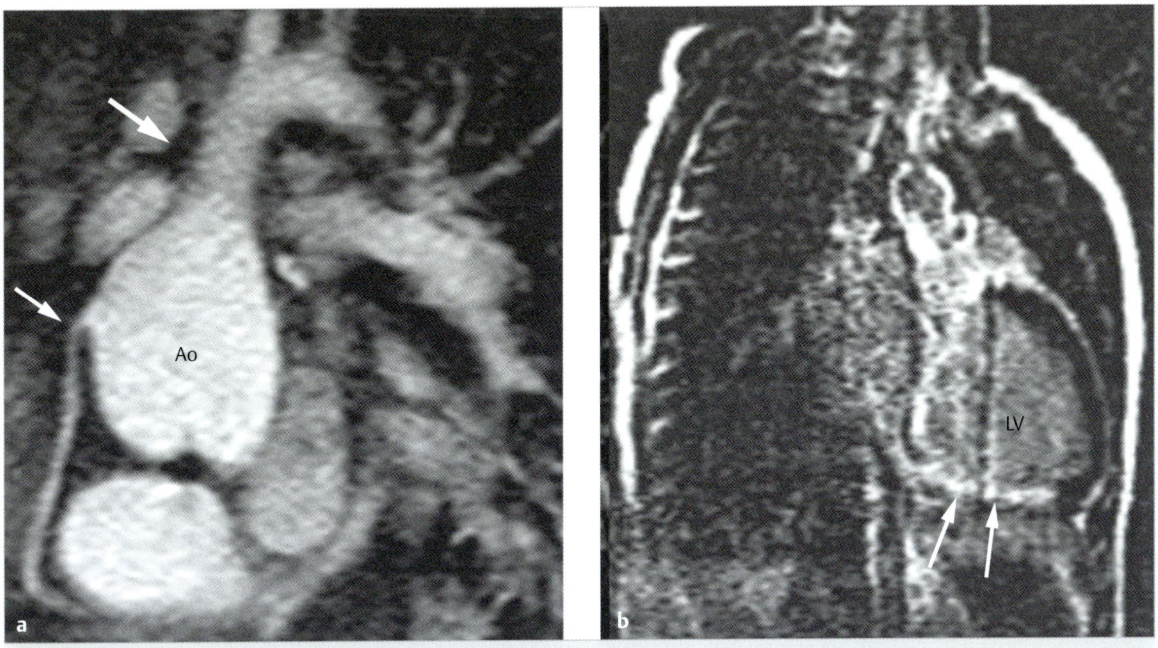

Abb. 4.90 Arterielle Switch-Operation der TGA IVS.
Ao = Aorta
LV = Left Ventricle (linker Ventrikel)
a Die MR-Koronarangiografie der rechten Koronararterie eines 4-jährigen Mädchens nach arterieller Switch-Operation, angefertigt in Navigatortechnik unter Respiratorbeatmung in Narkose, zeigt eine Abgangsstenose der rechten Koronararterie (kleiner Pfeil) und eine supravalvuläre Stenose (großer Pfeil) im Bereich der Neoaorta.
b Das korrespondierende Late-Enhancement-Bild 15 min nach Gabe von 0,2 mmol/kg Körpergewicht Gd-DTPA i. v. in der langen Achse zeigt einen vergrößerten linken Ventrikel und eine transmurale Narbe im Bereich der Hinterwand (Pfeile).

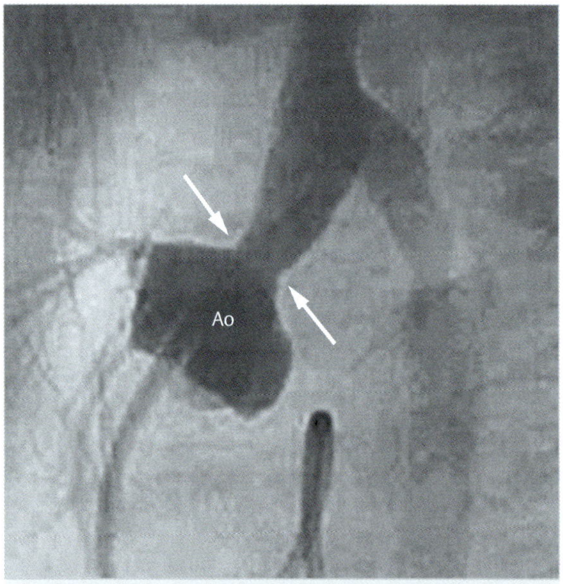

Abb. 4.91 Arterielle Switch-Operation der TGA IVS. Die invasive Aortografie eines Patienten nach arterieller Switch-Operation zeigt eine ausgeprägte supravalvuläre Aortenstenose der Neoaorta im Bereich der durch das Lecompte-Manöver anliegenden Pulmonalarterienäste (Pfeile).
Ao = Aorta

Nach Arterial Switch

Im Falle eines unzureichenden echokardiografischen Schallfensters in der TTE und von Kontraindikationen für die MRT ist die EKG-getriggerte Multislice-CT die Methode der 2. Wahl [124] [126] [130] [144] [156]. Bei Verdacht auf Koronarstenosen bzw. auf häufig auftretende supravalvuläre Pulmonalarterienstenosen ist die Multislice-CT eine Alternative zur invasiven Herzkatheteruntersuchung, die bei kleineren Kindern oder Jugendlichen eine höhere Komplikationsrate als bei Erwachsenen aufweist. Bei Verwendung von dosissparenden Verfahren, wie dem Step-and-shoot- [125] [150] oder dem Flash-Mode [151], können mit der invasiven Untersuchung vergleichbare oder sogar niedrigere Strahlenexpositionen erzielt werden.

Radionukliduntersuchung

Die Radionukliduntersuchungen spielen in der präoperativen Diagnostik der TGA keine entscheidende Rolle, können aber vor allem postoperativ bei Verdacht auf eine Myokardischämie sowie zur Quantifizierung von Shunt-Volumina oder der Lungenperfusion eingesetzt werden, wenn dies mit anderen, nicht invasiven Methoden, wie der Echokardiografie oder der MRT, nicht möglich ist [126].

Herzkatheteruntersuchung

Die Diagnose einer D-TGA oder L-TGA wird nicht invasiv meist bereits mit der TTE gestellt, sodass die invasive Untersuchung nur im Falle notwendiger interventioneller Maßnahmen erforderlich ist, wie z. B. des Rashkind-Manövers, oder wenn die nicht invasive Diagnostik Fragen offen lässt [124] [126], z. B. bei der Koronariendarstellung (s. ▶ Abb. 4.84c). Für die hämodynamische Beurteilung einer Conduit- oder Pulmonalarterienstenose sowie für die Evaluation einer pulmonalen Hypertonie, aber auch der Therapie einer Koronar-, Conduit-, Pulmonalarterien- oder Vorhoftunnelstenose mittels Stent-Implantation versus einer chirurgischen Korrektur ist die invasive Herzkatheteruntersuchung allerdings oft unerlässlich (s. ▶ Abb. 4.82a, ▶ Abb. 4.83c, ▶ Abb. 4.83f, ▶ Abb. 4.84a, ▶ Abb. 4.84b, ▶ Abb. 4.84c, ▶ Abb. 4.84f, ▶ Abb. 4.87, ▶ Abb. 4.89 u. ▶ Abb. 4.91).

Zusammenfassung

Die Schnittbildverfahren MRT und Multislice-CT spielen in der präoperativen Diagnostik der nicht voroperierten TGA nur bei Patienten mit L-TGA, die häufig erst im Erwachsenenalter symptomatisch wird, eine Rolle.

> **Merke**
>
> Bei Patienten mit L-TGA sind regelmäßige Verlaufskontrollen zur Beurteilung der Funktion des systemischen rechten Ventrikels und zur Quantifizierung der Trikuspidalklappeninsuffizienz empfohlen.

Für die präoperative Diagnose einer D-TGA sind vor allem die Doppler-Echokardiografie und, falls eine Intervention erfolgen muss, die invasive Katheteruntersuchung entscheidend.

MRT und Multislice-CT werden vor allem in der postoperativen Verlaufskontrolle nach atrialer und arterieller Switch-Operation eingesetzt. Die Visualisierung und Funktionsbeurteilung des Vorhoftunnels sowie des rechten Systemventrikels sind die Hauptindikationen für die MRT bei der atrialen Switch-Operation. Die Multislice-CT ist dagegen nur für die nicht invasive Darstellung der Koronararterien oder bei MR-Kontraindikationen die Methode der ersten Wahl. Bei der arteriellen Switch-Operation steht die MRT bei der Beurteilung von supravalvulären Pulmonalstenosen, der Aortenklappeninsuffizienz der Neoaorta und der Vitalität sowie bei der Ischämiediagnostik im Vordergrund, die Multislice-CT hingegen bei der Beurteilung der reinserierten Koronararterien, die möglichst unter Anwendung dosissparender Techniken erfolgen sollte, wie der Dosismodulation, des prospektiven Gating bzw. des High-Pitch-Mode.

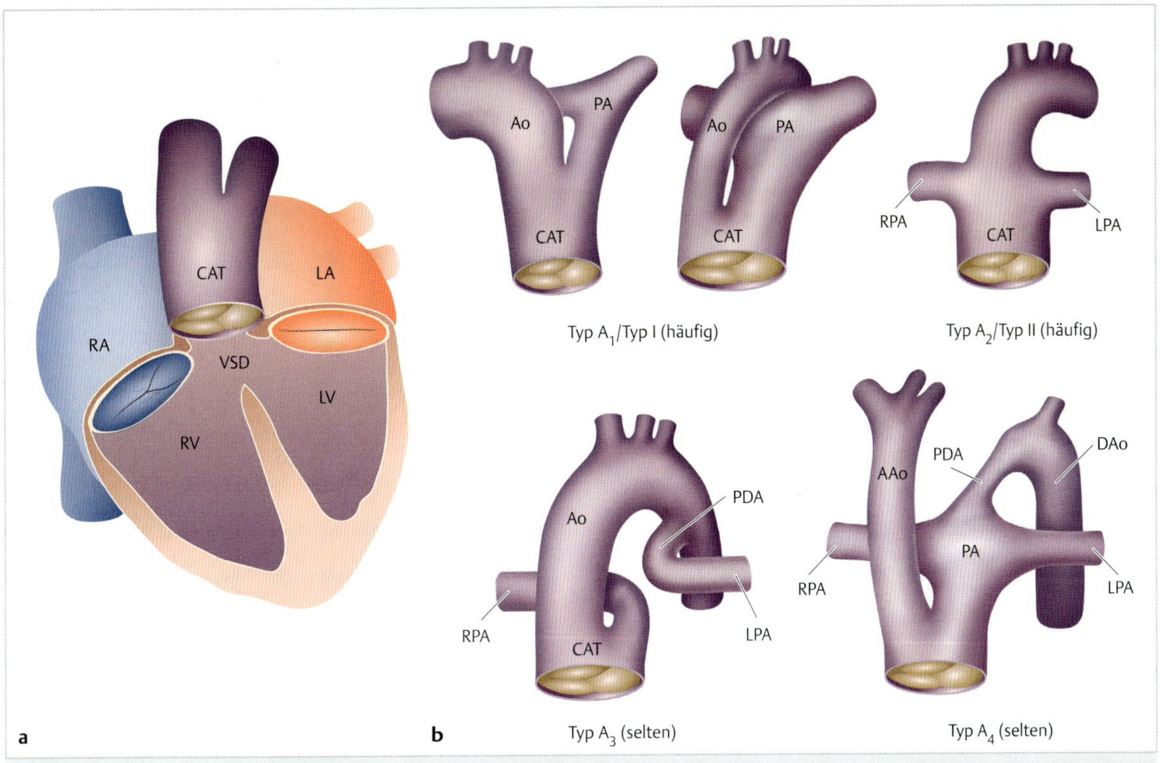

Abb. 4.92 Truncus arteriosus communis. Schematische Darstellung.
AAo = Ascending Aorta (Aorta ascendens)
Ao = Aorta
CAT = Common Arterial Trunk (Truncus arteriosus)
DAo = Descending Aorta (Aorta descendens)
LPA = Left Pulmonary Artery (A. pulmonalis sinistra)
PA = Pulmonary Artery (A. pulmonalis)
PDA = Patent Ductus Arteriosus (persistierender Ductus arteriosus)
RPA = Right Pulmonary Artery (A. pulmonalis dextra)

a Darstellung der über dem großen VSD positionierten gemeinsamen Trunkusklappe für Aorta und Pulmonalarterie.
b Klassifikation der 4 verschiedenen Formen je nach Abgang der Pulmonalarterien, des Truncus arteriosus und des Aortenbogens nach Van Praagh [174] [181]. Die Typen A_1 und A_2 entsprechen den Typen I und II nach Collett u. Edwards [172] [174] [180] [181] und treten am häufigsten auf.

4.4.2 Truncus arteriosus communis

Matthias Gutberlet u. Christian Kellenberger

Definition

Bei diesem seltenen angeborenen Herzfehler mit nur einer einzigen ventrikuloarteriellen Klappe (Trunkusklappe) entstammen Aorta und Pulmonalarterien in verschiedenen räumlichen Anordnungen (▶ Abb. 4.92) aus einem gemeinsamen, aus beiden Ventrikeln entspringenden Blutgefäß (Truncus arteriosus). Der Truncus arteriosus communis geht bis auf wenige Ausnahmen eigentlich immer mit einem VSD einher. Wenn zentrale Pulmonalarterien fehlen, erfolgt die Lungenperfusion über MAPCA.

Einteilung und Klassifizierung

Am gebräuchlichsten sind die Klassifizierungen von Collett u. Edwards [172] [174] [180] [181] und Van Praagh [174] [181], die in Abhängigkeit von der räumlichen Anordnung von Aorta, Pulmonalarterien und Aortenbogen zueinander 4 verschiedene Trunkusformen unterscheiden (Typ I–IV bzw. A_1–A_4; s. ▶ Abb. 4.92b). Die beiden häufigsten Typen A_1 und A_2 bzw. Typ I und II sind identisch [174] [180] [182]; deshalb wird an dieser Stelle nur die Van-Praagh-Klassifikation beschrieben:

- *Typ A_1 bzw. Typ I* (häufigster Typ; s. ▶ Abb. 4.92b): Es liegen ein ausgebildetes Trunkusseptum und ein Defekt direkt kranial der Trunkusklappe mit dominantem Truncus arteriosus oder pulmonalis vor.
- *Typ A_2 bzw. Typ II* (zweithäufigster Typ; ▶ Abb. 4.93; s. auch ▶ Abb. 4.92b): Das Trunkusseptum und der Truncus pulmonalis fehlen vollständig; rechte und linke Pulmonalarterie entspringen direkt aus dem Trunkus.
- *Typ A_3* (selten; s. ▶ Abb. 4.92b): Nur ein Ast (rechte oder linke Pulmonalarterie) entspringt aus dem Trunkus. Der 2. Ast wird über aortopulmonale Kollateralen bzw. über einen PDA-Abkömmling versorgt. Dies wird auch als „Hemitrunkus“ bezeichnet.
- *Typ A_4* (selten; ▶ Abb. 4.94; s. auch ▶ Abb. 4.92b): Dieser Typ entspricht dem Typ A_1 mit allerdings schmaler bis hypoplastischer Aorta ascendens und dann meist vollständiger Unterbrechung der Aorta (S. 205), Atresie oder Aortenisthmusstenose.

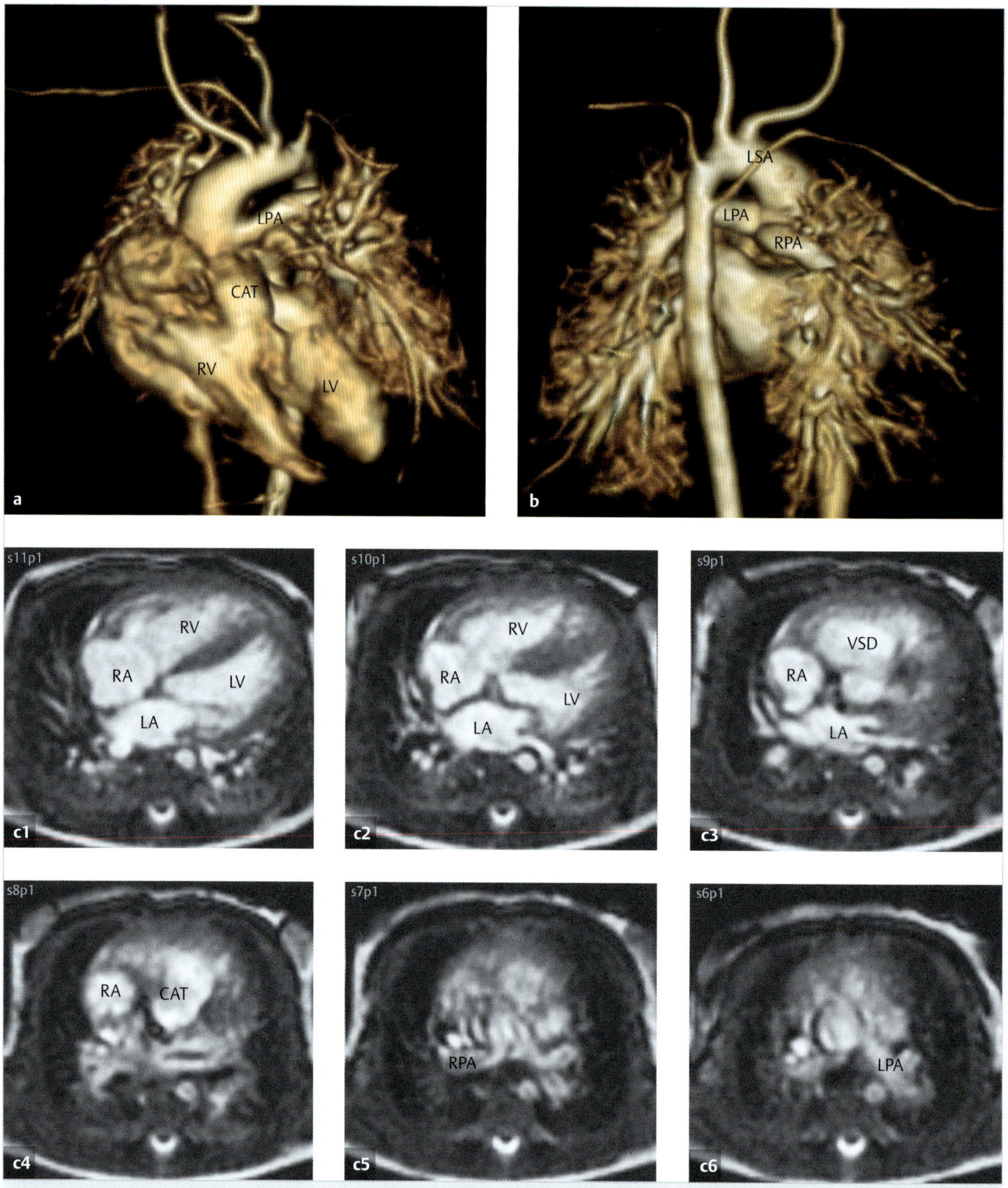

Abb. 4.93 Truncus arteriosus communis Typ A_2. MRT-Bilder eines 3 Wochen alten Mädchens mit Truncus arteriosus communis Typ A_2 (Typ II). Die 3D-Rekonstruktionen (**a**, **b**) zeigen den Truncus communis mittig aus dem rechten und linken Ventrikel abgehend. Die rechte und die linke Pulmonalarterie entspringen separat aus dem Truncus communis. Der intakte Aortenbogen befindet sich linksseitig mit aberrierendem Abgang der rechten A. subclavia als letztes Gefäß (A. lusoria).

CAT = Common Arterial Trunk (Truncus arteriosus)
LPA = Left Pulmonary Artery (A. pulmonalis sinistra)
LSA = Left Subclavian Artery
LV = Left Ventricle (linker Ventrikel)
RPA = Right Pulmonary Artery (A. pulmonalis dextra)
RV = Right Ventricle (rechter Ventrikel)
VSD = Ventricular Septal Defect (Ventrikelseptumdefekt)

a Anteriore 3D-Rekonstruktionen (Volume-Rendering-Technik) einer kontrastmittelgestützten MRA.
b Posteriore 3D-Rekonstruktionen (Volume-Rendering-Technik) einer kontrastmittelgestützten MRA.
c Axiale SSFP-Cine-Bilder von kaudal nach kranial zeigen den Truncus communis kranial eines perimembranösen VSD.

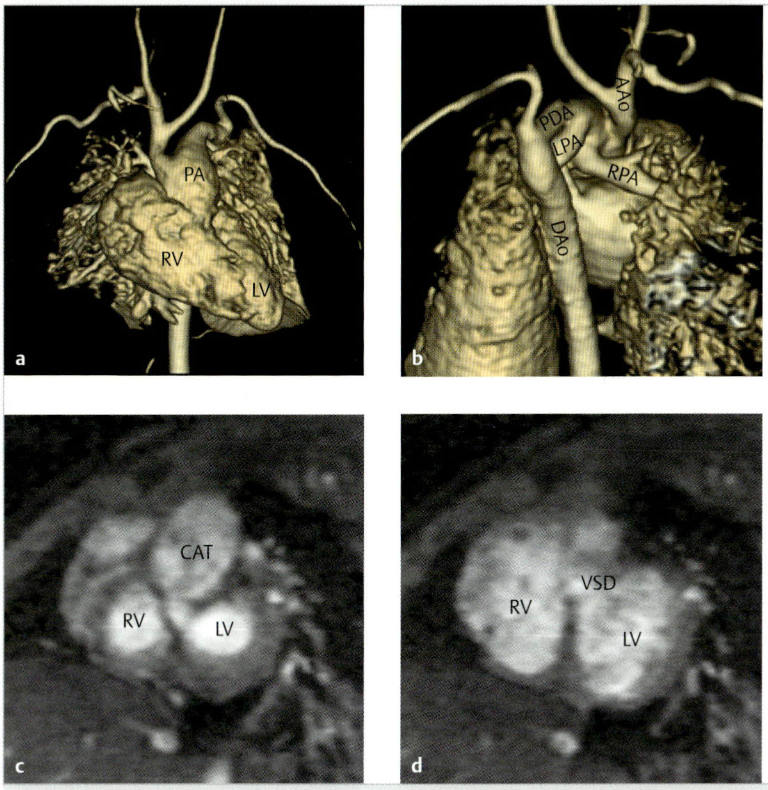

Abb. 4.94 Truncus arteriosus communis Typ A_4. MRT-Bilder eines 5 Tage alten Jungen mit Truncus arteriosus communis Typ A_4 (Typ I mit IAA Typ B). Die 3D-Rekonstruktionen (**a**, **b**) zeigen einen Truncus communis mittig über dem rechten und linken Ventrikel mit einem dominanten Truncus pulmonalis und einer leicht hypoplastischen Aorta ascendens. Der Aortenbogen ist nach Abgang der linken A. carotis communis unterbrochen, und die Aorta descendens wird über den offenen Ductus arteriosus versorgt. Die SSFP-Cine-MRT-Bilder (**c**, **d**) demonstrieren das Überreiten des Truncus communis über dem VSD.

AAo = Ascending Aorta (Aorta ascendens)
CAT = Common Arterial Trunk (Truncus arteriosus)
DAo = Descending Aorta (Aorta descendens)
LPA = Left Pulmonary Artery (A. pulmonalis sinistra)
LV = Left Ventricle (linker Ventrikel)
PA = Truncus pulmonalis
PDA = Patent Ductus Arteriosus (persistierender Ductus arteriosus)
RPA = Right Pulmonary Artery (A. pulmonalis dextra)
RV = Right Ventricle (rechter Ventrikel)
VSD = Ventricular Septal Defect (Ventrikelseptumdefekt)

a Anteriore 3D-Rekonstruktion (in Volume-Rendering-Technik) einer kontrastmittelgestützten MRA.
b Posteriore 3D-Rekonstruktion (in Volume-Rendering-Technik) einer kontrastmittelgestützten MRA.
c SSFP-Cine-MRT-Bilder in der Kurzachsenebene auf Höhe der Herzbasis in der Systole.
d SSFP-Cine-MRT-Bilder in der Kurzachsenebene auf Höhe der Herzbasis in der Diastole.

Hämodynamik und klinische Problematik

Das klinische Erscheinungsbild ist abhängig vom Schweregrad der Trunkusklappeninsuffizienz und/oder -stenose sowie von der Lungenperfusion und von den begleitenden Fehlbildungen. Aufgrund der verstärkten Lungendurchblutung kommt es zu einer Zunahme des pulmonalen Widerstands, infolgedessen schließlich eine pulmonale Hypertonie entstehen kann. Die Klinik ist meist durch eine kardiale Stauungsinsuffizienz geprägt [180].

Therapeutische Optionen und Diagnostik

Ein pulmonalarterielles Banding wird in der Regel nur noch in Ausnahmefällen durchgeführt [180]. Das Ziel ist eine möglichst frühzeitige, primär korrigierende Operation mit Patch-Verschluss des VSD und Rekonstruktion des RVOT mithilfe eines klappentragenden Conduit zwischen rechtem Ventrikel und Pulmonalarterie (► Abb. 4.95, ► Abb. 4.96 u. ► Abb. 4.97). Im Falle eines zusätzlichen IAA (S. 205) muss die Kontinuität der Aorta wiederhergestellt werden (► Abb. 4.98; s. auch ► Abb. 4.92b). Das Operationsrisiko ist abhängig vom Typ, vom Alter, von der Beschaffenheit der Trunkusklappe und vom Vorhandensein von Koronaranomalien und Begleitfehlbildungen [179] [180].

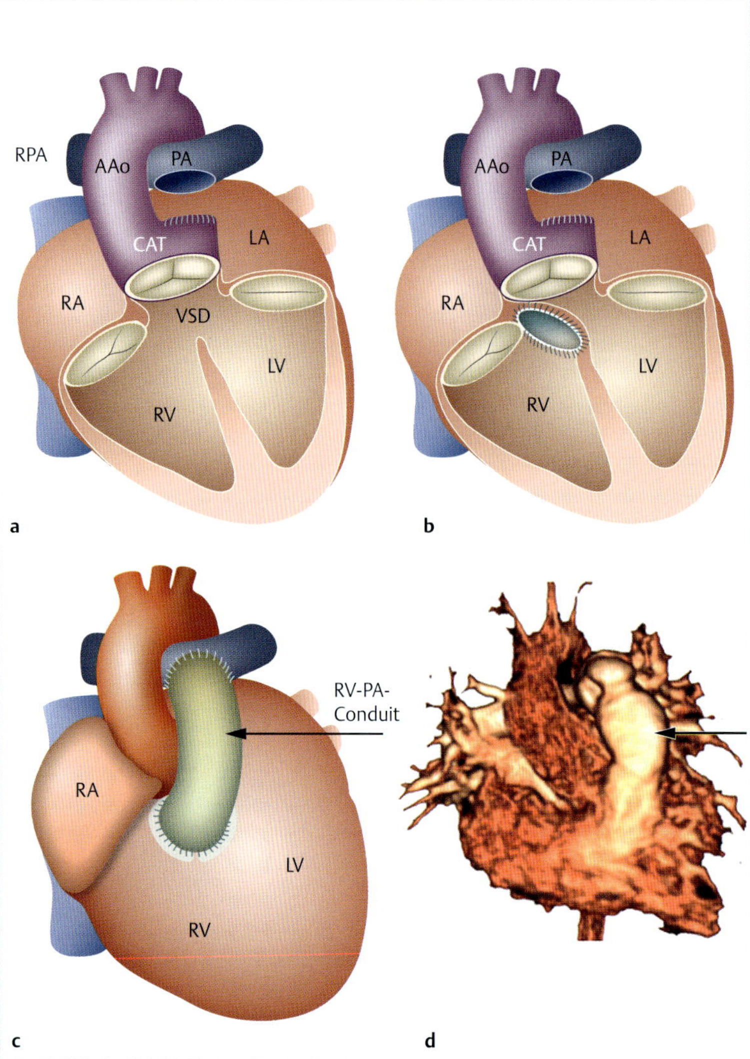

Abb. 4.95 Operative Korrektur eines Truncus arteriosus communis. Schematische Darstellung der 3 Stufen der Operation (**a–c**).
CAT = Common Arterial Trunk (Truncus arteriosus)
LV = Left Ventricle (linker Ventrikel)
RA = Right Atrium (rechter Vorhof)
RPA = Right Pulmonary Artery (A. pulmonalis dextra)
RV = Right Ventricle (rechter Ventrikel)
VSD = Ventricular Septal Defect (Ventrikelseptumdefekt)

- **a** Abtrennung der A. pulmonalis und Verschluss des Pulmonalisstumpfs.
- **b** Verschluss des VSD mittels Patch.
- **c** Implantation eines Conduits (Pfeil) zwischen rechtem Ventrikel und Pulmonalarterie.
- **d** 3D-Rekonstruktion in Volume-Rendering-Technik eines kontrastmittelgestützten MRA-Datensatzes mit Bolus-Tracking auf den Bereich des Conduits (Pfeil) zwischen rechtem Ventrikel und Pulmonalarterie.

Die morphologischen Gegebenheiten können präoperativ in der Regel rein Doppler-echokardiografisch geklärt werden. Postoperativ kann es an dem extrakardialen, nicht mitwachsenden Conduits zur Ausbildung von Stenosen (s. ▶ Abb. 4.97 u. ▶ Abb. 4.98), zu Verkalkungen (▶ Abb. 4.99) und zu Klappeninsuffizienzen des Conduit oder der Trunkusklappe kommen (▶ Abb. 4.100 u. ▶ Abb. 4.101). Aus diesem Grunde werden auch andere chirurgische Verfahren ohne Verwendung eines klappentragenden extrakardialen Conduits durchgeführt, z. B. durch Verwendung des linken Herzohrs [179]. Diese Verfahren sollen ein besseres „Mitwachsen" ermöglichen; Langzeitergebnisse stehen jedoch noch aus.

Ziele und relative Wertigkeit der diagnostischen Bildgebung

Im *Röntgenthorax* ist zwar eine globale Herzvergrößerung schon initial zu erkennen, ebenso wie eine vermehrte Volumenbelastung der Lunge (s. ▶ Abb. 4.98a) bzw. in einem späteren Stadium Zeichen der pulmonalen Hypertonie; ein pathognomonisches Erscheinungsbild existiert allerdings nicht [175] [180] [182]. Postoperativ können eine Dilatation im Bereich des Conduit (s. ▶ Abb. 4.96a) oder Verkalkungen sichtbar sein (s. ▶ Abb. 4.99a).

Die *Doppler-TTE* ist die Methode der Wahl zur initialen Diagnosestellung. Der Nachweis einer singulären Semilunarklappe aus den beiden Herzkammern mit einem Malalignment-VSD (S. 139) und des Ursprungs mindestens einer Koronar- und Pulmonalarterie aus dem Truncus arteriosus sind entscheidend für die Diagnosestellung. Für die Klassifizierung, aber vor allem für die präoperative Diagnostik auf mögliche chirurgische Anschlussmöglich-

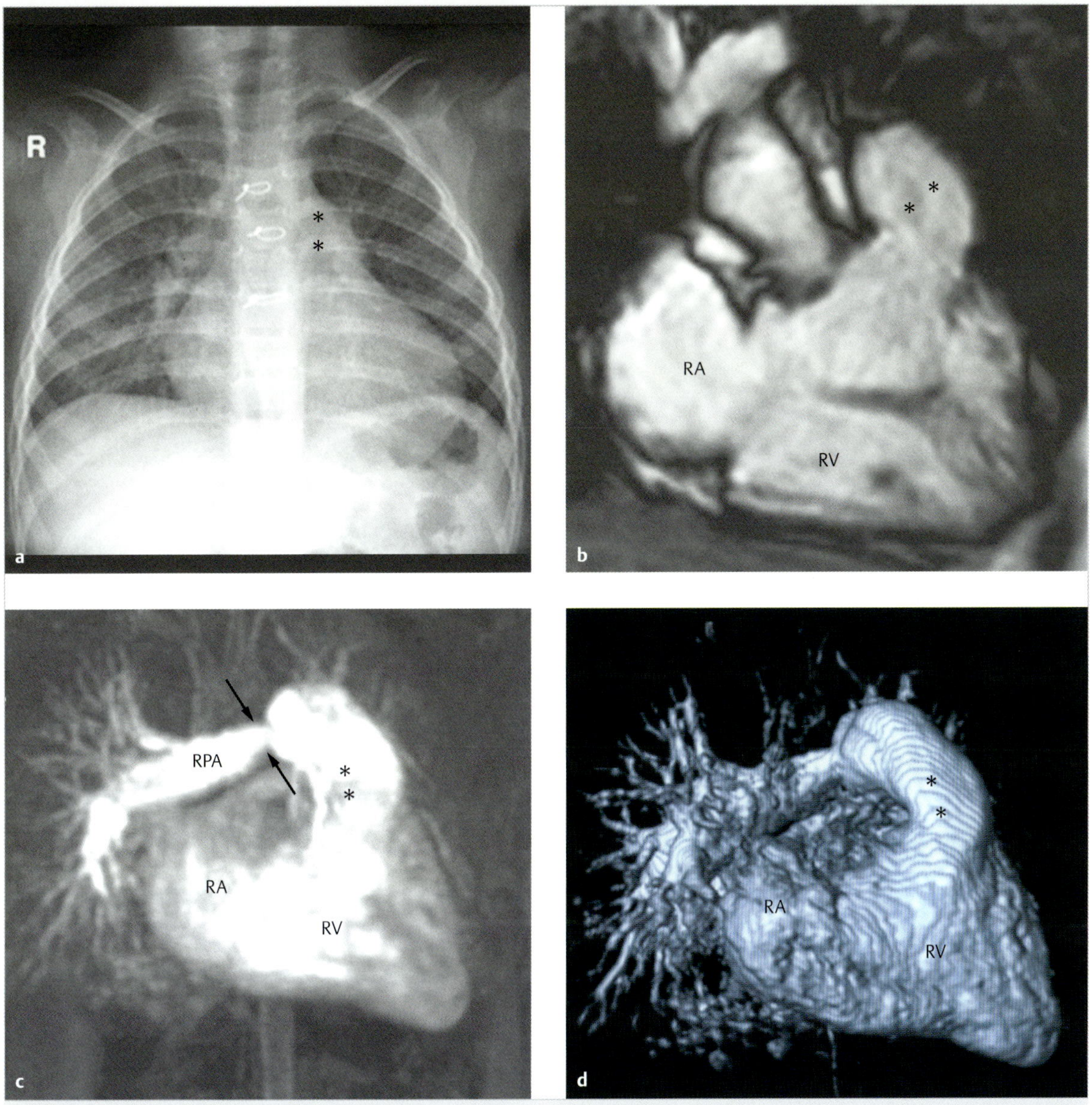

Abb. 4.96 Zustand nach operativer Korrektur eines Truncus arteriosus communis Typ A_2 (Typ II). 10-ähriges Mädchen mit residueller, geringgradiger Abgangsstenose der rechten Pulmonalarterie. Im Röntgenthorax- und in den MRT-Bildern ist das dilatierte Conduit (**a–d**, Sterne) zwischen rechtem Ventrikel und Pulmonalarterie zu erkennen (weitere Abbildungen der Patientin s. ▶ Abb. 4.101).

RA = Right Atrium (rechtes Atrium)

RV = Right Ventricle (rechter Ventrikel)

a Röntgenthoraxbild in p.–a. Projektion.

b Koronares SSFP-Cine-MRT-Bild.

c 3D-MIP-Rekonstruktion eines kontrastmittelgestützten MRA-Datensatzes in RAO-Projektion zeigt die RPA-Abgangsstenose (Pfeile).

d 3D-Rekonstruktion in Volume-Rendering-Technik eines kontrastmittelgestützten MRA-Datensatzes in RAO-Projektion.

keiten ist auch die 2. Pulmonalarterie zu identifizieren und zu lokalisieren; dies kann aber Schwierigkeiten bereiten [180]. In diesem Fall können dann grundsätzlich auch die Schnittbildverfahren (s. ▶ Abb. 4.93) oder die invasive Diagnostik mittels Herzkatheter notwendig werden.

Neben der Klärung der komplexen Anatomie, insbesondere derjenigen der Pulmonalarterien und der Koronarien, kommt der *invasiven Messung* der Druckverhältnisse und der Berechnung der Gefäßwiderstände im Lungen- und Systemkreislauf die entscheidende Bedeutung zu; deshalb werden die Schnittbildverfahren vor allem postoperativ eingesetzt. Postoperativ wird die invasive Angiografie vor allem dann verwendet, wenn gleichzeitig auch eine Intervention erfolgen soll (s. ▶ Abb. 4.98b).

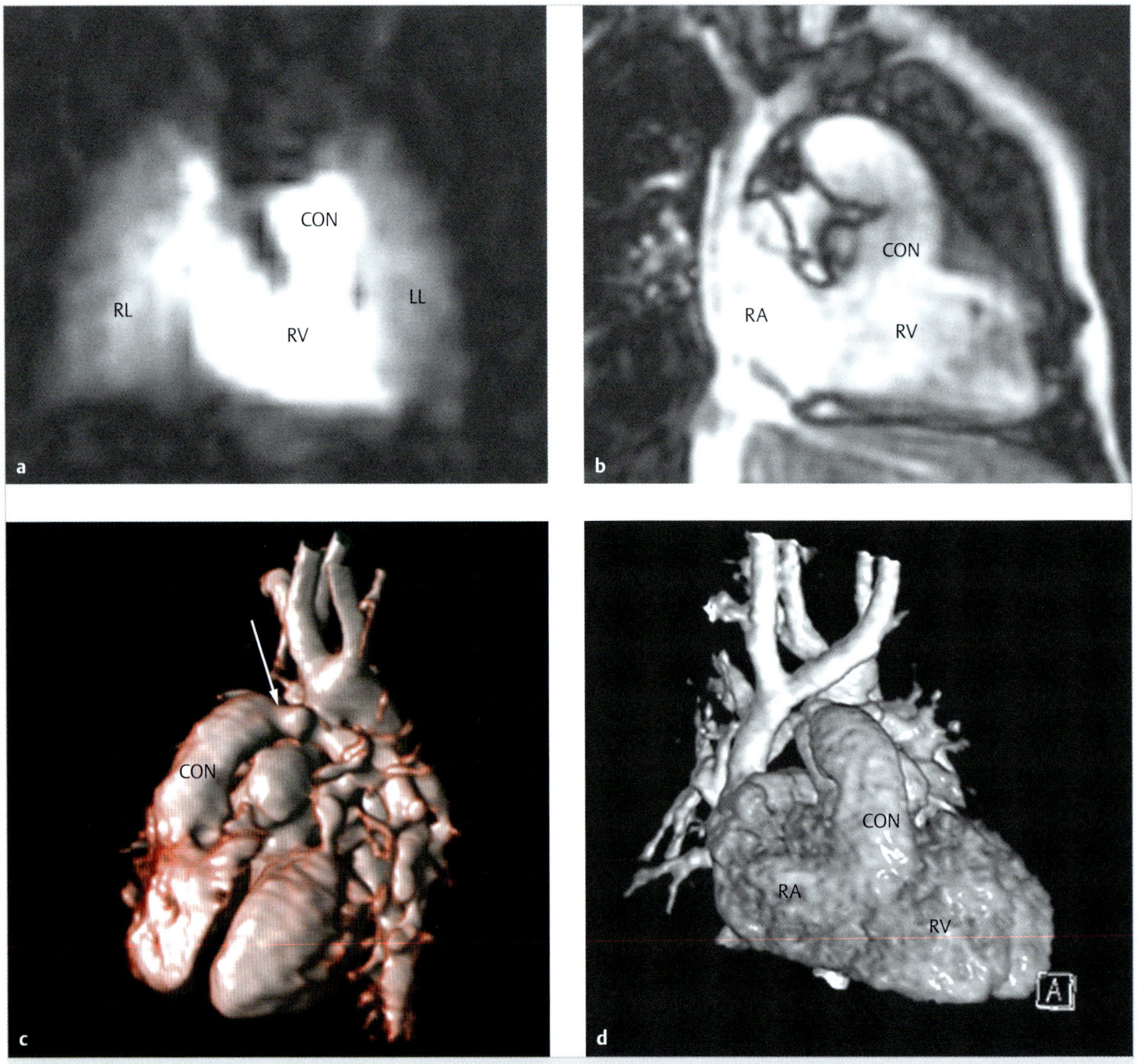

Abb. 4.97 Zustand nach operativer Korrektur eines Truncus arteriosus communis Typ A_1 (Typ I). MRT-Bilder eines 4-jährigen Mädchens nach operativer Korrektur eines Truncus arteriosus communis Typ A_1 (Typ I) und IAA (Typ B) sowie aktueller Stenose der linken Pulmonalarterie (**c**) und relativer Stenose der Aorta ascendens (s. auch ▸ Abb. 4.98).

CON = Conduit

LL = Left Lung (linke Lunge)

RA = Right Atrium (rechtes Atrium)

RL = Right Lung (rechte Lunge)

RV = Right Ventricle (rechter Ventrikel)

a Koronare Orientierung einer dynamischen kontrastmittelgestützten Angiografie mit geringer zeitlicher Verzögerung der Kontrastmittelanflutung in der linken Lunge bei Stenose der linken Pulmonalarterie.

b Koronare SSFP-Cine-MRT.

c Der Pfeil markiert die Stenose der linken Pulmonalarterie.

d 3D-Rekonstruktion in Volume-Rendering-Technik einer kontrastmittelgestützten MRA in a.–p. Projektion. Darstellung des nicht stenosierten, klappentragenden extrakardialen Conduits vom rechten Ventrikel zur Pulmonalarterie. Die Pulmonalarterienbifurkation liegt nach Lecompte-Manöver vor der Aorta ascendens.

Die reine anatomische Darstellung gelingt sowohl mit der *MRT* (s. ▸ Abb. 4.93 bis ▸ Abb. 4.98 sowie ▸ Abb. 4.100 u. ▸ Abb. 4.101) als auch mit der *Multislice-CT* (s. ▸ Abb. 4.99) grundsätzlich insbesondere im Bereich der Pulmonalarterienäste ähnlich gut [173] [176] [177] [178]. Die nicht invasive Darstellung der Koronararterien ist allerdings auch beim Truncus arteriosus communis die Domäne der Multislice-CT.

Die postoperativ häufig auftretenden Pulmonalarterienstenosen und Klappeninsuffizienzen können sowohl mit der *Doppler-Echokardiografie* (s. ▸ Abb. 4.101) als auch im Falle eines eingeschränkten akustischen Fensters – für die Quantifizierung der Klappeninsuffizienzen und seitengetrennten Lungendurchblutung sogar mit höherer Genauigkeit – vor allem mit der *MRT-Flussmessung* absolut quantifiziert werden (s. ▸ Abb. 4.100 u. ▸ Abb. 4.101).

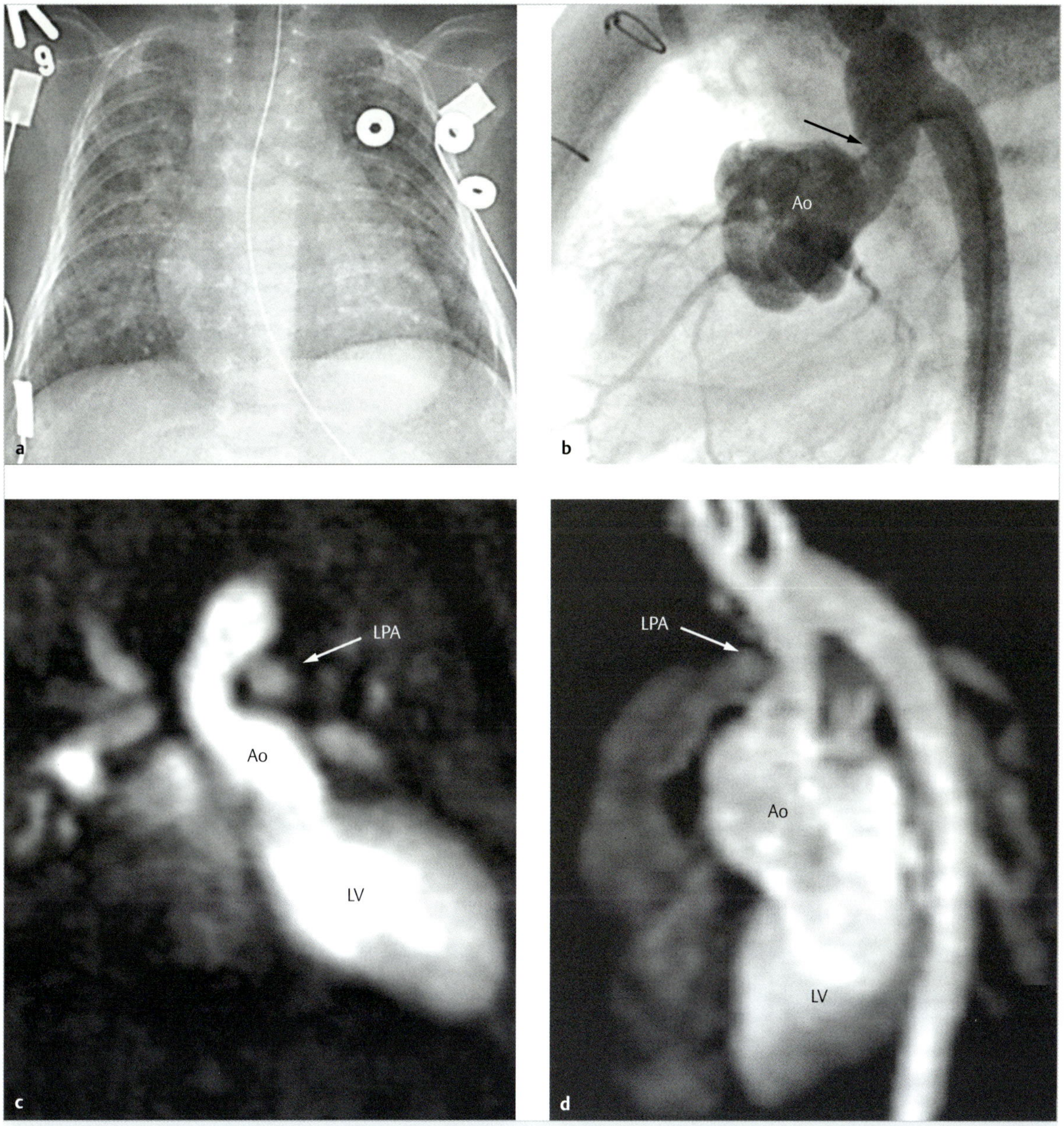

Abb. 4.98 Zustand vor und nach operativer Korrektur eines Truncus arteriosus communis Typ A_1 (Typ I). Das Röntgenthoraxbild (**a**) zeigt ein vergrößertes Herz und eine Volumenbelastung der Lunge. In der invasiven Aortografie ist eine relative Aorta-ascendens-Stenose (**b**, Pfeil) bei dilatiertem Trunkusbulbus und rekonstruiertem Aortenbogen zu sehen. Die SSFP-Cine-MRT (**c**) und die 3D-MIP-Rekonstruktion (**d**) zeigen jeweils die enge räumliche Lagebeziehung der linken Pulmonalarterie nach Lecompte-Manöver zur relativen Aorta-ascendens-Stenose.

Ao = Aorta
LPA = Left Pulmonary Artery (A. pulmonalis sinistra)
LV = Left Ventricle (linker Ventrikel)

a Neugeborenen-Röntgenthoraxbild des 4-jährigen Mädchens von ▸ Abb. 4.97 mit Truncus arteriosus communis Typ A_1 (Typ I) und IAA (Typ B).

b Invasive Aortografie derselben Patientin als 4-Jährige nach operativer Korrektur mit abgesetzter linker A. subclavia (s. **d**) und Lecompte-Manöver der Pulmonalarterien.

c SSFP-Cine-MRT in koronarer Schichtführung.

d 3D-MIP-Rekonstruktion einer kontrastmittelgestützten MRT in der arteriellen Phase und in seitlicher Projektion.

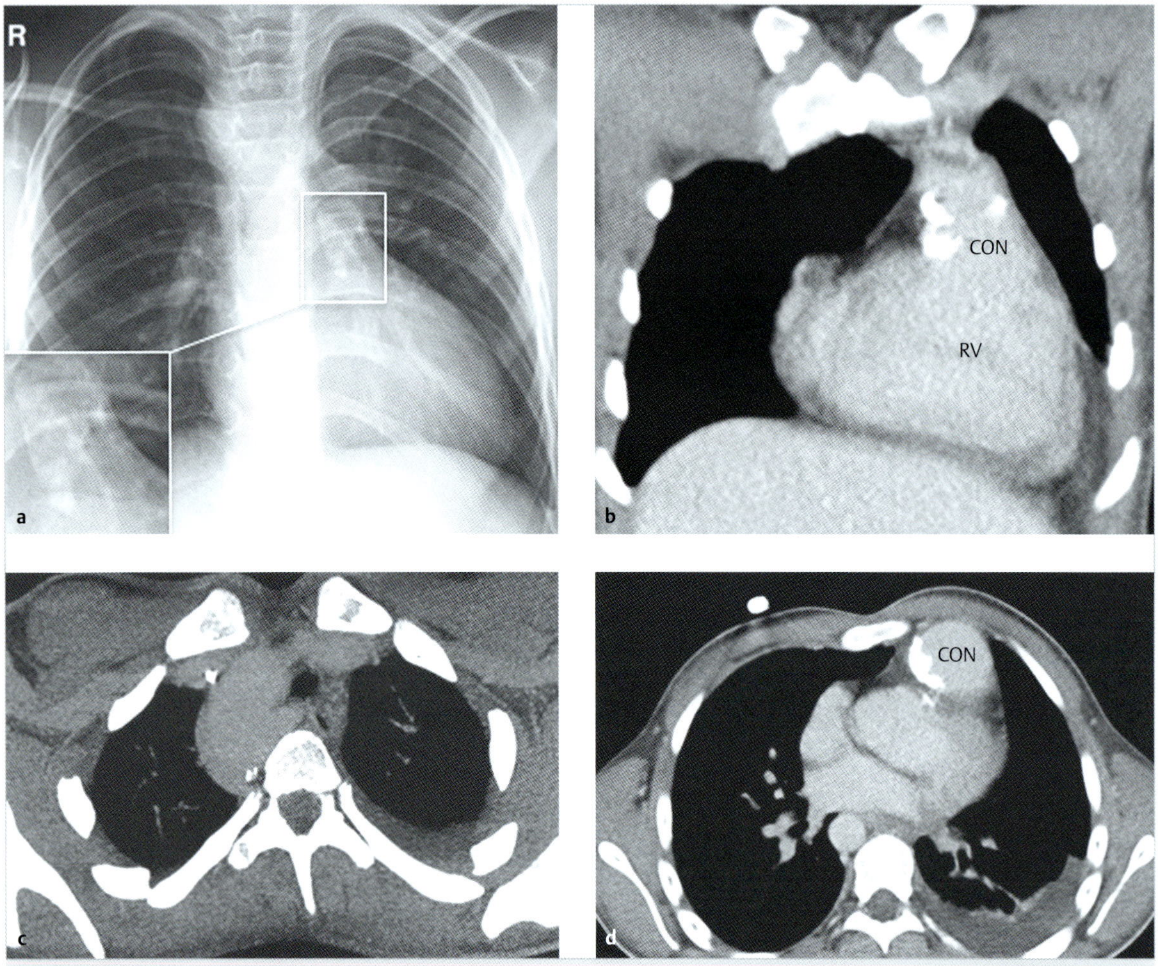

Abb. 4.99 Zustand nach operativer Korrektur eines Truncus arteriosus communis und 2-maliger Reoperation wegen Homograft-Stenose. Die Röntgen- und die CT-Aufnahmen des 17-jährigen Patienten zeigen in allen Abbildungen ausgeprägte Verkalkungen im Bereich des Homografts. Beachte in **a** und **c** den Rechtsaortenbogen! Weitere Abbildungen des Patienten s. ► Abb. 4.100.

CON = Conduit

RV = Right Ventricle (rechter Ventrikel)

a Röntgenthoraxaufnahme mit Vergrößerung der Conduitverkalkungen links unten.

b Thorax-CT-Aufnahme in koronarer Rekonstruktion.

c Thorax-CT-Aufnahme in transversaler Rekonstruktion in Höhe des „Rechtsaortenbogens".

d Thorax-CT-Aufnahme in transversaler Rekonstruktion in Höhe des Aortenbulbus und des ventral gelegenen, verkalkten Homografts.

Abb. 4.100 ►

Zustand nach Stent-Implantation im Bereich einer Homograft-Stenose nach operativer Korrektur eines Truncus arteriosus communis und mehrmaliger Reoperation wegen Homograft-Stenose. Es handelt sich um denselben Patienten wie in ► Abb. 4.99. Auch mit der MR-SSFP-Cine-Sequenz (**b**, **c**) ist unter bestimmten Voraussetzungen (z. B. bei Nitinol-Stents) das Stent-Lumen partiell einsehbar. In der transversalen Schichtführung (**c**) ist auch die trikuspide Trunkusklappe (Neoaortenklappe) zu erkennen. Darstellung der Flusskurven (**e**) und Phasenbilder (**f**, **g**) einer MR-Flussmessung kranial des implantierten Stent im Pulmonalarterien-Conduit orthogonal zur Hauptflussrichtung (Through-Plane). Nach Stent-Implantation in den Homograft zeigt sich eine ausgeprägte Pulmonalisinsuffizienz (holodiastolischer Rückfluss) im Phasenbild in der Diastole (**g**; Fluss nach kaudal ist schwarz codiert) und in der Flusskurve (**e**) mit einer gemessenen Regurgitationsfraktion von 44 % des antegraden Flusses (hellrote Fläche).

a Das Röntgenthoraxbild in lateraler Projektion zeigt die regelrechte Stent-Position im Bereich des RVOT und des Homograft ohne sog. Strut-Brüche.

b Ausschnitt aus einer SSFP-Cine-Sequenz in kurzer Achse. Lateraler Projektion wie **a** erlaubt Einsicht in Nitinol-Stent (Stern)

c SSFP-Cine-Sequenz in transversaler Schnittführung entspricht Schnittführung (weiße Linie) in **b**.

d P.-a. Röntgenthoraxbild nach finalem perkutanem Pulmonalklappenersatz mittels Melody-Klappe (Fa. Medtronics).

e Darstellung der Flusskurve über dem Homograft (RR-Intervall 822 ms).

f Phasenbild der MR-Flussmessung kranial des Homograft in der Systole mit eingezeichneter roter Region of Interest für die Flusskurve in **e**.

g Phasenbild der MR-Flussmessung kranial des Homograft in der Diastole mit eingezeichneter roter Region of Interest für die Flusskurve in **e**.

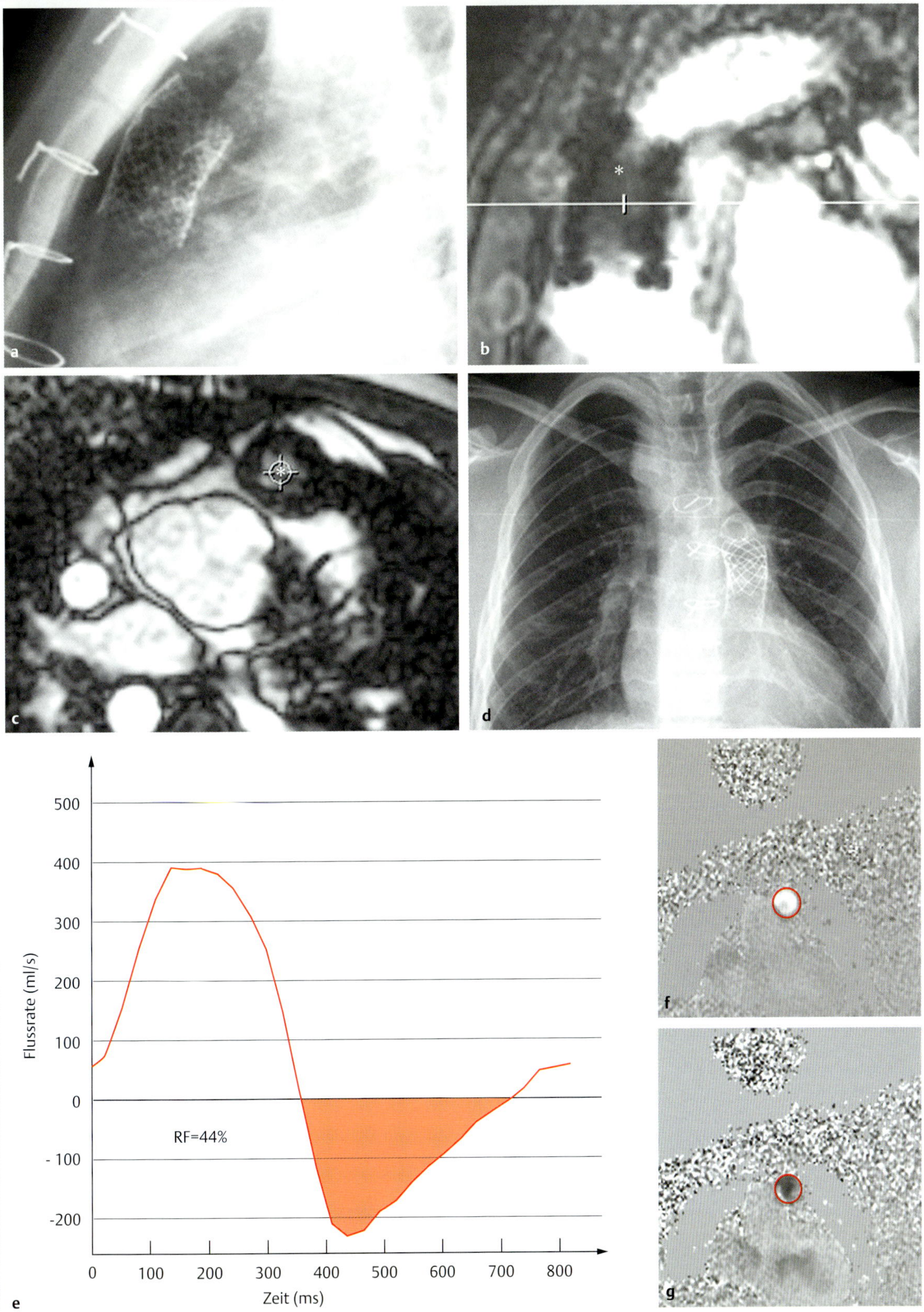

Abb. 4.100 Zustand nach Stent-Implantation im Bereich einer Homograft-Stenose nach operativer Korrektur eines Truncus arteriosus communis und mehrmaliger Reoperation wegen Homograft-Stenose.

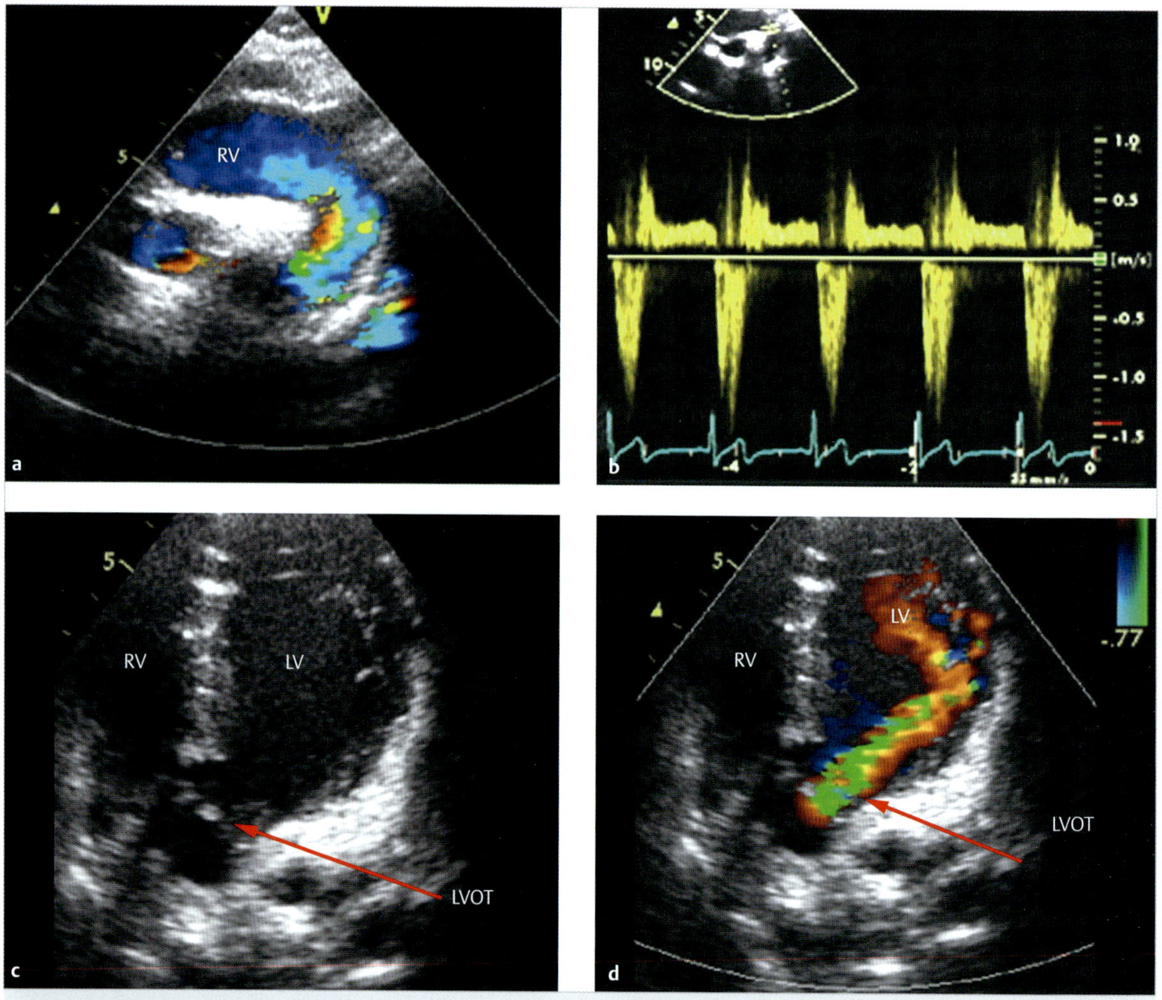

Abb. 4.101 Zustand nach operativer Korrektur eines Truncus arteriosus communis Typ A_2 (Typ II). Zehnjährige Patientin nach operativer Korrektur eines Truncus arteriosus communis Typ A_2 (Typ II; dieselbe Patientin wie in ▶ Abb. 4.96). Sowohl im Farb- (**a**) als auch im Spektral-Doppler (**b**) zeigt sich eine holodiastolische Regurgitation im pulmonalen klappentragenden, extrakardialen Conduit. Im 5-Kammer-Blick ist eine ausgeprägte breitbasige, holodiastolische Regurgitation (**c**, **d**, Pfeile) im Bereich der Trunkusklappe in Aortenposition zu sehen. Die gestrichelte Linie in **e** und **f** markiert jeweils die Position der MR-through-Plane-Flussmessungen im Conduit und kranial der Trunkusklappe. Bereits in der SSFP-Cine-MRT (**f**) ist ein diastolischer Dephasierungsjet kaudal der Trunkusklappe aufgrund einer ausgeprägten „Aortenklappeninsuffizienz" zu erkennen. Die MR-Flussmessung ergab eine Regurgitationsfraktion von 35 % des antegraden Flusses (**h**, hellblaue Fläche, Pulmonalklappeninsuffizienz). Im Bereich des Conduits betrug die Regurgitationsfraktion 15 % des antegraden Flusses (**g**, hellblaue Fläche, Aortenklappeninsuffizienz).

AAo = Ascending Aorta (Aorta ascendens)
CON = Conduit
LA = Left Atrium (linkes Atrium)
LV = Left Ventricle (linker Ventrikel)
LVOT = Left Ventricular Outflow Tract (linksventrikulärer Ausflusstrakt)
RA = Right Atrium (rechtes Atrium)
RF = Regurgitationsfraktion
RV = Right Ventricle (rechter Ventrikel)

a Farb-Doppler-Echokardiografie des Conduits zwischen rechtem Ventrikel und Pulmonalarterie.
b Spektral-Doppler-Echokardiografie des Conduits zwischen rechtem Ventrikel und Pulmonalarterie.
c 2D-Doppler-Echokardiografie der Neoaorta im 5-Kammer-Blick.
d Farb-Doppler-Echokardiografie der Neoaorta im 5-Kammer-Blick.

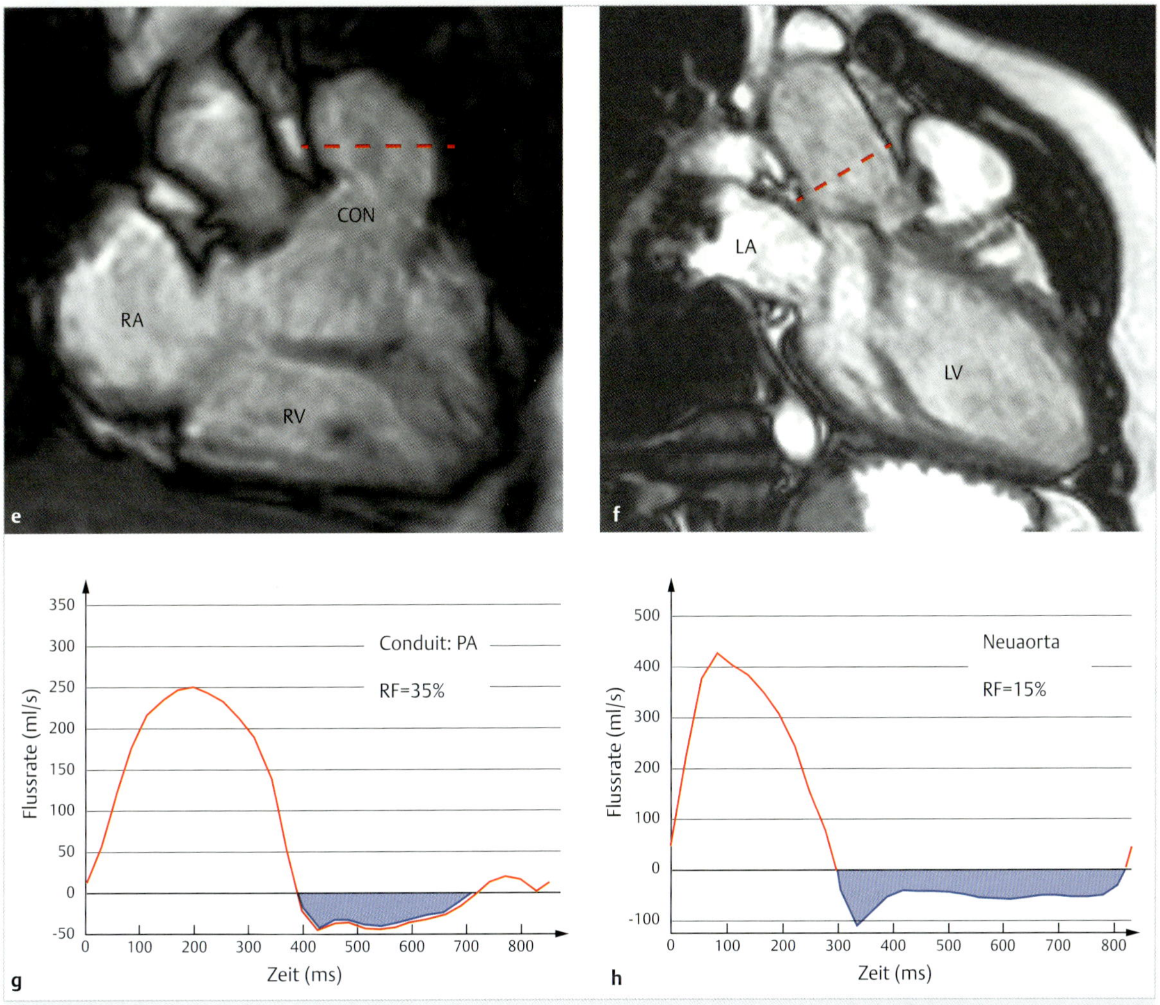

Abb. 4.101 Fortsetzung. Zustand nach operativer Korrektur eines Truncus arteriosus communis Typ A_2 (Typ II).

AAo = Ascending Aorta (Aorta ascendens)
CON = Conduit
LA = Left Atrium (linkes Atrium)
LV = Left Ventricle (linker Ventrikel)
LVOT = Left Ventricular Outflow Tract (linksventrikulärer Ausflusstrakt)
RA = Right Atrium (rechtes Atrium)
RF = Regurgitationsfraktion
RV = Right Ventricle (rechter Ventrikel)

e SSFP-Cine-MRT im Bereich des RVOT und des Conduit in Pulmonalposition.
f SSFP-Cine-MRT im Bereich des LVOT mit insuffizienter Trunkusklappe in Aortenposition (Neoaorta).
g MR-Flusskurve im Bereich des Conduit zwischen rechtem Ventrikel und Pulmonalarterie.
h MR-Flusskurve im Bereich der Trunkusklappe in Aortenposition.

4.4.3 Hypoplastisches Linksherzsyndrom (HLHS)

Ingo Dähnert, Philipp Lurz u. Florentine Gräfe

Definition

Das HLHS ist eine angeborene komplexe Herzfehlbildung, bei der die linken Herzanteile zwar prinzipiell anatomisch angelegt, jedoch so unterentwickelt bzw. hypoplastisch sind, dass der linke Ventrikel nicht zur Übernahme der Versorgung des Systemkreislaufs in der Lage ist (▶ Abb. 4.102 u. ▶ Abb. 4.103). Sowohl die pulmonale als auch die systemische Zirkulation werden prä- und postnatal vom rechten Ventrikel aufrechterhalten. *Charakteristisch ist die duktusabhängige retrograde Perfusion des Aortenbogens* (▶ Abb. 4.104 u. ▶ Abb. 4.105).

Einteilung

Im typischen Fall liegt ein hypoplastischer linker Ventrikel zusammen mit einer hypoplastischen Mitral- und Aortenklappe sowie einer hypoplastischen Aorta ascendens vor (▶ Abb. 4.106; s. auch ▶ Abb. 4.104 u. ▶ Abb. 4.105). Zusätzlich wird bei den häufigsten Formen unterschieden nach Mitralklappenstenose (s. ▶ Abb. 4.104b) oder -atresie (s. ▶ Abb. 4.104a) und Aortenklappenstenose oder -atresie, meist mit erhaltenem Ventrikelseptum [193].

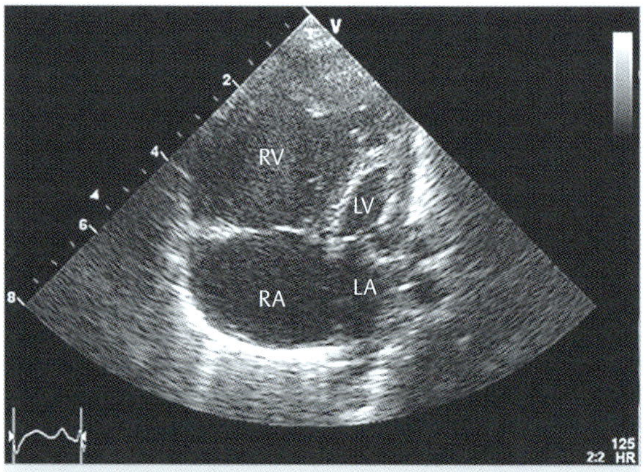

Abb. 4.102 HLHS. 2D-TTE (4-Kammer-Blick) eines Neugeborenen mit HLHS. Linker Vorhof, Mitralklappe und linker Ventrikel sind hypoplastisch.
LA = Left Atrium (linkes Atrium)
LV = Left Ventricle (linker Ventrikel)
RA = Right Atrium (rechtes Atrium)
RV = Right Ventricle (rechter Ventrikel)

Atypische Fälle liegen vor, wenn ein unbalancierter AVSD, ein Doppelauslassventrikel oder andere Ventrikelfehlbildungen vorhanden sind, ein Heterotaxiesyndrom besteht oder sich zusätzlich zum HLHS eine PAPVR oder TAPVR findet. Einen Sonderfall stellt das HLHS mit intaktem Vorhofseptum dar.

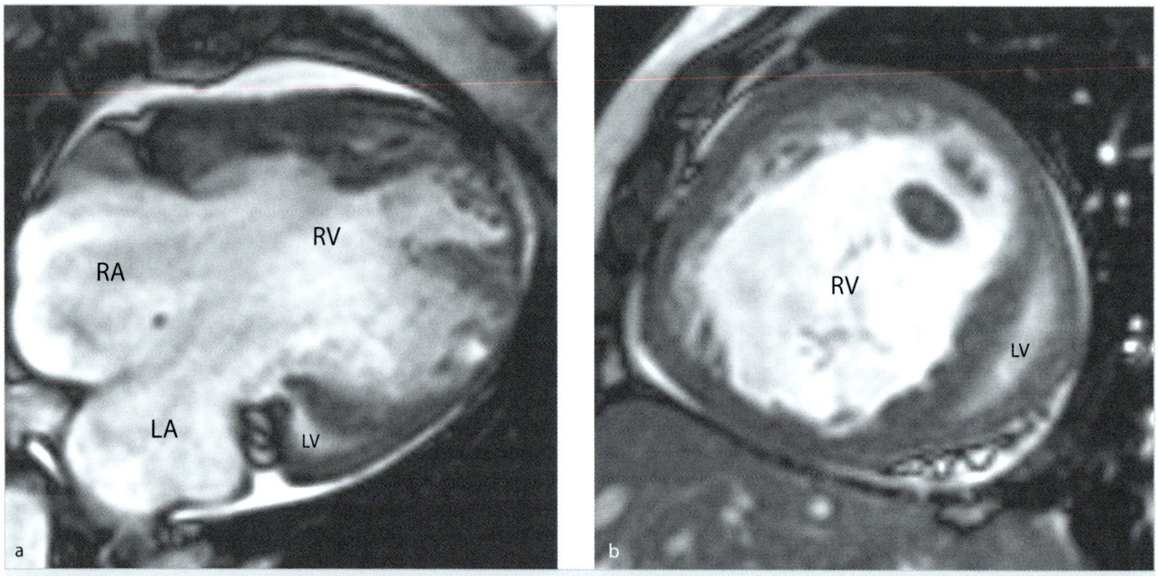

Abb. 4.103 HLHS. Die SSFP-Cine-MRT eines Patienten mit HLHS zeigt einen hypoplastischen linken Ventrikel mit Mitralklappenatresie.
LA = Left Atrium (linkes Atrium)
LV = Left Ventricle (linker Ventrikel)
RA = Right Atrium (rechtes Atrium)
RV = Right Ventricle (rechter Ventrikel)
a SSFP-Cine-MRT im 4-Kammer-Blick.
b SSFP-Cine-MRT in der kurzen Achse.

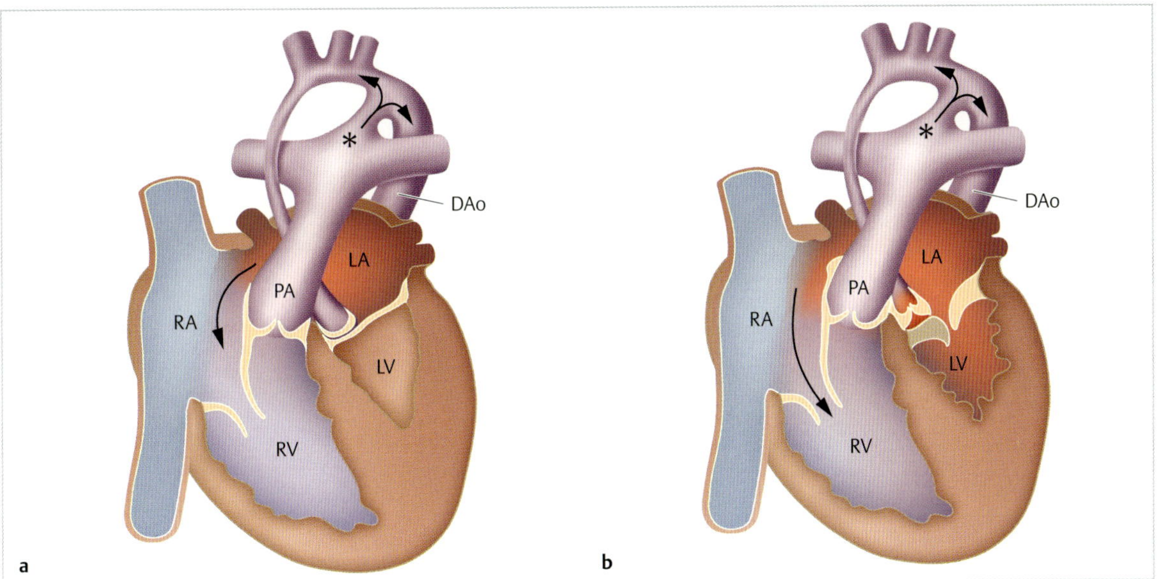

Abb. 4.104 Häufigste Formen des HLHS. Schematische Darstellung. Der Stern kennzeichnet den PDA.

DAo = Descending Aorta (Aorta descendens)
LA = Left Atrium (linkes Atrium)
LV = Left Ventricle (linker Ventrikel)
PA = Pulmonary Artery (A. pulmonalis)
RA = Right Atrium (rechtes Atrium)
RV = Right Ventricle (rechter Ventrikel)

a Mitralklappen- und Aortenklappenatresie und nur noch rudimentärer linker Ventrikel. Der Pfeil kennzeichnet die Richtung des Blutflusses.

b Mitralklappen- und Aortenklappenstenose und hypoplastische Aorta ascendens und Aortenbogen, der jeweils duktusabhängig (Stern) retrograd (Pfeile) über die Pulmonalarterie aus dem rechten Ventrikel gespeist wird.

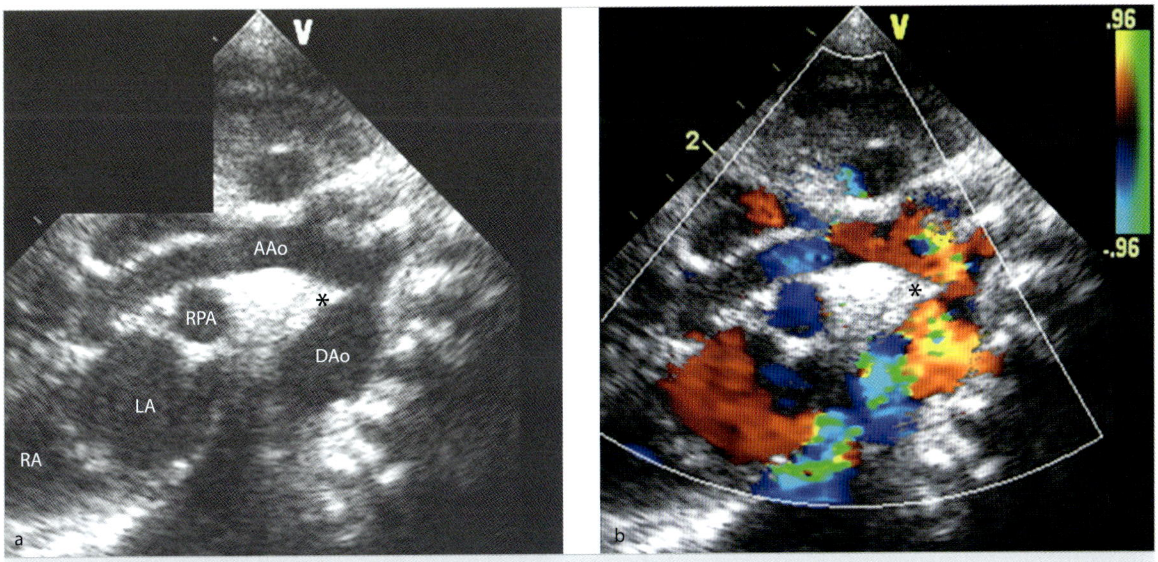

Abb. 4.105 HLHS. Neugeborenes. Deutlich vergrößerte Aorta descendens und rechte Pulmonalarterie im Vergleich zur hypoplastischen Aorta ascendens. Das Farb-Doppler-Bild zeigt die duktusabhängige (**b**, Stern) retrograde Perfusion von Aortenbogen und Aorta ascendens.

AAo = Ascending Aorta (Aorta ascendens)
DAo = Descending Aorta (Aorta descendens)
LA = Left Atrium (linkes Atrium)
RA = Right Atrium (rechtes Atrium)
RPA = Right Pulmonary Artery (A. pulmonalis dextra)

a 2D-TTE (suprasternaler Bogenblick).

b Farb-Doppler-Echokardiografie (suprasternaler Bogenblick).

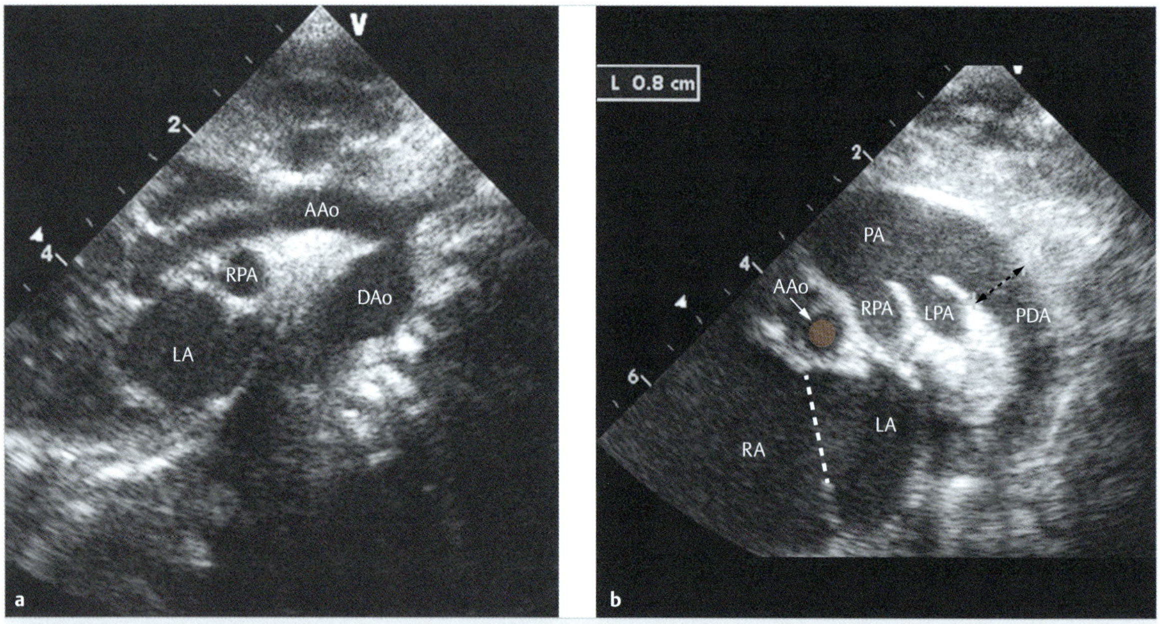

Abb. 4.106 HLHS. 2 Neugeborene.

AAo = Ascending Aorta (Aorta ascendens)
DAo = Descending Aorta (Aorta descendens)
LA = Left Atrium (linkes Atrium)
LPA = Left Pulmonary Artery (A. pulmonalis sinistra)
PA = Pulmonary Artery (A. pulmonalis)
PDA = Patent Ductus Arteriosus (persistierender Ductus arteriosus)
RA = Right Atrium (rechtes Atrium)
RPA = Right Pulmonary Artery (A. pulmonalis dextra)

a 2D-TTE (suprasternaler Bogenblick) eines Neugeborenen mit HLHS. Die Aorta ascendens ist wesentlich kleiner als die Aorta descendens und auch wesentlich kleiner als die in der Bildmitte quer angeschnittene rechte Pulmonalarterie.

b 2D-TTE (parasternale kurze Achse) eines Neugeborenen mit HLHS. Die Pulmonalarterie dominiert das Bild und zweigt sich in eine rechte und eine linke Pulmonalarterie sowie einen großen Ductus arteriosus (PDA) von 8 mm Durchmesser (gestrichelter Doppelpfeil) auf. Die Aorta ascendens (kreisrunder hellroter Querschnitt) ist kleiner als die Pulmonalarterienäste. Posterior (unten im Bild) befinden sich der rechte und der linke Vorhof, die durch einen breiten Defekt (gestrichelte Linie) miteinander verbunden sind.

Hämodynamik

Es besteht eine typische univentrikuläre Zirkulation mit mehreren Besonderheiten:

- Der pulmonalvenöse Rückstrom hängt von Vorhandensein und Größe einer interatrialen Kommunikation ab und kann z. B. durch ein restriktives Foramen ovale behindert werden.
- Im rechten Vorhof mischen sich systemvenöses und pulmonalvenöses Blut und werden nach Passage der Trikuspidalklappe vom rechten Ventrikel in den Pulmonalarterienstamm gepumpt (s. ▸ Abb. 4.104); die Kompetenz beider Klappen und die rechtsventrikuläre Funktion sind dafür von entscheidender Bedeutung.
- Aus dem Pulmonalarterienhauptstamm fließt das Blut in beide Pulmonalarterienäste und via Ductus arteriosus in die Aorta (▸ Abb. 4.107; s. auch ▸ Abb. 4.104, ▸ Abb. 4.105 u. ▸ Abb. 4.106), wo es retrograd den Aortenbogen, die Bogenäste, die Aorta ascendens und die Koronararterien erreicht und antegrad die Aorta descendens füllt.
- Beim physiologischen Duktusverschluss kommt es zur Ischämie im gesamten Körper und ohne Therapie zum Tod. Auch bei Duktuspersistenz entsteht mit dem physiologischen Abfall des pulmonalen Gefäßwiderstands eine 3-fach kritische Situation:
  - Der rechte Ventrikel kann das Herzzeitvolumen nicht unbegrenzt steigern und wird insuffizient.
  - Das Herzzeitvolumen fließt zunehmend in die Lungen; daraus resultiert eine allgemeine systemische Minderperfusion.
  - Der niedrige diastolische Druck führt zu einer zunehmenden diastolischen Ischämie besonders der Koronararterie sowie des Darmstromgebiets.

Einen Sonderfall stellt das HLHS mit intaktem Vorhofseptum dar. Die Obstruktion des pulmonalvenösen Abstroms kann bereits pränatal zu einem Umbau der Lungenstrombahn mit arterialisierten Venen und des Lungenparenchyms mit Lymphangiektasie führen. Postnatal ist keine pulmonale Perfusion möglich, und es besteht tiefe Hypoxie; nur eine sofortige operative oder katheterinterventionelle Eröffnung des Vorhofseptums ermöglicht ein Weiterleben (▸ Abb. 4.108) [195].

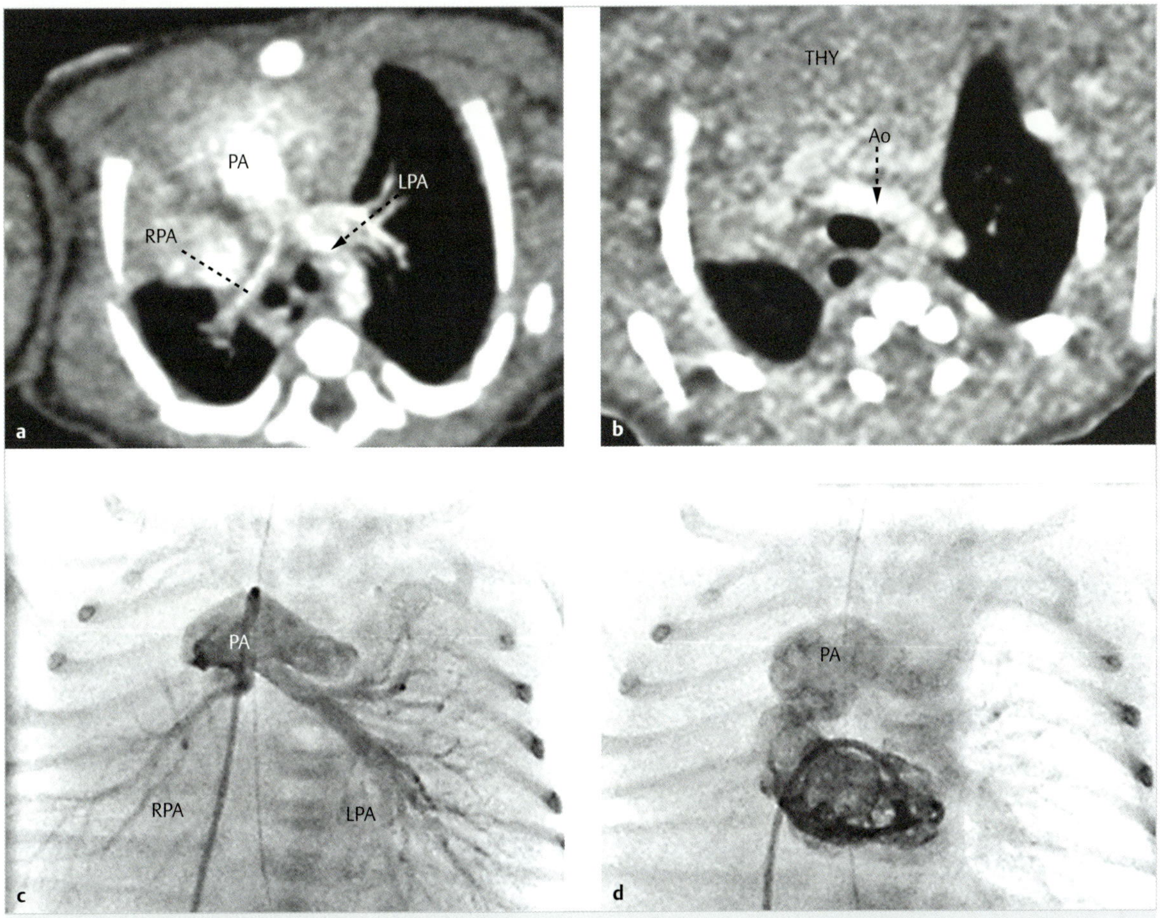

Abb. 4.107 HLHS. Neugeborenes mit HLHS, stenotisch fehlmündenden Lungenvenen in die V. cava inferior (Scimitar-Syndrom, venolobares Syndrom), Lungensequester, Lungenhypoplasie rechts, hypoplastischem Aortenbogen, Dextroposition des Herzens und hypoplastischer rechter Pulmonalarterie (s. a. Fortsetzung).

Ao = Aorta
ICV = Inferior Caval Vein (V. cava inferior)
LPA = Left Pulmonary Artery (A. pulmonalis sinistra)
PA = Pulmonary Artery (A. pulmonalis)
RPA = Right Pulmonary Artery (A. pulmonalis dextra)
THY = Thymus

a Die Thorax-CT mit Kontrastmittel, 80 kV und Flash-Modus lässt in der transversalen MIP-Rekonstruktion (2-mm-Schicht) die hypoplastische rechte Pulmonalarterie erkennen.

b Die Thorax-CT mit Kontrastmittel, 80 kV und Flash-Modus zeigt in der transversalen MIP-Rekonstruktion (2-mm-Schicht) den hypoplastischen Aortenbogen (Ao).

c Zu **a** korrespondierende invasive Pulmonalisangiografie in a.–p. Projektion mit hypoplastischer rechter Pulmonalarterie und Katheter in der Pulmonalarterie.

d Korrespondierende Pulmonalisangiografie in a.–p. Projektion und anderer Katheterposition (im rechten Ventrikel).

Klinische Problematik

Das klinische Bild besteht im typischen Fall in einer sich rasch entwickelnden Herzinsuffizienz mit nur milder Zyanose und kardiogenem Schock bei rechtsventrikulärer Dekompensation oder Verschluss des Ductus arteriosus.

In atypischen Fällen hängt das Ausmaß von Zyanose und kardialer Dekompensationsneigung von der individuellen Situation ab; auch dabei liegt eine Duktusabhängigkeit vor. Bei intaktem Vorhofseptum besteht die primäre klinische Problematik in einer unmittelbar postnatalen tiefen Hypoxie bzw. Anoxie.

Natürlicher Verlauf und Indikation zur Therapie

Der natürliche Verlauf ist kurzfristig tödlich; mehr als 90 % der Kinder mit HLHS sterben innerhalb der ersten Lebenswoche.

Die initiale Therapie besteht im Offenhalten des Ductus arteriosus mit Prostaglandininfusion und ggf. in einer Eröffnung oder Erweiterung der interatrialen Kommunikation (s. ► Abb. 4.108) [186]. Die definitive Therapie umfasst eine univentrikuläre Palliation in 3 herzchirurgischen Behandlungsschritten [183] (siehe auch Kap. 2.1):

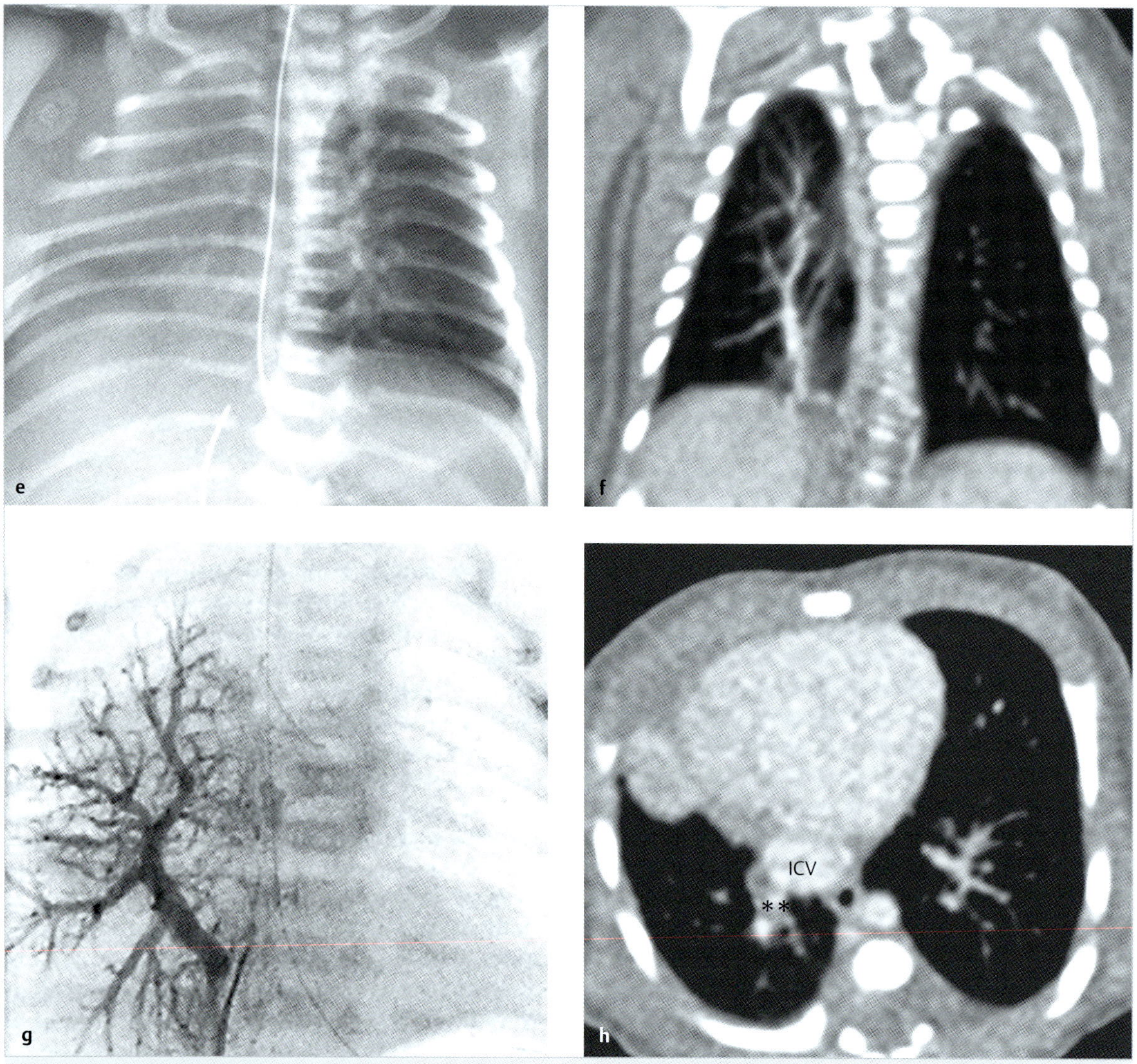

Abb. 4.107 Fortsetzung. HLHS.
Ao = Aorta
ICV = Inferior Caval Vein (V. cava inferior)
LPA = Left Pulmonary Artery (A. pulmonalis sinistra)
PA = Pulmonary Artery (A. pulmonalis)
RPA = Right Pulmonary Artery (A. pulmonalis dextra)
THY = Thymus

a Initiales p.–a. Röntgenthoraxbild mit Atelektase rechts.
b Die koronare CT-Rekonstruktion zeigt die in die V. cava inferior fehlmündende rechte untere Lungenvene.
c Korrespondierendes invasives Angiografiebild der in die V. cava inferior fehlmündenden rechten unteren Lungenvene.
d Transversale CT-Rekonstruktion. Die fehlmündende rechte untere Lungenvene (Doppelstern) mündet in die V. cava inferior.

- *Norwood-I-Operation:* Im 1. Schritt wird der Pulmonalarterienstamm zur Neoaorta und mit der nativen Aorta ascendens, dem Aortenbogen und der Aorta descendens verbunden (▸ Abb. 4.109a); dabei werden hypoplastische Segmente erweitert, und Duktusgewebe wird entfernt, um der Entstehung von Bogen- und Isthmusstenosen vorzubeugen [192]. Die Pulmonalarterienäste werden vom Stamm getrennt, bleiben aber miteinander verbunden und werden über einen aortopulmonalen, modifizierten Blalock-Taussig-Shunt (S. 45), der Original-Norwood-Operation (s. ▸ Abb. 4.109a u. ▸ Abb. 4.110), oder einen rechtsventrikulär-pulmonalen Shunt (Sano-Modifikation; ▸ Abb. 4.111) [191] so perfundiert, dass eine ausreichende Sauerstoffsättigung erreicht, eine pulmonale Überperfusion jedoch verhindert wird. Gegebenenfalls wird die interatriale Kommunikation vergrößert.
- *Norwood-II-Operation:* Der 2. Palliationsschritt besteht im Ersatz der aortopulmonalen bzw. ventrikulopulmonalen Verbindung [191] durch eine obere kavopulmonale Anastomose (s. ▸ Abb. 4.109b u. ▸ Abb. 4.110; bidirektionaler Glenn-Shunt).

- *Norwood-III-Operation:* Der 3. Schritt umfasst die Herstellung einer TCPC (Fontan-Tunnel); vgl. dazu die Therapie bei univentrikulärem Herz (S. 243).

Alternativ zur Norwood-Operation als 1. Palliationsschritt wurde ein Hybridverfahren entwickelt, das aus operativer bilateraler Pulmonalarterienbändelung und katheterinterventioneller Stent-Implantation in den Ductus arteriosus sowie ggf. Stent-Implantation in die interatriale Kommunikation besteht (s. ▶ Abb. 4.108). Der 2. Palliationsschritt umfasst dann zusätzlich die rekonstruktiven Teile der Norwood-Operation (sog. Comprehensive Norwood).

> **Merke**
>
> Prinzipiell mögliche Behandlungsalternativen zur Norwood-Operation sind auch die Herz- oder die Herz-Lungen-Transplantation.

Zahlreiche Risikofaktoren für eine erfolgreiche Behandlung sind bekannt, die zum Teil mithilfe der Bildgebung näher evaluiert werden können. Kardiale Risikofaktoren:

- sehr kleine Aorta ascendens (Durchmesser kleiner als 2 mm)
- Atresie einer der linksseitigen Klappen [185] [191]
- Dysplasie und vorbestehende Insuffizienz von Trikuspidal- und Pulmonalklappe
- Hohl- und Lungenvenenanomalien
- intaktes Vorhofseptum

Weitere Risikofaktoren stellen eine Frühgeburt, ein niedriges Geburtsgewicht, eine präoperativ überlebte kardiale Dekompensation und extrakardiale Fehlbildungen dar [194]. Risikofaktor für die Hybridvariante ist darüber hinaus eine mögliche retrograde Koarktation (präduktale Isthmusstenose) [187].

Präoperative Diagnostik

Die präoperative Diagnostik erfolgt in der Regel allein mittels der TTE (▶ Tab. 4.24). Optimal ist eine bereits pränatale Diagnosestellung. Zu beschreiben sind folgende Parameter und Strukturen:

- linke Herzanteile (Größe des linken Vorhofs und Ventrikels, Mitralstenose oder -atresie, Aortenstenose oder -atresie, Größe der Aorta ascendens und des Aortenbogens)
- Funktion von Trikuspidalklappe, rechtem Ventrikel und Pulmonalklappe
- Größe und ggf. Restriktion von Foramen ovale (s. ▶ Abb. 4.108) und Ductus arteriosus
- alle zusätzlichen Fehlbildungen

Vor dem 2. und 3. Palliationsschritt erfolgen neben der Echokardiografie (s. ▶ Abb. 4.111a) regelmäßig Herzkatheteruntersuchungen (▶ Abb. 4.112 u. ▶ Abb. 4.113; s. auch ▶ Abb. 4.111). Zur Quantifizierung der rechtsventrikulären Funktion kann das kardiale MRT (s. ▶ Abb. 4.103 u. ▶ Abb. 4.110) auch schon präoperativ hilfreich sein.

Tab. 4.24 Präoperative bildgebende Diagnostik bei HLHS.

Bildgebende Methode bei HLHS präoperativ	Fokus	Wertigkeit
2D-, 3D-TTE	• Stellen der Diagnose • Mitralstenose oder -atresie? • Aortenklappenstenose oder -atresie? • Größe der Aorta ascendens • Größe des Ductus arteriosus • retrograde Koarktation? • Anatomie und Funktion der Trikuspidalklappe und des rechten Ventrikels • Art und Größe der interatrialen Kommunikation • Ausschluss von Lungen- und Systemvenenanomalien	+++
2D-, 3D-TEE	s. TTE (nur selten erforderlich und nur bedingt einsetzbar, da die meisten Patienten Neugeborene sind)	+
kardiale MRT	• Quantifizierung der rechtsventrikulären Funktion • Anatomie der Lungen- und Systemvenen • in Grenzfällen Quantifizierung der linksventrikulären Größe und Funktion	++ (Reservemethode)
MDCT	Reservemethode bei unklaren echokardiografischen Befunden und Kontraindikation gegen kardiale MRT; ggf. sinnvoll bei pulmonal-parenchymatöser Komorbidität bzw. zum Nachweis von vaskulären Begleitfehlbildungen, wie fehlmündenden Lungenvenen	+
invasive (diagnostische) Herzkatheterdiagnostik	• pulmonale Druck- und Widerstandsmessung und pharmakologische Austestung • Ausschluss einer Lungen- und Systemvenenanomalie • meist zusammen mit interventioneller bzw. Hybridtherapie	+ (bei verspäteter Diagnosestellung)

HLHS = hypoplastisches Linksherzsyndrom
MDCT = Multidetektorcomputertomografie
MRT = Magnetresonanztomografie
TEE = transösophageale Echokardiografie
TTE = transthorakale Echokardiografie

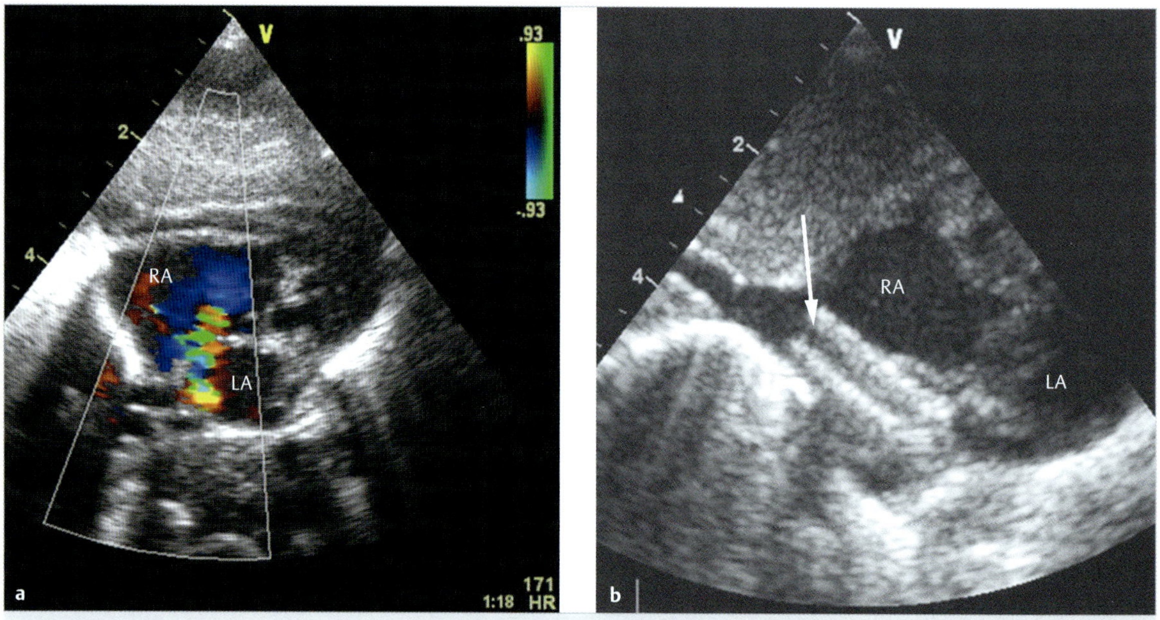

Abb. 4.108 HLHS.
LA = Left Atrium (linkes Atrium)
RA = Right Atrium (rechtes Atrium)

a 2D-Farb-Doppler-TTE (subkostaler 4-Kammer-Blick) eines Neugeborenen mit HLHS. Die Farbwolke weist auf eine restriktive interatriale Kommunikation hin.
b 2D-TTE (subkostale parasagittale Achse) eines Neugeborenen mit HLHS und intaktem Vorhofseptum nach Eröffnung des Vorhofseptums und Implantation eines Stents (Pfeil).

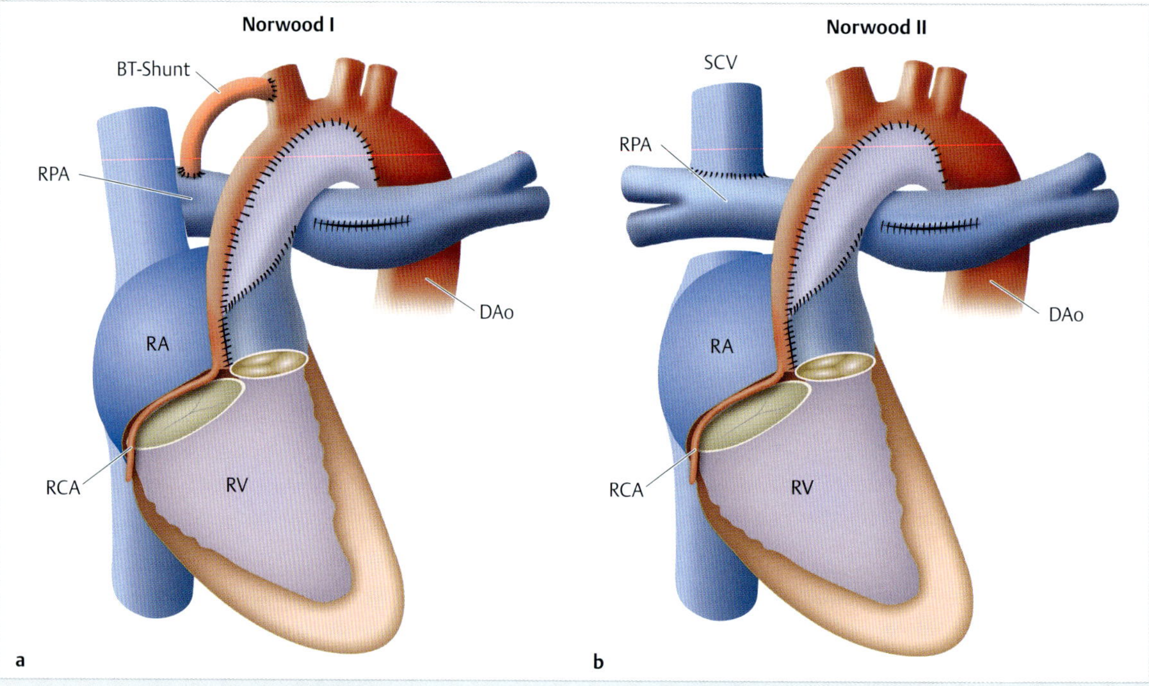

Abb. 4.109 Norwood-I- und -II-Operation. Schematische Darstellung.
BT-Shunt = modifizierter Blalock-Taussig-Shunt
DAo = Descending Aorta (Aorta descendens)
RA = Right Atrium (rechtes Atrium)
RCA = Right Coronary Artery (A. coronaria dextra)
RPA = Right Pulmonary Artery (A. pulmonalis dextra)
RV = Right Ventricle (rechter Ventrikel)
SCV = Superior Caval Vein (V. cava superior)

a Norwood-I-Operation mit Rekonstruktion einer Neoaorta aus der Pulmonalarterie und der hypoplastischen nativen Aorta ascendens sowie Anlage eines modifizierten Blalock-Taussig-Shunts und Atrioseptektomie.
b Norwood-II-Operation mit Anlage einer bidirektionalen kavopulmonalen Anastomose.

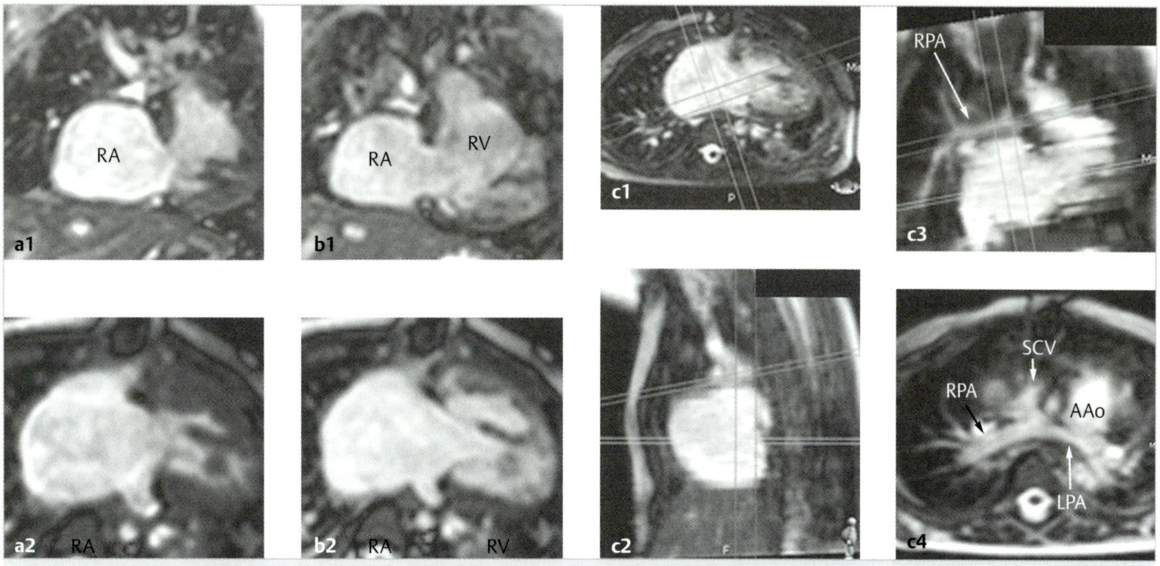

Abb. 4.110 Norwood-II-Operation bei HLHS. SSFP-MRT-Aufnahmen eines 10 Monate alten Jungen, 4 Monate nach Norwood-II-Operation (s. ▶ Abb. 4.109b) bzw. Anlage einer bidirektionalen Glenn-Anastomose der V. cava superior auf die rechte Pulmonalarterie. Die Cine-MRT-Aufnahmen (**a**, **b**) zeigen eine gute Ventrikelfunktion. Zur Darstellung der Glenn-Anastomose (**c**) wurde der 3D-Datensatz multiplanar reformatiert.

AAo = Ascending Aorta (Aorta ascendens)
LPA = Left Pulmonary Artery (A. pulmonalis sinistra)
RA = Right Atrium (rechtes Atrium)
RPA = Right Pulmonary Artery (A. pulmonalis dextra)
RV = Right Ventricle (rechter Ventrikel)
SCV = Superior Caval Vein (V. cava superior)

a Cine-MRT-Aufnahme in der Systole in koronarer (oben) und transversaler Schichtführung (unten).
b Cine-MRT-Aufnahme in der Diastole in koronarer (oben) und transversaler Schichtführung (unten).
c Multiplanare Reformatierung des 3D-Datensatzes zur Darstellung der Glenn-Anastomose (Pfeile).

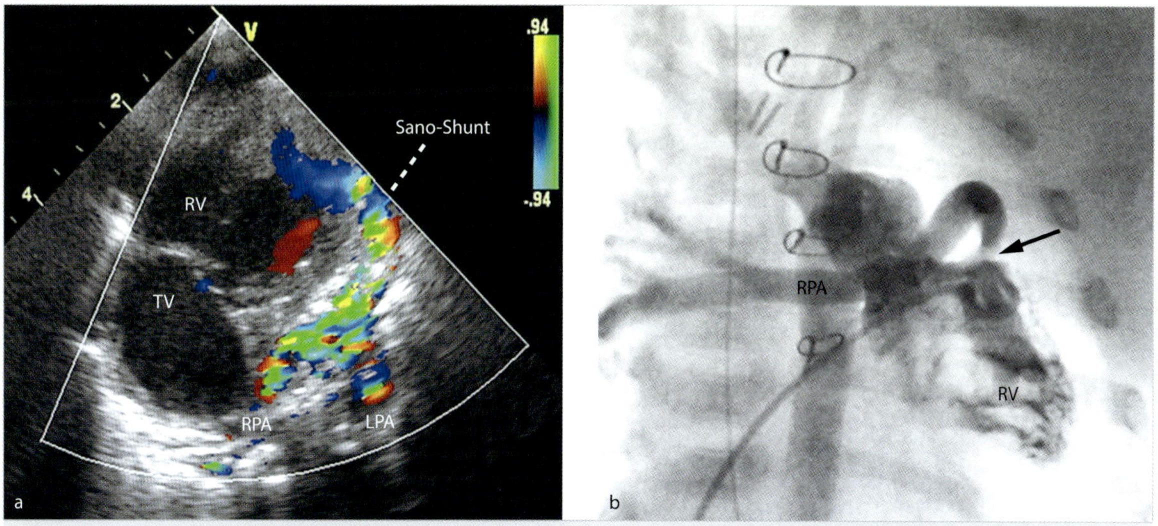

Abb. 4.111 Norwood-Operation bei HLHS. Zwei Patienten.

LPA = Left Pulmonary Artery (A. pulmonalis sinistra)
RPA = Right Pulmonary Artery (A. pulmonalis dextra)
RV = Right Ventricle (rechter Ventrikel)
TV = Tricuspid Valve (Trikuspidalklappe)

a 2D-Farb-Doppler-TTE (parasternale kurze Achse) eines Säuglings nach Norwood-Operation (Sano-Modifikation [195]) zur Palliation eines HLHS. Der farbcodierte Fluss zeigt den rechtsventrikulär-pulmonalen Sano-Shunt und die Pulmonalarterienbifurkation mit der rechten und linken Pulmonalarterie.
b Ventrikulografie (in RAO-Projektion) eines anderen Säuglings nach Norwood-Operation mit Sano-Modifikation für HLHS. Es ist eine deutliche Stenose (Pfeil) an der proximalen Anastomose des Sano-Shunts zu erkennen.

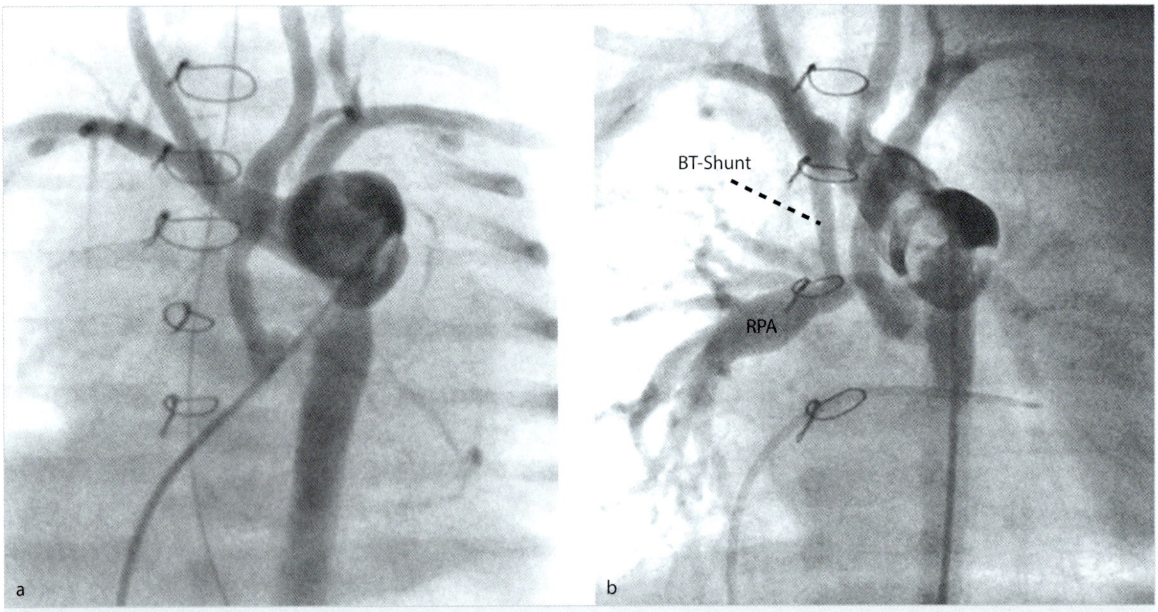

Abb. 4.112 Zustand nach Norwood-I-Operation bei HLHS. 2 Patienten.
BT-Shunt = Blalock-Taussig-Shunt
RPA = Right Pulmonary Artery (A. pulmonalis dextra)

a Aortografie im a.–p. Strahlengang eines Säuglings nach Norwood-I-Operation zur Therapie eines HLHS. Die Pulmonalklappe und der Pulmonalarterienstamm sind, wie in ▶ Abb. 4.109a schematisch dargestellt, mit dem Aortenbogen anastomosiert. In der gezeigten arteriellen Phase ist deutlich die retrograd perfundierte, hypoplastische Aorta ascendens zu erkennen.

b Aortografie im gering links-lateral gewinkelten Strahlengang eines anderen Säuglings nach klassischer Norwood-I-Operation bei HLHS. Die Pulmonalklappe und der Pulmonalarterienstamm sind mit dem Aortenbogen anastomosiert. Es sind deutlich die retrograd perfundierte hypoplastische Aorta ascendens und daneben ein modifizierter Blalock-Taussig-Shunt zwischen dem Truncus brachiocephalicus und der rechten Pulmonalarterie zu erkennen.

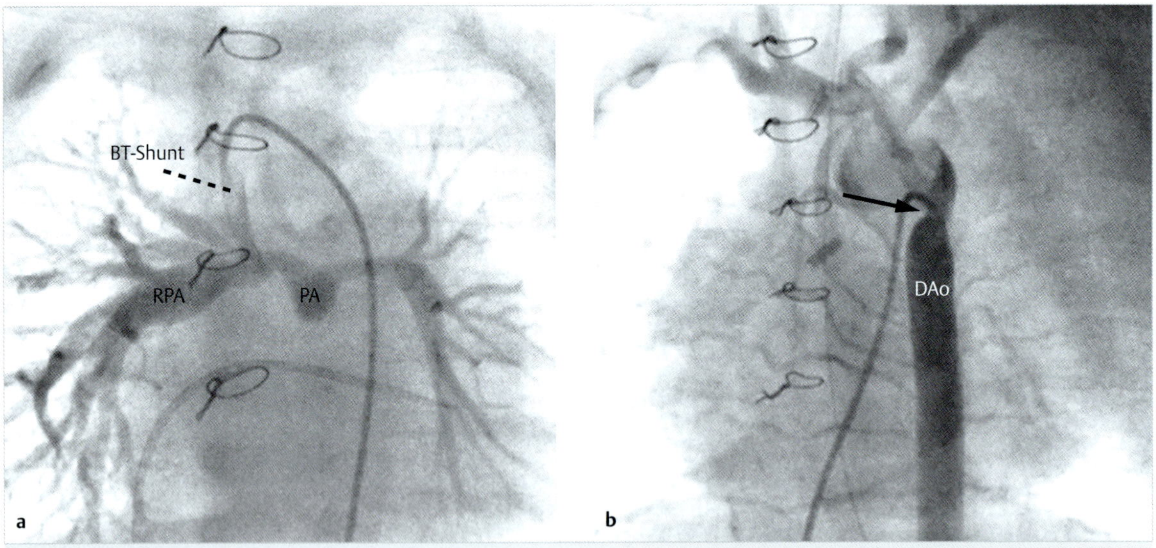

Abb. 4.113 Zustand nach Norwood-I-Operation bei HLHS. 2 Patienten.
BT-Shunt = Blalock-Taussig-Shunt
PA = Pulmonary Artery (A. pulmonalis)
DAo = Descending Aorta (Aorta descendens)
RPA = Right Pulmonary Artery (A. pulmonalis dextra)

a Pulmonalisangiografie in a.–p. Projektion eines Säuglings nach klassischer Norwood-I-Operation zur Palliation eines HLHS. Die Darstellung erfolgt retrograd von der Aorta aus über den modifizierten Blalock-Taussig-Shunt und zeigt eine deutliche Asymmetrie der Pulmonalarterienperfusion mit relativer Hypoplasie des linken Hauptstamms und seiner Äste.

b Aortografie in a.–p. Projektion eines anderen Säuglings nach Norwood-I-Operation bei HLHS. Der Katheter ist venös über den rechten Ventrikel und die Neoaortenklappe in die Aorta geführt. Es stellt sich eine deutliche Aortenisthmusstenose (Pfeil) dar.

Postoperative Probleme und Bildgebung

Postoperativ stellen insbesondere im Intervall bis zum 2. Palliationsschritt die hämodynamische Balance zwischen rechtsventrikulärer Funktion, pulmonaler und systemischer Perfusion sowie das Ausmaß der Zyanose ein komplexes Problem dar. Akute bzw. chronische Herzinsuffizienz, Trikuspidalinsuffizienz, Koronarischämie bzw. Hypoxie sind möglich und erfordern unterschiedliche Behandlungsstrategien; plötzliche Todesfälle treten auf [188].

Obstruktionen im Bereich der interatrialen Kommunikation, der systemikopulmonalen Shunt-Verbindung (s. ▶ Abb. 4.111b) und der Pulmonalarterien (s. ▶ Abb. 4.110c u. ▶ Abb. 4.113a) sind möglich und Ursache einer zunehmenden Zyanose. Ebenso kritisch sind Stenosen im Bereich des Aortenbogens und des Isthmus (s. ▶ Abb. 4.113b), die eine zusätzliche Druckbelastung des bereits obligatorisch volumenbelasteten rechten Ventrikels verursachen. Sich entwickelnde aortopulmonale Kollateralen führen ebenso wie relativ zu große aortopulmonale Shunt-Verbindungen und eine Pulmonalklappeninsuffizienz zu einem „Loch im Windkessel" mit niedrigem diastolischem Blutdruck und der Gefahr einer Koronarischämie.

Nach dem 2. und 3. Palliationsschritt sind akute Probleme selten. Stenosen im Bereich der interatrialen Kommunikation, der Pulmonalarterien und des Aortenbogens sind möglich. Neben aortopulmonalen können auch venovenöse Kollateralen auftreten. Im Rahmen einer chronischen Herzinsuffizienz können sich eine Trikuspidalinsuffizienz und rechtsventrikuläre Dysfunktion entwickeln, und es können Arrhythmien auftreten. Insgesamt bestehen keine wesentlichen Unterschiede zu anderen Formen univentrikulärer Herze (S. 243) mit analoger Palliation [188] [189].

▶ Tab. 4.25 gibt einen Überblick über die Wertigkeit der verschiedenen bildgebenden Methoden in der postoperativen Diagnostik.

Tab. 4.25 Postoperative bildgebende Diagnostik bei HLHS.

Bildgebende Methoden	Wertigkeit
TTE	+++
TEE	+
kardiale MRT	+++
MDCT	++
invasive Herzkatheterdiagnostik (vor Behandlungsschritt 2 und 3, ggf. kombiniert mit interventioneller Therapie)	+++

HLHS = hypoplastisches Linksherzsyndrom
MDCT = Multidetektorcomputertomografie
MRT = Magnetresonanztomografie
TEE = transösophageale Echokardiografie
TTE = transthorakale Echokardiografie

4.4.4 Univentrikuläres Herz

Hashim Abdul-Khaliq

Definition

Bei diesem seltenen angeborenen Herzfehler handelt es sich um keine eigenständige Fehlbildung, sondern genaugenommen um einen Fehlbildungskomplex [197] [205], bei dem entweder anatomisch (▶ Abb. 4.114a u. ▶ Abb. 4.115) oder funktionell ein singulärer Ventrikel bzw. ein univentrikuläres Herz vorhanden ist (▶ Abb. 4.114b u. ▶ Abb. 4.116). Im Fall des funktionellen singulären Ventrikels sind zwar 2 getrennte Kammern vorhanden; jedoch ist davon eine nur rudimentär angelegt. Zusätzlich zu der Anatomie der Kammer liegen häufig unterschiedliche Formen der abnormen Konnektionen auf atrioventrikulärer, ventrikuloarterieller und venoatrialer Ebene vor.

Einteilung

Der linke Ventrikel kann bei unterschiedlichen morphologischen Entitäten hypoplastisch sein. Bei dem klassischen Linksherzsyndrom (S. 234) ist die Mitralklappe dysplastisch bis atretisch, die linke Kammer hypoplastisch und schlecht kontraktil und der LVOT einschließlich der Aortenklappe und der Aorta ascendens hypoplastisch bis atretisch. Ist hingegen der rechte Ventrikel hypoplastisch, so liegt meist eine Trikuspidalatresie und/oder Pulmonalatresie vor (s. ▶ Abb. 4.116). Zumeist besteht beim singulären Ventrikel ein atrialer Situs solitus (90 % der Fälle) [205]. Ein AVSD mit unbalancierten Ventrikeln ist für eine anatomische Korrektur nicht geeignet und wird auch als „funktionell univentrikuläres Herz" bezeichnet und dementsprechend palliativ mittels Anlage einer kavopulmonalen Konnektion behandelt. Haben beide Atrioventrikularklappen einen Einlass in eine morphologisch linke Hauptkammer, wird von einem „DILV" gesprochen (▶ Abb. 4.117 u. ▶ Abb. 4.118). Liegen beide großen Arterien in D-TGA-Stellung und entspringen sie aus einem normalen oder rudimentären rechten Ventrikel, wird dies als „DORV" bezeichnet.

Hämodynamik, natürlicher Verlauf und Indikation zur Therapie

Aufgrund der infolge der anatomischen Gegebenheiten vorliegenden „1-Kammer-Zirkulation" mischen sich sauerstoffarmes und sauerstoffreiches Blut, sodass es zu einer zentralen Zyanose kommt. Ein wichtiges Ziel der initialen Behandlung dieser jungen Patienten stellt eine balancierte Lungen- und Systemzirkulation dar. Die Lungenperfusion muss deshalb zwar ausreichend für die Oxygenierung und das Wachstum der Lungenarterien sein, darf aber auch nicht durch eine erhöhte Lungenperfusion, die mit einem erhöhten Lungenwiderstand und Druck einhergehen kann, die Voraussetzungen für eine

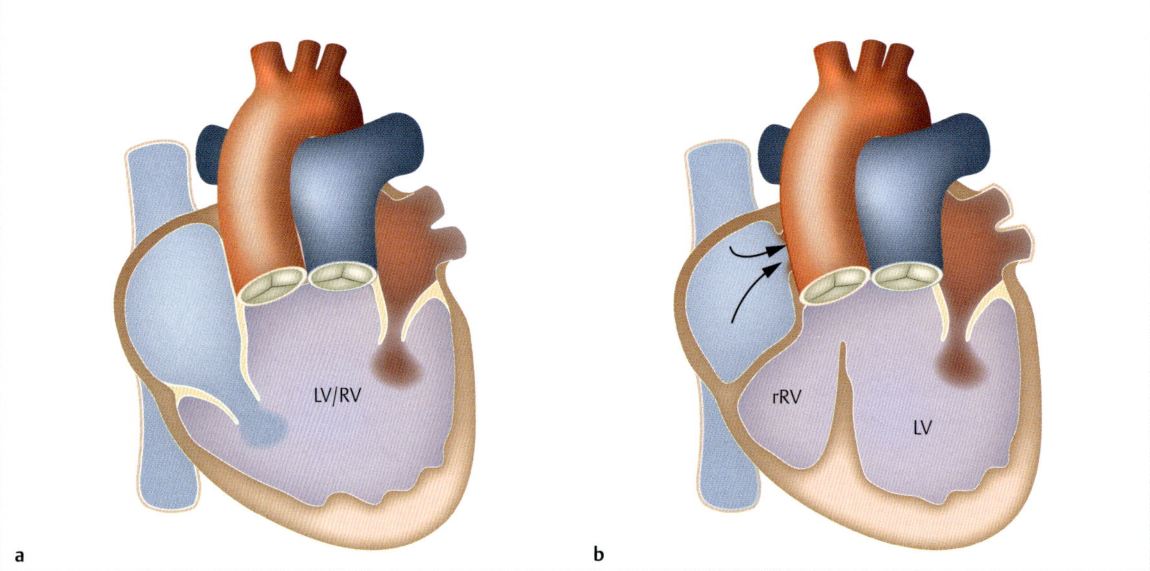

Abb. 4.114 Zwei Formen des singulären Ventrikels bzw. univentrikulären Herzens. Schematische Darstellung.
LV = Left Ventricle (linker Ventrikel)
rRV = Rudimentary Right Ventricle (rudimentärer rechter Ventrikel)
RV = Right Ventricle (rechter Ventrikel)
a Ein anatomisch singulärer Ventrikel mit doppeltem Einlass (Double Inlet) wird in Abhängigkeit vom Hauptventrikel (linker oder rechter Ventrikel) als „DILV" oder „DIRV" bezeichnet.
b Häufige Form eines funktionellen singulären Ventrikels mit rudimentärem rechtem Ventrikel bei Trikuspidalatresie und D-TGA-Stellung.

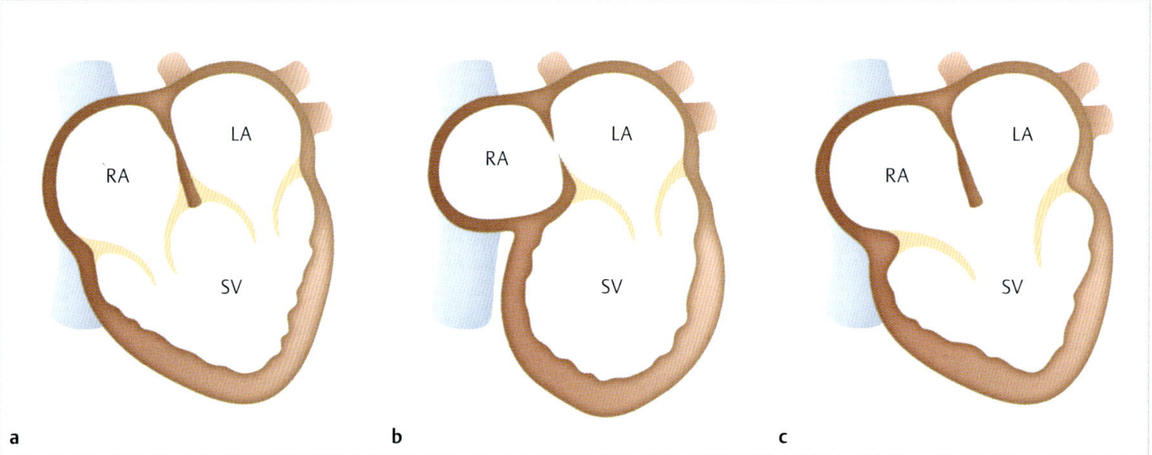

Abb. 4.115 Verschiedene potenziell mögliche atrioventrikuläre Verbindungen eines anatomisch singulären Ventrikels. Schematische Darstellung.
LA = Left Atrium (linkes Atrium)
RA = Right Atrium (rechtes Atrium)
SV = Single Ventricle (anatomisch singulärer Ventrikel)
a Double Inlet.
b Single Inlet.
c Common Inlet.

spätere kavopulmonale Anastomose zunichtemachen. Daher muss dann initial eine erhöhte Lungendurchblutung durch Drosselung (Pulmonalarterien-Banding) reduziert werden. Bei verminderter Lungenperfusion bei Pulmonalatresie oder Stenose ist die Anlage einer aortopulmonalen Anastomose (Blalock-Taussig-Shunt) notwendig.

Aufgrund der insgesamt sehr heterogenen Anatomie und Hämodynamik bei singulärem Ventrikel lassen sich jedoch nur schwer einheitliche Aussagen treffen.

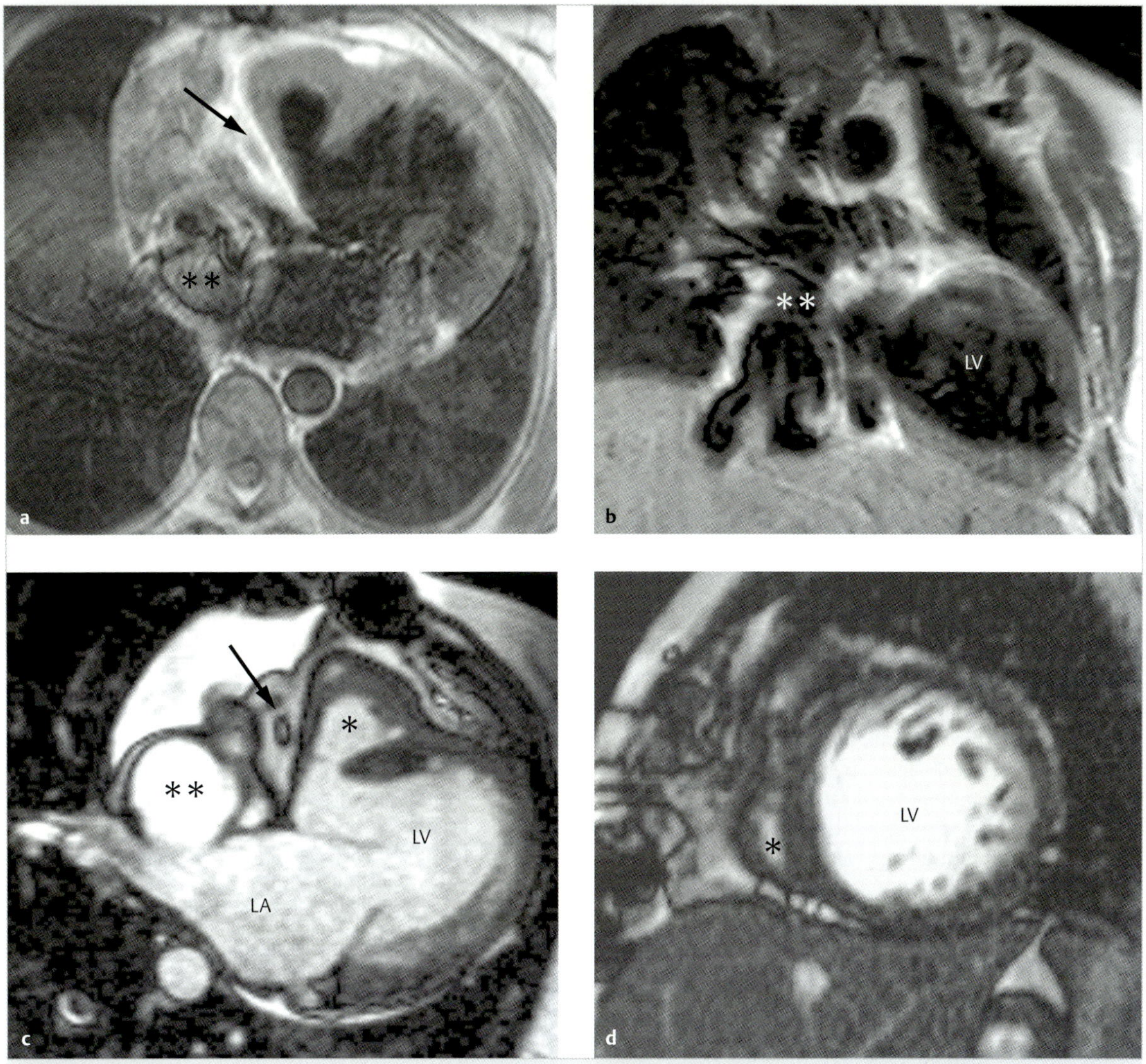

Abb. 4.116 Funktionell singulärer Ventrikel. 34-jährige Patientin mit funktionell singulärem Ventrikel bei Trikuspidalatresie, rudimentärem rechtem Ventrikel (**c**, Stern), VSD und TCPC mit intrakardialem bzw. intraatrialem Fontan-Tunnel (**a–c**, Doppelstern). Deutlich vergrößerter linker Hauptventrikel.

LA = Left Atrium (linkes Atrium)

LV = Left Ventricle (linker Ventrikel)

- **a** Transversale EKG-getriggerte T 1w SE-Aufnahme mit durch langsamen Fluss bedingten Flussartefakten (Doppelstern) im Fontan-Tunnel. Der Pfeil kennzeichnet die rechte Koronararterie in der Atrioventrikulargrube.
- **b** Gewinkelt koronare Schichtorientierung entlang des Fontan-Tunnels (Doppelstern) mit typischer Anastomose auf die rechte und linke Pulmonalarterie ohne Nachweis von Anastomosenstenosen.
- **c** SSFP-Cine-MRT-Aufnahme in transversaler Orientierung. Die Aufnahme erlaubt eine artefaktfreie Darstellung des Fontan-Tunnels (Doppelstern) und des rudimentären rechten Ventrikels (Stern). Der Pfeil markiert die Position der rechten Koronararterie in der Atrioventrikulargrube.
- **d** SSFP-Cine-MRT-Aufnahme in Kurzachsenorientierung des funktionell singulären Ventrikels. Der rudimentäre rechte Ventrikel ist ebenfalls zu erkennen (Stern).

Therapeutische Optionen und Diagnostik

Eine anatomische Korrektur des anatomisch oder funktionell univentrikulären Herzens ist aufgrund der oben beschriebenen Herz- und Gefäßmalformationen meistens nicht möglich. Für alle Kinder mit univentrikulären Herzen ist nur eine operative Palliation in Form einer stufenweisen Konnektion des venösen Blutes zur Lunge möglich (kavopulmonale Anastomosen). Die wichtigsten Voraussetzungen für solche operativen Palliationen sind ausreichend entwickelte zentrale und periphere Lungengefäße und niedrige Drücke im Lungenkreislauf. Da beim HLHS (s. Kapitel 4.4.3 (S. 234)) eine zusätzliche Hypoplasie des Aortenbogens besteht, muss diese zunächst im Zuge der Nor-

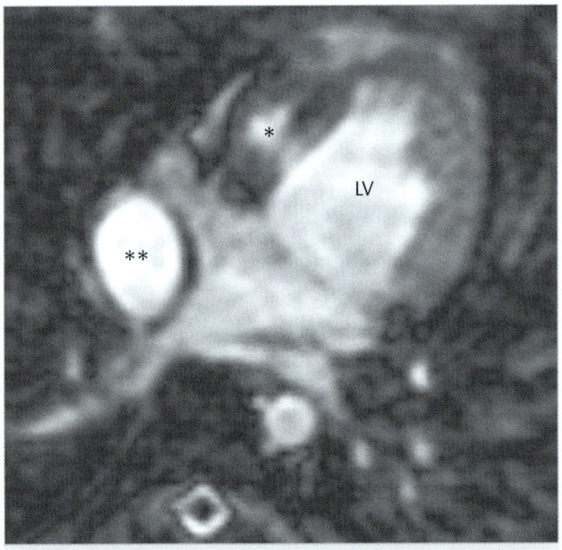

Abb. 4.117 DILV bei Trikuspidalatresie. 7-jähriger Patient mit extrakardialem Fontan-Tunnel (Doppelstern) und DILV bei Trikuspidalatresie. SSFP-Cine-MRT in axialer Schichtführung. Der Stern kennzeichnet den rudimentären rechten Ventrikel. LV = Left Ventricle (linker Ventrikel)

wood-I-Operation rekonstruiert werden. Ansonsten muss operativ in der 1. Stufe beim singulären Ventrikel generell die Lungendurchblutung reguliert werden – sie muss entweder verbessert werden durch Anlage eines aortopulmonalen Shunt oder vermindert werden durch ein pulmonalarterielles Banding. Dann erfolgt in der Regel in 2 Schritten die Anlage einer kavopulmonalen Anastomose, die auch als „bidirektionale Glenn- oder obere kavopulmonale Anastomose" (S. 237) bezeichnet wird. Das Ziel der stufenweisen operativen Palliation ist die vollständige Umleitung des venösen sauerstoffarmen Blutes aus der oberen und später aus der unteren Hohlvene direkt in die Lungenstrombahn, ohne dass dafür eine Pumpleistung des Herzens benötigt wird. Diese Umleitung wurde früher mithilfe einer atriopulmonalen Anastomose oder modifizierten Fontan-Operation erreicht [197] [205]. Mittlerweile wird eine TCPC (*Total Cavopulmonary Connection*) entweder als lateraler intraatrialer bzw. -kardialer (s. ▸ Abb. 4.116) oder besser als extraatrialer bzw. -kardialer Tunnel ohne Vorhofmanipulation angelegt (▸ Abb. 4.119 u. ▸ Abb. 4.120; s. auch ▸ Abb. 4.117 u. ▸ Abb. 4.118).

Postoperative Probleme

Anfangs wurde davon ausgegangen, dass die Palliation mit Anlage einer atriopulmonalen Anastomose bzw. eines intraatrialen TCPC durch die weitergeleitete Vorhof- und Ventrikelkontraktion eher einen pulsatilen Fluss im Pulmonalkreislauf erzeugt als der extraatriale TCPC und damit eine „physiologischere" Hämodynamik gewährleistet. Mittlerweile wird die Anlage eines extraatrialen bzw. extrakardialen TCPC bevorzugt, da dadurch weniger chirurgische Vorhofmanipulationen notwendig sind, die das Auftreten von postoperativen Rhythmusstörungen begünstigen. Flussmessungen, die nicht nur mit der Doppler-Echokardiografie, sondern auch mit der MRT durchgeführt werden können, zeigen, dass auch in einem extrakardialen TCPC ein pulsatiler, atemmodulierter Fluss vorliegt (s. ▸ Abb. 4.119m u. ▸ Abb. 4.119n) [203]. Trotzdem ist der Fluss verlangsamt und kann je nach den pulmonalen Druckverhältnissen auch retrograd gerichtet sein [202]. So kann es durch den verlangsamten, unphysiologischen Fluss zu Thromben im Fontan-Tunnel (s. ▸ Abb. 4.120c u. ▸ Abb. 4.120f), zu Anastomosenstenosen (s. ▸ Abb. 4.118a, ▸ Abb. 4.119o, ▸ Abb. 4.120d u. ▸ Abb. 4.120e), zu Lungengerüstveränderungen durch eine Volumenbelastung bei reduzierter Ventrikelfunktion oder zu einer chronischen Leberstauung bei „Failing Fontan" kommen [201]. Als Ultima Ratio bleibt dann nur noch die Herztransplantation.

Ziele und relative Wertigkeit der diagnostischen Bildgebung

Präoperativ

Die Stärken der bildgebenden Verfahren entsprechen im Wesentlichen denen beim HLHS (S. 234). Die primäre Darstellung der ventrikulären und atrialen Anatomie mit entsprechender Klassifizierung der zugrunde liegenden Fehlbildungen gelingt in der Regel bereits mit der *Doppler-Echokardiografie* (s. ▸ Abb. 4.118c, ▸ Abb. 4.118d, ▸ Abb. 4.119b u. ▸ Abb. 4.119c).

Folgende Punkte sollten anhand der Bildgebung bei der ersten Evaluation von Kindern mit univentrikulären Herzen geklärt werden:

- Typ und Größe der Hauptkammer
- Form der atrioventrikulären Konnektionen (atrioventrikuläre Diskordanz)
- ventrikuloarterielle Konnektion (TGA-Stellung, DORV)
- Typ und Größe der rudimentären bzw. kleineren Kammer
- Morphologie und Funktion der Atrioventrikularklappen (Mitral-, Trikuspidalatresie)
- Morphologie und Hämodynamik der beiden Ausflusstrakte (antegrader Fluss über der Aorten- bzw. Pulmonalklappe?)
- pulmonalabhängige Duktusperfusion
- systemabhängige Duktusperfusion
- 2 getrennte Vorhöfe (PFO, ASD, Restriktion)
- Morphologie der Vorhöfe in Bezug auf die Lage der Bauchorgane (Heterotaxie; Isomerismus rechts- oder linksatrial? PAPVR oder TAPVR vom suprakardialen, kardialen oder infrakardialen Typ?)
- Anschluss der Systemvenen an den Vorhof wie bei partiellen Lungenvenenanomalien (S. 261) oder anderen venösen Anomalien (S. 272) (z. B. links persistierende obere Hohlvene, Vorhandensein einer unteren Hohlvene, Azygoskonnektionen?)
- Begleitfehlbildungen (z. B. hypoplastischer Aortenbogen, Koarktation; ▸ Abb. 4.121)

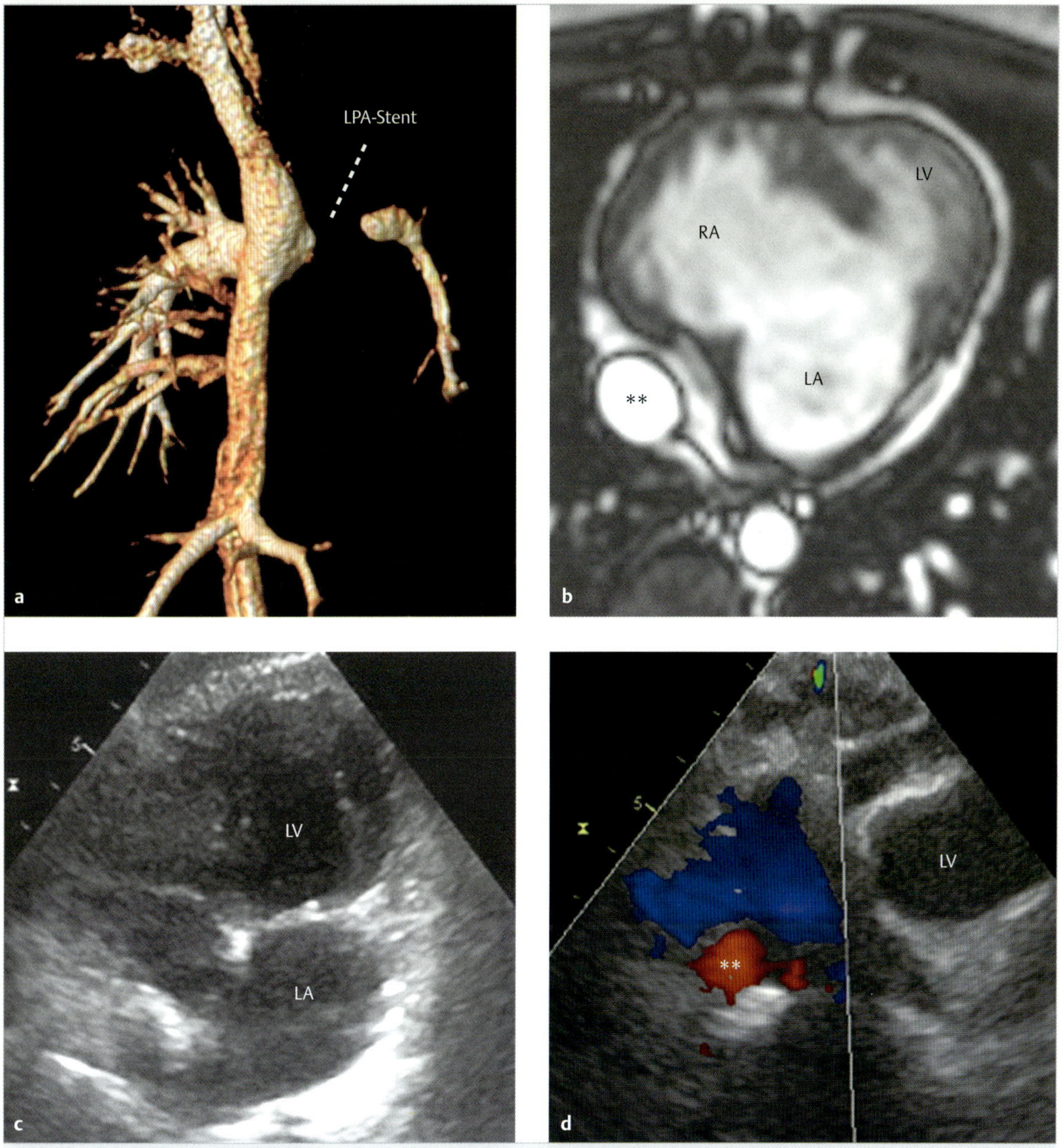

Abb. 4.118 DILV. 14-jährige Patientin mit DILV, L-TGA-Stellung und extrakardialem Tunnel (**b**, **d**, Doppelstern).

LA = Left Atrium (linkes Atrium)
LPA-Stent = Left Pulmonary Artery Stent (Stent in der linken Pulmonalarterie)
LV = Left Ventricle (linker Ventrikel)
RA = Right Atrium (rechtes Atrium)

a MRT-Bild. Die 3D-Rekonstruktion in Volume-Rendering-Technik in a.–p. Projektion aus einer kontrastmittelgestützten MRA zeigt einen TCPC mit Signalauslöschungen im Bereich eines implantierten Stents in die proximale linke Pulmonalarterie.

b MRT-Bild. Unauffällige Darstellung des TCPC (Doppelstern) auch im Querschnitt in der SSFP-Cine-MRT. Deutlich sind die vergrößerten Vorhöfe ohne atriales Septum im Sinne eines DILV zu erkennen.

c Zum MRT aus **b** korrespondierendes 2D-Echobild.

d Farb-Doppler-Echokardiografie. Ebenfalls unauffällige Darstellung des TCPC (Doppelstern).

Die *Herzkatheteruntersuchung* ist vor allem zur Bestimmung der Drücke und Widerstände im Pulmonalkreislauf und der Gradienten der Ausflussbahnen zur Aorta und/oder Pulmonalarterie notwendig, ggf. auch zur interventionellen Therapie (s. ▶ Abb. 4.121) [205].

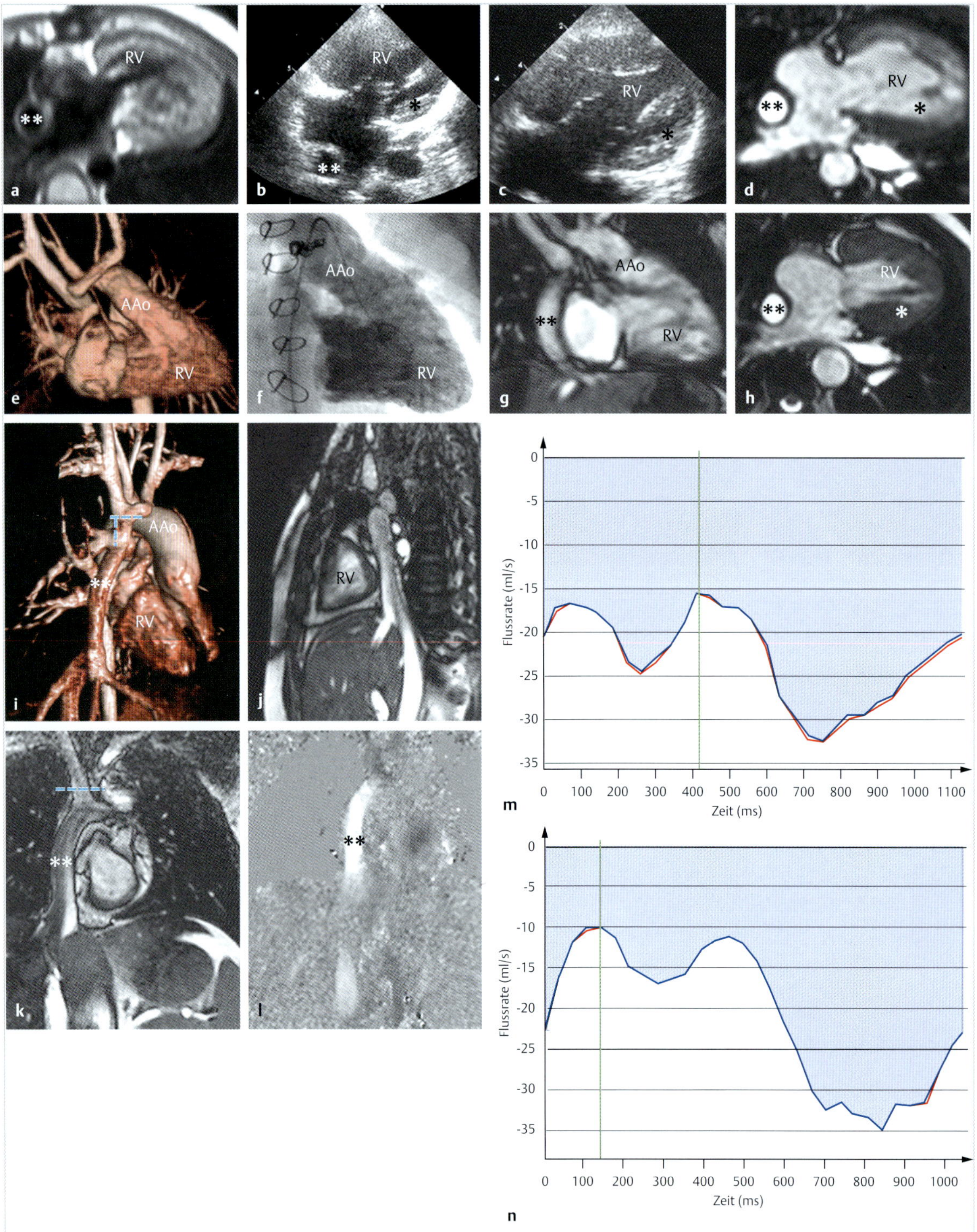

Abb. 4.119 Funktionell singulärer rechter Ventrikel mit DORV, extrakardialem TCPC, Stent in der linken Pulmonalarterie.

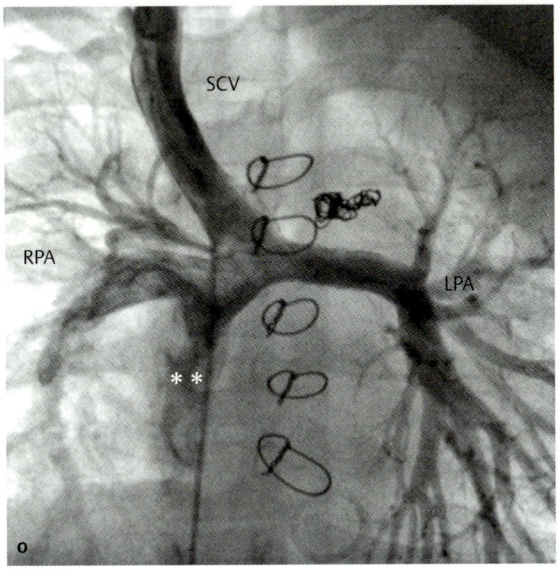

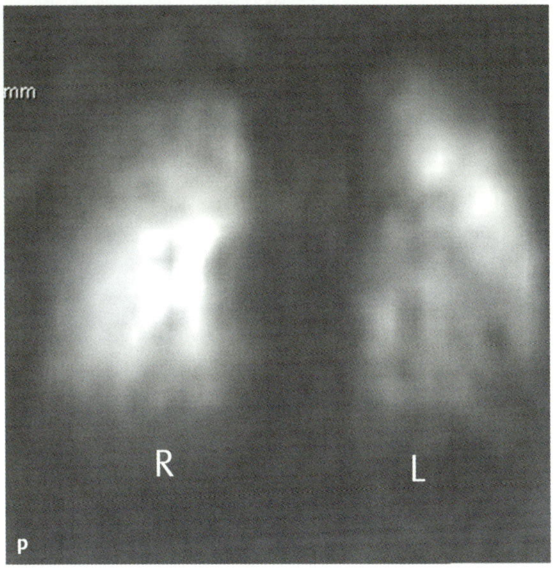

Abb. 4.119 Fortsetzung. Funktionell singulärer rechter Ventrikel mit DORV, extrakardialem TCPC, Stent in der linken Pulmonalarterie. Der Stern kennzeichnet den hypoplastischen linken Ventrikel (**b**, **c**, **d**, **h**), der Doppelstern den extrakardialen Tunnel (**a**, **b**, **d**, **g–o**). Aortenisthmusstenose als Begleitfehlbildung (s. ▶ Abb. 4.121).

AAo = Ascending Aorta (Aorta ascendens)
RPA = Right Pulmonary Artery (A. pulmonalis dextra)
RV = Right Ventricle (rechter Ventrikel)
SCV = Superior Caval Vein (V. cava superior)

- **a** Transversale MR-SE-Aufnahme mit Flussartefakten durch langsamen Fluss im Vorhof und im rechten Ventrikel.
- **b** 2D-TTE mit Darstellung des rechten Hauptventrikels, des hypoplastischen linken Ventrikels (Stern) und des extrakardialen Tunnels (Doppelstern).
- **c** 2D-TTE in anderer Schicht. Der Stern markiert die Position des hypoplastischen linken Ventrikels.
- **d** Transversale SSFP-Cine-MRT-Aufnahme in der Diastole. Das Bild zeigt unter Einbeziehung von Teilabbildung **h** in der Systole eine gute Ventrikelfunktion des funktionell singulären rechten Ventrikels.
- **e** Volume-Rendering-Bild aus einer kontrastmittelgestützten MRA mit Darstellung des DORV.
- **f** Zu **e** korrespondierende Ventrikulografie der invasiven Herzkatheteruntersuchung mit Darstellung des Abgangs der Aorta aus dem rechten Ventrikel.
- **g** SSFP-Cine-MRT in gewinkelt koronarer Schichtorientierung durch den extrakardialen TCPC (Doppelstern).
- **h** Transversale SSFP-Cine-MRT-Aufnahmen in der Systole (korrespondierend zu **d**).
- **i** Volume-Rendering-Bild aus einer kontrastmittelgestützten MRA mit Segmentierung des extrakardialen TCPC (Doppelstern; blaue Linie für Flussmessung in **m** + **n**).
- **j** Modulusbild einer flusssensitiven GE-Sequenz in sagittaler Schichtorientierung durch den TCPC (Doppelstern).
- **k** Modulusbild der flusssensitiven GE-Sequenz in koronarer Schichtorientierung durch den TCPC (blaue Linie für Flussmessung in **m** + **n**).
- **l** Korrespondierendes Phasenbild der flusssensitiven GE-Sequenz mit regulärem Fluss in kranialer Richtung (hell) im TCPC (Doppelstern).
- **m** Biphasisches, nach kaudal (negativ) gerichtetes Flussprofil in der V. cava superior ohne Rückfluss (kein Fluss oberhalb der Nulllinie).
- **n** Biphasisches, nach kaudal (negativ) gerichtetes Flussprofil in der rechten Pulmonalarterie ohne Rückfluss (kein Fluss oberhalb der Nulllinie).
- **o** Die invasive Darstellung des TCPC mit Anastomosen zeigt eine seitengleiche Lungenperfusion.
- **p** Ebenso stellt die dynamische Testbolussequenz der MRA in koronarer Schichtorientierung die seitengleiche Lungenperfusion dar.

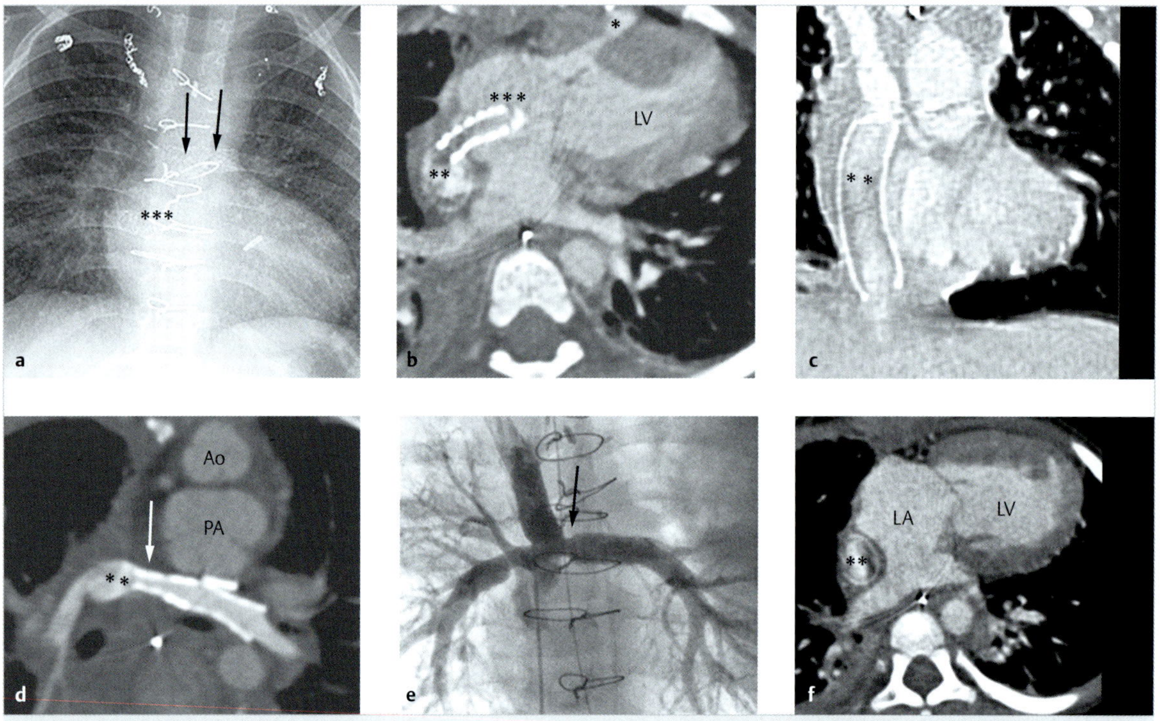

Abb. 4.120 Funktionell univentrikuläres Herz. 4-jähriger männlicher Patient mit Trikuspidalatresie und funktionell univentrikulärem Herz mit linkem Systemventrikel. Zustand nach Palliation mittels extrakardialem TCPC (**b**, **c**, **d**, **f**, Doppelstern). In den Rekonstruktionen einer kontrastmittelgestützten CT zeigen sich wandständige Thromben im Conduit des TCPC (**b**, **c**, **f**, Doppelstern) sowie Flussartefakte.

Ao = Aorta
LV = Left Ventricle (linker Ventrikel)
LA = Left Atrium (linkes Atrium)
PA = Pulmonary Artery (A. pulmonalis)

a In der konventionellen p.–a. Röntgenthoraxaufnahme sind multiple Coils nach Coil-Embolisation von MAPCA sowie ein Fenestrations-Stent zwischen extrakardialem Conduit (TCPC) und dem rechten Vorhof (Dreifachstern), Stents in der linken Pulmonalarterie (Pfeile), ein vergrößerter linker Ventrikel und eine pulmonale Volumenbelastung zu erkennen.

b Transversale Rekonstruktion einer kontrastmittelgestützten CT mit 80 kV und Verwendung des Flash-Modus. Der Dreifachstern markiert die Position des rechten Atriums.

c Korrespondierende koronare Rekonstruktion zu **b** mit Darstellung wandständiger Thromben im TCPC.

d Das transversale Bild zeigt die Anastomose der Pulmonalarterienäste mit der V. cava superior (Doppelstern) sowie multiple Stents in der linken Pulmonalarterie mit proximaler Stenose (**d**, **e**, Pfeile). Zusätzlich ist die Malposition der großen Arterien (MGA) mit ventral gelegener Aorta und dilatierter Pulmonalarterie, jeweils mit trikuspider Klappe, zu erkennen. Die Rekonstruktion erfolgte aus dem EKG-getriggerten 3D-MDCT-Datensatz mit isotropen Voxeln.

e Korrespondierendes Angiografiebild zu **d**.

f Transversale Rekonstruktion einer kontrastmittelgestützten CT (vgl. **b**, andere Schicht).

Postoperativ

Die Domäne der Schnittbildverfahren liegt in der postoperativen Beurteilung der Ventrikel-, Klappen- und Fontan-Funktion sowie im Nachweis von Komplikationen, wie Thrombosen (s. ▶ Abb. 4.120c u. ▶ Abb. 4.120f) und Anastomosenstenosen (s. ▶ Abb. 4.118a sowie ▶ Abb. 4.119, ▶ Abb. 4.120 u. ▶ Abb. 4.121); dies sollte vor allem mit der Doppler-Echokardiografie und mit der MRT erfolgen [196] [198] [200] [204]. Speziell bei älteren Patienten ist die Beurteilung der ventrikulären Funktion bzw. die Beurteilung des Fontan-Tunnels aufgrund eines eingeschränkten akustischen Fensters mit der Doppler-Echokardiografie oft nur eingeschränkt möglich. Die Rolle der CT ist aktuell noch unklar [196] [198] [200] [202]; sie wird aber in der Regel als Alternative zur MRT eingesetzt, wenn diese aufgrund von Kontraindikationen oder eingeschränkter Beurteilbarkeit nicht verwendet werden kann, z. B. wegen Stent-Implantationen (s. ▶ Abb. 4.118a u. ▶ Abb. 4.120). In diesem Falle sollte aber unbedingt auf Verwendung dosissparender Protokolle (S. 83), z. B. mit Einsatz einer niedrigen kV-Zahl, geachtet werden.

In der MRT gehören zur Standarduntersuchung [200] axiale und dem Verlauf des Fontan-Tunnels folgende, gewinkelt koronare SSFP-Cine-MRT-Sequenzen (s. ▶ Abb. 4.116c, ▶ Abb. 4.117, ▶ Abb. 4.118b, ▶ Abb. 4.119d, ▶ Abb. 4.119g, ▶ Abb. 4.119h ,▶ Abb. 4.119j u. ▶ Abb. 4.119k) sowie evtl. in Abhängigkeit von der zugrunde liegenden Fehlbildung zusätzliche, zur Volumetrie der Hauptkammer besser als die axialen Schichten geeignete Kurzachsenschnitte (s. ▶ Abb. 4.116d).

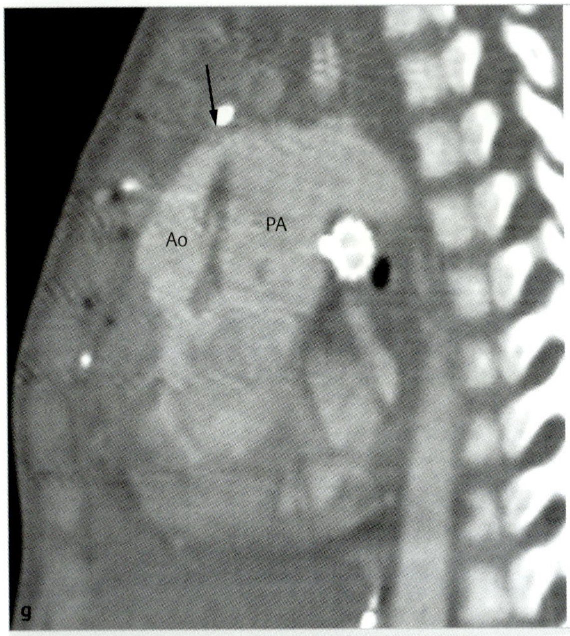

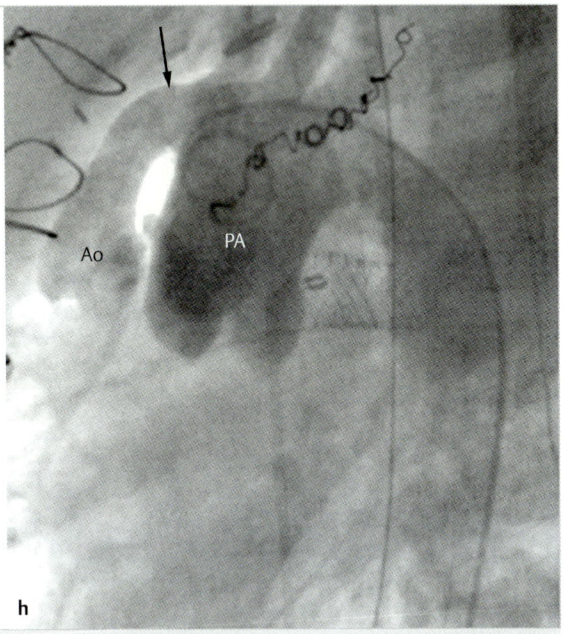

Abb. 4.120 Fortsetzung. Funktionell univentrikuläres Herz.
Ao = Aorta
LA = Left Atrium (linkes Atrium)
LV = Left Ventricle (linker Ventrikel)
PA = Pulmonary Artery (A. pulmonalis)

g Die sagittale Rekonstruktion des CT-Datensatzes lässt die MGA nach Damus-Kaye-Stansel-Operation [199] zur Anlage eines gemeinsamen systemischen Ausflusses durch End-zu-Seit-Anastomose des Pulmonalarterienhauptstamms mit der Aorta (**g**, **h**, Pfeile) erkennen.
h Korrespondierendes Angiografiebild zu **g**.

Die MRT ist der Goldstandard zur Volumetrie und Funktionsanalyse, insbesondere bei pathologischer Ventrikelgeometrie. Die Verwendung von EKG-getriggerten SE-Sequenzen (s. ▶ Abb. 4.116a u. ▶ Abb. 4.116b) in denselben Orientierungen ist zwar grundsätzlich auch möglich. Aufgrund von häufig auftretenden Flussartefakten durch langsamen Fluss (s. ▶ Abb. 4.119a), die insbesondere im Bereich des Fontan-Tunnels nicht von Thromben unterschieden werden können, sollten GE-Sequenzen jedoch bevorzugt werden. Zusätzlich sollten kontrastmittelgestützte MRA in 2 Phasen durchgeführt werden, einer pulmonalarteriellen Phase zur Darstellung des Fontan-Tunnels (s. ▶ Abb. 4.118a u. ▶ Abb. 4.119i) und einer arteriellen Phase (s. ▶ Abb. 4.119 u. ▶ Abb. 4.121a) mit anschließender 3D-MIP oder Volume-Rendering-Rekonstruktion. Wird das dynamische Timing der Kontrastmittelbolusgabe mithilfe eines Testbolus in koronarer Schichtführung durchgeführt, kann es auch zur Beurteilung der seitengleichen Lungenperfusion genutzt werden (s. ▶ Abb. 4.119b).

Merke

Für eine gute Darstellung des Fontan-Tunnels und der Anastomosen des TCPC in der kontrastmittelgestützten MRA bzw. CTA sollte das Timing des Kontrastmittelbolus auf den Fontan-Tunnel erfolgen.

Zusätzlich sollten MR-Flussmessungen durchgeführt werden, insbesondere zur Beurteilung der Flussverhältnisse im Fontan-Tunnel (s. ▶ Abb. 4.119j bis ▶ Abb. 4.119n) und zur Beurteilung der Lungendurchblutung in rechter und linker Pulmonalarterie. Zukünftig wird dabei vor allem die 4D-Flussmessung hilfreich sein. Die Rolle der Gewebecharakterisierung bei der Risikostratifizierung, z. B. mittels Late Enhancement oder T1-Mapping, ist noch nicht abschließend geklärt.

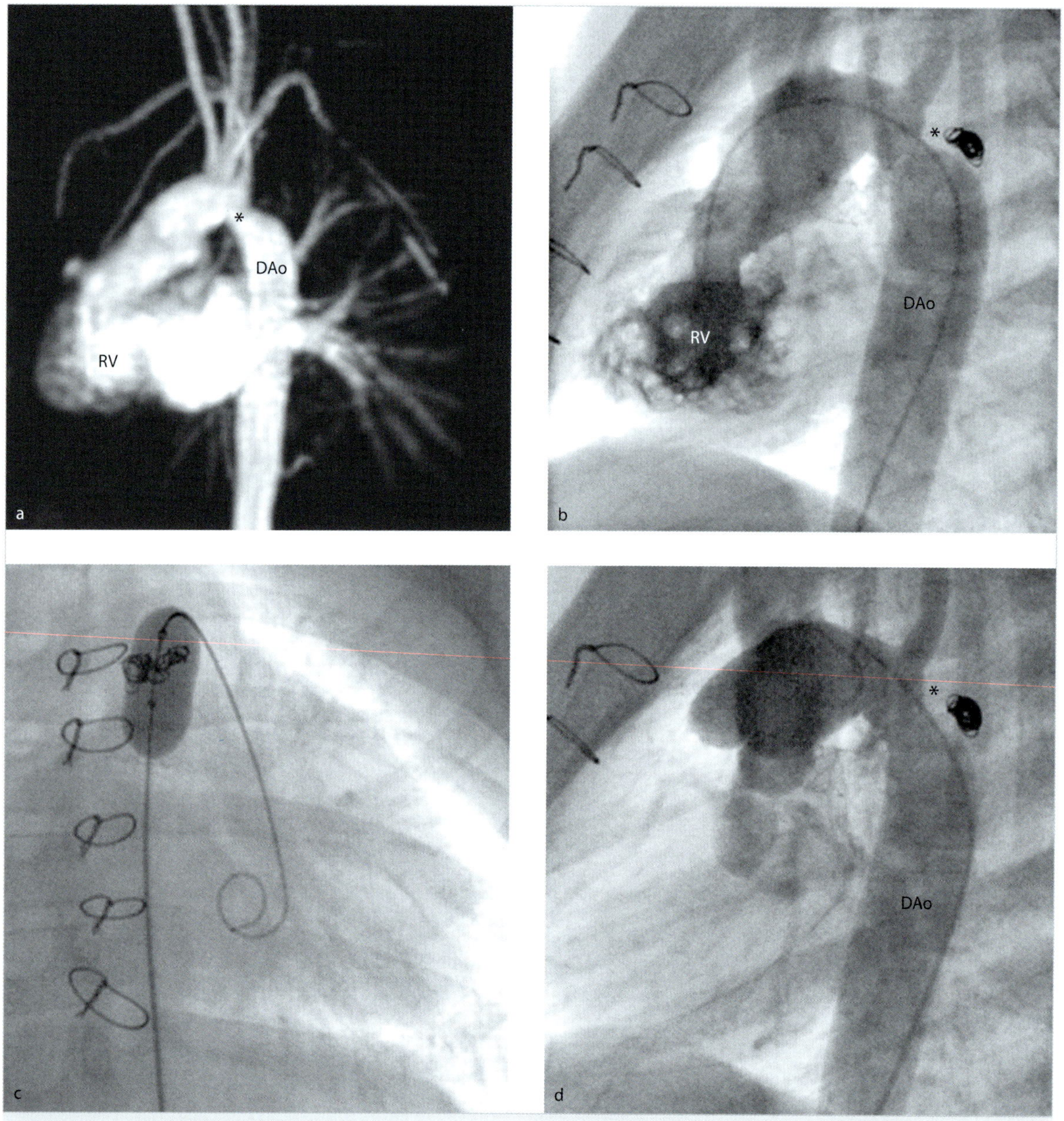

Abb. 4.121 Funktionell singulärer rechter Ventrikel mit DORV, extrakardialem TCPC, Stent in der linken Pulmonalarterie. Aortenisthmusstenose als Begleitfehlbildung. Es handelt sich um denselben Patienten wie in ▸ Abb. 4.119.
DAo = Descending Aorta (Aorta descendens)
RV = Right Ventricle (rechter Ventrikel)

a Die 3D-MIP der arteriellen Phase der kontrastmittelgestützten MRA zeigt in der lateralen Rekonstruktion als Begleitfehlbildung eine Aortenisthmusstenose (Stern).
b Korrespondierendes invasives Angiogramm vor der Ballonangioplastie.
c Invasives Angiogramm während der Ballonangioplastie.
d Invasives Angiogramm nach der Ballonangioplastie.

4.4.5 Totale Lungenvenen-fehlmündung

Joachim Lotz, Philip Beerbaum u. Michael Steinmetz

Definition

Es gibt bei dieser Fehlbildung keine direkte Verbindung der Lungenvenen zum linken Vorhof; stattdessen besteht eine kongenitale Fehlmündung aller 4 Lungenvenen in Hohlvenen, in den Koronarsinus oder direkt in den rechten Vorhof. Diese Fehlbildung wird häufig abgekürzt als „TAPVR" oder auch „TAPVC" (aus dem englischen „Total anomalous pulmonary venous Return oder Connection"). Es handelt sich um ein sehr seltenes Krankheitsbild mit einer Prävalenz von nur 6,8 auf 100 000 Lebendgeburten (0,0068 %) [207]. Die Geschlechterverteilung ist nicht ganz klar. In der Baltimore-Washington Instant Study Group wurde eine Verteilung von Jungen gegenüber Mädchen mit 18 zu 23 angegeben. Es finden sich aber auch Literaturangaben mit starker männlicher Dominanz.

Einteilung

Die Einteilung richtet sich nach den Einmündungsstellen der Fehlmündungen. Ein PFO (70 % der Fälle) oder ein ASD vom Sekundumtyp (30 % der Fälle) sind zum Überleben essenziell. Die geläufige Einteilung nach Craig bzw. Gathman-Nadas [208] [210] mit der Häufigkeitsverteilung gemäß Goswami u. Mitarb. [209] [211] [212] soll an dieser Stelle beschrieben werden (▸ Abb. 4.122):

- *Suprakardialer Typ* (45–64 %; ▸ Abb. 4.123; s. auch ▸ Abb. 4.122a): Die Lungenvenen vereinigen sich hinter dem oft sehr kleinen linken Vorhof in einem Sammelsinus und drainieren anschließend über ein aus diesem Sammelsinus abführendes aszendierendes Gefäß (sog. V. verticalis) meist in die proximale linke V. anonyma, sehr viel seltener zur oberen Hohlvene oder zur V. azygos. Dabei fehlen meist – aber nicht immer – pulmonalvenöse Obstruktionen.
- *Kardialer oder intrakardialerTyp* (21–27 %): Die Vereinigung der 4 Lungenvenen findet hinter dem Herz in einen Sammelsinus statt, mit meist stenosefreiem Abfluss über den Sinus coronarius (ca. 18 % der Fälle; ▸ Abb. 4.124;

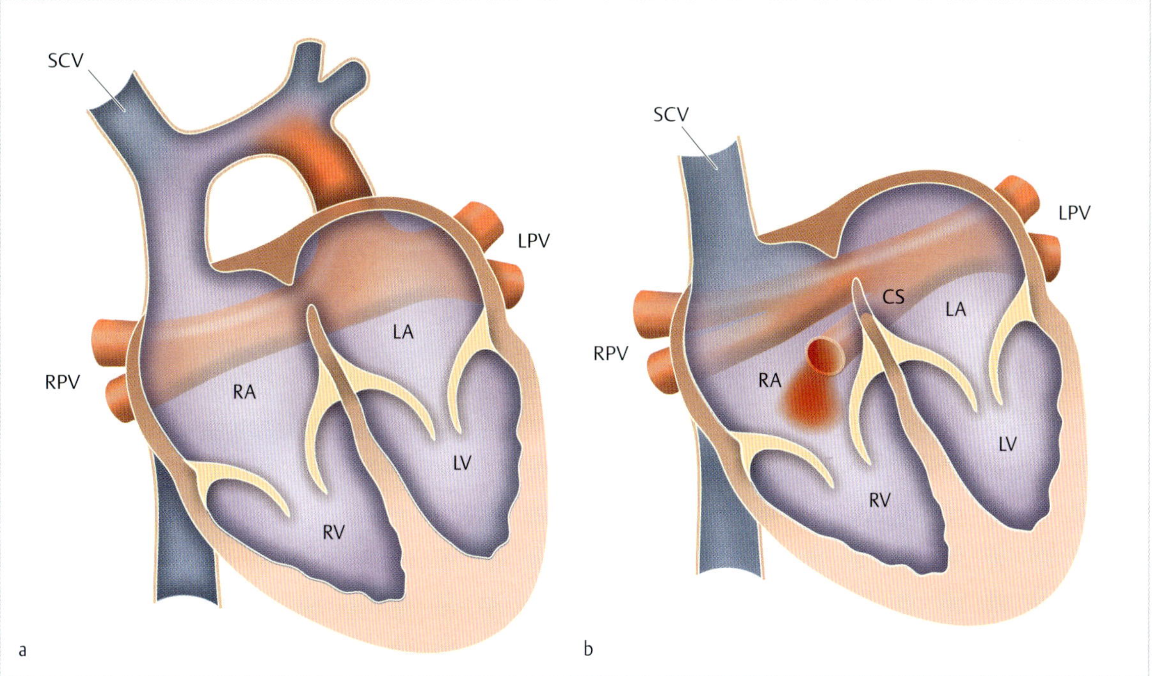

Abb. 4.122 Supra- und intrakardialer Typ der TAPVR. Schematische Darstellung.
CS = Coronary Sinus (Sinus coronarius)
LA = Left Atrium (linkes Atrium)
LPV = Left Pulmonary Vein (V. pulmonalis sinistra)
LV = Left Ventricle (linker Ventrikel)
RA = Right Atrium (rechtes Atrium)
RV = Right Ventricle (rechter Ventrikel)
SCV = Superior Caval Vein (V. cava superior)

a Häufigster suprakardialer Typ nach Moss [214] der TAPVR. Die fehleinmündenden Lungenvenen (rechte und linke Pulmonalvene) vereinigen sich dorsal der Vorhöfe und münden in ein linksaszendierendes Gefäß, das in eine linksseitig persistierende obere Hohlvene fließt (rot markiert). Der weitere Weg führt über die V. anonyma sinistra in die rechte V. cava superior und dann in den rechten Vorhof.

b Intra- bzw. kardialer Typ nach Moss [214] der TAPVR. Die fehleinmündenden Lungenvenen (rechte und linke Pulmonalvene) vereinigen sich zu einem kurzen Gefäß (rot markiert), das in den Sinus coronarius mündet. Seltener können die Lungenvenen bei diesem Typ auch direkt in den rechten Vorhof münden.

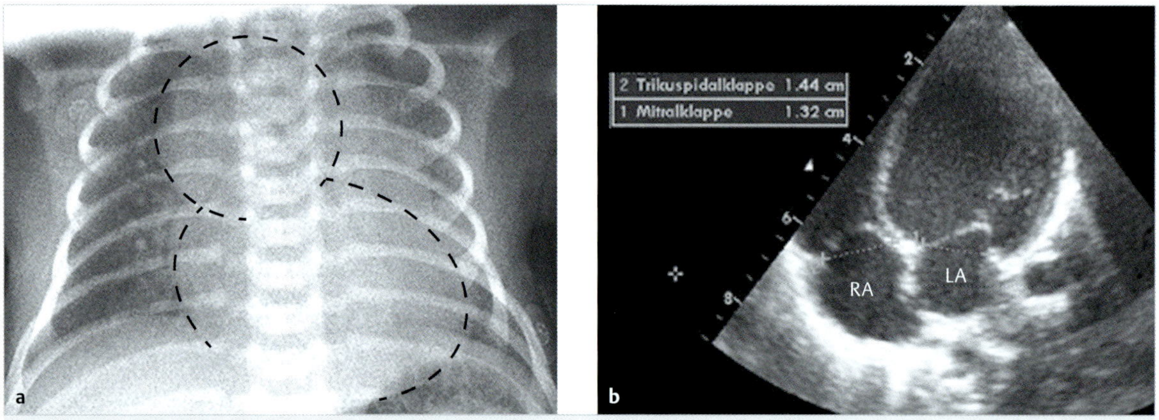

Abb. 4.123 Typische Snowman- bzw. 8er-Konfiguration mit einer TAPVR vom suprakardialen Typ. Männliches Neugeborenes. Nachweis eines im Vergleich zum rechten Vorhof relativ kleinen linken Vorhofs.
LA = Left Atrium (linkes Atrium)
RA = Right Atrium (rechtes Atrium)
a A.–p. Röntgenthoraxbild „im Hängen" mit „Snowman"-Konfiguration.
b Korrespondierendes 2D-TTE-Bild.

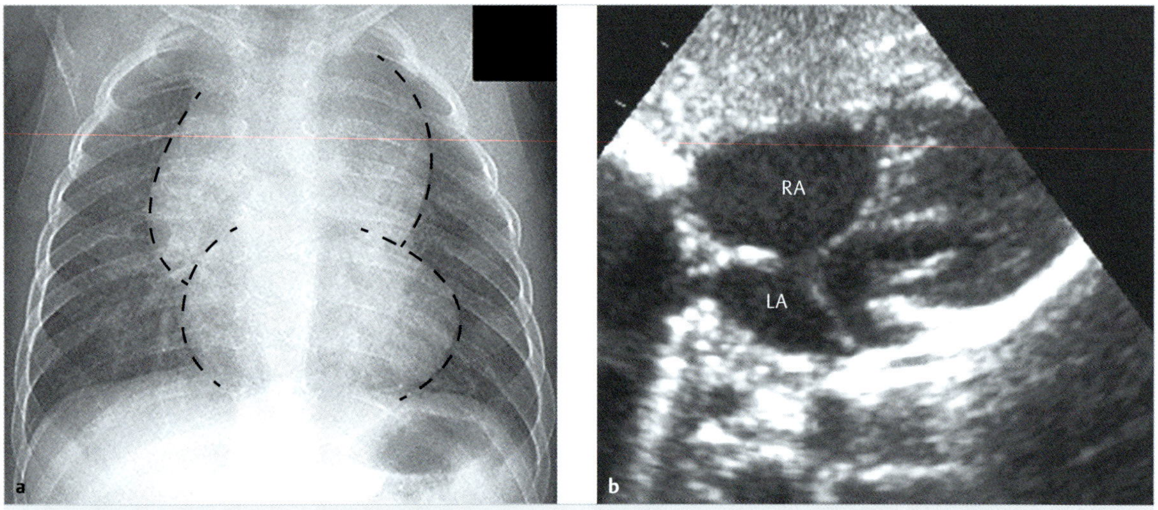

Abb. 4.124 Typische Snowman- bzw. 8er-Konfiguration mit einer TAPVR und intrakardialer Mündung der Pulmonalvenen in den Koronarsinus. Weibliches Neugeborenes. Typischer relativ kleiner linker Vorhof und großer rechter Vorhof.
LA = Left Atrium (linkes Atrium)
RA = Right Atrium (rechtes Atrium)
a Röntgenthoraxbild.
b Korrespondierendes 2D-TTE-Bild.

s. auch ▶ Abb. 4.122b), seltener direkt in den rechten Vorhof (ca. 8 % der Fälle; ▶ Abb. 4.125 bis ▶ Abb. 4.128).
- *Infrakardialer Typ* (16–24 %): Die Vereinigung der 4 Lungenvenen erfolgt hinter dem Herz (linker Vorhof); das Blut fließt über ein das Zwerchfell durchtretendes Gefäß zu Pfortader, Ductus venosus, V. cava inferior oder (linker) V. hepatica ab. Fast immer geht dieser Typ mit pulmonalvenösen Obstruktionen einher.
- *Gemischter Typ* (3–8 %): Es handelt sich um eine Kombination verschiedener Fehlmündungsstellen: V. cava superior und Koronarsinus, V. anonyma und Koronarsinus sowie V. anonyma und infrakardial. Dabei ist dieser Typ sowohl mit als auch ohne pulmonalvenöse Obstruktionen möglich.

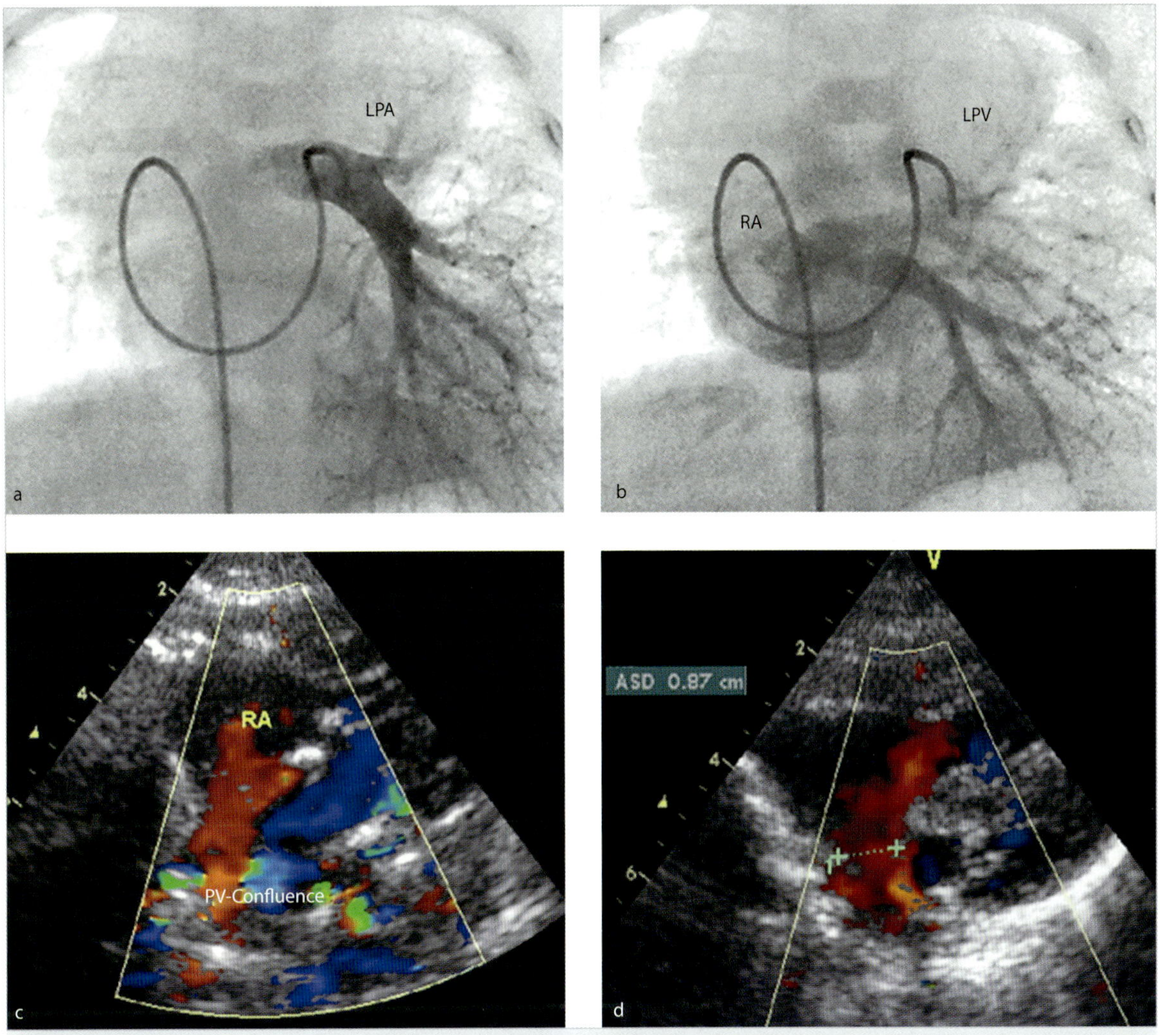

Abb. 4.125 TAPVR vom kardialen Typ mit Mündung der Venen direkt in den rechten Vorhof über ein kurzes Pulmonalvenenkonfluensgefäß.

LPA = Left Pulmonary Artery (A. pulmonalis sinistra)
PV-Confluence = Pulmonary Vein Confluence (Pulmonalvenenconfluens)
RA = Right Atrium (rechtes Atrium)

a Invasive Pulmonalisdurchflussangiografie mit Darstellung der pulmonalarteriellen Phase.

b Invasive Pulmonalisdurchflussangiografie mit Darstellung der pulmonalvenösen Phase.

c Das Confluensgefäß ist im Farb-Doppler nachweisbar.

d Die obligate ASD- bzw. VSD-Verbindung ist im Farb-Doppler gut nachzuweisen und auszumessen.

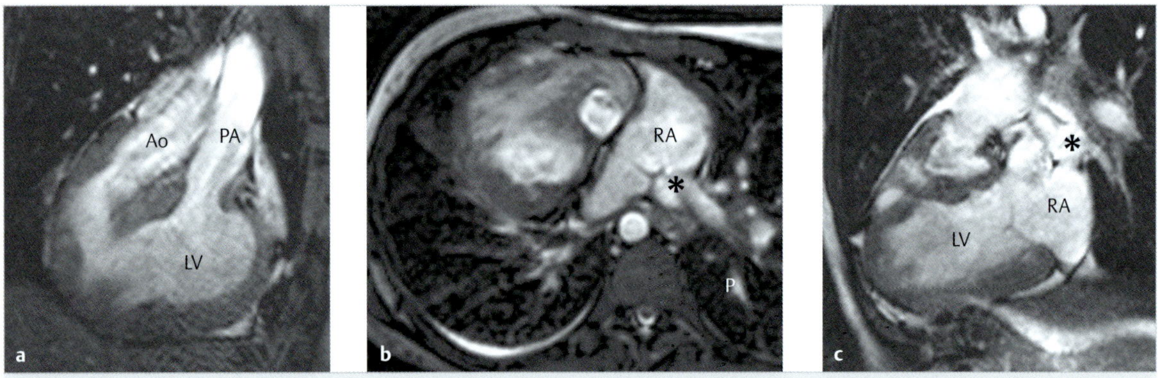

Abb. 4.126 Situs inversus totalis und TAPVR vom kardialen Typ mit direkter Einmündung aller Pulmonalvenen in den rechten Vorhof. Verschiedene SSFP-Cine-MRT-Bilder eines männlichen Kindes.

Ao = Aorta
LPV = Left Pulmonary Vein (V. pulmonalis sinistra)
LV = Left Ventricle (linker Ventrikel)
PA = Pulmonary Artery (A. pulmonalis)
RA = Right Atrium (rechtes Atrium)

a Situs inversus totalis, DILV und rudimentärer RVOT in einer gewinkelt sagittalen Cine-MRT-SSFP-Sequenz.

b In der Cine-MRT-SSFP-Sequenz in transversaler Orientierung zeigt sich, dass alle Pulmonalvenen über einen dorsal des rechten Vorhofs liegenden Confluens (Stern) in einen links liegenden rechten Vorhof münden.

c Die lange Achse im 2-Kammer-Blick durch den linken Ventrikel zeigt eine Stenose zwischen Confluens (Stern) und Vorhof (s. schwarzen Dephasierungsjet), hämodynamisch einer funktionellen Lungenvenenstenose entsprechend.

Hämodynamik

Im Prinzip besteht eine Kombination aus einem obligaten Links-rechts-Shunt durch eine Mischung von pulmonalvenösem mit systemvenösem Blut mit einem obligaten Rechts-links-Shunt auf Vorhofebene, ohne den ein Überleben nicht möglich ist, da dies die einzige Blutzufuhr zur linken Herzseite und damit zur Aorta darstellt. Die Größe dieser interatrialen Verbindung, die Ausprägung der pulmonalvenösen Obstruktion und das Niveau des pulmonalarteriolären Widerstands bestimmen Hämodynamik und klinisches Bild. Bei restriktiver interatrialer Kommunikation kann sich ein „Low cardiac Output" entwickeln. Bei pulmonalvenöser Obstruktion entsteht unweigerlich eine pulmonalvenöse Stauung mit Lungenödem und konsekutiver pulmonalarteriolärer Widerstandserhöhung und pulmonaler Hypertonie, oft mit progredienter begleitender Rechtsherzinsuffizienz. Ohne pulmonalvenöse Obstruktion dominiert mit postnatal nachlassendem pulmonalarteriolärem Widerstand zunehmend der Links-rechts-Shunt mit pulmonaler Überflutung und eher milder zentraler Zyanose.

Klinische Problematik

Es handelt sich um ein zyanotisches Vitium, weil sich system- und pulmonalvenöse Rückflüsse spätestens im rechten Vorhof mischen und de facto nur dieses Mischblut die linke Herzseite erreichen kann. Die Auskultation zeigt in der Regel einen Galopprhythmus und einen fixierten, gespaltenen 2. Herzton mit betontem Anteil der Pulmonalklappe, ein Systolikum als relative Pulmonalstenose und ein Diastolikum als relative Trikuspidalisstenose bei ausgeprägter Volumenbelastung der rechten Herzseite. Es werden 2 Fälle unterschieden:

- *Bei pulmonalvenöser Obstruktion* werden die Kinder oft meist bereits als Neugeborene oder junge Säuglinge symptomatisch, mit progredienter Dyspnoe durch Lungenödem sowie progredienter Zyanose (erhöhte Diffusionsstrecke durch die Stauung zusammen mit reduzierter Lungenperfusion infolge des stauungsbedingten pulmonalen Hypertonus). Häufig besteht eine Rechtsherzinsuffizienz aufgrund dieser kombinierten Druck- und Volumenbelastung.
- *Ohne eine pulmonalvenöse Obstruktion* ist die Lungenperfusion dagegen deutlich vermehrt. Entsprechend kann die Zyanose auch nur sehr gering ausgeprägt und zunächst sogar unentdeckt bleiben.

Natürlicher Verlauf und Indikation zur Therapie

Die Kinder werden fast immer innerhalb des ersten Lebensjahrs symptomatisch; 80 % der Kinder versterben ohne Therapie. Im Falle einer pulmonalvenösen Obstruktion zeigen die Neugeborenen eine deutliche Dyspnoe mit progredienter Zyanose; ein rascher Kreislaufkollaps kann auftreten. Ohne sofortige Intervention sind die Kinder mit starker Obstruktion nicht lebensfähig. Liegt keine pulmonalvenöse Obstruktion vor, entspricht die Hämodynamik derjenigen eines großen ASD (ausgeprägte Volumenbelastung der rechten Herzseite und der Pulmonalgefäße durch den Links-rechts-Shunt des oxygenierten Lungenvenenbluts zum systemvenösen Blut) mit zusätzlicher Zyanose durch die beschriebene Mischung rechts-

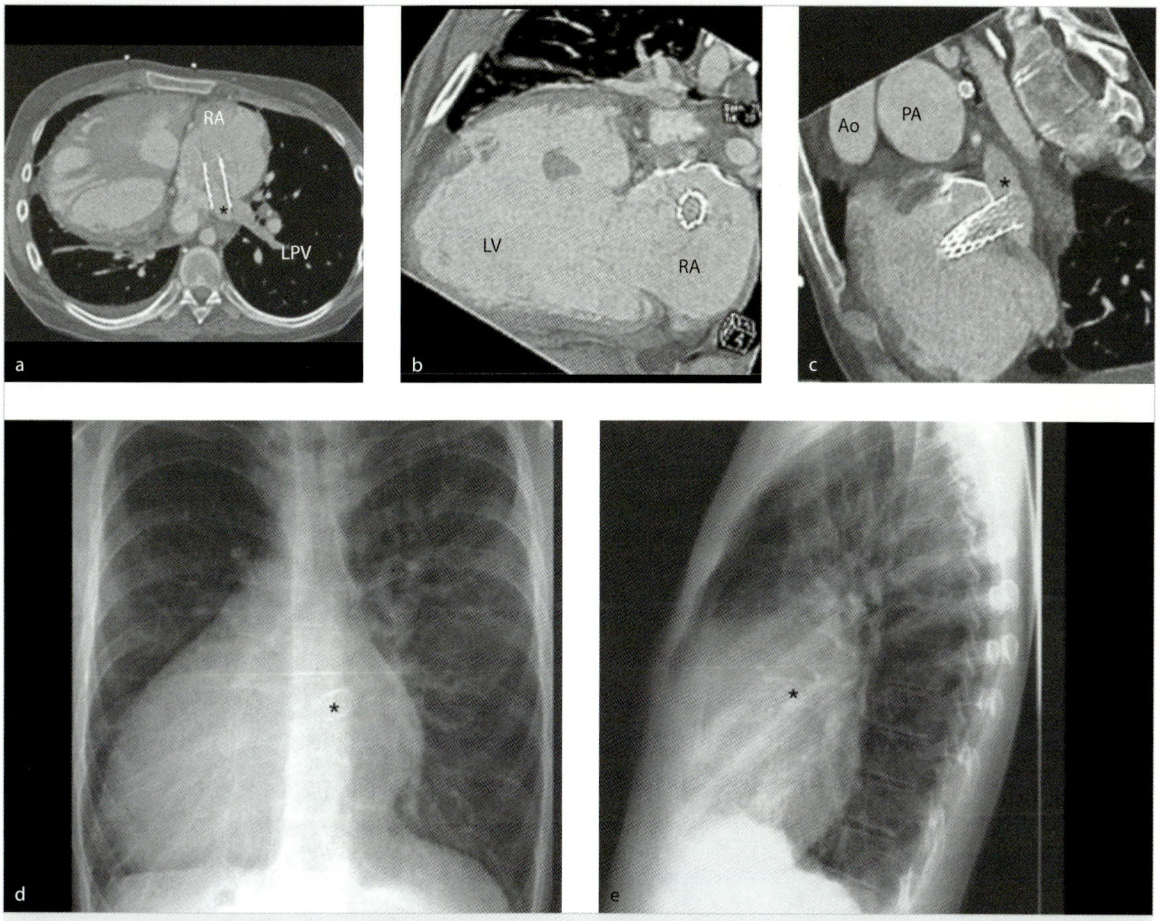

Abb. 4.127 Situs inversus totalis und TAPVR vom kardialen Typ mit direkter Einmündung aller Pulmonalvenen in den rechten Vorhof. Zustand nach Stent-Implantation in den Confluens. Aufnahmen des Patienten aus ▶ Abb. 4.126 nach interventioneller Implantation eines Palmaz-Stent (**a**, **c–e**, Stern) in den stenosierten pulmonalvenösen Confluens dorsal des rechten Vorhofs. (Mit freundlicher Genehmigung Herzzentrum Leipzig, Radiologie)

Ao = Aorta
LPV = Left Pulmonary Vein (V. pulmonalis sinistra)
LV = Left Ventricle (linker Ventrikel)
PA = Pulmonary Artery (A. pulmonalis)
RA = Right Atrium (rechtes Atrium)

a Transversale Rekonstruktion eines CT-Datensatzes mit isotropen Voxeln, akquiriert im Flash-Modus an einem DSCT mit einer Strahlenexposition unter 1 mSv.
b Koronare Rekonstruktion.
c Sagittale Rekonstruktion.
d Korrespondierendes p.–a. Röntgenthoraxbild.
e Korrespondierendes seitliches Röntgenthoraxbild.

atrial mit (obligatem) Rechts-links-Shunt auf Vorhofebene. Meist entwickelt sich im Säuglingsalter eine zunehmende Herzinsuffizienz mit Gedeihstörung und Tachypnoe. Mit rechtzeitiger chirurgischer Therapie haben die Patienten eine weitgehend normale Lebenserwartung, sofern keine Lungenvenenobstruktion vor bzw. nach der operativen Korrektur besteht oder sich später entwickelt. Im Spätverlauf sind allerdings teils schwierig zu behandelnde supraventrikuläre Herzrhythmusstörungen beschrieben.

Therapeutische Optionen

Die chirurgische Korrektur an der Herz-Lungen-Maschine ist die einzige dauerhafte Behandlungsmöglichkeit. Die Strategie ist dabei unterschiedlich und abhängig von der Anatomie der Fehlmündung und des Konfluens. Das Ziel ist die Zuleitung des pulmonalvenösen Blutes zum linken Vorhof, möglichst unter Vermeidung direkter Interventionen an den einzelnen Pulmonalvenen, um das Risiko postoperativer Pulmonalvenenstenosen zu vermindern. Zusätzlich muss der ASD verschlossen werden.

Die Operationstechnik ist abhängig von der Ausgangsanatomie. Meist wird jedoch versucht, den Konfluens der Lungenvenen hinter dem Herz (sog. Sammelsinus) direkt mit dem linken Vorhof zu anastomosieren, indem eine

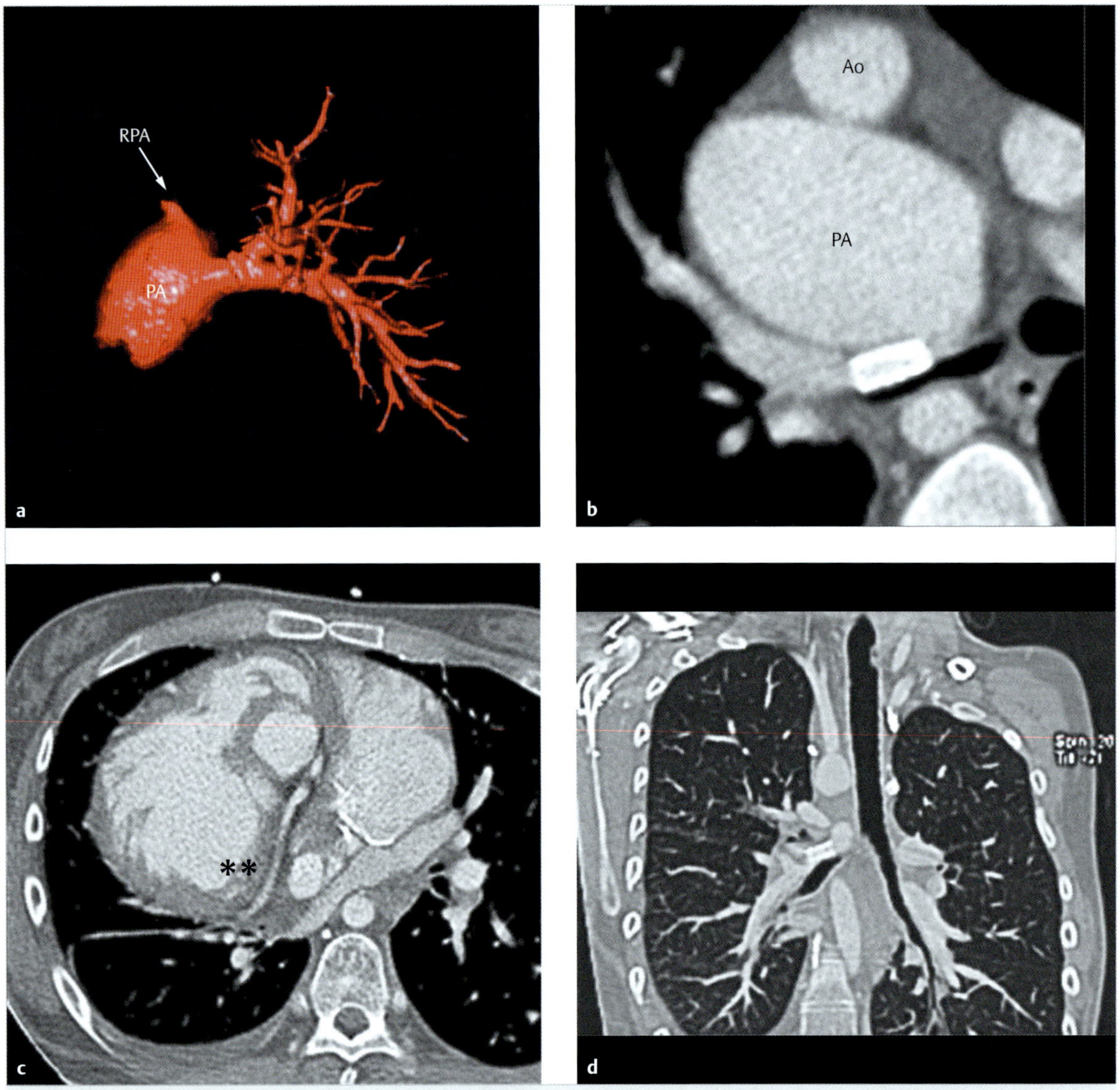

Abb. 4.128 Situs inversus totalis und TAPVR vom kardialen Typ mit direkter Einmündung aller Pulmonalvenen in den rechten Vorhof. Zustand nach Stent-Implantation in die rechte Pulmonalarterie. Aus einem CT-Datensatz gewonnene Aufnahmen des Patienten aus ▸ Abb. 4.126 u. ▸ Abb. 4.127.

Ao = Aorta
PA = Pulmonary Artery (A. pulmonalis)
RPA = Right Pulmonary Artery (A. pulmonalis dextra)

a In der 3D-Rekonstruktion ist die subtotale Stenosierung der hoch abgehenden rechten Pulmonalarterie deutlich zu erkennen.

b Transversale Rekonstruktion des MDCT-Datensatzes nach Behandlung der Stenose der rechten Pulmonalarterie mittels Stent-Implantation.

c Die transversale Rekonstruktion des MDCT-Datensatzes etwas weiter kaudal von **b** zeigt die Koronarversorgung (Doppelstern).

d Koronare Rekonstruktion des MDCT-Datensatzes nach Behandlung der Stenose der rechten Pulmonalarterie mittels Stent-Implantation (Stern).

spannungsfreie Seit-zu-Seit-Anastomose hergestellt und das abführende Gefäß unterbunden wird (▸ Abb. 4.129). Im Falle einer Restriktion der interatrialen Verbindung kann – allerdings selten – präoperativ ein Rashkind-Manöver (S. 48) unmittelbar postpartal als Überbrückungsverfahren notwendig sein.

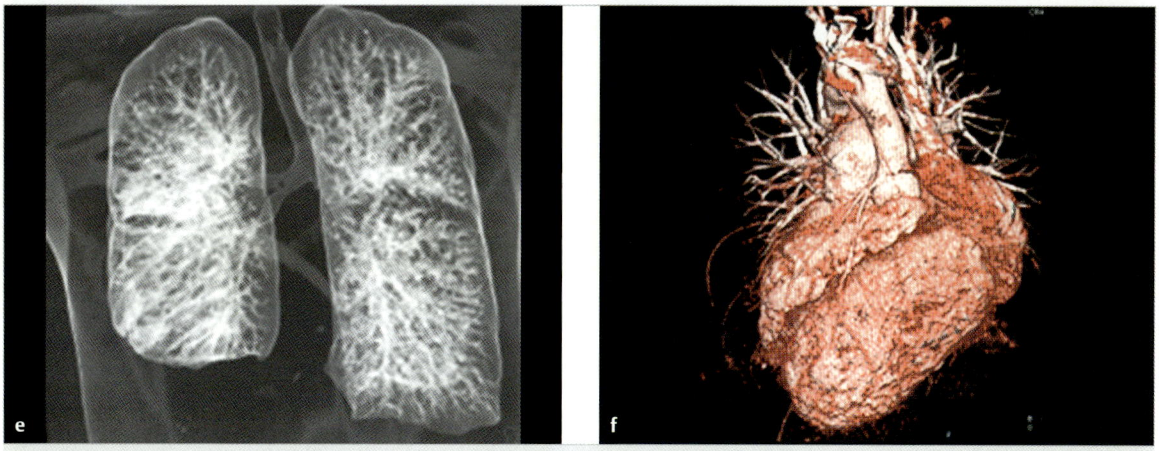

Abb. 4.128 Fortsetzung. Situs inversus totalis und TAPVR vom kardialen Typ mit direkter Einmündung aller Pulmonalvenen in den rechten Vorhof.

Ao = Aorta
PA = Pulmonary Artery (A. pulmonalis)
RPA = Right Pulmonary Artery (A. pulmonalis dextra)

e Nachweis einer postinterventionell homogenen Lungenperfusion mittels Dual-Energy-Technik.
f Volume Rendering des 3D-Datensatzes zur besseren Visualisierung der Koronarversorgung.

Merke M!

Im Falle einer ausgeprägten pulmonalvenösen Obstruktion handelt es sich nicht selten um einen Notfalleingriff. Eine katheterinterventionelle Entlastung einer schweren pulmonalvenösen Obstruktion kann dabei in seltenen Einzelfällen zur Überbrückung sinnvoll sein, um das Neugeborene in einer stabileren Hämodynamik der anschließenden Operation zuzuführen. Ohne pulmonalvenöse Obstruktion sollte die Operation elektiv im ersten Lebenshalbjahr erfolgen, um einer pulmonalvaskulären Erkrankung vorzubeugen und eine Gedeihstörung zu vermeiden.

Postoperative und postinterventionelle Probleme

Die häufigste Komplikation ist die postoperative pulmonalvenöse Obstruktion (s. ▸ Abb. 4.126, ▸ Abb. 4.127 u. ▸ Abb. 4.128). Die interventionelle oder chirurgische Therapie der Restenosen ist oft unbefriedigend.

Ziele und relative Wertigkeit der diagnostischen Bildgebung

Präinterventionell

Die präinterventionelle Diagnostik besteht fast ausschließlich in der Echokardiografie (s. ▸ Abb. 4.123, ▸ Abb. 4.124 u. ▸ Abb. 4.125). Eine präoperative MRT kann bei komplexer Anatomie hilfreich sein, sofern der Patient hämodynamisch stabil ist (s. ▸ Abb. 4.126). Beim beatmeten kranken Neugeborenen mit TAPVR und pulmonalvenöser Obstruktion ist ein CTA wesentlich schneller und schonender und damit die Bildgebung der Wahl (s. ▸ Abb. 4.127 u. ▸ Abb. 4.128). Eine Herzkatheterdiagnostik ist nur bei sehr ungewöhnlicher Anatomie mit ggf. entstehendem Interventionsbedarf am Vorhofseptum oder an einer schweren pulmonalvenösen Obstruktion (Stent) gerechtfertigt.

Präinterventionell ist der gesamte Verlauf der pulmonalvenösen Drainage darzustellen, mit explizitem Nachweis des Verlaufs aller 4 Lungenvenen. Die Bildgebung zeigt in der Regel eine durch die Volumenbelastung dilatierte rechte Herzseite sowie einen kleinen linken Vorhof und einen schmalen linken Ventrikel (s. ▸ Abb. 4.123b u. ▸ Abb. 4.124b). Hinter dem linken Vorhof lässt sich in der Regel ein großer retroatrialer Raum darstellen, der dem Konfluens der Lungenvenen entspricht (s. ▸ Abb. 4.125c).

Merke M!

Im Thoraxbild des nicht korrigierten Patienten zeigt sich das typische 8er- oder Schneemannzeichen (Snowman-Konfiguration; ▸ Abb. 4.123a u. ▸ Abb. 4.124a): Das dilatierte rechte Herz und das rechte Atrium bilden den einen, die dilatierte obere Hohlvene, die V. innominata und die linke Vertikalvene den 2. Ball der Acht bzw. des Schneemannes. Verbunden werden beide durch ein dilatiertes Pulmonalissegment.

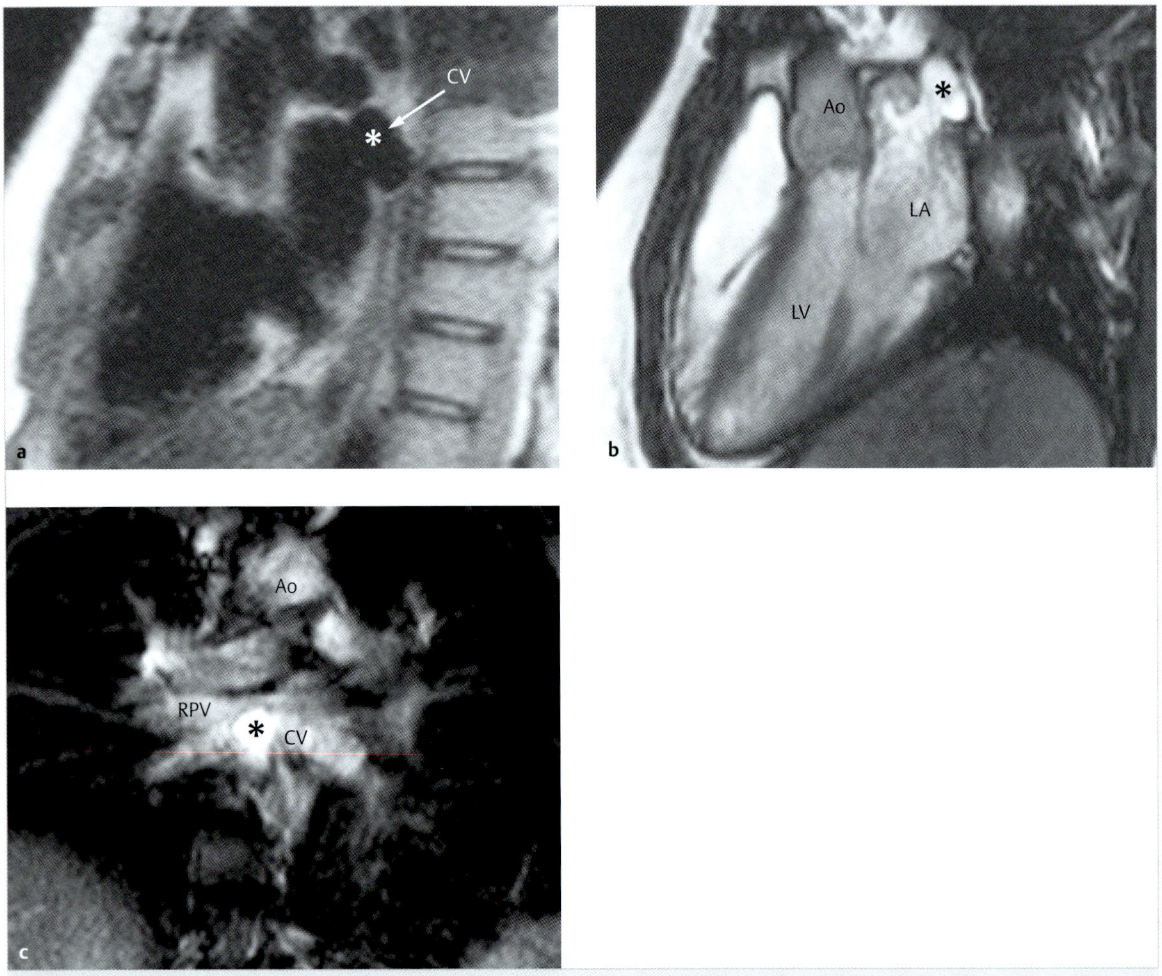

Abb. 4.129 Zustand nach operativer Korrektur einer TAPVR. Es wurden ein Sammelgefäß dorsal des linken Vorhofs angelegt und eine fensterartige Anastomose (**a–c**, Stern; Durchmesser ca. 10 mm) dieses Sammelgefäßes an den linken Vorhof hergestellt.

Ao = Aorta
CV = Collecting Vessel (Sammelgefäß)
LA = Left Atrium (linkes Atrium)
RPV = Right Pulmonary Vein (V. pulmonalis dextra)

a Sagittale Black-Blood-MR-SE-Aufnahme.
b Sagittale SSFP-Cine-MRT-Aufnahme.
c In der En-Face-Darstellung in koronarer Schichtführung ist die neu geschaffene Verbindung zum linken Atrium (Stern) gut zu erkennen.

Postinterventionell

Echokardiografie und MRT versuchen, frühzeitige pulmonalvenöse Obstruktionen bzw. Stenosen der chirurgischen Anastomosen zu detektieren.

Merke

Anastomosenstenosen entwickeln sich in der Regel binnen der ersten 12 Monate nach chirurgischer Korrektur. Dennoch wird eine jährliche bildgebende Kontrolle während der Kindheit empfohlen.

Darzustellen sind die einzelnen Lungenvenen, die chirurgischen Anastomosen sowie die Drainage in den linken Vorhof. Residuelle Shunts auf Vorhof- oder Ventrikelebene sollten ebenso quantifiziert werden wie residuelle Veränderungen im Bereich der ehemaligen Einmündungen in die systemvenöse Strombahn. Bei komplexen postoperativen Stenosen sind Herzkatheterdarstellungen meist nötig, um auch die begleitende Hämodynamik (pulmonale Hypertonie?) erfassen zu können. Auch die CTA kann in dieser Konstellation sehr nützlich sein, um die weitere (oft äußerst schwierige) invasiv-therapeutische Strategie festzulegen.

4.5 Gefäßanomalien

4.5.1 Partielle Lungenvenenanomalien

Joachim Lotz, Philip Beerbaum u. Michael Steinmetz

Definition

Im Vergleich zur totalen TAPVR (S. 253) mit einer Inzidenz von nur 0,0068 % tritt die PAPVR mit einer Inzidenz von 0,3–0,5 % der Patienten mit kongenitalen Herzvitien relativ häufig auf. Bei dieser Fehlbildung münden eine oder mehrere Lungenvenen nicht in den linken Vorhof [221] [222]. Die PAPVR kann isoliert, aber häufiger auch in Assoziation mit ASD, vor allem mit dem Sinus Venosus Defect (SVD) (S. 131), auftreten.

Einteilung

Isolierte PAPVR treten nur sehr selten auf und betreffen generell häufiger die rechten Pulmonalvenen, die meist in die V. cava superior, seltener in die V. cava inferior oder auch direkt in den rechten Vorhof münden. Sind die linken Pulmonalvenen isoliert betroffen, münden diese meist direkt über eine V. verticalis in die V. anonyma und dann in die rechte V. cava superior [217] [218] [220] (▸ Abb. 4.130a).

In den meisten Fällen sind die PAPVR mit einem ASD (S. 131) und dann vor allem mit einem oberen SVD verknüpft, vor allem rechtsseitig (10-mal häufiger als linksseitig). Es werden folgende Formen unterschieden (▸ Abb. 4.130):

- *Rechte Oberlappenvene oder -venen* mündet bzw. münden in die V. cava superior und/oder den rechten Vorhof (▸ Abb. 4.131 bis ▸ Abb. 4.134).
- *Linke Oberlappenvene oder -venen* mündet bzw. münden über eine V. verticalis in die V. brachiocephalica (33 % der Fälle; ▸ Abb. 4.135 u. ▸ Abb. 4.136). Bei den linksseitigen PAPVR liegt nur in 10–15 % der Fälle eine Assoziation mit einem SVD vor.

Das Scimitar-Syndrom stellt eine Sonderform der PAPVR dar, mit Einmündung eines Teiles oder aller rechten Pulmonalvenen, ganz selten der linken, über ein Sammelgefäß in die V. cava inferior [221] [222]. Zusätzlich liegt eine venolobuläre Lungenhypoplasie vor. Der Name „Scimitar" (Türkensäbel) rührt vom Aussehen des Sammelgefäßes am rechten Herzrand her (▸ Abb. 4.137). Der untere Anteil oder alle Venen des hypoplastischen Lungenanteils drainieren in eine anomale Vene. Zu beschreibende Komponenten:

- Scimitar-Vene (säbelartige Konfiguration der Vene im p.-a. Röntgenbild am rechten Herzrand)
- Hypoplasie der rechten Lunge mit variabler Dextroposition des Herzens
- Hypoplasie der rechten Pulmonalarterie
- anomale arterielle Versorgung des rechten Unterlappens aus der Aorta

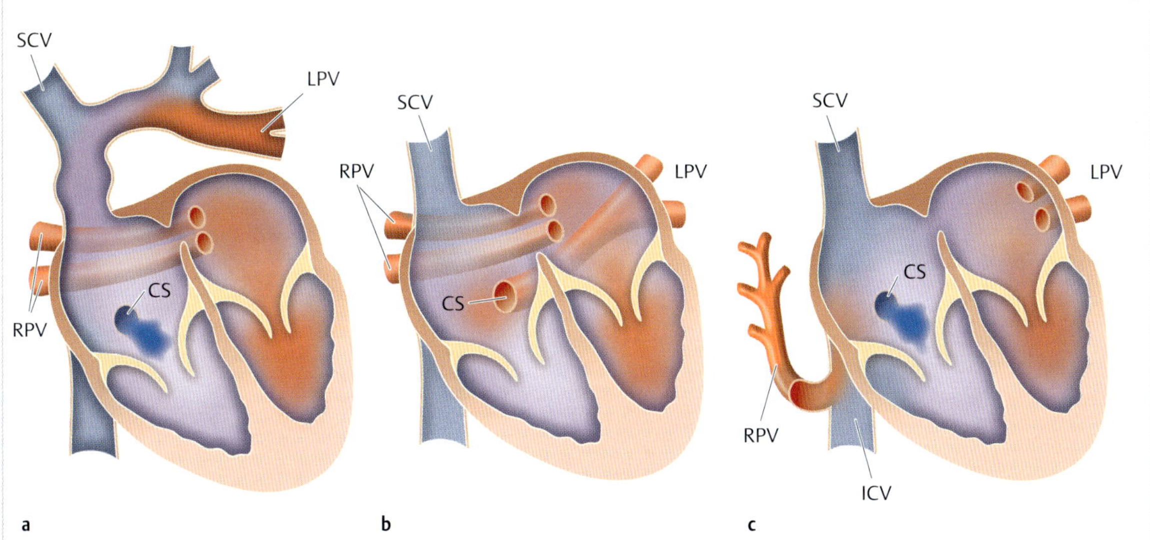

Abb. 4.130 Drei typische Formen der PAPVR. Schematische Darstellung.
CS = Coronary Sinus (Sinus coronarius)
ICV = Inferior Caval Vein (V. cava inferior)
LPV = Left Pulmonary Vein (V. pulmonalis sinistra)
RPV = Right Pulmonary Vein (V. pulmonalis dextra)
SCV = Superior Caval Vein (V. cava superior)

a Einmündung der linken Pulmonalvenen über eine V. verticalis (s. auch ▸ Abb. 4.135 und ▸ Abb. 4.136) und die V. anonyma in die rechte V. cava superior.
b Einmündung der linken Pulmonalvene in den Sinus coronarius.
c Einmündung der rechten Pulmonalvene in die V. cava inferior über die sog. Scimitar-Vene (s. auch ▸ Abb. 4.137).

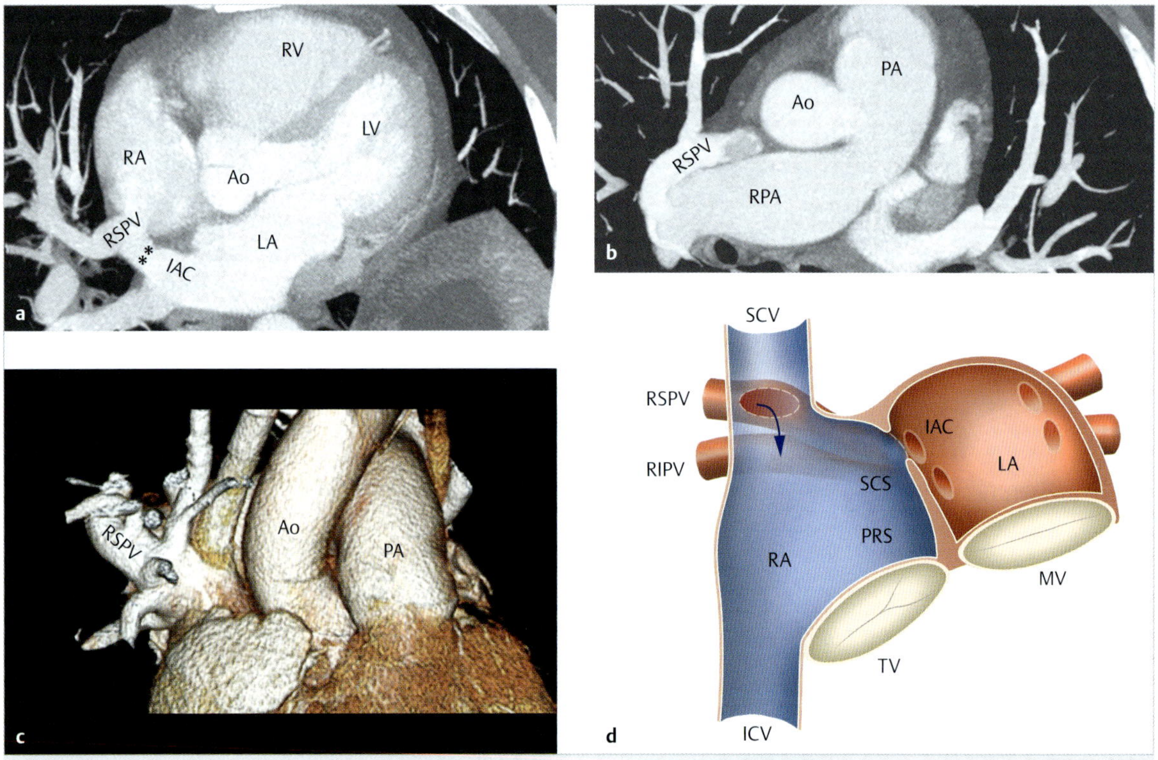

Abb. 4.131 Typischer oberer SVD und begleitende Fehlmündung der rechten oberen Pulmonalvenen.

Ao = Aorta
IAC = Interatrial Communication (interatriale Kommunikation)
ICV = Inferior Caval Vein (V. cava inferior)
LA = Left Atrium (linkes Atrium)
LV = Left Ventricle (linker Ventrikel)
MV = Mitral Valve (Mitralklappe)
PRS = Primary Septum (Septum primum)
PA = Pulmonary Artery (A. pulmonalis)
RA = Right Atrium (rechtes Atrium)
RPA = Right Pulmonary Artery (A. pulmonalis dextra)
RSPV = Right Superior Pulmonary Vein (V. pulmonalis dextra superior)
RV = Right Ventricle (rechter Ventrikel)
SCS = Secondary Septum (Septum secundum)
SCV = Superior Caval Vein (V. cava superior)
TV = Tricuspid Valve (Trikuspidalklappe)

a Die MDCT-Rekonstruktion zeigt die Fehlmündung der rechten oberen Pulmonalvenen in das rechte Atrium. Neben der Einmündung in den rechten Vorhof ist die interatriale Kommunikation (Stern) zu erkennen.
b In dieser axialen MDCT-Rekonstruktion ist die Fehlmündung in die V. cava superior zu sehen.
c Die Volume-Rendering-Technik desselben Patienten zeigt die fehlmündenden rechten Pulmonalvenen in der 3D-Übersicht.
d Häufigste Kombination bei PAPVR. Schematische Darstellung. Hoch sitzender SVD mit fehlmündenden rechten oberen Pulmonalvenen in die V. cava superior durch fehlende „Überdachung" (sog. Unroofing) der üblicherweise vorhandenen gemeinsamen Wand zwischen V. cava superior und rechter oberer Pulmonalvene. Die interatriale Kommunikation stellt nach Moss [221] keinen Defekt im eigentlichen Sinne, sondern die üblicherweise vorhandene native Öffnung der rechten oberen Pulmonalvene in den linken Vorhof dar.

Die Scimitar-Vene kann unterschiedlich münden:

- in die V. cava inferior unter dem rechten Hemidiaphragma (33 % der Fälle)
- in den suprahepatischen Anteil der V. cava inferior (22 %; s. ▶ Abb. 4.137c)
- in die Lebervenen
- in die Portalvene (11 %)
- in die V. azygos
- in den Sinus coronarius
- in den rechten Vorhof (22 %)
- in den linken Vorhof (sog. mäandrierende Pulmonalvene)

Merke

M!

- Etwa 90 % der Patienten mit ASD vom SVD-Typ haben zusätzlich eine PAPVR bzw. 50 % der Patienten mit einer Lungenvenenfehlmündung, vor allem einer rechtsseitigen, haben zusätzlich einen ASD vom SVD-Typ. Das bedeutet, bei allen Patienten mit einem ASD vom SVD-Typ sollte mithilfe der Bildgebung nach fehlmündenden Lungenvenen gesucht werden, vor allem rechtsseitig!
- Eine Mündung der Scimitar-Vene in die suprahepatische V. cava inferior (s. ▶ Abb. 4.137) oder in den rechten Vorhof kann Indikator für die intrahepatische Unterbrechung der V. cava inferior (S. 272) sein.

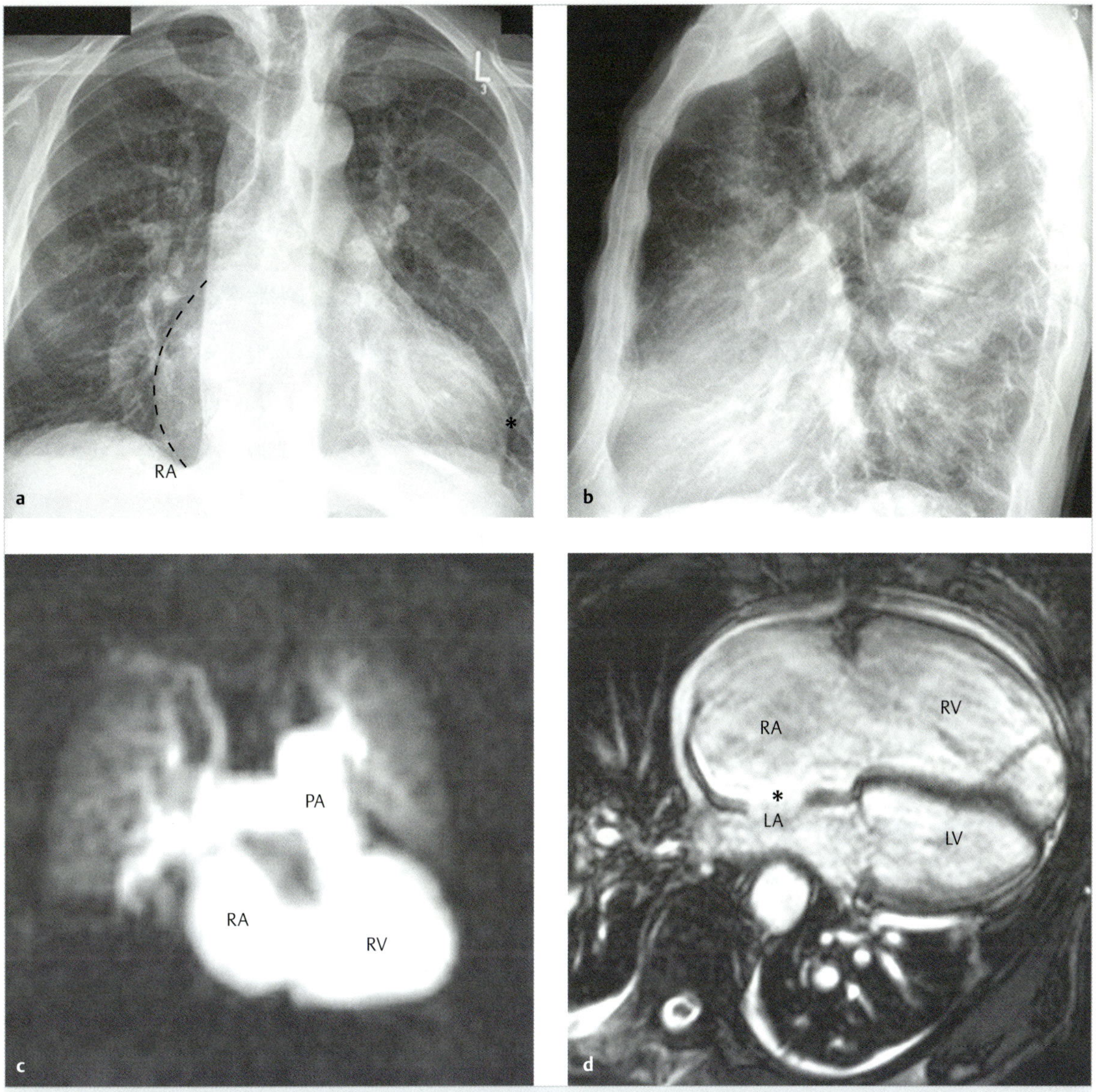

Abb. 4.132 Oberer SVD und partiell fehlmündende rechte Pulmonalvene in die V. cava superior. 79-jähriger, männlicher Patienten (derselbe Patient wie in ► Abb. 4.133 u. ► Abb. 4.134). In den Röntgenthoraxaufnahmen (**a**, **b**) zeigt sich neben den röntgenmorphologischen Hinweisen auf eine pulmonale Hypertonie ein deutlich vergrößerter, rechts randbildender rechter Vorhof und Ventrikel, der den linken Ventrikel nach dorsal verdrängt und links randbildend wird (s. hierzu auch MRT-Bild **d**). Die dynamische kontrastmittelgestützte MRA (**c**) lässt in der pulmonalarteriellen Phase die dilatierten Pulmonalarterien bei bekannter pulmonaler Hypertonie sowie eine seitengleiche Lungenperfusion erkennen. Sowohl im SSFP-Cine-MRT (**d**) als auch in den 2D-TTE-Aufnahmen (**e–g**) ist der massiv vergrößerte rechte Ventrikel mit einem Innendurchmesser von 63 mm zu sehen. In der MR-Volumetrie ergaben sich ein rechtsventrikuläres EDV von 226 ml/m² und eine reduzierte rechtsventrikuläre Ejektionsfraktion von 38 %; zu den Normwerten s. Kapitel 5 (S. 362). In der parasternalen kurzen Achse (**f**) ist die Steilstellung des interventrikulären Septums als Hinweis auf eine Volumenbelastung des rechten Ventrikels zu erkennen, der aufgrund seiner Größe nicht vollständig im Echo erfasst wird (s. a. Fortsetzung).

LA = Left Atrium (linkes Atrium)
LV = Left Ventricle (linker Ventrikel)
PA = Pulmonary Artery (A. pulmonalis)
RA = Right Atrium (rechtes Atrium)
RV = Right Ventricle (rechter Ventrikel)

a P.–a. Röntgenthoraxaufnahme im Stehen.
b Seitliche Röntgenthoraxaufnahme im Stehen mit deutlich angehobener Herzspitze (Stern) durch vergrößerten RV.
c Dynamische, zeitlich aufgelöste kontrastmittelgestützte MRA.
d SSFP-Cine-MRT-Aufnahme im 4-Kammer-Blick.

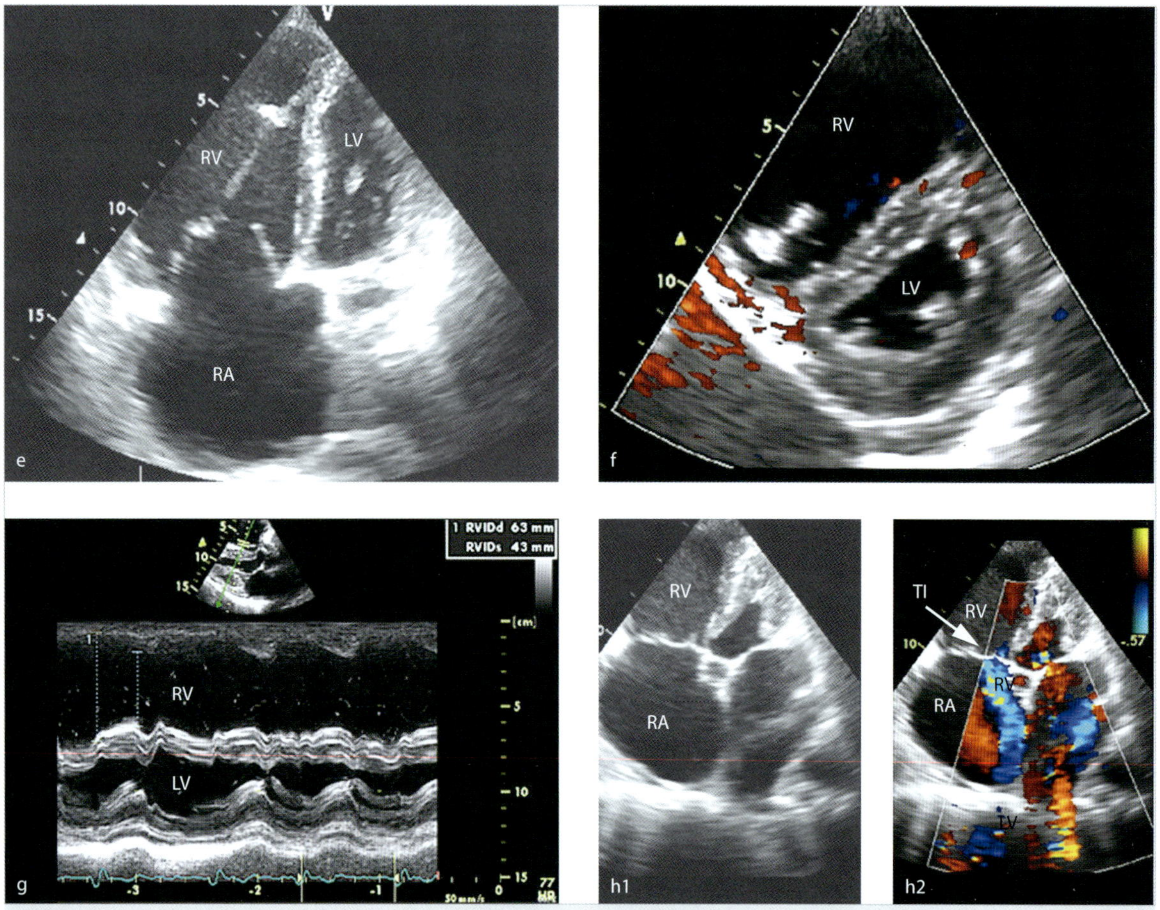

Abb. 4.132 Fortsetzung. Oberer SVD und partiell fehlmündende rechte Pulmonalvene in die V. cava superior.

LV = Left Ventricle (linker Ventrikel)
PA = Pulmonary Artery (A. pulmonalis)
RA = Right Atrium (rechtes Atrium)
RV = Right Ventricle (rechter Ventrikel)

e 2D-TTE im 4-Kammer-Blick.
f 2D-TTE in der parasternalen kurzen Achse.
g 2D-TTE im M-Mode.
h 2D-TTE und Farb-Doppler-Echokardiografie im 4-Kammer-Blick. Der Pfeil kennzeichnet den holosystolischen Insuffizienzjet über der Trikuspidalklappe.

Hämodynamik

Die hämodynamischen Veränderungen entsprechen denen eines ASD mit einem Links-rechts-Shunt auf Vorhofebene. Das Ausmaß des Shunt hängt von der Anzahl und Größe der fehlmündenden Lungenvenen ab. Einzelne fehlmündende Lungenvenen führen in der Regel nicht zu einem hämodynamisch relevanten Shunt-Volumen. Im Gegensatz zu TAPVR sind PAPVR fast nie stenosierend.

Klinische Problematik

Das Shunt-Volumen bestimmt die klinische Symptomatik. Die Anzahl und Größe der fehlmündenden Lungenvenen ist daher wesentlich. Ein ungewöhnlich hohes Shunt-Volumen bei bekanntem ASD kann ein Hinweis auf das zusätzliche Vorliegen einer PAPVR sein. Die Symptome werden vor allem durch die Volumenbelastung des rechten Ventrikels mit konsekutiver Rechtsherzinsuffizienz hervorgerufen, mit der Folge von Leistungsverlust, Palpitationen oder der Entwicklung von Arrhythmien.

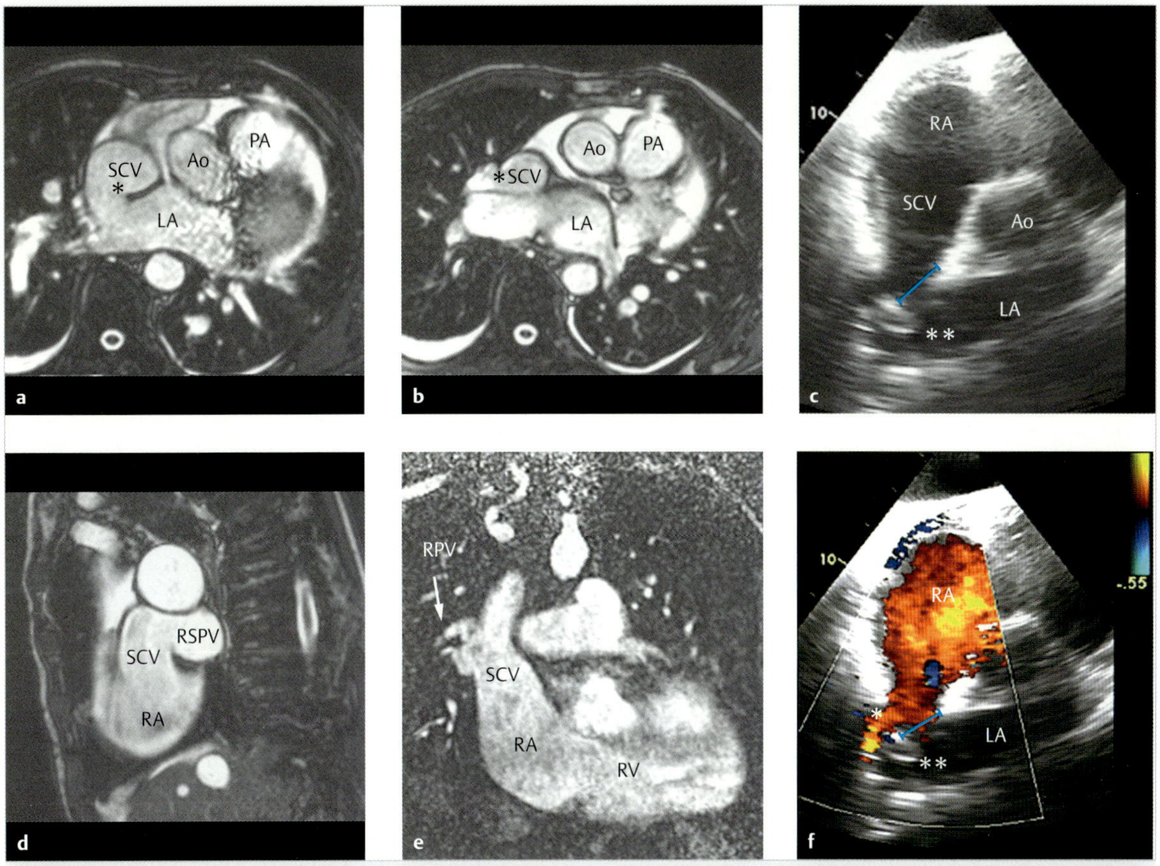

Abb. 4.133 Oberer SVD und partiell fehlmündende rechte Pulmonalvene in die V. cava superior und das rechte Atrium. Es handelt sich um denselben Patienten wie in ▸ Abb. 4.132 und ▸ Abb. 4.134. In der 2D-Echokardiografie (**c**, **f**) sind gleichzeitig die fehlmündende rechte Pulmonalvene (Stern) sowie eine normal in den linken Vorhof mündende rechte Pulmonalvene (Doppelstern) zu sehen, ebenso wie die interatriale Kommunikation (IAC = blaue Linie) nach Moss [221].

Ao = Aorta
LA = Left Atrium (linkes Atrium)
PA = Pulmonary Artery (A. pulmonalis)
RA = Right Atrium (rechtes Atrium)
RPV = Right Pulmonary Vein (V. pulmonalis dextra)
RSPV = Right Superior Pulmonary Vein
(V. pulmonalis dextra superior)
RV = Right Ventricle (rechter Ventrikel)
SCV = Superior Caval Vein (V. cava superior)

a Transversales SSFP-Cine-MRT-Bild in Höhe des Abgangs der großen Gefäße. Der SVD an der Hinterwand der V. cava superior ist deutlich zu sehen (Stern).

b Transversales SSFP-Cine-MRT-Bild in Höhe des Abgangs der großen Gefäße etwas weiter kranial als **a**. Der Stern kennzeichnet die Fehlmündung der rechten oberen Pulmonalvene in die V. cava superior.

c 2D-TTE-Bild in Höhe der Einmündung der rechten Pulmonalvene (Stern).

d Sagittale SSFP-Cine-MRT mit Einmündung der fehlmündenden rechten oberen Pulmonalvene von dorsolateral in die V. cava superior.

e Koronare Rekonstruktion einer kontrastmittelgestützten MRA in der pulmonalarteriellen Phase mit Einmündung der rechten Pulmonalvene in die V. cava superior.

f Korrespondierendes 2D-TTE-Bild mit Farb-Doppler (Doppelstern) normale RPV.

Natürlicher Verlauf und Indikation zur Therapie

Kleine Shunts können ein Leben lang asymptomatisch bleiben. Die Lebenserwartung ist dann in der Regel nicht beeinträchtigt.

Lang bestehende PAPVR mit relevantem Shunt-Volumen können ohne Therapie zu einer rechtsventrikulären Dilatation (s. ▸ Abb. 4.132 u. ▸ Abb. 4.136a + ▸ Abb. 4.136b), Trikuspidalinsuffizienz (s. ▸ Abb. 4.132h), Arrhythmien, pulmonalem Hypertonus (s. ▸ Abb. 4.132a, ▸ Abb. 4.132b u. ▸ Abb. 4.132c), irreversiblen pulmonalen Gefäßerkrankungen, rechtsventrikulärer Dysfunktion und Rechtsherzversagen führen.

Die Indikation zur operativen Korrektur wird derzeit analog zur Indikation des Verschlusses eines ASD (S. 137)

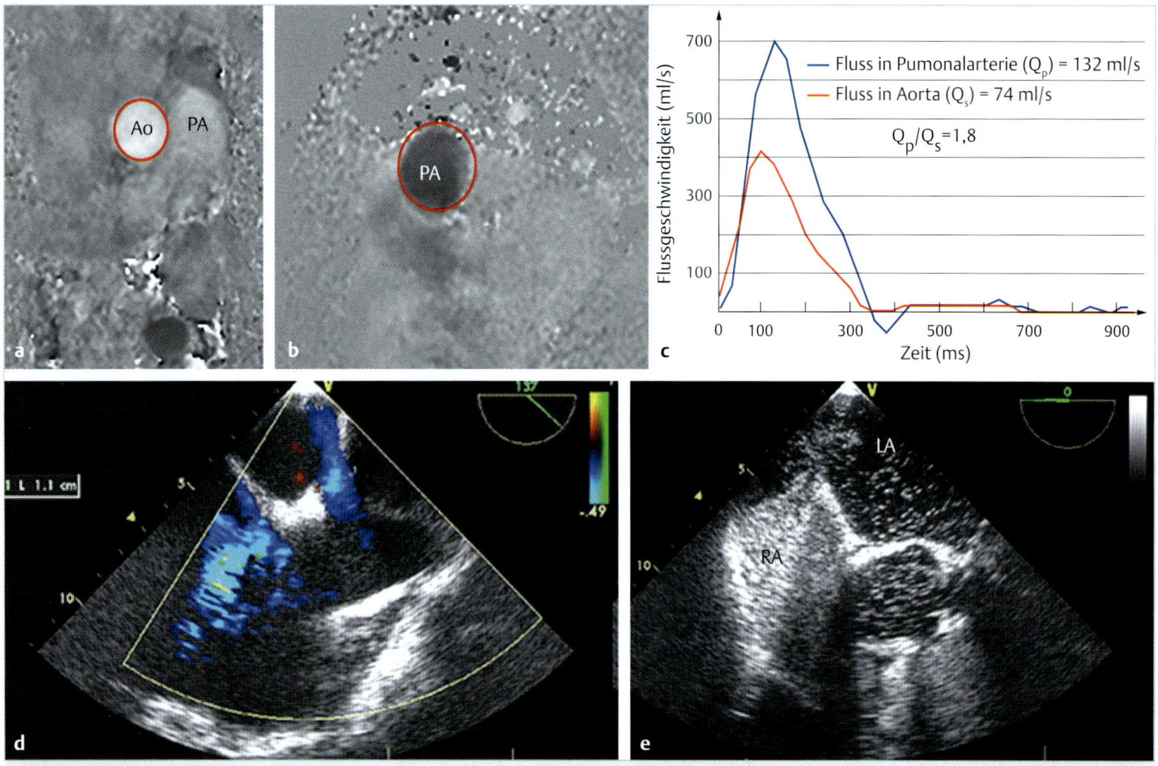

Abb. 4.134 Oberer SVD und partiell fehlmündende rechte Pulmonalvene in die V. cava superior und das rechte Atrium. Es handelt sich um denselben Patienten wie in ▶ Abb. 4.132 u. ▶ Abb. 4.133. Die MRT-Flussmessungen (**a**, **b**) in Aorta und Pulmonalarterie zur Bestimmung des Q_P/Q_S-Quotienten ergaben einen Wert von 1,8 (**c**) und damit Therapierelevanz. Aufgrund der unterschiedlichen Winkelung der MR-Schnittebenen für die Flussmessung ist die kraniale Flussrichtung in der Aorta hell und in der Pulmonalarterie dunkel codiert.

Ao = Aorta
PA = Pulmonary Artery (A. pulmonalis)
RA = Right Atrium

a Through-Plane-2D-MRT-Flussmessung in Phasenkontrasttechnik in der Aorta in gewinkelt axialer Schichtführung senkrecht durch die Aorta ascendens. Die Pulmonalarterie ist tangential angeschnitten; deshalb musste die Flussvolumenbestimmung in der Pulmonalarterie separat erfolgen (**b**).

b Separate Through-Plane-2D-MRT-Flussmessung in Phasenkontrasttechnik in der Pulmonalarterie in gewinkelt koronarer Schichtführung senkrecht zum Gefäßverlauf.

c Die resultierenden Flusskurven wurden übereinandergelegt. Das Flussvolumen in der Pulmonalarterie ist durch den Links-rechts-Shunt (Q_P/Q_S = 1,8) deutlich höher als in der Aorta.

d Im TEE mit Farb-Doppler ist der obere SVD mit bidirektionalem Shunt und ohne superioren Rim gut zu erkennen.

e Das TEE zeigt die Gabe des nicht lungengängigen Ultraschallkontrastmittels (Echovist®, Fa. BayerSchering) zur besseren Darstellung des Shunts auf Vorhofebene. Durch den SVD tritt Kontrastmittel vom rechten Vorhof in den linken über. Aufgrund des Fehlens eines superioren Rim wäre ein interventioneller Verschluss des SVD nicht möglich.

gestellt: Die operative Therapie erfolgt bei symptomatischen Patienten. Asymptomatische Patienten werden operiert ab einem Q_P/Q_S von über 1,5 (s. ▶ Abb. 4.134) sowie bei milder bis moderater Trikuspidalklappeninsuffizienz bzw. bei frühen Stadien eines pulmonalen Hypertonus.

Therapeutische Optionen und präinterventionelle Diagnostik

Die operativen Korrekturmöglichkeiten zielen darauf ab, die fehlmündenden Lungenvenen wieder in den linken Vorhof einmünden zu lassen. Das kann durch Direktanastomosen, Tunnelung durch den rechten Vorhof, Anastomosen zum linken Vorhofohr oder auch Anastomosen auf andere Lungenvenen erfolgen. Zur Planung der Operation ist die Darstellung der Anzahl und des Verlaufs der fehlmündenden Lungenvenen entscheidend. Wichtige Informationen sind die Anzahl der durch die fehlmündenden Venen drainierten Lungensegmente, die Länge der außerhalb der Lunge verlaufenden Gefäßabschnitte sowie die Distanz zwischen der rechtsseitigen Venenmündung und

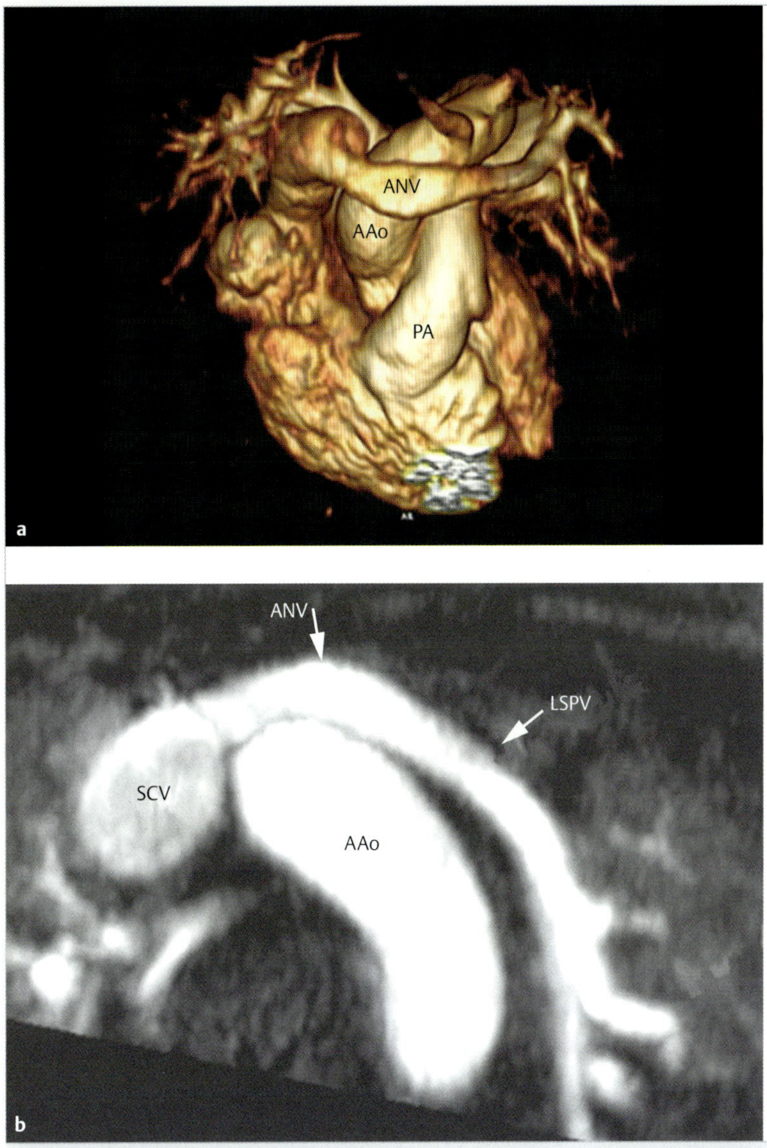

Abb. 4.135 PAPVR der linken oberen Lungenvene über die V. anonyma in die V. cava superior als zusätzliche Fehlbildung bei Fallot-Tetralogie und Noonan-Syndrom. MRT-Bilder eines 45-jährigen Patienten. Der Pfeil in **b** kennzeichnet die Fehleinmündung.

AAo = Ascending Aorta (Aorta ascendens)
ANV = Anonymous Vein (V. anonyma)
Ao = Aorta
LSPV = Left Superior Pulmonary Vein (V. pulmonalis sinistra superior)
PA = Pulmonary Artery (A. pulmonalis)
SCV = Superior Caval Vein (V. cava superior)
a 3D-Volume-Rendering aus einer kontrastmittelgestützten MRA.
b Entsprechende gekrümmte reformatierte Dünnschicht-MIP aus einer kontrastmittelgestützten MRA.

dem linken Vorhof. Die Höhe des Shunt-Volumens über die fehlmündenden Lungenvenen ist ein weiteres wichtiges Entscheidungskriterium zwischen operativer versus konservativer Therapie [217] [218] [220] [221] [222].

Postoperative und postinterventionelle Probleme

Die postoperativen Komplikationen umfassen im Wesentlichen die Thrombose oder Stenose der reinserierten Lungenvenen und die venöse Kongestion der vorgeschalteten Lungensegmente. Pulmonale Einblutungen bei großen Lungeninfarkten mit sekundärer Superinfektion sind schwere, aber eher seltene Komplikationen. Insgesamt gilt die operative Korrektur der PAPVR als ein Eingriff mit niedriger Morbidität und Mortalität [217].

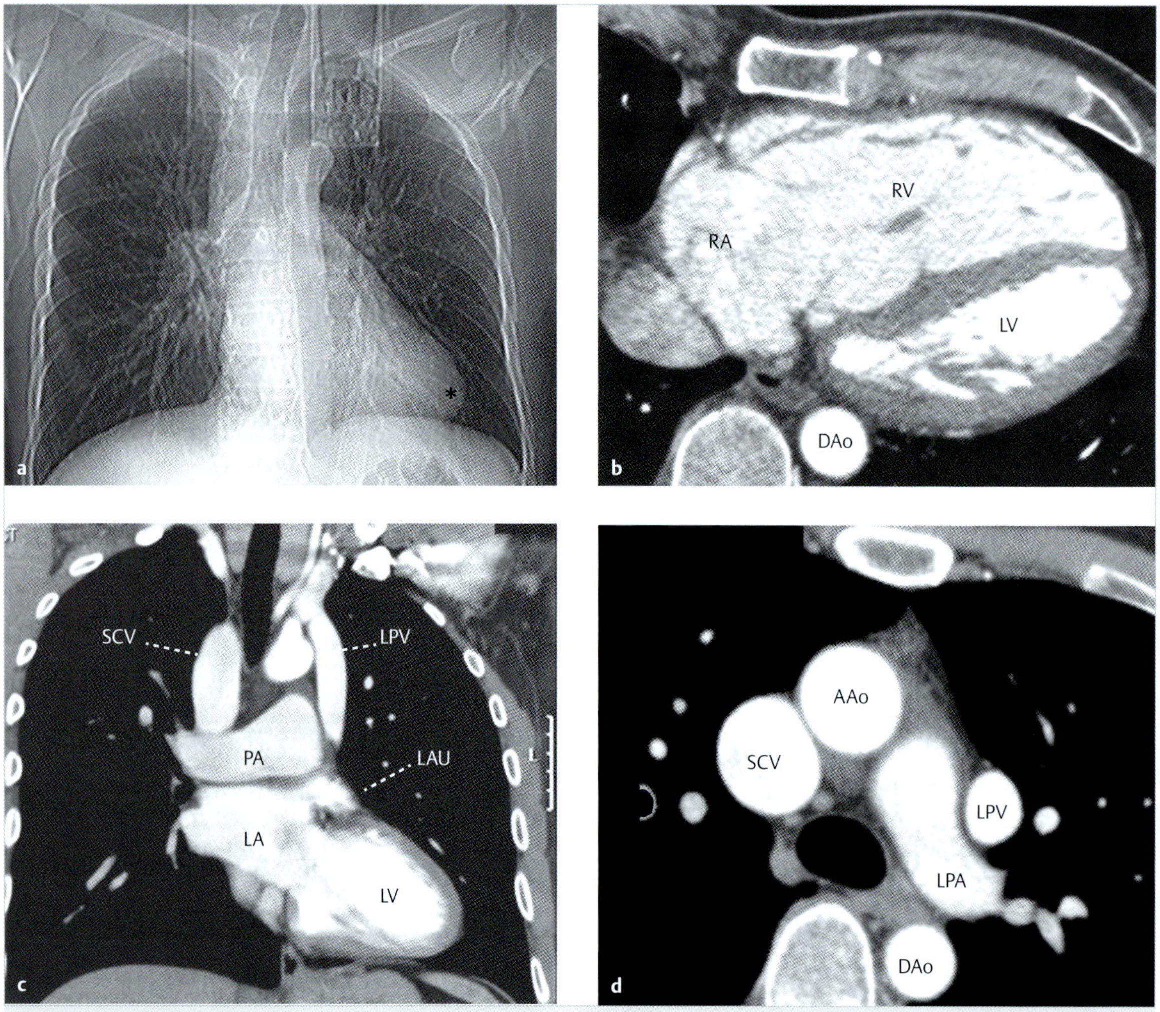

Abb. 4.136 Partiell fehlmündende linke Pulmonalvene über eine V. verticalis und die V. anonyma in die rechte V. cava superior. Prospektiv EKG-getriggerte Multislice-CT-Aufnahmen im dosissparenden Step-and-shoot-Modus eines 53-jährigen Patienten. Beachte: Nur anhand des transversalen Bildes (**d**) ist hier die PAPVR der linken Pulmonalvene bzw. der V. verticalis nicht von einer links persistierenden oberen Hohlvene zu unterscheiden! (Mit freundlicher Genehmigung Herzzentrum Leipzig, Radiologie)

AAo = Ascending Aorta (Aorta ascendens)
DAo = Descending Aorta (Aorta descendens)
LA = Left Atrium (linkes Atrium)
LAU = Left Auricle (linkes Herzohr)
LPA = Left Pulmonary Artery (A. pulmonalis sinistra)
LPV = Left Pulmonary Vein (V. pulmonalis sinistra)
LV = Left Ventricle (linker Ventrikel)
PA = Pulmonary Artery (A. pulmonalis)
RA = Right Atrium (rechtes Atrium)
RPV = Right Pulmonary Vein (V. pulmonalis dextra)
RV = Right Ventricle (rechter Ventrikel)
SCV = Superior Caval Vein (V. cava superior)
VV = Vertical Vein

a Das Topogramm zeigt als typisches Zeichen der Rechtsherzvergrößerung einen vermehrt gerundeten und angehobenen Apex (Stern) durch die große, links randbildende rechte Kammer, die die linke Kammer verdrängt.

b Deutlich vergrößerter rechter Ventrikel mit Abflachung des interventrikulären Septums als Zeichen der rechtsventrikulären Volumenbelastung.

c Koronare Rekonstruktion mit Einmündung der V. verticalis bzw. der linken Pulmonalvene in die V. anonyma.

d In der transversalen Rekonstruktion auf Höhe der großen Gefäße deutlich erweiterte V. cava superior als Zeichen der vermehrten Volumenbelastung.

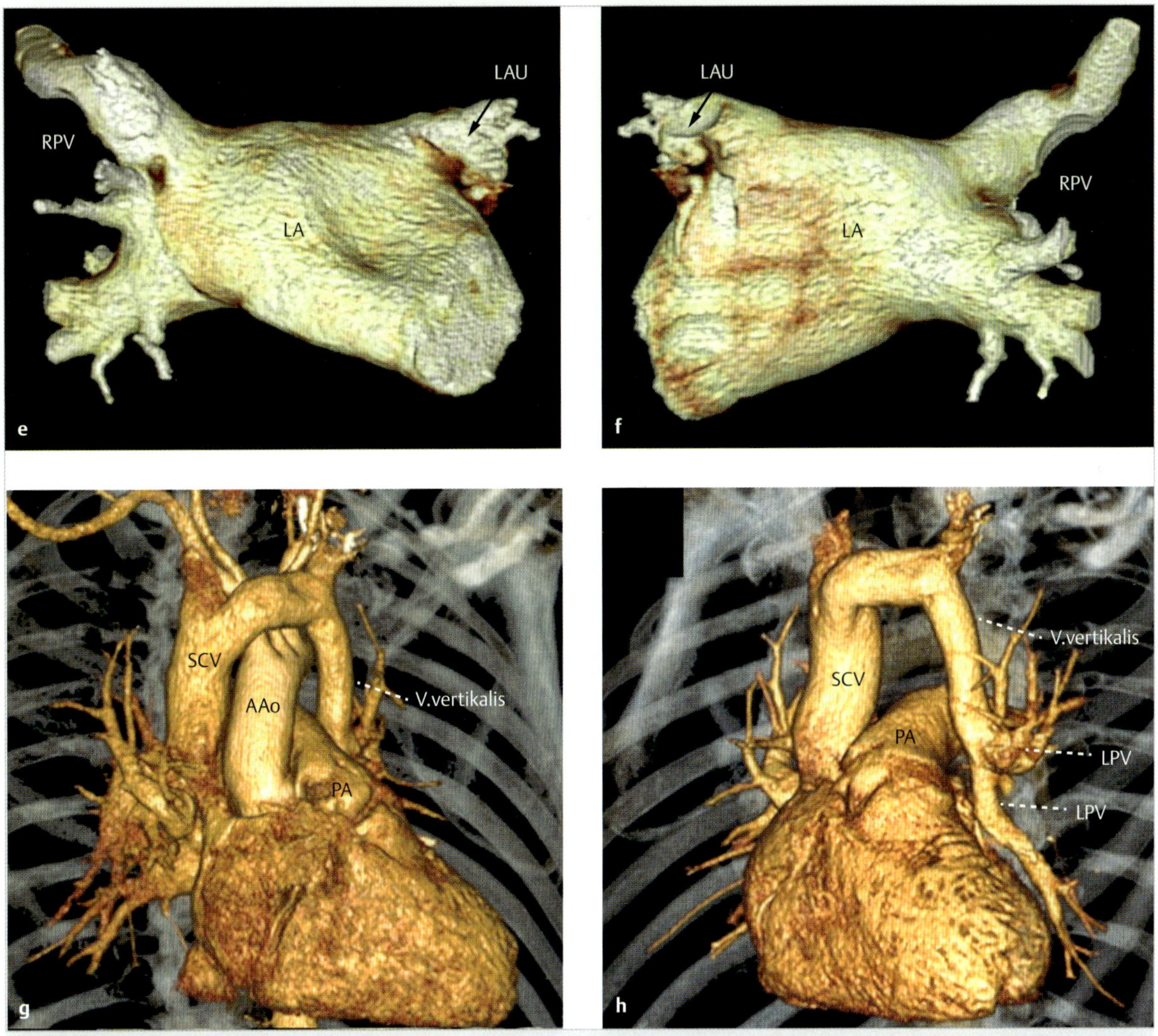

Abb. 4.136 Fortsetzung. Partiell fehlmündende linke Pulmonalvene über eine V. verticalis und die V. anonyma in die rechte V. cava superior.

AAo = Ascending Aorta (Aorta ascendens)
DAo = Descending Aorta (Aorta descendens)
LA = Left Atrium (linkes Atrium)
LAU = Left Auricle (linkes Herzohr)
LPA = Left Pulmonary Artery (A. pulmonalis sinistra)
LPV = Left Pulmonary Vein (V. pulmonalis sinistra)
LV = Left Ventricle (linker Ventrikel)
PA = Pulmonary Artery (A. pulmonalis)
RA = Right Atrium (rechtes Atrium)
RPV = Right Pulmonary Vein (V. pulmonalis dextra)
RV = Right Ventricle (rechter Ventrikel)
SCV = Superior Caval Vein (V. cava superior)
VV = Vertical Vein

e Volume Rendering des segmentierten linken Atriums von ventral. Vollständiges Fehlen der Einmündung einer linken Pulmonalvene. Deutlich ist das linke Herzohr zu erkennen (**e**, **f**, Pfeil).

f Volume Rendering des segmentierten linken Atriums von dorsal.

g Volume Rendering mit Darstellung der großen Gefäße von ventral. Gezeigt werden die fehlmündenden linken Pulmonalvenen und die V. verticalis (**g**, **h**, Pfeile).

h Volume Rendering in LAO-Projektion ohne Darstellung der Aorta.

Tab. 4.26 Stärken und Schwächen der verschiedenen bildgebenden Methoden bei PAPVR.

Bildgebende Methoden	Indikation	Stärken	Schwächen
Echokardiografie	I	• Erstevaluation • Shunt-Quantifizierung • Rechtsherzbelastung • ASD-Diagnostik • Quantifizierung der Trikuspidalinsuffizienz • pulmonale Hypertonie	• Lokalisation der PAPVR
MRT	I	• Shunt-Quantifizierung • Rechtsherzbelastung • ASD-Diagnostik • Quantifizierung der Trikuspidalinsuffizienz • pulmonale Hypertension • Lokalisation der PAPVR	• Diagnostik der ASD- und Trikuspidalinsuffizienz komplizierter als mit Echokardiografie
CT	II	• Morphologie der PAPVR	• sollte als Herz-CT mit EKG-Triggerung zur Darstellung der intrakardialen Strukturen durchgeführt werden (ggf. als Pulmonalvenen-CT auch ohne Triggerung!) • keine direkte Quantifizierung von Shunt und Trikuspidalinsuffizienz möglich • Strahlenexposition
Herzkatheteruntersuchung	II	• Rechtsherzkatheter: Druckkarten • Sättigungskarten • Linksherzkatheter • Shunt-Quantifizierung • Koronaranatomie • Lokalisation der PAPVR	• invasiv • PAPVR nicht immer nachweisbar • Strahlenexposition

ASD = Atrial Septal Defect (Vorhofseptumdefekt)
CT = Computertomografie
MRT = Magnetresonanztomografie
PAPVR = partielle Lungenvenenfehlkonnektion

Ziele und relative Wertigkeit der diagnostischen Bildgebung

Ziele der Bildgebung sind der Nachweis und die Charakterisierung der fehlmündenden Lungenvenen. Dabei sollte die abgeschlossene Diagnostik alle für eine mögliche chirurgische Therapie notwendigen Informationen erheben.

Die *Echokardiografie* als erste Bildgebungsmodalität (▶ Tab. 4.26) dient dem Nachweis und der Quantifizierung eines ASD (s. ▶ Abb. 4.133c u. ▶ Abb. 4.133f) sowie dem Nachweis und der Quantifizierung einer möglichen Trikuspidalinsuffizienz (s. ▶ Abb. 4.132h) und dem Abschätzen der pulmonalen Druckverhältnisse sowie einer möglichen Rechtsherzbelastung (s. ▶ Abb. 4.132e – ▶ Abb. 4.132h). Der Nachweis der fehlmündenden Lungenvene selbst ist aufgrund der in späterem Lebensalter ungünstigeren Schallbedingungen meist nur im Kindesalter möglich (s. ▶ Abb. 4.133) und kann gelegentlich mithilfe der TEE besser gelingen (s. ▶ Abb. 4.134d u. ▶ Abb. 4.134e). Häufig ergibt die Quantifizierung des Q_p/Q_s-Shunt-Quotienten einen Hinweis auf das Vorliegen einer PAPVR, da der gemessene Shunt nicht mit der Größe des ASD in Einklang gebracht werden kann.

Die *MRT* ist die Methode der Wahl für die weitergehende Abklärung über die Echokardiografie hinaus [215] [216] [219]. Sie erlaubt neben der globalen Shunt-Quantifizierung im günstigsten Fall auch die selektive Quantifizierung des Shunt-Volumens über den einzelnen fehlmündenden Lungenvenen (s. ▶ Abb. 4.134a, ▶ Abb. 4.134b u. ▶ Abb. 4.134c). Rein morphologisch gehört neben der Anzahl und Lage der fehlmündenden Lungenvenen auch deren Durchmesser, ihr Abstand zum linken Vorhof und die Länge des freien Verlaufs außerhalb der Pleura zu wichtigen Ergebnissen der erweiterten Abklärung einer PAPVR. An MR-Sequenzen sollten SSFP-Cine-MRT-Sequenzen in axialer Schichtführung von der Leber bis zum Abgang der supraaortalen Gefäße (s. ▶ Abb. 4.132d) sowie in gewinkelt koronarer (s. ▶ Abb. 4.133e) bzw. sagittaler Schichtführung (s. ▶ Abb. 4.133d) zur Darstellung der Fehlmündung erfolgen [219]. Die axialen Cine-MRT-Bilder sollen zur rechts- und linksventrikulären Volumetrie dienen, aus deren Schlagvolumina auch der Q_p/Q_s-Quotient abgeschätzt werden kann. Besser sollte zur Bestimmung des Shunt-Volumens aber die Through-Plane-MR-Flussmessung in Aorta und Pulmonalarterie herangezogen werden (s. ▶ Abb. 4.134a, ▶ Abb. 4.134b u. ▶ Abb. 4.134c). Im Falle einer entsprechenden Größe der Gefäße kann die Flussmessung auch zur Ermittlung des Shunt-Volumens einzelner fehlmündender Venen genutzt werden. Abschließend sind kontrastmittelgestützte MRA- oder 3D-SSFP-Whole-Heart-Sequenzen durch den gesamten Thorax zur Darstellung des gesamten venösen Gefäßsystems sinnvoll. Daraus können dann 3D-Volume-Rendering-Bilder (s. ▶ Abb. 4.135a) und multiplanare Reformatierungen (s. ▶ Abb. 4.133e u. ▶ Abb. 4.135b) angefertigt werden;

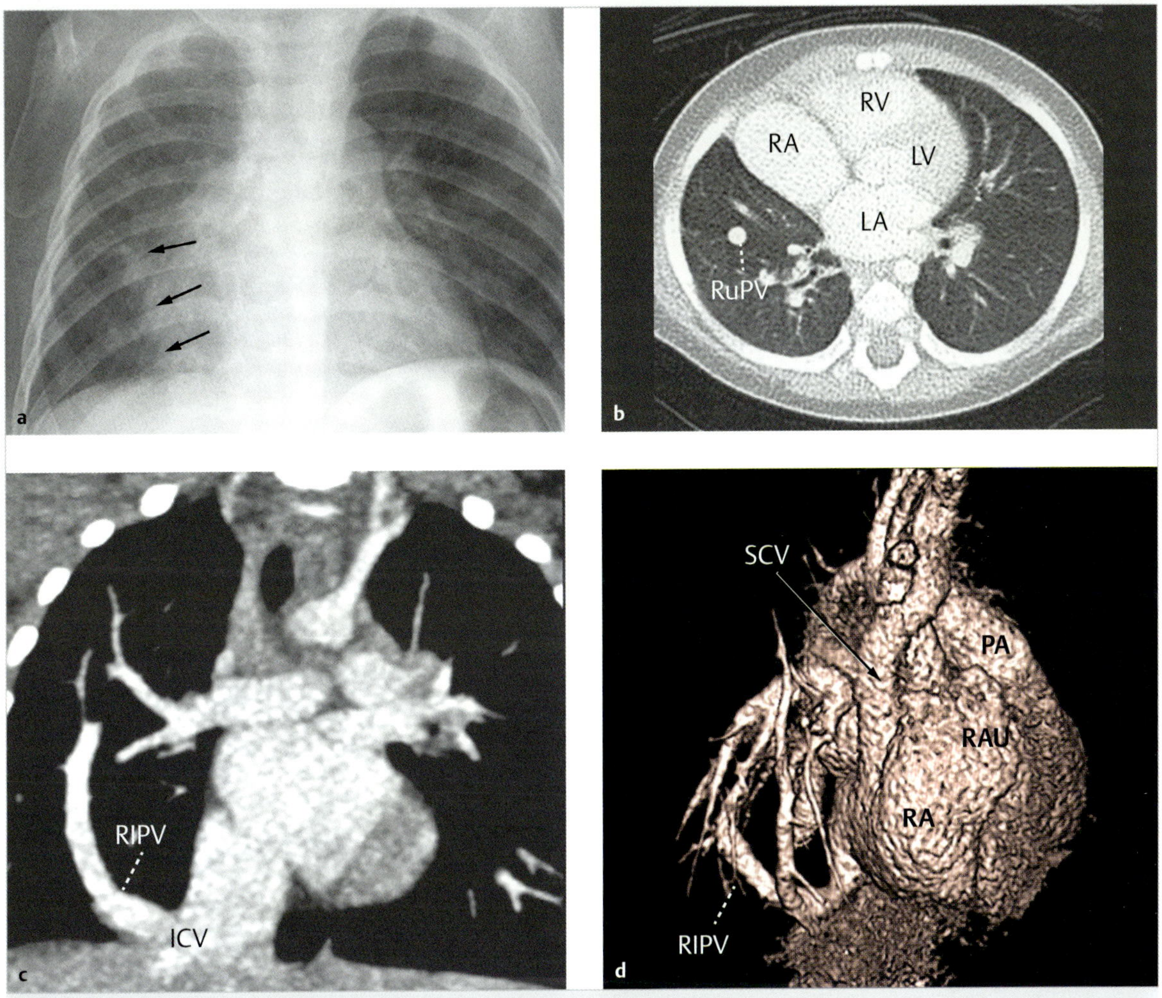

Abb. 4.137 Scimitar-Syndrom. 9 Monate alter weiblicher Säugling. Sowohl die Multislice-CT-Rekonstruktion (**c**) als auch die Volume-Rendering-Technik (**d**) zeigen deutlich die fehlmündende rechte Pulmonalvene.

ICV = Inferior Caval Vein (V. cava inferior)
LA = Left Atrium (linkes Atrium)
LV = Left Ventricle (linker Ventrikel)
RA = Right Atrium (rechtes Atrium)
RAU = Right Auricle (rechtes Herzohr)
RIPV = Right Inferior Pulmonary Vein (V. pulmonalis inferior dextra)
RuPV = Right upper Pulmonary Vein
RV = Right Ventricle (rechter Ventrikel)
SCV = Superior Caval Vein (V. cava superior)

a P.–a. Röntgenthoraxbild „im Hängen“ mit typischer Darstellung der türkensäbelartigen, fehlmündenden rechten unteren Pulmonalvenen (Pfeile) in die V. cava inferior oberhalb des Zwerchfells.

b Im Lungenfenster der Multislice-CT in transversaler Orientierung zeigen sich die typische Dextroposition des Herzens aufgrund der Hypoplasie der rechten Lunge sowie ein deutlich vergrößerter rechter Vorhof.

c Koronare Multislice-Rekonstruktion mit Darstellung der Türkensäbelform des Sammelgefäßes der rechten unteren Pulmonalvene in die V. cava inferior.

d Volume-Rendering-Rekonstruktion aus dem CT-Datensatz.

im Falle dynamischer Sequenzen kann auch die Lungenperfusion dargestellt werden (s. ▸ Abb. 4.132c).

Zur Darstellung der Morphologie kann neben der MRT auch die *Multislice-CT* mit EKG-Triggerung eingesetzt werden. Dies gilt bei entsprechendem Gerätestandard auch für Kleinkinder und Jugendliche, wenn entsprechende Dosissparprotokolle Anwendung finden (s. ▸ Abb. 4.131, ▸ Abb. 4.136 u. ▸ Abb. 4.137). Da die Pulmonalvenenpulsation nicht so ausgeprägt ist, kann ggf. auch auf eine EKG-Triggerung verzichtet werden.

Ein *Rechtsherzkatheter* wird in der Regel zur Objektivierung der Druck- und Sauerstoffsättigung eingesetzt. Die Indikation zum Linksherzkatheter kann bei persistierend unklarer Shunt-Situation, bei fraglichen zusätzlichen Gefäßanomalien auf arterieller Seite sowie zur Abklärung des Koronarstatus bei symptomatischen älteren Patienten gegeben sein [219].

Der *Übersichtsröntgenthorax* trägt zur Diagnostik der PAPVR nur in seltenen Fällen bei. Im späteren Stadium gelingt der Nachweis einer Rechtsherzbelastung oder einer pulmonalen Hypertonie (s. ▶ Abb. 4.132a, ▶ Abb. 4.132b u. ▶ Abb. 4.136a). Nur beim Scimitar-Syndrom ist der Nachweis der säbelartigen anomalen Venen am rechten Herzrand pathognomonisch (s. ▶ Abb. 4.137a). Postoperativ kann der Röntgenthorax über einen Lungeninfarkt auf den Verschluss einer Lungenvene hinweisen.

4.5.2 Hohlvenenanomalien, systemvenöse Anomalien bzw. Körpervenenfehlmündungen

Joachim Lotz, Philip Beerbaum u. Michael Steinmetz

Definition

Unter Hohlvenenanomalien, systemvenösen Anomalien bzw. Körpervenenfehlbildungen sind Fehlbildungen im Bereich des embryonalen Kardinalvenensystems zu verstehen, z. B. in Form einer Verengung oder gar einer vollständigen Obliteration bzw. Agenesie der oberen bzw. unteren rechten Hohlvenen oder auch in Form eines Persistierens von Anteilen des linken embryonalen Kardinalvenensystems (s. ▶ Abb. 1.5): Der Blutstrom aus dem Körper zum Herz kann dann behindert sein, im Falle der links persistierenden oberen Hohlvene aber auch ganz ohne Symptome einhergehen (▶ Abb. 4.138). Systemvenöse Anomalien finden sich häufig (in über 90 % der Fälle) bei komplexen Herzfehlern mit einem Situs ambiguus (S. 37).

Ist die obere Hohlvene obstruiert, kommt es zu einer venösen Stauung im Kopf-Hals-Bereich, ansonsten im Bereich der unteren Körperhälfte. Dann sind prall gefüllte Venen, eine Blaufärbung der Haut und Schleimhäute (Zyanose) und Gewebeödeme zu sehen.

Einteilung

Fehlbildungen im Bereich der oberen Hohlvene

Die häufigste Hohlvenenanomalie im Bereich der oberen Hohlvenen stellt die links persistierende obere Hohlvene dar [226] [230]. In mehr als 90 % der Fälle mündet diese dabei, ventral der linken Pulmonalarterie verlaufend, über einen erweiterten Sinus coronarius in den rechten

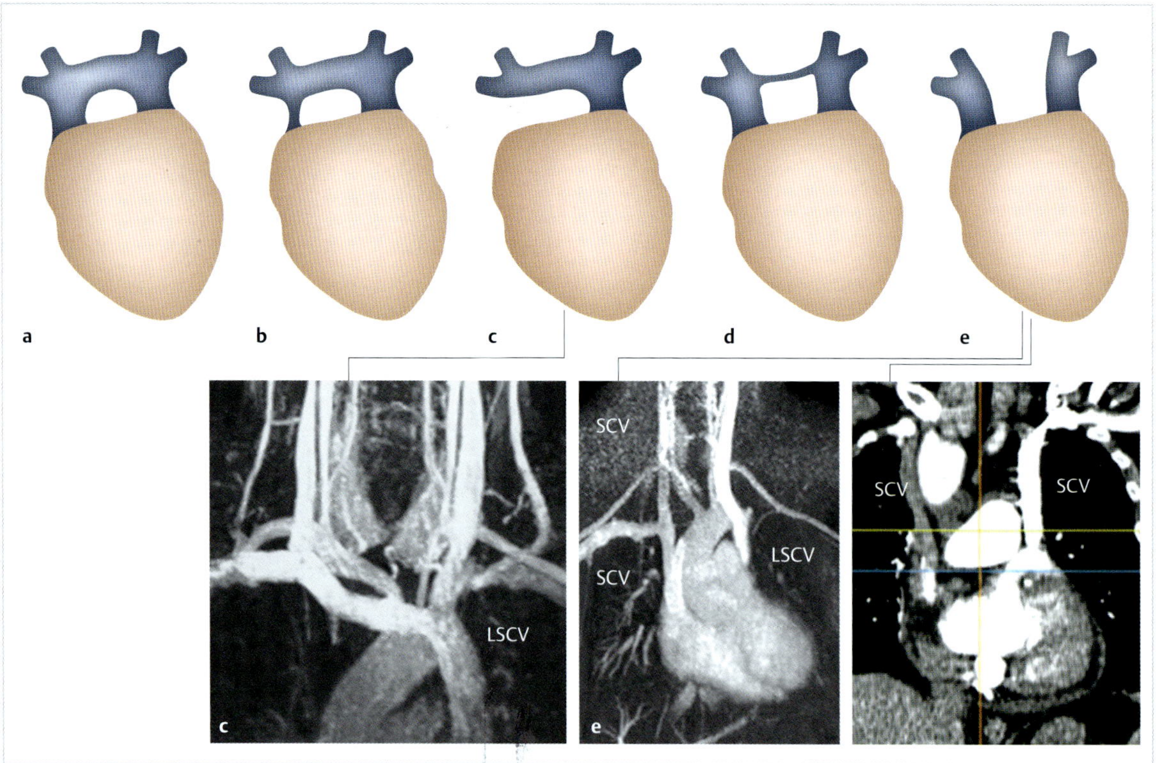

Abb. 4.138 Verschiedene mögliche Fehlbildungen der oberen Hohlvenen mit oder ohne Ausbildung einer oberen Querverbindung (V. anonyma). Schematische Darstellung.
LSCV = Left Superior Caval Vein (V. cava sinistra superior [persistens]) = links persistierende obere Hohlvene
SCV = Superior Caval Vein (V. cava superior)
a Beidseitig angelegte obere Hohlvenen mit Querverbindung (V. anonyma/V. brachiocephalica).
b Hypoplastische rechte obere Hohlvene.
c Atretische rechte obere Hohlvene. Beispiel-MRA.
d Hypoplastische V. anonyma (V. brachiocephalica).
e Völliges Fehlen der Querverbindung. Beispiel-MRA (links) und -CTA (rechts).

Vorhof (▶ Abb. 4.139; s. auch ▶ Abb. 1.5). Meist sind dabei beide oberen Hohlvenen angelegt und über eine mehr oder weniger stark ausgeprägte V. anonyma miteinander verbunden (s. ▶ Abb. 4.138). Die hämodynamischen Auswirkungen sind abhängig vom Vorhandensein einer vollständigen, hypoplastischen oder atretischen Querverbindung und rechten oberen Hohlvene.

Merke

Nur in 10 % der Fälle tritt eine links persistierende V. cava superior ohne weitere Fehlbildungen auf [226]; deshalb sollte bei der Bildgebung auch im Falle des Fehlens klinisch manifester Symptome auf Begleitfehlbildungen geachtet werden.

Die links persistierende V. cava superior geht in seltenen Fällen auch mit Fehlbildungen des Sinus coronarius einher, der atretisch oder stenotisch sein oder mit einer unvollständigen Ausbildung des Daches (S. 131) und einem ASD zu einem bidirektionalen Shunt führen kann.

Fehlbildungen im Bereich der unteren Hohlvene

Das Fehlen des intrahepatischen Segments der unteren Hohlvene zwischen Leber und Nierenvenen mit Abfluss über die V. azygos ist eine der häufigsten Fehlbildungen im Bereich der unteren Hohlvenenanomalien [230] und wird dann auch als „Azygoskontinuität" bezeichnet. Die Lebervenen münden dabei nahezu direkt über ein kleines residuelles Segment in den rechten Vorhof. Die Nierenvenen selbst münden zusammen mit der V. cava inferior in die V. azygos, die aufgrund des vermehrten Blutvolumens dilatiert und dann in die V. cava superior mündet. Diese Fehlbildung tritt meist isoliert, aber auch bei fast allen Patienten mit Heterotaxiesyndrom (S. 37) auf, vor allem zusammen mit einer Linksisomerie, und auch bei Patienten mit Polysplenie (s. ▶ Abb. 4.139).

Eine direkte Verbindung der V. cava inferior mit dem linken Vorhof ist eine extrem seltene Variante, die dann üblicherweise mit einem ASD einhergeht.

Selten können auch die üblicherweise direkt in die V. cava inferior mündenden Lebervenen im Rahmen von anderen, meist komplexen kardialen Fehlbildungen in den linken oder rechten Vorhof münden (S. 28), mit entsprechenden hämodynamischen Auswirkungen [230]. Eine totale Lebervenenfehlmündung findet sich häufig bei linksatrialer Isomerie.

Das systemvenöse Blut wird bei Obliteration des unteren Kardinalvenensystems über das Azygos- und Hemiazygossystem in die V. cava superior geleitet; dies wird als „Azygoskontinuitätssyndrom" (S. 28) bezeichnet.

Merke

Eine *Doppelung der V. cava inferior* bzw. eine *persistierende V. cava inferior sinistra* – meist nur im Rahmen eines Heterotaxiesyndroms – leiten sich aus der Persistenz des linksseitigen Sub- und Sakrokardinalvenensystems ab und sind primär in der Urologie und der Viszeral-, Herz- und Gefäßchirurgie vor operativen Eingriffen von großer Bedeutung. Deshalb müssen sie im Befund immer Erwähnung finden.

Hämodynamik und klinische Problematik

Die isolierten Hohlvenenanomalien oder Körpervenenfehlmündungen sind in der Mehrzahl der Fälle asymptomatisch. Die häufigste Hohlvenenanomalie, die links persistierende V. cava superior, ist ohne weitere Begleitfehlbildungen bei Mündung in den Sinus coronarius klinisch stumm und führt vor allem im Falle des Fehlens einer Querverbindung zur rechten oberen Hohlvene zu einer Dilatation des Sinus coronarius aufgrund der vermehrten Volumenbelastung. Im Falle einer hypoplastischen V. cava superior oder gar im Falle ihres Fehlens kann es zu einer oberen Einflussstauung kommen. Fehlt das Sinus-coronarius-Dach und liegt ein ASD vor, kann sich ein bidirektionaler Shunt mit den entsprechenden Auswirkungen eines ASD ausbilden.

Auch das isolierte Fehlen des hepatischen Segments der V. cava inferior mit Blutabfluss über die Azygosvene, die Azygoskontinuität, ist klinisch asymptomatisch und meist ein Zufallsbefund. In Kombination mit anderen, meist komplexen Fehlbildungen stehen die Symptome der begleitenden Fehlbildungen im Vordergrund.

Im Falle der seltenen direkten Fehlmündung der V. cava inferior oder der Lebervenen in den linken Vorhof sind hämodynamische Auswirkungen eines Rechts-links-Shunt festzustellen; zudem bildet sich eine Zyanose aus. Zusätzlich können dann auch paradoxe Embolien auftreten [230]. Häufig fällt eine persistierende obere Hohlvene zufällig auf, beim Versuch der Anlage eines Venenkatheters/Portsystems: Der Verlauf des Drahts/Katheters kann mit einem intraaortalen Verlauf verwechselt werden. Zu lösen über Draht-/Katheterverlauf im Sinus coronarius im Röntgenseitbild oder CT/Phlebografie.

Natürlicher Verlauf und Indikation zur Therapie

Nur im Falle der seltenen hämodynamischen Auswirkungen einer oberen oder unteren Einflussstauung, eines ausgeprägten Links-rechts- oder Rechts-links-Shunt oder infolge der Begleitfehlbildungen ist eine Therapie erforderlich, in der Regel nur in Form einer Therapie der Begleitfehlbildungen, der Beseitigung des Shunt oder der Einflussstauung.

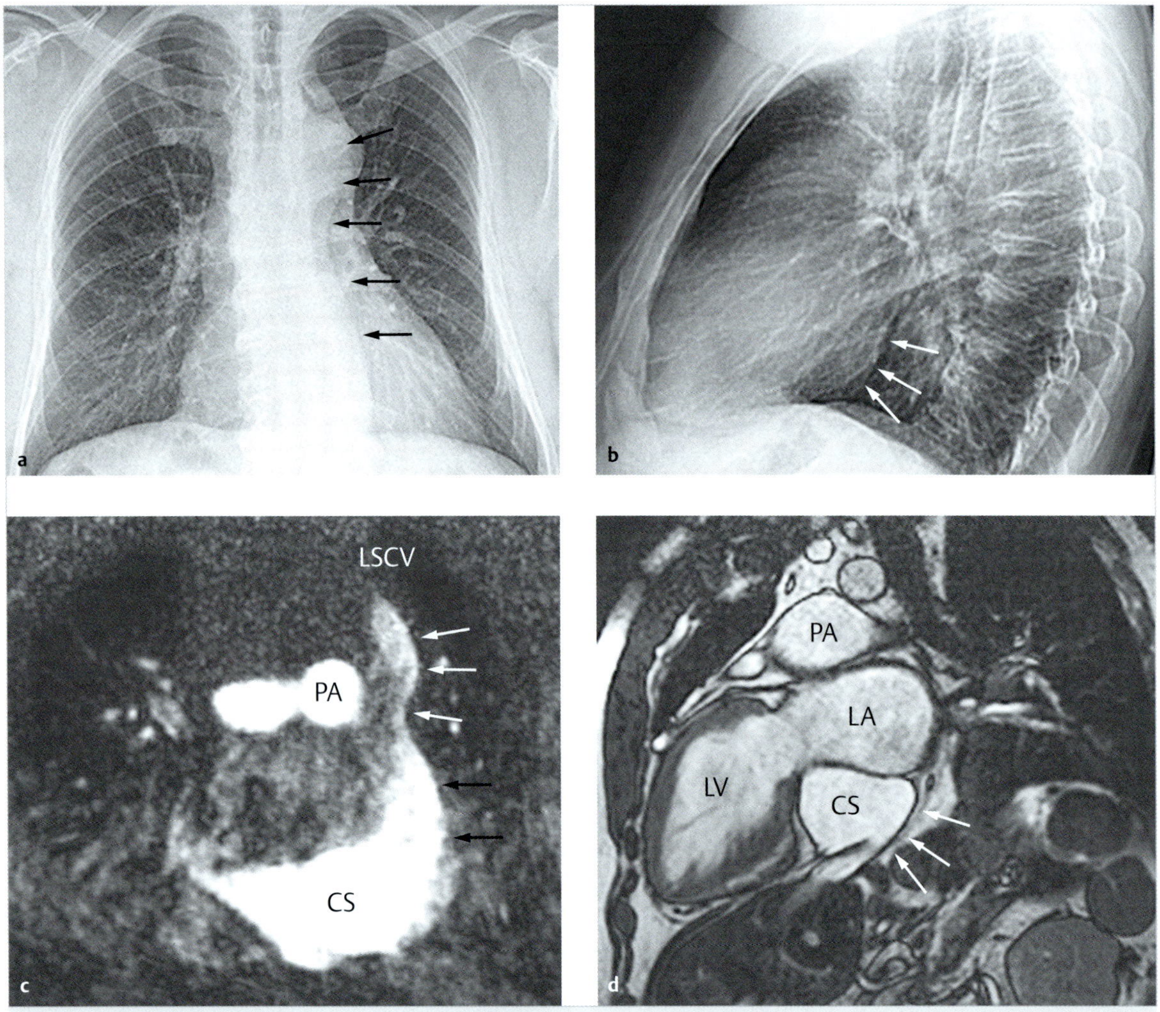

Abb. 4.139 Heterotaxiesyndrom, Linksisomerie und Polysplenie sowie Azygoskontinuität bei fehlenden Vv. cavae superior und inferior. 52-jähriger Patient. Links persistierende V. cava superior mit typischer Einmündung in den massiv erweiterten Sinus coronarius und den rechten Vorhof. Zusätzlich deutliche Erweiterung der V. hemiazygos, die in die links persistierende obere Hohlvene mündet (**j**); konsekutive totale Lebervenenfehlmündung direkt in den rechten Vorhof (**i**)(Stern). Die korrespondierenden 2D-Echobilder im 4-Kammer-Blick (**h, l**) zeigen ebenfalls den deutlich dilatierten Sinus coronarius. Aufgrund der nahezu orthogonalen Anlotung ist im Farb-Doppler (**l**) im Sinus coronarius kein Flusssignal nachweisbar. Verschiedene transversale (**e–g, j**) sowie sagittale und koronare SSFP-Cine-MRT-Ansichten zeigen den Verlauf der V. hemiazygos als Kollateralkreislauf für die fehlende V. cava inferior mit ihrer Einmündung in die links persistierende V. cava superior und den erweiterten Sinus coronarius. (Mit freundlicher Genehmigung Herzzentrum Leipzig, Radiologie)

AAo = Ascending Aorta (Aorta ascendens)
CS = Coronary Sinus (Sinus coronarius)
DAo = Descending Aorta (Aorta descendens)
HAV = Hemiazygos Vein (V. hemiazygos)
LA = Left Atrium (linkes Atrium)
LSCV = Left Superior Caval Vein (V. cava sinistra superior [persistens]) = links persistierende obere Hohlvene
LV = Left Ventricle (linker Ventrikel)
PA = Pulmonary Artery (A. pulmonalis)
RA = Right Atrium (rechtes Atrium)
RV = Right Ventricle (rechter Ventrikel)

a Im p.–a. Röntgenthoraxbild sind die Konturen der links persistierenden V. cava superior (Pfeile) gut zu erkennen.

b Im Röntgenthoraxseitbild ist der erweiterte Sinus coronarius (Pfeile) ebenfalls gut zu sehen.

c Die kontrastmittelgestützte MRA zeigt in koronarer Schichtorientierung eine vergleichbare Ansicht wie **a**.

d Die SSFP-Cine-MRT in gewinkelt parasagittaler Schichtorientierung zeigt eine ähnliche Ansicht wie **b**.

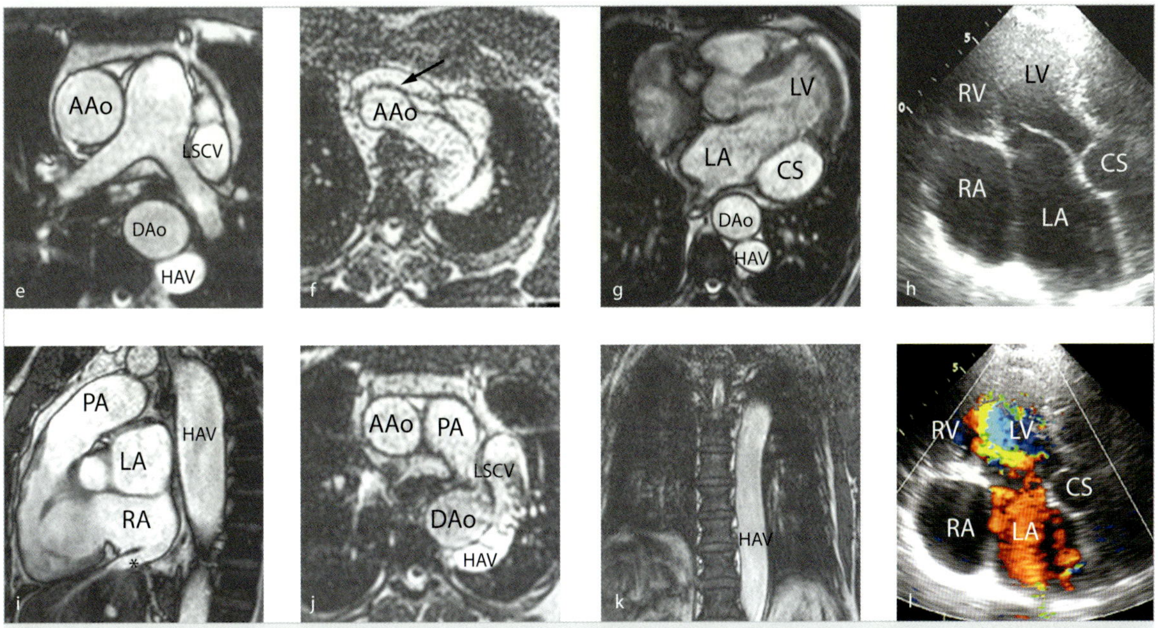

Abb. 4.139 Fortsetzung. Heterotaxiesyndrom, Linksisomerie und Polysplenie sowie Azygoskontinuität bei fehlenden Vv. cavae superior und inferior.

AAo = Ascending Aorta (Aorta ascendens)
CS = Coronary Sinus (Sinus coronarius)
DAo = Descending Aorta (Aorta descendens)
HAV = Hemiazygos Vein (V. hemiazygos)
LA = Left Atrium (linkes Atrium)
LSCV = Left Superior Caval Vein (V. cava sinistra superior [persistens]) = links persistierende obere Hohlvene
LV = Left Ventricle (linker Ventrikel)
PA = Pulmonary Artery (A. pulmonalis)
RA = Right Atrium (rechtes Atrium)
RV = Right Ventricle (rechter Ventrikel)

- **e** Transversale SSFP-Cine-MRT-Aufnahme auf Höhe des Abgangs der großen Gefäße.
- **f** Transversale SSFP-Cine-MRT-Aufnahme auf Höhe des Aortenbogens. Der Pfeil kennzeichnet die V. anonyma.
- **g** Transversale SSFP-Cine-MRT-Aufnahme auf Ventrikelebene.
- **h** 2D-Echobild im 4-Kammer-Blick.
- **i** Sagittale SSFP-Cine-MRT-Aufnahme mit direkter Einmündung der Lebervene in den rechten Vorhof (Stern).
- **j** Die transversale SSFP-Cine-MRT-Aufnahme zeigt die Einmündung der V. hemiazygos in die links persistierende obere Hohlvene.
- **k** Koronares SSFP-Cine-MRT-Bild der dilatierten V. hemiazygos in ihrem Längsverlauf links-paravertebral.
- **l** 2D-Echobild (Farb-Doppler) im 4-Kammer-Blick. Wegen des orthogonalen Schallwinkels ist kein Flusssignal im Sinus coronarius nachweisbar.

Ziele und relative Wertigkeit der diagnostischen Bildgebung

Die Diagnose wird aufgrund der Asymptomatik in der Regel als Zufallsbefund vor Operationen oder bei Durchführung von bildgebenden Untersuchungsverfahren aus anderer Indikation heraus entdeckt. Im Falle der Fehlbildungen im Bereich der V. cava inferior kann sich dies klinisch in Form einer tiefen Beinvenenthrombose, einer Thrombophlebitis oder einer bereits in jungen Jahren auftretenden venösen Insuffizienz manifestieren. In der Regel kann die Diagnose, wie bei anderen Gefäßfehlbildungen auch, schon früh *echokardiografisch* bzw. mittels *Doppler-Gefäßultraschall* gestellt werden.

Um die gesamte Ausdehnung der Fehlbildungen und evtl. weitere begleitende Gefäßanomalien zu detektieren, stellen als nicht invasive Methoden die kontrastmittelgestützte *MRA* (s. ▶ Abb. 4.138) und die *CTA* (▶ Abb. 4.140) die Methoden der Wahl dar. Mithilfe der MR kann über die MR-Flussmessung zusätzlich noch eine genaue Quantifizierung des Shunt-Volumens im Hinblick auf eine Therapierelevanz erfolgen. Grundsätzlich kann als MRA auch eine Time-of-Flight-Angiografie ohne die Gabe von Kontrastmittel (S. 100) zur Darstellung der Hohlvenenanatomie durchgeführt werden. Die Datenakquisition sollte dann aber in der Diastole erfolgen, um ein besseres venöses Signal zu erhalten. In der Regel sollten aber eher mehrphasige oder besser noch zeitlich aufgelöste, kontrastmittelgestützte MRA durchgeführt werden, um auch die Dynamik des venösen Abflusses besser beurteilen zu können. Eine 2-phasige Akquisition ist unbedingt zu fordern, um auch pulmonalvenöse Anomalien neben den Hohlvenenanomalien zu erfassen. Da das Gefäßsystem grundsätzlich auch mit den SSFP-MR-Sequenzen kontrastreich und mit hoher räumlicher und zeitlicher Auflösung gut dargestellt werden kann, können diese Sequenzen als Ergänzung zunächst in transversaler Schicht (s. ▶ Abb. 4.139) und dann darauf planend in

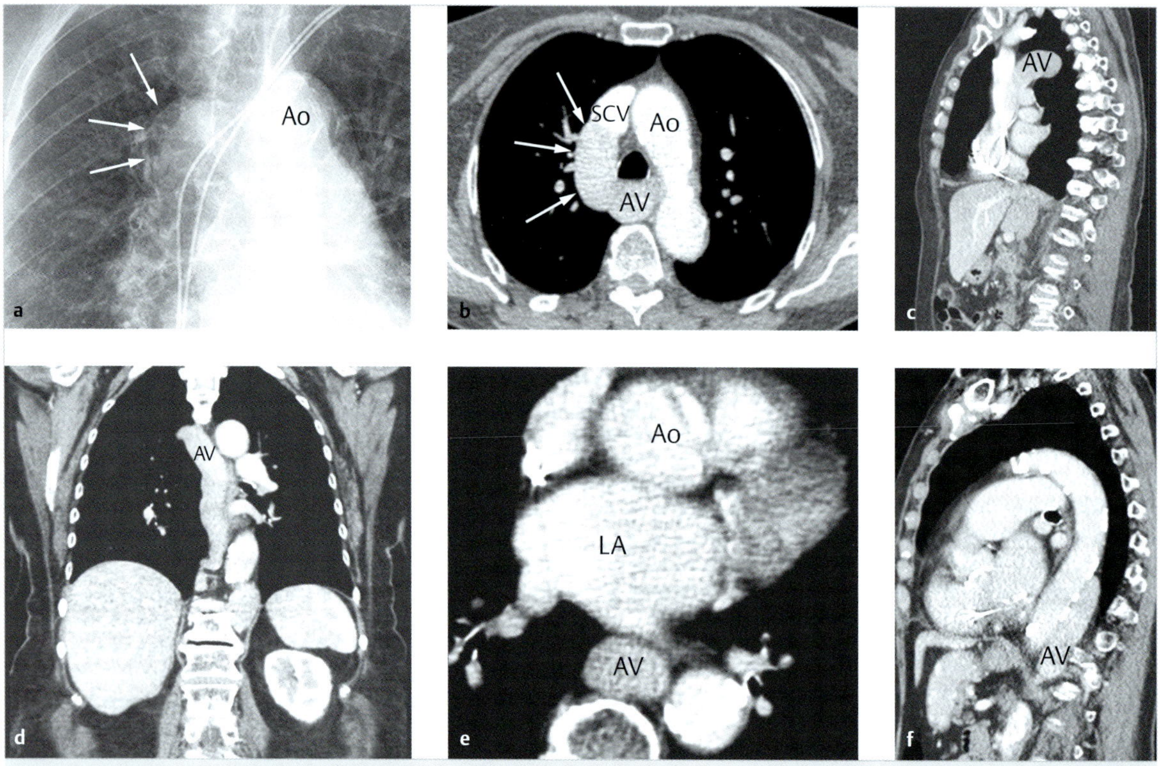

Abb. 4.140 Azygoskontinuität und fehlende V. cava inferior. 80-jährige Patientin. Die Azygoskontinuität mündet in die V. cava superior (**a–c**). Die Einmündung ist sowohl im Röntgenthoraxbild (**a**, Pfeile) als auch in der CT (**b**, Pfeile) gut zu sehen. (Mit freundlicher Genehmigung Herzzentrum Leipzig, Radiologie)

Ao = Aorta
AV = Azygous Vein (V. azygos)
LA = Left Atrium (linkes Atrium)
SCV = Superior Caval Vein (V. cava superior)

a Ausschnitt einer p.–a. Röntgenthoraxaufnahme mit Einmündung der V. azygos (Pfeile) in die V. cava superior.
b Transversale Rekonstruktion einer venösen Thorax-CT in Höhe der Einmündung der V. azygos (Pfeile) in die V. cava superior.
c Sagittale Rekonstruktion einer venösen Thorax-CT in Höhe der Einmündung der V. azygos in die V. cava superior.
d Koronare Rekonstruktion einer venösen Thorax-CT mit Darstellung der Azygoskontinuität in ihrem Verlauf.
e Transversale Rekonstruktion einer venösen Thorax-CT senkrecht durch die V. azygos. Die V. azygos verläuft ventral der Wirbelsäule bei fehlender V. cava inferior.
f Sagittale Rekonstruktion einer venösen Thorax-CT mit gemeinsamer Darstellung von verkalkter Aorta und V. azygos.

Abb. 4.141 ►
Anomalien des Aortenbogens. Schematische Darstellung.

AAo = Ascending Aorta (Aorta ascendens)
CA = Carotid Artery (A. carotis)
DAo = Descending Aorta (Aorta descendens)
ES = Esophagus = Speiseröhre
LAA = Left Aortic Arch (linker Aortenbogen)
LPA = Left Pulmonary Artery (A. pulmonalis sinistra)
PA = Pulmonary Artery (A. pulmonalis)
RAA = Right Aortic Arch (rechter Aortenbogen)
RPA = Right Pulmonary Artery (A. pulmonalis dextra)
SA = Subclavian Artery (A. subclavia)
TRA = Trachea

a Primitiver Aortenring.
b Normale Obliteration (s. auch **a**, hellrot schraffierte Fläche „b“) im Bereich des rechten Aortenbogens distal des Abgangs der rechten A. subclavia mit Ausbildung einer links deszendierenden Aorta.
c Obliteration im Bereich des linken Aortenbogens (s. auch **a**, hellrot schraffierte Fläche „c“) mit Ausbildung eines Rechtsaortenbogens.
d Erfolgt die Obliteration des Aortenbogens zwischen dem Abgang der A. subclavia und der A. carotis rechts (s. auch **a**, hellrot schraffierte Fläche „d“), resultiert eine aberrante rechte „A. lusoria“.
e Erfolgt die Obliteration des Aortenbogens zwischen dem Abgang der A. subclavia und der A. carotis links (s. auch **a**, hellrot schraffierte Fläche „e“), resultiert eine aberrante linke A. subclavia.

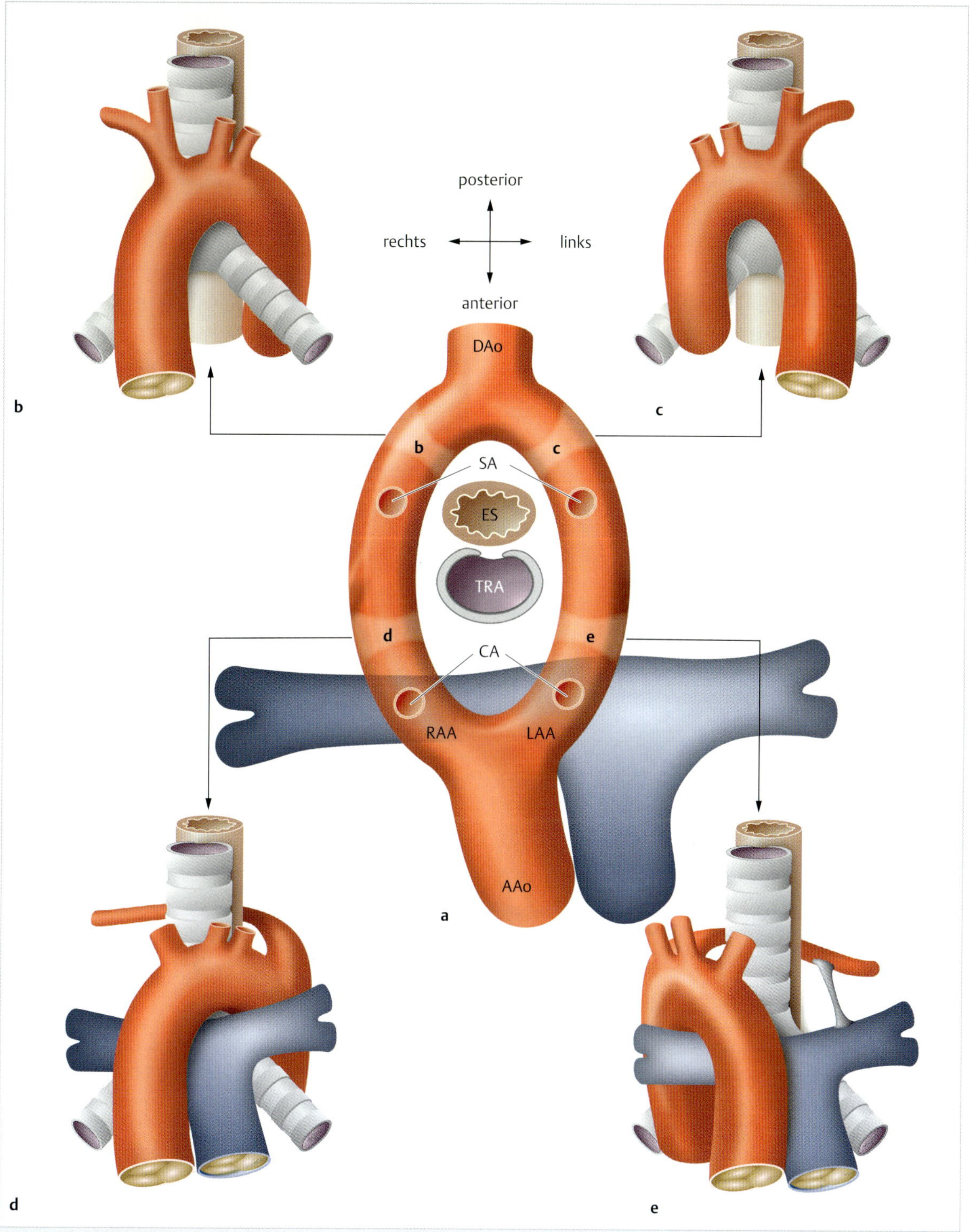

Abb. 4.141 Anomalien des Aortenbogens. Schematische Darstellung.

dem Gefäßverlauf folgenden Schichtführungen zur Klärung von anatomischen Details eingesetzt werden.

Eine weitere etablierte und schnell durchzuführende Methode zur Darstellung des oberen oder unteren Hohlvenensystems stellt die *Phlebografie* dar, die jedoch zunehmend vor allem durch die MRA, aber auch die CTA ersetzt wird. Eine *invasive Katheteruntersuchung* ist nur in den seltensten Fällen zur Darstellung der Anatomie notwendig und wenn, dann in der Regel nur zur weiteren Klärung von Begleitfehlbildungen.

4.5.3 Aortenbogen- und Pulmonalarterienanomalien

Gerald Greil, Lukas Lehmkuhl u. Heiner Latus

Definition

> **Merke**
>
> Die häufigste Aortenbogenanomalie, die Aortenisthmusstenose (S. 195) und der seltene IAA (S. 205), werden aufgrund ihrer unterschiedlichen Pathophysiologie separat unter den linksseitigen Vitien (S. 186) besprochen. Ein IAA entspricht klinisch einer hochgradigen Aortenisthmusstenose bei vollkommener Abhängigkeit der Perfusion von einem Ductus arteriosus Botalli.

Alle anderen Anomalien des Aortenbogens (▸ Abb. 4.141 u. ▸ Abb. 4.142) und der Pulmonalarterien sind meist asymptomatische embryonale Fehlbildungen, die auf unterschiedlichen Entwicklungsstörungen der embryonalen Kiemenbogenarterien beruhen (s. ▸ Abb. 1.12) und bei ca. 3 % der Bevölkerung anzutreffen sind (▸ Tab. 4.27) [237]. Sie können aber auch schon früh zu einer Kompression der Trachea und/oder des Ösophagus führen (▸ Abb. 4.143), die dem Aortenbogen eng benachbart sind.

Zu den häufigsten, oft per Zufallsbefund entdeckten Anomalien gehören ein atypischer Abgang der rechten A. subclavia bei linksseitigem Aortenbogen (sog. A. lusoria; ▸ Abb. 4.144; s. auch ▸ Abb. 4.141d) bzw. die entsprechende spiegelbildliche Anomalie bei Rechtsaortenbogen (▸ Abb. 4.145; s. auch ▸ Abb. 4.141e) sowie ein doppelter Aortenbogen (▸ Abb. 4.146). Seltene Fehlbildungen stellen ein zervikaler Aortenbogen (sog. COSA-Syndrom; ▸ Abb. 4.147) [234] und der Abgang der linken aus der rechten Pulmonalarterie dar (sog. Pulmonary Sling; ▸ Abb. 4.148).

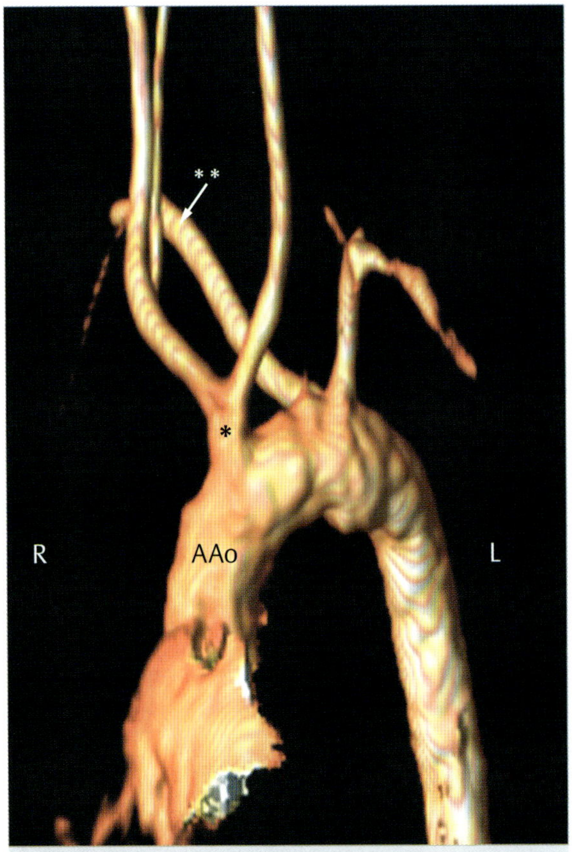

Abb. 4.142 Linksseitiger Aortenbogen und A. lusoria. LAO-Projektion einer kontrastmittelgestützten MRA eines 20-jährigen Patienten mit einem linksseitigen Aortenbogen, Truncus bicaroticus (Stern) und einer aberranten rechten A. subclavia aus dem Aortenbogen (A. lusoria; Doppelstern).
AAo = Ascending Aorta (Aorta ascendens)

> **Merke**
>
> Zur Erinnerung (S. 21): Während der Embryonalentwicklung entsteht zunächst ein Truncus arteriosus, aus dem 6 Kiemenbogenarterien entspringen, die sich zu den dorsalen Aortenbögen vereinigen. Die 1., 2. und 5. Kiemenbogenarterie bildet sich zurück, und aus den ventralen Aortenbögen entwickeln sich die Aa. carotes externae. Der 4. Kiemenbogen bildet den Truncus brachiocephalicus und den Aortenbogen, während sich aus dem 6. Bogen die Pulmonalisäste und der Ductus arteriosus entwickeln.

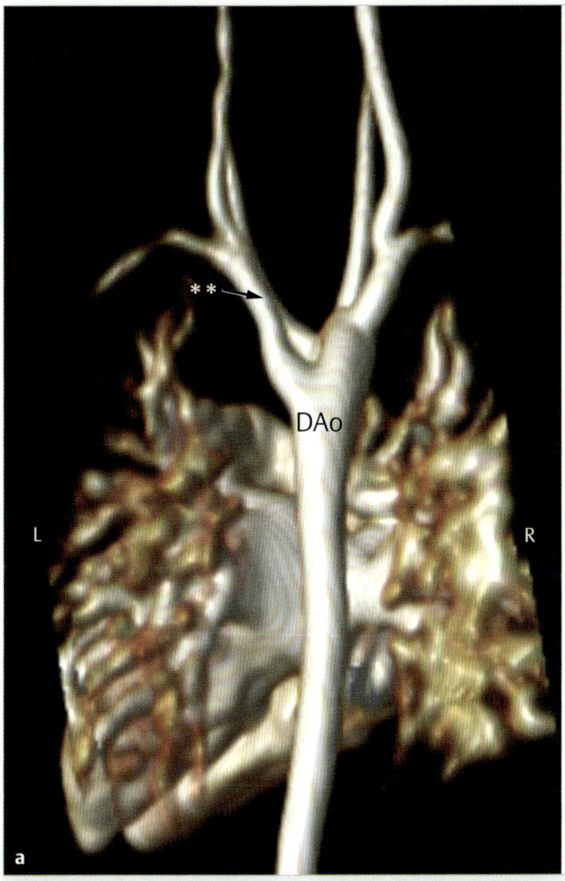

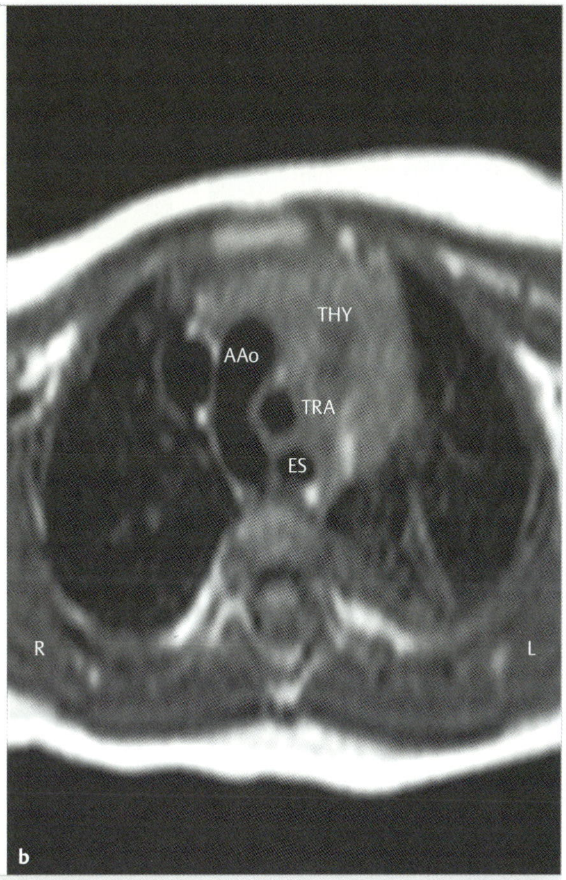

Abb. 4.143 Rechtsseitiger Aortenbogen. 12 Monate alter Säugling mit Schluckbeschwerden und einem Rechtsaortenbogen sowie einer aberrant verlaufenden linken A. subclavia (Doppelstern).

AAo = Ascending Aorta (Aorta ascendens)
THY = Thymus
ES = Esophagus (Ösophagus)
TRA = Trachea

a In der dorsalen Projektion einer kontrastmittelgestützten MRA ist der Abgang aus der A. descendens zu erkennen.
b In der transversalen Black-Blood-MR-SE-Sequenz ist die Kompression von Ösophagus und Trachea zwischen der linken A. subclavia und dem Rechtsaortenbogen zu sehen.

Tab. 4.27 Häufigkeit eines Rechtsaortenbogens bei verschiedenen angeborenen Herzfehlern [237].

Fehlbildung	Inzidenz des rechtsseitigen Aortenbogens (%)
Truncus arteriosus	40–50
Fallot-Tetralogie	25–30
DORV	30
Pulmonalatresie mit VSD	20
Trikuspidalatresie	6–10
TGA	3–5

DORV = Double Outlet right Ventricle (rechter Doppelausstromventrikel)
TGA = Transposition of the great Arteries (Transposition der großen Arterien)
VSD = Ventricular Septal Defect (Ventrikelseptumdefekt)

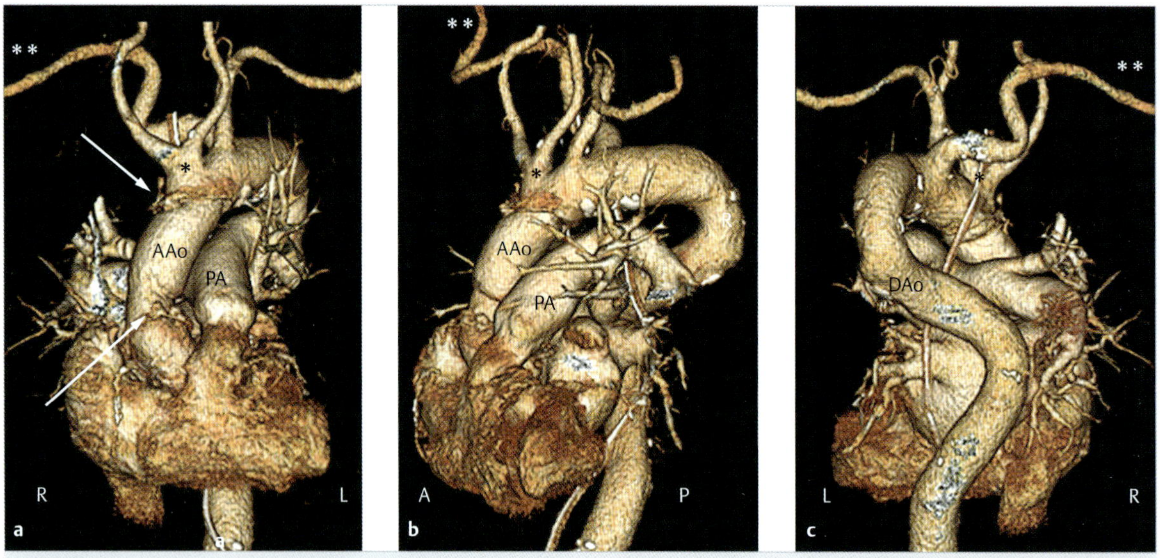

Abb. 4.144 A. lusoria und Truncus bicaroticosubclavius nach Aorta-ascendens-Ersatz. 77-jähriger Patient, der aufgrund einer akuten Typ-A-Dissektion eine Aortenklappenrekonstruktion, einen Aorta-ascendens- und einen partiellen Bogenersatz (**a**, Pfeile) erhalten hat. Die postoperative CT-Kontrolle zeigt als anatomische Variante der supraaortalen Gefäße einen Truncus bicaroticus (**a–c**, Sterne) in Kombination mit einer A. lusoria (**a–c**, Doppelsterne).
AAo = Ascending Aorta (Aorta ascendens) DAo = Descending Aorta (Aorta descendens) PA = Pulmonary Artery (A. pulmonalis)
a Ventrale Projektion einer kontrastmittelgestützten CTA mit 3D-Rekonstruktion in Volume-Rendering-Technik.
b Laterale Projektion einer kontrastmittelgestützten CTA mit 3D-Rekonstruktion in Volume-Rendering-Technik.
c Dorsale Projektion einer kontrastmittelgestützten CTA mit 3D-Rekonstruktion in Volume-Rendering-Technik.

Einteilung

- *Gefäßringe:* Fehlbildungen des 4. Kiemenbogens führen zu einem Gefäßring um Ösophagus und Trachea, der geschlossen – wie im Falle des doppelten Aortenbogens – oder wesentlich häufiger wie bei der A. lusoria offen sein kann:
  - doppelter Aortenbogen (s. ▸ Abb. 4.146)
  - aberrante A. subclavia bei linkem oder rechtem Aortenbogen (s. ▸ Abb. 4.141 bis ▸ Abb. 4.145)
  - Pulmonalisschlinge (s. ▸ Abb. 4.148)
- *Anomalien der Aortenbogenabgänge* (s. ▸ Abb. 4.147) [234]
- *Aortenisthmusstenose, Aortenbogenstenose* (S. 195) und *IAA* (S. 205)

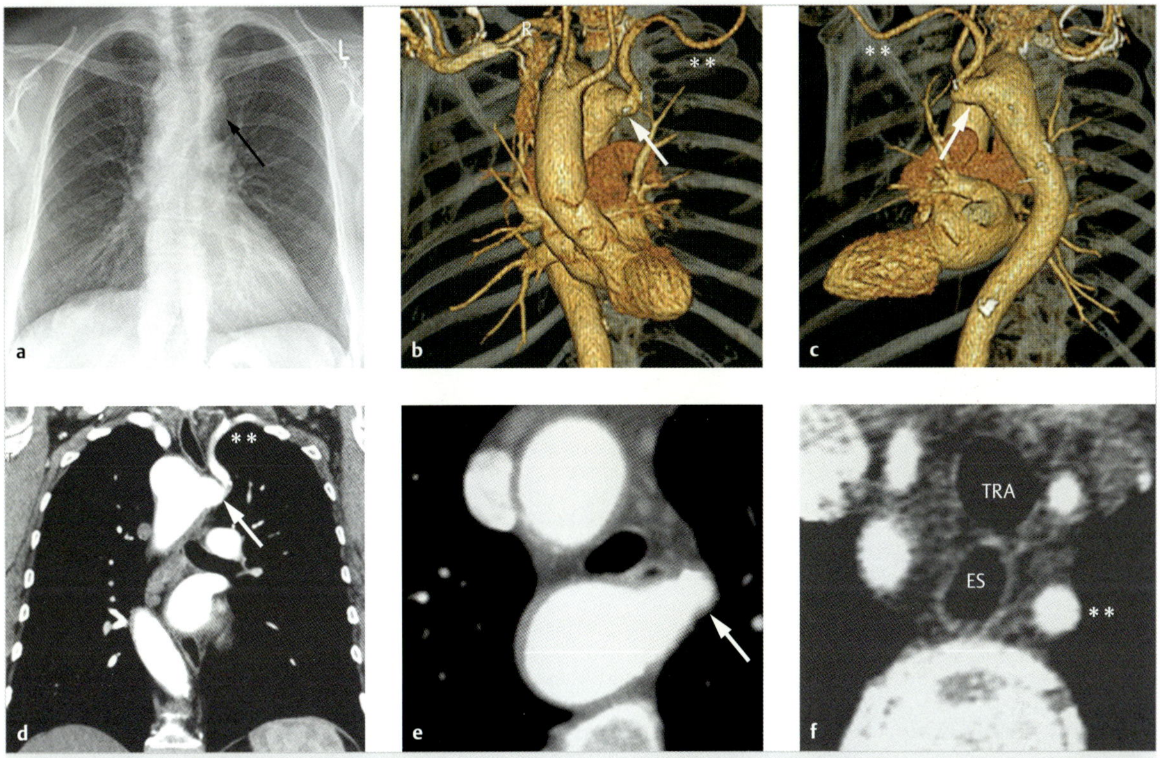

Abb. 4.145 Rechtsaortenbogen mit A. lusoria. 82-jährige Patientin mit Rechtsaortenbogen und als A. lusoria aus einem Kommerell-Divertikel (a–e, Pfeile) abgehende A. subclavia sinistra (**b**, **c**, **d**, **f**, Doppelsterne), die als Zufallsbefund im Rahmen einer CT-Thoraxuntersuchung zur Abklärung eines unklaren pulmonalen Rundherds entdeckt wurde.

ES = Esophagus (Ösophagus)
TRA = Trachea

a P.-a. Röntgenthoraxbild mit sichtbarem Kommerell-Divertikel (Pfeil).
b Ventrale Ansicht einer CTA in 3D-Volume-Rendering-Technik.
c Dorsale Ansicht einer CTA in 3D-Volume-Rendering-Technik.
d Koronare Rekonstruktion auf Höhe des Abgangs der linken A. subclavia aus dem Kommerell-Divertikel einer kontrastmittelgestützten CTA des Thorax.
e Transversale Rekonstruktion auf Höhe des Abgangs der linken A. subclavia aus dem Kommerell-Divertikel einer kontrastmittelgestützten CTA des Thorax.
f Transversale Rekonstruktion auf Höhe der supraaortalen Äste einer kontrastmittelgestützten CTA des Thorax.

Klinische Problematik

Variationen der Aortenbogenabgänge sind häufig asymptomatisch, da der vaskuläre Ring zwischen Aorta und Pulmonalarterie ventral offen ist, und werden daher meist als Zufallsbefunde im Rahmen der kardiovaskulären Diagnostik beschrieben (s. ► Abb. 4.145). Sie werden häufig erst dann symptomatisch, wenn das Kommerell-Divertikel sehr groß (► Abb. 4.149) oder der obliterierte Ductus arteriosus (Lig. arteriosum) sehr kurz ist. Gefäßringe (s. ► Abb. 4.144) verursachen vor allem in der „geschlossenen" bzw. kompletten Form meist eher Beschwerden [234]. Die häufigste komplette Form, der doppelte Aortenbogen, weist 2 offene Bögen auf, von denen einer atretisch sein kann (s. ► Abb. 4.146). Die klinischen Symptome umfassen je nach Beteiligung von Speiseröhre oder Trachea neben einem Stridor gehäufte Atemwegsinfekte und Schluckbeschwerden, evtl. auch eine Zyanose.

Merke

M!

Als *„Kommerell-Divertikel"* wird eine angeborene fokale Erweiterung im Abgangsbereich einer aberranten A. subclavia bzw. einer A. lusoria aus dem Aortenbogen bzw. der Aorta descendens bezeichnet (s. ► Abb. 4.145 u. ► Abb. 4.149), die retroösophageal verläuft und insbesondere aufgrund des Divertikels zu Dysphagien führen kann. Diese Aortenanomalie wurde 1936 erstmals von dem deutschen Radiologen Kommerell [235] beschrieben und stellt einen Abkömmling des 4. Kiemenbogens dar.

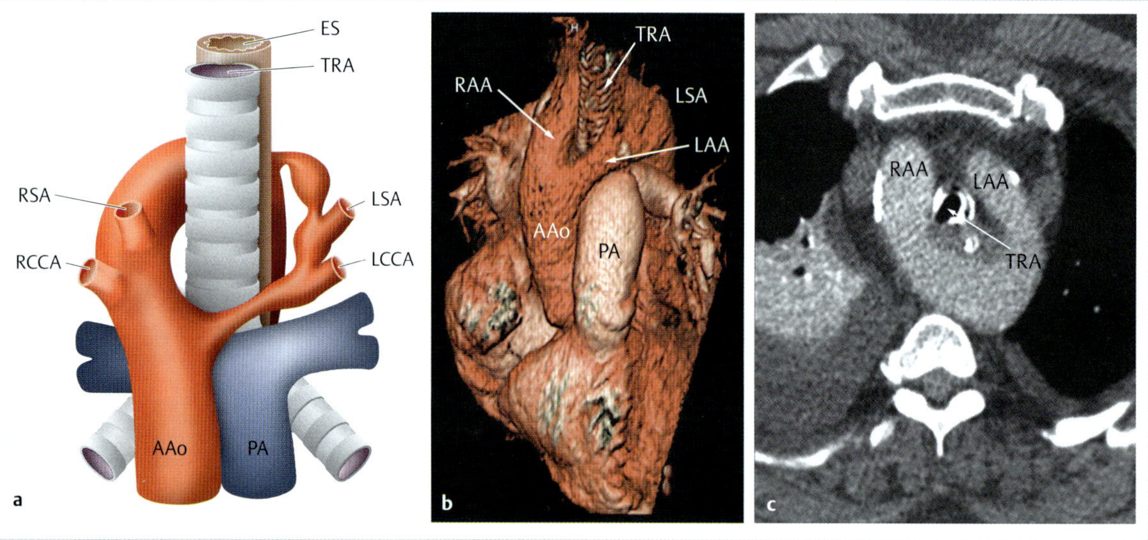

Abb. 4.146 Doppelter Aortenbogen.

AAo = Ascending Aorta (Aorta ascendens)
ES = Esophagus (Ösophagus)
LAA = Left Aortic Arch (linker Aortenbogen)
LCCA = Left Common Carotid Artery (A. carotis communis sinistra)
LSA = Left Subclavian Artery (A. subclavia sinistra)
PA = Pulmonary Artery (A. pulmonalis)
RAA = Right Aortic Arch (rechter Aortenbogen)
RCCA = Right Common Carotid Artery (A. carotis communis dextra)
RSA = Right Subclavian Artery (A. subclavia dextra)
TRA = Trachea

a Schematische Darstellung der häufigsten Form eines geschlossenen bzw. kompletten Gefäßrings, eines doppelten Aortenbogens, der meist einen atretischen Teil aufweist, hier den linken Aortenbogen. Der rechte Aortenbogen ist nicht atretisch; aus ihm entspringen die rechte A. carotis communis und die rechte A. subclavia.

b CT-Rekonstruktionen (3D-Volume-Rendering-Technik) von ventral einer 70-jährigen Patientin nach Reanimation wegen Aspiration und anamnestischer Angabe von Schluckbeschwerden und Detektion eines doppelten Aortenbogens als Zufallsbefund. Der doppelte Aortenbogen bildet eine sog. Vascular Sling um den Ösophagus und die Trachea. Die Anteile des rechten und linken Aortenbogens sind deutlich zu erkennen.

c Axiale Rekonstruktion einer kontrastmittelgestützten CT-Aufnahme der Patientin aus **b**.

Natürlicher Verlauf, Indikation zur Therapie und Therapieoptionen

In der Regel sind die hier beschriebenen Aortenbogenanomalien symptomlos und werden meist als Zufallsbefund entdeckt, wenn sie nicht mit anderen Aortenanomalien, wie z. B. der Koarktation oder dem IAA, kombiniert auftreten. Das Auftreten von Beschwerden, insbesondere von Kompressionsphänomenen, wird durch die Entwicklung von Aneurysmen (s. ▸ Abb. 4.149) begünstigt; dann ist die Indikation zur Operation oder interventionellen Therapie gegeben [236]. In diesen Fällen sind bereits im Säuglings- und Kindesalter lebensbedrohliche Zustände möglich; diese können aber auch noch in höherem Lebensalter eintreten (s. ▸ Abb. 4.146). Bei der Operation wird die lebensbedrohende Einengung von Luft- und Speiseröhre beseitigt. Die transthorakale zentrale Ligatur und Resektion der A. lusoria mit anschließender Transposition ist das operative Standardverfahren zur Therapie einer symptomatischen A. lusoria (Dysphagie) ohne Aneurysma. Die operative Therapie hat eine hohe Erfolgsrate [236].

Alleinige Stenosierungen der A. subclavia werden mittlerweile mithilfe einfacher interventioneller Verfahren behandelt, wie der perkutanen transbrachialen oder transfemoralen Angioplastie mit oder ohne Stent-Implantation. Für aneurysmatische Erweiterungen (▸ Abb. 4.150; s. auch ▸ Abb. 4.149) oder Rupturen (▸ Abb. 4.151) stellen endovaskuläre Hybrideingriffe, wenn möglich, ebenfalls die Methode der Wahl dar [236].

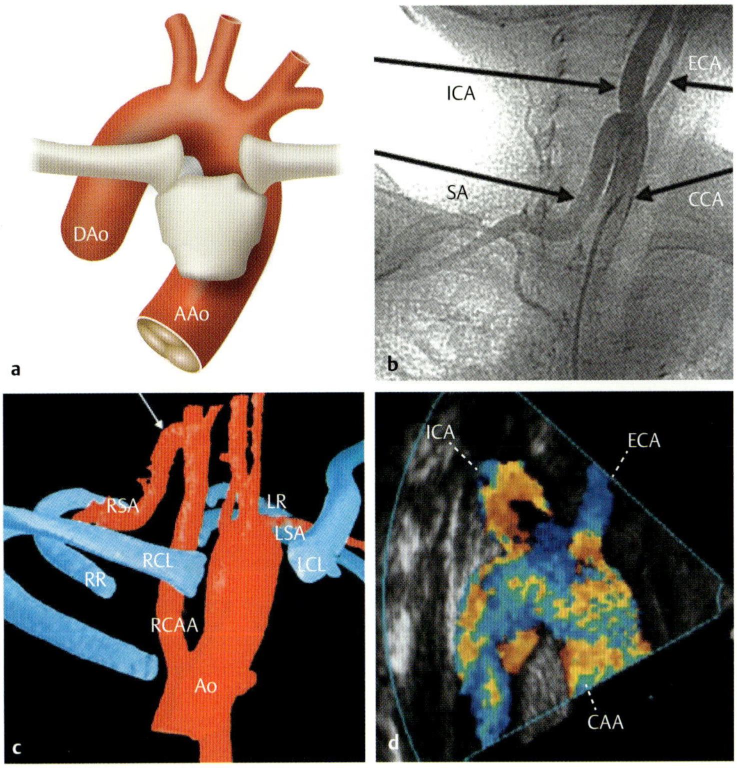

Abb. 4.147 Zervikaler Abgang der rechten A. subclavia. Die Aufnahmen zeigen den zervikalen Ursprung der rechten A. subclavia (**c**, Pfeil) nahe der Bifurkation in den Aa. carotes interna und externa.

Ao = Aorta
DAo = Descending Aorta (Aorta descendens)
CCA = Common Carotid Artery (A. carotis communis)
ECA = External Carotid Artery (A. carotis externa)
ICA = Internal Carotid Artery (A. carotis interna)
LCL = Left Clavicle (linke Klavikula)
LR = Left first Rib (linke 1. Rippe)
LSA = Left Subclavian Artery (A. subclavia sinistra)
RCCA = Right Common Carotid Artery (A. carotis communis dextra)
RCL = Right Clavicle (rechte Klavikula)
RR = Right first Rib (rechte 1. Rippe)
RSA = Right Subclavian Artery (A. subclavia dextra)
SA = Subclavian Artery (A. subclavia)

a Schematische Darstellung eines zervikalen Rechtsaortenbogens mit entsprechend zervikalem Abgang der A. subclavia.
b Angiografische Darstellung eines 4-jährigen Patienten mit zervikalem Abgang der RSA.
c 3D-Rekonstruktion der Aorta und der großen Gefäße mittels MDCT des Patienten aus **b**.
d Farb-Doppler-Sonografie des Patienten aus **b**.

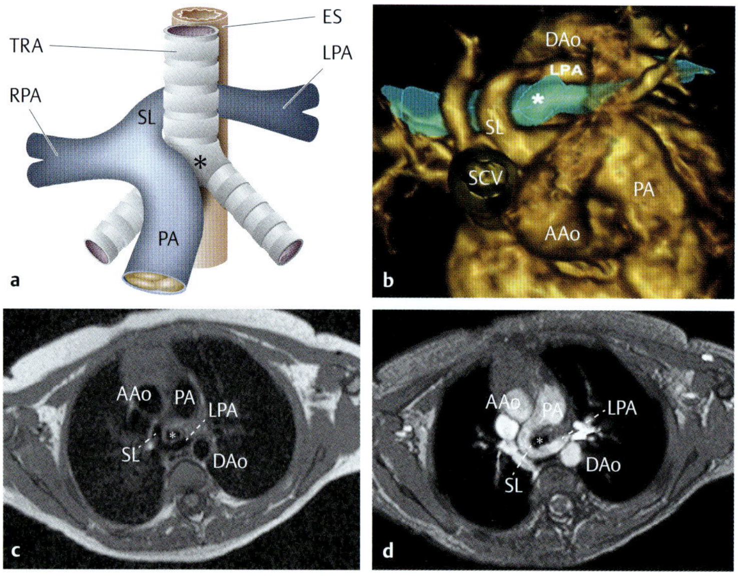

Abb. 4.148 Pulmonary Sling. Die Trachea ist jeweils durch einen Stern markiert.

AAo = Ascending Aorta (Aorta ascendens)
DAo = Descending Aorta (Aorta descendens)
ES = Esophagus (Ösophagus)
LPA = Left Pulmonary Artery (A. pulmonalis sinistra)
PA = Pulmonary Artery (A. pulmonalis)
RPA = Right Pulmonary Artery (A. pulmonalis dextra)
SCV = Superior Caval Vein (V. cava superior)
SL = Sling (Schlinge)

a Schematische Darstellung der seltenen Fehlbildung des Abgangs der linken aus der rechten Pulmonalarterie (sog. Pulmonary Sling).

b Darstellung eines vaskulären Ringes mittels einer 3D-Volume-Rendering-Technik unter Verwendung einer sog. Interleaved Double-Slab 3D-FISP-MRA. Der Abgang der linken Pulmonalarterie mit Schlingenbildung um die Trachea ist in **b**–**d** gut zu erkennen.

c Transversale Black-Blood-MR-SE-Sequenz des Patienten aus **b**.

d Transversale 3D-GE-Sequenz des Patienten aus **b**.

Tab. 4.28 Relative Wertigkeit von Echokardiografie, MRT, MDCT und Herzkatheteruntersuchung für die Beurteilung von Aorten- und Pulmonalarterienanomalien im Vergleich.

Untersuchungsparameter	Röntgenthorax	Echokardiografie		MRT	MDCT	Herzkatheter
		TTE	TEE			
Invasivität	nicht invasiv	nicht invasiv	invasiv	nicht invasiv	nicht invasiv	invasiv
Mobilität	ja	ja		nein	nein	nein
Sichtfeld	unabhängig vom Schallfenster	abhängig vom Schallfenster		unabhängig vom Schallfenster	unabhängig vom Schallfenster	unabhängig vom Schallfenster
Visualisierungsmöglichkeiten	Summationsbild (evtl. unter Durchleuchtung mit Ösophagusbreischluck)	2D/3D (einschließlich Doppler)		2D/3D (4D) (als MRA, ggf. mit Flussmessung)	2D/3D (4D) (als CTA)	2D (3D) (als Rotationsangiointervention unter Durchleuchtung)
Strahlenexposition	ja	nein		nein	ja	ja
Untersucherabhängigkeit	relativ untersucherunabhängig	untersucherabhängig		relativ untersucherunabhängig	relativ untersucherunabhängig	relativ untersucherunabhängig
Darstellbarkeit der Morphologie des Aortenbogens	gering	hoch	hoch	hoch	hoch	hoch
Darstellbarkeit der Morphologie von Lunge und Trachea	gering	–	–	mäßig	hoch	gering
Darstellbarkeit der Morphologie des Ösophagus	mit Bariumbreischluck hoch	gering	gering	mit oraler Kontrastmittelgabe hoch	mit oraler Kontrastmittelgabe hoch	–

CTA = computertomografische Angiografie
MDCT = Multidetektorcomputertomografie
MRA = Magnetresonanzangiografie
MRT = Magnetresonanztomografie
TEE = transösophageale Echokardiografie
TTE = transthorakale Echokardiografie

Ziele und relative Wertigkeit der diagnostischen Bildgebung

Aorten- und Pulmonalarterienanomalien werden bei fehlender Beschwerdesymptomatik oft erst in höherem Lebensalter zufällig im Rahmen einer bildgebenden Routinediagnostik aus anderer Indikation heraus entdeckt (s. ▸ Abb. 4.145); dabei kann bereits anhand der p.-a. *Röntgenaufnahme* eine Verdachtsdiagnose bezüglich einer Aortenanomalie gestellt werden (▸ Tab. 4.28; s. ▸ Abb. 4.145a u. ▸ Abb. 4.149a). Für die dezidierte Diagnostik der Aortenanomalien ist die Röntgenthoraxuntersuchung allerdings nicht geeignet; jedoch kann eine Bariumbreischluckaufnahme unter Röntgendurchleuchtung hilfreich sein, um Passageengpässe der Speiseröhre zu erkennen.

In jüngeren Lebensjahren und insbesondere im Säuglingsalter lassen sich einige Aortenbogenanomalien oft vollständig *echokardiografisch* beurteilen, z. B. über eine suprasternale Anlotung (s. ▸ Abb. 4.147d). Oft ist aber die gesamte Aorta nicht in ihrem ganzen Verlauf beurteilbar.

Deshalb stehen sich in diesem Zusammenhang weitgehend gleichberechtigt die kontrastmittelgestützte, ggf. zeitlich aufgelöste *MRA* [233] und die *CTA* als I2-Indikation nach den Konsensusempfehlungen der DRG, der DGK und der DGPK (gleichberechtigt mit anderen Methoden) gegenüber [231] [232]. Für jüngere Patienten und bei elektiver Diagnostik ist die MRT (s. ▸ Abb. 4.142, ▸ Abb. 4.143 u. ▸ Abb. 4.147b) [232] und in der postoperativen Kontrolle (s. ▸ Abb. 4.142), in der Notfalldiagnostik, z. B. bei Ruptur eines Aneurysmas (s. ▸ Abb. 4.149 u. ▸ Abb. 4.151), oder nach Stent-Implantation (s. ▸ Abb. 4.150) die MDCT der Aorta vorzuziehen. Bei Stridor und Frage nach begleitenden Lungenfehlbildungen oder pulmonaler Beeinträchtigung, genauso wie bei der Frage nach durch die Fehlbildung bedingter Dysphagie bietet die CT dagegen Vorteile gegenüber der MRT. Aus der Zusammenschau von Klinik und Morphologie ergibt sich bei diesen verschiedenen Anomalien die Indikation für ein chirurgisches oder interventionelles Vorgehen.

Eine *invasive Diagnostik* ist in der Regel nur notwendig, wenn in gleicher Sitzung auch eine Intervention geplant ist, wie z. B. eine Stent-Implantation.

▸ **Danksagung.** Wir danken Herrn In der Mühle für die kritische Durchsicht des ersten Manuskriptentwurfs und das Heraussuchen von Bildbeispielen.

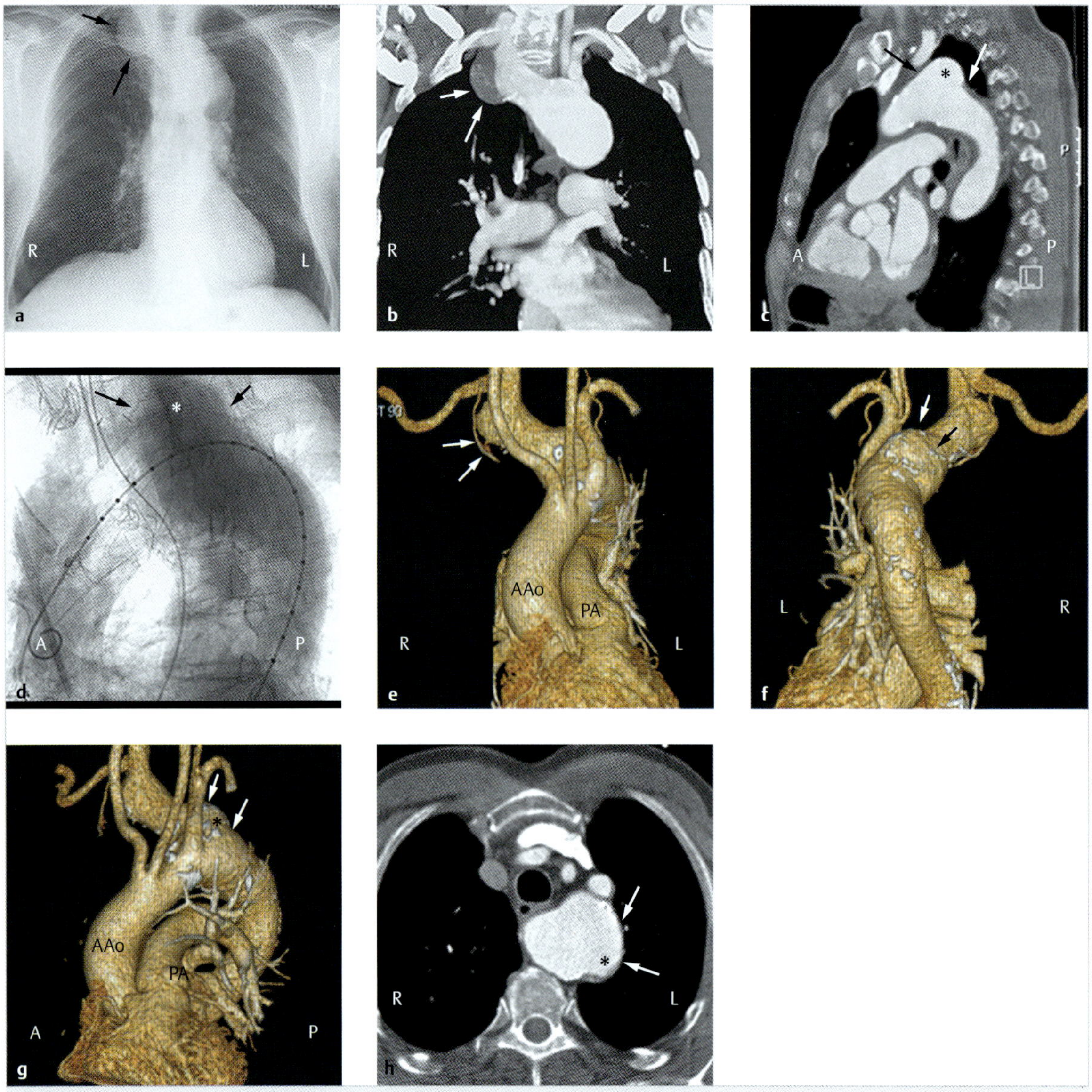

Abb. 4.149 A. lusoria mit Kommerell-Divertikel. 72-jähriger männlicher Patient, der über seit Längerem bestehende Schluckbeschwerden klagte und sich zur Behandlung eines Kommerell-Divertikels (**c**, **d**, **f–h**, Sterne und Pfeile) vorstellte. Die Abbildungen zeigen eine partiell thrombosierte, aneurysmatische Aufweitung einer A. lusoria (**a**, **b**, **e**, Pfeile), die im Bereich des Abgangs der A. subclavia als „Kommerell-Divertikel" bezeichnet wird. Die Behandlung erfolgte mittels operativem Debranching und perkutaner, endovaskulärer Stentgraft-Implantation in den Aortenbogen und die proximale A. descendens (s. ► Abb. 4.150).

AAo = Ascending Aorta (Aorta ascendens)
PA = Pulmonary Artery (A. pulmonalis)

- **a** Konventionelles p.–a. Röntgenthoraxbild.
- **b** Koronare multiplanare CT-Rekonstruktion mit Darstellung des teilthrombosierten Divertikels.
- **c** Sagittale multiplanare CT-Rekonstruktion.
- **d** Interventionelle Aortografie des Aortenbogens mit Pigtail-Katheter in lateraler Projektion.
- **e** Ventrale Ansicht einer 3D-Volume-Rendering-CT-Rekonstruktion.
- **f** Dorsale Ansicht einer 3D-Volume-Rendering-CT-Rekonstruktion.
- **g** Laterale Ansicht einer 3D-Volume-Rendering-CT-Rekonstruktion.
- **h** Transversale CT-Rekonstruktion in Höhe des Kommerell-Divertikels.

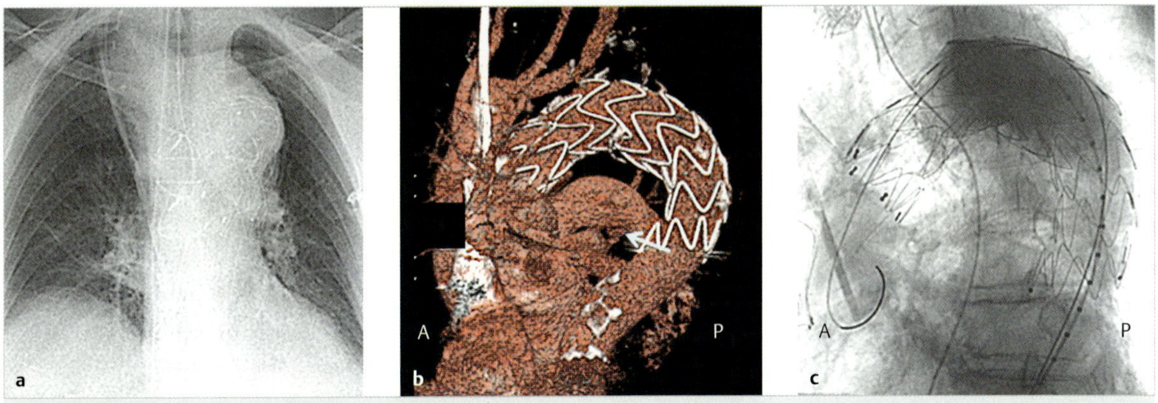

Abb. 4.150 Zustand nach endovaskulärer Aneurysmatherapie bei A. lusoria mit Kommerell-Divertikel. Der 72-jährige männliche Patient aus ▶ Abb. 4.149 wurde mittels Implantation einer aortalen Stent-Prothese in den Aortenbogen therapiert.

a P.–a. Röntgenthoraxaufnahme.

b Laterale Projektion einer Volume-Rendering-Technik aus einer kontrastmittelgestützten CTA.

c Korrespondierende kontrastmittelgestützte interventionelle Aortografie in LAO-Projektion.

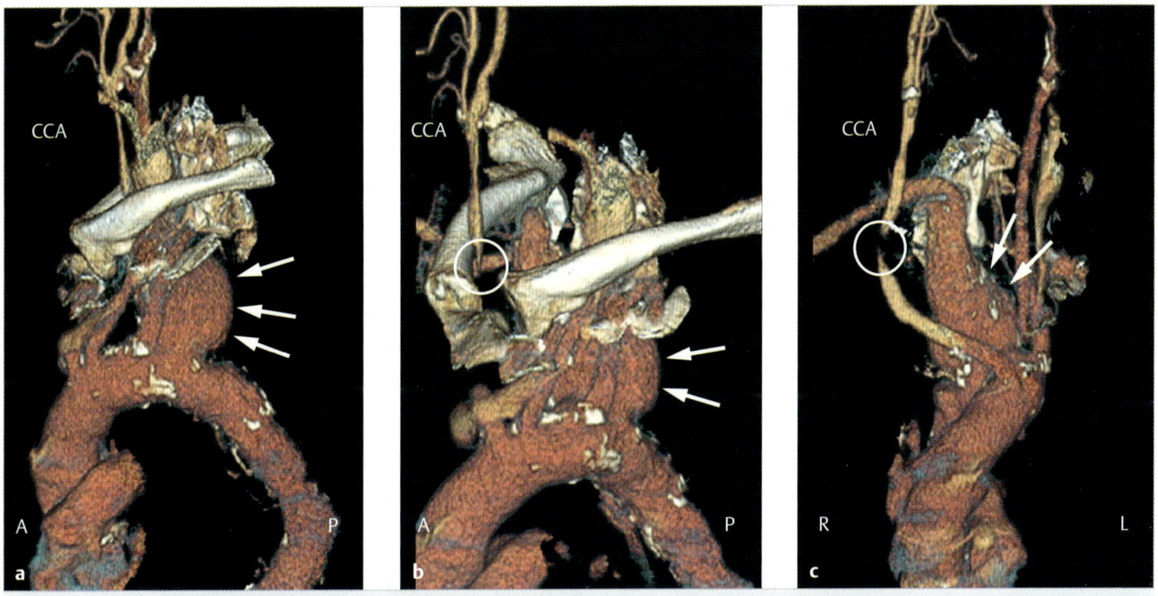

Abb. 4.151 A. lusoria, Kommerell-Divertikel und A.-carotis-Kompression. 56-jährige Patientin, die sich mit akuter Luftnot in der Notaufnahme vorstellte. Die CT zeigt ein gedeckt rupturiertes Kommerell-Divertikel (**a–c**, Pfeile), das die Trachea hochgradig stenosiert und die rechte A. carotis auf Höhe der Klavikula komprimiert (**b**, **c**, Kreis).

CCA = Common Carotid Artery (A. carotis communis)

a Laterale Rekonstruktion in Volume-Rendering-Technik einer kontrastmittelgestützten CTA mit Darstellung der knöchernen Strukturen.

b Fensterung mit „bone removal“ zur Darstellung der CCA-Kompression.

c A.–p. Projektion (Knochen entfernt).

4.5.4 Angeborene Koronaranomalien

Marcus Makowski, Gerald Greil u. Lukas Lehmkuhl

Definition

Bei einer angeborenen Koronaranomalie handelt es sich um einen atypischen Abgang der rechten oder linken Koronararterie nicht aus dem rechts- bzw. linkskoronaren, der Pulmonalarterie zugewandten Sinus der Aorta (▶ Abb. 4.152, ▶ Abb. 4.153 u. ▶ Abb. 4.154), mit atypischem Verlauf (▶ Abb. 4.155) oder mit atypischer Anzahl, atypischem Durchmesser oder atypischer Mündung (z. B. koronararterielle Fisteln; ▶ Abb. 4.156).

Isolierte Koronaranomalien sind auch bei normaler sonstiger kardiovaskulärer Anatomie mit 1–2 % relativ häufige Anomalien [250]. Sie sind meist nur in Kombination mit begleitenden angeborenen Herzfehlern von klinischer Relevanz (▶ Abb. 4.157, ▶ Abb. 4.158 u. ▶ Abb. 4.159) [242] [246] [252]. Koronarfisteln können als arteriovenöse (s. ▶ Abb. 4.156) oder arteriosystemische Fisteln auftreten; dabei ist die rechte Koronararterie etwas häufiger betroffen. Die Einmündung erfolgt ebenfalls am häufigsten in den rechten Ventrikel und den rechten Vorhof.

Einteilung

Es existieren verschiedene Einteilungen der Koronaranomalien, deren klinische Bedeutung am besten nach der jeweiligen hämodynamischen Relevanz der Anomalie beurteilt werden kann [239]:

- *Koronarfisteln:* Koronarfisteln sind präkapilläre Verbindungen von Koronararterien mit Herzkammern, Koronarsinus (s. ▶ Abb. 4.156), V. cava superior oder Pulmonalarterien. Die Inzidenz beträgt ca. 1–2 % in angiografischen Serien [247]. Die Patienten sind meist asymptomatisch. Erst wenn es durch das Shunt-Volumen zu einer relevanten Volumenbelastung kommt, werden die Patienten klinisch auffällig.
- *Bland-White-Garland-Syndrom* (Synonym: Anomalous Left Coronary Artery from pulmonary Artery, Akronym „ALCAPA“): Das Bland-White-Garland-Syndrom ist die zweithäufigste hämodynamisch relevante Anomalie und bezeichnet den Ursprung der linken Koronararterie aus der Pulmonalarterie (▶ Abb. 4.160) [241]. Eine frühe Diagnose im Säuglingsalter ist für das Überleben des Patienten entscheidend. Die postpartale Senkung des pulmonalarteriellen Widerstands hat eine Minderperfusion der von der Pulmonalarterie abgehenden Koronararterie zur Folge. Unkorrigiert führt dies häufig zum Tod bereits im Säuglingsalter, kann aber bei entsprechender Kompensation durch Kollateralen auch erst im Erwachsenenalter [248] durch chronisch rezidivierende Ischämien manifest werden (s. ▶ Abb. 4.160l).
- *Kongenitale Stenosen oder Atresien von Koronarien:* Diese sind sehr selten und mit dem Leben nur vereinbar, falls eine Kollateralzirkulation vorliegt [247].

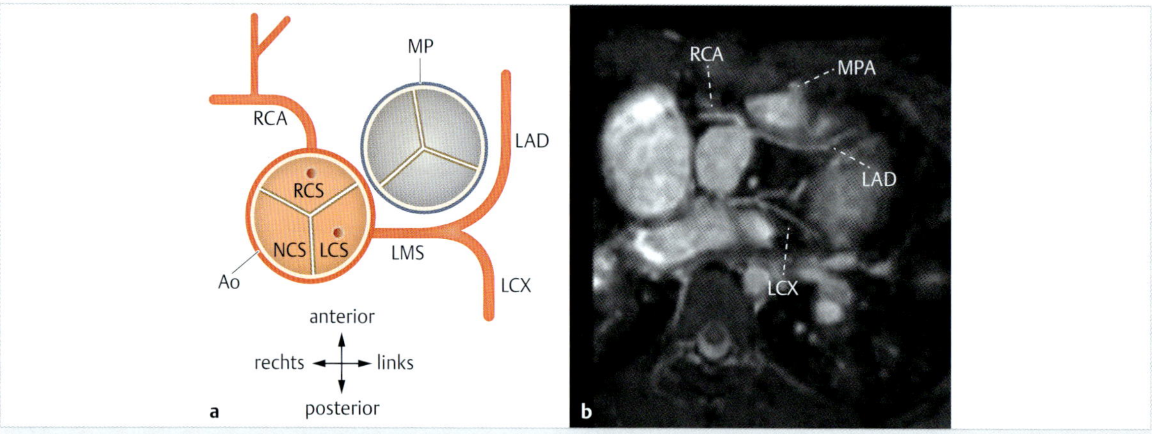

Abb. 4.152 Schema des normalen Koronarverlaufs und atypischer Abgang von R. interventricularis anterior und R. circumflexus.
Ao = Aorta
LAD = Left Anterior Descending (R. interventricularis anterior)
LCS = Left Coronary Sinus (linkskoronarer Sinus)
LCX = Left Circumflex Artery (R. circumflexus)
LMS = Left Main Stem (linker Hauptstamm)
MPA = Main Pulmonary Artery (Truncus pulmonalis)
NCS = Non Coronary Sinus (posteriorer bzw. nicht koronarer Sinus)
RCA = Right Coronary Artery (A. coronaria dextra)
RCS = Right Coronary Sinus (rechtskoronarer Sinus)

a Schematische Darstellung des normalen Koronarverlaufs bei transversaler Schnittführung.
b Transversale MIP-Rekonstruktion eines MR-Whole-Heart-Datensatzes, akquiriert in Navigatortechnik, eines 7 Jahre alten Patienten mit isoliertem Abgang des R. interventricularis anterior aus dem rechtskoronaren Sinus. Der R. circumflexus entspringt aus dem linkskoronaren Sinus.

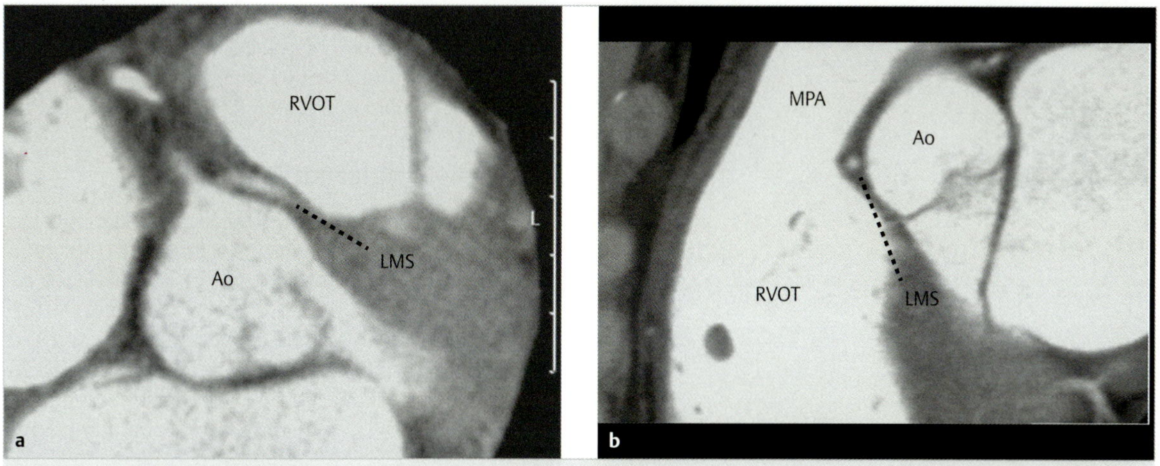

Abb. 4.153 Gemeinsamer Abgang von rechter Koronararterie und linkem Hauptstamm aus dem rechtskoronaren Sinus. 37-jährige Frau mit pektanginösen Beschwerden bei physischer Belastung. Der linke Hauptstamm verläuft zwischen Aorta und RVOT bzw. Pulmonalarterie.

Ao = Aorta
LMS = Left Main Stem (linker Hauptstamm)
MPA = Main Pulmonary Artery (Truncus pulmonalis)

a Transversale Rekonstruktion einer Koronar-CT.
b Sagittale Rekonstruktion einer Koronar-CT.

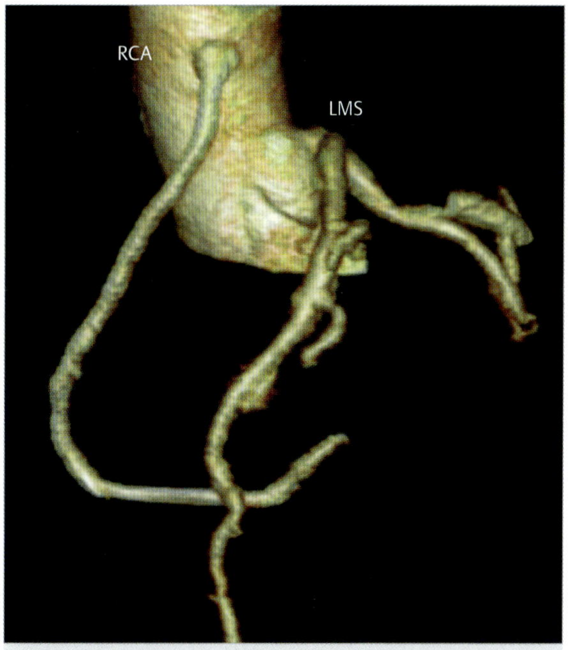

Abb. 4.154 Hoher Abgang der rechten Koronararterie aus der Aorta ascendens. 51-jährige Patientin mit atyp. pektanginösen Beschwerden; Koronar-CT. Kein Koronararterienabgang aus dem rechtskoronaren Sinus. Normaler Abgang des linken Hauptstamms aus dem linkskoronaren Sinus.
LMS = Left Main Stem (linker Hauptstamm)
RCA = Right Coronary Artery (A. Coronaria dextra)

- *Ursprung der Koronararterien vom kontralateralen Sinus:*
    - Ursprung der linken Koronararterie vom kontralateralen Sinus: Dabei können entweder der gesamte linke Hauptstamm (s. ► Abb. 4.153) oder beide Äste (R. circumflexus und R. interventricularis anterior) der linken Koronararterie aus der rechten Koronararterie (► Abb. 4.161) bzw. direkt aus dem kontralateralen rechten Sinus entspringen. Ein gemeinsames Ostium aller 3 Koronarien ist sehr selten (0,02–0,04 %). Es können aber auch nur einzelne Äste der linken Koronararterie, entweder der R. interventricularis anterior (s. ► Abb. 4.152b u. ► Abb. 4.158) oder der R. circumflexus (► Abb. 4.162), aus dem rechtskoronaren Sinus bzw. der rechten Koronararterie abgehen. Die Inzidenz dafür beträgt ca. 0,7 %. Der R. circumflexus verläuft dann in der Regel dorsal der Aorta und des akoronaren bzw. posterioren Sinus Valsalva (s. ► Abb. 4.162). Das ist ebenso wie der häufige Verlauf des R. interventricularis anterior ventral der Pulmonalarterie (s. ► Abb. 4.158) hämodynamisch nicht relevant. Vorsicht ist allerdings vor kardiochirurgischen Eingriffen geboten (s. ► Abb. 4.161), wie z. B. einer operativen Korrektur einer Fallot-Tetralogie oder TGA bei atypischem Verlauf des R. interventricularis anterior ventral der Pulmonalarterie (s. ► Abb. 4.157 u. ► Abb. 4.158).
    - Ursprung der rechten Koronararterie vom kontralateralen Sinus Valsalva: Der Ursprung der rechten Koronararterie aus dem linken Sinus Valsalva bzw. der linken Koronararterie ist häufig. Dabei verläuft die rechte Koronararterie meist ventral der Aorta und kann dabei zwischen Aorta und Pulmonalarterie liegen

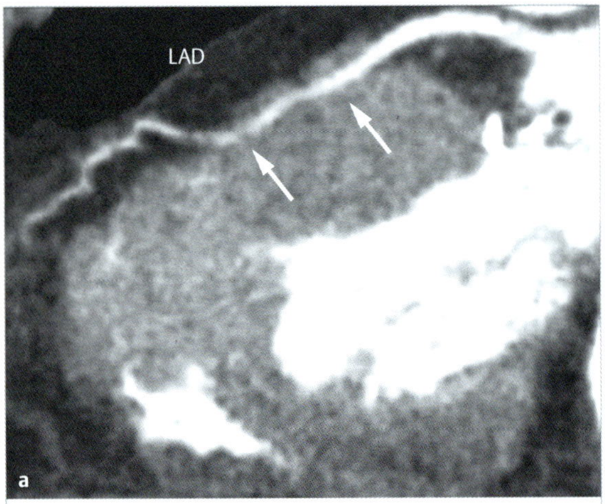

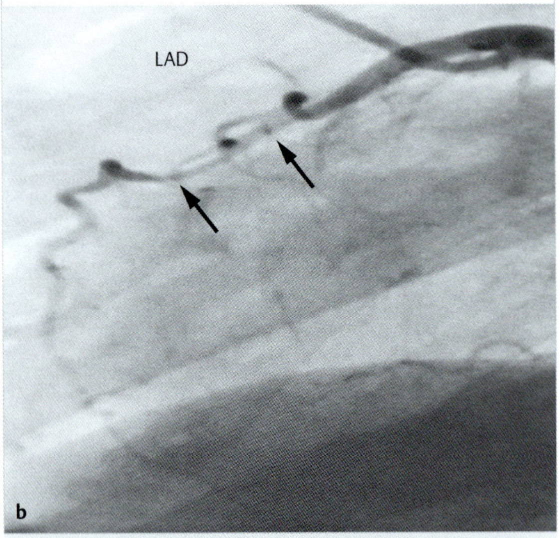

Abb. 4.155 Muskelbrücke des R. interventricularis anterior. 70-jährige Patientin mit pektanginösen Beschwerden vor geplantem Aortenklappenersatz. Die Muskelbrücke (Pfeile) im Bereich des mittleren R. interventricularis anterior ist im Herzkatheter nur indirekt, in der CT dagegen direkt nachweisbar.
LAD = Left Anterior Descending (R. interventricularis anterior)
a Gekrümmte multiplanare Reformatierung des R. interventricularis anterior aus einem Koronar-CT-Datensatz.
b Selektive Herzkatheteruntersuchung des R. interventricularis anterior.

(▶ Abb. 4.163). Dies kann zur belastungsinduzierten Ischämie führen. In diesem Falle sollte eine operative Korrektur erfolgen.

- *Sonstige, in der Regel hämodynamisch eindeutig nicht relevante Anomalien:* Hämodynamisch nicht relevante Anomalien der Koronararterien haben eine Inzidenz von ca. 0,3–1,0 %. Es handelt sich meist um Zufallsbefunde bei asymptomatischen Patienten im Rahmen der Herzdiagnostik. Eine Diagnosestellung vor kardiochirurgischen oder interventionellen Eingriffen wird für eine optimale Operationsplanung empfohlen.
- *Ektopes Ostium:* Das Ostium der linken Koronararterie entspringt in ca. 30 % der Fälle, das der rechten Koronararterie in 8 % und beide Ostien in 6 % der Fälle oberhalb der sinotubulären Junktion (s. ▶ Abb. 4.154).

Klinische Problematik

Im Säuglingsalter ist die frühestmögliche Abklärung einer Koronaranomalie als Differenzialdiagnose für eine unklare Kardiomyopathie entscheidend für das Überleben des Patienten. Anomalien der Koronararterien bei erwachsenen Patienten werden häufig bei der Abklärung unklarer Synkopen diagnostiziert oder sind ein Zufallsbefund im Rahmen kardialer bildgebender Diagnostik. Besonders häufig treten Koronaranomalien assoziiert mit angeborenen Herzfehlern auf, insbesondere bei einer TGA oder einer Fallot-Tetralogie (s. ▶ Abb. 4.157, ▶ Abb. 4.158 u. ▶ Abb. 4.159) [242] [246] [252].

Natürlicher Verlauf und Indikation zur Therapie

Anomalien, die zu einer myokardialen Minderperfusion führen können, sollten operativ korrigiert werden. So ist bei Patienten mit einem Bland-White-Garland-Syndrom eine frühzeitige Diagnose prognostisch entscheidend. Bei fallendem pulmonalvaskulärem Widerstand kommt es zur Minderperfusion der von der Pulmonalarterie abgehenden Koronararterie mit entsprechender Myokardschädigung (s. ▶ Abb. 4.160**k-n**), Herzinsuffizienz und teilweise Mitralregurgitation. Bei Verlauf der Koronararterie zwischen Aorta und Pulmonalarterie kann es unter Belastung zu Synkopen und auch zum plötzlichen Herztod kommen (s. ▶ Abb. 4.152b, ▶ Abb. 4.153, ▶ Abb. 4.161 u. ▶ Abb. 4.163). Eine Reimplantation des Ostiums der Koronararterie an die anatomisch korrekte Position wird empfohlen [243]. Hämodynamisch nicht relevante Koronaranomalien bleiben meist asymptomatisch und sind nicht behandlungsbedürftig.

> **Merke** M!
>
> Der Verlauf zwischen der Pulmonalarterie und der Aorta (s. ▶ Abb. 4.152b, ▶ Abb. 4.153 u. ▶ Abb. 4.161d) ist vergesellschaftet mit einer erhöhten Inzidenz von plötzlichem Herztod unter Belastung [240]. Eine chirurgische Korrektur des Koronararterienabgangs wird deshalb im Falle eines Ischämienachweises empfohlen.

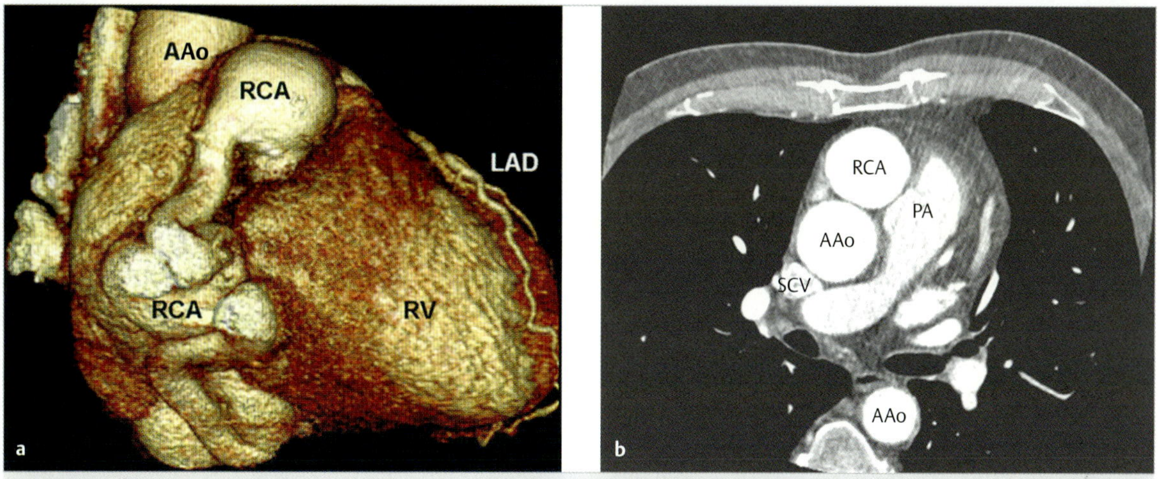

Abb. 4.156 Koronarfistel. 61-jähriger Patient mit großer Koronarfistel der rechten Koronararterie und Mündung in den Sinus coronarius. Der Patient war bis vor wenigen Monaten gut belastbar und klinisch unauffällig.

AAo = Ascending Aorta (Aorta ascendens)
LAD = Left Anterior Descending (R. interventricularis anterior)
PA = Pulmonary Artery (A. pulmonalis)
RCA = Right Coronary Artery (A. coronaria dextra)
RV = Right Ventricle (rechter Ventrikel)
SCV = Superior Caval Vein (V. cava superior)

a 3D-Oberflächenrekonstruktion aus einem EKG-getriggerten CT-Datensatz.

b Die transversale CT-Rekonstruktion zeigt die im Querschnitt bis auf die Größe der Aorta ascendens dilatierte rechte Koronararterie.

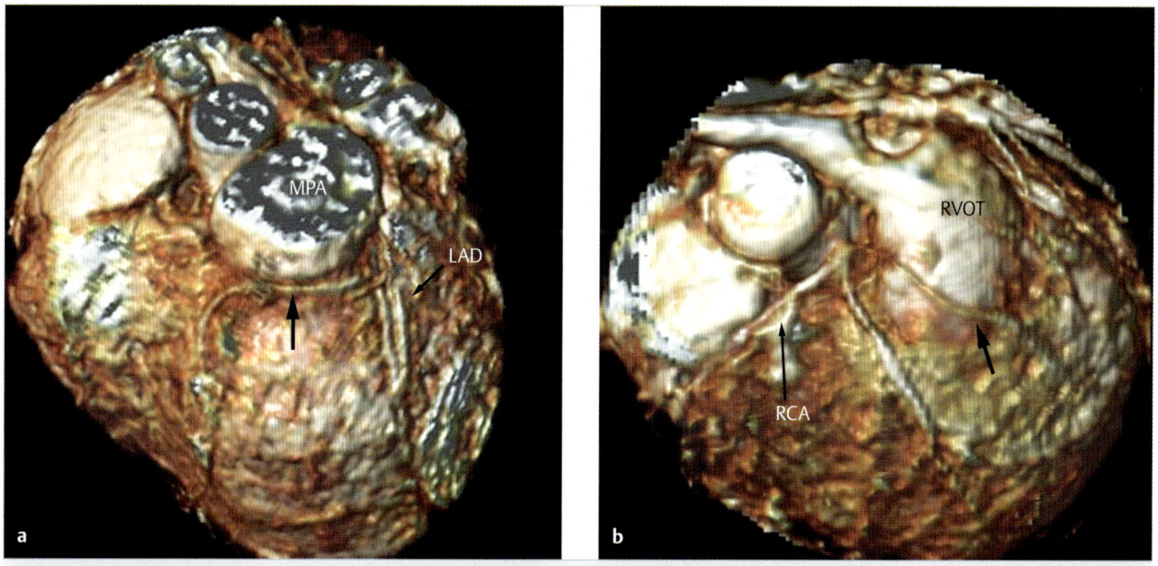

Abb. 4.157 Koronaranomalien in Zusammenhang mit Fallot-Tetralogie. Zwei verschiedene Patienten.

LAD = Left Anterior Descending (R. interventricularis anterior)
MPA = Main Pulmonary Artery (Truncus pulmonalis)
RCA = Right Coronary Artery (A. coronaria dextra)
RVOT = Right Ventricular Outflow Tract (rechtsventrikulärer Ausflusstrakt)

a Der Volume-Rendering-3D-MR-Datensatz einer SSFP-Sequenz wurde in freier Atmung mit Atemnavigator aufgenommen. Der 3,5 Jahre alte Patient mit einer operativ korrigierten Fallot-Tetralogie (S. 167) erhielt ein Herz-MRT zur Bestimmung der rechtsventrikulären Volumina und Funktion sowie zur Quantifizierung der Pulmonalklappeninsuffizienz. Ein Seitenast der linken Koronararterie kreuzt den RVOT (Pfeil).

b Der Volume-Rendering-3D-MR-Datensatz einer SSFP-Sequenz wurde in freier Atmung mit Atemnavigator aufgenommen. Bei dem 4 Jahre alten Patienten mit einer operativ korrigierten Fallot-Tetralogie kreuzt ein Seitenast der rechten Koronararterie den RVOT (Pfeil).

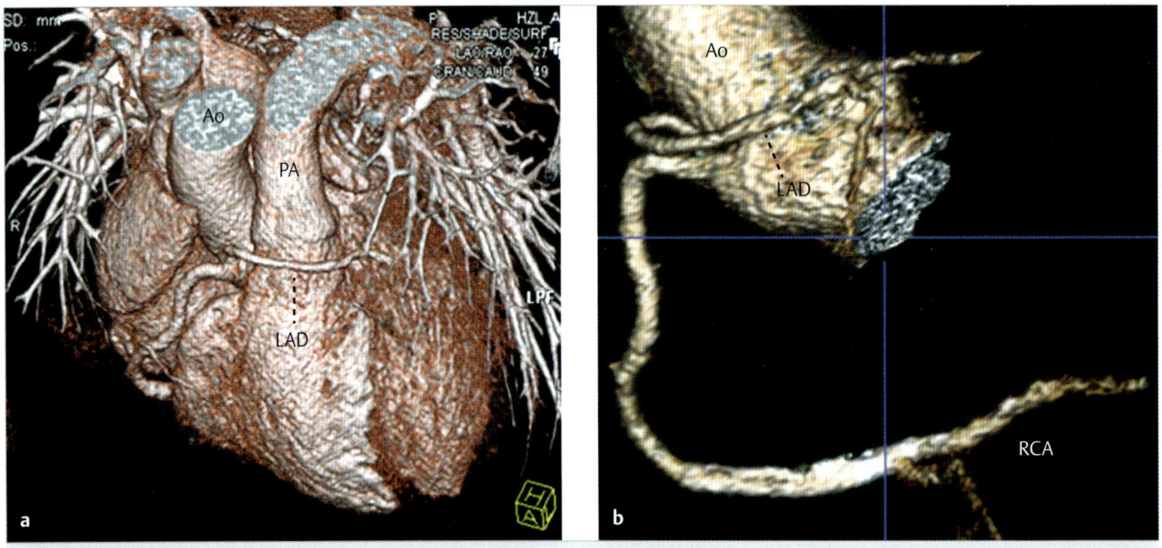

Abb. 4.158 Koronaranomalien in Zusammenhang mit einer koronaren Herzerkrankung. 75-jähriger Patient nach Hinterwandinfarkt und Stent-Implantation in die mittlere rechte Koronararterie. Die Aufnahmen zeigen einen atypischen Abgang des R. interventricularis anterior aus der rechten Koronararterie mit einem „benignen" Verlauf ventral der Pulmonalarterie.

Ao = Aorta
LAD = Left Anterior Descending (R. interventricularis anterior)
PA = Pulmonary Artery (A. pulmonalis)
RCA = Right Coronary Artery (A. coronaria dextra)

a Volume-Rendering-3D-CT-Datensatz.
b Segmentierte 3D-Rekonstruktion des rechtsseitigen Koronarsystems.

Ziele und relative Wertigkeit der diagnostischen Bildgebung

Die Wertigkeit der einzelnen bildgebenden Verfahren zur Darstellung von Koronaranomalien ist im Zusammenhang mit dem Kawasaki-Syndrom in ▶ Tab. 4.36 zusammengefasst. Die zurzeit verfügbaren Darstellungstechniken umfassen die Echokardiografie, die MRT, die Multislice-CT und die Koronarangiografie mittels Herzkatheter.

Die *Koronarangiografie* mittels der Herzkatheteruntersuchung gilt nach wie vor als Goldstandard bei der allgemeinen Darstellung der Koronararterien. Als röntgenstrahlenabhängige invasive Untersuchung muss jodhaltiges, potenziell nephrotoxisches Kontrastmittel verabreicht werden [256]. Die räumliche Beziehung der Koronarien zum Herzmuskel ist mit dieser Methode allerdings nur begrenzt darstellbar (s. ▶ Abb. 4.155), und bei Abgangsanomalien kann die selektive Darstellung der Koronararterien sogar länger dauern und mit einer höheren Strahlenexposition einhergehen als bei der MDCT (s. ▶ Abb. 4.160g, **h**, **i**).

Dagegen ist die *Echokardiografie* als nicht invasives und kostengünstiges Verfahren ideal für die Bildgebung bei Neugeborenen und Kleinkindern geeignet. Das in diesem Alter meist gute Echoschallfenster erlaubt in der Regel mit großer Sicherheit die Darstellung des Ursprungs und des Verlaufs des proximalen Abschnitts der Koronarien [244]. Mit zunehmendem Alter findet sich allerdings immer seltener ein geeignetes Schallfenster für die Darstellung des Koronararteriensystems mithilfe der Echokardiografie [244].

In den letzten Jahren wurde die *MRT* zunehmend als Alternative zur Herzkatheteruntersuchung für die Darstellung der Koronararterienabgänge und -verläufe eingesetzt [254] [255]. Als röntgenstrahlenfreie, nicht invasive Methode können damit die Koronararterienabgänge und oft auch die Koronararterienverläufe insbesondere im Jugend- und Erwachsenenalter nicht invasiv dargestellt werden [253] [254] [255] [257].

Alternativ kann die Koronaranatomie aber auch mittels der *MDCT* dargestellt werden, die in den letzten Jahren bezüglich räumlicher und zeitlicher Auflösung sowie der Strahlenexposition erheblich verbessert wurde [251]. Insbesondere bei MR-inkompatiblen Implantaten (z. B. Herzschrittmacher usw.) oder klaustrophoben Patienten bedeutet dies eine sinnvolle Alternative zum MRT. Ein weiterer Vorteil dieser Methode ist eine bessere räumliche Auflösung mit besserem Kontrast- und Signal-zu-Rausch-Verhältnis (s. ▶ Abb. 4.160a u. ▶ Abb. 4.160b). Dies wird allerdings erst durch den Einsatz von jodhaltigem Kontrastmittel ermöglicht. Hohe Herzraten, aber vor allem Arrhythmien, können die Bildqualität erheblich beeinträchtigen. Aufgrund der extrem kurzen Aufnahmezeiten der CT-Geräte der neuesten Generation können bei rein morphologischer Fragestellung in der Regel die Koronaranomalien jedoch auch bei höherer Herzfrequenz mit vertretbarer Strahlenexposition im Vergleich zum Herzkatheter in kurzer Zeit dargestellt werden [245]. Eine Narkose ist dazu in der Regel nicht notwendig.

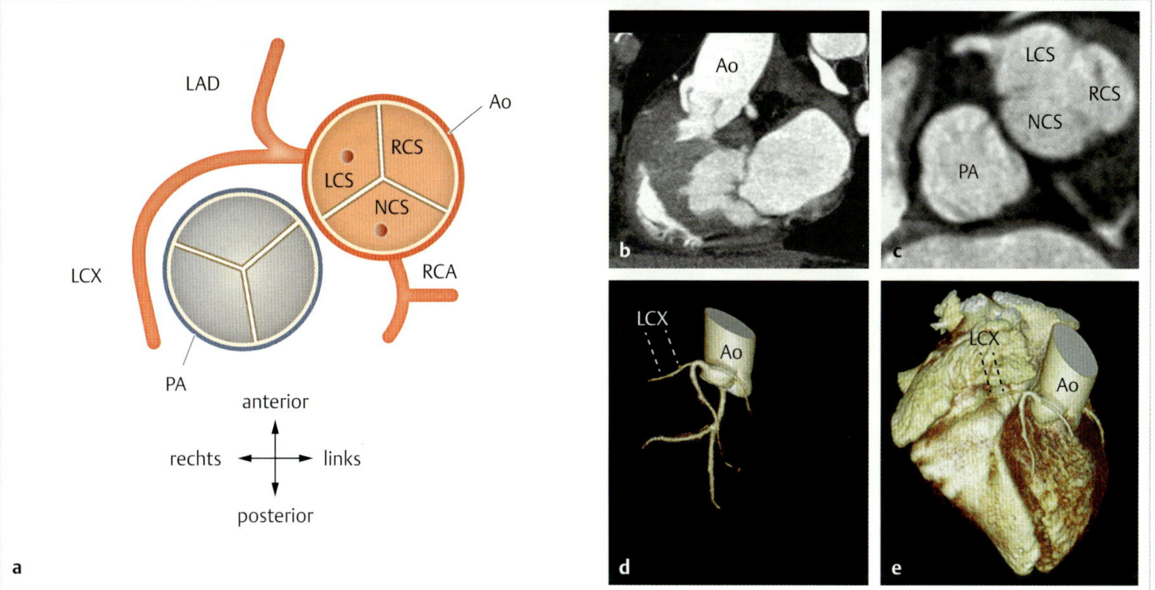

Abb. 4.159 Koronaranomalien in Zusammenhang mit einer ccTGA. 70-jähriger Patient mit präoperativer Diagnosestellung einer ccTGA (S. 207).

Ao = Aorta
LAD = Left Anterior Descending (R. interventricularis anterior)
LCS = Left Coronary Sinus (linkskoronarer Sinus)
LCX = Left Circumflex Artery (R. circumflexus)
NCS = Non Coronary Sinus (posteriorer bzw. nicht koronarer Sinus)
PA = Pulmonary Artery (A. pulmonalis)
RCA = Right Coronary Artery (A. coronaria dextra)
RCS = Right Coronary Sinus (rechtskoronarer Sinus)

a Schematische Darstellung der Koronararterienabgänge des Patienten mit links lokalisiertem, morphologisch rechtem Ventrikel. Die Aorta ist links von der Pulmonalarterie lokalisiert. R. circumflexus und R. interventricularis anterior entspringen aus dem linkskoronaren Sinus, die rechte Koronararterie typischerweise aus dem posterioren bzw. nicht koronaren Sinus.

b Die gewinkelt sagittale Rekonstruktion eines Retrospektive-gated-CT-Datensatzes zeigt die ventral gelegene Aorta ascendens mit systolisch geöffneter Aortenklappe und posteriorem Abgang der rechten Koronararterie.

c Die transversale CT-Rekonstruktion stellt den Abgang der linken Koronararterie ventral aus dem linkskoronaren Sinus dar.

d 3D-Rekonstruktion des CT-Datensatzes in Volume-Rendering-Technik. Es ist die selektive Segmentierung des Koronarbaums zu erkennen.

e 3D-Rekonstruktion des CT-Datensatzes in Volume-Rendering-Technik. Dargestellt ist der anatomische Verlauf in Beziehung zu den Herzkammern. Der R. circumflexus verläuft in der Atrioventrikulargrube des rechts gelegenen, anatomisch linken Ventrikels.

> **Merke**
>
> Es sollte bei Kindern und Jugendlichen mit entsprechender Compliance zur Darstellung der Koronarabgangsanomalien zunächst die MRT, z. B. unter Anwendung der Navigatortechnik, versucht werden, bevor die CT Anwendung findet.

Trotzdem ist die Darstellung von Koronaranomalien eine der wenigen der MRT gleichrangigen bzw. gegenüber der Herzkatheteruntersuchung sogar vorteilhaften Indikationen der Herz-CT bei angeborenen Herzfehlern [238].

Andere Bildgebungstechniken, wie *SPECT* oder *PET*, haben bei der Diagnostik der Koronararterienanomalien in der klinischen Routine mittlerweile nur noch eine untergeordnete Bedeutung, können aber zum Nachweis der hämodynamischen Relevanz der Anomalie, also von belastungsinduzierten Ischämien des Myokards, wertvolle Hinweise liefern. In diesen Fällen sollte aber mittlerweile wegen der geringeren Strahlenexposition und der höheren räumlichen Auflösung vor allem die Stress-MRT mit Adenosin oder Dobutamin zum Nachweis der hämodynamischen Relevanz einer Koronaranomalie eingesetzt werden [249].

► **Danksagung.** Der Dank der Autoren gilt Herrn Andreas In der Mühle für seine Unterstützung.

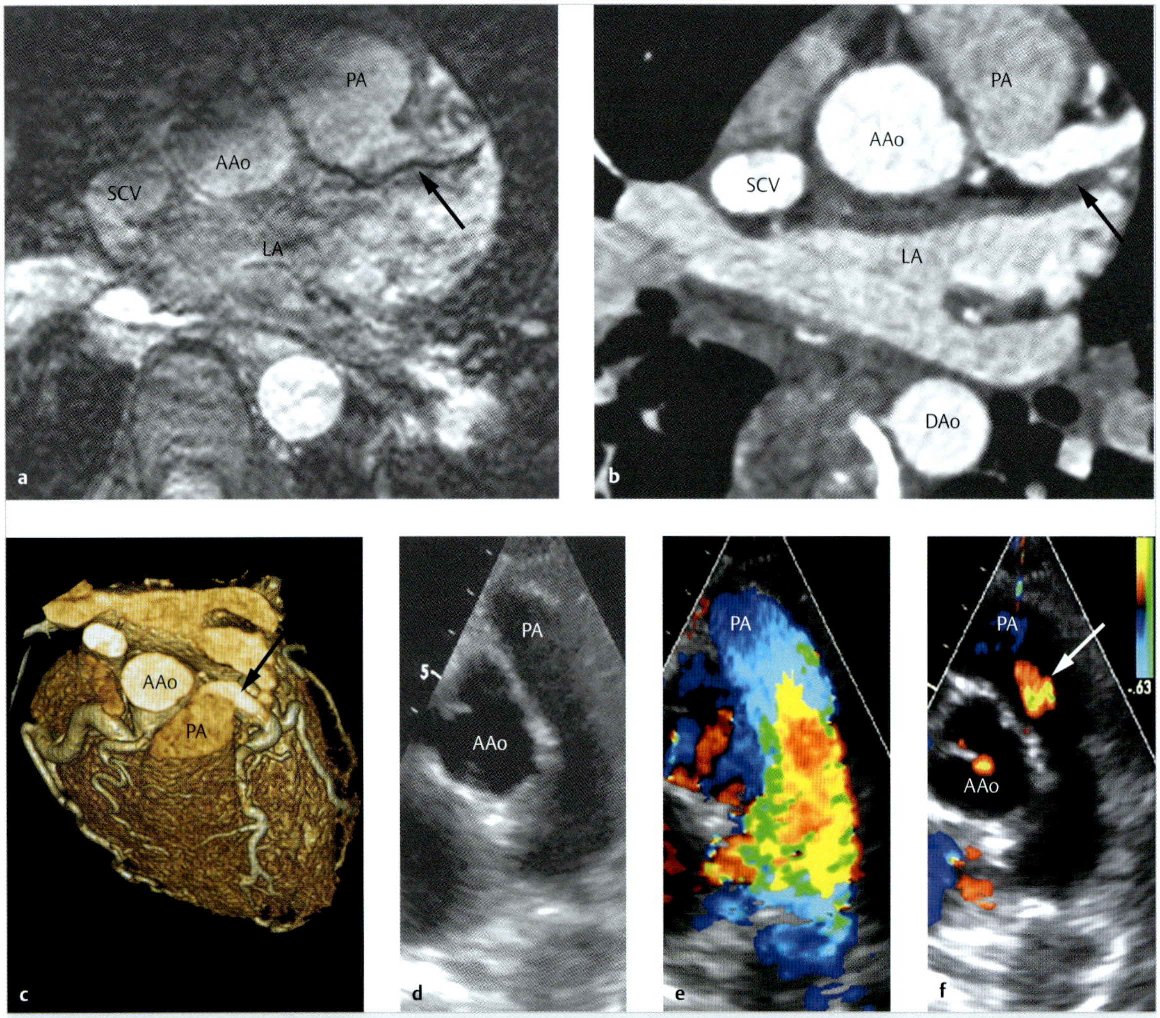

Abb. 4.160 Bland-White-Garland-Syndrom (ALCAPA). 30-jährige Patientin nach Reanimation wegen Kammerflimmerns (s. a. Fortsetzungen).

AAo = Ascending Aorta (Aorta ascendens)
AoV = Aortic Valve (Aortenklappe)
DAo = Descending Aorta (Aorta descendens)
LA = Left Atrium (linkes Atrium)
LAD = Left Anterior Descending (R. interventricularis anterior)
LV = Left Ventricle (linker Ventrikel)
PA = Pulmonary Artery (A. pulmonalis)
RCA = Right Coronary Artery (A. coronaria dextra)
SCV = Superior Caval Vein (V. cava superior)

a Transversale Rekonstruktion aus einer MR-Whole-Heart-Sequenz unter Verwendung der Navigatortechnik in freier Atmung (Akquisitionszeit: ca. 10 min). Die Aufnahme zeigt den atypischen Abgang des linken Hauptstamms aus dem Pulmonalarterienhauptstamm (Pfeil). Die Bildqualität ist allerdings deutlich schlechter als mit der CT (**b**).

b Axiale Rekonstruktion in der gleichen Höhe wie in **a** eines im High-Pitch-Mode (Flash-Mode) aufgenommenen, prospektiv getriggerten CT-Datensatzes (Akquisitionszeit: unter 1 s mit einer effektiven Dosis von weniger als 1 mSv) mit deutlich besserem Signal-zu-Rausch-Verhältnis als in der MRT. Der Pfeil kennzeichnet den Abgang des linken Koronararterienhauptstamms aus dem Pulmonalarterienhauptstamm.

c Anschnitt in Höhe des Ursprungs des R. interventricularis anterior aus der Pulmonalarterie im 3D-CT-Datensatz. Beachte den Dichteunterschied im linken Hauptstamm (Pfeil) im Vergleich zur Pulmonalarterie aufgrund des retrograden Flusses über Kollateralen der dilatierten rechten Koronararterie.

d 2D-TTE. Zu erkennen sind die großen Gefäße.

e Das korrespondierende Farb-Doppler-Echokardiografiebild zeigt den systolischen Fluss in der Pulmonalarterie.

f In diesem Farb-Doppler-Echokardiografiebild ist der retrograde diastolische Einstrom in die Pulmonalarterie über den linken Hauptstamm (Pfeil) zu sehen.

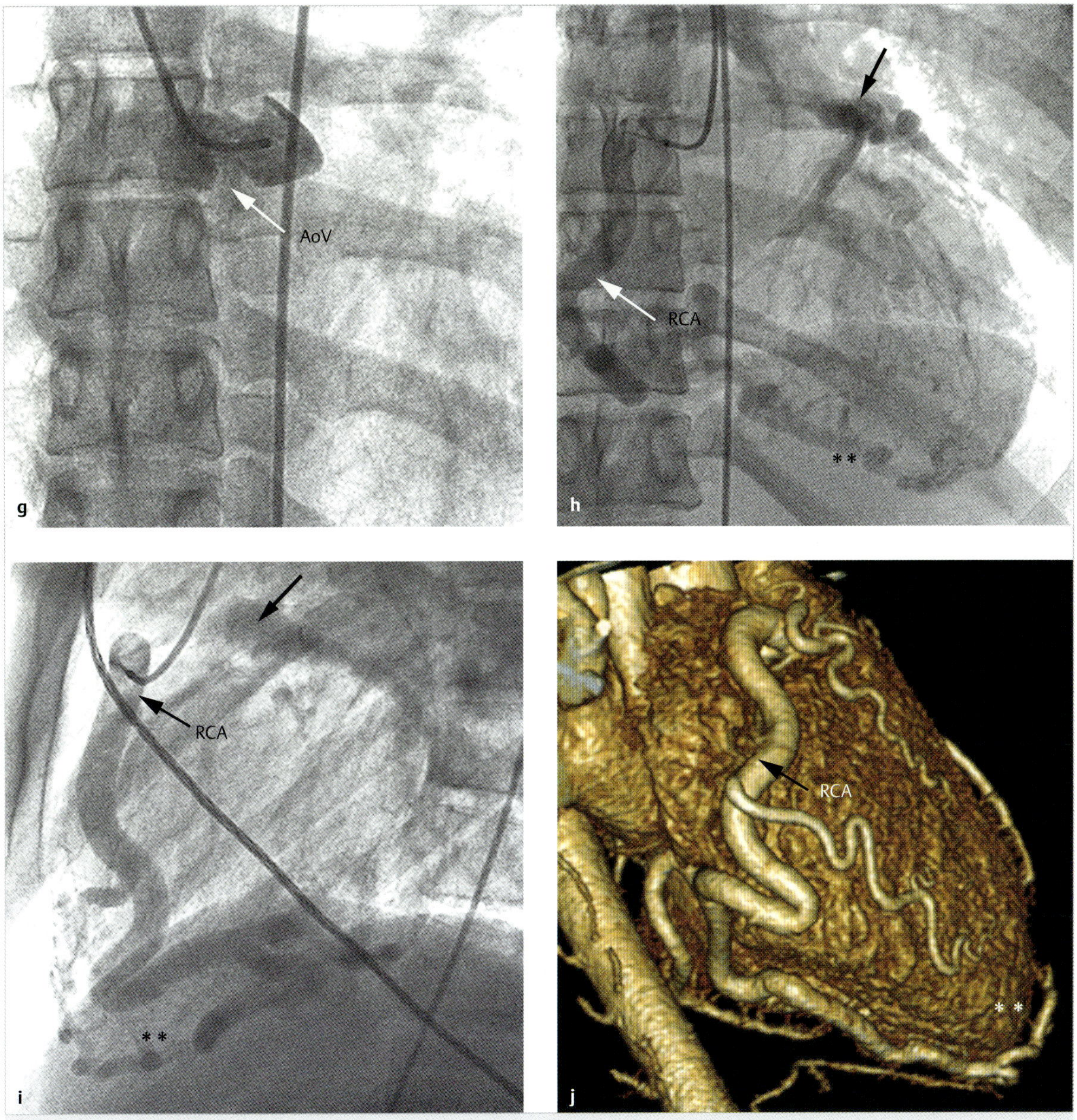

Abb. 4.160 Fortsetzung. Bland-White-Garland-Syndrom (ALCAPA).

AAo = Ascending Aorta (Aorta ascendens)
AoV = Aortic Valve (Aortenklappe)
DAo = Descending Aorta (Aorta descendens)
LA = Left Atrium (linkes Atrium)
LAD = Left Anterior Descending (R. interventricularis anterior)
LV = Left Ventricle (linker Ventrikel)
PA = Pulmonary Artery (A. pulmonalis)
RCA = Right Coronary Artery (A. coronaria dextra)
SCV = Superior Caval Vein (V. cava superior)

g Selektive invasive Koronarangiografie. Bei der Aortografie mit einem Pigtail-Katheter zeigt sich im Bereich des linkskoronaren Sinus kein Koronarabgang.

h Selektive invasive Koronarangiografie. Der anomale Abgang des linken Hauptstamms aus der Pulmonalarterie zeigt sich erst in der selektiven Durchflusskoronarangiografie der dilatierten rechten Koronararterie in einer späten Phase mit Füllung des linken Hauptstamms (**h**, **i**, Pfeile) über Kollateralen (**h**, **i**, Doppelsterne).

i Selektive Durchflusskoronarangiografie der RCA, späterer Messzeitpunkt.

j Im Vergleich dazu die 3D-CT-Rekonstruktion der dilatierten rechten Koronararterie mit ebenfalls guter Darstellung der Kollateralen (Doppelstern) zur linken Koronararterie.

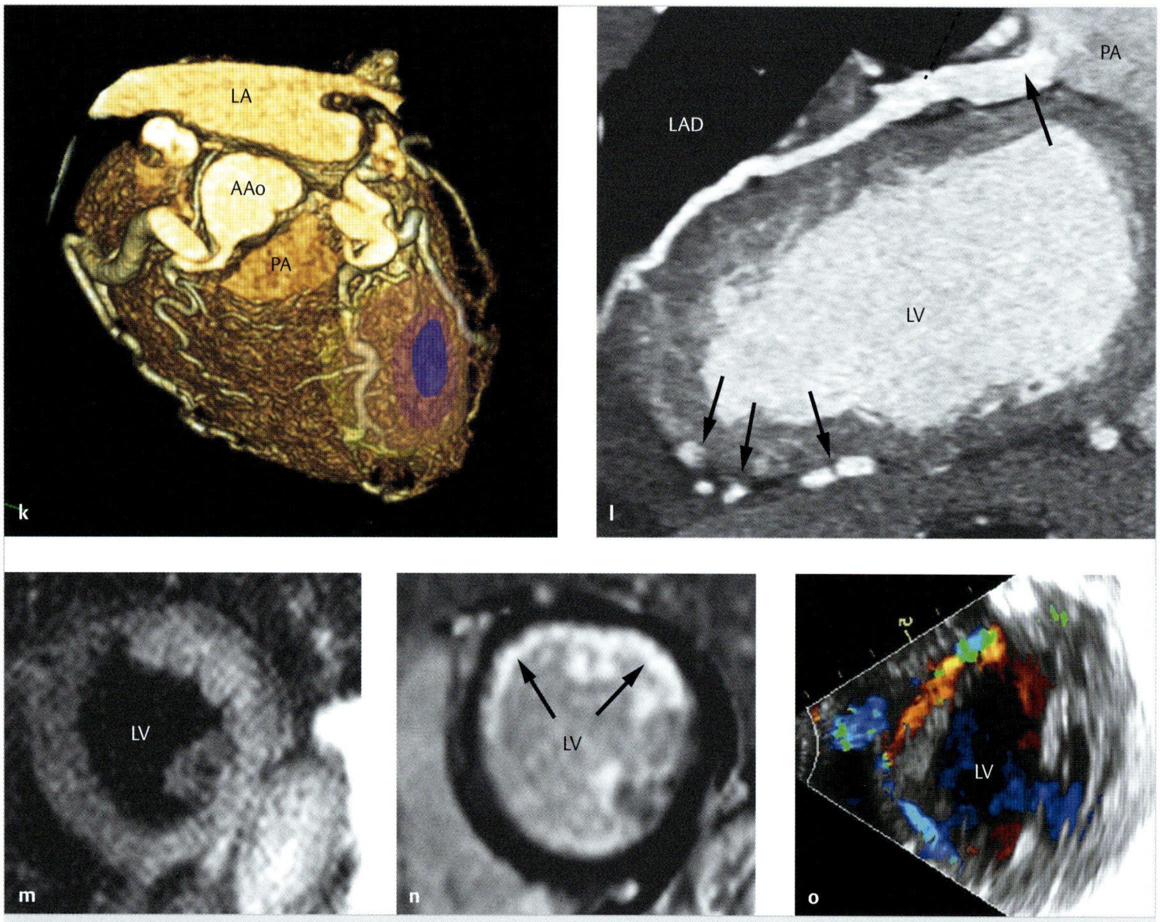

Abb. 4.160 Fortsetzung. Bland-White-Garland-Syndrom (ALCAPA).

AAo = Ascending Aorta (Aorta ascendens)
AoV = Aortic Valve (Aortenklappe)
DAo = Descending Aorta (Aorta descendens)
LA = Left Atrium (linkes Atrium)
LAD = Left Anterior Descending (R. interventricularis anterior)
LV = Left Ventricle (linker Ventrikel)
PA = Pulmonary Artery (A. pulmonalis)
RCA = Right Coronary Artery (A. coronaria dextra)
SCV = Superior Caval Vein (V. cava superior)

k 3D-Rekonstruktion aus einem CT-Datensatz unter Anwendung des prospektiven Gating im High-Pitch-Mode (Flash-Mode) in Höhe des Abgangs der dilatierten rechten Koronararterie aus der Aorta ascendens und des Hauptstamms aus der Pulmonalarterie. Farbig ist schematisiert die Region mit chronischer Minderperfusion eingezeichnet.

l Gekrümmt planare Reformatierung des R. interventricularis anterior mit Darstellung zahlreicher Kollateralen (Pfeile) im Bereich der linksventrikulären Hinterwand. Der einzelne schwarze Pfeil markiert die Position des linken Hauptstamms.

m Die ödemsensitive MRT-Sequenz in der kurzen Achse (T2w STIR-Sequenz) zeigt ein diskret ausgeprägtes Ödem als Hinweis auf eine akute Ischämie anterolateral.

n In der Late-Gadolinium-Enhancement-MR-Sequenz in derselben Orientierung ist eine ischämietypische subendokardiale Kontrastmittelanreicherung (Pfeile) als Ausdruck einer subendokardialen Narbe im Rahmen der chronischen Ischämie durch das Bland-White-Garland-Syndrom als mögliches arrhythmogenes Substrat für das Kammerflimmern zu sehen.

o Farb-Doppler-Echokardiografie mit Darstellung von Kollateralen.

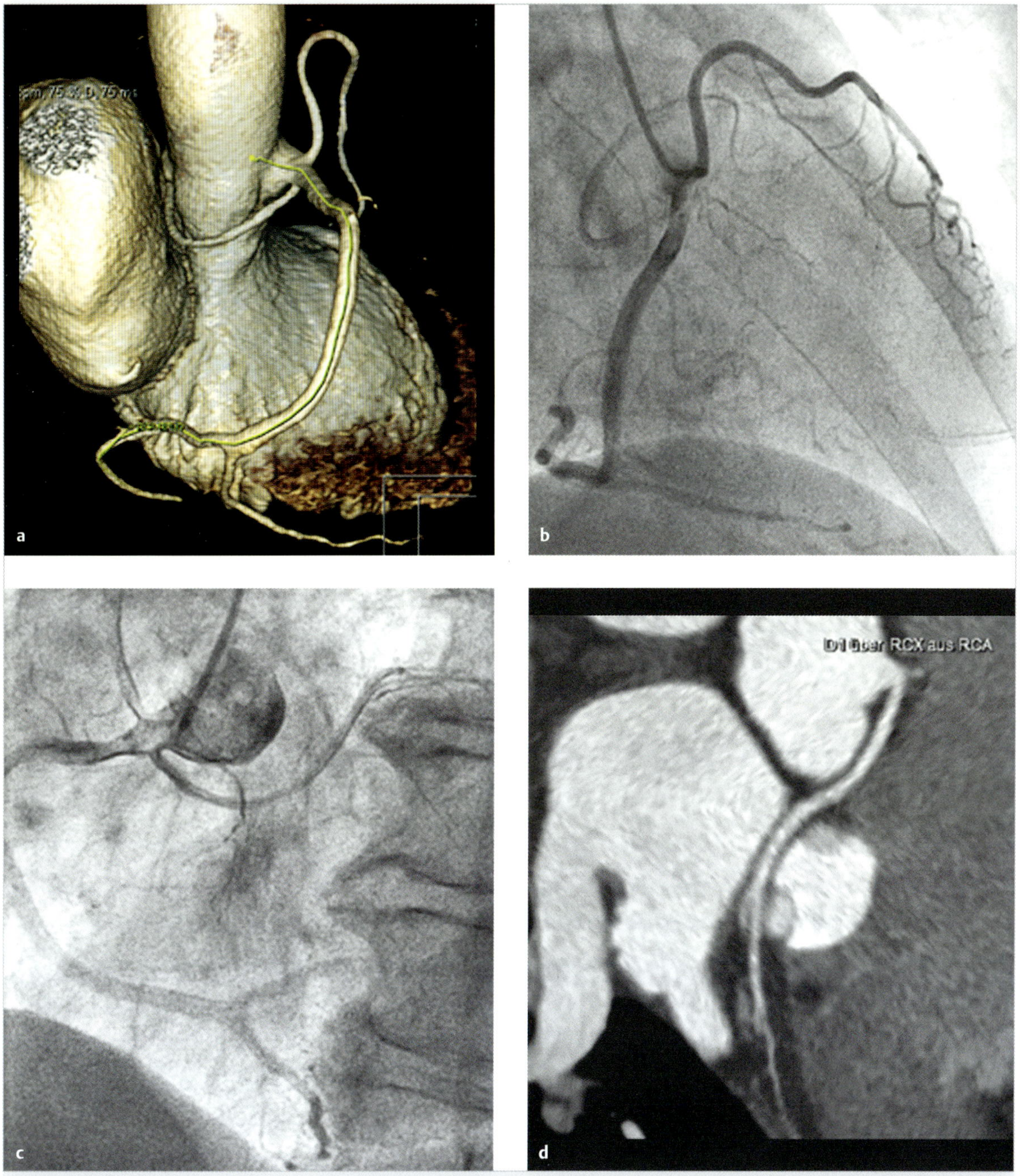

Abb. 4.161 Gemeinsamer Abgang des R. circumflexus und des R. interventricularis anterior aus der rechten Koronararterie, die aus dem rechten Koronarsinus entspringt. 69-jährige Patientin. Die Indikation zur invasiven Diagnostik war der Ausschluss einer koronaren Herzkrankheit vor geplanter Mitralklappenrekonstruktion; das anschließende CT erfolgte zur besseren Lokalisationsdiagnostik des Verlaufs der Koronarien bei geplantem minimalinvasivem operativem Eingriff.

- **a** Koronar-CT mit 3D-Oberflächendarstellung des Herzens und des Koronarbaums. In der rechten Koronararterie ist noch die Centerline (gelb) für die Erstellung der MPR eingezeichnet.
- **b** Selektive invasive Koronariendarstellung des gemeinsamen Abgangs des R. circumflexus und des R. interventricularis anterior aus der rechten Koronararterie in RAO-Projektion.
- **c** Selektive invasive Koronariendarstellung des gemeinsamen Abgangs des R. circumflexus und des R. interventricularis anterior aus der rechten Koronararterie in LAO-Projektion.
- **d** Gekrümmt planare Reformatierung (Curved MPR) des R. circumflexus aus dem 3D-CT-Datensatz.

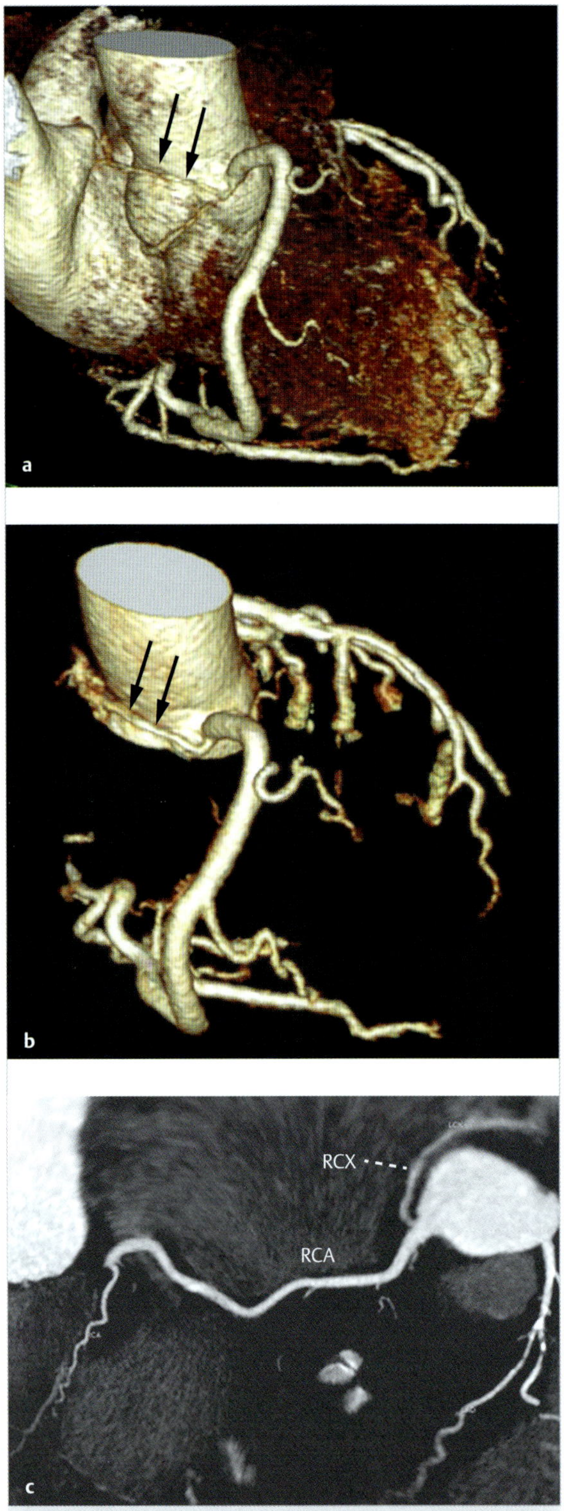

Abb. 4.162 Isolierter atypischer Abgang des R. circumflexus aus der rechten Koronararterie. Verschiedene CT-Rekonstruktionen einer CT-Koronarangiografie eines 67-jährigen Patienten.

a Abgang des R. circumflexus (Pfeile).

b Abgang des R. circumflexus (Pfeile).

c Gekrümmte Reformatierung.

RCA = Right Coronary Artery (A. coronaria dextra)

RCX = R. circumflexus

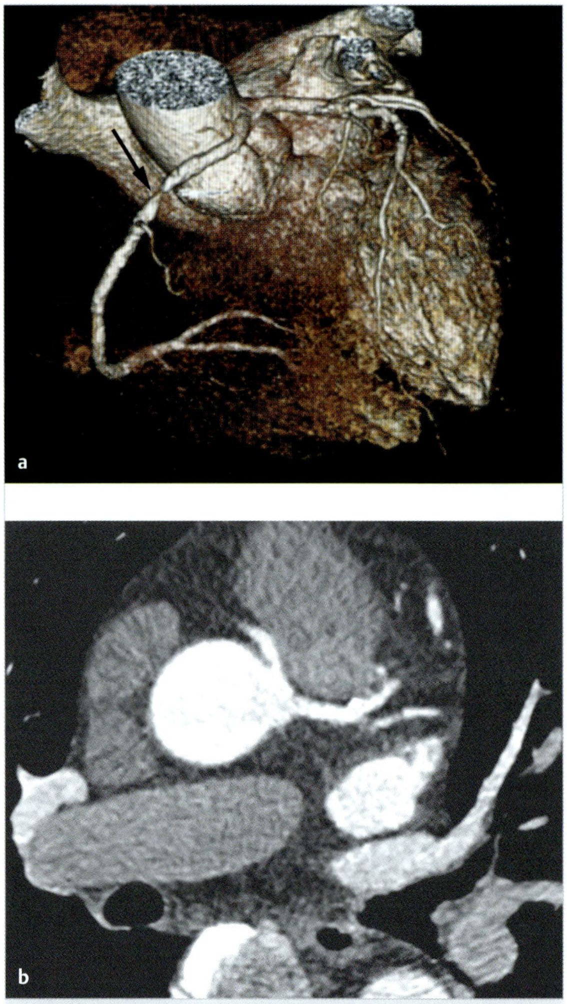

Abb. 4.163 Gemeinsamer Abgang der rechten Koronararterie und des linken Hauptstamms aus dem linkskoronaren Sinus mit relevanter Koronarstenose in der proximalen rechten Koronararterie. CT-Koronarangiografie.

a In der 3D-Rekonstruktion zeigt sich eine relevante Stenose (Pfeil) im Bereich der proximalen rechten Koronararterie.

b Der gemeinsame Abgang von rechter Koronararterie und linkem Hauptstamm aus dem linkskoronaren Sinus ist zu erkennen.

4.5.5 Aortopulmonale Kollateralen

Gerald Greil, Lukas Lehmkuhl u. Heiner Latus

Definition

Kollateralverbindungen zwischen dem Systemkreislauf und dem pulmonalen Gefäßsystem (MAPCA), die auch als „systemikopulmonale Kollateralarterien“ bezeichnet werden [264], treten im Zusammenhang mit einer Entwicklungsstörung der zentralen Pulmonalarterien vor allem bei einer Pulmonalatresie [258] [261], aber auch bei hochgradigen Pulmonalstenosen auf, z. B. bei der Fallot-Tetralogie.

Embryologie, Ätiologie und Pathophysiologie

Ungefähr zum Zeitpunkt der 5. fetalen Woche bilden Säugetiere aus den 6. Kiemenbogenarterien die rechte und linke Pulmonalarterie (S. 33) aus. Medial (proximal) anastomosieren sie mit dem Truncus arteriosus, lateral (distal) mit der dorsalen Aorta, und sie haben Verbindung mit dem pulmonalvaskulären Plexus der primitiven Lungenknospen. Dieser steht auch in Verbindung mit den dorsalen Aorten durch sog. *Intersegmentalarterien*, die bereits vor der Entwicklung der 6. Kiemenbogenarterien vorhanden sind. Mit ihrem Verschwinden treten etwa in der 9. Woche Bronchialarterien auf. Die Verbindung der zentralen Pulmonalarterien mit der linken dorsalen Aorta wird bei einem linken Aortenbogen durch den distalen Teil der linken 6. Kiemenbogenarterie aufrechterhalten, die den Ductus arteriosus Botalli bildet. Etwa um die 7. Woche verschwinden bei linkem Aortenbogen der distale Anteil der rechten 6. Kiemenbogenarterie und die dorsale Aorta distal der rechten A. subclavia. Bei rechtem Aortenbogen verlaufen die Involutionsvorgänge spiegelbildlich.

Es wird davon ausgegangen, dass es sich bei den MAPCA um persistierende Intersegmentalarterien handelt [264], die sich normalerweise vor der 5. Embryonalwoche zurückbilden und auch histologisch nicht identisch mit „Bronchialarterien“ sind. Zur Lungenperfusion können auch sekundär erweiterte Bronchialarterien über bronchopulmonale Anastomosen der arteriellen Pulmonalgefäße beitragen. Ihre Bedeutung für die Lungenperfusion ist jedoch gering, speziell bei Patienten mit Pulmonalatresie. Auch eine persistierende 5. Kiemenbogenarterie, ein aortopulmonaler Septumdefekt (APSD) sowie Fisteln der Koronararterien mit den Pulmonalgefäßen können zur Kollateralversorgung der Lungen beitragen [264]. Verglichen mit einem regelrecht entwickelten Fetus ist der pulmonale Blutfluss bei Patienten mit Pulmonalatresie und VSD während der Fetalzeit verändert: Die gesamte Blutmenge fließt über den Aortenbogen (4. Kiemenbogenarterie) in die Aorta und von dort in den Ductus arteriosus Botalli (6. Kiemenbogenarterie) zu den zentralen Pulmonalarterien bzw. in die Körperperipherie. Blutströme aus dem rechten Ventrikel über den pulmonalen Ausflusstrakt entfallen, und die Flussrichtung im Ductus arteriosus Botalli (6. Kiemenbogenarterie) ist umgekehrt. Entsprechend der zuvor beschriebenen embryologischen Entwicklung treten MAPCA gehäuft mit bestimmten angeborenen Herzfehlern auf (▶ Tab. 4.29).

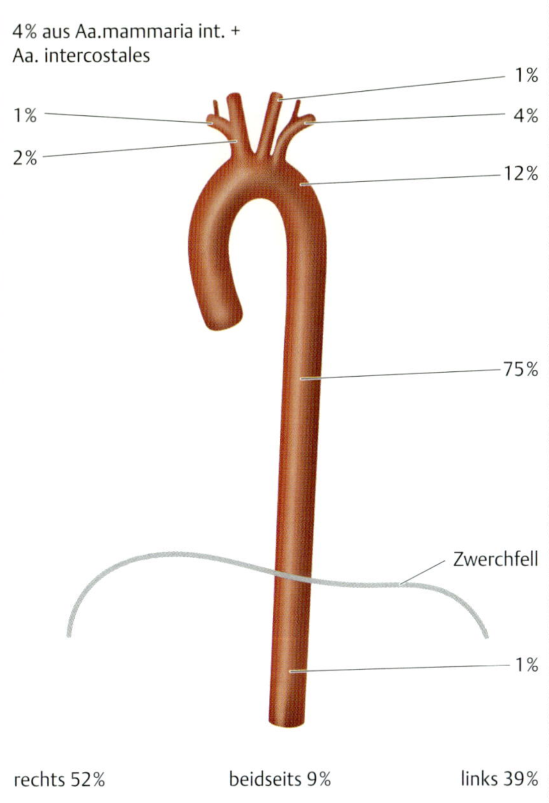

Abb. 4.164 Häufigkeitsverteilung der Kollateralarterienursprünge. Schematische Darstellung. Die Mehrzahl der MAPCA entspringt kranial des Zwerchfells, häufiger rechts als links, aber auch beidseits (s. auch ▶ Abb. 4.165). Am häufigsten liegt der Ursprung im Bereich der Aorta descendens, seltener im Aortenbogen, im Bereich der A. subclavia oder im Bereich der Aa. mammaria und intercostales.

> **Merke**
>
> Etwa. 75 % aller MAPCA entspringen aus der Aorta descendens kranial des Zwerchfelldurchtritts (▶ Abb. 4.164, ▶ Abb. 4.165 u. ▶ Abb. 4.166). Sie können aber auch aus dem Aortenbogen (s. ▶ Abb. 4.166e), aus der A. subclavia und aus den Aa. mammariae und intercostales entspringen.

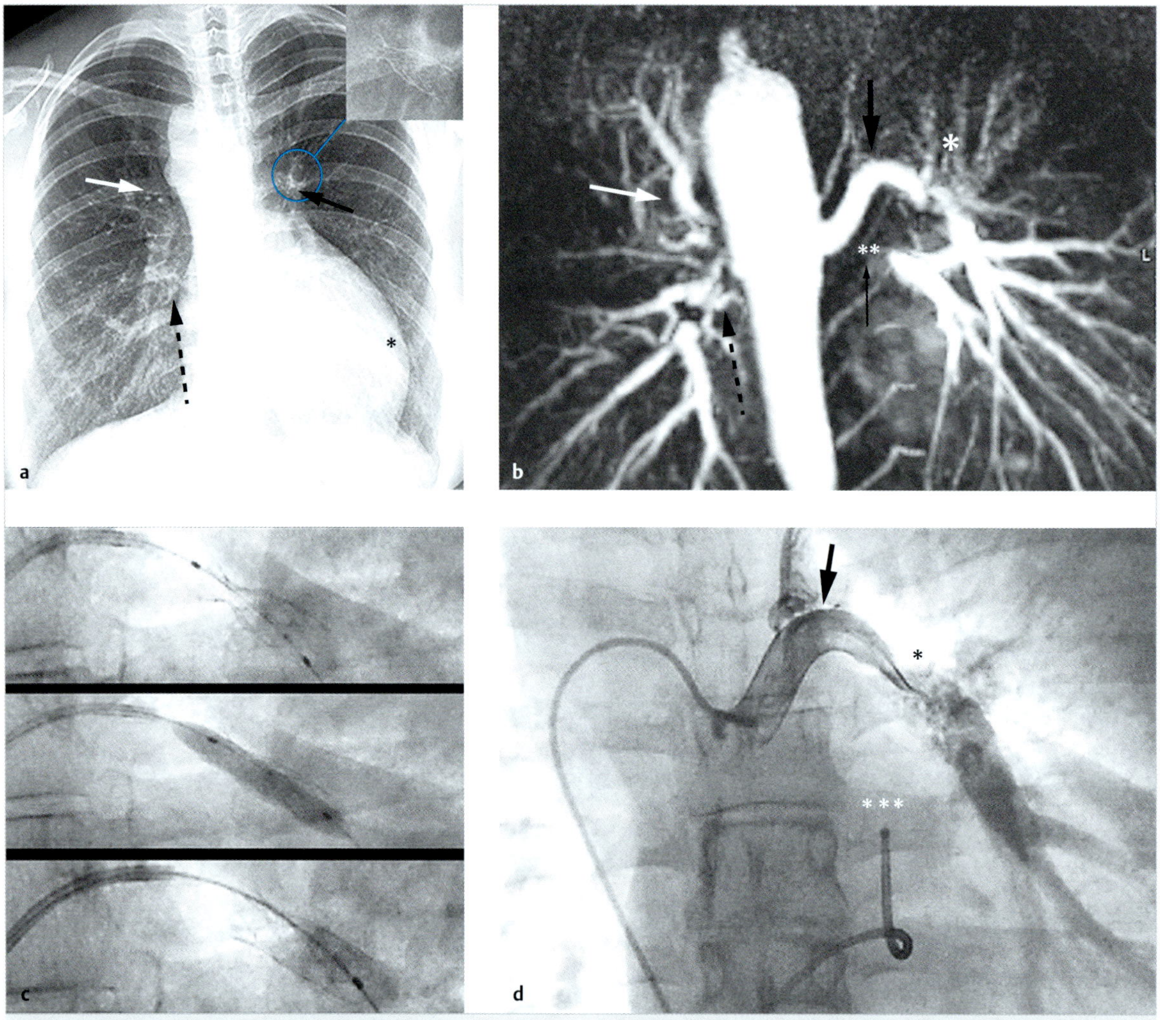

Abb. 4.165 MAPCA. 20-jährige zyanotische Patientin mit nicht korrigierter Pulmonalatresie mit einem unbalancierten AVSD bei großem ASD-I, „straddelnder“ Atrioventrikularklappe und Rechtsaortenbogen, bei der eine 2-Kammer-Korrektur nicht möglich war. Es liegt ein univentrikuläres Herz (S. 243) mit rechtem Systemventrikel, Malposition der großen Arterien (MGA) und hypoplastischem linkem Ventrikel vor (**g**, **h**) (s. a. Fortsetzungen).

LV = Left Ventricle (linker Ventrikel)

RV = Right Ventricle (rechter Ventrikel)

a Das p.–a. Röntgenthoraxbild der Patientin mit Pulmonalatresie zeigt angedeutet die MAPCA (Pfeile) bei fehlendem Pulmonalarterienhauptstamm, Rechtsaortenbogen und stenosiertem Stent in linker MAPCA (blauer Kreis und Vergrößerung). Beachte auch den vergrößerten „singulären“ Ventrikel mit angehobener Herzspitze bei hypertrophiertem rechtem Systemventrikel (Stern).

b In der 3D-MIP-Rekonstruktion einer kontrastmittelgestützten MRA sind deutlich die teilweise stenosierten 4 Abgänge der beidseitigen MAPCA (Pfeile) aus der Aorta descendens ohne Nachweis eines PDA zu erkennen. Der Stern zeigt eine hochgradige Stenose im Bereich der linken oberen MAPCA und Metallauslöschungen (Doppelstern) durch Stent in der linken unteren MAPCA (dünner schwarzer Pfeil).

c Der Stent wird erfolgreich dilatiert.

d Selektive invasive Darstellung der stenosierten (Stern) linken oberen MAPCA (Pfeil; s. auch **b**, dicker schwarzer Pfeil) aus der Aorta descendens mit zusätzlichem Katheter im RVOT bei Pulmonalatresie (Dreifachstern).

Histologie

Die Histologie größerer Kollateralen wird proximal als aortenähnliche, elastische Arterie mit distalem Übergang in eine muskuläre Systemarterie beschrieben [259]. Des Weiteren fanden sich strukturelle Ähnlichkeiten zwischen einem Ductus arteriosus Botalli und stenosierenden MAPCA. Die Neigung insbesondere der großen, schon von Geburt an vorhandenen MAPCA zu stenosieren (s. ▶ Abb. 4.165) mag somit in ihrer embryologischen Abstammung von persistierenden Intersegmentalarterien begründet sein. Dies interpretiert Haworth [259] somit als verspäteten Verschluss, der in der Embryonalzeit hätte stattfinden sollen.

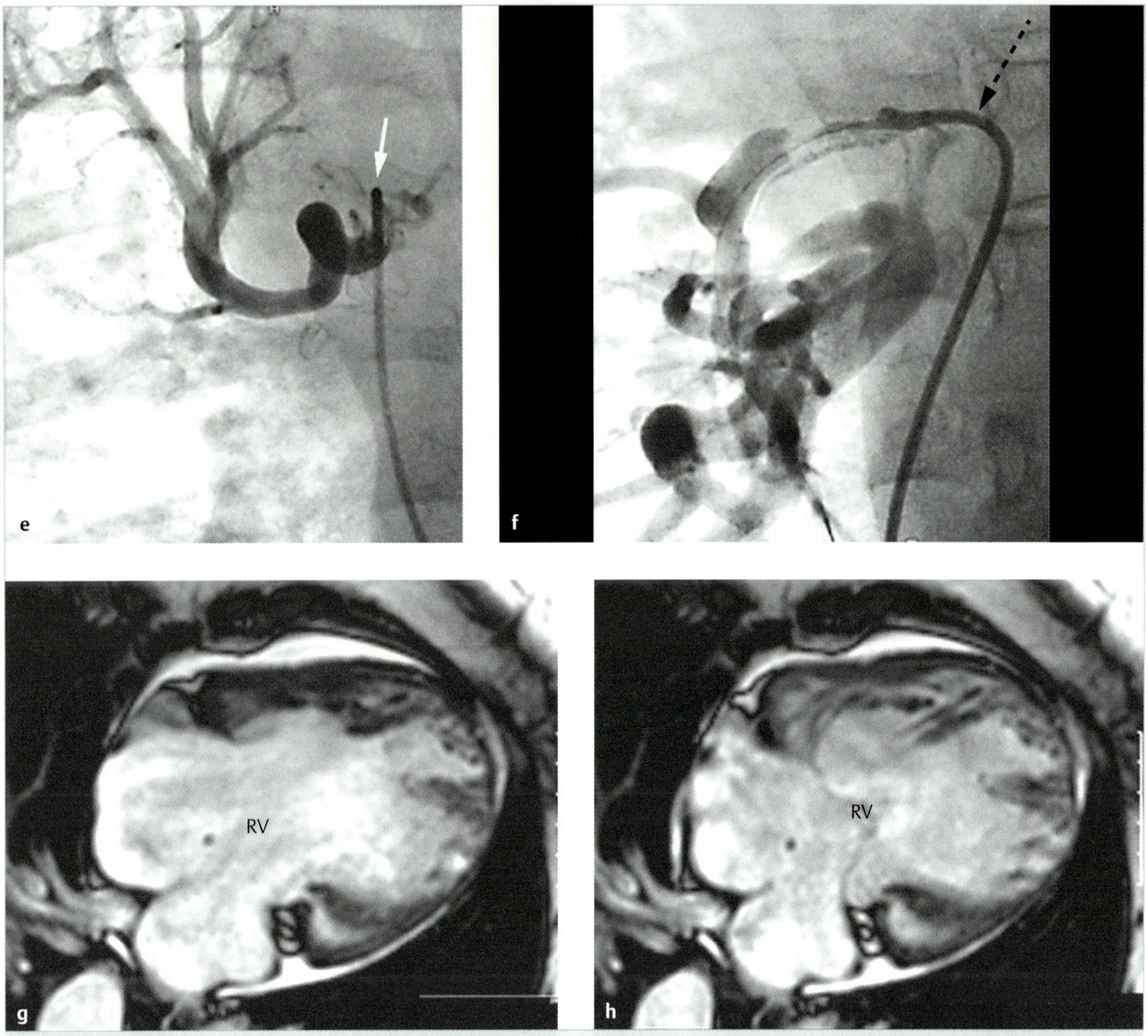

Abb. 4.165 Fortsetzung. MAPCA.
LV = Left Ventricle (linker Ventrikel) RV = Right Ventricle (rechter Ventrikel)
e Selektive Sondierung und invasive Darstellung der 1. MAPCA rechts (Pfeil; s. auch **b**, weißer Pfeil).
f Selektive Sondierung und invasive Darstellung der 2. MAPCA rechts (Pfeil; s. auch **b**, gestrichelter schwarzer Pfeil).
g SSFP-CINE-MRI in der Diastole im 4-Kammerblick zeigt den singulären rechten Ventrikel mit geöffneter AV-Klappe.
h SSFP-CINE-MRI in der Systole zeigt den singulären rechten Ventrikel in der Systole mit geschlossener „straddelnder“ AV-Klappe.

Tab. 4.29 Häufige mit MAPCA assoziierte angeborene Herzfehler, vor allem im Zusammenhang mit einer Pulmonalatresie [264].

Angeborener Herzfehler	Häufigkeit (%)
VSD/ASD	79
PFO	40
rechter Aortenbogen	26–50
links persistierende V. cava superior	24

ASD = Atrial septal Defect (Vorhofseptumdefekt)
PFO = persistierendes Foramen ovale
VSD = Ventricular Septal Defect (Ventrikelseptumdefekt)

Klinische Problematik, natürlicher Verlauf und Indikation zur Therapie

Wegen der Kollateralen und der oft unterentwickelten Pulmonalarterien wird eine Korrekturoperation im Kleinkindesalter meist noch nicht durchgeführt. Prognostisch bedeutsam ist aber die frühkindliche Entwicklung des pulmonalen Gefäßsystems. Überhöhte Druck- und Flussraten im pulmonalen Gefäßbett führen zu pulmonalvaskulären obstruktiven Erkrankungen. Stellt sich ein Gleichgewicht dieser Parameter ein, so ist eine erstaunlich lange Überlebenszeit möglich (s. ▶ Abb. 4.165 u. ▶ Abb. 4.166). Langzeitbeobachtungen zeigen jedoch eine

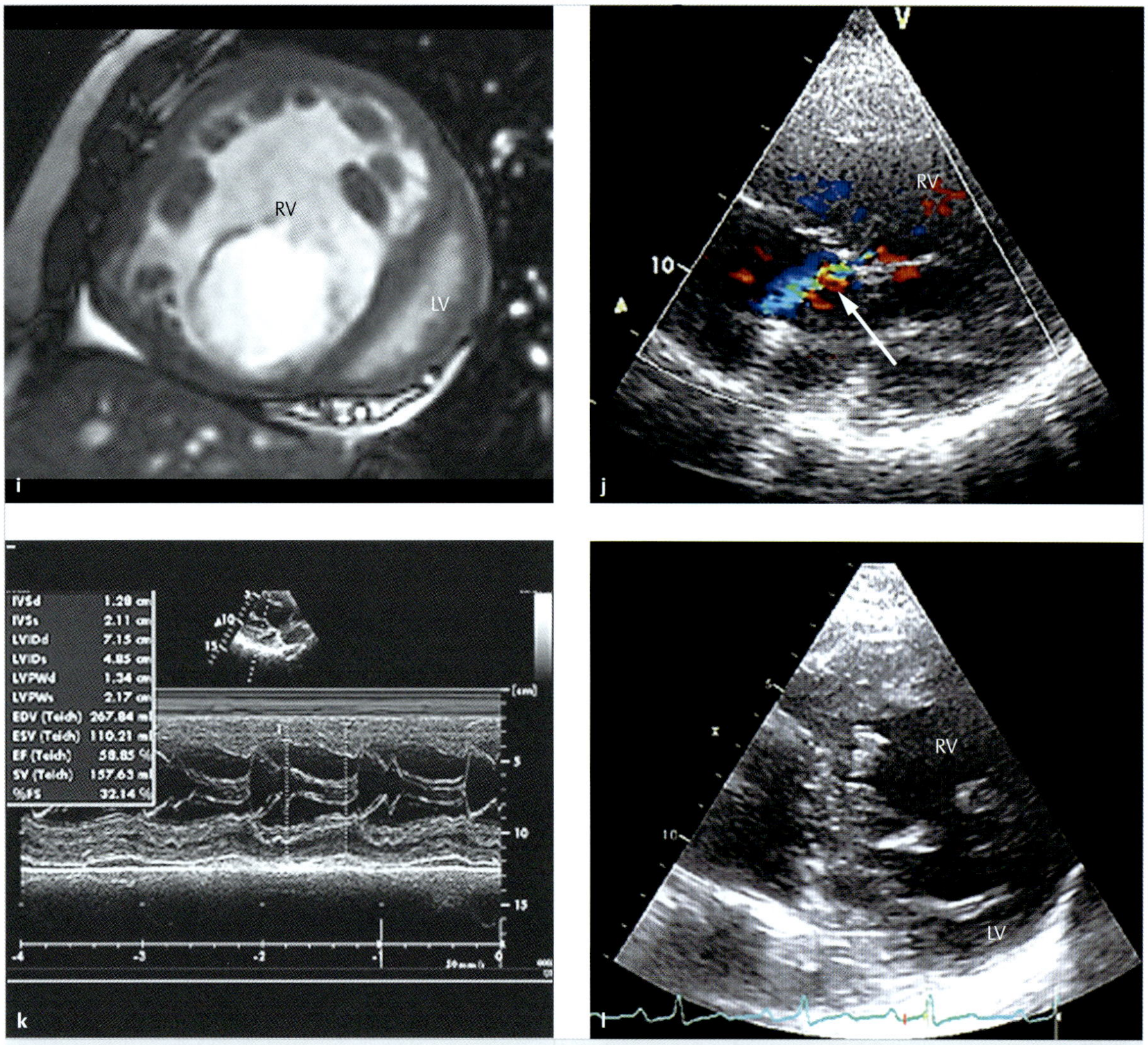

Abb. 4.165 Fortsetzung. MAPCA.
LV = Left Ventricle (linker Ventrikel)
RV = Right Ventricle (rechter Ventrikel)

- **i** Cine-SSFP-MRT in der kurzen Achse. Aufsicht auf die in der Diastole geöffnete Atrioventrikularklappe und den rudimentären, hypoplastischen linken Ventrikel.
- **j** Im 4-Kammer-Blick der 2D-TTE ist im Farb-Doppler zusätzlich die Atrioventrikularklappeninsuffizienz (Pfeil) erkennbar.
- **k** Im M-Mode der parasternalen Längsachse ist der mit einem linksventrikulären Durchmesser in der Diastole von 7,15 cm deutlich vergrößerte rechte Systemventrikel zu sehen.
- **l** Auch der Kurzachsenschnitt der 2D-TTE zeigt die geöffnete Atrioventrikularklappe und den rudimentären, hypoplastischen linken Ventrikel.

äußerst schlechte Prognose für nicht operierte Patienten: Marelli [263] berichtet von 11 nicht operierten Patienten mit größeren MAPCA. Die mittlere Überlebenszeit betrug weniger als 30 Jahre. Alle Patienten waren symptomatisch bei NYHA-Grad II und schlechter. Die Letalität betrug in dieser Gruppe mit 5 Patienten während des Beobachtungszeitraums beinahe 50 %.

Therapeutische Optionen

Die chirurgische Behandlung der Fallot-Tetralogie mit Pulmonalatresie mit einem nicht klappentragenden Conduit (S. 174) vom rechten Ventrikel zu den zentralen Pulmonalarterien wurde zum ersten Mal von Klinner u. Mitarb. [265] durchgeführt, etwa 9 Jahre nach der ersten offenen Herzoperation einer Fallot-Tetralogie durch Lillehei u. Mitarb. [262]. Zuvor wurde diese mit aortopulmonalen Anastomosen behandelt, wie Blalock-Taussig-, Potts- und Waterston-Anastomosen (S. 45). Wallace u. Mitarb. [266] beschrieben erstmals eine erfolgreiche Korrekturoperati-

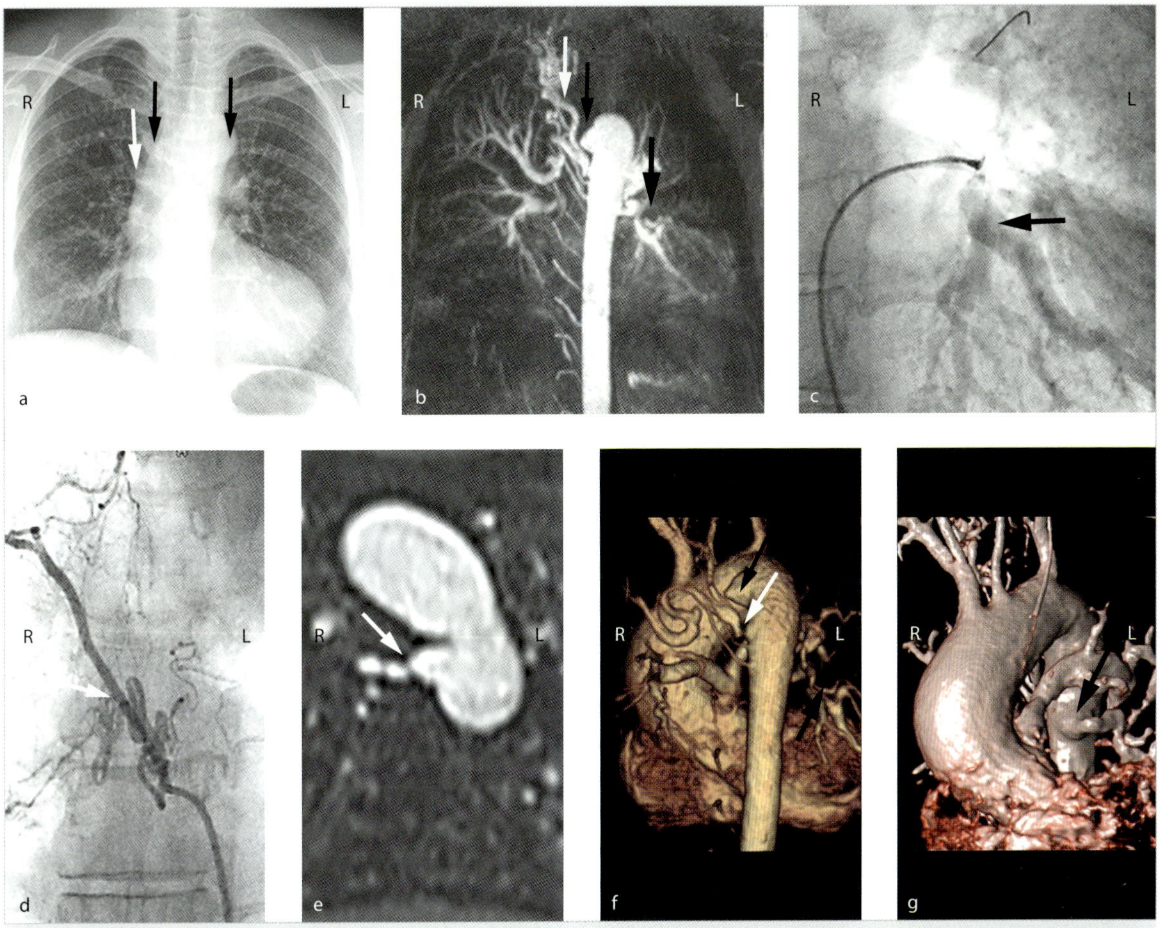

Abb. 4.166 MAPCA. 35-jährige Patientin mit valvulärer und supravalvulärer Pulmonalatresie und einem VSD. Multiple aortopulmonale Kollateralen (MAPCA; Pfeile).

- **a** Die p.–a. Röntgenthoraxaufnahme zeigt angedeutet mehrere pulmonalarterielle Kollateralen (Pfeile).
- **b** Die MAPCA (Pfeile) kommen auch in der 3D-MIP-Rekonstruktion einer kontrastmittelgestützten MRA zur Darstellung.
- **c** Selektive, invasive Katheterdarstellung einer der MAPCA (Pfeil; s. auch **a**, **b**, schwarze, dicke Pfeile).
- **d** Selektive, invasive Katheterdarstellung einer anderen MAPCA (Pfeil; s. auch **a**, **b**, weiße Pfeile).
- **e** In der transversalen Rekonstruktion des 3D-Datensatzes der MRA ist eine Abgangsstenose der MAPCA aus **d** (Pfeil; s. auch **a**, **b**, weiße Pfeile) aus der Aorta descendens nach rechts zu sehen (Blick von dorsal).
- **f** Auch in der 3D-Rekonstruktion in Volume-Rendering-Technik ist die Abgangsstenose der MAPCA aus **d** (weißer Pfeil; s. auch **a**, **b**, weiße Pfeile) zu erkennen. Der dünne schwarze Pfeil weist auf die MAPCA hin, die auch in **a** und **b** jeweils mit dünnen schwarzen Pfeilen gekennzeichnet ist, der dicke schwarze Pfeil dagegen auf die MAPCA, die in **a** und **b** jeweils mit dicken, schwarzen Pfeilen markiert ist.
- **g** Beim Blick von ventral ist die kaudale linke MAPCA aus der selektiven Darstellung in **c** gut zu erkennen (Pfeil; s. auch **a**, **b**, dicke schwarze Pfeile).

on bei einem Patienten mit Pulmonalatresie und VSD bei beidseits nicht vorhandenen Pulmonalarterien. Dabei versorgte jeweils ein großes Kollateralgefäß große Teile der linken bzw. der rechten Lunge (s. ▶ Abb. 4.165). Beide Gefäße konnten mit dem Aorten-Homograft verbunden werden. Über eine erfolgreiche End-zu-Seit-Anastomose einer von der Aorta descendens abgehenden MAPCA mit der homolateralen Pulmonalarterie berichteten erstmals Hessel u. Mitarb. [260]. Nach korrigierender Operation der Pulmonalatresie oder Fallot-Tetralogie verschließen sich die Kollateralen je nach den Druck- und Volumenverhältnissen spontan oder können mittels invasivem Coiling verschlossen werden. Im Falle einer fehlenden Option für die Korrektur des zugrunde liegenden Herzfehlers können jedoch auch evtl. die pulmonalarterielle Versorgung beeinträchtigende Stenosen der MAPCA (s. ▶ Abb. 4.165c) interventionell behandelt werden.

Tab. 4.30 Relative Wertigkeit verschiedener bildgebender Verfahren bei der Beurteilung von aortopulmonalen Kollateralen (MAPCA).

Untersuchungsparameter	Echokardiografie	Herzkatheteruntersuchung	MRT/MDCT
Druckmessung	keine Druckmessung möglich	invasive Druckmessung möglich	keine Druckmessung möglich
Möglichkeit der therapeutischen Intervention	keine Möglichkeit	Möglichkeit der therapeutischen Intervention mittels Coils	keine Möglichkeit
Mobilität	mobil	stationär	stationär
Sichtfeld	abhängig vom akustischen Fenster	nicht abhängig vom akustischen Fenster	nicht abhängig vom akustischen Fenster
Visualisierungsmöglichkeiten	2D/3D	2D/3D	2D/3D
Untersucherabhängigkeit	untersucherabhängig	relativ standardisiert	relativ standardisiert

MAPCA = Major aorto-pulmonary collateral Arteries
MDCT = Multidetektorcomputertomografie
MRT = Magnetresonanztomografie

Ziele und relative Wertigkeit der diagnostischen Bildgebung

Ziel der bildgebenden Diagnostik ist die Darstellung der intrakardialen Anatomie und insbesondere die Darstellung der pulmonalen Gefäßversorgung. Dabei ist die Einteilung der pulmonalen Gefäßversorgung in die unten genannten Gruppen I–IV hilfreich. Ziel ist es, neben den Ursprüngen der Kollateralarterien auch die intrapulmonalen Verbindungen für die Operationsplanung darzustellen. Entsprechend der Embryologie werden die Patienten in folgende Gruppen eingeteilt:

- **Gruppe I:** Beide Lungenflügel werden *ausschließlich* durch einen PDA über zentrale Pulmonalarterien perfundiert (unifokale Lungenperfusion).
- **Gruppe II:** Beide Lungenflügel werden *vorwiegend* durch einen PDA über zentrale Pulmonalarterien perfundiert. MAPCA sind zusätzlich vorhanden (uni- und multifokale Lungenperfusion).
- **Gruppe III:** Die zentralen Pulmonalarterien werden über MAPCA perfundiert. Ein PDA ist nicht vorhanden. Einzelne Lungenabschnitte werden ausschließlich über MAPCA perfundiert (uni- und multifokale Lungenperfusion).
- **Gruppe IV:** Das pulmonale Gefäßbett wird ausschließlich durch voneinander unabhängige systemikopulmonale Kollateralarterien versorgt (multifokale Lungenperfusion).

Die Darstellung der intrakardialen Anatomie ist mit den heutigen Techniken der *Echokardiografie* insbesondere im Neugeborenen- und Kindesalter problemlos möglich (▸ Tab. 4.30; s. ▸ Abb. 4.165j, ▸ Abb. 4.165k u. ▸ Abb. 4.165h).

Die Darstellung der Lungengefäßversorgung selbst bedarf allerdings meist einer vom Schallfenster unabhängigen Bildgebungstechnik. Dabei gilt die *invasive Angiokardiografie* noch als der derzeitige Goldstandard. Die einzelnen Kollateralen können bei dieser Methode selektiv mithilfe von Kontrastmittelinjektionen dargestellt werden; zudem können die Drücke in den einzelnen Lungenarealen gemessen werden (s. ▸ Abb. 4.165c bis ▸ Abb. 4.165f sowie ▸ Abb. 4.166c u. ▸ Abb. 4.166d). Diese Methode ist jedoch invasiv und bedarf mehrerer Kontrastmittelinjektionen mit teilweise erheblicher Volumenbelastung. Auch die Erfahrung des Untersuchers ist von ausschlaggebender Bedeutung bei der erfolgreichen Darstellung des pulmonalen Gefäßbetts. Darüber hinaus ist die invasive Angiografie natürlich auch mit einer Strahlenexposition verbunden.

Aus diesem Grunde sind vor allem die kontrastmittelgestützte *MRA*, aber zunehmend auch die *CTA*, gute Alternativen zur nicht invasiven Darstellung von MAPCA, um eventuelle operative oder interventionelle therapeutische Maßnahmen zu planen. Insbesondere die Möglichkeiten der Nachbearbeitung der 3D- bzw. sogar 4D-Datensätze erlauben eine simultane Darstellung von Gefäßen, wie sie invasiv oft nicht möglich ist. Dabei sind insbesondere MIP-Rekonstruktionen mit dicken Schichtrekonstruktionen hilfreich (s. ▸ Abb. 4.165b u. ▸ Abb. 4.166b). Die zunehmend an Bedeutung gewinnende therapeutische „Flusssteuerung" mittels MAPCA-Verschluss (Coiling) oder Stenosebehandlung (s. ▸ Abb. 4.165c) ist zurzeit allerdings nur mittels Durchleuchtung möglich. Diese profitiert aber auch von einer guten Planung mithilfe nicht invasiver prätherapeutischer Bildgebung mittels MRA oder CTA.

▸ **Danksagung.** Wir danken Herrn Valverde für die kritische Durchsicht des ersten Manuskriptentwurfs und das Heraussuchen von Bildbeispielen.

4.6 Sonstige Erkrankungen des Herzens und der großen Gefäße

4.6.1 Kardiomyopathien

Achim A. Schmaltz, Jens Bremerich u. Matthias Gutberlet

Für die Kardiomyopathien gibt es derzeit 2 unterschiedliche Einteilungen:

- die mehr ätiologisch ausgerichtete amerikanische Klassifikation [292]
- die mehr morphologisch ausgerichtete, der Bildgebung folgende Klassifikation der Working Group on Myocardial and Pericardial Diseases der ESC [275]

M!

Merke

Kardiomyopathien sind nach der ESC-Klassifikation [275] Erkrankungen, bei denen der Herzmuskel in Abwesenheit einer koronaren Herzerkrankung, einer Hypertonie, einer Klappen- oder einer angeborenen Herzerkrankung strukturell oder funktionell verändert ist. Sie werden folgendermaßen eingeteilt:

- *HCM:* hypertrophe Kardiomyopathie
- *DCM:* dilatative Kardiomyopathie
- *ARVC:* arrhythmogene rechtsventrikuläre Kardiomyopathie
- *RCM:* restriktive Kardiomyopathie
- *nicht klassifizierte Formen*

Die Unterscheidung in primäre und sekundäre oder spezifische Formen wird fallengelassen, dafür die Unterscheidung in familiär bzw. genetisch und nicht familiär bzw. nicht genetisch getroffen.

Im Folgenden liegt der Fokus auf bereits im Kindesalter aufgetretenen bzw. angeborenen Kardiomyopathien, wie der HCM und der DCM bzw. einigen seltenen Formen.

Hypertrophe Kardiomyopathie

Definition

Die HCM ist eine Primärerkrankung des kardialen Sarkomers, die zu einer unterschiedlich stark ausgeprägten und unterschiedlich verteilten Hypertrophie des linken Ventrikels führt, für die keine andere Ursache gefunden werden kann.

Einteilung

In der klassischen Form ist die Hypertrophie besonders im Ventrikelseptum ausgeprägt (asymmetrische Septumhypertrophie); dies kann zu einer Verkleinerung des linksventrikulären Kavums (▸ Abb. 4.167, ▸ Abb. 4.168 u. ▸ Abb. 4.169) und auch zu einer Obstruktion des LVOT führen. Die HCM wird dann auch als „HOCM" bezeichnet. Daneben kommen symmetrische, apikale und umschriebene, tumorartige Formen vor. Subaortal findet sich am Septum eine Endokardverdickung, und die Mitralklappe ist häufig verzogen und insuffizient. Histologisch ist die HCM durch eine „wirre" Anordnung der Myofibrillen (sog. Myofiber Disarray) und eine unterschiedlich starke Fibrose gekennzeichnet [304].

Ätiologie

Mit einer Häufigkeit von 1:500 Individuen tritt die HCM zu 55 % familiär mit autosomal-dominanter Vererbung, aber unterschiedlicher Penetranz, und zu 45 % sporadisch auf. Seit 1989 konnten zunächst auf 10 sarkomerischen Genen bis heute über 400 unterschiedliche Mutationen nachgewiesen werden. Dabei sind am häufigsten die schwere Kette des β-Myosins (70–90 % der Fälle), das kardiale myosinbindende Protein C und das kardiale Troponin T betroffen. Neuerdings kommen auch Gene der Z-Scheibe, des Kalziumtransporters und mitochondrialer sowie lysosomaler Proteine hinzu. In Einzelfällen fand sich sowohl bei der HCM als auch bei der DCM die gleiche Mutation [270].

Klinische Problematik

Die HCM manifestiert sich am häufigsten im Erwachsenenalter, auch wenn der Gipfel der Hauptkomplikation, der plötzliche Herztod, in der 2. Lebensdekade liegt und Fallberichte sogar aus dem Säuglingsalter vorliegen. Kinder haben sehr selten Beschwerden und fallen meist nur durch ein Systolikum auf (s. ▸ Abb. 4.167, ▸ Abb. 4.168 u. ▸ Abb. 4.169). Im Erwachsenenalter sind die Dyspnoe und allgemeine körperliche Leistungseinschränkungen die Leitsymptome, aber auch Angina, Palpitationen und (Prä-) Synkopen geben Anlass zur kardiologischen Diagnostik [292]. Diese soll ihr besonderes Augenmerk auf die möglichen Risikofaktoren für den plötzlichen Herztod richten, die in ▸ Tab. 4.31 zusammengestellt sind [275].

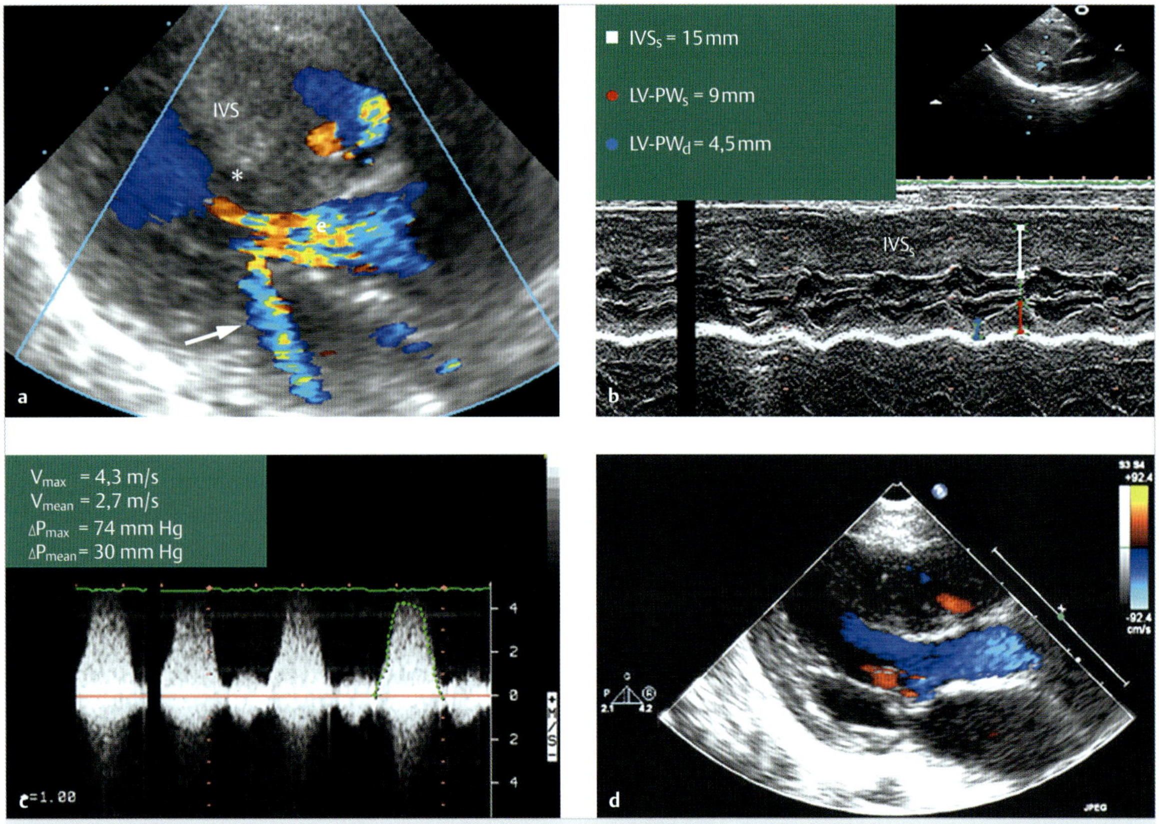

Abb. 4.167 HOCM. 3 Monate alter Säugling.
IVS = Interventricular Septum (Septum interventriculare)
IVS_s = Dicke des interventrikulären Septums in der Systole
$LV\text{-}PW_d$ = Dicke der hinteren Wand des linken Ventrikels in der Diastole
$LV\text{-}PW_s$ = Dicke der hinteren Wand des linken Ventrikels in der Systole
Δp_{max} = maximaler Druckunterschied
Δp_{mean} = mittlerer Druckunterschied
V_{max} = maximale Flussgeschwindigkeit
V_{mean} = mittlere Flussgeschwindigkeit

a Parasternaler echokardiografischer Längsschnitt mit Farb-Doppler. Zu sehen sind die Turbulenz im LVOT sowie eine deutliche Mitralinsuffizienz. Der Stern kennzeichnet das asymmetrisch hypertrophierte Septum, der Pfeil den holosystolischen Insuffizienzjet über der Mitralklappe in Richtung linker Vorhof.

b Im M-Mode ist das extrem verdickte Septum (IVS_S = 15 mm) zu erkennen.

c Im CW-Doppler, gemessen im LVOT, findet sich eine maximale Flussgeschwindigkeit von mehr als 4 m/s, entsprechend einem instantanen Spitzengradienten von über 74 mmHg.

d Nach erfolgreicher chirurgischer Myektomie im Alter von 15 Monaten ist der LVOT nicht mehr eingeengt, keine relevante Flussbeschleunigung mehr im Doppler nachweisbar und der Fluss laminar; die Mitralinsuffizienz ist postoperativ ebenfalls nicht mehr nachweisbar.

Tab. 4.31 Risikofaktoren für einen plötzlichen Herztod bei HCM [275].

Klassische Risikofaktoren	Mögliche Risikofaktoren im Individualfall
• junges Alter	• LVOT-Obstruktion
• vorhergehender Herzstillstand	• ausgeprägte späte Gadoliniumanreicherung
• unklare Synkope	• Myokardischämie
• Familienanamnese für plötzlichen Herztod	• Troponin-T- und -I-Mutation
• Wandstärke des linken Ventrikels > 30 mm	• Vorhofflimmern
• abnorme Blutdruckreaktion auf Belastung	• E/E_a-Quotient
• nicht anhaltende ventrikuläre Tachykardie	

E/E_a = Quotient aus maximaler frühdiastolischer transmitraler Flussgeschwindigkeit und Gewebe-Doppler-Parameter (Longitudinalgeschwindigkeit am lateralen Mitralring)
HCM = hypertrophe Kardiomyopathie
LVOT = Left Ventricular Outflow Tract (linksventrikulärer Ausflusstrakt)

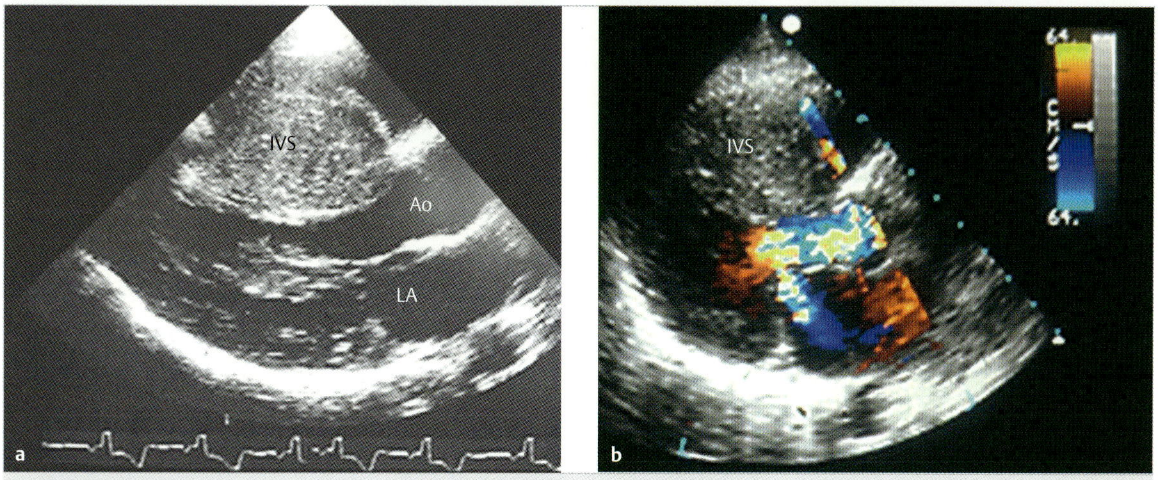

Abb. 4.168 Morbus Pompe.
Ao = Aorta
IVS = Interventricular Septum (Septum interventriculare)
LA = Left Atrium (linkes Atrium)
a 2D-TTE des Säuglings vor Therapiebeginn mit massiv hypertrophiertem interventrikulärem Septum und Obstruktion des LVOT.
b 2D-TTE mit Farb-Doppler des Säuglings nach 48 Wochen Enzymersatztherapie. Die ausgeprägte linksventrikuläre Hypertrophie bildete sich im Vergleich zu **a** gut zurück: Die Dicke des Septums geht von 8,6 auf 5,8 mm zurück, die Dicke der Hinterwand von 11,0 auf 5,4 mm.

Indikation zur Therapie und therapeutische Optionen

Die Therapie zielt auf die Beseitigung der Symptome und die Beeinflussung der Risikofaktoren für den plötzlichen Herztod ab. Die pharmakologische Therapie besteht aus der Gabe von Betablockern, Kalziumantagonisten oder Disopyramid, ohne dass diese durch prospektive Langzeitstudien abgesichert wäre. Amiodaron wurde zeitweise zur Prophylaxe von ventrikulären Tachykardien empfohlen, ist aber ebenso wie Disopyramid mit dem Nachteil der potenziellen QT-Verlängerung behaftet.

Etwa 5 % der Patienten erreichen ein Endstadium, ein Burn-out oder eine dilatative Phase mit entsprechender Notwendigkeit einer Herzinsuffizienztherapie [275]; weitere 5–30 % aller HCM-Patienten haben unter den unten genannten Voraussetzungen eine Indikation für eine invasive bzw. operative Therapie:

- Gradient im LVOT von über 50 mmHg (s. ▶ Abb. 4.167c u. ▶ Abb. 4.167d)
- pharmakaresistente, beeinträchtigende Symptome
- im Erwachsenenalter NYHA-Klasse III oder IV

Dabei hat sich als chirurgischer Weg die *transaortale Myektomie* (▶ Abb. 4.170) nach Morrow [294] für Kinder und Erwachsene durchgesetzt, die in erfahrenen Zentren eine operative Mortalität unter 1 %, eine Rezidivquote von unter 2 % und eine jährliche Mortalitätsrate von 0,5 % pro Jahr hat [297].

Als Alternative steht die *alkoholinduzierte Septumablation* zur Verfügung [307], die durch Injektion von absolutem Alkohol in die erste Septumperforatorarterie einen umschriebenen Infarkt mit Rückbildung des septalen Muskelwulsts und der Obstruktion des LVOT erzeugt (s. ▶ Abb. 4.170). Sie scheint eine gleich niedrige Mortalitätsrate und eine hohe Erfolgsquote mit allerdings höherer Rate von Atrioventrikularblockierungen und Schrittmacherimplantationen zu haben [307].

Eine weitere Therapiemöglichkeit mit allerdings eingeschränkter Wirksamkeit stellt das *Dual-Chamber Pacing* dar.

Ziele und relative Wertigkeit der diagnostischen Bildgebung

Die Ziele der Diagnostik sind der Nachweis der Erkrankung mit Bestimmung und Lokalisation der Myokardverdickung und des links- oder seltener rechtsventrikulären Gradienten sowie die Aufdeckung von Herzrhythmusstörungen und der Ausschluss spezifischer Formen.

Im *EKG* finden sich bevorzugt Zeichen einer Linksherzhypertrophie mit spitzwinkelig negativer T-Welle, aber auch andere Befunde werden beschrieben, so die Giant T-Waves bei der apikalen Form. Das Langzeit-EKG deckt anhaltende oder nicht anhaltende ventrikuläre Tachykardien, Vorhofflimmern oder andere Rhythmusstörungen auf.

Das entscheidende nicht invasive bildgebende Verfahren ist die *Echokardiografie*. Im Folgenden sind die klassischen Kriterien der M-Mode- (s. ▶ Abb. 4.177b) und der 2D-Echokardiografie der HCM zusammengestellt [295], die grundsätzlich auch für andere bildgebende Verfahren angewendet werden können (s. ▶ Abb. 4.167):

- asymmetrische Septumhypertrophie (Verhältnis Septum/Hinterwand größer als 1,3)
- hypodynames Septum

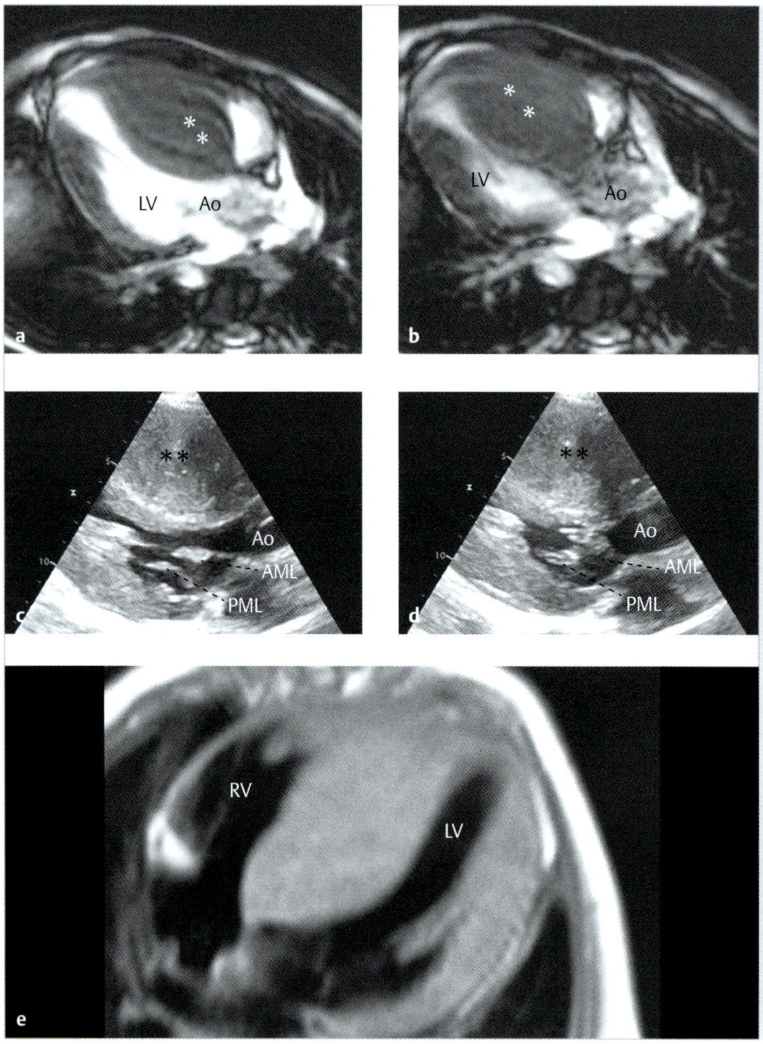

Abb. 4.169 Familiäre HOCM. 6-jähriger Junge; der Vater ist ebenfalls betroffen. Sowohl die SSFP-Cine-MRT-Aufnahmen durch den LVOT (**a**, **b**) als auch die 2D-Echokardiografiebilder in der parasternalen langen Achse (**c**, **d**) zeigen die ausgeprägte, asymmetrische Verdickung, insbesondere des interventrikulären Septums (**a–d**, Doppelsterne), mit einer maximalen enddiastolischen Dicke von 36 mm. In der Systole (**b**) zeigt sich in der MRT durch Dephasierung (**b**) und in der 2D-Echokardiografie (**d**) direkt ein typisches Systolic-anterior-Movement-Phänomen des anterioren Mitralklappensegels in den LVOT. Durch nahezu vollständige Ausfüllung des linksventrikulären Kavums (**b**, **d**) wird eine typische „hypernormale“ linksventrikuläre Ejektionsfraktion von 85 % bestimmt. Die linksventrikuläre Muskelmasse wurde in der MRT mit 184 g/m^2 bestimmt (Norm: 59–106 g/m^2).
AML = Anterior Mitral Leaflet (anteriores Mitralklappensegel)
Ao = Aorta
LV = Left Ventricle (linker Ventrikel)
PML = Posterior Mitral Leaflet (posteriores Mitralklappensegel)
RV = Right Ventricle (rechter Ventrikel)
a SSFP-Cine-MRT-Aufnahme durch den LVOT in der Diastole.
b SSFP-Cine-MRT-Aufnahme durch den LVOT in der Systole.
c 2D-Echokardiografiebild in der parasternalen langen Achse in der Diastole.
d 2D-Echokardiografiebild in der parasternalen langen Achse in der Systole.
e Transversale Black-Blood-SE-Sequenz.

- systolische Vorwärtsbewegung der Mitralklappe (Systolic Anterior Movement, SAM)
- Anteriorposition des Mitralklappenapparats
- verlängerte diastolische Appositionszeit des Mitralsegels an das Septum
- frühsystolische Aortenklappenschlussbewegung
- schmaler linker Ventrikel bzw. schmales linksventrikuläres Kavum
- Flussbeschleunigung im LVOT
- Mitralklappeninsuffizienz

Dabei ist eine exakt senkrechte Anlotung bzw. Schnittführung mit der MRT oder CT für die Zuverlässigkeit der Wanddickenmessung entscheidend (s. ▶ Abb. 4.167a u. ▶ Abb. 4.167b). Im Falle einer HOCM zeigen sich im Farb-Doppler eindrucksvoll die subvalvuläre Stenose und die Mitralklappeninsuffizienz (s. ▶ Abb. 4.167a).

M!

Merke

Eine Obstruktion des LVOT findet sich in Ruhe nur bei 25 % der Patienten, im Kindesalter noch seltener. Umso nötiger ist für die Diagnosestellung einer HCM versus HOCM die Durchführung einer physiologischen Belastung, z. B. mit dem Fahrradergometer; danach weisen 75 % der Patienten einen Gradienten auf [306].

Neue Möglichkeiten bieten der Gewebe-Doppler und die von ihm abgeleiteten Parameter Verformung (Strain) und Verformungsrate (Strain Rate) [278]. Die systolische und frühdiastolische longitudinale Maximalgeschwindigkeit in den basalen Wandsegmenten des linken Ventrikels sind vermindert; dabei erlaubt der Quotient aus maximaler frühdiastolischer transmitraler Flussgeschwindigkeit E und dem Gewebe-Doppler-Parameter E_a (Longitudinalgeschwindigkeit am lateralen Mitralring) die Abschätzung des enddiastolischen Druckes im linken Ventrikel.

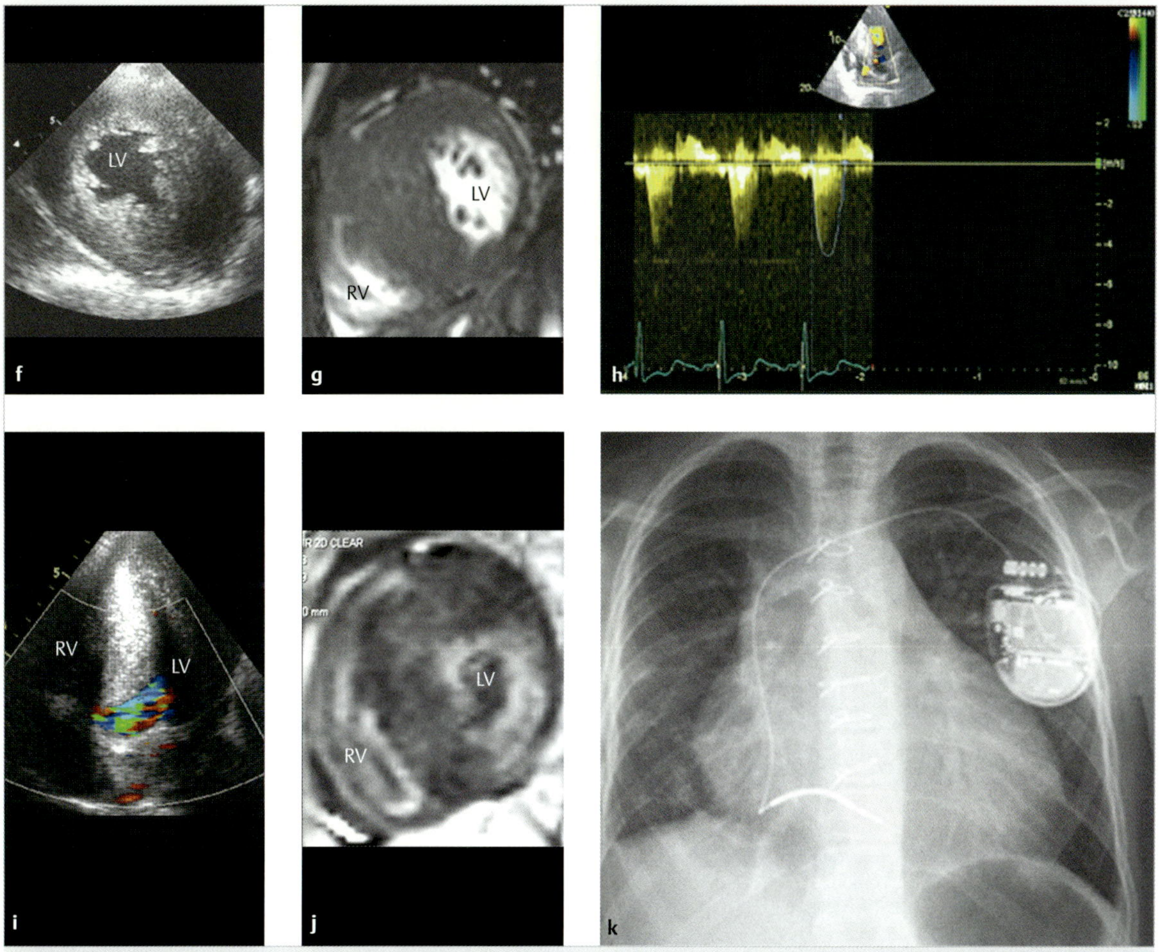

Abb. 4.169 Fortsetzung. Familiäre HOCM.
AML = Anterior Mitral Leaflet (anteriores Mitralklappensegel)
Ao = Aorta
LV = Left Ventricle (linker Ventrikel)
PML = Posterior Mitral Leaflet (posteriores Mitralklappensegel)
RV = Right Ventricle (rechter Ventrikel)

- **f** 2D-TTE enddiastolisch in der kurzen Achse.
- **g** Korrespondierende SSFP-Cine-MRT in der kurzen Achse.
- **h** CW-Doppler im Bereich des LVOT. Es ergibt sich eine maximale Flussgeschwindigkeit von ca. 4,6 m/s im Sinne eines maximalen instantanen Druckgradienten von 84 mmHg.
- **i** Farb-Doppler im Bereich des LVOT mit systolischen Turbulenzen.
- **j** Inversion-Recovery-GE-Bild in der kurzen Achse zur Late-Enhancement-Darstellung mit diffuser Fibrosierung.
- **k** Röntgenthorax des Patienten im Alter von 10 Jahren nach Implantation eines AICD.

Ho u. Mitarb. [284] konnten im Rahmen großer Familienuntersuchungen mit Genotypisierung mit einer Spezifität von 86 % und einer Sensitivität von 75 % aus einer E_a-Geschwindigkeit von weniger als 13,5 cm/s selbst bei fehlender klinischer Manifestation auf einen positiven Genotyp schließen. Auf der anderen Seite des Krankheitsspektrums kann ein hoher E/E_a-Quotient (über 20,74) als Prädiktor für Tod, ventrikuläre Tachykardien oder Synkopen genommen werden [289].

Die *MRT* erlaubt mit der EKG-getriggerten SSFP-Cine-Pulssequenz in verschiedenen Schnittebenen (s. ▸ Abb. 4.169a, ▸ Abb. 4.169b, ▸ Abb. 4.176b, ▸ Abb. 4.176c) nach manueller Bestimmung der endo- und epikardialen Grenzen eine genaue Ausmessung der linksventrikulären Masse und der Wandstärken in allen Abschnitten des Herzens. Als Hypertrophie gilt eine linksventrikuläre Masse, die bei Männern den Normbereich von 46–83 g/m², bei Frauen von 37–67 g/m² überschreitet [267]. Dabei kann die Abgrenzung von einer physiologischen Hypertrophie bei Sportlern im Einzelfall ausgesprochen schwierig sein. In diesen Fällen hilft der Quotient aus diastolischer Wandstärke und diastolischem linksventrikulärem Volumen weiter, der bei Athleten unter 0,15 (mm × m²)/ml liegen soll (Spezifität 99 %!) [299]. Dagegen befindet sich die linksventrikuläre Masse bei 20 % der HOCM-Patienten innerhalb des Normbereichs [296]. Ein wesentlicher Vorteil der MRT gegenüber der Echokardiografie ist die Möglichkeit einer absolut senkrechten Schnittführung durch die linksventriku-

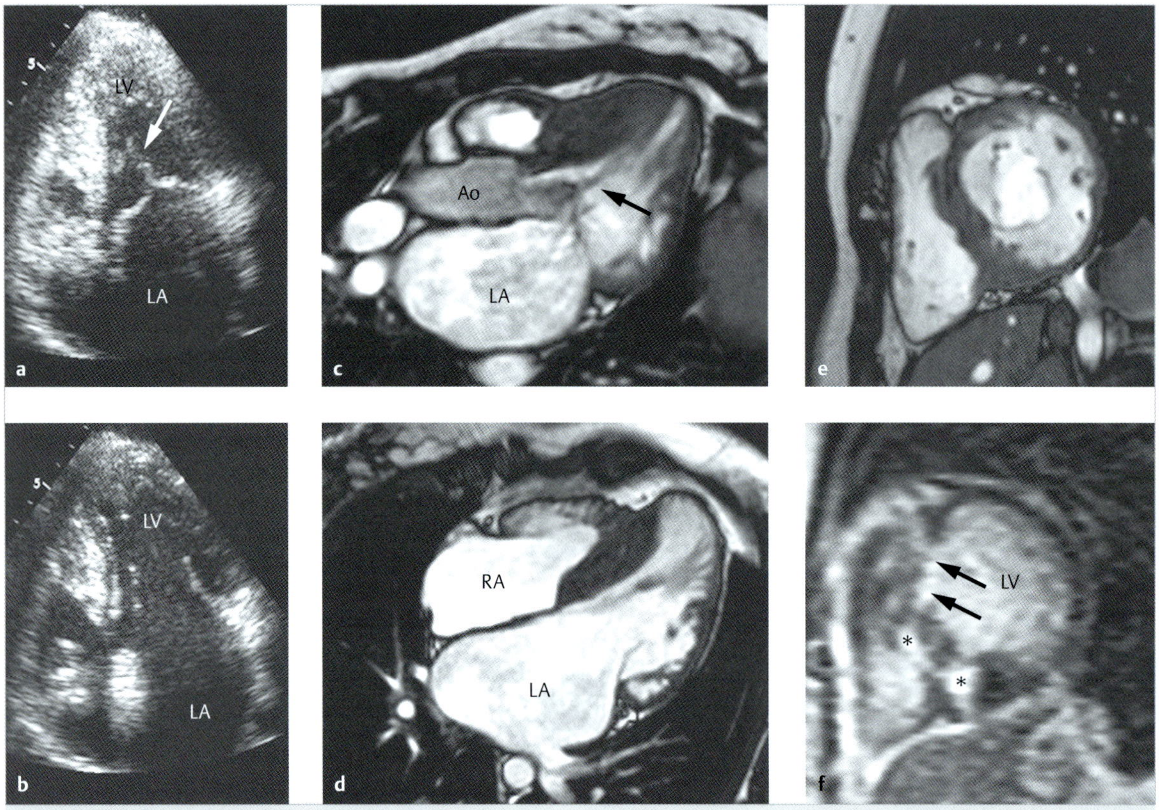

Abb. 4.170 Zustand nach zweimaliger Myektomie und transkoronarer Ablation einer Septumhypertrophie bei HOCM. 23-jährige Frau mit HOCM. Sowohl im Echokardiografiebild (**a**, **b**) als auch im MRT des LVOT (**c**) und im MRT-4-Kammer-Blick (**d**) zeigt sich jeweils ein massiv vergrößerter linker Vorhof aufgrund der ehemals ausgeprägten Mitralklappeninsuffizienz. Die maximale Flussgeschwindigkeit im LVOT wurde mithilfe der MR-Phasenkontrasttechnik ebenso wie im CW-Doppler mit V_{max} = 2,1 m/s bestimmt, im Sinne eines leichten residuellen Gradienten. Die anteriorseptalen Anteile des Late Enhancements (**f**) sind durch Myektomie und Septumablation bedingt (Pfeile). Die übrige Patchwork-artige diffuse Fibrosierung des Septums (Stern) gehört zum typischen MR-Erscheinungsbild.

Ao = Aorta
LA = Left Atrium (linkes Atrium)
LV = Left Ventricle (linker Ventrikel)
RA = Right Atrium (rechtes Atrium)

a Im 2D-TTE-4-Kammer-Blick in der Systole noch residuelles Systolic-Anterior-Movement-(SAM-)Phänomen des LVOT (Pfeil).
b 2D-TTE-4-Kammer-Blick in der Diastole.
c Auch in der SSFP-Cine-MRT-Sequenz ist das residuelle Systolic-Anterior-Movement-(SAM-)Phänomen des LVOT (Pfeil) zu sehen. Die residuellen Turbulenzen erzeugen eine Dephasierung (schwarzer Jet in Systole, Pfeil).
d SSFP-Cine-MRT-4-Kammer-Blick in der Diastole.
e SSFP-Cine-MRT in der kurzen Achse mit normaler Mitralklappenöffnung in der Diastole.
f Typisches Patchwork-artiges und im Bereich der Insertionsstelle des rechten Ventrikels ausgeprägtes Late Enhancement (Sterne) in der Inversion-Recovery-GE-Sequenz des MRT, zum Teil durch die Myektomie und Septumablation bedingt (Pfeile).

läre Wand. Dadurch konnten Rickers u. Mitarb. [302] 10 % mehr HCM-Patienten aufdecken, die mittels Echokardiografie unterschätzt worden waren. Dies gilt insbesondere auch für die anatomischen Varianten der apikalen oder mittventrikulären HCM (s. ► Abb. 4.169b). Auch die Abnormitäten des Mitralklappenapparats einschließlich der systolischen Vorwärtsbewegung (Systolic Anterior Movement, SAM) des vorderen Mitralsegels und der daraus resultierenden Mitralinsuffizienz lassen sich gut im MRT darstellen (s. ► Abb. 4.169b). Letztere soll nach derzeitiger Anschauung mehr durch den Schub des Blutflusses auf die elongierten Chordae als auf einen Venturi-Effekt zurückzuführen sein [297]. Schließlich hilft die Analyse der Gadoliniumspätanreicherung bzw. des sog. Late Enhancement durch ihr Erscheinungsmuster und ihre Verteilung bei der Differenzialdiagnose der sekundären Formen; dabei ist das Late Enhancement auf eine Rupturierung nekrotischer Zellmembranen und das dadurch erhöhte Verteilungsvolumen sowie auf den fibrotischen Umbau zurückzuführen [281]. ► Tab. 4.32 fasst die wichtigsten sekundären HCM-Formen und ihre Charakteristika im MRT zusammen [282] [283]; in ► Abb. 4.171 u. ► Abb. 4.172 sind 2 Beispiele gezeigt. Nach chirurgischer Myektomie oder Alkoholablationen kann die erfolgreiche Septumverdünnung mittels MRT gut dokumentiert werden (s. ► Abb. 4.170). Mithilfe des Late Enhancement und evtl. zukünftig auch mit der parametri-

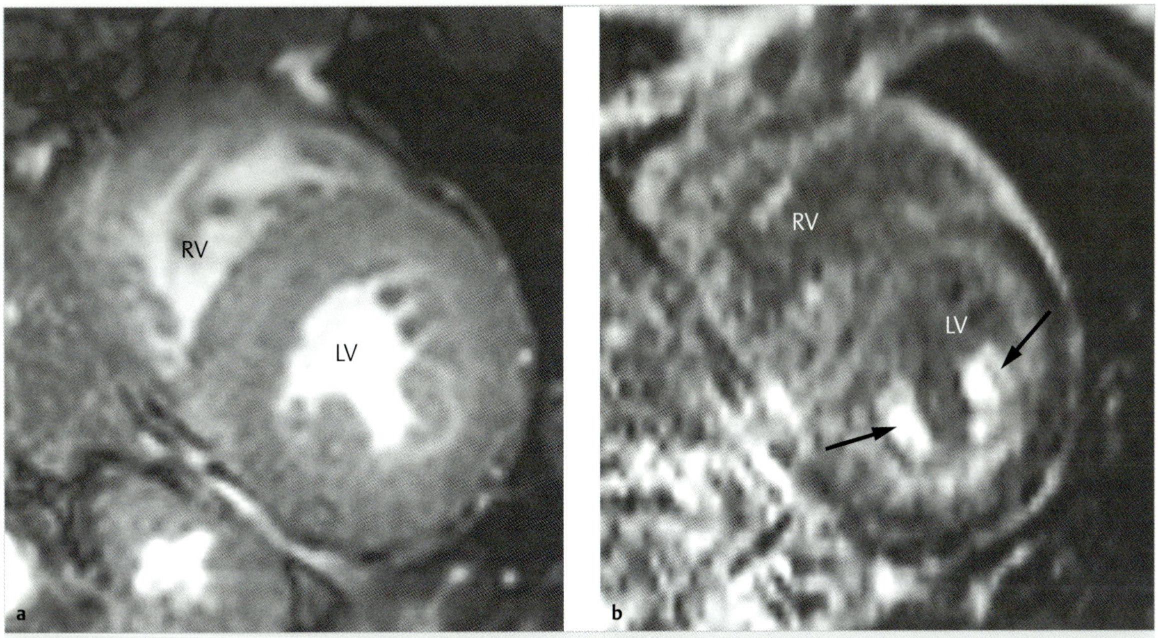

Abb. 4.171 Amyloidose. Patient mit kardialer Beteiligung einer systemischen Amyloidose.
LV = Left Ventricle (linker Ventrikel) RV = Right Ventricle (rechter Ventrikel)
a Die SSFP-Cine-MR-Sequenz in der kurzen Achse zeigt die deutliche linksventrikuläre Hypertrophie.
b Im Phasenbild der PSIR-Sequenz ist das typische zirkuläre, subendokardial betonte „frühe" Late Enhancement (5 min nach Kontrastmittelgabe) mit Beteiligung der Papillarmuskeln (Pfeil) zu erkennen.

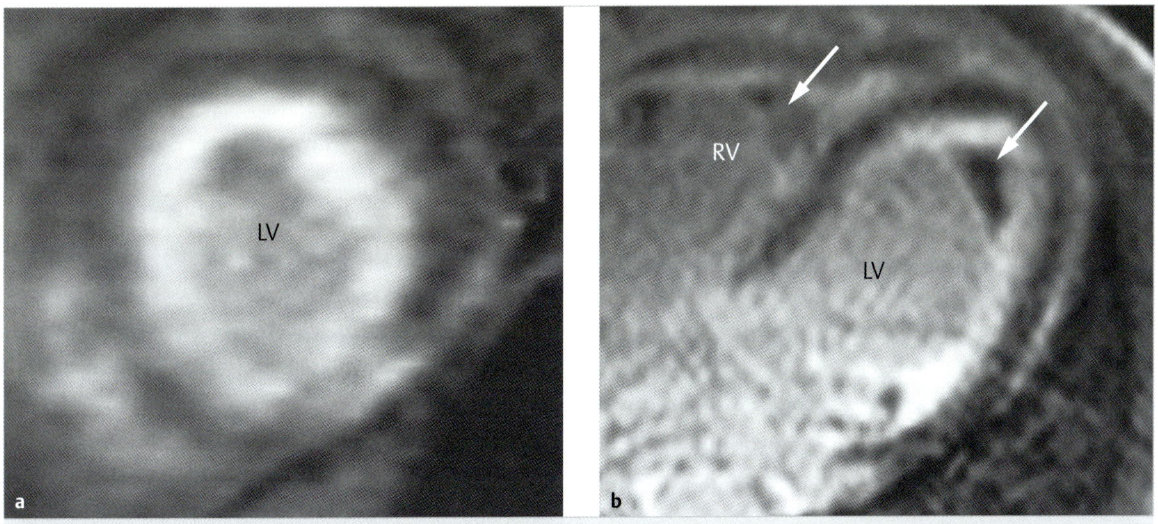

Abb. 4.172 Endomyokardfibrose. 17-jähriger Patient. In der Late-Enhancement-Sequenz ist eine zirkuläre subendokardiale Kontrastmittelanreicherung zu sehen, darüber hinaus ein apikaler Spitzenthrombus im linken (Pfeil) und im rechten Ventrikel (Pfeil).
LV = Left Ventricle (linker Ventrikel)
RV = Right Ventricle (rechter Ventrikel)
a Late-Enhancement-Sequenz in einer apikalen Kurzachsenschicht.
b Late-Enhancement-Sequenz im 4-Kammer-Blick.

schen Bildgebung, dem T1- und T2-Mapping, ist eine Risikostratifizierung der Patienten möglich, insbesondere auch bei Kindern [272] [279] [301].

Die *MDCT* spielt nur in Ausnahmefällen eine Rolle, z. B. nach Implantation eines ICD (▶ Abb. 4.173).

Bei eindeutigen nicht invasiven Befunden und bei positiver Familienanamnese bringt die Herzkatheterisierung keine neuen Gesichtspunkte (Ausnahme: Koronardiagnostik bei älteren Patienten). Dagegen kann bei der konzentrischen Form insbesondere bei jüngeren Patienten

Tab. 4.32 Differenzialdiagnostisches MRT-Erscheinungsbild verschiedener sekundärer HCM-Formen [282] [283].

HCM-Formen	MRT-Zeichen
Amyloidose	• späte Kontrastverstärkung im ganzen Myokard (beachte das Problem, das Myokard mit dem richtigen Inversionspuls zu „nullen") • besonders zirkuläres, subendokardiales Late Enhancement, wenn früh gemessen (weniger als 5–10 min nach Kontrastmittelgabe; s. ▶ Abb. 4.171; beachte, dass Gadolinium schneller aus dem Amyloid ausgewaschen wird als aus dem Fibroseherd) • oft Late Enhancement im Papillarmuskel (s. ▶ Abb. 4.171b) • in 50 % der Fälle Perikard- und Pleuraerguss
Morbus Fabry	späte Kontrastverstärkung besonders in der inferolateralen Herzbasis, aber nur bei 50 % der Patienten
Endomyokardfibrose mit Hypereosinophilie	• subendokardiale Kontrastverstärkung • Thrombenbildung (s. ▶ Abb. 4.172) • Verziehung des Mitralklappenapparats
Sarkoidose	• Herzbeteiligung nur in 27 % der Fälle • Kontrastverstärkung bei allen Patienten, häufig wie bei Myokarditis subepikardial betont

HCM = hypertrophe Kardiomyopathie
MRT = Magnetresonanztomografie

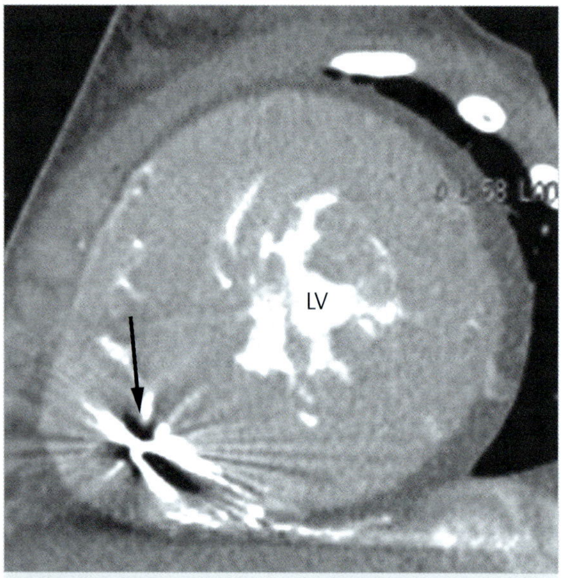

Abb. 4.173 Familiäre HOCM. 6-jähriger Junge. Kurzachsen-MDCT-Rekonstruktion nach Implantation eines AICD. Der Pfeil zeigt die sog. Aufhärtungsartefakte der ICD-Sonde im ebenfalls hypertrophierten rechten Ventrikel.
LV = Left Ventricle (linker Ventrikel)

mitunter erst die *Endomyokardbiopsie* den Nachweis einer sekundären Form (Morbus Pompe, Morbus Fabry, Amyloidose) und ihrer Herzbeteiligung erbringen. ▶ Abb. 4.168 zeigt einen Säugling mit Morbus Pompe unmittelbar nach Diagnostik und nach 48 Wochen Enzymersatztherapie mit deutlicher Rückbildung der linksventrikulären Hypertrophie.

Dilatative Kardiomyopathie

Definition

Bei der DCM handelt es sich um eine Dilatation des linken, des rechten oder beider Ventrikel, bei der ischämische oder postentzündliche Ursachen ausgeschlossen werden konnten. Pathophysiologisch steht die Störung der systolischen Pumpfunktion mit erhöhtem diastolischem Druck und einer erhöhten Wandspannung mit verminderter Sauerstoffversorgung des Myokards im Vordergrund. Histologisch finden sich eine Hypertrophie der Myozyten mit erhöhtem Gehalt von Zellkern-DNA, aber vermindertem Myofibrillenanteil, eine unterschiedlich ausgeprägte Fibrose und eine erhöhte Anzahl von Lymphozyten im Interstitium. Elektronenmikroskopisch imponieren eine Mitochondriose mit degenerativen Veränderungen und Myelinfiguren.

Ätiologie und Häufigkeit

Die DCM ist eine im Kindesalter selten auftretende Erkrankung mit einer Inzidenz von nur 0,34–0,87 auf 100 000 Kinder pro Jahr [268] [308] und 5,5 Erkrankungen und einer Prävalenz von 36,5 auf 100 000 Personen im Jahr in der Gesamtpopulation [273]. Im Kindesalter lassen sich in ⅔ der Fälle keine Ursachen finden (idiopathische DCM), in 16 % eine abgelaufene Myokarditis und in 9 % neuromuskuläre Erkrankungen. Seltener sind familiäre, metabolische oder syndromale Erkrankungen [273]. Der Anteil der familiären, genetisch bedingten DCM wird mit 30–50 % der idiopathischen Formen angenommen und liegt evtl. sogar höher [290]. Dabei wurde in den letzten Jahren eine Vielzahl von Mutationen von mehr als 20 verschiedenen Genen identifiziert, von denen die Lamin-A/C-Mutationen einen besonders malignen Verlauf nehmen sollen [298] und nicht nur mit der DCM, sondern auch mit verschiedenen Formen der Mus-

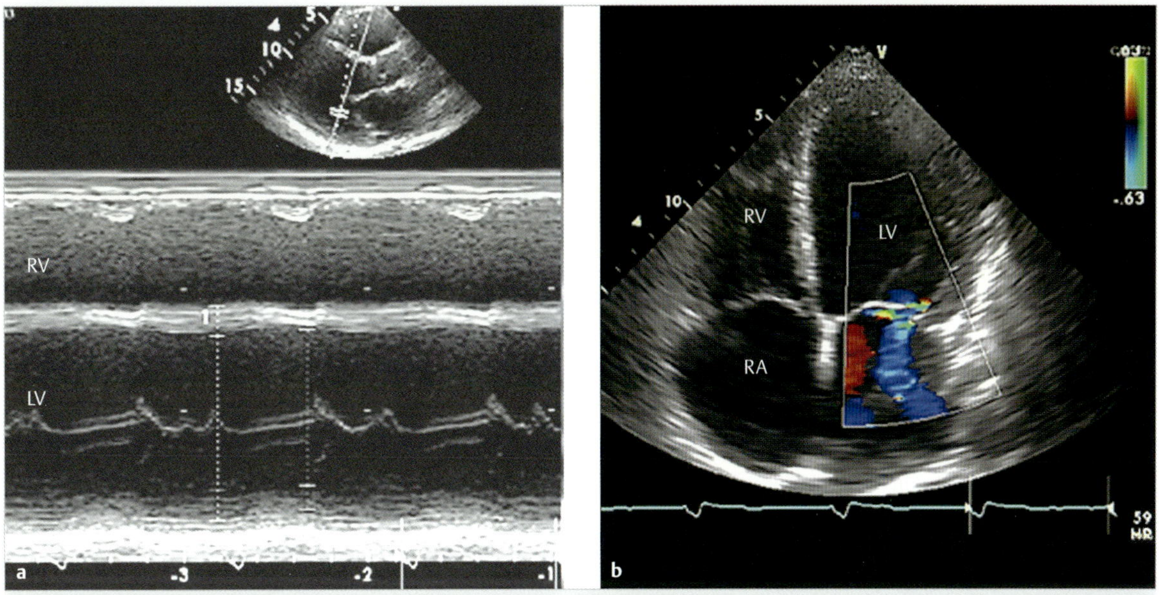

Abb. 4.174 DCM. 16-jähriger Junge mit schwerer DCM (enddiastolischer Durchmesser 84 mm, endsystolischer Durchmesser 74 mm, Fractional Shortening 12 %) am Tag vor Applikation eines linksventrikulären Assist Devices.
LV = Left Ventricle (linker Ventrikel)
RA = Right Atrium (rechtes Atrium)
RV = Right Ventricle (rechter Ventrikel)
a M-Mode.
b Im apikalen 4-Kammer-Blick mit Farb-Doppler ausgeprägte Mitralinsuffizienz.

keldystrophie, Lipodystrophie, Neuropathie und Progerie einhergehen können. Bei Erwachsenen ist der Anteil an postmyokarditischen Ursachen einer DCM niedriger und der einer ischämischen Genese entsprechend höher [277].

Klinische Problematik

Im Kindesalter liegt der Erkrankungsbeginn in ¾ der Fälle in den ersten beiden Lebensjahren: Oft fällt im Rahmen eines fieberhaften Infekts eine Kardiomegalie (S. 322) auf. Die anderen Kinder bieten, ebenso wie die Erwachsenen, die uncharakteristischen Symptome einer Herzinsuffizienz mit Abgeschlagenheit, mangelnder Belastbarkeit, Ernährungs- und Gedeihstörungen, Tachydyspnoe, hartnäckig anhaltendem Husten, peripherer Zyanose und Ödemneigung. Mitunter sind aber auch Erstkomplikationen, wie Embolien, Synkopen oder schwere Herzrhythmusstörungen, die ersten Symptome, die zu einer Diagnostik führen. Die Prognose ist schlecht: Im pädiatrischen Kardiomyopathieregister der USA betrug der Anteil der Patienten, die weder starben noch transplantiert werden mussten, nach 1 Jahr 69 %, nach 5 Jahren nur 54 % [308]. Ähnliche Zahlen werden auch aus dem Erwachsenenalter berichtet: So fanden Felker u. Mitarb. eine 10-Jahres-Überlebensrate von unter 60 %; bis zu 30 % der Todesfälle waren plötzlich [277].

Therapeutische Optionen

Die Therapie der DCM entspricht der Therapie der Herzinsuffizienz: Während Digitalis nur die subjektive Symptomatik bessert und die Häufigkeit der Krankenhausaufenthalte mindert, aber keinen Einfluss auf die Überlebensdauer hat, sind ACE-Hemmer, Diuretika und einschleichend dosierte Betablocker für das Erwachsenenalter die evidenzbasierte Therapie. Für das Kindesalter gibt es dazu wenige Daten [305]. Zur Verhütung intrakavitärer und peripherer Thromben wird auch im Kindesalter insbesondere bei einer Shortening Fraction von unter 20 % die Antikoagulation mit Cumarinen empfohlen. Für die antiarrhythmische Therapie bieten sich je nach Art der Rhythmusstörungen Propafenon, Sotalol oder Amiodaron an.

Im Erwachsenenalter kann die Implantation eines ICD die Mortalität um 30 % senken. Bestehen keine wesentlichen Kontraindikationen (schwerwiegende Zentralnervensystem-, Nieren-, Leber- oder Lungenerkrankungen), stehen als ultima ratio das linksventrikuläre Assist Device (▶ Abb. 4.174) bzw. die Herztransplantation zur Verfügung.

Ziele und relative Wertigkeit der diagnostischen Bildgebung

Ziel der Diagnostik ist es, das Ausmaß der linksventrikulären Dilatation und Funktionsminderung festzustellen, mögliche Komplikationen aufzudecken und spezifische Ursachen nachzuweisen, insbesondere die potenziell entzündliche Genese (S. 322).

Die *EKG*-Befunde sind uneinheitlich. Überwiegend finden sich Linksherzhypertrophiezeichen mit gestörter Repolarisationsphase. Die Durchführung eines Langzeit-EKG ist unbedingt indiziert, um ventrikuläre Dysrhythmien und/oder Atrioventrikularblockierungen aufzudecken und eine antiarrhythmische Therapie einzuleiten.

Die *Echokardiografie* zeigt eindrucksvoll die Dilatation des linken Ventrikels und die herabgesetzte Querdurchmesserverkürzungsfraktion. Bei Kindern konnten eine linksventrikuläre Ejektionsfraktion von weniger als 30 % sowie eine Gewebe-Doppler-Geschwindigkeit des Trikuspidalklappenrings von unter 8,5 cm/s als Prädiktoren für drohende Hospitalisation, Transplantation oder Tod identifiziert werden [288]. Nicht selten gelingt der Nachweis von intrakavitären Thromben.

Mittels der *MRT* lassen sich die Wandstärken, die linksventrikuläre Masse, das linksventrikuläre Volumen und die linksventrikuläre Auswurffraktion noch deutlich exakter messen als mittels der Echokardiografie. So konnten Koikkalainen u. Mitarb. [286] mit einem aufwendigen Computerprogramm aus zahlreichen derartigen Messungen einen globalen kardialen Funktionsindex generieren, mit dem sie bei der familiären DCM mit LMNA-Mutationen Betroffene bereits im subklinischen Stadium erkennen konnten. Die späte Gadoliniumverstärkung deckt die Fibrose auf, typischerweise häufig in der Mitte der septalen linksventrikulären Wand als sog. Midwall Enhancement. Die Fibrose ist ebenfalls ein Prädiktor für Tod bei den ventrikulären Tachykardien [309]. Die postinflammatorische DCM weist hingegen typischerweise ein subepikardiales Late Enhancement auf [281]. Neben der Gewebecharakterisierung zur Prognoseabschätzung erlaubt die MRT mithilfe des Nachweises von ödem- bzw. inflammationssensitiven Sequenzen (S. 322) und in naher Zukunft evtl. auch mithilfe der parametrischen Bildgebung mittels T 1- und T 2-Mapping eine weitere Klärung der Ätiologie der Kardiomyopathien [331].

Die *invasive Diagnostik* mit Herzkatheterisierung und Angiokardiografie dient dem Ausschluss von anderen Strukturanomalien und insbesondere bei Säuglingen dem Ausschluss von Koronaranomalien. Diese können jedoch häufig bereits echokardiografisch detektiert werden bzw. auch mithilfe der MRT und unter Anwendung von entsprechenden Dosisreduktionsprotokollen auch mit der MDCT. Der Endomyokardbiopsie bleibt die Abgrenzung der Erkrankung von der Endokardfibroelastose und der chronischen Myokarditis vorbehalten [281] [331].

Seltene Formen

Restriktive Kardiomyopathie

Definition und Ätiologie

Die besonders im Kindesalter äußerst seltene RCM ist charakterisiert durch eine Einschränkung der diastolischen Compliance bei normaler systolischer Funktion. Die Vorhöfe sind stark dilatiert, die Ventrikel häufig unauffällig. Neuerdings wurden familiäre Formen mit sarkomerischen Genmutationen beschrieben [293]; eine restriktive Physiologie findet sich aber auch bei der Amyloidose (s. ▶ Abb. 4.171) und der Endomyokardfibrose, wobei Erstere oft von der HCM gut differenziert werden kann, u. a. mit der MRT.

Klinische Problematik und natürlicher Verlauf

Die Patienten zeigen vor allem eine schwere Herzinsuffizienzsymptomatik und sterben, wenn nicht herztransplantiert, bald nach Diagnosestellung.

Ziele und relative Wertigkeit der diagnostischen Bildgebung

Im EKG findet sich ein P-dextrocardiale. Im Echokardiogramm wie im MRT lässt sich die Vergrößerung der Vorhöfe bei normaler Ventrikelgröße und -funktion gut darstellen. Doppler-echokardiografisch ist bei der Registrierung des Mitraldurchflusses die E-Welle wesentlich größer als die A-Welle, und bei der Druckregistrierung findet sich ein Dip-und-Plateau-Phänomen.

Arrhythmogene rechtsventrikuläre Dysplasie/Kardiomyopathie

Definition

Die ARVC ist eine genetisch determinierte, autosomal-dominant vererbte Erkrankung – derzeit mit 10 genetischen Varianten –, bei der das Myokard des rechten Ventrikels apoptotisch zugrunde geht und durch Fett- und fibröses Gewebe ersetzt wird [271] [291].

Klinische Problematik und natürlicher Verlauf

Infolge des Ersatzes des rechtsventrikulären Myokards durch Fett- und fibröses Gewebe wird der rechte Ventrikel ganz dünnwandig; manchmal wird der Pulmonalkreislauf allein von den Kontraktionen des hypertrophierten rechten Vorhofs aufrechterhalten. Mit zunehmendem Alter kann der Krankheitsprozess auf den linken Ventrikel übergreifen. Die Patienten werden meist erst im 2. Lebensjahrzehnt oder noch später symptomatisch (▶ Abb. 4.175, ▶ Abb. 4.176 u. ▶ Abb. 4.177); deshalb sind aus dem Kindesalter nur wenige Fallberichte bekannt. Im Erwachsenenalter liegt die Prävalenz zwischen 1:1000 und 1:5 000 [271]. Klinisch imponieren ventrikuläre Arrhythmien, besonders belastungsinduzierte, anhaltende Tachykardien mit Linksschenkelblockbildern in ¾ der Fälle und Herzinsuffizienzzeichen bei den restlichen.

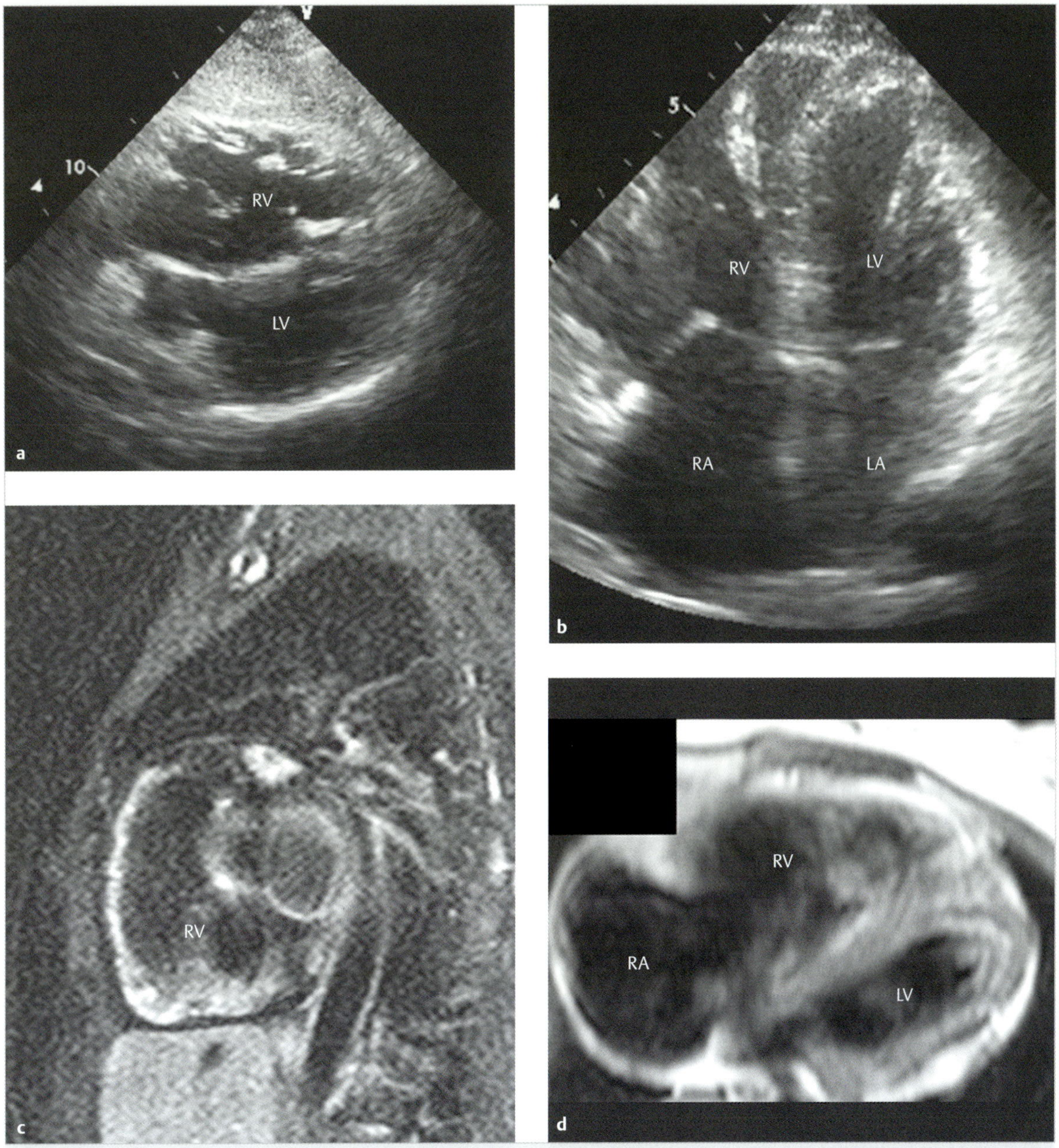

Abb. 4.175 ARVC. 50-jährige Patientin mit anhaltender ventrikulärer Tachykardie, elektrophysiologischem Verdacht auf eine ARVC und deutlich eingeschränkter Belastbarkeit. Die 2D-TTE (**a**, **b**) zeigt ebenso wie die MRT (**c**–**f**) einen massiv vergrößerten rechten Ventrikel. Der maximale Durchmesser des RVOT in der parasternalen langen Achse betrug 42 mm, die rechtsventrikuläre Ejektionsfraktion, mit der MRT bestimmt, lag bei 21 %. Es waren multiple kleine Aneurysmen (**f**, Sterne) nachweisbar, sodass auch bildmorphologisch die Majorkriterien (s. auch ▶ Tab. 4.33) für eine ARVC vorlagen. Beachte, dass trotz eines ausgeprägten Late Enhancements (**c**) in der freien Wand des rechten Ventrikels dies nicht als Majorkriterium gewertet werden kann. Dies gilt nur für eine histologische Sicherung. Eine fettige Infiltration in die freie Wand des rechten Ventrikels ist aufgrund von Flussartefakten durch langsamen Fluss in der T 1w Black-Blood-SE-Sequenz (**d**) in transversaler Schichtführung nicht sicher nachweisbar (s. a. Fortsetzung).

LA = Left Atrium (linkes Atrium)
LV = Left Ventricle (linker Ventrikel)
RA = Right Atrium (rechtes Atrium)
RV = Right Ventricle (rechter Ventrikel)
RVOT = Right Ventricular Outflow Tract (rechtsventrikulärer Ausflusstrakt)

a 2D-TTE von substernal.
b 2D-TTE im 4-Kammer-Blick.
c Die MRT-Late-Enhancement-Sequenz in der kurzen Achse zeigt eine deutliche Anreicherung in der freien Wand des vergrößerten rechten Ventrikels.
d T 1w Black-Blood-SE-Sequenz in transversaler Schichtführung.

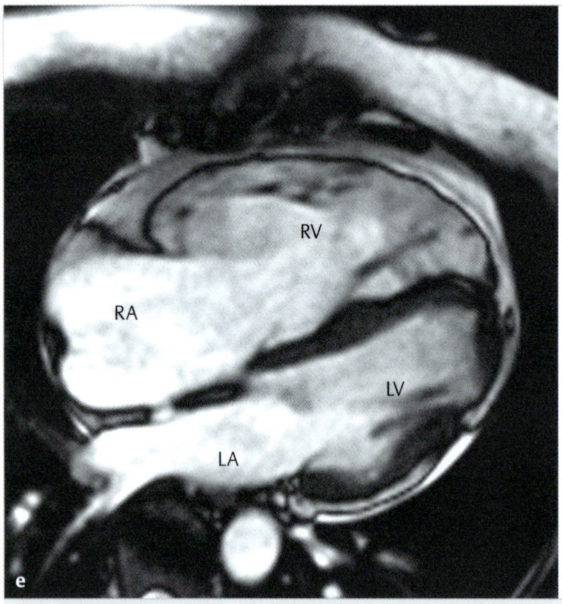

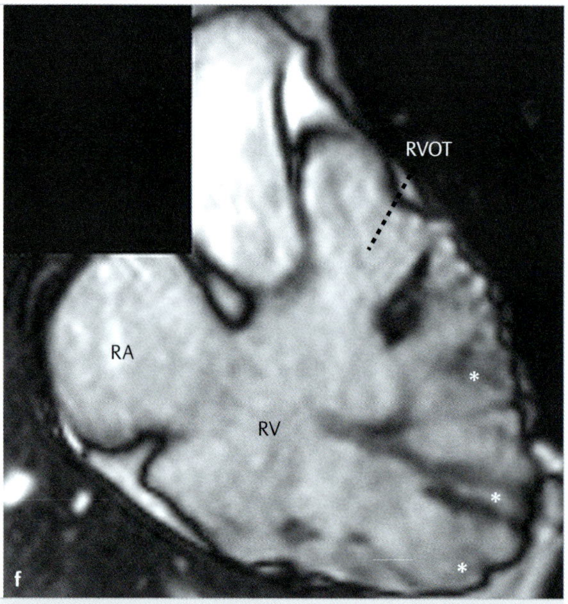

Abb. 4.175 Fortsetzung. ARVC.
LA = Left Atrium (linkes Atrium)
LV = Left Ventricle (linker Ventrikel)
RA = Right Atrium (rechtes Atrium)
RV = Right Ventricle (rechter Ventrikel)
RVOT = Right Ventricular Outflow Tract (rechtsventrikulärer Ausflusstrakt)

e Korrespondierende SSFP-Cine-MRT im 4-Kammer-Blick.
f SSFP-Cine-MRT in der langen Achse durch den rechten Ventrikel und den RVOT. Multiple kleine Aneurysmen sind zu erkennen (Stern).

Therapeutische Optionen

Die Therapie besteht in Sportvermeidung, Betablockade und ggf. der Implantation eines ICD (s. ▶ Abb. 4.176a).

Ziele und relative Wertigkeit der diagnostischen Bildgebung

Zur Diagnosestellung wurde eine Reihe von Major- und Minorkriterien erarbeitet, die verkürzt unter besonderer Berücksichtigung der bildgebenden Verfahren in ▶ Tab. 4.33 in einer aktualisierten Fassung im Vergleich zu den ursprünglichen McKenna-Kriterien aufgeführt sind [291].

Diagnostisch stehen an erster Stelle das *EKG* (negatives T in V 1–3/4; Epsilonwelle) und das Langzeit-EKG.

In der *Echokardiografie* sind die rechtsventrikulären Dimensionen vergrößert, die Querschnittsflächenverkürzung vermindert und lokale Wandbewegungsstörungen und Aneurysmen zumindest bei Kindern meist bereits gut erkennbar (s. ▶ Abb. 4.175a u. ▶ Abb. 4.175b). Bei älteren Kindern und Erwachsenen sind der rechte Ventrikel und insbesondere der RVOT jedoch oft nicht gut einsehbar.

Die *MRT* kann die Größe und Funktion des rechten Ventrikels auch ohne Einschränkungen des akustischen Fensters erfassen [281] und mithilfe der Gewebedifferenzierungssequenzen, der T1w und T2w Black-Blood-SE- und Late-Enhancement-Sequenzen, in der Regel zusätzlich gut zwischen Muskel, Fett und Fibrose unterscheiden (s. ▶ Abb. 4.175c, ▶ Abb. 4.175d, ▶ Abb. 4.176d, ▶ Abb. 4.176e u. ▶ Abb. 4.176f). Diese Eigenschaft kann bis jetzt zwar als Prognose-, aber nicht als in den Leitlinien fixierter Diagnosemarker herangezogen werden, da die Bewertung der Wandverdünnung und der Fettverteilung auch zu Überdiagnosen führen kann [269].

> **Merke** M!
>
> Der MR-Nachweis der Fibrose oder des Fettgewebes kann bisher nicht als Majorkriterium für die Diagnose herangezogen werden; dies ist nur mit den bioptisch gesicherten histologischen Ergebnissen möglich (s. auch ▶ Tab. 4.33) [291].

Der Vorteil der bildgebenden Verfahren der Echokardiografie und der MRT liegt vor allem in den am besten auf die Körperoberfläche bezogenen Normwerten für die Volumetrie des rechten Ventrikels (s. ▶ Tab. 4.33).

Trotz der grundsätzlich guten anatomischen Darstellung des rechten Ventrikels (s. ▶ Abb. 4.176d u. ▶ Abb. 4.176e) und der grundsätzlichen Möglichkeit der Quantifizierung des Gewebefettgehalts spielt die *MDCT* aufgrund der Strahlenexposition nur eine Rolle im Falle von Kontraindikationen für die MRT. Die *invasive Diagnostik* beschränkt sich auf die elektrophysiologische Untersuchung, den Ausschluss einer koronaren Herzkrankheit und eine eventuelle Biopsieentnahme.

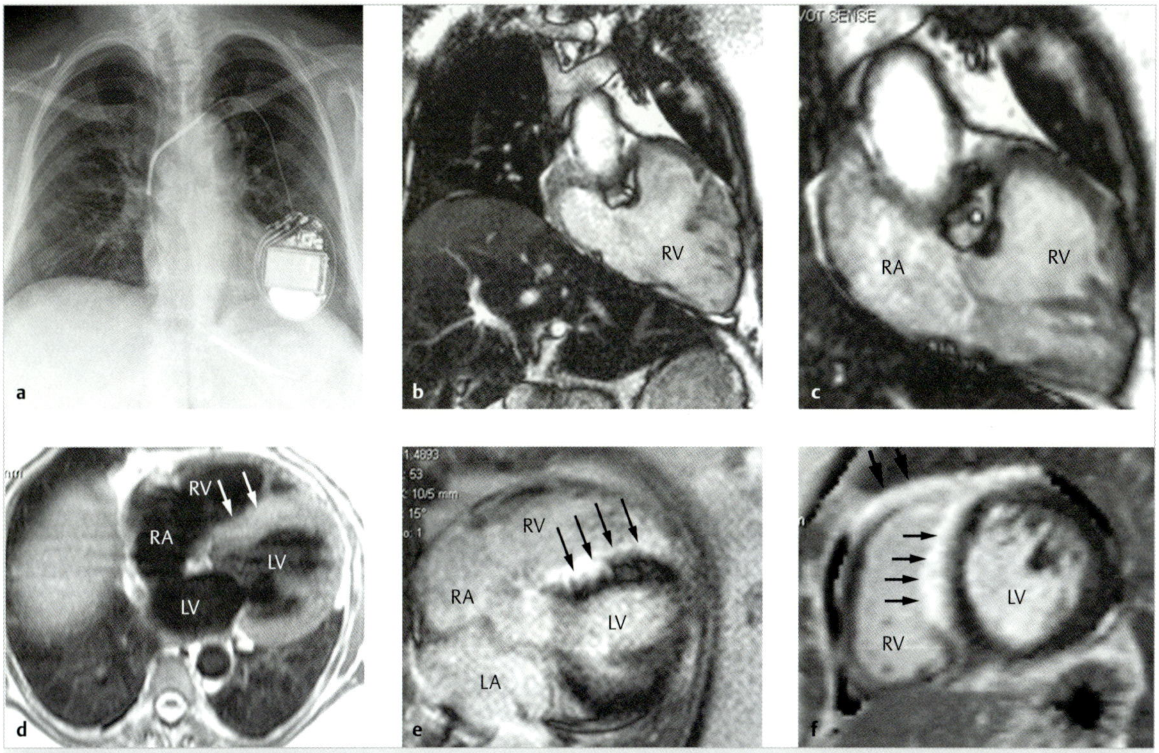

Abb. 4.176 ARVC. 55-jährige Frau mit anhaltender ventrikulärer Tachykardie und ARVC. In den SSFP-Cine-MRT-Aufnahmen durch den RVOT (**b**, **c**) zeigt sich der mit einem rechtsventrikulären EDV von 105 ml/m^2 über dem Grenzwert für ein Majorkriterium bei Frauen dilatierte rechtsventrikuläre Ventrikel mit lokalen Dyskinesien. Die rechtsventrikuläre Ejektionsfraktion war mit 45 % nur entsprechend eines bildmorphologischen Minorkriteriums erniedrigt. Trotz linksventrikulärer Beteiligung im Late Enhancement (**d–f**, kleine Pfeile) des rechtsventrikelseitigen interventrikulären Septums als Hinweis auf eine Fibrose bzw. Narbe und diffuser Fetteinlagerung in den T 1w SE-Sequenzen (**d**) war die linksventrikuläre Ejektionsfraktion mit 55 % noch im Normbereich gelegen. Beachte, dass selbst das Late Enhancement in der anterioren freien Wand des rechten Ventrikels (**f**, große Pfeile) nicht als Majorkriterium gewertet werden kann. Nur die Endomyokardbiopsie gilt als Majorkriterium.

LA = Left Atrium (linkes Atrium)
LV = Left Ventricle (linker Ventrikel)
RA = Right Atrium (rechtes Atrium)
RV = Right Ventricle (rechter Ventrikel)

a P.-a. Röntgenthoraxbild nach Implantation eines ICD eine Woche nach Diagnosestellung der ARVC.
b SSFP-Cine-MRT durch den rechten Ventrikel und den RVOT in der Diastole.
c SSFP-Cine-MRT durch den rechten Ventrikel und den RVOT in der Systole ohne wesentliche Wandeinwärtsbewegung. Deutlich ist die orthogonal getroffene, rechte Koronararterie in der Atrioventrikulargrube zu sehen.
d T 1w SE-Sequenz in transversaler Schichtorientierung mit Fetteinlagerungen im Septum (Pfeile).
e MR-Late-Enhancement-Sequenz im 4-Kammer-Blick mit deutlicher septaler, rechtsventrikulärseitiger Anreicherung (Pfeile).
f MR-Late-Enhancement-Sequenz in der kurzen Achse mit deutlicher Anreicherung im anterioren Septum (kleine Pfeile) und der freien Wand des rechten Ventrikels (große Pfeile).

Non-Compaction des linken Ventrikels

Definition und Ätiologie

Bei der Non-Compaction-Kardiomyopathie des linken Ventrikels, auch „Spongy Myocardium" genannt, handelt es sich um eine Störung der myokardialen Morphogenese, bei der zwischen der 5. und 8. Embryonalwoche die Verdichtung des myokardialen Netzwerks fehlerhaft abläuft; dies führt zu einer charakteristischen Morphologie des Myokards. Im Bereich unterhalb der Papillarmuskeln macht die kompakte äußere Wandschicht im Ergebnis weniger als ⅓, das schwammartige, nicht kompaktierte Netzwerk aus Trabekeln und tiefen Rezessus mehr als ⅔ der linksventrikulären Wand aus.

Die Non-Compaction-Kardiomyopathie kann isoliert, biventrikulär oder mit anderen Vitien assoziiert auftreten (▶ Abb. 4.178 u. ▶ Abb. 4.179) [280] [287], aber auch mit neuromuskulären Erkrankungen, dem Barth-Syndrom oder mitochondrialen Erkrankungen. Neben selteneren sporadischen Fällen werden in Familien ein autosomal-dominanter, ein autosomal-rezessiver und ein X-chromosomaler Erbgang beobachtet, mit Mutationen in verschiedenen Genen, darunter im G4.5-Gen, im Cypher/ZASP-, im α-Dystrobrevin-, im Lamin-A/C-Gen u. a. [303].

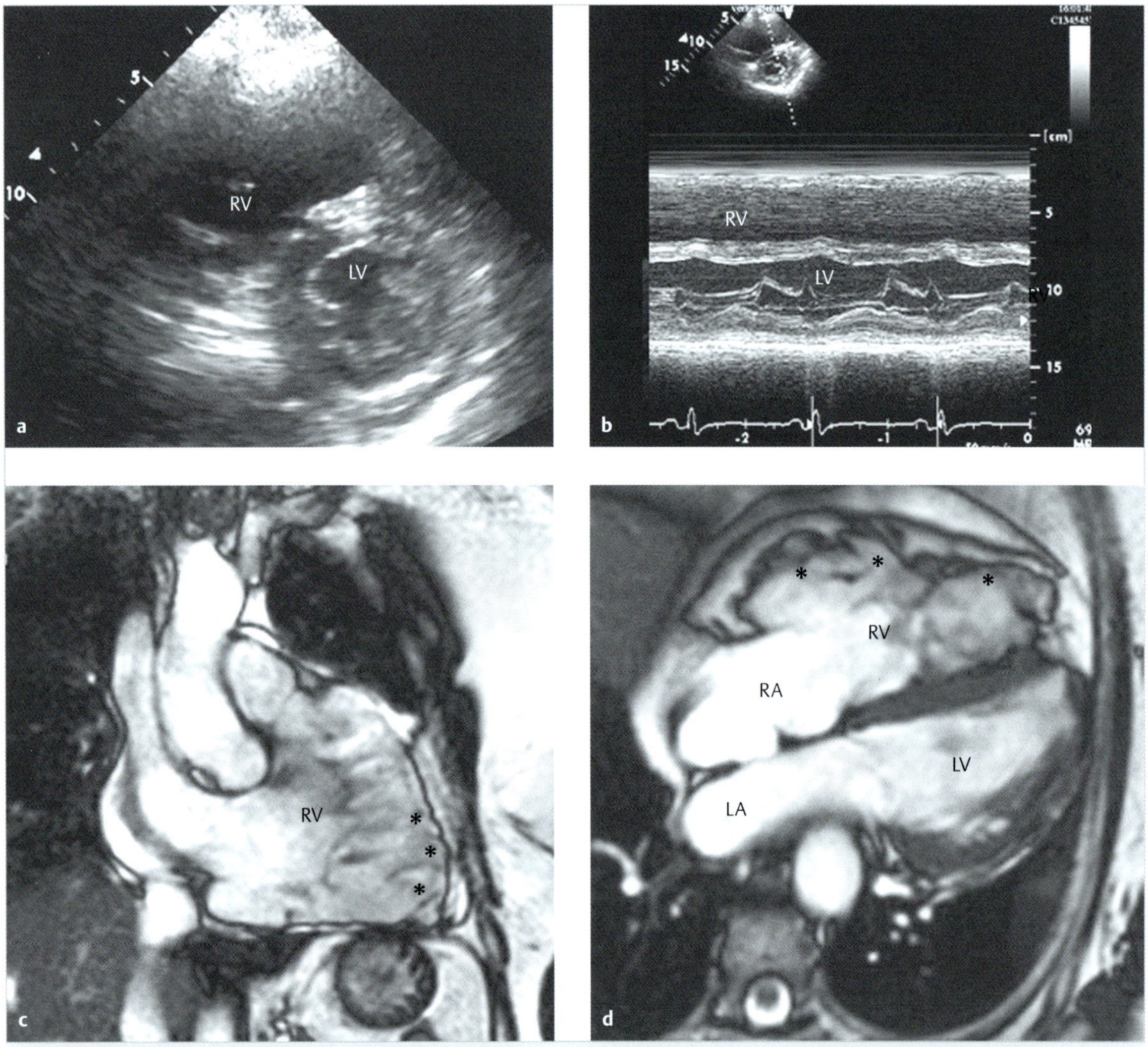

Abb. 4.177 ARVC. 66-jährige Frau mit Majorkriterien der ARVC in allen bildgebenden Verfahren. Die Anfertigung der CT-Thoraxbilder (**e**, **f**) erfolgte zum Ausschluss einer Lungenarterienembolie. Aufgrund der niedrigen rechtsventrikulären Ejektionsfraktion von nur 14 % (MRT-Ergebnis) zeigte sich auch ohne EKG-Triggerung eine sehr gute Bildqualität. Mit Ausnahme der TTE sind die Aneurysmen des rechten Ventrikels mit allen Verfahren (**c–f**, Sterne) gut zu sehen.

LA = Left Atrium (linkes Atrium)
LV = Left Ventricle (linker Ventrikel)
RA = Right Atrium (rechtes Atrium)
RV = Right Ventricle (rechter Ventrikel)

a 2D-TTE in der kurzen Achse mit vergrößerten akinetischen und dyskinetischen Arealen.

b Im TTE-M-Mode deutlich vergrößerter rechtsventrikulärer enddiastolischer Durchmesser von mehr als 36 mm.

c SSFP-Cine-MRT-Aufnahme entlang der langen Achse von rechtem Ventrikel und RVOT. Rechtsventrikuläres EDV von 194 ml/m^2 (Majorkriterium für Frauen: mindestens 100 ml/m^2; s. ► Tab. 4.33).

d SSFP-Cine-MRT-Aufnahme im 4-Kammer-Blick.

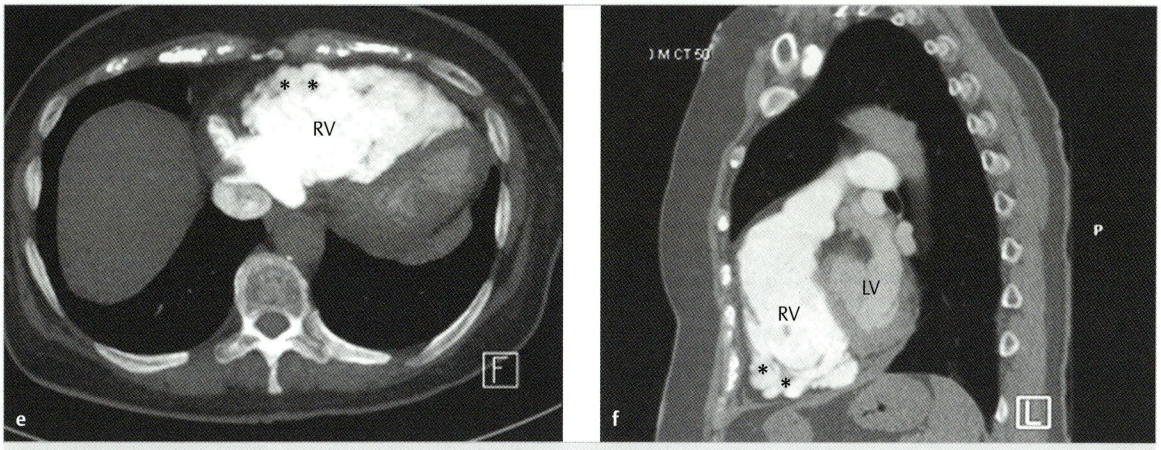

Abb. 4.177 Fortsetzung. ARVC.
LA = Left Atrium (linkes Atrium)
LV = Left Ventricle (linker Ventrikel)
RA = Right Atrium (rechtes Atrium)
RV = Right Ventricle (rechter Ventrikel)

e Ungetriggertes MDCT-Thoraxbild in der pulmonalarteriellen Phase und transversaler Rekonstruktion.
f Ungetriggertes MDCT-Thoraxbild in der pulmonalarteriellen Phase und sagittaler Rekonstruktion.

Tab. 4.33 Hauptkriterien der ARVC [291].

Kriterien	Zuordnung Major-/ Minorkriterium	2D-Echokardiografie	MRT	Angiografie des rechten Ventrikels
I. Strukturelle oder funktionelle Abnormitäten (relevant für die Bildgebung)	Majorkriterium	regionale rechtsventrikuläre Akinesie, Dyskinesie oder Aneurysma *und* 1 der folgenden Parameter *(in Enddiastole)*: a) RVOT in parasternaler langer Achse ≥ 32 mm (≥ 19 mm/m²) b) RVOT in kurzer Achse ≥ 36 mm (≥ 21 mm/m²) *oder* Fractional Area Change ≤ 33 %	regionale rechtsventrikuläre Akinesie, Dyskinesie oder Dyssynchronie *und* 1 der folgenden Parameter: a) rechtsventrikuläres EDV ≥ 110 ml/m² (Männer) b) rechtsventrikuläres EDV ≥ 100 ml/m² (Frauen) *oder* rechtsventrikuläre Ejektionsfraktion ≤ 40 %	regionale rechtsventrikuläre Akinesie, Dyskinesie oder Aneurysma
	Minorkriterium	regionale rechtsventrikuläre Akinesie, Dyskinesie *und* 1 der folgenden Parameter *(in Enddiastole)*: a) RVOT in parasternaler langer Achse 29 ≤ x < 32 mm (16 ≤ x < 19 mm/m²) b) RVOT in kurzer Achse 32 ≤ x < 36 mm (18 ≤ x < 21 mm/m²) *oder* Fractional Area Change 33 % < x ≤ 40 %	regionale rechtsventrikuläre Akinesie, Dyskinesie oder Dyssynchronie *und* 1 der folgenden Parameter: a) rechtsventrikuläres EDV 100 ≤ x < 110 ml/m² (Männer) b) rechtsventrikuläres EDV 90 ≤ x < 100 ml/m² (Frauen) *oder* rechtsventrikuläre Ejektionsfraktion 40 % < x ≤ 45 %	
II. Gewebecharakterisierung (aktuell *nicht* relevant für die Bildgebung; gilt nur für Biopsieergebnisse!)	Majorkriterium	residuelle Myozyten ≤ 60 % mit fettig-fibrösem Ersatz in der Wand des rechten Ventrikels in ≥ 1 Probe der Endomyokardbiopsie		
	Minorkriterium	residuelle Myozyten 60 % < x ≤ 75 % mit fettig-fibrösem Ersatz in der Wand des rechten Ventrikels in ≥ 1 Probe der Endomyokardbiopsie		
III. EKG-Veränderungen/ Arrhythmien	Details s. [291]			
IV. Familienanamnese	Details s. [291]			

EKG = Elektrokardiografie MRT = Magnetresonanztomografie RVOT = Right Ventricular Outflow Tract (rechtsventrikulärer Ausflusstrakt)

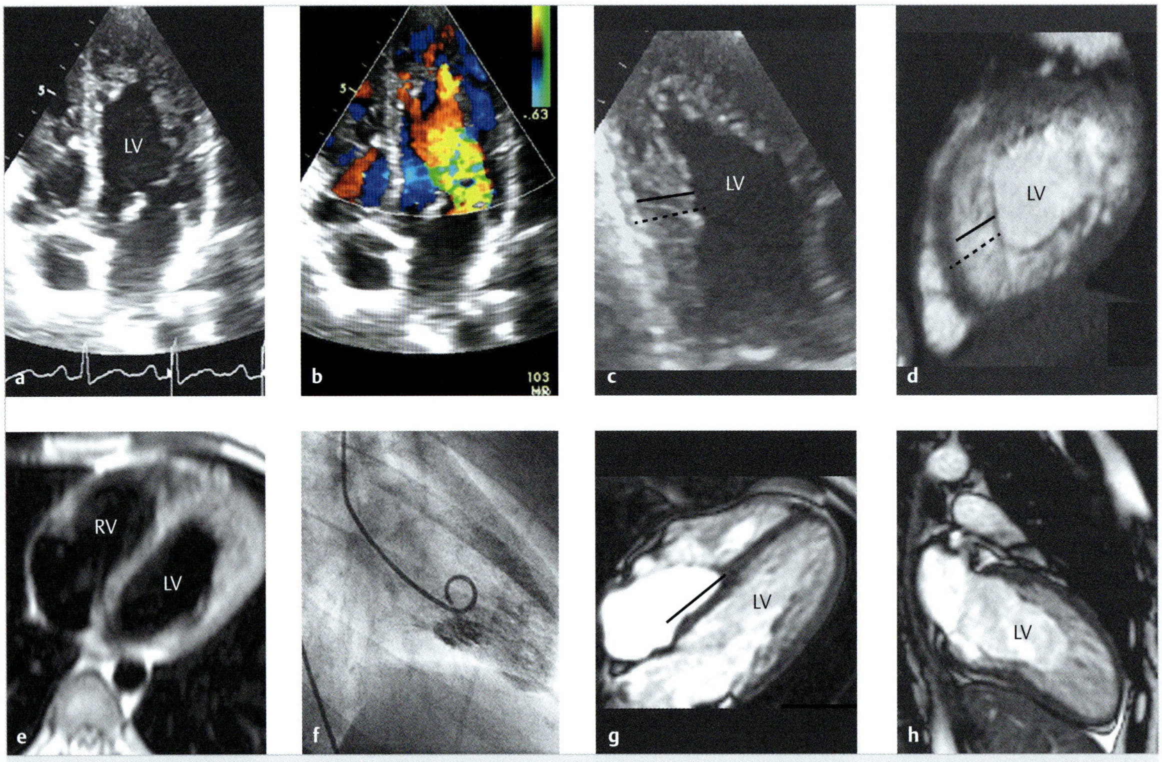

Abb. 4.178 Non-Compaction-Kardiomyopathie. 28-jährige Frau mit Non-Compaction-Kardiomyopathie des linken und rechten Ventrikels sowie mit einer begleitenden Ebstein-Anomalie. Die 2D-TTE im 4-Kammer-Blick (**a**, **b**) zeigt die apikal und lateral betont vermehrte Trabekularisierung und ein Verhältnis von nicht kompaktiertem zu kompaktiertem Myokard von mehr als 2:1. Dies ist insbesondere in der Vergrößerung (**c**) gut zu erkennen. Die Messung ist echokardiografisch auf die Systole normiert. Im Gegensatz zur MRT kann damit auch der nicht kompaktierte vom kompaktierten Anteil unterschieden werden. In allen anderen bildgebenden Verfahren sollte in der Enddiastole gemessen werden, um die blutgefüllten Rezessus (**c**, **d**, durchgezogene Linie) gut erkennen zu können. Die gestrichelte Linie in **c** und **d** markiert die Gesamtmyokarddicke (kompaktiertes + nicht kompaktiertes, trabekularisiertes Myokard). Gegebenenfalls kann auch der Farb-Doppler (**b**) benutzt werden. Trotz Messung in der Diastole gelingt aufgrund des langsamen Flusses in den Trabekeln eine Differenzierung zwischen nicht kompaktiertem und kompaktiertem Myokard in den T 1w Black-Blood-SE-Sequenzen (**e**) nur eingeschränkt. In der SSFP-Cine-MRT im 4-Kammer-Blick stellt sich das um ca. 1,8 cm nach apikal verlagerte septale Trikuspidalklappensegel (**g**, Linie) mit begleitender Trikuspidalklappeninsuffizienz im Sinne einer begleitenden Ebstein-Anomalie dar. Die linksventrikuläre Ejektionsfraktion war in der MRT mit 49 % bereits geringgradig eingeschränkt. Mittventrikuläre MR-Kurzachsenschnitte (**i**–**l**) zeigen die nahezu vollständige „Demaskierung" des nicht kompaktierten Myokards in der Inversion-Recovery-GE-Sequenz nach Kontrastmittelgabe (**i**) für das Late Enhancement durch das Kontrastmittel im linksventrikulären Kavum und den Rezessus, den langsamen Fluss zwischen den Trabekeln in der T 2w STIR-Black-Blood-Sequenz (**j**) sowie durch die Kontraktion in der Systole (**l**). In der Enddiastole (**k**) ist das nicht kompaktierte Myokard gut zu erkennen.

LV = Left Ventricle (linker Ventrikel)
RV = Right Ventricle (rechter Ventrikel)

a 2D-TTE im 4-Kammer-Blick.

b 2D-TTE im 4-Kammer-Blick (Farb-Doppler).

c 2D-TTE im 4-Kammer-Blick, Vergrößerung, mit Bestimmung der Wanddicke von kompaktiertem versus nicht kompaktiertem Myokard.

d SSFP-Cine-MRT in der kurzen Achse in der Diastole.

e T 1w Black-Blood-SE-Sequenz in transversaler Orientierung.

f Invasive Lävokardiografie mit einem Pigtail-Katheter im linken Ventrikel, ebenfalls in der Enddiastole mit Darstellung der ausgeprägten Trabekularisierung des linken Ventrikels.

g Die SSFP-Cine-MRT im 4-Kammer-Blick in der Diastole zeigt die für die Non-Compaction-Kardiomyopathie pathognomonische Trabekularisierung der basalen und septalen Abschnitte des linken Ventrikels.

h Zur Lävokardiografie in **f** korrespondierende SSFP-Cine-MRT durch die lange Achse des linken Ventrikels in der Diastole zeigt die Trabekularisierung noch wesentlich deutlicher.

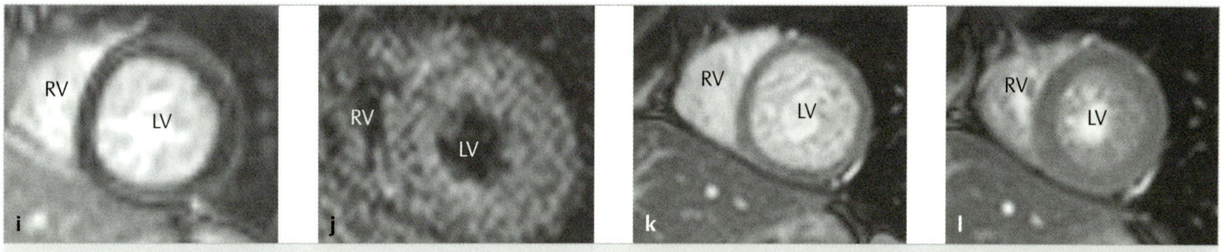

Abb. 4.178 Fortsetzung. Non-Compaction-Kardiomyopathie.
LV = Left Ventricle (linker Ventrikel)
RV = Right Ventricle (rechter Ventrikel)

i Mittventrikulärer MR-Kurzachsenschnitt, Inversion-Recovery-GE-Sequenz nach Kontrastmittelgabe zur Darstellung des Late Enhancements. Die Trabekularisierung wird durch das Kontrastmittel nahezu vollständig „maskiert".
j Mittventrikulärer MR-Kurzachsenschnitt, T2w STIR-Black-Blood-Sequenz zur Ödemdarstellung.
k SSFP-Cine-MRT, mittventrikulärer Kurzachsenschnitt in der Enddiastole.
l SSFP-Cine-MRT, mittventrikulärer Kurzachsenschnitt in der Systole mit schlechterer Detektierbarkeit der ausgeprägten Trabekularisierung.

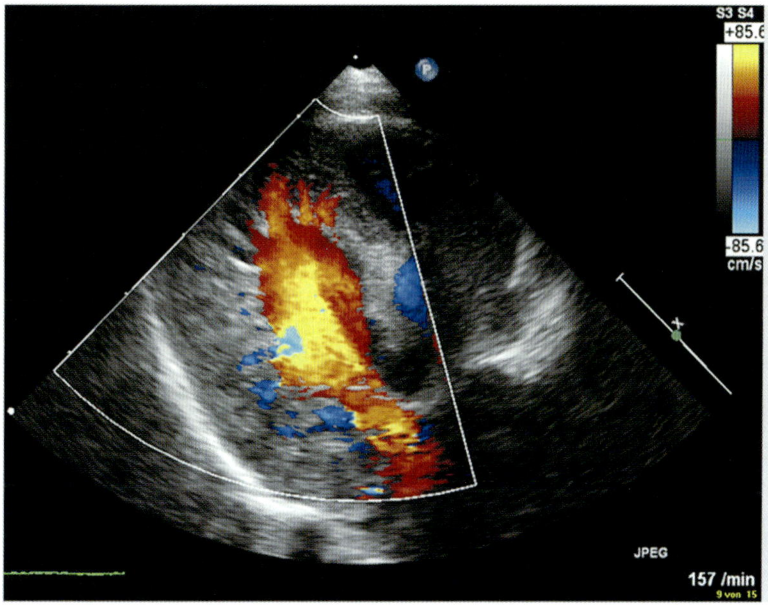

Abb. 4.179 Non-Compaction-Kardiomyopathie. Farb-Doppler-TTE eines Säuglings mit isolierter Non-Compaction-Kardiomyopathie des linken Ventrikels. Deutlich sind die tiefen, von Blutfluss ausgefüllten Rezessus zu erkennen.

Klinische Problematik und therapeutische Optionen

Kinder und Erwachsene werden in bis zu 80 % der Fälle durch eine Herzinsuffizienz symptomatisch. Seltener werden ventrikuläre Tachykardien, Vorhofflimmern und thrombembolische Komplikationen beobachtet.

Die Therapie ist auf die Herzinsuffizienz ausgerichtet. Die Angaben zur Prognose variieren abhängig vom Zuweisungsmodus sehr stark.

Ziele und relative Wertigkeit der diagnostischen Bildgebung

Die *Echokardiografie* ermöglicht die Diagnose: Unterhalb der Papillarmuskelebene finden sich mindestens 3 hervorragende Trabekel mit tiefen, blutdurchströmten Rezessus (s. ▶ Abb. 4.178a, ▶ Abb. 4.178b u. ▶ Abb. 4.179). Das endsystolische Verhältnis von nicht kompakter zu kompakter Wandschicht soll mehr als 2, das der kompakten zur Gesamtwandstärke weniger als 0,33 betragen [285] [287].

Im Erwachsenenalter lässt sich die Herzspitze echokardiografisch mitunter nicht gut darstellen; dann erweist sich das *MRT* in der Darstellung von nicht kompakten und kompakten Wandanteilen als überlegen (Verhältnis größer als 2,3) [300]. Neuere Studien empfehlen sogar die Bestimmung der absoluten kompaktierten und nicht kompaktierten Muskelmasse; dies gelingt nur mithilfe der MRT [280]. Eine vermehrte Trabekularisierung im Bereich des Apex erscheint weniger spezifisch und weniger differenzialdiagnostisch wegweisend zur Abgrenzung von HCM und DCM als eine Trabekularisierung im Bereich der Herzbasis und im Bereich des Septums. Das Auftreten eines typischen Late Enhancement wird kontrovers diskutiert, scheint aber trotz eines histologischen Nachweises von Fibrose in autopsierten Herzen nicht unbedingt spezifisch zum Krankheitsbild zu gehören und wohl eher Ausdruck begleitender Ischämien, Entzündungen usw. zu sein [280].

4.6.2 Myokarditis

Achim A. Schmaltz, Jens Bremerich u. Matthias Gutberlet

Definition und Einteilung

Die Myokarditis ist eine entzündliche Erkrankung des Myokards, die häufig nicht auf eine kardiale Struktur beschränkt ist, sondern auf Peri- oder Endokard übergreift. Nach ihrem klinischen Verlauf werden die foudroyante, die akute und die chronische Myokarditis unterschieden.

Häufigkeit

Entzündliche Herzerkrankungen machen in Deutschland ca. 0,7 % aller Klinikaufnahmen aus. Es ist allerdings wahrscheinlich mit einer hohen Dunkelziffer zu rechnen, weil einerseits der Entzündungsprozess blande oder fokal verlaufen kann, andererseits der plötzliche Herztod bei bis zu 17 % der Patienten auf einer Myokarditis beruht. In Routineautopsien findet sich eine Myokarditis in 1–9 % der Fälle.

Pathogenese

Pathohistologisch kann die Myokarditis als fokale oder diffuse Form auftreten. Die Art des entzündlichen Infiltrats, ob Granulozyten, Riesenzellen oder Lymphozyten, erlaubt Rückschlüsse auf die ausgesprochen vielfältige Ätiologie: Während in Südamerika die durch Trypanosoma cruzi hervorgerufene Chagas-Krankheit und in den Ländern der Dritten Welt die rheumatische Endomyokarditis die herausragende Rolle spielen, wird aus Russland über diphtherische Karditiden mit hoher Mortalität berichtet. Daneben gibt es besonders bei immunsupprimierten Patienten bakterielle Begleitmyokarditiden sowie durch Pilze, Rickettsien, Spirochäten und Protozoen ausgelöste Myokarditiden.

In diesem Kapitel erfolgt eine Beschränkung auf die bei uns wichtigste Ätiologie, die *Virusmyokarditis*. Eine Myokarditis kann prinzipiell von allen Viren hervorgerufen werden; dabei sind die genauen Faktoren, die letztendlich zu einer Kardiotropie führen, unbekannt. Die Viren werden teilweise über Rezeptoren (z. B. den Coxsackie-Adenorezeptor) in die Zelle eingeschleust, teilweise dringen sie über das Gefäßendothel ein (z. B. Parvovirus B19) und bewirken durch Zytolyse eine Organdysfunktion. Der Coxsackie-Adenorezeptor ist allerdings normalerweise nicht auf den Myozyten exprimiert, sondern wird vermutlich durch Zytokine auf dem Sarkolemm induziert. Dies kann bis zu einem gewissen Grad auch eine genetische Prädisposition zur inflammatorischen Kardiomyopathie hervorrufen [323]. Parvovirus-B19-Viren finden dagegen überwiegend über das Endothel der kleinen Gefäße ihren Weg in das Myokard und können dort durch In-situ-Hybridisierung nachgewiesen werden [325].

Die *Virusschädigung des Myokards* kann einerseits direkt über Virusproteine ablaufen, die mit dem Metabolismus der Wirtszellen interferieren und beispielsweise durch Spaltung des Dystrophins zu einem Verlust der Integrität des Zytoskeletts führen [310]. Andererseits lösen Viren auch einen Immunprozess aus, bei dem aktive B-Lymphozyten nicht nur gegen virale, sondern zunehmend auch gegen eigene Myokardantigene kreuzreagierende Antikörper produzieren. Dadurch ausgelöst gebildete Zytokine induzieren dann ihrerseits Zelladhäsionsmoleküle und führen zu einer Imbalance der Metalloproteasen und ihrer Inhibitoren und letztendlich zu einer Kontraktilitätseinschränkung der Myozyten. Schließlich bewirken zytotoxische T-Lymphozyten direkt eine Zytolyse der Myofibrillen. Im Rahmen der autoimmunologischen Reaktion verursachen die von den Makrophagen produzierten TNF-α, IFN-γ und IL-12 eine Verstärkung des Entzündungsprozesses, während IL-10 einen antiinflammatorischen, krankheitsbegrenzenden Effekt hat.

Zunächst konnte in verschiedenen Mausmodellen, dann auch beim Menschen gezeigt werden, dass in Abhängigkeit von bislang unbekannten Wirtsfaktoren das Virus bei niedriger Replikationsrate in kardialen Myozyten persistieren [325] und dort einen chronischen Entzündungsprozess unterhalten kann, der durch den Nachweis von T-Lymphozyten und Entzündungsmediatoren, wie IL-1β und TNF-α, charakterisiert ist. Das Ausmaß der Virusreplikation lässt sich durch den Nachweis einzelsträngiger RNA-Moleküle mit negativer Polarität quantifizieren, die das Produkt des ersten Replikationsschritts der normalerweise positiv geladenen RNA-Moleküle darstellen. Ist der Entzündungsprozess abgeklungen, bleibt das uncharakteristische histologische Bild der Fibrose mit Hypertrophie von einzelnen Myofibrillen und ultrastrukturellen degenerativen Veränderungen bei klinisch dilatiertem, funktionseingeschränktem Herz, der DCM (S. 312). Die entsprechenden irreversiblen fibrotischen oder narbigen Veränderungen können bei entsprechender Größe mit der Bildgebung nachgewiesen werden. ▶ Abb. 4.180 zeigt schematisch die Pathogenese der Myokarditis und ihres Übergangs in die DCM.

Klinische Problematik

Die Klinik ist insgesamt relativ unspezifisch und reicht von völliger subjektiver Beschwerdefreiheit über eine infarktähnliche Symptomatik bis zum plötzlichen Herztod. Oft beginnt die klinische Symptomatik mit den Beschwerden einer Herzinsuffizienz, die in unterschiedliche Verlaufsformen mündet: An einem Ende der Bandbreite steht der plötzliche Herztod nach einem vielleicht vorausgegangenen banalen gastrointestinalen oder respiratorischen Infekt, bei dem in forensischen Untersuchungen nicht selten eine akute Myokarditis als Ursache gefunden wird. Bei anderen Patienten kommt es zur progressiven Herzinsuffizienz und zum dadurch verursachten Multi-

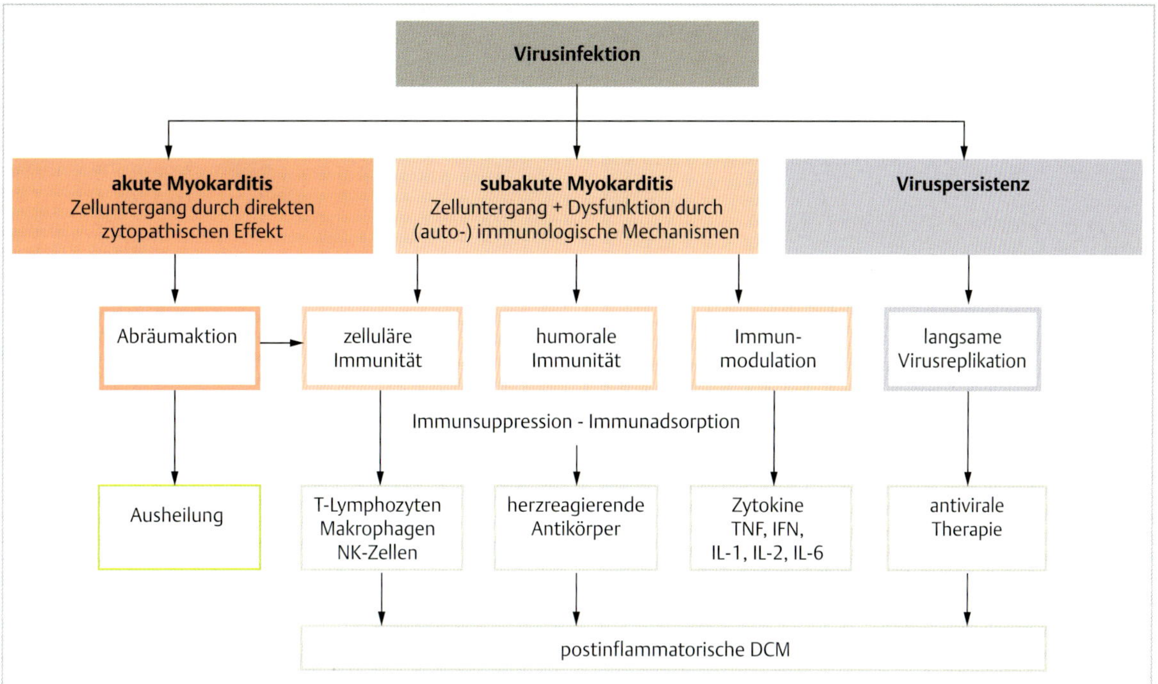

Abb. 4.180 Pathogenese der Virusmyokarditis bzw. der inflammatorischen Kardiomyopathie. Schematische Darstellung.
IFN = Interferon
IL = Interleukin
NK-Zellen = natürliche Killerzellen
TNF = Tumornekrosefaktor

organversagen; diese Patienten können nur mit extrakorporaler Membranoxygenierung oder verschiedenen mechanischen Unterstützungssystemen am Leben gehalten werden [337]. Am anderen Ende finden sich asymptomatische Kinder ausschließlich mit Repolarisationsstörungen im EKG, bei denen bei 3 von 12 histologisch eine Myokarditis nachgewiesen wurde [311].

Herz- oder retrosternale Schmerzen, anhaltende oder nicht anhaltende ventrikuläre Tachykardien ohne jegliche Funktionsstörung des Herzens, Vorhofflattern, totaler Atrioventrikularblock [338] oder das EKG-Bild eines Myokardinfarkts werden als Leitsymptome einer Myokarditis geschildert [324]. Im Kindesalter muss mit einer Mortalität von 50 % bei 20 % Herztransplantationsnotwendigkeit gerechnet werden [337]; nur 20 % der Erkrankungen heilen aus. In einer epidemiologischen Studie aus den USA [320] zeigen sich für die Häufigkeit der Myokarditis im Kindesalter 2 Häufigkeitsgipfel: einer im Alter bis 2 Jahre und ein weiterer zwischen 14 und 18 Jahren (▸ Abb. 4.181).

Ziele und relative Wertigkeit der diagnostischen Bildgebung

M!

Merke

Je unspezifischer die klinischen Zeichen der Myokarditis sind, desto breiter gefächert müssen die diagnostischen Maßnahmen sein.

Das *EKG* kann neu aufgetretene Atrioventrikular- oder Schenkelblöcke dokumentieren [338] sowie ST-Veränderungen aufdecken, das Langzeit-EKG weitere Rhythmusstörungen nachweisen. Die Spezifität dieser Methode ist sehr gering.

Die *Labordiagnostik* versucht mit der Bestimmung der Konzentration von Troponin I oder T und CK-MB den Untergang von Myozyten nachzuweisen, ohne dabei eine Unterscheidung von ischämischer oder entzündlicher Genese treffen zu können. Sensitivität und negativer prädiktiver Wert werden mit 53–56 % angegeben [327]. Die Prävalenz eines erhöhten Troponinspiegels bei einer histologisch nachgewiesenen Myokarditis liegt bei nur 35–45 % [328].

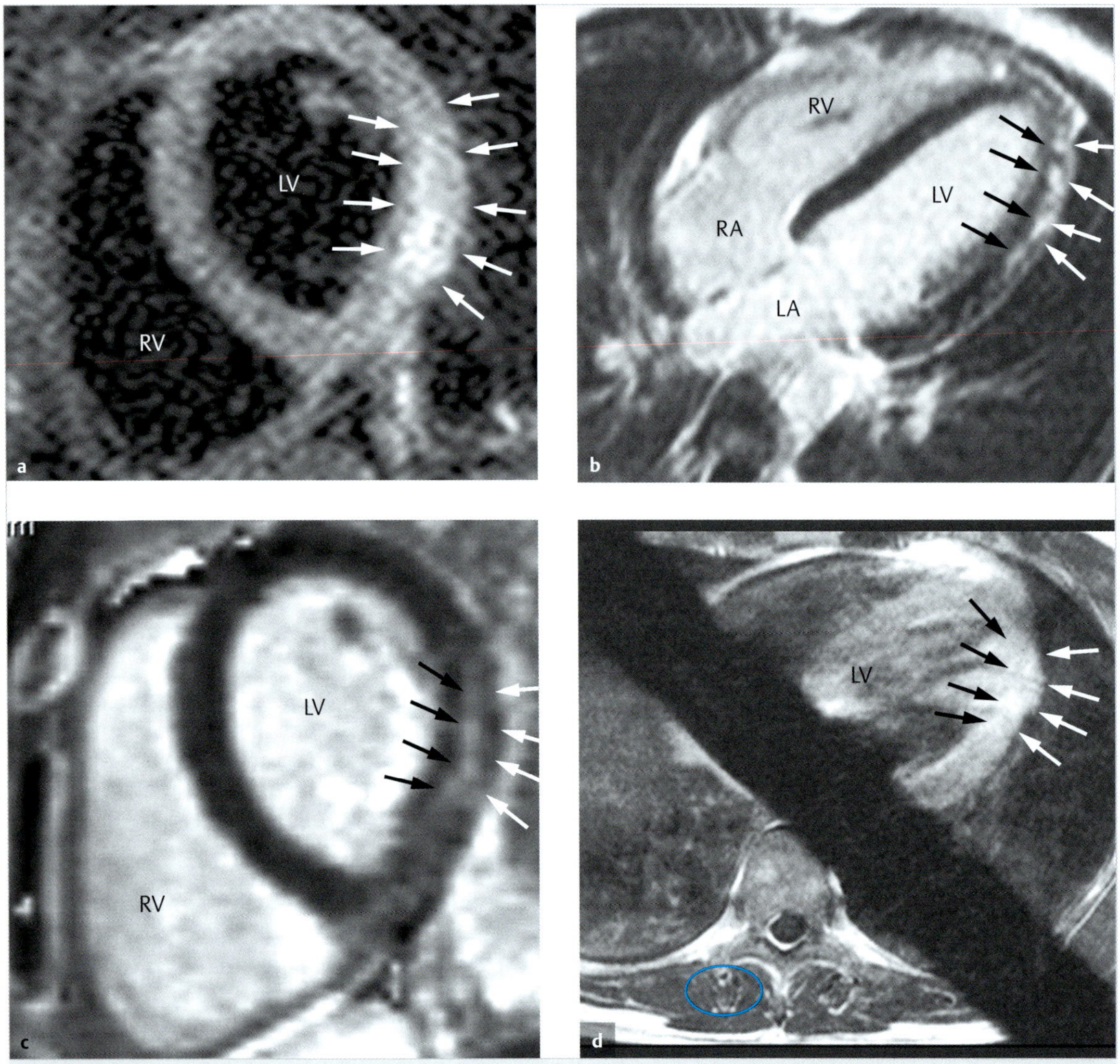

Abb. 4.181 Akute Myokarditis. Kardio-MRT eines 17-jährigen Patienten mit akutem Brustschmerz und Nachweis einer infarktähnlichen Myokarditis 10 Tage nach einem grippalen Infekt: typische ST-Hebungen, Erhöhung der Troponinkonzentration und Entzündungszeichen. In der TTE Nachweis eines Ergusses und einer normalen linksventrikulären Funktion.

LA = Left Atrium (linkes Atrium)
RA = Right Atrium (rechtes Atrium)
LV = Left Ventricle (linker Ventrikel)
RV = Right Ventricle (rechter Ventrikel)

a T 2w STIR-Sequenz in der kurzen Achse mit fokalem Ödem inferolateral (Pfeile). Zusätzlich war der relative Wassergehalt mit 2,7 (Norm: weniger als 2,0) deutlich erhöht. Die linksventrikuläre Ejektionsfraktion war auch in der MRT mit 57 % noch im Normbereich gelegen. Die Datenakquisition erfolgte nur mit der Körperspule. Die Oberflächenspule wurde nicht verwendet.

b Die 2D-Inversion-Recovery-GE-Sequenz in der transversalen Schichtebene 10 min nach Gabe von 0,15 mmol/kg Körpergewicht Gd-DTPA i. v. zeigt ein für eine Myokarditis typisches subepikardiales Late Enhancement (**b**, **c**, Pfeile).

c Korrespondierendes Phasenbild der 2D-PSIR-Sequenz in der Kurzachsenschichtebene.

d In der transversalen T 1w SE-Sequenz zur Bestimmung des globalen relativen Enhancements [317] [321] [322] zum inflammatorischen Hyperämienachweis zeigen sich sowohl eine diskrete fokale Kontrastmittelanreicherung (Pfeile) als auch ein erhöhtes globales relatives Enhancement mit 5 (Norm: weniger als 4). Beachte den schwarzen Sättigungsbalken über dem linken Vorhof zur Reduktion von Flussartefakten und die Region of Interest (blauer Kreis) im Bereich des rechten M. erector spinae zur Bestimmung des globalen relativen Enhancements [317] [321] [322]. Die Datenakquisition erfolgte nur mit der Körperspule. Die Oberflächenspule wurde nicht verwendet.

Die *echokardiografischen* Befunde bei einer Myokarditis sind ebenfalls sehr unspezifisch [316]: Linksventrikuläre Dilatation und Dysfunktion weisen auf einen deutlichen Schweregrad hin und können bei einer fokalen Myokarditis natürlich fehlen. Im ersteren Fall können eine intrakavitäre Thrombusbildung (▶ Abb. 4.182) und ein Perikarderguss hinzukommen [330]. Eine rechtsventrikuläre Dysfunktion wurde als unabhängiger Prädiktor für den Tod oder eine Herztransplantation gefunden [334]. Leichte Formen der Dysfunktion wurden mit dem Gewebe-Doppler aufgedeckt. Die Veränderung der Echogenität soll vom Ausmaß des Gewebeödems und der zellulären Infiltration abhängen. Felker u. Mitarb. [316] zeigten, dass bei der fulminanten Myokarditis im Gegensatz zur akuten Form der linke Ventrikel noch nicht dilatiert ist, die Septumdicke (Ödem!) aber über der Norm liegt (▶ Abb. 4.183).

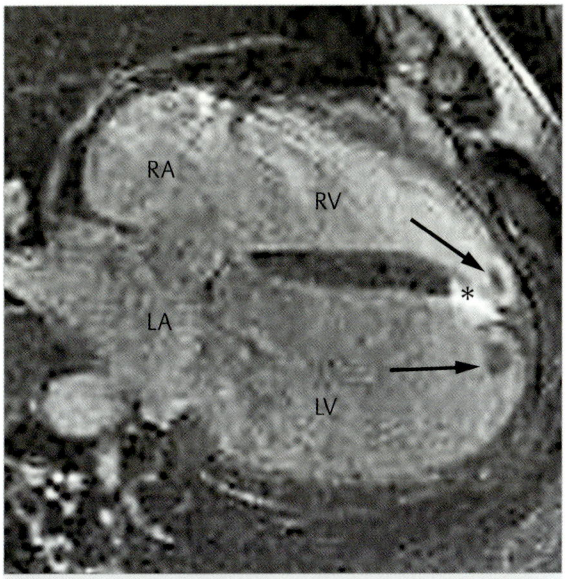

Abb. 4.182 Akute Myokarditis. Junger Mann mit „infarktähnlicher", biopsiegesicherter Parvovirus-B19-Myokarditis mit Troponinerhöhung. Es zeigen sich eine apikoseptale, subendokardiale Narbe (Stern) sowie rechts- und linksventrikuläre Thromben (Pfeile) in der Inversion-Recovery-GE-Sequenz 10 min nach Gabe von 0,15 mmol/kg Körpergewicht Gd-DTPA i. v.
LA = Left Atrium (linkes Atrium)
LV = Left Ventricle (linker Ventrikel)
RA = Right Atrium (rechtes Atrium)
RV = Right Ventricle (rechter Ventrikel)

Die *nuklearmedizinischen Verfahren* der ^{67}Gallium-Szintigrafie für die chronische Entzündung und des monoklonalen ^{111}Indium-Antimyosinantikörpers sind wegen der nicht unerheblichen Strahlenexposition insbesondere bei den meist noch relativ jungen Patienten und der eingeschränkten Verfügbarkeit der Nuklide heute zugunsten des Kardio-MRT in den Hintergrund getreten [321].

Den diagnostischen Goldstandard zum Nachweis der Myokarditis stellt trotz der Fortschritte in der Diagnostik der nicht invasiven Bildgebung immer noch die *Endomyokardbiopsie* dar [313]. Dabei bilden die initial eingesetzten, rein histologisch definierten Dallas-Kriterien mittlerweile allenfalls die Grundlage, die durch den Einsatz der Immunhistochemie und Molekularbiologie entscheidend verbessert wurde. Durch die Verwendung verschiedener Antikörper lassen sich die Zellen des lymphozytären Infiltrats genau charakterisieren, und mittels Polymerase Chain Reaction [311] kann das Virusgenom nachgewiesen und identifiziert werden (▶ Abb. 4.184). Auch wenn der sog. Sampling Error nur eine mäßige Sensitivität bedingt, ist die Spezifität dieser Methoden hervorragend (▶ Tab. 4.34). Sie erlauben insbesondere die Unterscheidung zwischen einer chronischen Myokarditis mit Virus-

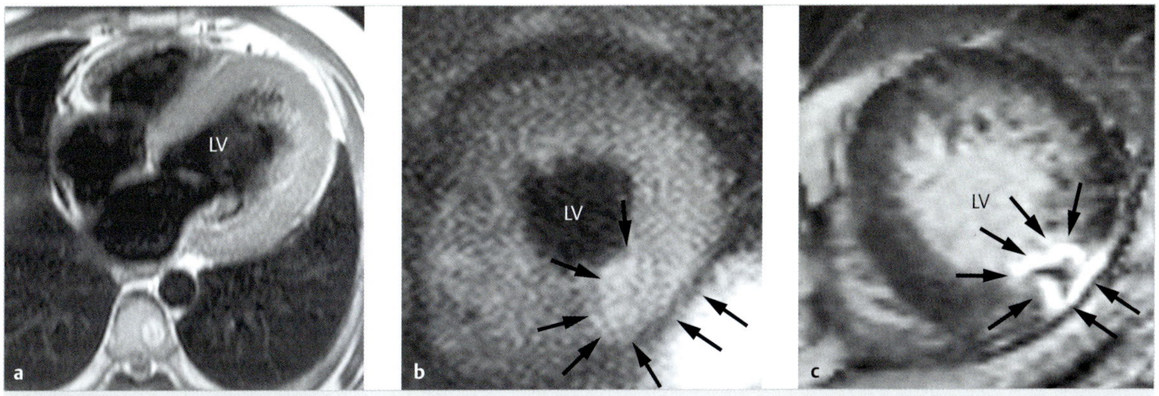

Abb. 4.183 Akute Myokarditis. 35-jähriger Patient.
LV = Left Ventricle (linker Ventrikel)

- **a** Die transversale T1w Black-Blood-SE-Aufnahme zeigt eine deutliche „Myokardverdickung", insbesondere auch im Apex.
- **b** In den Kurzachsenschnitten der ödemsensitiven T2w STIR-Sequenz ist neben der Myokardverdickung ein fokales inferiores Ödem (Pfeile) zu sehen. Beachte: Zur Erzielung einer größtmöglichen Homogenität sollte die Körperspule verwendet werden, auch wenn sich das Bildrauschen im Vergleich zur Verwendung der Oberflächenspule erhöht.
- **c** In der korrespondierenden Inversion-Recovery-GE-Sequenz zum Nachweis des Late Enhancements lässt sich nekrotisches bzw. fibrotisches Gewebe (Pfeile) im Bereich des fokalen Ödems (**b**) darstellen.

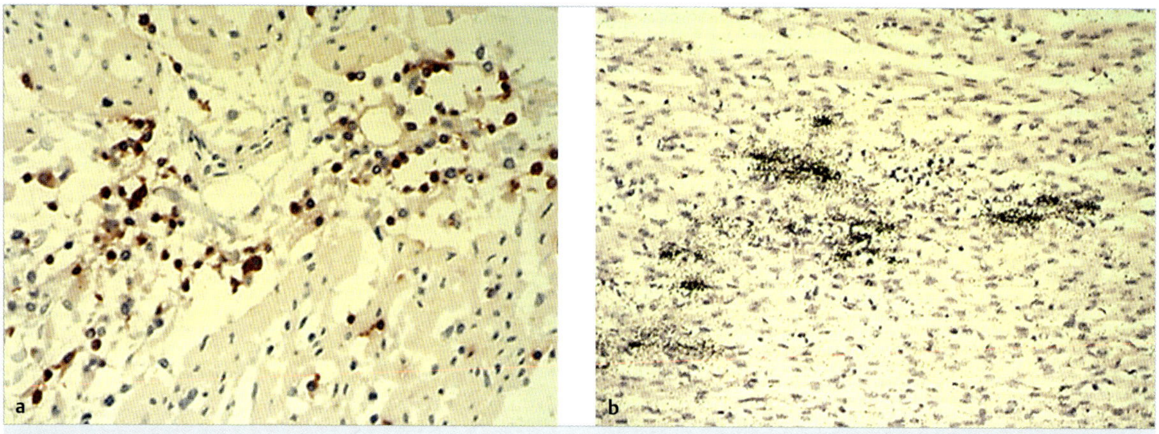

Abb. 4.184 Endomyokardbiopsie einer chronischen Virusmyokarditis. (Mit freundlicher Genehmigung von Prof. Dr. R. Kandolf, Tübingen.)

a Adhäsion und Penetration von CD3-positiven T-Lymphozyten, besonders im Bereich des Kapillarendothels, bei der Parvovirus-B19-Myokarditis.

b In-situ-Hybridisierung einer radioaktiv markierten, enterovirusspezifischen komplementären RNA-Probe bei der Coxsackie-Virus-Myokarditis.

Tab. 4.34 Effektivität unterschiedlicher Methoden zur Diagnostik der Myokarditis [321] [328] [331].

Diagnostische Methode	Sensitivität (%)	Spezifität (%)
EKG-Veränderungen	47	unbekannt
Troponin	34	89
CK-MB	6	100
Antikörper gegen Myosin oder Viren	25–32	40
^{111}Indium-Antimyosinszintigrafie	85–91	34–53
Endomyokardbiopsie		
• Dallas-Kriterien	35–50	78–89
• Polymerase Chain Reaction	38	80–100
T 2w MRT (Ödem-Ratio) [321]	70 (45–100)	71 (50–100)
T 2w MRT [321]		
• Early Enhancement	74 (49–85)	83 (33–100)
• Late Gadolinium Enhancement	59 (31–95)	86 (46–100)
T 1-Mapping [331]		
• nativ	akut: 88 (74–96) chronisch: 27 (15–41)	akut: 67 (41–87) chronisch: 94 (21–100)
• ECV	akut: 75 (60–88) chronisch: 69 (55–82)	akut: 72 (47–90) chronisch: 61 (36–83)
T 2-Mapping [331]	akut: 85 (71–94) chronisch: 71 (57–85)	akut: 68 (43–87) chronisch: 72 (47–90)

CK-MB = Kreatinkinase vom Muscle-Brain-Typ
EKG = Elektrokardiografie
MRT = Magnetresonanztomografie
T 2w = T 2-gewichtet

persistenz und einer virusnegativen, autoimmun vermittelten mit entsprechenden möglichen therapeutischen Konsequenzen, bleiben jedoch wegen des inhärenten, nicht unbedeutenden Komplikationsrisikos Fällen mit linksventrikulärer Dilatation und Funktionseinschränkung vorbehalten [313] [317].

Umso bedeutungsvoller für die klinische Routine ist deshalb vor allem in den letzten Jahren die nicht invasive Diagnostik der Myokarditis mittels des *Kardio-MRT* geworden. Auch wenn Gagliardi u. Mitarb. [319] schon 1991 den angehobenen Kontrast in der T 2w SE-Sequenz in einer kleinen Serie von 11 Kindern infolge des Gewebeödems beschrieben hatten, wurde – begonnen mit den Arbeiten von Friedrich u. Mitarb. bereits im Jahr 1998 – auch der Nutzen der kontrastverstärkten T 1w SE-Sequenzen zum Nachweis der muskulären Entzündung und der Gadoliniumverstärkung in Nekrose und Fibrose deutlich gemacht. Mittlerweile sind Indikation, Ablauf, MRT-Protokoll und Kriterien gut definiert [317] [321] [322] und Sensitivität, Spezifität und diagnostische Treffsicherheit im Vergleich zur Endomyokardbiopsie evaluiert [321] [322] [329].

Merke

Da die einzelnen verwendeten MRT-Sequenzen allein eine unterschiedliche Aussagekraft besitzen, sollten für die Diagnosesicherung immer mehrere Sequenzen zusammen angewandt werden [317] [321]. Für die Bestimmung quantitativer Parameter, wie des globalen relativen Enhancement, in T 1w SE-Aufnahmen vor und nach Kontrastmittelgabe zum Nachweis eines Capillary Leakage oder des relativen Wassergehalts (Ödemratio) in T 2w STIR-Aufnahmen existieren nur bei Verwendung der Körperspule Normwerte.

Die T 2w Sequenzen (▶ Abb. 4.185 u. ▶ Abb. 4.186; s. auch ▶ Abb. 4.181a u. ▶ Abb. 4.183b) und die frühe Kontrastmittelanreicherung in T 1w SE-Sequenzen (s. ▶ Abb. 4.181d) dienen durch Visualisierung fokaler Veränderungen oder durch Bestimmung der Ödem-Ratio bzw. des relativen globalen Kontrastmittel-Enhancements dem Nachweis einer floriden Inflammation. Dagegen steht das sog. Late Enhancement 10–15 min nach Gabe von Gd-DTPA i. v. mit typischerweise subepikardialer Anreicherung (s. ▶ Abb. 4.181b) eher für den irreversiblen Zelluntergang mit Nekrose und Narbenbildung, der nicht immer nachweisbar ist. Das Fehlen eines Late Enhancement schließt eine floride Myokarditis somit nicht sicher aus. Das Late Enhancement ist deshalb vor allem bei Patienten mit „infarktähnlicher“ Myokarditis nachweisbar.

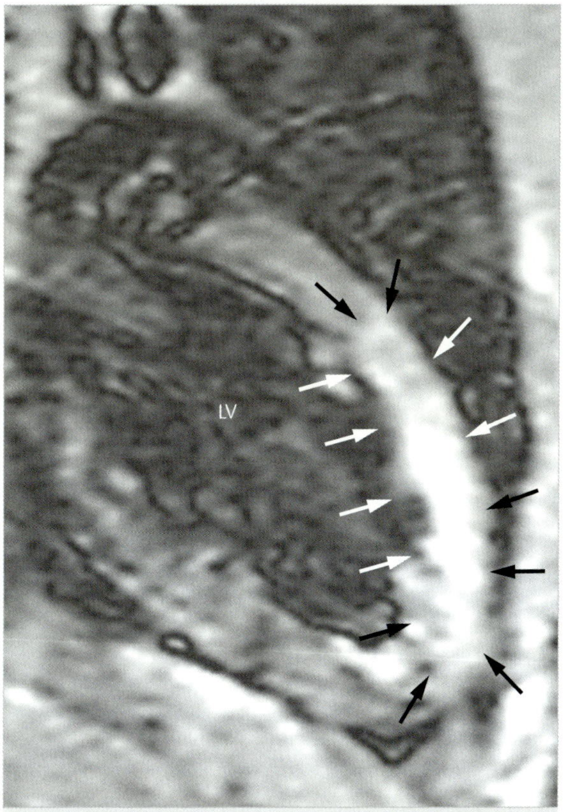

Abb. 4.185 Akute Myokarditis. Kardio-MRT eines 16 Jahre alten Jungen mit akut aufgetretenen retrosternalen Schmerzen, intermittierendem Rechtsschenkelblock und Erhöhung der Troponinkonzentration. In der T 2w SE-Sequenz ist die erhöhte Signalintensität (Pfeile) als Ausdruck des entzündlichen Ödems zu sehen.
LV = Left Ventricle (linker Ventrikel)

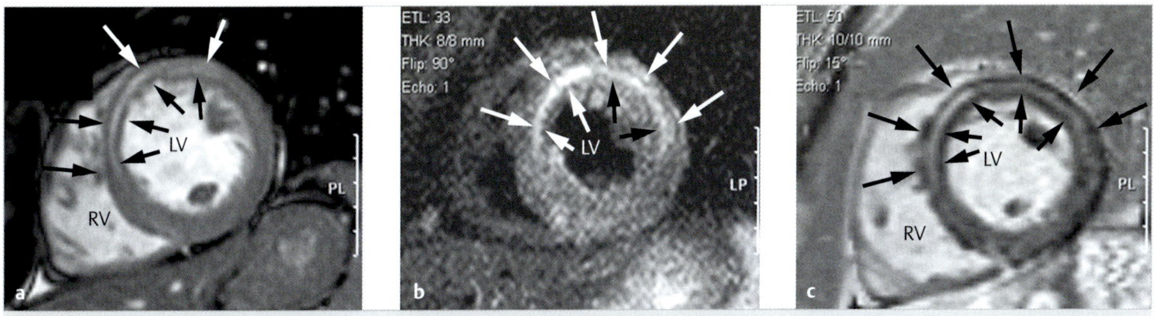

Abb. 4.186 Bioptisch gesicherte akute Myokarditis. Der 30-jährige Patient zeigt ein ausgeprägtes Midwall Enhancement (**a–c**, Pfeile) im Bereich der linksventrikulären Vorderwand, wie es auch bei einer DCM (S. 312) gefunden werden kann. Das fokale mittventrikuläre Ödem in der T 2w STIR-Sequenz (**b**) lässt jedoch eine Differenzierung zu und von einer akuten Entzündung ist auszugehen.
LV = Left Ventricle (linker Ventrikel) RV = Right Ventricle (rechter Ventrikel)

- **a** SSFP-Cine-MRT-Sequenz nach Kontrastmittelgabe in der mittventrikulären kurzen Achse.
- **b** T 2w STIR-Sequenz in der mittventrikulären kurzen Achse mit deutlichem korrespondierendem, intramyokardialem Ödem.
- **c** Korrespondierende Late-Enhancement-MR-Sequenz (Phasenbild der 2D-PSIR) in der mittventrikulären kurzen Achse.

> **Merke**
>
> Bei der Myokarditis findet sich typischerweise ein subepikardiales Late Enhancement (s. ▶ Abb. 4.181b); ein Midwall Enhancement (s. ▶ Abb. 4.186c) oder sogar eine subendokardiale (s. ▶ Abb. 4.182) bzw. transmurale späte Kontrastmittelanreicherung (s. ▶ Abb. 4.183c) ist aber bei einer Myokarditis ebenfalls möglich!

Werden nach den sogenannten Lake-Louise-Kriterien für die positive Diagnose der floriden Myokarditis mindestens 2 von den 3 am häufigsten verwendeten Parametern (T 2w ödemsensitive Sequenz, frühe und/oder späte Kontrastverstärkung) gefordert, ergeben sich bei einer gepoolten Datenanalyse eine Sensitivität von 67–86%, eine Spezifität von 91–95% und eine Treffsicherheit von 78% [317] [321]. Spätere Arbeiten zeigten gute Ergebnisse vor allem für die Diagnose der akuten Myokarditis und dabei vor allem für die „infarktähnliche" Myokarditis [329]. Dagegen wurden bei der MR-Diagnostik der chronischen Myokarditis deutlich schlechtere Ergebnisse erzielt (▶ Tab. 4.35). Liu u. Yan [328] haben diesen diagnostischen Fortschritt durch das kardiale MRT hervorgehoben und die Wertigkeit der verschiedenen Methoden in ▶ Tab. 4.34 verglichen. Zukünftig ist vor allem von der parametrischen Bildgebung mittels T 1- und T 2-Mapping eine weitere Verbesserung der Zuverlässigkeit der Methode zu erwarten [321]. Erste biopsiegesicherte Studien scheinen vor allem beim Nachweis der chronischen Myokarditis Vorteile, insbesondere für das T 2-Mapping, zu ergeben [331] (s. auch ▶ Tab. 4.34).

Die wesentlichen Differenzialdiagnosen der Myokarditis (speziell im Kindesalter) können mit folgenden Methoden am besten ausgeschlossen werden:

- *dekompensierter angeborener Herzfehler:* Echokardiografie, MRT
- Endokardfibroelastose (▶ Tab. 4.32, ▶ Abb. 4.172): Echokardiografie, MRT, Biopsie
- *paroxysmale Tachykardie:* Langzeit-EKG
- Bland-White-Garland-Syndrom (S. 288): Echokardiografie, MRT, MDCT, Angiografie
- *DCM:* Biopsie, ggf. MRT zur Differenzialdiagnose

Therapeutische Optionen

Akute Myokarditis

Die wenn auch noch nicht vollständig zufriedenstellenden Fortschritte im Bereich der bildgebenden Diagnostik stehen in starkem Kontrast zu den Fortschritten der therapeutischen Optionen. Für die akute Myokarditis bestehen die Therapieziele nach Ausschluss aller nicht viralen und damit möglicherweise spezifisch zu therapierenden Ätiologien in der Bekämpfung bzw. Verhinderung einer Ausbreitung des Entzündungsprozesses und der Behebung der Herzinsuffizienz. Dabei setzt eine antivirale Therapie die Kenntnis der verursachenden Viren voraus [323]. Allerdings hat die Therapie der Myokarditis nach wie vor noch experimentellen Charakter. Die Gabe von i. v. Immunglobulin in der akuten Phase ist bisher nicht evidenzbasiert und insbesondere für Kinder mit einer erheblichen Volumenbelastung verbunden [314]. Tierexperimentell gut gestützt ist die Verordnung von Bettruhe zur Verhinderung der Entzündungsausbreitung, ergänzt durch die Gabe von ACE-Hemmern. Im foudroyanten Verlauf stehen Schock- und Herzinsuffizienzbekämpfung im Vordergrund, die bis zum Einsatz eines linksventrikulären Assist Device führen kann (▶ Abb. 4.187) [337].

Chronische Myokarditis

Die chronische Myokarditis legt eine unterschiedliche Therapiestrategie nahe, abhängig von einer Viruspersistenz oder den Hinweisen auf eine autoimmunvermittelte Genese. Frühere, groß angelegte Studien, die diese Unterschiede nicht berücksichtigten, wandten unterschiedliche Formen der Immunsuppression oder -modulation an und lieferten widersprüchliche Ergebnisse [318] [332] [333].

Mehrere multizentrische Studien [326] [339], eine davon im Kindesalter [336], wurden begonnen, die nach ge-

Tab. 4.35 Übersicht der Ergebnisse der MRT-Diagnose bei Patienten mit infarktähnlicher Symptomatik für die unterschiedlichen zur Verfügung stehenden MRT-Parameter [321] [329].

Infarktähnliche Myokarditis (n = 37)	Sensitivität (%)	Spezifität (%)	Genauigkeit (%)	NPV (%)	PPV(%)
Ödem-Ratio (T 2w STIR)	69 (52–86)	63 (29–96)	68 (52–83)	36	87
globale relative Anreicherung (T 1w early)	79 (65–94)	63 (29–96)	76 (62–90)	46	89
spätere Anreicherung (T 1w late)	83 (69–97)	63 (29–96)	78 (65–92)	50	76
mindestens 2 von 3 positiv	**86 (74–99)**	**75 (45–100)**	**84 (72–96)**	**60**	**93**

NPV = Negative Predictive Value (negativer Vorhersagewert)
PPV = Positive Predictive Value (positiver Vorhersagewert)
STIR = Short-Tau-Inversion-Recovery
T 1w = T 1-gewichtet
T 2w = T 2-gewichtet

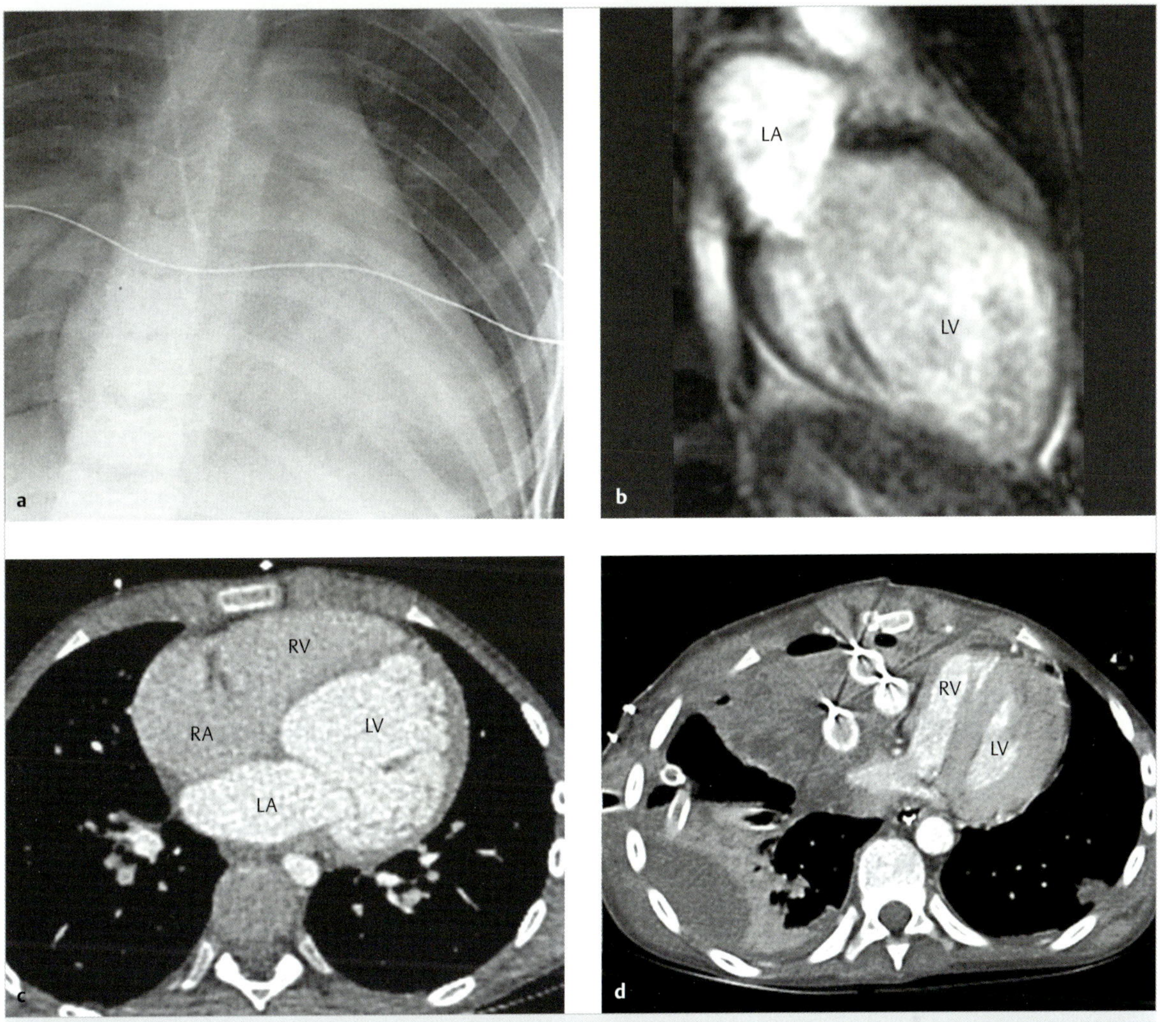

Abb. 4.187 Foudroyante akute Myokarditis nach grippalem Infekt. 13-jähriger Junge. Deutlich vergrößerter linker Ventrikel mit in der MRT deutlich eingeschränkter linksventrikulärer Funktion (linksventrikuläre Ejektionsfraktion 14 %, linksventrikuläres EDV 256 ml bzw. 208 ml/m^2, globales relatives Enhancement 6,0 [Norm: weniger als 4,5], Ödem-Ratio 2,1 [Norm: weniger als 2]). Bei weiterer klinischer Verschlechterung erfolgte die Implantation eines linksventrikulären Assist Device mit entsprechender ventrikulärer Verkleinerung in der MDCT durch die Entlastung (**d**).

LA = Left Atrium (linkes Atrium)
LV = Left Ventricle (linker Ventrikel)
RA = Right Atrium (rechtes Atrium)
RV = Right Ventricle (rechter Ventrikel)

a P.-a. Röntgenthoraxbild mit massiver linksventrikulärer Vergrößerung und pulmonalvenöser Stauung.
b Die lange Achse des SSFP-Cine-MRT zeigt ebenfalls den deutlich vergrößerten linken Ventrikel.
c MDCT vor Implantation eines linksventrikulären Assist Device (**d**).
d MDCT nach Implantation eines linksventrikulären Assist Device mit bereits deutlich verbesserter Kontraktilität. Die Aufnahme zeigt den linken Ventrikels in der Systole.

nauer pathohistologischer Abklärung des Stadiums der Inflammation bei Viruspersistenz eine IFN-Therapie und bei der autoreaktiven Form eine Immunsuppression durchführten. Die initiierte Studie im Kindesalter wurde allerdings mangels Beteiligung mittlerweile wieder eingestellt. Für die Immunabsorptionstherapie [315] fehlt eine multizentrische randomisierte Studie. Eine evidenzbasierte Therapie der chronischen Myokarditis ist somit bisher weiterhin nicht vorhanden [312].

4.6.3 Kawasaki-Syndrom

Markus Makowski u. Gerald F. Greil

Definition

Beim Kawasaki-Syndrom handelt es sich um einen Syndromkomplex mit klinisch im Vordergrund stehender systemischer Vaskulitis, die mit einer nekrotisierenden Entzündung der Gefäßmuskulatur einhergeht. Zunächst ist die Gefäßmuskulatur der kleinen Arteriolen und Venolen und später auch die der größeren Gefäße betroffen. Von besonderer klinischer Bedeutung ist das entzündliche Geschehen im Bereich der Koronararterien.

In den westlichen Industrieländern hat das Kawasaki-Syndrom (auch „mukokutanes Lymphknotensyndrom" genannt) das akute rheumatische Fieber als die häufigste Ursache für erworbene Herzkrankheiten im Kindes- und Jugendalter verdrängt [354] [357]. Es wurde erstmals 1967 von dem japanischen Arzt Kawasaki beschrieben [352] [361]. Es handelt sich um eine Erkrankung des Säuglings- und Kleinkindesalters (Erkrankungsgipfel: 6. Lebensmonat bis 5. Lebensjahr), von der etwa 1,5-mal häufiger Jungen als Mädchen betroffen sind. Eine Zweiterkrankung ist in 2–3 % der Fälle möglich [343] [357].

Klinische Problematik und natürlicher Verlauf

Die Diagnose eines Kawasaki-Syndroms kann gestellt werden, wenn nach mindestens 5 Tagen mit hohem, antibiotikaresistentem Fieber entweder Koronaraneurysmen [358] und mindestens eines der im Folgenden aufgeführten Hauptsymptome vorhanden sind oder wenn im Falle des Fehlens von Koronaraneurysmen mindestens 4 der im Folgenden aufgeführten Hauptsymptome vorliegen [342] [343]:

- Extremitätenveränderungen (akut: Schwellung und Rötung der Hände und Füße, Rekonvaleszenz: membranöse Schuppung der Fingerspitzen)
- unspezifisches, stammbetontes polymorphes Exanthem
- beidseitige Konjunktivitis
- Lippen- und Mundhöhlenveränderungen (Lacklippen, Erdbeerzunge, Enanthem, Rhagaden)
- meist einseitige zervikale Lymphknotenschwellung (meist mindestens 1,5 cm)

Daraus ergibt sich bereits die besondere Bedeutung der Koronarbildgebung bei diesen Patienten [350]. Dabei können sich Koronaraneurysmen unterschiedlicher Größe und Form mit bevorzugter Lokalisation in den Koronararterienhauptästen entwickeln (▶ Abb. 4.188) [354]. Zusätzlich kann auch eine Entzündung des Myokards im Rahmen einer Pan- oder Endokarditis bestehen; dies kann zu einer Verschlechterung insbesondere der linksventrikulären Funktion oder auch zu einer Klappeninsuffizienz führen [353] [363]. Ein Perikarderguss kann im Rahmen einer Perikarditis entstehen. Die Inzidenz von Koronararterienaneurysmen bei unbehandeltem Kawasaki-Syndrom wird mit 15–25 % angegeben [351]. Bei ca. der Hälfte aller Kinder und Jugendlichen, die in der akuten Phase der Krankheit Koronaraneurysmen entwickeln, stellen sich 1–2 Jahre später die Gefäße in der Herzkatheteruntersuchung unauffällig dar. Zwischen 50 und 70 % aller Koronaraneurysmen heilen spontan 1–2 Jahre nach dem Beginn des Kawasaki-Syndroms aus. Die Größe der

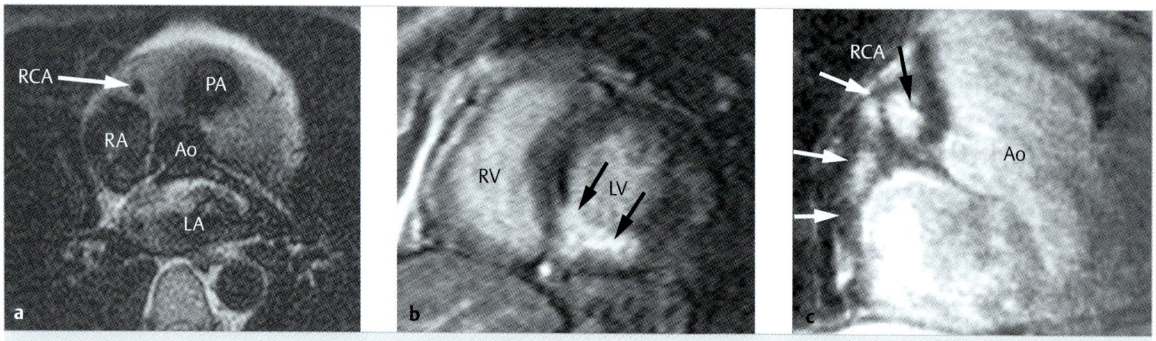

Abb. 4.188 Kawasaki-Syndrom. 7-jähriger Patient mit Kawasaki-Syndrom und aneurysmatisch erweiterter rechter Koronararterie mit Wandverdickung.
Ao = Aorta
LA = Left Atrium (linkes Atrium)
LV = Left Ventricle (linker Ventrikel)
PA = Pulmonary Artery (A. pulmonalis)
RA = Right Atrium (rechtes Atrium)
RCA = Right Coronary Artery (A. coronaria dextra)
RV = Right Ventricle (rechter Ventrikel)

a T 1w Black-Blood-Turbo-SE-Aufnahme in transversaler Schichtführung in Höhe des Abgangs der großen Gefäße. Rechte Koronararterie orthogonal angeschnitten.

b In der Inversion-Recovery-GE-Sequenz (Late Gadolinium Enhancement) im mittventrikulären Kurzachsenschnitt ist eine inferiore Narbe (Pfeile) zu sehen.

c Die 2D-Single-Shot-Sequenz zur Darstellung der Koronararterien in gewinkelt sagittaler Schichtorientierung zeigt mehrere sakkuläre Aneurysmen (Pfeile) in der rechten Koronararterie. Die Aufnahme wurde in einem Atemanhaltekommando akquiriert.

Aneurysmen bestimmt die Wahrscheinlichkeit von Folgeschäden der Koronararterien [359].

Die Heilung wird durch folgende Faktoren positiv beeinflusst:

- Patientenalter unter einem Jahr bei Beginn des Kawasaki-Syndroms
- spindelförmige versus sakkuläre Morphologie der Koronaraneurysmen
- Entwicklung von Koronaraneurysmen im Bereich der distalen Koronararterien

Einteilung und Indikation zur Therapie

M!

Merke

Das Risiko für die Entwicklung eines myokardialen Infarkts ist während des ersten Jahres nach dem Beginn der Krankheit am höchsten (s. ► Abb. 4.188b). Das langfristige Management des Kawasaki-Syndroms richtet sich nach dem Risiko für die Entwicklung myokardialer Infarkte.

Die korrigierten AHA-Richtlinien erlauben die Risikoeinteilung von Patienten in 5 Risikoklassen [354]; dabei ist das Risiko in Klasse I für das Ereignis eines Myokardinfarkts am niedrigsten und in Klasse V am höchsten:

- *Klasse I:* keine morphologischen Veränderungen an den Koronararterien
- *Klasse II:* vorübergehende Veränderungen an den Koronararterien, die sich nach 6–8 Wochen zurückbilden
- *Klasse III:* kleine oder mittlere Aneurysmen in einer Hauptkoronararterie
- *Klasse IV:* ein großes Aneurysma oder auch mehrere große Aneurysmen oder mehrfache und komplizierte Aneurysmen in derselben Koronararterie
- *Klasse V:* Stenose einer Koronararterie

Infolgedessen ist die serielle Beurteilung der Größe und Position der Koronaraneurysmen sowie der Koronararterienstenosen für Behandlungsentscheidungen notwendig.

Therapeutische Optionen

Entsprechend der bestehenden Vaskulitis wurden in der Vergangenheit entzündungshemmende Medikamente in die Behandlung eingeführt (z. B. Steroide, Acetylsalicylsäure, Immunglobuline usw.) [354]. Mit Einführung der *Immunglobulinbehandlung* konnte die Inzidenz von Koronararterienaneurysmen signifikant reduziert werden [355]. Übereinstimmend wird die möglichst frühzeitige einmalige Gabe von Immunglobulinen empfohlen (2 g/kg Körpergewicht) [356].

Die Gabe von hochdosierter *Acetylsalicylsäure* in der Akutphase (80–100 mg/[kg Körpergewicht × Tag] in 4 Einzeldosen) wird ebenfalls allgemein empfohlen. Die Gabe von Steroiden ist allerdings umstritten. Die niedrig dosierte Acetylsalicylsäuretherapie (3–5 mg/kg Körpergewicht) wird bei unauffälligem Koronarstatus bis zu 8 Wochen fortgesetzt. Bei Koronaraneurysmen oder Koronararterienstenosen wird die Acetylsalicylsäuretherapie unbegrenzt fortgeführt. Es geht dabei nicht nur um den entzündungshemmenden Effekt, sondern insbesondere auch um die Vermeidung eines Myokardinfarkts durch Thrombosebildung im Bereich der Koronaraneurysmen oder Koronarstenosen, die sich insbesondere in den distalen Abschnitten der Koronaraneurysmen entwickeln können.

Entsprechend der Koronararterienschädigung kann die medikamentöse Therapie um Dipyridamol erweitert werden. Bei entsprechend großen Aneurysmen kann zusätzlich eine Marcumarisierung notwendig sein [343] [344]. Bei einer akuten Thrombosierung der Aneurysmen ist eine Thrombolyse mit Streptokinase, Urokinase oder Gewebeplasminogenfaktor zu erwägen.

In einzelnen kritischen Fällen wurde *chirurgisch* im Rahmen einer koronaren Bypass-Operation versucht, hochgradige Stenosen oder komplette Verschlüsse der Koronararterien zu behandeln, allerdings mit bisher mäßigem Erfolg. Ähnlich umstritten ist die Stent-Implantation in dieser Patientengruppe; sie wird in der akuten Phase der Kawasaki-Erkrankung derzeit nicht empfohlen.

Ziele und relative Wertigkeit der diagnostischen Bildgebung

Das Kawasaki-Syndrom stellt eine Herausforderung für den Kliniker dar, da die Entwicklung von Aneurysmen klinisch oft unbemerkt verläuft. Spätfolgen, wie ein myokardialer Infarkt (s. ► Abb. 4.188b) oder der plötzliche Herztod, können erst viele Jahre später auftreten. Auch sind wiederholte Untersuchungen des gesamten kardiovaskulären Systems, insbesondere der Koronararterien, bei entsprechend betroffenen Patienten notwendig. Da häufig Folgeuntersuchungen erforderlich sind, sollten Bildgebungstechniken mit möglichst geringer Invasivität und Strahlenexposition eingesetzt werden, insbesondere im Kindes- und Jugendalter. Die zurzeit verfügbaren Bildgebungstechniken sind mit ihren Vor- und Nachteilen in ► Tab. 4.36 aufgelistet.

Die *Echokardiografie* stellt die Methode der Wahl zum Screening bei Verdacht auf ein Kawasaki-Syndrom dar [340]. Die Zuverlässigkeit dieser Technik ist jedoch stark von der Erfahrung des Untersuchers abhängig. Die 2D-TTE ist normalerweise zu diesem Zweck bei Kindern ausreichend, in der Adoleszenz jedoch aufgrund meist reduzierter akustischer Fenster oft unzulänglich [345] [348]. Hinsichtlich der Diagnose von Koronararterienstenosen bei Kawasaki-Syndrom wird die Echokardiografie derzeit in der klinischen Routine nicht eingesetzt. Die Stressechokardiografie ist derzeit in dieser Patientengruppe kein Routineverfahren.

Die *Herzkatheteruntersuchung* gilt derzeit noch als der Goldstandard, wenn ein Verdacht auf Koronaraneurysmen oder Koronararterienstenosen besteht. Allerdings ist diese Methode invasiv und mit einer Strahlenexposition verbunden; dies geht insbesondere im Kindesalter mit einem erhöhten Risiko einher [362].

Deshalb kann die *MRT* eine vielversprechende Alternative zur invasiven Herzkatheteruntersuchung darstellen [347] [353]. Darüber hinaus kann die MRT nach Gabe von Gd-DTPA i. v. mithilfe der Technik der späten Kontrastmittelanreicherung, des sog. Late Gadolinium Enhancement, zur Beurteilung von Myokardinfarkten bei Kawasaki-Syndrom eingesetzt werden (s. ▶ Abb. 4.188b). Mithilfe der MRT kann nicht nur die Lumendarstellung erfolgen, sondern auch die koronare Wanddicke dargestellt und vermessen werden; dies liefert mögliche weitere Anhaltspunkte für eine genaue Risikostratifizierung sowie zur direkten Beurteilung von Therapieansätzen [346]. Die Wand von Koronaraneurysmen wurde mittels der MRT erfolgreich dargestellt; es wurde eine signifikante Verdickung im Vergleich zu gesunden Probanden nachgewiesen [346]. Die MRT stellt das Koronarlumen in der Regel mit sog. Whole-Heart-3D-Sequenzen unter Verwendung eines Atemnavigators dar. Derzeit beträgt die Aufnahmezeit etwa 6–9 min. Die Aneurysmen und die Wandverdickungen werden jedoch in der Regel nicht mit schnellen GE-Sequenzen, sondern mit Black-Blood-SE-Sequenzen akquiriert (s. ▶ Abb. 4.188a). Auch Single-Shot-2D-Sequenzen in Atemanhaltetechnik, die entlang des Verlaufs der Koronararterien, am einfachsten entlang der rechten Koronararterie, eingesetzt werden, können zufriedenstellende Ergebnisse zur Visualisierung liefern (s. ▶ Abb. 4.188c). Die Stress-MRT-Untersuchung wird als vielversprechende Methode zum Nachweis einer Belastungsischämie bei dieser Patientengruppe derzeit versuchsweise eingesetzt.

Eine schnelle und robuste Alternative für den klinischen Alltag, insbesondere bei Kontraindikationen für das MRT, ist die *Multislice-CT*. Diese Technik erlaubt in der Regel eine sehr rasche und zuverlässige Darstellung von koronaren Aneurysmen [360] und Stenosen. Aufgrund der mittlerweile sehr hohen räumlichen Auflösung im Submillimeterbereich können Koronarstenosen mit dieser Technik besser als mit der MRT dargestellt werden [341]. Zusätzlich ist auch die Visualisierung von koronaren Kalzifizierungen möglich. Neue optimierte Untersuchungsprotokolle ermöglichen eine erhebliche Reduktion der Strahlenexposition des Patienten. Im Gegensatz zur MRT ist der Einsatz von Kontrastmitteln bei der Multislice-CT jedoch immer erforderlich; deshalb muss zwingend ein i. v. Zugang vorhanden sein. Kleine Gefäßdurchmesser und eine signifikante Strahlenexposition, vor allem bei Kindern mit meist hohen Herzraten, die den Einsatz von Dosissparprotokollen limitieren, stellen allerdings einen Nachteil dieser Technik insbesondere im Kindes- und Jugendalter dar. Neue Techniken lassen aber eine deutliche Verbesserung der Aufnahmegeschwindigkeit und eine weitere Reduzierung der Strahlenexposition bei diesen Patienten erwarten.

Die *SPECT* und die *PET* erlauben zwar die Darstellung von myokardialen Perfusionsdefekten [349], werden in der klinischen Routine bei Patienten mit Kawasaki-Syndrom jedoch wegen der hohen Strahlenexposition und der geringeren Verfügbarkeit kaum angewandt [353].

Tab. 4.36 Wertigkeit der verschiedenen bildgebenden Methoden für die Beurteilung des Kawasaki-Syndroms.

Untersuchungsparameter	Echokardiografie	MRT	MDCT	SPECT	PET	Herzkatheter
Invasivität	nicht invasiv	nicht invasiv	nicht invasiv	nicht invasiv	nicht invasiv	invasiv
Druckmessung	keine Druckmessung	keine Druckmessung	keine Druckmessung	keine Druckmessung	keine Druckmessung	Druckmessung mit Intervention möglich
Mobilität	mobil	stationär	stationär	stationär	stationär	stationär
Sichtfeld	schallfensterabhängig	schallfensterunabhängig	schallfensterunabhängig	schallfensterunabhängig	schallfensterunabhängig	schallfensterunabhängig
Visualisierungsmöglichkeiten	2D/3D	2D/3D	2D/3D	2D/3D	2D/3D	2D/3D
Strahlenexposition	keine	keine	Strahlenexposition	Strahlenexposition	Strahlenexposition	Strahlenexposition
Untersucherabhängigkeit	untersucherabhängig	relativ untersucherunabhängig	relativ untersucherunabhängig	relativ untersucherunabhängig	relativ untersucherunabhängig	relativ untersucherunabhängig

MDCT = Multidetektorcomputertomografie; MRT = Magnetresonanztomografie; PET = Positronenemissionstomografie; SPECT = Single Photon Emission computed Tomography

4.6.4 Marfan-Syndrom

Heiner Latus u. Gerald Greil

Definition

Das Marfan-Syndrom ist charakterisiert durch eine multisystemische Bindegewebeschwäche, die insbesondere das kardiovaskuläre System, die Augen und das Skelett betrifft. Die charakteristischen Merkmale wurden erstmals 1896 von dem Franzosen Antoine Bernard-Jean Marfan beschrieben; der Symptomkomplex wurde nach ihm benannt. Die Prävalenz beträgt etwa 1:5 000 Einwohner [378]. Das Syndrom wird autosomal-dominant vererbt und zeigt eine komplette Penetranz bei variabler Expressivität. Etwa ⅓ der Fälle geht auf Neumutationen zurück [391].

Ätiologie

Ursächlich liegt in der Mehrzahl der Fälle eine Mutation des Fibrillin-1-Gens auf dem langen Arm von Chromosom 15 vor (15q21) [380] [392]. Dies führt zu Veränderungen im Glykoprotein Fibrillin (daher die Bezeichnung „Fibrillinopathie"), das neben Kollagen und Elastin essenzieller Bestandteil der extrazellulären Bindegewebematrix ist. Mikrofibrillen sind für die elastischen Eigenschaften des Bindegewebes verantwortlich und finden sich in verschiedenen Organsystemen; das erklärt das breite Spektrum der klinischen Manifestationen, das histologische Veränderungen der Blutgefäße mit Degradation der extrazellulären Matrix, den Verlust von elastischen Fasern sowie hypertrophierte glatte Muskelzellen und zystische Medianekrose umfasst [379] [387]. Diese strukturellen Veränderungen der Gefäßwand führen zu vermehrter Sensibilität gegenüber Scherkräften; dies kann über längere Zeit eine Dilatation und Dissektion der Gefäßwand zur Folge haben (▶ Abb. 4.189 bis ▶ Abb. 4.192).

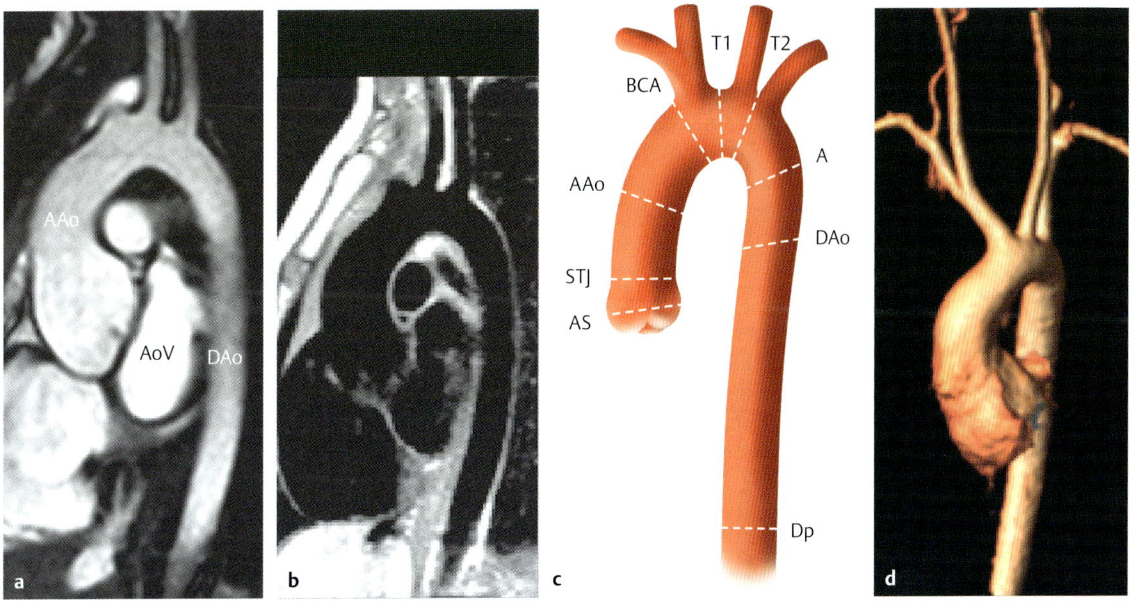

Abb. 4.189 Aortenwurzeldilatation bei Marfan-Syndrom. 7-jähriger Patient. Zu beachten ist, dass die Bestimmung der Diameter mittels SSFP-Sequenz (a) in der Systole und in 2 orthogonalen Ebenen erfolgen muss. Bei diesem Patienten lagen die z-Scores (siehe Kap. 5) von Sinus (5,7), sinotubulärem Übergang (7,2) und Aorta ascendens (5,7) deutlich oberhalb der publizierten altersentsprechenden Normwerte [381].

AAo = Ascending Aorta (Aorta ascendens)
AoV = Aortic Valve (Aortenklappe)
AS = Aortic Sinus (Sinus aortae)
BCA = Brachiocephalic Artery (A. brachiocephalica)
DAo = Descending Aorta (Aorta descendens)
DP = Diaphragmatic Passage (Zwerchfelldurchtritt)
IA = Isthmus Area (Isthmusregion)
STJ = Sinotubular Junction (sinotubulärer Übergang)
T 1 = 1. transversaler Diameter
T 2 = 2. transversaler Diameter

a SSFP-Cine-Sequenz in einer gewinkelt parasagittalen Schnittführung durch die gesamte thorakale Aorta in der Systole.
b Black-Blood-SE-Sequenz in einer gewinkelt parasagittalen Schnittführung durch die gesamte thorakale Aorta in der Diastole.
c Schematische Darstellung der zu vermessenden Diameter.
d Die deutlich ausgeprägte Dilatation der Aortenwurzel kann auch auf den 3D-Rekonstruktionen in Volume-Rendering-Technik aus einer kontrastmittelgestützten MRA gut erkannt werden.

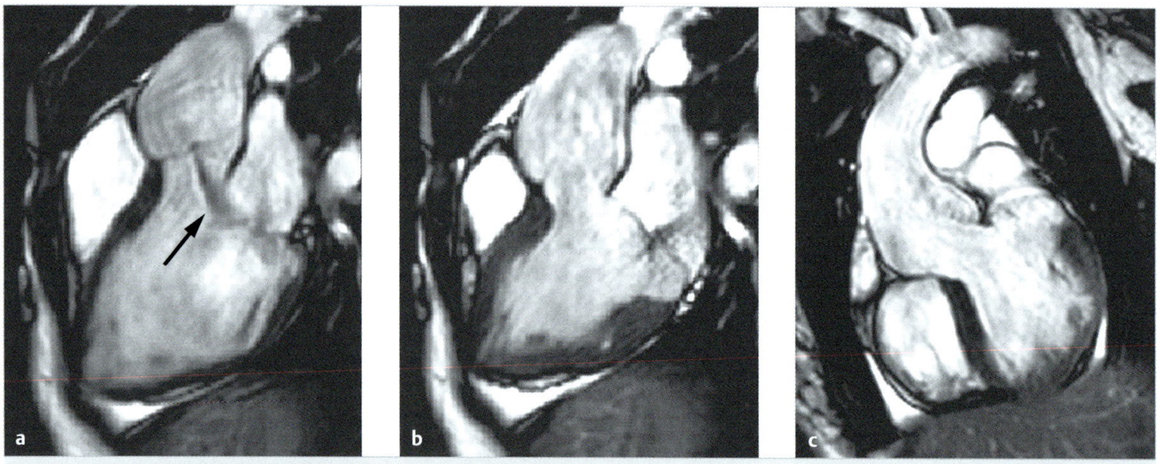

Abb. 4.190 Deutlich dilatierter Bulbus aortae bei Marfan-Syndrom. SSFP-Cine-MRT-Aufnahmen. Beachte die deutliche Diameteränderung zwischen Diastole (**a**) und Systole (**b**) im Bereich des Bulbus aortae. In der Diastole ist ein deutlicher Insuffizienzjet (**a**, Pfeil) unterhalb der Aortenklappe durch Dephasierung nachweisbar.
a Schnittführung durch den LVOT und den Bulbus aortae in der Diastole.
b Schnittführung durch den LVOT und den Bulbus aortae in der Systole.
c Sagittale Schichtführung durch den Bulbus aortae, die Aorta ascendens und den Aortenbogen in der Systole.

Klinische Problematik

Aufgrund der variablen Ausprägung der Symptome wurden international gültige klinische Kriterien definiert (Ghent-Nosologie [373]). Mittlerweile gelten Aortenwurzelaneurysmen bzw. eine Aortenwurzeldissektion und eine Linsendislokation als kardinale klinische Zeichen und für die Diagnosestellung als ausreichend [386]. Mittels molekulargenetischer Analysen erfolgt der Nachweis von Mutationen im Fibrillin-1-Gen. Kompliziert wird die Diagnostik durch die Überschneidung mit anderen Bindegewebeerkrankungen und Marfan-Syndrom-ähnlichen Phänotypen, wie dem Loeys-Dietz-Syndrom, dem Sphrintzen-Goldberg-Syndrom oder dem MASS-Syndrom, das die Mitralklappen, die Aorta, das Skelett und die Haut in Mitleidenschaft zieht.

Kardiovaskuläres System

Im Bereich des kardiovaskulären Systems sind insbesondere die *Aorta*, das Myokard und die Herzklappen betroffen. Aufgrund der pathologischen Gefäßwandveränderungen kommt es im Verlauf zu Ausdünnung der Gefäßwand und zu einer verringerten Dehnbarkeit; dies führt zur Aneurysmabildung insbesondere an der Aortenwurzel [382]. Bei etwa 60 % aller Marfan-Syndrom-Patienten kann im 35. Lebensjahr bereits ein Aortenwurzelaneurysma nachgewiesen werden (s. ▶ Abb. 4.190); im 60. Lebensjahr sind 96 % betroffen. Dabei haben Männer ein erhöhtes Risiko [374]. Weiter distal kommt es seltener zur Aneurysmabildung (Aorta ascendens: 19 %, Aortenbogen: 16 % und Aorta descendens: 15 %). Eine meist akute und lebensbedrohliche Komplikation stellt die Dissektion oder Ruptur der Gefäßwand dar. Davon ist meistens die proximale Aorta betroffen.

> **M!**
> **Merke**
> Eine Typ-A-Dissektion nach der Stanford-Klassifikation stellt eine sofortige Operationsindikation dar (s. ▶ Abb. 4.191b u. ▶ Abb. 4.191c). Die CT-Untersuchung ist in der Akutsituation die Methode der Wahl und sollte, wenn möglich, immer mit EKG-Triggerung erfolgen.

Die *Mitralklappe* ist am häufigsten im Sinne eines Mitralklappenprolaps betroffen. Die Klappensegel zeigen in der Regel keine myxomatöse Degeneration, sondern sind dünner und länger als normal; meist findet sich ein Prolaps des posterioren Segels. Bereits in jungem Alter zeigen ⅔ aller Marfan-Syndrom-Patienten eine Mitralklappendysfunktion (s. ▶ Abb. 4.192e), und bei etwa ¼ der Patienten ist diese progressiv. Beide Geschlechter sind gleich häufig betroffen [374]. Therapeutisch kommen entweder eine Mitralklappenrekonstruktion oder ein Mitralklappenersatz infrage [369].

Ein Prolaps der *Trikuspidalklappe* tritt meist in Kombination mit einem Mitralklappenprolaps auf. Aufgrund der Aortenwurzeldilatation mit Dehnung des Anulus verringert sich auch die Koaptation der Aortentaschenklappen mit konsekutiver Aortenklappeninsuffizienz (s. ▶ Abb. 4.190a u. ▶ Abb. 4.192l) [400].

Im Jahre 1985 wurde erstmals über das Auftreten einer *Kardiomyopathie* bei Marfan-Syndrom-Patienten berichtet [376]. Weitere Studien konnte eine *Dilatation und Funktionseinschränkung des rechten und linken Ventrikels* nachweisen [372] [383] [401]; in der Studie von Yetman u. Mitarb. war dies mit einem erhöhten Risiko für das

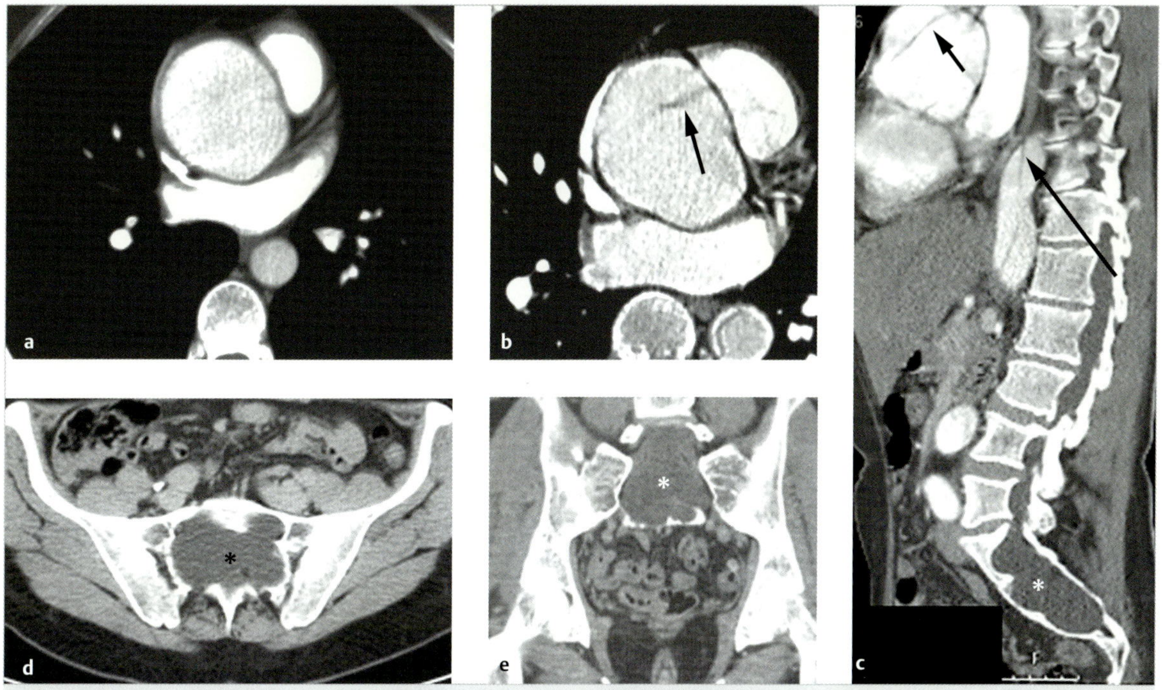

Abb. 4.191 Aortendissektion bei Marfan-Syndrom. Der 43-jährige Patient mit Marfan-Syndrom zeigt in der Erstuntersuchung im MDCT eine Dilatation der Aorta auf maximal 5,8 cm (**a**). Akute Typ-A-Dissektion (**b**, Pfeil und **c**, kurzer Pfeil) 3 Monate später, die bis in die Aorta descendens (**c**, langer Pfeil) hinein reicht. Des Weiteren zeigt sich in den Rekonstruktionen im Bereich des Os sacrum eine für das Marfan-Syndrom typische ausgeprägte Duralsackektasie (**c–e**, Sterne). Der Patient erhielt daraufhin einen Aortenklappen-, Aorta-ascendens- und partiellen Aortenbogenersatz. (Mit freundlicher Genehmigung Herzzentrum Leipzig, Radiologie)

- **a** Erstuntersuchung mit EKG-getriggerter MDCT.
- **b** EKG-getriggerte, notfallmäßig durchgeführte MDCT-Untersuchung 3 Monate später wegen Verdacht auf akute Typ-A-Dissektion.
- **c** Sagittale Rekonstruktion.
- **d** Transversale Rekonstruktion in Höhe des Os sacrum.
- **e** Koronare Rekonstruktion in Höhe des Os sacrum.

Auftreten lebensbedrohlicher Arrhythmien vergesellschaftet. Alpendurada u. Mitarb. fanden in einer Marfan-Syndrom-Population ohne relevante Klappenerkrankung bei 25 % eine reduzierte Ejektionsfraktion [365]. Auch eine oft bei Marfan-Syndrom-Patienten vorhandene Trichterbrust, eine Pectes excavatum, kann die Funktion des rechten und linken Ventrikels beeinträchtigen (s. ▶ Abb. 4.192k) [393].

Extrakardiale Manifestationen

Typischerweise findet sich bei etwa 80 % aller Marfan-Syndrom-Patienten eine Subluxation der Linse (Ektopia lentis). Die typischen skelettalen Charakteristika sind lange und schmale Extremitäten (Dolichostenomelie), Spinnenfingrigkeit (Arachnodaktylie) sowie überstreckbare Gelenke und ein Pectes excavatum und carinatum. Darüber hinaus finden sich lumbosakrale Duraektasien (s. ▶ Abb. 4.191c, ▶ Abb. 4.191d u. ▶ Abb. 4.191e), Hautstriae und die Neigung zu rezidivierenden Pneumothorazes.

Indikation zur Intervention und therapeutische Optionen

Um eine Progression der Aortendilatation und eine Dissektion zu verhindern, sollte bereits direkt nach der Diagnose eine *medikamentöse Therapie* erfolgen. Positive Effekte auf die Progredienz der Aortendilatation und Komplikationen zeigte eine Behandlung mit Propranolol [395]. Die Dosierung erfolgt anhand der Ruheherzfrequenz, die bei Erwachsenen unter 60/min liegen sollte [371]. Neueren Erkenntnissen zufolge scheinen auch Angiotensin-II-Blocker [370] und ACE-Hemmer, z. B. Perindopril [364], effektiv zu sein.

Aufgrund der erhöhten Mortalität im Rahmen eines notfallmäßigen Aortenwurzelersatzes (meist aufgrund einer Dissektion) [377] empfehlen sowohl die amerikanischen als auch die europäischen Leitlinien [366] einen elektiven *Aortenwurzelersatz* ab einem Gefäßdiameter von mehr als 5 cm (s. ▶ Abb. 4.191a). Weitere Kriterien umfassen eine schwere Aorten- und Mitralklappeninsuffizienz, eine positive Familienanamnese für das Auftreten einer Dissektion (s. ▶ Abb. 4.192), eine schnelle Zunahme der Dilatation sowie eine geplante Schwangerschaft. Ab-

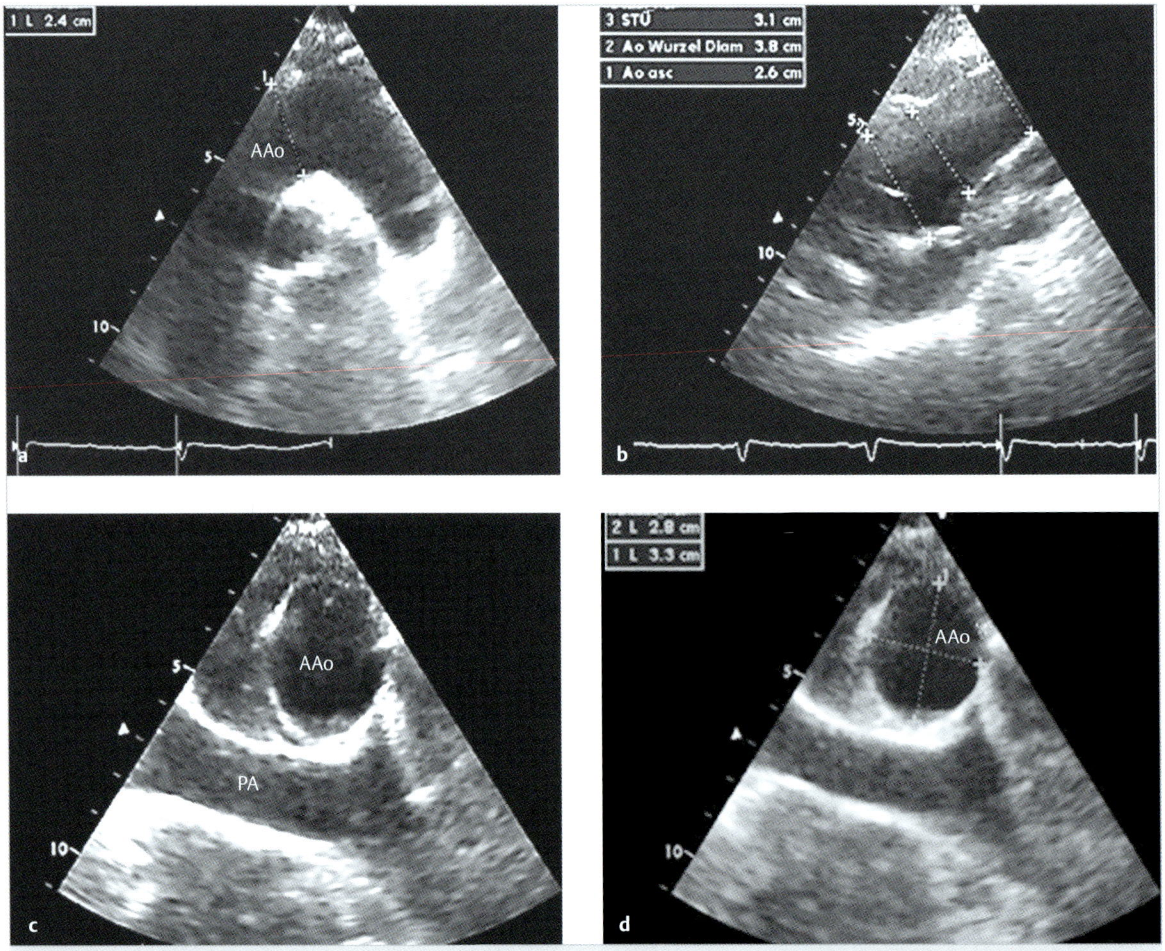

Abb. 4.192 Dilatierter Bulbus aortae bei Marfan-Syndrom. 32-jährige Patientin mit Marfan-Syndrom bei familiärer Belastung (Vater an rupturierter Aorta bei akuter Typ-A-Dissektion verstorben). Der Aortenbulbus ist auf maximal 3,8 cm erweitert (**b**). Im Farb-Doppler zeigt sich eine mäßige Mitralklappeninsuffizienz (**e**). Das Topogramm (**g**) der angefertigten MDCT zeigt Osteosynthesematerial im Bereich der Wirbelsäule bei Zustand nach Skolioseoperation und Trichterbrust. In **h–j** ist ein auf maximal 4 cm dilatierter Bulbus aortae zu erkennen, im Lungenfenster der MDCT (**k**) eine deutliche Trichterbrust mit ventrikulärer Beeinträchtigung. Das Ergebnis der MR-Flussmessung ergab eine geringe Regurgitationsfraktion von 5 % (**l**, hellblaue Fläche) (s. a. Fortsetzungen).

AAo = Ascending Aorta (Aorta ascendens)
PA = Pulmonary Artery (A. pulmonalis)
a 2D-TTE von suprasternal.
b 2D-TTE in der parasternalen langen Achse
c 2D-TTE in transversaler Schnittführung.
d 2D-TTE in transversaler Schnittführung mit Angabe der Diametermesswerte in der Systole.

hängig von der Funktion der Aortenklappe kann ein kompletter Ersatz der Aortenwurzel und der Aorta ascendens mittels eines klappentragenden vorgefertigten Conduit (Kompositprothese) durchgeführt werden (Operation nach Bentall [368] [398] [399]). Alternativ wird bei makroskopisch unauffälligen Klappentaschen lediglich die Aorta ascendens ersetzt. Die klappenerhaltenden Operationen können nach Yacoub (Remodeling-Technik) oder nach David (Reimplantationstechnik) durchgeführt werden. Dabei wird die Wand der Aortenwurzel durch eine Prothese ersetzt, und die Klappe wird an der Prothese angenäht (Methode nach Yacoub). Bei der sog. David-Operation wird die Aortenklappe rekonstruiert, und die Koronararterien werden im Bereich der Prothese reimplantiert. Bei Marfan-Syndrom-Patienten wird heute die David-Operation bevorzugt, da dabei auch die Möglichkeit besteht, den Anulus zu straffen und damit zu stabilisieren, während bei der Yacoub-Technik die Aortenbasis weiter dilatieren kann [367] [396]. Im Vergleich zum totalen Aortenwurzelersatz sind bei der klappenerhaltenden Technik häufiger Reinterventionen notwendig. Allerdings zeigen sich dabei signifikant weniger thrombembolische Komplikationen [367].

M!

Merke

Den Leitlinien zufolge sollte bei anatomisch intakten Klappentaschen ein klappenerhaltender Aortenwurzelersatz bevorzugt werden.

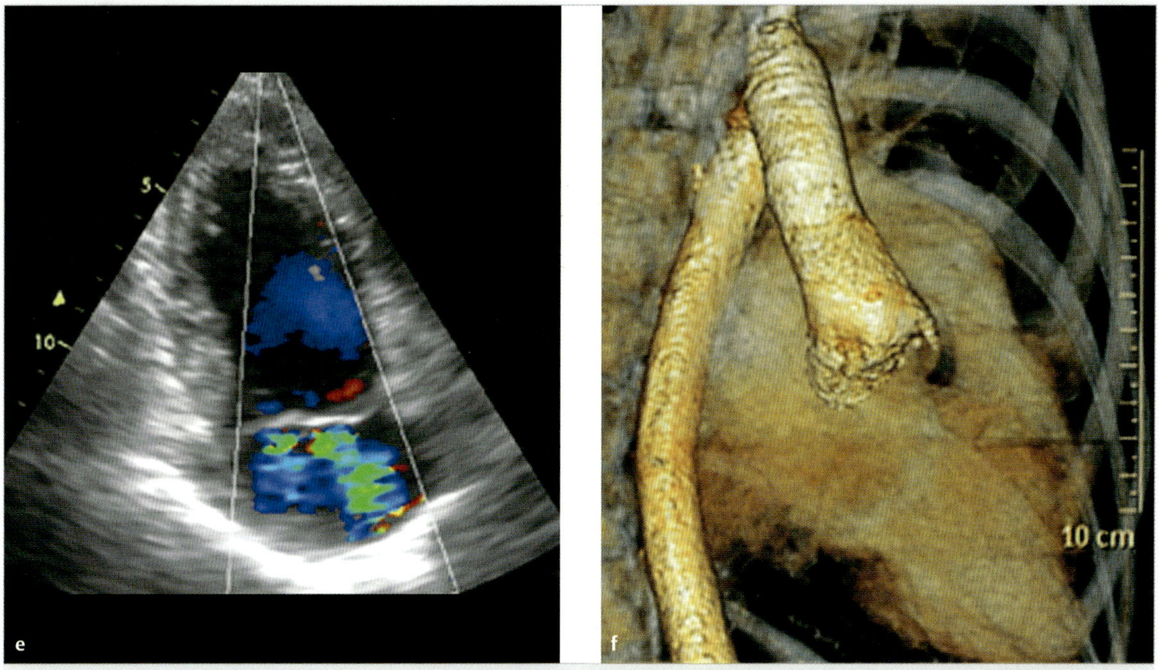

Abb. 4.192 Fortsetzung. Dilatierter Bulbus aortae bei Marfan-Syndrom. (Mit freundlicher Genehmigung Herzzentrum Leipzig, Radiologie)
AAo = Ascending Aorta (Aorta ascendens)
PA = Pulmonary Artery (A. pulmonalis)
e 2D-TTE im 4-Kammer-Blick (Farb-Doppler) in der Systole.
f 3D-Rekonstruktion aus einer CTA in Volume-Rendering-Technik.

Verbesserungen in der medikamentösen und chirurgischen Therapie haben dazu geführt, dass die Lebenserwartung von Marfan-Syndrom-Patienten von durchschnittlich 32 Jahren [389] auf zuletzt 40 Jahre gestiegen ist [384]. Dabei geht eine positive Familienanamnese für schwere kardiovaskuläre Ereignisse mit einer geringeren Lebenserwartung einher [397].

Ziele und relative Wertigkeit der diagnostischen Bildgebung

Aufgrund der beschriebenen Veränderungen im kardiovaskulären System ist eine adäquate Bildgebung sowohl im Rahmen der primären Diagnostik als auch in der postinterventionellen Verlaufsbeobachtung von zentraler klinischer Bedeutung.

Im Rahmen der Erstdiagnostik empfehlen die europäischen Leitlinien [366] eine *TTE* (s. ▶ Abb. 4.192a bis ▶ Abb. 4.192d) mit Bestimmung der Aortendurchmesser an definierten Stellen (s. ▶ Abb. 4.189c), u. a. am Aortenanulus, am Sinus aortae, am sinotubulären Übergang und an der distalen Aorta descendens. Ferner können die biventrikuläre Funktion und die Herzklappen beurteilt werden. Zusätzlich sollte eine Darstellung der gesamten Aorta erfolgen, entweder mittels CT oder MRT. Abhängig von der initialen Größe der Aorta und der Größenprogredienz folgen zeitnahe Verlaufskontrollen.

Bei Verdacht auf eine akute Aortendissektion sind je nach Verfügbarkeit die TEE bzw. die *MDCT* (s. ▶ Abb. 4.191a u. ▶ Abb. 4.191b) das Mittel der Wahl [385].

> **Merke**
>
> Vor einer geplanten Operation sollte eine CT-Koronarangiografie durchgeführt werden; eine invasive Darstellung der Koronarien sollte aufgrund des Risikos einer Dissektion unterbleiben.

Mittels der *MRT* gelingt eine strahlenfreie, nicht invasive Darstellung aller wichtigen Strukturen einschließlich der gesamten Aorta mit Detektion von Aneurysmen, Dissektion (Ein- und Austritt des Intimaeinrisses und Dissektionsmembran) [394] und Ruptur. Bei asymmetrischer Dilatation ist die Bestimmung der Aortendiameter mittels der Schnittbildverfahren MRT und MDCT der Echokardiografie sogar überlegen [388]. Um diese Genauigkeit zu erzielen, müssen jedoch standardisierte Untersuchungsprotokolle beachtet werden [375]. Dies liegt auch an den unterschiedlichen Sequenzen, die zur Ausmessung der Diameter an definierten anatomischen Punkten verwendet werden können (s. ▶ Abb. 4.189c), z. B. SSFP-Cine-MRT-Sequenzen in der Systole (s. ▶ Abb. 4.189a, ▶ Abb. 4.190b u. ▶ Abb. 4.190c), gewinkelt parasagittale Black-Blood-SE-Sequenzen (s. ▶ Abb. 4.189b) und nicht getriggerte,

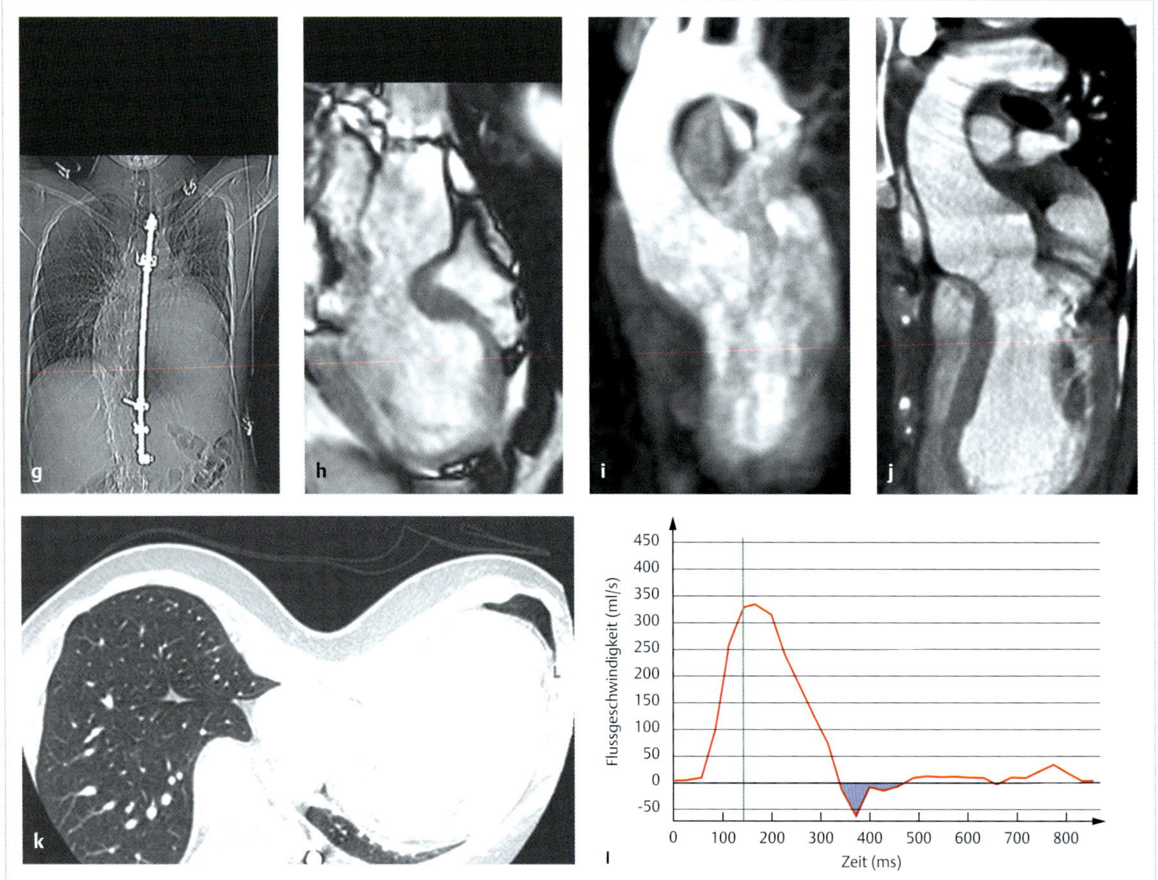

Abb. 4.192 Fortsetzung. Dilatierter Bulbus aortae bei Marfan-Syndrom. (Mit freundlicher Genehmigung Herzzentrum Leipzig, Radiologie)
AAo = Ascending Aorta (Aorta ascendens)
PA = Pulmonary Artery (A. pulmonalis)
g Topogramm der MDCT.
h SSFP-Cine-MRT durch den LVOT.
i 3D-MIP-Rekonstruktion einer kontrastmittelgestützten MRA.
j LVOT-Rekonstruktion einer CTA.
k Lungenfenster der MDCT.
l Ergebnis der MR-Flussmessung in Phasenkontrasttechnik über der Aortenklappe.

kontrastmittelverstärkte Angiografien (s. ▶ Abb. 4.189d) [390]. Insbesondere für Verlaufskontrollen ist die Verwendung von standardisierten Protokollen unbedingt erforderlich. Auch die globale und regionale Funktion beider Ventrikel (Marfan-Kardiomyopathie) und standardisierte Phasenkontrastflussmessungen (s. ▶ Abb. 4.192l) zur Evaluation der Herzklappenfunktion sollten Bestandteil der MRT-Untersuchung sein.

Die *invasive angiografische Darstellung* mittels jodhaltiger Kontrastmittel stellt aufgrund der aufgeführten Vorteile der Schnittbildverfahren für die reine Diagnose des Marfan-Syndroms keine Alternative dar.

4.6.5 Williams-Beuren-Syndrom

Heiner Latus u. Gerald Greil

Definition

Beim Williams-Beuren-Syndrom handelt es sich um ein angeborenes neuropädiatrisches Fehlbildungssyndrom, bei dem am häufigsten das kardiovaskuläre System betroffen ist. Bezüglich der bildgebenden Diagnostik geht das Williams-Beuren-Syndrom charakteristischerweise mit multiplen Stenosen im Bereich der großen Gefäße einher, insbesondere mit einer supravalvulären Aortenstenose (S. 186) [409]. Das Syndrom wurde nach den beiden Erstbeschreibern benannt, dem britischen Kardiologen Williams [421] und dem Göttinger Kardiologen Beuren [404].

Ätiologie

Es tritt mit einer Häufigkeit von etwa 1:10 000 Lebendgeburten auf [419] und wird durch eine submikroskopische Deletion mehrerer benachbarter Gene auf Chromosom 7, einschließlich des Elastingens [403], hervorgerufen. Die meist spontane Mutation – eine familiäre Häufung ist selten – betrifft mehrere benachbarte Gene auf einem Chromosomenabschnitt, sodass der Phänotyp von Patienten mit Williams-Beuren-Syndrom sehr unterschiedlich ausgeprägt sein kann und von kraniofazialen Dysmorphien (sog. Elfengesicht) bis zu kognitiven Behinderungen reicht [418].

Klinische Problematik

Fehlbildungen können in verschiedenen Organsystemen auftreten (▸ Tab. 4.37). Am häufigsten werden bei Patienten mit Williams-Beuren-Syndrom aber kardiovaskuläre Fehlbildungen beobachtet (ca. 80 % der Patienten), meistens in Form von Stenosen der arteriellen Gefäße [409]. Da Elastin eine essenzielle Komponente der extrazellulären Matrix der arteriellen Gefäße darstellt und diesen eine hohe Elastizität mit entsprechend günstigen mechanischen Eigenschaften verleiht (Windkesseleffekt), führt eine Mutation des ELN-Gens zu histologischen Veränderungen der Gefäße (Mediahypertrophie) [414]. Dies verursacht eine generalisierte Arteriopathie mit erhöhter Gefäßsteifigkeit.

Charakteristischer Befund des Williams-Beuren-Syndroms ist die *supravalvuläre Aortenstenose*, die als Einengung der Aorta ascendens oberhalb der Aortenklappe definiert ist und bei 45–75 % der Patienten mit Williams-Beuren-Syndrom zu finden ist [409] (▸ Abb. 4.193 u. ▸ Abb. 4.194; s. auch ▸ Abb. 4.55c, ▸ Abb. 4.59 u. ▸ Abb. 4.60).

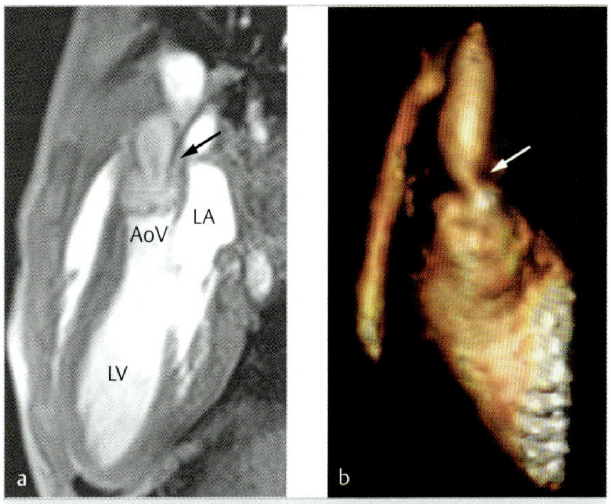

Abb. 4.193 Typische supravalvuläre Aortenstenose bei Williams-Beuren-Syndrom. 6-jähriger Patient. Die Pfeile kennzeichnen die Aortenstenose.
AoV = Aortic Valve (Aortenklappe)
LA = Left Atrium (linkes Atrium)
LV = Left Ventricle (linker Ventrikel)
a SSFP-Cine-MR-Sequenz im LVOT-Schnitt durch den LVOT.
b 3D-Rekonstruktion einer kontrastmittelgestützten MRA.

Tab. 4.37 Zusammenstellung möglicher extrakardialer Manifestationen des Williams-Beuren-Syndroms, die individuell unterschiedlich häufig und unterschiedlich stark ausgeprägt sind (variable Expressivität).

Organsystem	Merkmale
Fazies	faziale Dysmorphien, typisches sog. Elfengesicht (Funny Face, Koboldgesicht) mit breiter Stirn, kurzer Lidspalte, tiefer Nasenwurzel und breiten Nasenflügeln, vorstehenden Wangenknochen, kleinem Kinn, langem Philtrum, vollen Lippen und Ödemen der Augenlider
Ohren, Augen, Zähne	Hyperakusis, rezidivierende Otitis media, radspeichenähnliche Musterung der Iris (Iris stellata), Strabismus, Gebissanomalien mit missgebildeten und weit auseinanderstehenden Zähnen (sog. Mäusezähnen)
Elektrolyte/Hormone	Hyperkalzämie, Störungen im Vitamin-D-Stoffwechsel, Diabetes mellitus, Osteopenie/Osteoporose, Hypothyreoidismus, Pubertas praecox
muskuloskeletal	Wachstumsverzögerung, Kleinwuchs, Muskelhypotonie, Hyperreflexie, Skoliose, Gelenkkontrakturen
gastrointestinal	Obstipation, Divertikulose, mangelnde Gewichtszunahme, Rektumprolaps, Zöliakie, gastroösophagealer Reflux
urogenital	Lageanomalien der Nieren, Nierenagenesie, Nephrokalzinose, rezidivierende Harnwegsinfektionen, Maldescensus testis, umbilikale/inguinale Hernien
Neurologie/ Entwicklung	mentale Retardierung (Intelligenzquotient durchschnittlich 55), Entwicklungsverzögerung, Inselbegabungen, Mikrozephalie, freundliche Persönlichkeit, Angststörungen, Phobien, Impulsivität, Aufmerksamkeitsstörung

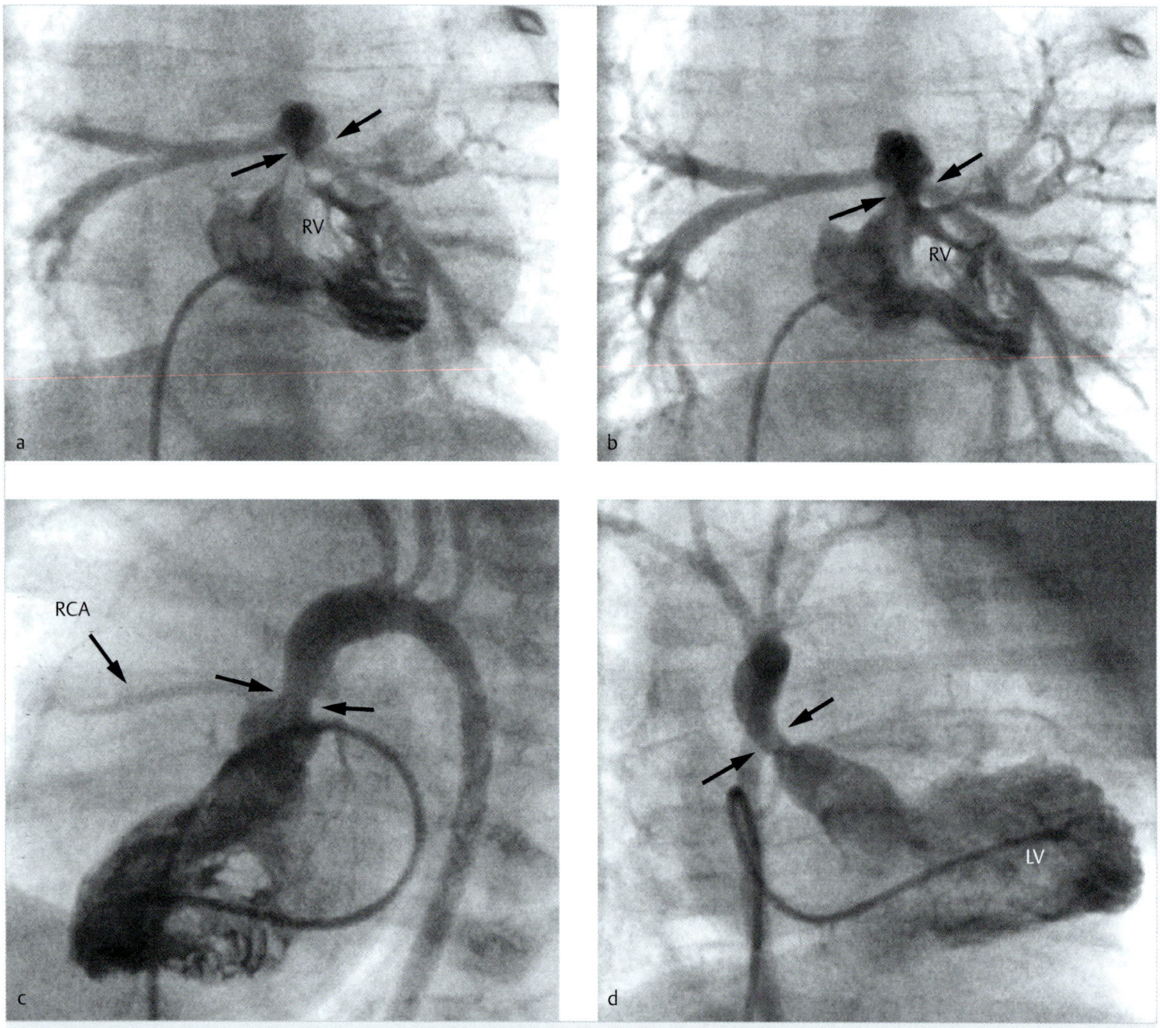

Abb. 4.194 Supravalvuläre Aorten- und Pulmonalstenose bei Williams-Beuren-Syndrom. 1-jährige Patientin mit Williams-Beuren-Syndrom, kleinem mittventrikulären muskulären VSD (siehe auch ▶ Abb. 4.197, selbe Patientin) und supravalvulärer Aorten- (**c**, **d**, Pfeile) und supravalvulärer Pulmonalstenose (**a**, **b**, Pfeile). Zusätzlich liegt noch eine langstreckige Hypoplasie der rechten Pulmonalarterie vor. Sowohl der rechte als auch der linke Ventrikel zeigen konsekutiv bereits Zeichen einer ventrikulären Hypertrophie. In der Angiografie (**c**, **d**) sind auch die Abgänge der Koronararterien ohne relevante Stenose oder Dilatation gut zu erkennen, insbesondere die rechte Koronararterie. (Mit freundlicher Genehmigung Herzzentrum Leipzig, Radiologie)

LV = Left Ventricle (linker Ventrikel)
RCA = Right Coronary Artery (A. coronaria dextra)
RV = Right Ventricle (rechter Ventrikel)

a Präoperative Rechtsherzkatheteruntersuchung in einer frühen Phase der Ventrikelfüllung.

b Präoperative Rechtsherzkatheteruntersuchung mit guter Kontrastierung des rechten Ventrikels und der Pulmonalarterien.

c Präoperative Linksherzkatheteruntersuchung und Angiografie in LAO-Projektion.

d Präoperative Linksherzkatheteruntersuchung und Angiografie in RAO-Projektion.

Die Morphologie und Ausprägung der supravalvulären Aortenstenose ist heterogen; häufiger (in 75 % der Fälle) findet sich eine ringförmige, umschriebene membranöse Einengung nahe der Aortenklappe (Sanduhrglasform) direkt oberhalb der Sinus Valsalvae (s. ▶ Abb. 4.60). Dabei kann die verdickte Intima teilweise bis auf die Ränder der Aortenklappentaschen übergreifen. Die selteneren diffusen, langstreckigen Läsionen zeichnen sich durch eine tubuläre Verdickung der Aortenwand aus, die die Aorta ascendens betrifft, bis in den Aortenbogen reichen kann und häufig mit Stenosen der abgehenden Kopf- und Halsgefäße einhergeht [413]. Unter allen Formen der angeborenen Obstruktionen des LVOT macht die supravalvuläre Aortenstenose jedoch nur 8–14 % aus und ist damit insgesamt eine eher seltene Anomalie im Kleinkindesalter [416]. Die supravalvuläre Aortenstenose (S. 188) kann in 3 unterschiedlichen Zusammenhängen auftreten:

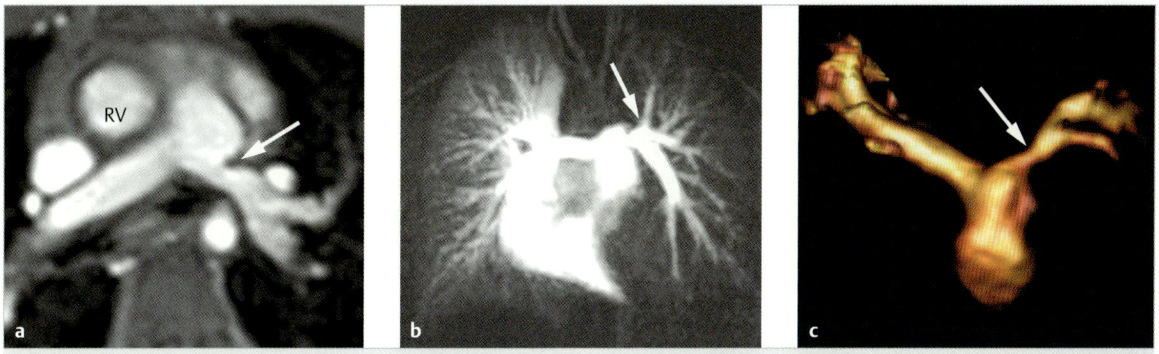

Abb. 4.195 Abgangsstenose der linken Pulmonalarterie bei Williams-Beuren-Syndrom. 6-jähriger Patient. Die Stenose kann mithilfe der MRT (**a–c**) gut visualisiert werden. Die dynamische MRA (**b**) zeigt zusätzlich noch die deutliche pulmonale Minderperfusion links durch die Stenose der linken Pulmonalarterie (**a–c**, Pfeile).
a Transversale SSFP-Sequenz.
b Dynamische kontrastmittelgestützte MRA mit entsprechender 3D-MIP-Rekonstruktion in RAO.
c 3D-Rekonstruktion in Volume-Rendering-Technik der kontrastmittelgestützten MRA.

- sporadisch und isoliert, d. h. ohne weitere Fehlbildungen der Gefäße oder des Herzens (s. ▶ Abb. 4.60; bei manchen dieser Fehlbildungen kann eine Mutation im ELN-Gen nachgewiesen werden, ohne dass jedoch weitere umliegende Gene von einer Deletion betroffen sind [412])
- autosomal-dominant vererbte familiäre Form [417]
- vergesellschaftet mit Williams-Beuren-Syndrom (s. ▶ Abb. 4.193 u. ▶ Abb. 4.194)

Patienten mit Williams-Beuren-Syndrom können neben der supravalvulären Aortenstenose zusätzliche Missbildungen der Gefäße aufweisen. In ca. 40 % der Fälle finden sich *Stenosen im pulmonalarteriellen System* [409], meistens im Bereich der Hauptäste (▶ Abb. 4.195, s. auch ▶ Abb. 4.194) oder weiter peripher, auch diffuse Stenosen innerhalb eines langen Segments kommen vor. Eine supravalvuläre Pulmonalstenose (s. ▶ Abb. 4.194) findet sich nur in ca. 12 % der Fälle [409]; gelegentlich liegt auch ein hypoplastisches Lungengefäßbett vor.

Die Prävalenz von *Koronarpathologien* [423] bei Patienten mit Williams-Beuren-Syndrom wird bisher vermutlich unterschätzt. Sie treten als Ostiumstenose, diffuse Stenosen oder Dilatationen auf.

Stenosen der Aorta sind Ausdruck einer höhergradigen Arteriopathie und kommen in unterschiedlichem Schweregrad von einer „simplen" Aortenisthmusstenose bis hin zum Middle aortic Syndrome mit einer diffusen langstreckigen *Hypoplasie der deszendierenden Aorta* vor (▶ Abb. 4.196; s. auch ▶ Abb. 4.197c). Die Häufigkeit dieser Fehlbildung ist unklar und reicht von 2–70 % [409].

Auch die *Nierenarterien* sind, meist in Form einer Abgangsstenose, bei bis zu 40 % aller Patienten mit Williams-Beuren-Syndrom und systemarteriellem Bluthochdruck betroffen (s. ▶ Abb. 4.196d) [405]. Die Häufigkeit von Abnormitäten der Aortenklappe wurde in chirurgischen Studien mit bis zu 50 % angegeben; meist treten sie als Adhäsionen der Klappentaschen am sinotubulären Übergang oder auch als verdickte und bikuspide Aortenklappen auf. Ferner kommen VSD (4–9 % der Patienten, meist muskulär; s. auch Patient aus ▶ Abb. 4.194 und ▶ Abb. 4.197), ein Mitralklappenprolaps oder auch Stenosen an den Mesenterial- und intrakraniellen Gefäßen vor [409].

Neben den beschriebenen morphologischen Auffälligkeiten sind weitere kardiale Probleme mit dem Williams-Beuren-Syndrom vergesellschaftet. Neben dem erhöhten Risiko eines plötzlichen Herztodes [420] wurden wiederholt Komplikationen im Rahmen von Narkosen sowie Herzrhythmusstörungen bei verlängerter QTc-Zeit beschrieben [408].

Die häufigste kardiovaskuläre Fehlbildung, die supravalvuläre Stenose, bleibt häufig lange Zeit klinisch stumm und tritt klinisch in der Regel erst in Erscheinung, wenn sie besonders ausgeprägt ist. Die Patienten berichten über Belastungsintoleranz mit Dyspnoe und über pektanginöse Symptome sowie gelegentlich auch über synkopale Ereignisse. Auskultatorisch fällt ein systolisches Geräusch bei betontem Aortenklappenschlusston mit Klick auf. Liegen im Rahmen des Williams-Beuren-Syndroms keine supravalvulären, sondern nur periphere Stenosen vor, kann dies ebenfalls lange klinisch stumm bleiben und sich evtl. erst in Form der klinischen Symptome einer arteriellen Hypertonie manifestieren, z. B. im Rahmen einer hypoplastischen Aorta (sog. Aorta angusta) bzw. einer Nierenarterienstenose (s. ▶ Abb. 4.196). Mittels EKG oder mithilfe bildgebender Verfahren kann bei älteren Kindern aufgrund der Druckbelastung bereits eine linksventrikuläre Hypertrophie diagnostiziert werden; bei zusätzlicher Pulmonalstenose ist dann auch eine Rechtsherzhypertrophie nachweisbar (s. ▶ Abb. 4.194).

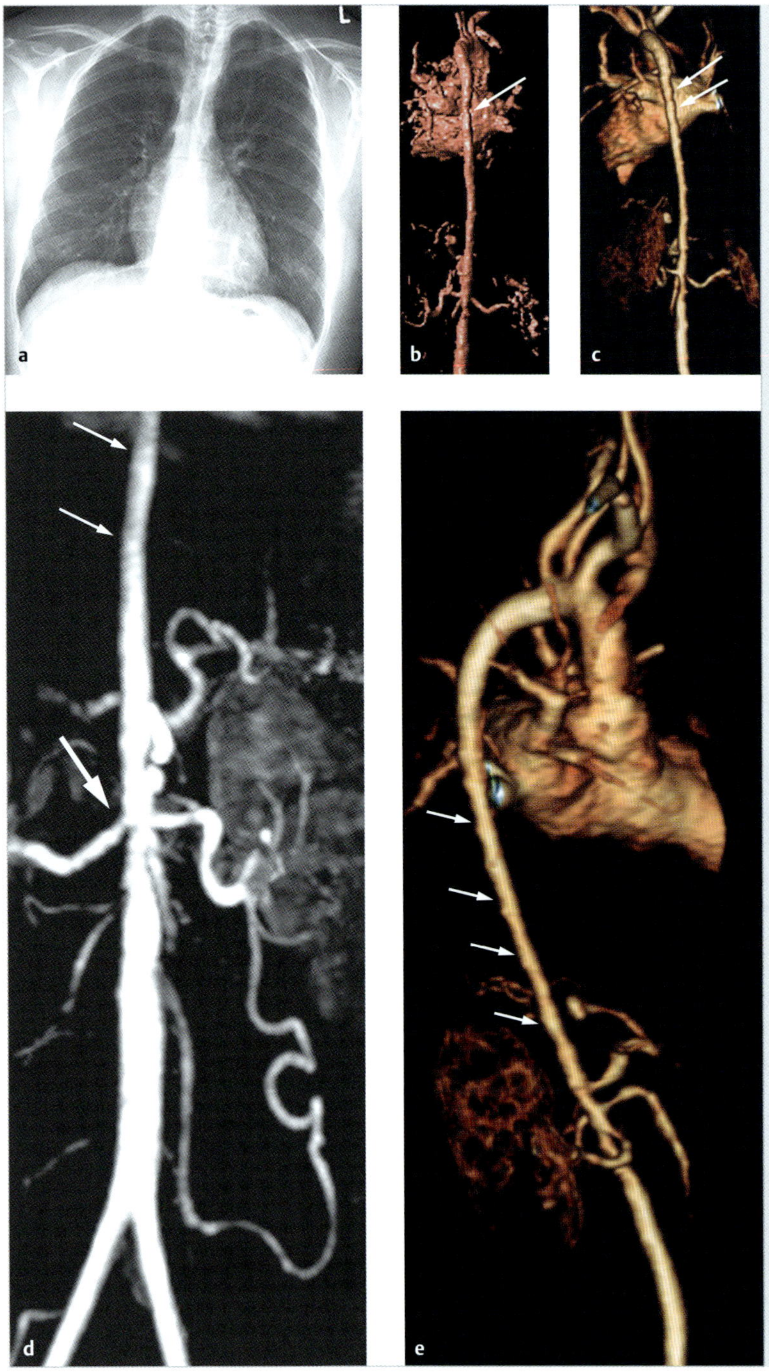

Abb. 4.196 Hypoplastische Aorta descendens bei Williams-Beuren-Syndrom. 19-jähriger Patient. Bei der initialen Diagnosestellung zeigt sich im p.–a. Röntgenthoraxbild (**a**) ein schmales oberes Mediastinum. In den initialen Aufnahmen in Volume-Rendering-Technik und der 3D-MIP-Rekonstruktion aus einer kontrastmittelgestützten MRA stellt sich neben der langstreckig hypoplastischen Aorta descendens (**b–d**, Pfeile) auch eine mittelgradige Nierenabgangsstenose rechts dar. In der Verlaufskontrolle nach 4 Jahren (**e**) ist ein im Wesentlichen unveränderter Befund der Aorta descendens und eine Regredienz der Nierenabgangsstenose rechts zu sehen.

- **a** P.–a. Röntgenthoraxbild.
- **b** Initiale Aufnahme in der Volume-Rendering-Technik von streng dorsal.
- **c** Die initiale Aufnahme in der Volume-Rendering-Technik von dorsal mit geringer Linksdrehung zeigt deutlich die hypoplastische Aorta descendens und die rechtsseitige Nierenarterienabgangsstenose.
- **d** 3D-MIP-Rekonstruktion aus einer kontrastmittelgestützten MRA mit Nierenabgangsstenose rechts (dicker Pfeil).
- **e** Verlaufskontrolle nach 4 Jahren mittels einer 3D-MRA in Volume-Rendering-Technik und lateraler Projektion.

Hämodynamik, natürlicher Verlauf und Indikation zur Intervention

Abhängig vom Schweregrad der supravalvulären Einengung ist die Nachlast des linken Ventrikels erhöht. Im Gegensatz zur valvulären Aortenstenose sind bei der supravalvulären Form auch die Koronararterien einem erhöhten Perfusionsdruck ausgesetzt. Das kann schneller als gewöhnlich zur Entstehung von atherosklerotischen Veränderungen und zur Dilatation führen (s. ▸ Abb. 4.194). Hinsichtlich des natürlichen Verlaufs ist die Datenlage bisher nicht eindeutig.

Üblicherweise zeigt eine geringgradig ausgeprägte supravalvuläre Aortenstenose (weniger als 20 mmHg) im Rahmen des Williams-Beuren-Syndroms im Verlauf keine Tendenz zum Progress bzw. sogar eine Tendenz zur Regression, sodass meist keine Intervention erfolgen muss; etwa 20 % der Patienten mit Williams-Beuren-Syndrom

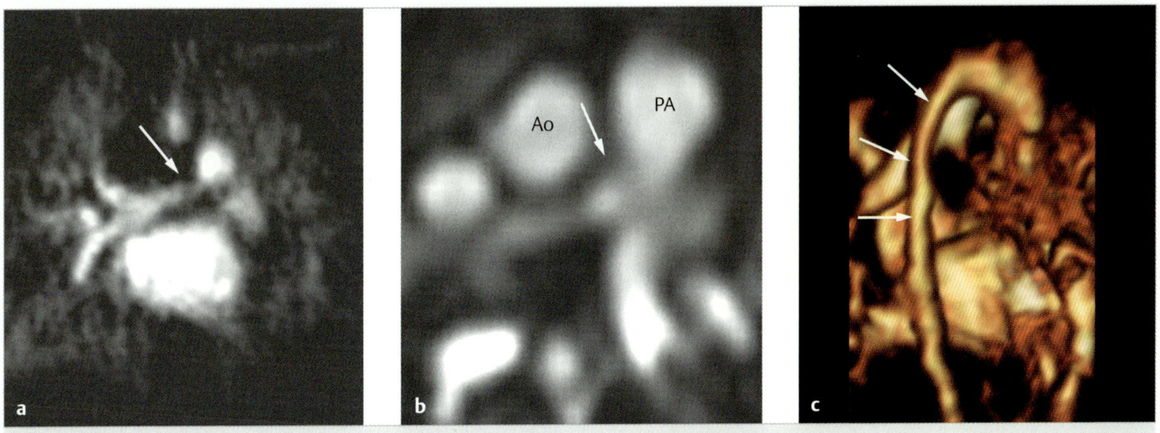

Abb. 4.197 Zustand nach Operation einer supravalvulären Aorten- und Pulmonalstenose bei Williams-Beuren-Syndrom. Bei der Patientin aus ▶ Abb. 4.194 erfolgte eine Aortenwurzelplastik und Patch-Erweiterung der supravalvulären Pulmonalstenose. Die 3 Jahre später angefertigten postoperativen, dynamischen kontrastmittelgestützten MRA-Aufnahmen der Aorta zeigen eine residuelle, langstreckige Hypoplasie der rechten Pulmonalarterie und der Aorta.

Ao = Aorta
PA = Pulmonary Artery (A. pulmonalis)

a 3D-MIP-Rekonstruktion einer kontrastmittelgestützten MRA von ventral.
b SSFP-Cine-MRT-Aufnahme in transversaler Schnittführung.
c 3D-Aufnahme in Volume-Rendering-Technik in lateraler Projektion.

mit geringer supravalvulärer Aortenstenose benötigen allerdings dann doch eine chirurgische oder kathetergestützte Intervention (s. ▶ Abb. 4.194 u. ▶ Abb. 4.198) im Verlauf), während bei Gradienten von über 20 mmHg ein Progress fast ausnahmslos beobachtet wurde [407].

Folglich ist bei isoliertem Auftreten einer gering ausgeprägten supravalvulären Aortenstenose ohne klinische oder echokardiografische Zeichen einer Ventrikeldysfunktion unter engmaschigen Verlaufskontrollen ein abwartendes Vorgehen gerechtfertigt. Bei Symptomen und höhergradigen Stenosen (Druckgradient mindestens 50 mmHg) besteht primär eine Indikation zur operativen Therapie; eine frühzeitige Intervention ist bei einer vorliegenden Koronarobstruktion nötig.

Pulmonalstenosen bilden sich meistens spontan zurück [422]. Falls sie doch interventionsbedürftig sind, wird interventionell versucht, die Stenosen zu therapieren.

Therapeutische Optionen

Zwar besteht chirurgisch die Möglichkeit einer einfachen Resektion der supravalvulären Aortenstenose mit End-zu-End-Anastomose, jedoch wird heutzutage in der Regel die *Technik nach Doty* verwendet [406]. Dabei wird die Aorta ascendens nach proximal in Richtung Aortenwurzel Y-förmig inzidiert, die stenosierende Membran wird entfernt und im Anschluss wird die Aorta mithilfe eines Flickens erweitert und rekonstruiert [410].

Eine weitere Alternative stellt die *3-Sinus-Technik nach Brom* dar, bei der eine Erweiterung der Sinus mit einzelnen Flicken durchgeführt wird [415]. Liegt eine hypoplastische Aorta ascendens vor, so erfolgt eine Aortoplastie oder Implantation eines Conduit vom linken Ventrikel zum Aortenbogen. Kombiniert kann eine Rekonstruktion oder Valvuloplastie einer bikuspiden Aortenklappe vorgenommen werden.

> **M!**
> ### Merke
> Eine katheterinterventionelle Ballonangioplastie und Stent-Implantation stellt aufgrund der elastischen Gefäßwandeigenschaften mit sog. Recoil sowie der Nähe zur Aortenklappe und den Sinus keine Option dar [410].

Auch höhergradige Pulmonalstenosen werden klinisch meist gut toleriert, sodass regelmäßige Kontrollen mit Erfassung der rechtsventrikulären Druckverhältnisse meist ausreichend sind. Die Ballonangioplastie von Stenosen der zentralen Pulmonalarterien zeigt in den meisten Fällen schlechte Ergebnisse; bessere Ergebnisse werden bei der *Ballonangioplastie peripherer Stenosen* (intrapulmonale Segmente) erreicht. Eine regelmäßige, nicht invasive bildgebende Kontrolle mittels MRA (▶ Abb. 4.197) oder CTA und Bestimmung ventrikulärer Parameter mittels der Echokardiografie oder MRT sind hilfreich. *Stent-Implantationen* führen aufgrund von Intimaproliferationen schnell zu Restenosen; außerdem ist das Auftreten von Aneurysmen nach Ballondilatation beschrieben.

Die Resultate nach *Resektion supravalvulärer Aortenstenosen* sind gut; in der Studie von Deo u. Mitarb. benötigten 86 % aller Patienten nach 20 Jahren keine Reoperation [411]. Meist bleibt ein geringer Restgradient zwischen linkem Ventrikel und Aorta bestehen (▶ Abb. 4.198).

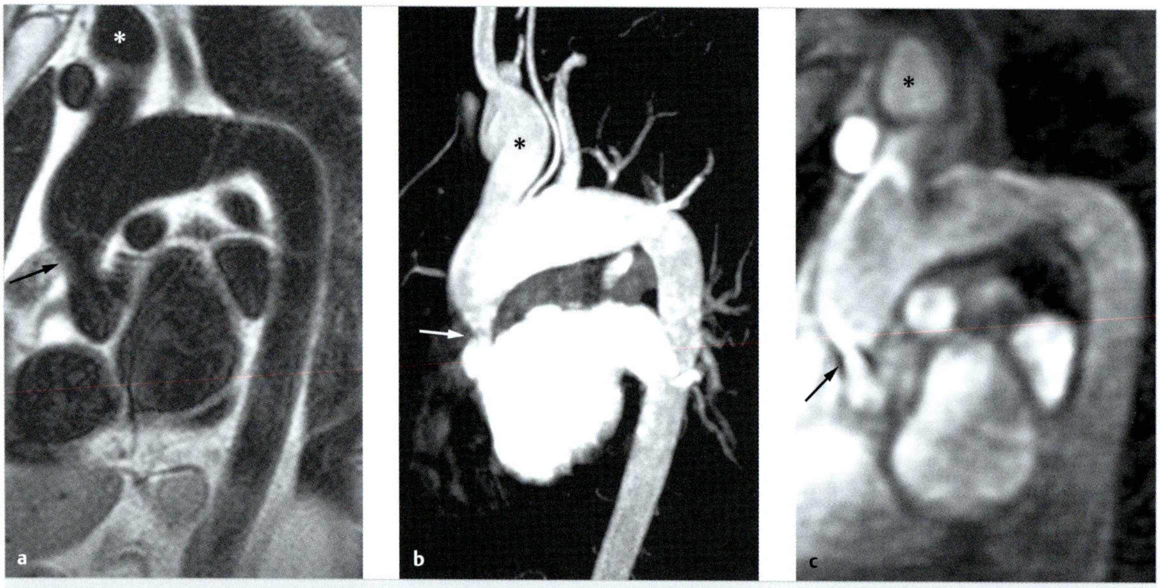

Abb. 4.198 Zustand nach Korrektur einer supravalvulären Aortenstenose mittels Patch-Erweiterungsplastik im Rahmen eines Williams-Beuren-Syndroms. Postoperative MR-Aufnahmen eines 45-jährigen Patienten. Alle Bilder zeigen eine parasagittale Orientierung durch den Aortenbogen mit residueller relativer Stenose (**a–c**, Pfeile) im Bereich der A. ascendens bei einem maximalen Bulbusdiameter von 30 mm, einer maximalen Dilatation der A. ascendens auf 36 mm und einem Stenosediameter von maximal 17 mm. Die direkte MR-Flussmessung ergab eine maximale Flussbeschleunigung auf 2,5 m/s im Sinne eines residuellen maximalen instantanen Druckgradienten von 25 mmHg. Die residuelle Stenose ist somit zunächst nicht therapierelevant. Deutlich zu erkennen ist in allen Aufnahmen die Dilatation des Truncus brachiocephalicus (**a–c**, Sterne).

a Black-Blood-SE-Aufnahme.

b Parasagittale MIP-Rekonstruktion einer kontrastmittelgestützten MRA.

c Modulusbild einer In-Plane-Phasenkontrastflussmessung in der Systole mit geringer Dephasierung über der relativen Stenose als indirektem Hinweis auf eine Flussbeschleunigung.

Ziele und relative Wertigkeit der diagnostischen Bildgebung

Der Verdacht auf das Vorliegen eines Williams-Beuren-Syndroms basiert auf der Vielfalt der oben bereits genannten klinischen Charakteristika.

Im *Röntgenthorax* erscheint das Herz normal groß; aufgrund des manchmal fehlenden Aortenschattens kann sich das obere Mediastinum schmal darstellen (s. ▶ Abb. 4.196a). Bei ausgeprägten peripheren Pulmonalstenosen sind Zeichen eines belasteten rechten Ventrikels und eine verminderte Lungendurchblutung zu erkennen (s. ▶ Abb. 4.195b).

Echokardiografisch lässt sich evtl. eine linksventrikuläre Hypertrophie nachweisen sowie eine umschriebene (s. ▶ Abb. 4.59c u. ▶ Abb. 4.59d) oder diffuse Einengung der Aorta ascendens. Ergänzt werden diese Befunde durch die Doppler-Untersuchung, die einen beschleunigten Fluss über der Verengung nachweist (s. ▶ Abb. 4.60d).

Periphere Pulmonalstenosen sind mittels Echokardiografie nur selten darstellbar; dafür sind die *kardiale MRT* (s. ▶ Abb. 4.195) bzw. die *kardiale Multislice-CT* die Methoden der Wahl [402]. Die hämodynamische Relevanz der Pulmonalstenose kann entweder quantitativ mithilfe der MR-Flussmessung oder mithilfe einer dynamischen, kontrastmittelgestützten MRA evaluiert werden (s. ▶ Abb. 4.195b). Dies ist mittlerweile grundsätzlich auch mit der dynamischen CT möglich, geht dann aber mit einer entsprechenden Strahlenexposition einher. Ferner können mithilfe der Schnittbildverfahren die Aorta ascendens und der Aortenbogen exakt dargestellt und das Ausmaß der supravalvulären Aortenstenose bestimmt werden. Die rein morphologische Darstellung der Aortenwurzel mit den Koronarabgängen kann grundsätzlich mit allen nicht invasiven bildgebenden Verfahren durchgeführt werden. Eine komplette Übersicht über Stenosen an den verschiedenen potenziell betroffenen Gefäßen lässt sich naturgemäß vor allem mit einer MRA oder CTA erzielen (s. ▶ Abb. 4.196b bis ▶ Abb. 4.196e). Eine möglicherweise begleitende Aorteninsuffizienz lässt sich mit der Echokardiografie, aber vor allem auch mit der MR-Flussmessung genau quantifizieren.

Eine *invasive Herzkatheteruntersuchung* ist zur morphologischen Darstellung des RVOT und des LVOT nur noch selten nötig (s. ▶ Abb. 4.194). Zur Bestimmung des Druckgradienten über den Stenosen und vor allem zur interventionellen Therapie wird die Herzkatheteruntersuchung durchgeführt.

4.6.6 Rhythmusstörungen und Dyssynchronie

Jan Janoušek u. Philipp Lurz

Die einzelnen bildgebenden Verfahren werden in der Rhythmologie bei Kindern und angeborenen Herzfehlern im Wesentlichen zu folgenden Zwecken verwendet:

- pränatale Echokardiografie zur Detektion und Analyse der Herzrhythmusstörung und Beurteilung des Schweregrads des fetalen Herzversagens
- Beurteilung der ventrikulären Funktion und Wanddicke
- Beurteilung der ventrikulären mechanischen Dyssynchronie (Indikationsstellung zur kardialen Resynchronisationstherapie)
- 3D-Rekonstruktion des Herzens zur Bildintegration bei katheterbasierter Ablationstherapie
- Beurteilung von Herz- und Gefäßstrukturen (Obstruktionen, Shunts) im Hinblick auf die Möglichkeit einer transvenösen Schrittmacher- oder ICD-Implantation

Pränatale Echokardiografie

Eine vorgeburtliche Herzultraschalluntersuchung hat seit den 1980er-Jahren die Möglichkeit eröffnet, nicht nur angeborene Herzfehler zu entdecken, sondern auch Rhythmusstörungen zu diagnostizieren, zu analysieren und zu behandeln. Dabei hat die pränatale echokardiografische Untersuchung das wesentlich aufwendigere und nicht allgemein praktikable fetale EKG bzw. die Magnetokardiografie ersetzt. Die Diagnostik beruht auf der Möglichkeit, den Zusammenhang zwischen atrialer und ventrikulärer Kontraktion zu analysieren und deren Frequenz zu erheben. Dazu wird entweder die M-Mode-Echokardiografie oder der Puls-Doppler verwendet (▶ Abb. 4.199 u. ▶ Abb. 4.200). Fetale Tachyarrhythmien führen häufig zu einer Herzinsuffizienz, deren Schweregrad echokardiografisch gut beurteilt werden kann [426].

Beurteilung der ventrikulären Funktion und Wanddicke

Echokardiografisch werden im Wesentlichen allgemein bekannte Methoden zur Messung der Ventrikelgröße (ausgedrückt als gewichts- oder körperoberflächenabhängige z-Werte), der Volumina und der Ejektionsfraktion verwendet. Dabei kann die Echokardiografie mit relativ großer Genauigkeit zur Beurteilung des linken Ventrikels beitragen. Die linksventrikuläre Verkürzungsfraktion sowie die biplane Ejektionsfraktion nach Simpson konnten mit der Sterblichkeit bei DCM im Kindesalter korreliert werden. Die quantitative Untersuchung der Funktion des rechten Ventrikels ist dagegen ungenauer. Dies gilt sowohl für den rechten Ventrikel in normaler (subpulmonaler) Position als auch für den in subaortaler Position bei ccTGA bzw. nach Vorhofumkehr bei TGA IVS.

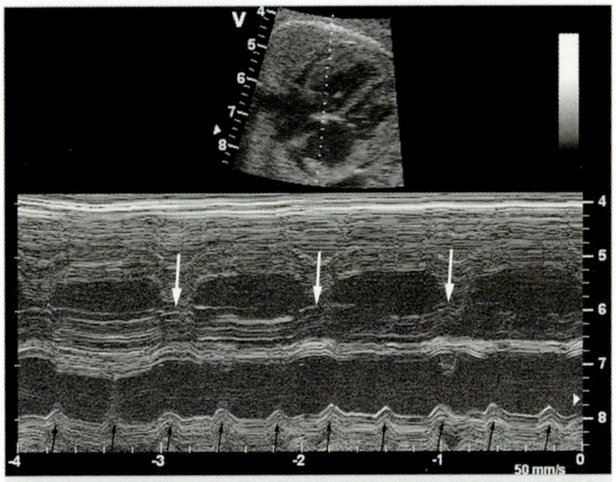

Abb. 4.199 Fetaler atrioventrikulärer Block 3. Grades. Untersuchung in der 25. Schwangerschaftswoche. Apikale 4-Kammer-Projektion; M-Mode-Darstellung der rechten Kammer (oben) und des linken Vorhofs (unten). Unabhängige Vorhof- (dünne Pfeile) und Ventrikelkontraktionen (dicke Pfeile) mit einer Vorhoffrequenz von 150/min und einer Kammerfrequenz von 60/min. (Mit freundlicher Genehmigung von Dr. V. Tomek, Children's Heart Centre Prague, University Hospital in Motol, Czech Republic.)

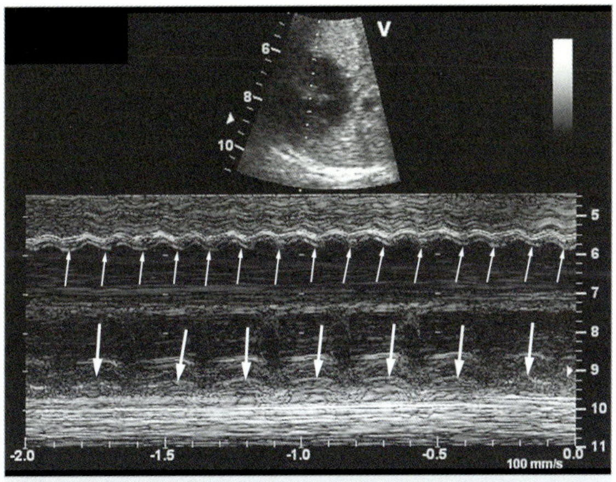

Abb. 4.200 Fetales Vorhofflattern. Untersuchung in der 36. Schwangerschaftswoche. Projektion in modifizierter kurzer Achse; M-Mode-Darstellung des rechten Vorhofs (oben) und der linken Kammer (unten). Regelmäßige Vorhofkontraktionen mit einer Frequenz von 480/min (dünne Pfeile) und einer regelmäßigen 2:1-Überleitung mit einer Ventrikelfrequenz von 240/min (dicke Pfeile). (Mit freundlicher Genehmigung von Dr. V. Tomek, Children's Heart Centre Prague, University Hospital in Motol, Czech Republic.)

Die Messung der Systemventrikelfunktion ist besonders bei der Beurteilung einer tachykardieinduzierten Kardiomyopathie (▶ Abb. 4.201), zur Indikationsstellung einer primär präventiven ICD-Implantation [425] sowie für die kardiale Resynchronisationstherapie bei DCM notwendig [431]. Die Indikation zur kardialen Resynchronisations-

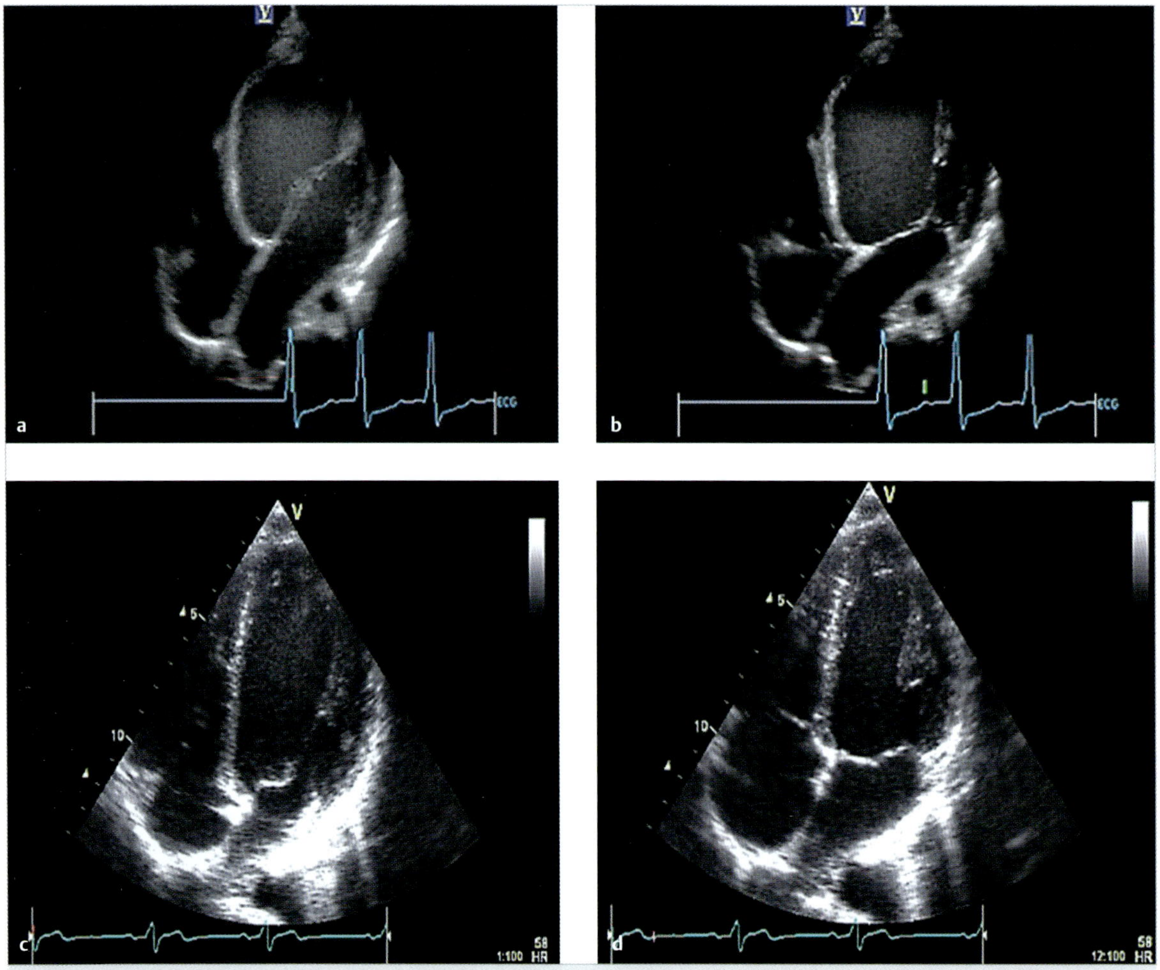

Abb. 4.201 Tachykardieinduzierte DCM mit schwerer linksventrikulärer Dysfunktion. 13 Jahre alter Junge mit ektoper Vorhoftachykardie. Der linksventrikuläre enddiastolische Durchmesser beträgt 73 mm (+ 11,4 z), die Verkürzungsfraktion 11 % und die Ejektionsfraktion 29 %. Es liegt eine Mitralinsuffizienz 2/4. Grades vor (**a**, **b**). Komplettes Reverse Remodeling 1 Jahr nach erfolgreicher Katheterablation mit Normalisierung der enddiastolischen (**c**) und endsystolischen Größe (**d**): Der linksventrikuläre enddiastolische Durchmesser liegt jetzt bei 45,7 mm (-0,2 z), die Verkürzungsfraktion bei 34 % und die Ejektionsfraktion bei 63 %. Es ist keine Mitralinsuffizienz mehr vorhanden.

a Apikaler 4-Kammer-Blick in Enddiastole.
b Apikaler 4-Kammer-Blick in Endsystole.
c Apikaler 4-Kammer-Blick in Enddiastole nach Katheterablation.
d Apikaler 4-Kammer-Blick in Endsystole nach Katheterablation.

therapie bei DCM ist bei einer linksventrikulären Ejektionsfraktion unter 30–35 % und gleichzeitiger elektromechanischer Dyssynchronie mit einem Linksschenkelblock gegeben. Bei der HCM (S. 305) gilt eine linksventrikuläre Wanddicke über 30 mm als Hauptrisikokriterium für den plötzlichen Herztod und damit als Indikator für die primär präventive ICD-Implantation (▸ Abb. 4.202) [429].

Beurteilung der ventrikulären mechanischen Dyssynchronie

Sowohl die atrioventrikuläre als auch die intraventrikuläre Dyssynchronie können zur Entwicklung einer Herzinsuffizienz beitragen bzw. diese verstärken. Dabei gilt besonders die intraventrikuläre Dyssynchronie des Systemventrikels als einer der wesentlichen Faktoren für die Entwicklung der chronischen Herzinsuffizienz [428]. Als ausschlaggebende Kriterien für eine Klasse-I-Indikation der kardialen Resynchronisationstherapie bei Erwachsenen gelten eine linksventrikuläre Ejektionsfraktion von maximal 35 %, die Präsenz eines Linksschenkelblocks mit einer QRS-Breite von mehr als 150 ms und die funktionellen NYHA-Klassen II–IV. Da bei Kindern und Patienten

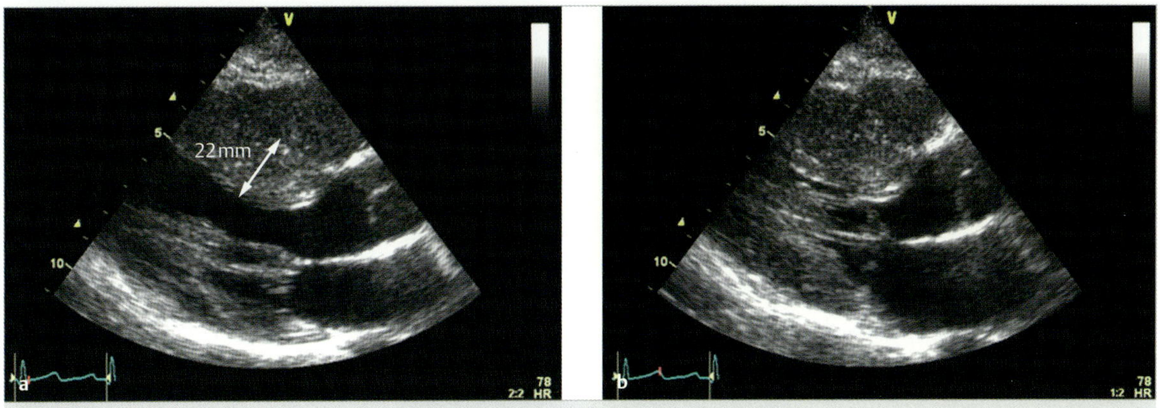

Abb. 4.202 HOCM. 17-jährige Patientin.
a Die 2D-TTE in der parasternalen Längsachse zeigt einen offenen LVOT in der Enddiastole.
b Im 2D-TTE in der parasternalen Längsachse kompletter Verschluss des LVOT in der Endsystole mit einem Spitzengradienten von 126 mmHg. Die diastolische Septumdicke liegt mit 22 mm noch unterhalb des Hauptrisikokriteriums für den plötzlichen Herztod bei Patienten mit HCM. Eine chirurgische Myektomie wurde trotzdem aus hämodynamischen Erwägungen heraus empfohlen.

mit angeborenen Herzfehlern mit einer Indikation für eine kardiale Resynchronisationstherapie eine Vielzahl von strukturellen und funktionellen Substraten bestehen kann, ist die Beurteilung der mechanischen Dyssynchronie mittels bildgebender Verfahren als unterstützend in der Indikationsstellung anzusehen. Dabei werden folgende Aspekte untersucht:

- globales Timing der Ejektions- und Füllungsabläufe
- Identifikation der früh und spät kontrahierenden Segmente (mit Blick auf die segmentale Kontraktion im Systemventrikel nach Schluss der Aortenklappe und damit ohne Beitrag zum SV)
- Nachweis der Vitalität der spät kontrahierenden Segmente (d. h. Ausschluss von Narben) im Hinblick auf ein etwaiges Resynchronisationspotenzial und damit den Erfolg der kardialen Resynchronisationstherapie

Klinisch wird zur Beurteilung der mechanischen Dyssynchronie vorwiegend die Echokardiografie benutzt. Andere bildgebende Verfahren, wie z. B. das MRT oder Isotopenmethoden, spielen bisher aufgrund der schlechteren zeitlichen Auflösung nur eine untergeordnete Rolle. Die Untersuchung beginnt üblicherweise mit der Beurteilung des globalen Timings mithilfe der zeitlichen Markierung der Öffnung und des Schlusses der Aortenklappe sowie der systemischen atrioventrikulären Klappe. Dazu kann die Klappenbewegung selbst benutzt werden. Häufiger aber werden die mittels Puls-Doppler gewonnenen Flussmuster über der Mitral- bzw. der Trikuspidalklappe und im systemventrikulären Ausflusstrakt verwendet. Diese Zeitmarkierung kann dann über jede andere Aufzeichnung superimponiert werden, um das Timing der Bewegungsabläufe beurteilen zu können. Gewonnen wird dadurch ein Überblick über die interventrikuläre (▶ Abb. 4.203) und intraventrikuläre Dyssynchronie (▶ Abb. 4.204). Zur Analyse der segmentalen Kontraktions- und Relaxationsabläufe werden zurzeit klinisch hauptsächlich 3 Verfahren verwendet:

- *Gewebe-Doppler:* Diese Untersuchung erfolgt mit Messung der Zeit vom Anfang des QRS-Komplexes bis zur maximalen lokalen systolischen Geschwindigkeit [433].
- *Speckle-Tracking-Verfahren:* Diese Technik basiert auf der Detektion spezifischer Pixelkombinationen im 2D-Graustufenbild (der sog. Speckles), deren Bewegung über den gesamten Herzzyklus hinweg verfolgt werden kann. Dadurch können momentane Geschwindigkeiten der lokalen Myokardbewegung festgestellt werden. Aus diesen Daten wird dann die segmentale Deformation während der Systole und der Diastole als Geschwindigkeit der Deformation (2D-Strain-Rate) und das Ausmaß der Deformation (2D-Strain = prozentuale segmentale Verkürzung oder Verlängerung) errechnet [430].
- *3D-Echokardiografie:* Als 3. und neueste Methode wurde in der letzten Zeit auch die 3D-Echokardiografie mit der Messung der Zeit bis zum Erreichen minimaler segmentaler systolischer Volumina verwendet.

Alle 3 Methoden konnten in kleineren Studien bei Erwachsenen mit idiopathischer oder ischämischer DCM die mechanische Dyssynchronie beurteilen und den Effekt der kardialen Resynchronisationstherapie vorhersagen. In einer großen internationalen, multizentrischen Studie [424] hat sich die Gewebe-Doppler-Methode jedoch als nicht ausreichend reproduzierbar herausgestellt. Einer der Gründe mag in der schwierigen Identifikation der systolischen Geschwindigkeitsspitzen liegen, die mit einer hohen Inter-Observer-Variabilität verbunden war. Nach eigenen Erfahrungen ist dies ohne Kenntnis der individuellen Erregungsabläufe, wie es bei einer verblindeten Studie der Fall ist, oft nicht möglich (▶ Abb. 4.205). Hinzu kommt die Winkelabhängigkeit der Gewebe-Doppler-Methode mit Schwierigkeiten bei der adäquaten Darstellung des gesamten dilatierten Ventrikels.

Das Speckle-Tracking-Verfahren hat den Vorteil einer Winkelunabhängigkeit und der Möglichkeit, aktive Bewe-

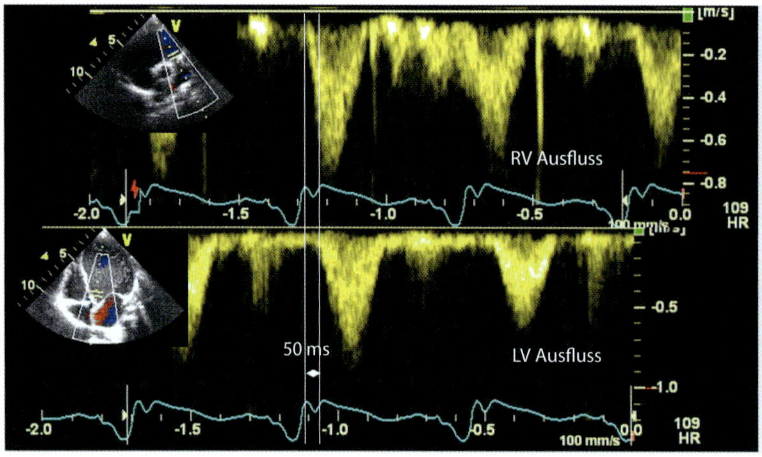

Abb. 4.203 Interventrikuläre mechanische Verspätung. Die Zeitverschiebung zwischen dem Beginn der rechtsventrikulären (oben) und linksventrikulären Ejektion (unten) beträgt in diesem Fall 50 ms und deutet auf einen verzögerten Druckaufbau im linken Ventrikel hin. Ursächlich dafür ist oftmals eine linksventrikuläre Dyssynchronie.

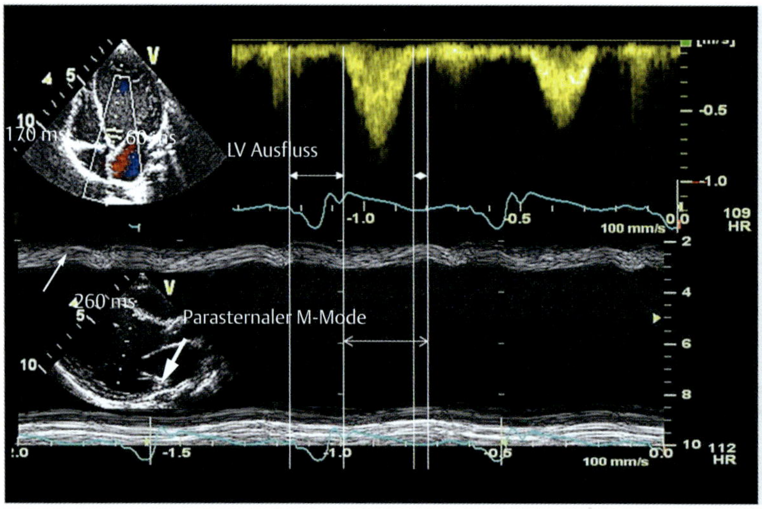

Abb. 4.204 Zeitlicher Ablauf des linksventrikulären Auswurfs bei ausgeprägter Dyssynchronie. Zeitlich zusammengefügtes Bild der Puls-Doppler-Aufzeichnung aus dem LVOT (oben) und der parasternalen M-Mode-Darstellung (unten). Der linksventrikuläre Auswurf ist durch eine ausgeprägte Dyssynchronie verzögert (linksventrikuläre Präejektionsperiode 170 ms) und beginnt mit der Kontraktion des Septums (dünner Pfeil). Die maximale Kontraktion der freien Wand des linken Ventrikels ist gegenüber dem Septum um 260 ms verzögert (sog. Septal to posterior Wall Motion Delay; dicker Pfeil) und tritt erst 60 ms nach dem Schluss der Aortenklappe auf. Damit trägt ein wesentlicher Teil der linksventrikulären Kontraktion nicht mehr zum Auswurf bei.

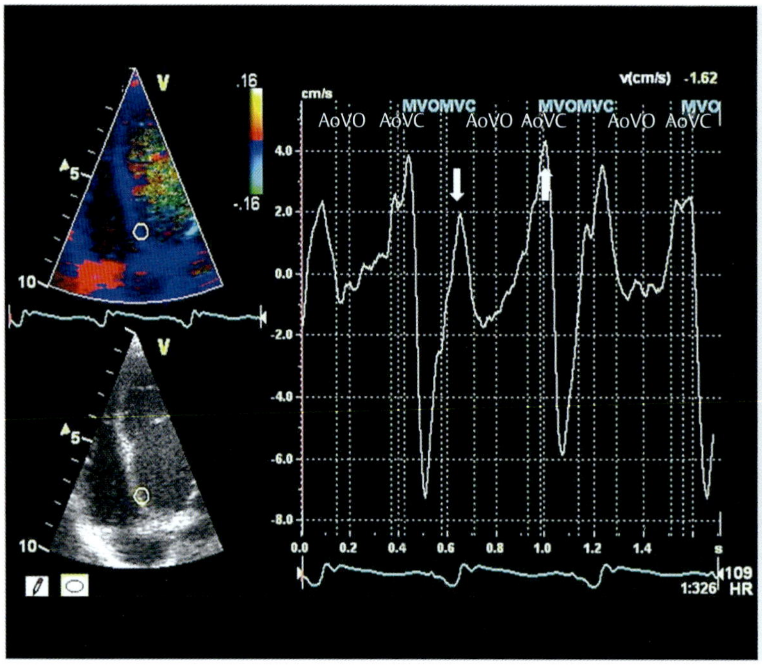

Abb. 4.205 Gewebe-Doppler-Untersuchung bei DCM und ausgeprägter linksventrikulärer Dyssynchronie. Der Gewebe-Doppler aus dem basalen Septum des linken Ventrikels zeigt 2 Geschwindigkeitsspitzen (Pfeile). Beide liegen allerdings außerhalb der linksventrikulären Ejektionsperiode. Die Identifizierung der eigentlichen systolischen Spitzengeschwindigkeit ist damit ohne genauere Kenntnis der elektrischen und mechanischen Erregungsabläufe unmöglich. In diesem Falle entsprach die präsystolische Spitze der eigentlichen Kontraktion. Es handelt sich um einen Patienten mit rechtsventrikulärem Pacing und damit assoziierter Dyssynchronie.
AoVC = Aortic Valve Closure (Aortenklappenschluss)
AoVO = Aortic Valve Opening (Öffnung der Aortenklappe)
MVC = Mitral Valve Closure (Mitralklappenschluss)
MVO = Mitral Valve Opening (Öffnung der Mitralklappe)

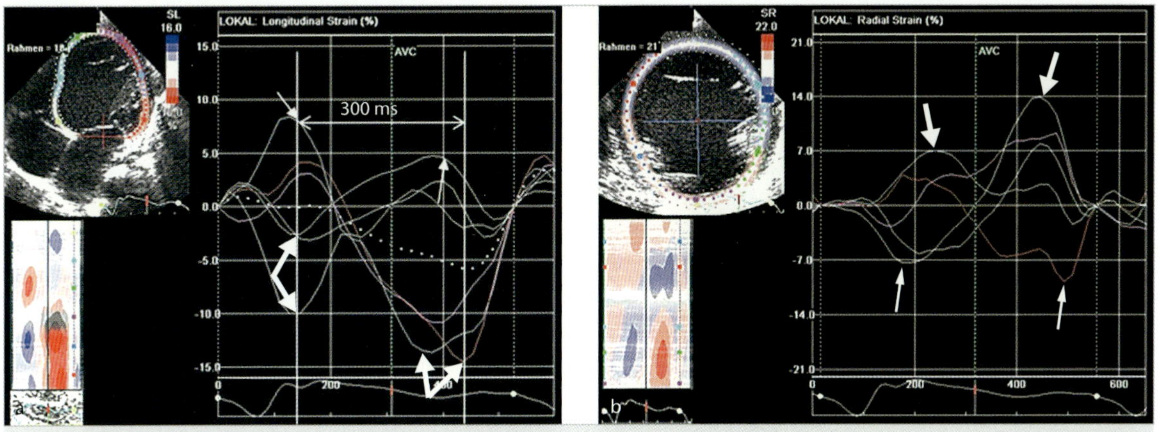

Abb. 4.206 Rechtsventrikuläres Pacing bei postoperativem komplettem Atrioventrikularblock (nach Verschluss eines VSD). 2 Jahre altes Mädchen. Schwerwiegende, durch das rechtsventrikuläre Pacing verursachte linksventrikuläre Dyssynchronie und Dysfunktion. Die farbig codierten Kurven reflektieren die Deformationsmuster in den entsprechenden Segmenten des linken Ventrikels. Negative Kurven in der longitudinalen und positive Kurven in der radialen Strain-Analyse entsprechen der systolischen Kontraktion. In beiden Bildern sind eine frühe septale und eine späte laterale Kontraktion sichtbar (**a**, **b**, dicke Pfeile). Die gegenüberliegenden Wandsegmente weisen dabei eine Dehnung auf (**a**, **b**, dünne Pfeile). Die maximale intraventrikuläre mechanische Verspätung beträgt in diesem Fall 300 ms. Eine übersichtliche Alternative zu der Darstellung der segmentalen Kurvenverläufe bietet die 2D-Strain-M-Mode-Darstellung (in **a** u. **b** links unten). Darin wird der Strain-Wert im jeweiligen Segment entsprechend des Zeitablaufs farbig codiert. In dieser Darstellung wird der unkoordinierte Verlauf der linksventrikulären Kontraktion auf den ersten Blick verdeutlicht.

a Longitudinale Strain-Darstellung.

b Radiale Strain-Darstellung.

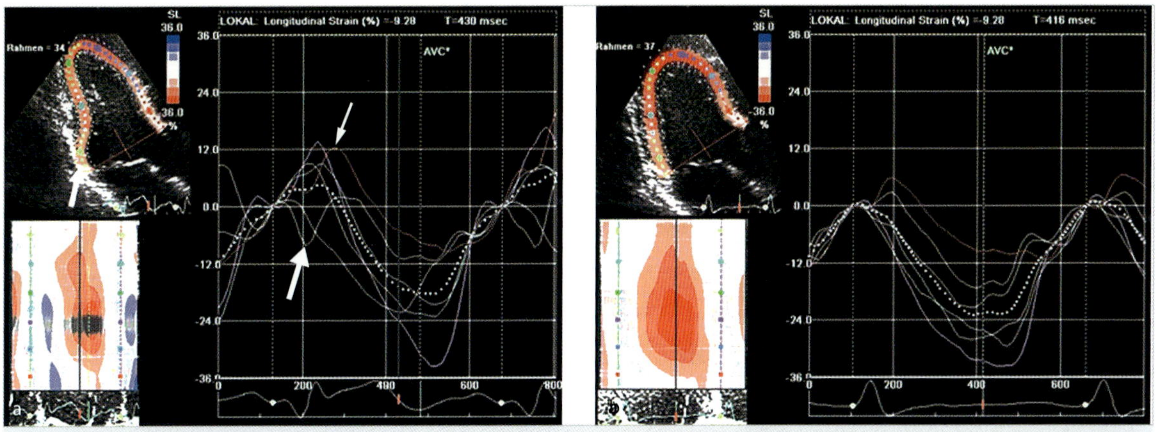

Abb. 4.207 Zustand vor und nach Ablation einer linksinferioren akzessorischen Leitungsbahn bei Wolff-Parkinson-White-Syndrom. 7 Jahre altes Mädchen. Die Projektion entspricht der apikalen langen Achse.

a Longitudinale Strain-Darstellung vor der Ablation. Sichtbar ist eine sehr frühe, kurz nach der Deltawelle beginnende Kontraktion des basalen, inferioren linskventrikulären Segments, das an der ventrikulären Insertionsstelle der akzessorischen Bahn liegt (dicker Pfeil). Zur gleichen Zeit dehnen sich die noch nicht aktivierten, entfernten linksventrikulären Segmente (dünner Pfeil).

b Longitudinale Strain-Darstellung nach der Ablation. Die erfolgreiche Ablation der Leitungsbahn führt zu einem synchronen Kontraktionsablauf.

gungsabläufe (Kontraktionen) von passiven (Narbengewebe wird vom umliegenden Myokard gezogen) zu unterscheiden. Der Strain und die Strain Rate können separat je nach Projektion für die longitudinale (apikaler 4-Kammer-, 2-Kammer- und 3-Kammer-Blick), radiale und zirkumferenzielle Kontraktion (parasternale kurze Achse) erhoben werden (▶ Abb. 4.206). Gemessen wird meistens die Zeit vom Anfang des QRS-Komplexes bis zum maximalen segmentalen systolischen Strain. Die Speckle-Tracking-Methode ermöglicht bei guter Bildqualität ein relativ genaues mechanisches myokardiales Aktivations-Mapping (▶ Abb. 4.207).

Aus den gemessenen Zeitwerten können verschiedene Indizes errechnet werden, wie z. B. die maximale intraventrikuläre mechanische Verspätung sowie die Standarddeviation der Zeit bis zum Erreichen der maximalen segmentalen Geschwindigkeit oder des Strain. In der Lite-

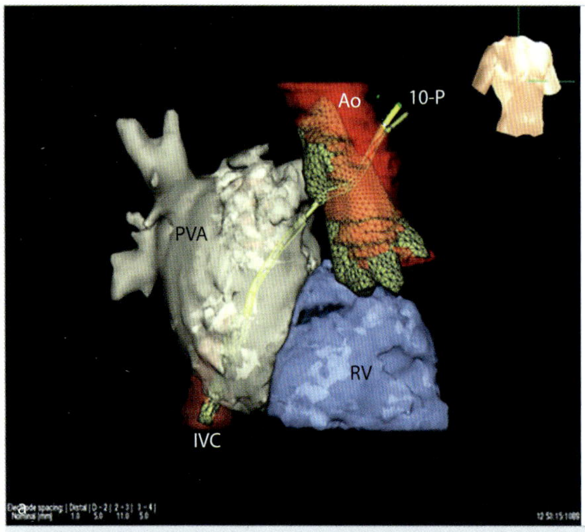

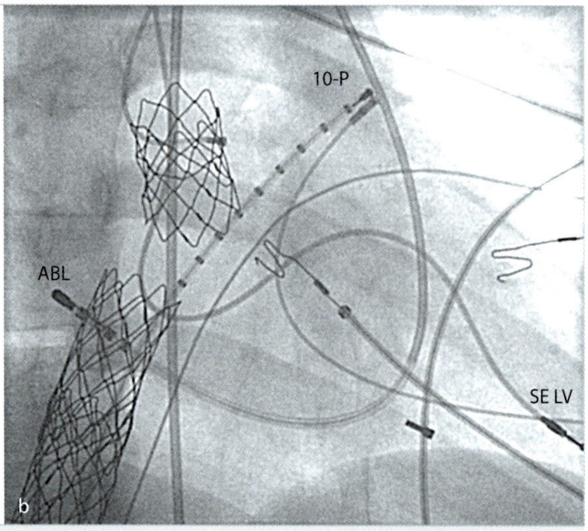

Abb. 4.208 Intraatriale Reentry-Tachykardie nach Vorhofumkehroperation (Mustard) bei TGA IVS. In beiden Abbildungen ist die Position eines 10-poligen elektrophysiologischen Katheters sichtbar, eingeführt von der unteren Hohlvene in das anatomisch linke Herzohr. Die Bildintegration ermöglicht eine genauere Katheternavigation und ein exakteres Aktivations-Mapping im 3D-Raum und erleichtert damit erheblich die Ablationsprozedur.

10-P = 10-poliger elektrophysiologischer Katheter
ABL = retrograd eingeführter Ablationskatheter im pulmonalvenösen Vorhof
Ao = Aorta
ICV = Inferior Caval Vein (V. cava inferior)
PVA = Pulmonary Venous Atrium (pulmonalvenöser Vorhof)
RV = Right Ventricle (rechter Ventrikel)
SE LV = linksventrikuläre Schrittmacherelektrode

a Bildintegration der Daten des elektrophysiologischen Navigations- und Mapping-Systems (NavX) mit der 3D-CT-Darstellung des Herzens.
b Entsprechendes Durchleuchtungsbild in der RAO-Projektion mit Stents im Bereich des Tunnels der oberen und unteren Hohlvene.

ratur wurden bei Erwachsenen verschiedene Indikationsgrenzwerte für die erfolgreiche Verwendung von kardialer Resynchronisationstherapie publiziert [427]. Für Kinder gibt es bislang jedoch noch keine spezifischen Werte.

Dreidimensionale Rekonstruktion des Herzens zur Bildintegration bei katheterbasierter Ablationstherapie

Für die Mehrheit konventioneller arrhythmogener Substrate, wie z. B. akzessorischer Leitungsbahnen oder Atrioventrikularknoten-Reentry-Tachykardien, kann ein elektrophysiologisches Mapping ohne zusätzliche Bildgebung durchgeführt werden, mit Ausnahme der während der Untersuchung verwendeten Durchleuchtung oder nicht fluoroskopischer Navigation. Ablationen postinzisioneller Reentry-Tachykardien (nach Operationen angeborener Herzfehler) im Vorhof und im Ventrikel sind aber heutzutage ohne eine 3D-Bildintegration kaum mehr denkbar. Unter „3D-Bildintegration" ist dabei die Integration vorab erhobener 3D-MRT- oder -CT-Daten mit den Daten eines elektrophysiologischen 3D-Mapping-Systems (z. B. CARTO oder NavX) anhand definierter anatomischer Orientierungspunkte zu verstehen [432]. Die genauere anatomische Darstellung mittels MRT- bzw. CT-Daten unterstützt dabei die Katheternavigation und das Aktivierungs-Mapping (▶ Abb. 4.208).

Bildgebung bei Schrittmachertherapie und bei Therapie mit implantierbarem Kardioverter-Defibrillator

Die Möglichkeit einer transvenösen Schrittmacher- oder ICD-Implantation hängt von den anatomischen Verhältnissen der vaskulären Zugangswege zum Herz und von der Präsenz intrakardialer Shunts ab. Nach Operationen von angeborenen Herzfehlern sind die Venen im Drainagegebiet der oberen Hohlvene oft infolge zentralvenöser Katheter oder anatomischer Stenosen thrombosiert (wie z. B. nach der Vorhofumkehroperation). Ferner gilt ein intrakardialer Rechts-links-Shunt wegen der Gefahr paradoxer Embolien als Kontraindikation für eine transvenöse Sondenimplantation, zumindest ohne Antikoagulationstherapie. Echokardiografie, Angiografie, MRT und CT ermöglichen eine detaillierte morphologische Darstellung, um den Eingriff optimal planen zu können. Nach der Implantation eines Schrittmachers oder eines ICD werden die bildgebenden Methoden zur Beurteilung der Sondenlängereserve bei Körperwachstum und zur Diagnose von Komplikationen verwendet (▶ Abb. 4.209).

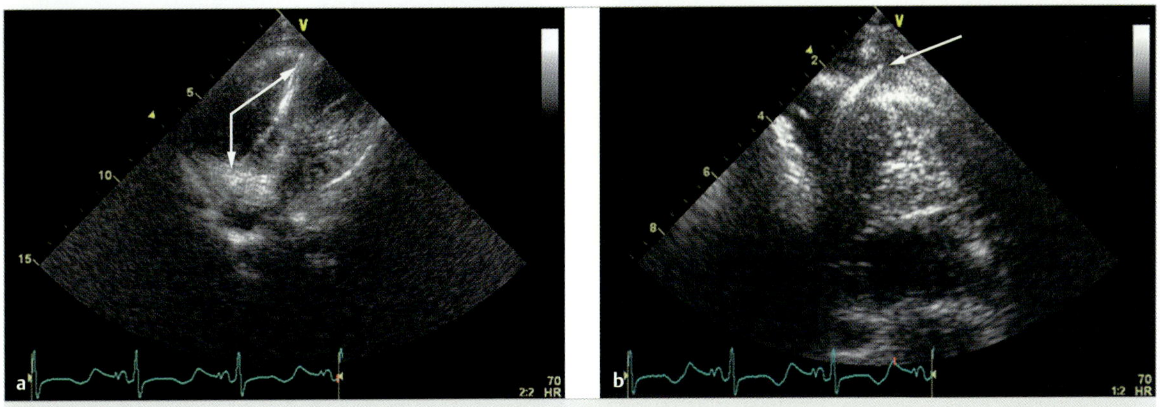

Abb. 4.209 Elektrodenperforation nach Implantation eines ICD. 7-jähriger Patient mit plötzlichen Brustschmerzen 1 Monat nach der Implantation eines ICD bei langem QT-Syndrom.

a Übersichtsbild in der modifizierten apikalen 4-Kammer-Projektion. Die Pfeile kennzeichnen den Verlauf der rechtsventrikulären Shock-Coil-Elektrode bis in den Apex.

b Durch die apikale rechtsventrikuläre Wand in das Perikard perforierte Elektrodenspitze mit resultierendem Perikarderguss (Pfeil).

4.7 Literatur

▸ Kapitel 4.1.1 und 4.1.2

[1] Achenbach S, Barkhausen J, Beer M et al. Konsensusempfehlungen der DRG/DGK/DGPK zum Einsatz der Herzbildgebung mit Computertomografie und Magnetresonanztomografie. Rofo 2012; 184 (4): 345–368

[2] Aliter H, El-Haddad A, Gallo R et al. Atrial septal defect with drainage of the inferior vena cava into the left atrium. Eur J Cardiothorac Surg 2011; 40 (5): 1256–1257

[3] Baumgartner H, Bonhoeffer P, De Groot NM et al. ESC/DGK Pocket-Leitlinien: Leitlinien für die Behandlung von Erwachsenen mit angeborenen Herzfehlern. Adaptiert von den ESC Guidelines for the Management of Grown-up Congenital Heart Disease (new version 2010). Eur Heart J 2010; 31: 2915–2957

[4] Beerbaum P, Körperich H, Barth P et al. Non-invasive quantification of left-to-right shunt in paediatric patients: phase-contrast cine magnetic resonance imaging compared with invasive oximetry. Circulation 2001; 103: 2476–2482

[5] Erdmann E. Klinische Kardiologie. Berlin: Springer; 2008

[6] Kharouf R, Luxenberg DM, Khalid O et al. Atrial septal defect: spectrum of care. Pediatr Cardiol 2008; 29 (2): 271–280

[7] Kinderkardiochirurgie online. Im Internet: http://www.kinderkardiochirurgie.de/as.html; Stand: 27.06.2015

[8] Murphy JG, Gersh BJ, McGoon MD et al. Long-term outcome after surgical repair of isolated atrial septal defect. Follow-up at 27 to 32 years. N Engl J Med 1990; 323 (24): 1645–1650

[9] Perloff JK. Ostium secundum atrial septal defect – survival for 87 and 94 years. Am J Cardiol 1984; 53: 388–389

[10] Porter CJ, Edwards WD. Atrial septal defects. In: Allen HD, Driscoll DJ, Shaddy RE, Feltes TF, eds. Moss and Adams' heart disease in infants, children, and Aadolescents. Vol. 1. 7th ed. Philadelphia: Lippincott Williams & Wilkins; 2008: 632–645

[11] Rigatelli G, Cardaioli P, Hijazi ZM. Contemporary clinical management of atrial septal defects in the adult. Expert Rev Cardiovasc Ther 2007; 5 (6): 1135–1146

[12] Schmid C, Asfour B. Leitfaden Kinderherzchirurgie. 2. Aufl. Kiel: Steinkopf; 2009

[13] Schubert S, Peters B, Abdul-Khaliq H et al. Left ventricular conditioning in the elderly patient to prevent congestive heart failure after transcatheter closure of atrial septal defect. Catheter Cardiovasc Interv 2005; 64 (3): 333–337

[14] Schumacher G, Hess J, Bühlmeyer K. Klinische Kinderkardiologie. Berlin: Springer; 2007

[15] Soto B, Kassner EG, Baxley WA. Bildgebende Diagnostik in der Kardiologie. Weinheim: VCH; 1993

▸ Kapitel 4.1.3

[16] Achenbach S, Barkhausen J, Beer M et al. Konsensusempfehlungen der DRG/DGK/DGPK zum Einsatz der Herzbildgebung mit Computertomografie und Magnetresonanztomografie. Rofo 2012; 184 (4): 345–368

[17] Baumgartner H, Bonhoeffer P, De Groot NM et al. ESC/DGK Pocket-Leitlinien: Leitlinien für die Behandlung von Erwachsenen mit angeborenen Herzfehlern. Adaptiert von den ESC Guidelines for the Management of Grown-up Congenital Heart Disease (new version 2010). Eur Heart J 2010; 31: 2915–2957

[18] Beerbaum P, Körperich H, Barth P et al. Non-invasive quantification of left-to-right shunt in paediatric patients: phase-contrast cine magnetic resonance imaging compared with invasive oximetry. Circulation 2001; 103: 2476–2482

[19] Erdmann E. Klinische Kardiologie. Berlin: Springer; 2008

[20] Lai WW, Mertens LL, Geva T, Cohen MS. Echocardiography in pediatric and congenital heart disease. Hoboken: Wiley-Blackwell; 2009

[21] Schmid C, Asfour B. Leitfaden Kinderherzchirurgie. 2. Aufl. Kiel: Steinkopf; 2009

[22] Schumacher G, Hess J, Bühlmeyer K. Klinische Kinderkardiologie. Berlin: Springer; 2007

[23] Soto B, Kassner EG, Baxley WA. Bildgebende Diagnostik in der Kardiologie. Weinheim: VCH; 1993

▸ Kapitel 4.1.4

[24] Achenbach S, Barkhausen J, Beer M et al. Konsensusempfehlungen der DRG/DGK/DGPK zum Einsatz der Herzbildgebung mit Computertomografie und Magnetresonanztomografie. Rofo 2012; 184 (4): 345–368

[25] Baumgartner H, Bonhoeffer P, De Groot NM et al. ESC/DGK Pocket-Leitlinien: Leitlinien für die Behandlung von Erwachsenen mit angeborenen Herzfehlern. Adaptiert von den ESC Guidelines for the Management of Grown-up Congenital Heart Disease (new version 2010). Eur Heart J 2010; 31: 2915–2957

[26] Beerbaum P, Körperich H, Barth P et al. Non-invasive quantification of left-to-right shunt in paediatric patients: phase-contrast cine magnetic resonance imaging compared with invasive oximetry. Circulation 2001; 103: 2476–2482

[27] Erdmann E. Klinische Kardiologie. Berlin: Springer; 2008

[28] Kinderkardiochirurgie online. Im Internet: http://www.kinderkardiochirurgie.de/as.html; Stand: 27.06.2015

[29] Schmid C, Asfour B. Leitfaden Kinderherzchirurgie. 2. Aufl. Kiel: Steinkopf; 2009

[30] Schumacher G, Hess J, Bühlmeyer K. Klinische Kinderkardiologie. Berlin: Springer; 2007

[31] Soto B, Kassner EG, Baxley WA. Bildgebende Diagnostik in der Kardiologie. Weinheim: VCH; 1993

▸ Kapitel 4.1.5

[32] Achenbach S, Barkhausen J, Beer M et al. Konsensusempfehlungen der DRG/DGK/DGPK zum Einsatz der Herzbildgebung mit Computertomografie und Magnetresonanztomografie. Rofo 2012; 184 (4): 345–368

[33] Baumgartner H, Bonhoeffer P, De Groot NM et al. ESC/DGK Pocket-Leitlinien: Leitlinien für die Behandlung von Erwachsenen mit angeborenen Herzfehlern. Adaptiert von den ESC Guidelines for the Management of Grown-up Congenital Heart Disease (new version 2010). Eur Heart J 2010; 31: 2915–2957

[34] Beerbaum P, Körperich H, Barth P et al. Non-invasive quantification of left-to-right shunt in paediatric patients: phase-contrast cine magnetic resonance imaging compared with invasive oximetry. Circulation 2001; 103: 2476–2482

[35] Erdmann E. Klinische Kardiologie. Berlin: Springer; 2008

[36] Kinderkardiochirurgie online. Im Internet: http://www.kinderkardiochirurgie.de/as.html; Stand: 27.06.2015

[37] Schmid C, Asfour B. Leitfaden Kinderherzchirurgie. 2. Aufl. Kiel: Steinkopf; 2009

[38] Schumacher G, Hess J, Bühlmeyer K. Klinische Kinderkardiologie. Berlin: Springer; 2007

▸ Kapitel 4.2.1 bis 4.2.4

[39] Achenbach S, Barkhausen J, Beer M et al. Konsensusempfehlungen der DRG/DGK/DGPK zum Einsatz der Herzbildgebung mit Computertomografie und Magnetresonanztomografie. Rofo 2012; 184 (4): 345–368

[40] Al Habib HF, Jacobs JP, Mavroudis C et al. Contemporary patterns of management of tetralogy of fallot: data from the society of thoracic surgeons database. Ann Thorac Surg 2010; 90: 813–819; discussion 819–820

[41] Apitz C, Webb GD, Redington AN. Tetralogy of fallot. Lancet 2009; 374: 1462–1471

[42] Cho JM, Puga FJ, Danielson GK et al. Early and long-term results of the surgical treatment of tetralogy of Fallot with pulmonary atresia, with or without major aortopulmonary collateral arteries. J Thorac Cardiovasc Surg 2002; 124 (1): 70–81

[43] El Louali F, Villacampa C, Aldebert P et al. Pulmonary stenosis and atresia with intact ventricular septum. Arch Pediatr 2011; 18 (3): 331–337

[44] Evans WN. "Tetralogy of Fallot" and Etienne-Louis Arthur Fallot. Pediatr Cardiol 2008; 29: 637–640

[45] Harrild DM, Powell AJ, Tran TX et al. Long-term pulmonary regurgitation following balloon valvuloplasty for pulmonary stenosis risk factors and relationship to exercise capacity and ventricular volume and function. J Am Coll Cardiol 2010; 55 (10): 1041–1047

[46] Hraska V, Photiadis J, Schindler E et al. A novel approach to the repair of tetralogy of Fallot with absent pulmonary valve and the reduction of airway compression by the pulmonary artery. Semin Thorac Cardiovasc Surg Pediatr Card Surg Annu 2009: 59–62

[47] Kutty S, Kuehne T, Gribben P et al. Ascending aortic and main pulmonary artery areas derived from cardiovascular magnetic resonance as reference values for normal subjects and repaired tetralogy of Fallot. Circ Cardiovasc Imaging 2012; 5: 644-651

[48] Lindinger A, Schwedler G, Hense HW. Prevalence of congenital heart defects in newborns in germany: results of the first registration year of the pan study (july 2006 to june 2007). Klin Padiatr 2010; 222: 321–326

[49] Malhotra SP, Hanley FL. Surgical management of pulmonary atresia with ventricular septal defect and major aortopulmonary collaterals: a protocol-based approach. Semin Thorac Cardiovasc Surg Pediatr Card Surg Annu 2009: 145–151; review

[50] Oosterhof T, van Straten A, Vliegen HW et al. Preoperative thresholds for pulmonary valve replacement in patients with corrected tetralogy of fallot using cardiovascular magnetic resonance. Circulation 2007; 116: 545–551

[51] Rao PS. Percutaneous balloon pulmonary valvuloplasty: state of the art. Catheter Cardiovasc Interv 2007; 69: 747–763; review

[52] Sarikouch S, Koerperich H, Dubowy KO et al. Impact of gender and age on cardiovascular Ffunction late after repair of tetralogy of Fallot: percentiles based on cardiac magnetic Rresonance. Circ Cardiovasc Imaging 2011; 4: 703–711

[53] Sarikouch S, Boethig D, Peters B et al. Poorer right ventricular systolic function and exercise capacity in females after repair of tetralogy of Fallot: a gender comparison of standard deviation scores based on sex-specific reference values in healthy controls. Circ Cardiovasc Imaging 2013; 6 (6): 924–933

[54] Schumacher G, Hess J, Bühlmeyer K. Klinische Kinderkardiologie. Berlin: Springer; 2007

[55] Soto B, Kassner EG, Baxley WA. Bildgebende Diagnostik in der Kardiologie. Weinheim: VCH; 1993

[56] Therrien J, Provost Y, Merchant N et al. Optimal timing for pulmonary valve replacement in adults after tetralogy of Fallot repair. Am J Cardiol 2005; 95: 779–782

[57] Wertaschnigg D, Jaeggi M, Chitayat D et al. Prenatal diagnosis and outcome of absent pulmonary valve syndrome: contemporary single center experience and review of the literature. Ultrasound Obstet Gynecol 2013; 41 (2): 162–167

[58] Wilkenshoff U, Kruck I, Hrsg. Handbuch der Echokardiographie. 3. Aufl. Berlin: Blackwell; 2002

▸ Kapitel 4.2.5

[59] Bhattacharyya S, West C, Kilner PJ et al. Three-dimensional echocardiographic evaluation of quadricuspid systemic atrioventricular valve. Eur Heart J Cardiovasc Imaging 2012; 13 (12): 1055

[60] Carpentier A, Chauvaud S, Macé L et al. A new reconstructive operation for Ebstein's anomaly of the tricuspid valve. J Thorac Cardiovasc Surg 1988; 96: 92–101

[61] Celermajer DS, Bull C, Till JA et al. Ebstein's anomaly: presentation and outcome from fetus to adult. J Am Coll Cardiol 1994; 23: 170–176

[62] Celermajer DS, Cullen S, Sullivan ID et al. Outcome in neonates with Ebstein's anomaly. J Am Coll Cardiol 1992; 19: 1041–1046

[63] Chauvaud SM, Hernigou AC, Mousseaux ER et al. Ventricular volumes in Ebstein's anomaly: X-ray multislice computed tomography before and after repair. Ann Thorac Surg 2006; 81: 1443–1449

[64] Danielson GK, Driscoll DJ, Mair DD et al. Operative treatment of Ebstein's anomaly. J Thorac Cardiovasc Surg 1992; 104: 1195–1202

[65] Da Silva JP, Baumgratz JF, da Fonesca L et al. The cone reconstruction of the tricuspid valve in Ebstein's anomaly. The operation: early and midterm results. J Thorac Surg 2007; 133: 215–223

[66] Dearani JA, Danielson GK. Surgical management of Ebstein's anomaly in the adult. Semin Thorac Cardiovasc Surg 2005; 17: 148–154

[67] Ebstein W. Über einen sehr seltenen Fall von Insuffizienz der Valvula tricuspidalis bedingt durch eine angeborene hochgradige Missbildung derselben. Arch Anat Physiol 1866; 238–254

[68] Freedom RM, Benson LN. Ebstein's malformation of the tricuspid valve. In: Freedom RM, Benson LN, Smallhorn JF, eds. Neonatal heart disease. London: Springer; 1991: 471–483

[69] Gutberlet M, Oellinger H, Ewert P et al. Pre- and postoperative evaluation of ventricular function, muscle mass and valve morphology by magnetic resonance tomography in Ebstein's anomaly. Rofo 2000; 172 (5): 436–442

[70] Hardy KL, Roe BB. Ebstein's anomaly. Further experience with definitive repair. J Thorac Cardiovasc Surg 1969; 58: 553–561

[71] Hebe J. Ebstein's anomaly in adults. Arrhythmias: diagnosis and therapeutic approach. Thorac Cardiovasc Surg 2000; 48: 214–219

[72] Hetzer R, Nagdyman N, Ewert P et al. A modified repair technique for tricuspid incompetence in Ebstein's anomaly. J Thorac Cardiovasc Surg 1998; 115: 857–868

[73] Kilner PJ. Imaging congenital heart disease in adults. Br J Radiol 2011; 84 (Spec. No. 3): S258–S268

[74] Lee CM, Sheehan FH, Bouzas B et al. The shape and function of the right ventricle in Ebstein's anomaly. Int J Cardiol 2013; 167 (3): 704–710

[75] Lev M, Liberthson RR, Joseph RH et al. The pathologic anatomy of Ebstein's anomaly. Arch Pathol 1970; 90: 334–343

[76] Mair DD. Ebstein's anomaly: natural history and management. J Am Coll Cardiol 1992; 19: 1047–1048

[77] Marcelletti C, Düren DR, Schuilenburg RM et al. Fontan's operation for Ebstein's anomaly. Thorac Cardiovasc Surg 1980; 79: 63–66

[78] Schmidt-Habelmann P, Meisner H, Struck E et al. Results of valvuloplasty for Ebstein's anomaly. Thorac Cardiovasc Surg 1981; 29: 155–157

[79] Seward JB, Tajik AJ, Feist DJ et al. Ebstein's anomaly in an 85-year-old-man. Mayo Clin Proc 1979; 54: 193–196

[80] Sharland GK, Chita SK, Allan LD. Tricuspid valve dysplasia or displacement in intrauterine life. J Am Coll Cardiol 1991; 17: 944–949

[81] Tobler D, Yalonetsky S, Crean AM et al. Right heart characteristics and exercise parameters in adults with Ebstein anomaly: new perspectives from cardiac magnetic resonance imaging studies. Int J Cardiol 2013; 165 (1): 146–150

[82] Vettukattil JJ, Bharucha T, Anderson RH. Defining Ebstein's malformation using three-dimensional echocardiography. Interact Cardiovasc Thorac Surg 2007; 6: 685–690

[83] Watson H. Natural history of Ebstein's anomaly of tricuspid valve in childhood and adolescence. An international co-operative study of 505 cases. Br Heart J 1974; 36: 417–427

[84] Yalonetsky S, Tobler D, Greutmann M et al. Cardiac magnetic resonance imaging and the assessment of ebstein anomaly in adults. Am J Cardiol 2011; 107 (5): 767–773

▸ Kapitel 4.3.1

[85] Aboulhosn J, Child JS. Left ventricular outflow obstruction: subaortic stenosis, bicuspid aortic valve, supravalvar aortic stenosis, and coarctation of the aorta. Circulation 2006; 114 (22): 2412–2422

[86] Achenbach S, Barkhausen J, Beer M et al. Konsensusempfehlungen der DRG/DGK/DGPK zum Einsatz der Herzbildgebung mit Computertomografie und Magnetresonanztomografie. Rofo 2012; 184 (4): 345–368

[87] Baird CW, Myers PO, del Nido PJ. Aortic valve reconstruction in the young infants and children. Semin Thorac Cardiovasc Surg Pediatr Card Surg Annu 2012; 15 (1): 9–19

[88] Dähnert I, Dittrich S, Sreeram N et al. Leitlinie Pädiatrische Kardiologie: subvalvuläre Aortenstenose bei Kindern und Jugendlichen. AWMF-Register Nr. 023/036; 2011. Im Internet: http://www.awmf.org/uploads/tx_szleitlinien/023-036l_S2k_Subvalvulaere_Aortenstenose_Kinder_Jugendliche_2014-06.pdf (Stand: 28.06.2015)

[89] Ewert P, Bertram H, Breuer J et al. Balloon valvuloplasty in the treatment of congenital aortic valve stenosis – a retrospective multicenter survey of more than 1000 patients. Int J Cardiol 2011; 149 (2): 182–185

[90] Ewert P, Horke A, Haas N. Leitlinie Pädiatrische Kardiologie: Aortenklappenstenose im Kindes- und Jugendalter. AWMF-Register Nr. 023/008; 2011. Im Internet: http://www.awmf.org/uploads/tx_szleitlinien/023-008l_S2k__Aortenklappenstenose_Kinder_Jugendliche_2014-06.pdf (Stand: 28.06.2015)

[91] Gutberlet M, Abdul-Khaliq H, Stobbe H et al. The use of cross-sectional imaging Modalitäten in the diagnosis of heart valve diseases. Z Kardiol 2001; 90 (Suppl. 6): 2–12

[92] Haas NA, Kleideiter U. Kinderkardiologie. Stuttgart: Thieme; 2011

[93] Jain D, Dietz HC, Oswald GL et al. Causes and histopathology of ascending aortic disease in children and young adults. Cardiovasc Pathol 2011; 20 (1): 15–25

[94] Mavroudis C, Backer CL, Kaushal S. Aortic stenosis and aortic insufficiency in children: impact of valvuloplasty and modified Ross-Konno procedure. Semin Thorac Cardiovasc Surg Pediatr Card Surg Annuals 2009: 76–86

[95] Schumacher G, Hess J, Bühlmeyer K. Klinische Kinderkardiologie. Berlin: Springer; 2007

[96] Sievers HH, Schmidtke C. A classification system for the bicuspid aortic valve from 304 surgical specimens. J Thorac Cardiovasc Surg 2007; 133 (5): 1226–1233

[97] Suárez de Lezo J, Pan M, Medina A et al. Immediate and follow-up results of transluminal balloon dilation for discrete subaortic stenosis. J Am Coll Cardiol 1991; 18 (5): 1309–1315

[98] Suri RM, Dearani JA, Schaff HV et al. Long-term results of the Konno procedure for complex left ventricular outflow tract obstruction. J Thorac Cardiovasc Surg 2006; 132 (5): 1064–1071

[99] Warnes CA, Williams RG, Bashore TM et al. ACC/AHA 2008 Guidelines for the management of adults with congenital heart disease: a report of the American College of Cardiology/American Heart Association Task Force on Practice Guidelines (writing committee to develop guidelines on the management of adults with congenital heart disease). Circulation 2008; 118 (23): e714–e833

▸ Kapitel 4.3.2

[100] Achenbach S, Barkhausen J, Beer M et al. Konsensusempfehlungen der DRG/DGK/DGPK zum Einsatz der Herzbildgebung mit Computertomografie und Magnetresonanztomografie. Rofo 2012; 184 (4): 345–368

[101] cardiacmorphology.com. Im Internet: http://www.cardiacmorphology.com (Stand: 30.06.2015)

[102] Dodge-Khatami A, Backer CL, Mavroudis C. Risk factors for recoarctation and results of reoperation: a 40-year review. J Card Surg 2000; 15 (6): 369–377

[103] Egan M, Holzer RJ. Comparing balloon angioplasty, stenting and surgery in the treatment of aortic coarctation. Expert Rev Cardiovasc Ther 2009; 7 (11): 1401–1412

[104] Gutberlet M, Hosten N, Vogel M et al. Quantification of morphologic and hemodynamic severity of coarctation of the aorta by magnetic resonance imaging. Cardiol Young 2001; 11 (5): 512–520

[105] Haas NA, Kleideiter U. Kinderkardiologie. Stuttgart: Thieme; 2011

[106] Haas NA, Ewert P, Hager A et al; Deutsche Gesellschaft für Pädiatrische Kardiologie. Leitlinie Pädiatrische Kardiologie: Aortenisthmusstenose. 2011. Im Internet: http://www.kinderkardiologie.org/Leitlinien/08 %20LL%20AortenisthmusstenoseAS.pdf (Stand: 30.06.2015)

[107] Hom JJ, Ordovas K, Reddy GP. Velocity-encoded cine MR imaging in aortic coarctation: functional assessment of hemodynamic events 1. Radiographics 2008; 28 (2): 407–416

[108] Kaushal S, Backer CL, Patel JN et al. Coarctation of the aorta: midterm outcomes of resection with extended end-to-end anastomosis. Ann Thorac Surg 2009; 88 (6): 1932–1938

[109] Kenny D, Polson JW, Martin RP et al. Hypertension and coarctation of the aorta: an inevitable consequence of developmental pathophysiology. Hypertens Res 2011; 34 (5): 543–547

[110] von Kodolitsch Y, Aydin AM, Bernhardt AM et al. Aortic aneurysms after correction of aortic coarctation: a systematic review. Vasa 2010; 39 (1): 3–16

[111] Köhler B, Gasteiger R, Preim U et al. Semi-automatic vortex extraction in 4D PC-MRI cardiac blood flow data using line predicates. IEEE Trans Vis Comput Graph 2013; 19 (12): 2773–2782

[112] Krueger JJ, Ewert P, Yilmaz S et al. Magnetic resonance imaging-guided balloon angioplasty of coarctation of the aorta: a pilot study. Circulation 2006; 113 (8): 1093–1100

[113] Nationwide Children's. Coarctation of the aorta. Im Internet: http://www.nationwidechildrens.org/coarctation-of-the-aorta (Stand: 30.06.2015)

[114] Puranik R, Tsang VT, Puranik S et al. Late magnetic resonance surveillance of repaired coarctation of the aorta. Eur J Cardiothorac Surg 2009; 36 (1): 91–95; discussion 95

[115] Schumacher G, Hess J, Bühlmeyer K. Klinische Kinderkardiologie. Berlin: Springer; 2001

[116] Tanous D, Benson LN, Horlick EM. Coarctation of the aorta: evaluation and management. Curr Opin Cardiol 2009; 24 (6): 509–515

[117] Vriend JW, Oosterhof T, Hazekamp MG et al. Aortic arch morphology and hypertension in post-coarctectomy patients. Eur Heart J 2005; 26 (9): 941

▸ Kapitel 4.3.3

[118] Borgohain S, Gupta A, Grover V et al. Isolated interrupted aortic arch in an 18-year-old man. Tex Heart Inst J 2013; 40 (1): 79–81

[119] Dahiya A, Thamilarasan M, Arruda J et al. New diagnosis of type A interrupted aortic arch at age 24 years. J Am Coll Cardiol 2012; 60 (20): 2122

[120] Dong SZ, Zhu M, Li F. Preliminary experience with cardiovascular magnetic resonance in evaluation of fetal cardiovascular anomalies. J Cardiovasc Magn Reson 2013; 15: 40

[121] Hirtler D, Geiger J, Jung B et al. 4-D MRI flow analysis in the course of interrupted aortic arch reveals complex morphology and quantifies amount of collateral blood flow. Pediatr Radiol 2013; 43 (8): 1037–1040

[122] Kim AJ, Francis R, Liu X et al. Microcomputed tomography provides high accuracy congenital heart disease diagnosis in neonatal and fetal mice. Circ Cardiovasc Imaging 2013; 6 (4): 551–559

[123] Schumacher G, Hess J, Bühlmeyer K. Klinische Kinderkardiologie. Berlin: Springer; 2001

▸ Kapitel 4.4.1

[124] Achenbach S, Barkhausen J, Beer M et al. Konsensusempfehlungen der DRG/DGK/DGPK zum Einsatz der Herzbildgebung mit Computertomografie und Magnetresonanztomografie. Rofo 2012; 184 (4): 345–368

[125] Arnoldi E, Ramos-Duran I, Abro JA et al. CT-Angiographie der Koronarien mit prospektivem EKG-Triggering. Hohe diagnostische Genauigkeit bei niedriger Strahlendosis. Radiologe 2010; 50 (6): 500–506

[126] Baumgartner H, Bonhoeffer P, De Groot NM et al. ESC/DGK Pocket-Leitlinien: Leitlinien für die Behandlung von Erwachsenen mit angeborenen Herzfehlern. Adaptiert von den ESC Guidelines for the Management of Grown-up Congenital Heart Disease (new version 2010). Eur Heart J 2010; 31: 2915–2957

[127] Chang DS, Barack BM, Lee MH et al. Congenitally corrected transposition of the great arteries: imaging with 16-MDCT. AJR Am J Roentgenol 2007; 188 (5): W428–W430

[128] Chen SJ, Lin MT, Lee WJ et al. Coronary artery anatomy in children with congenital heart disease by computed tomography. Int J Cardiol 2007; 120 (3): 363–370

[129] Chow PC, Liang XC, Cheung EW et al. New two-dimensional global longitudinal strain and strain rate imaging for assessment of systemic right ventricular function. Heart 2008; 94 (7): 855–859

[130] Cook SC, McCarthy M, Daniels CJ et al. Usefulness of multislice computed tomography angiography to evaluate intravascular stents and transcatheter occlusion devices in patients with d-transposition of the great arteries after mustard repair. Am J Cardiol 2004; 94 (7): 967–969

[131] Devaney EJ, Charpie JR, Ohye RG et al. Combined arterial switch and Senning operation for congenitally corrected transposition of the great arteries: patient selection and intermediate results. J Thorac Cardiovasc Surg 2003; 125 (3): 500–507

[132] Fratz S, Hager A, Busch R et al. Patients after atrial switch operation for transposition of the great arteries can not increase stroke volume under dobutamine stress as opposed to patients with congenitally corrected transposition. Circ J 2008; 72 (7): 1130–1135

[133] Fratz S, Hager A, Busch R et al. Mechanical right ventricular dyssynchrony in patients after atrial switch operation for transposition of the great arteries. Am J Cardiol 2008; 101 (6): 874–881

[134] Giardini A, Lovato L, Donti A et al. Relation between right ventricular structural alterations and markers of adverse clinical outcome in adults with systemic right ventricle and either congenital complete (after Senning operation) or congenitally corrected transposition of the great arteries. Am J Cardiol 2006; 98 (9): 1277–1282

[135] Grotenhuis HB, Kroft LJ, van Elderen SG et al. Right ventricular hypertrophy and diastolic dysfunction in arterial switch patients without pulmonary artery stenosis. Heart 2007; 93 (12): 1604–1608

[136] Gutberlet M, Boeckel T, Hosten N et al. Arterial switch procedure for D-transposition of the great arteries: quantitative midterm evaluation of hemodynamic changes with cine MR imaging and phase-shift velocity mapping-initial experience. Radiology 2000; 214: 467–475

[137] Gutberlet M, Hoffmann J, Künzel E et al. Preoperative and postoperative imaging in patients with transposition of the great arteries. Radiologe 2011; 51 (1): 15–22

[138] Gutberlet M, Noeske R, Schwinge K et al. Comprehensive cardiac magnetic resonance imaging at 3.0 Tesla: feasibility and implications for clinical applications. Invest Radiol 2006; 41 (2): 154–167

[139] Hardy CE, Helton GJ, Kondo C et al. Usefulness of magnetic resonance imaging for evaluating great-vessel anatomy after arterial switch operation for D-transposition of the great arteries. Am Heart J 1994; 128 (2): 326–332

[140] Hauser M, Bengel FM, Hager A et al. Impaired myocardial blood flow and coronary flow reserve of the anatomical right systemic ventricle in patients with congenitally corrected transposition of the great arteries. Heart 2003; 89 (10): 1231–1235

[141] Hornung TS, Kilner PJ, Perklis A et al. Excessive right ventricular response in adults with the Mustard procedure for transposition of the great arteries. Am J Cardiol 2002; 90 (1): 800–803

[142] Janousek J, Paul T, Luhmer T et al. Atrial baffle procedures for complete transposition of the great arteries: natural course of sinus node dysfunction and risk factors for dysrhythmias and sudden death. Z Kardiol 1994; 83 (12): 933–938

[143] Jatene AD, Fontes VF, Paulista PP et al. Successful anatomic correction of transposition of the great vessels: a preliminary report. Arq Bras Cardiol 1975; 28: 461–464

[144] Kaemmerer H, Bahlmann M, Prokop M et al. Evaluation of congenital vena cava anomalies and acquired vena cava obstructions after atrial switch operation using spiral computerized tomography and 3-dimensional reconstruction. Z Kardiol 1997; 86 (9): 669–675

[145] Kantarci M, Koplay M, Bayraktutan U et al. Congenitally corrected transposition of the great arteries: MDCT angiography findings and interpretation of complex coronary anatomy. Int J Cardiovasc Imaging 2007; 23 (3): 405–410

[146] Kozelj M, Prokselj K, Berden P et al. The syndrome of cardiac failure in adults with congenitally corrected transposition. Cardiol Young 2008; 18 (6): 599–607

[147] Ladouceur M, Bruneval P, Mousseaux E. Cardiovascular flashlight. Magnetic resonance assessment of fibrosis in systemic right ventricle after atrial switch procedure. Eur Heart J 2009; 30 (21): 2613

[148] Laffon E, Latrabe V, Jimenez M et al. Quantitative MRI comparison of pulmonary hemodynamics in mustard/senning-repaired patients suffering from transposition of the great arteries and healthy volunteers at rest. Eur Radiol 2006; 16 (7): 1442–1448

[149] Lecompte Y, Zannini L, Hazan E et al. Anatomic correction of transposition of the great arteries. J Thorac Cardiovasc Surg 1981; 82 (4): 629–631

[150] Lehmkuhl L, Gosch D, Nagel HD et al. Quantification of radiation dose savings in cardiac computed tomography using prospectively triggered mode and ECG pulsing: a phantom study. Eur Radiol 2010; 20 (9): 2116–2125

[151] Lell MM, May M, Deak P et al. High-pitch spiral computed tomography: effect on image quality and radiation dose in pediatric chest computed tomography. Invest Radiol 2011; 46 (2): 116–123

[152] Lembcke A, Koch C, Dohmen PM et al. Electrocardiographic-gated multislice computed tomography for visualization of cardiac morphology in congenitally corrected transposition of the great arteries. J Comput Assist Tomogr 2005; 29 (2): 234–237

[153] Mitropoulos FA, Kanakis M, Vlachos AP et al. Congenitally corrected transposition of the great arteries: surgical repair in adulthood. Ann Thorac Surg 2007; 83 (2): 672–674

[154] Mussatto K, Wernovsky G. Challenges facing the child, adolescent, and young adult after the arterial switch operation. Cardiol Young 2005; 15 (Suppl. 1): 111–121

[155] Mustard WT. Successful two-stage correction of transposition of the great vessels. Surgery 1964; 55: 469–472

[156] Ou P, Celermajer DS, Marini D et al. Safety and accuracy of 64-slice computed tomography coronary angiography in children after the arterial switch operation for transposition of the great arteries. JACC Cardiovasc Imaging 2008; 1 (3): 331–339

[157] Park JH, Han MC, Kim CW. MR imaging of congenitally corrected transposition of the great vessels in adults. AJR Am J Roentgenol 1989; 153 (3): 491–494

[158] Rashkind WJ, Miller WW. Creation of an atrial septal defect without thoracotomy: a palliative approach to complete transposition of the great arteries. JAMA 1966; 196: 991–992

[159] Rastan AJ, Walther T, Alam NA et al. Moderate versus deep hypothermia for the arterial switch operation – experience with 100 consecutive patients. Eur J Cardiothorac Surg 2008; 33 (4): 619–625

[160] Reddy VM, McElhinney DB, Silverman NH et al. The double switch procedure for anatomical repair of congenitally corrected transposition of the great arteries in infants and children. Eur Heart J 1997; 18 (9): 1470–1477

[161] Rentzsch A, Abd El Rahman MY, Hui W et al. Assessment of myocardial function of the systemic right ventricle in patients with D-transposition of the great arteries after atrial switch operation by tissue Doppler echocardiography. Z Kardiol 2005; 94 (8): 524–531

[162] Schumacher G, Hess J, Bühlmeyer K. Klinische Kinderkardiologie. Berlin: Springer; 2001

[163] Takasugi JE, Godwin JD, Chen JT. CT in congenitally-corrected transposition of the great vessels. Comput Radiol 1987; 11 (5–6): 215–221

[164] Taylor AM, Dymarkowski S, Hamaekers P et al. MR coronary angiography and late-enhancement myocardial MR in children who underwent arterial switch surgery for transposition of great arteries. Radiology 2005; 234: 542–547

[165] Tulevski II, Zijta FM, Smeijers AS et al. Regional and global right ventricular dysfunction in asymptomatic or minimally symptomatic patients with congenitally corrected transposition. Cardiol Young 2004; 14 (2): 168–173

[166] Tzifa A, Tulloh RM. Coronary arterial complications before and after the arterial switch operation: Is the future clear? Cardiol Young 2002; 12 (2): 164–171

[167] Voges I, Jerosch-Herold M, Helle M et al. 3 tesla magnetic resonance imaging in children and adults with congenital heart disease. Radiologe 2010; 50 (9): 799–808

[168] Warnes CA. Transposition of the great arteries. Circulation 2006; 114 (24): 2699–2709

[169] Weiss F, Habermann CR, Lilje C et al. MRI of pulmonary arteries in follow-up after arterial-switch-operation (ASO) for transposition of great arteries (d-TGA). Rofo 2005; 177 (6): 849–855

[170] Winter MM, Bernink FJ, Groenink M et al. Evaluating the systemic right ventricle by CMR: the importance of consistent and reproducible delineation of the cavity. J Cardiovasc Magn Reson 2008; 10: 40

[171] Zurick AO 3 rd, Menon V. Dynamic outflow tract obstruction in congenitally corrected transposition of the great arteries. Int J Cardiovasc Imaging 2010; 26 (6): 617–619

▶ Kapitel 4.4.2

[172] Calder L, Van Praagh R, Van Praagh S et al. Truncus arteriosus communis: clinical, angiocardiographic, and pathologic findings in 100 patients. Am Heart J 1976; 92: 23–38

[173] Fogel MA, Crawford M. Cardiac magnetic resonance of the common arterial trunk and transposition of the great arteries. Cardiol Young 2012; 22 (6): 677–686

[174] Frank L, Dillman JR, Parish V et al. Cardiovascular MR imaging of conotruncal anomalies. Radiographics 2010; 30 (4):1069–1094

[175] Johnson TR. Conotruncal cardiac defects: a clinical imaging perspective. Pediatr Cardiol 2010; 31 (3): 430–437

[176] Mahesh M. Advances in CT technology and application to pediatric imaging. Pediatr Radiol 2011; 41 (Suppl. 2): 493–497

[177] Matsumoto T, Miyakoshi K, Yoshimura Y. Prenatal images of the truncus arteriosus with an interrupted aortic arch. Pediatr Cardiol 2013; 34 (2): 473–475

[178] Murugan MK, Gulati GS, Ramakrishnan S. Multidetector computed tomography for truncus arteriosus and associated complex arch anomaly. Pediatr Cardiol. 2013; 34 (3): 764–766

[179] Raisky O, Ali WB, Bajolle F et al. Common arterial trunk repair: with conduit or without? Eur J Cardiothorac Surg 2009; 36 (4): 675–682

[180] Schumacher G, Hess J, Bühlmeyer K. Klinische Kinderkardiologie. Berlin: Springer; 2001

[181] Van Praagh R, Van Praagh S. The anatomy of common aorticopulmonary trunk (truncus arteriosus communis) and its embryologic implications: a study of 57 necropsy cases. Am J Cardiol 1965; 16: 406–442

[182] Walthers EM. Bildgebende Diagnostik in der Kardiologie. Weinheim: VCH; 1993

▶ Kapitel 4.4.3

[183] Barron DJ, Kilby MD, Davies B et al. Hypoplastic left heart syndrome. Lancet 2009; 374 (9689): 551–564

[184] Bell A, Rawlins D, Bellsham-Revell H et al. Assessment of right ventricular volumes in hypoplastic left heart syndrome by real-time three-dimensional echocardiography: comparison with cardiac magnetic resonance imaging. Eur Heart J Cardiovasc Imaging 2014; 15 (3): 257–266

[185] Cross RR, Harahsheh AS, McCarter R et al.; for the National Pediatric Cardiology Quality Improvement Collaborative (NPC-QIC). Identified mortality risk factors associated with presentation, initial hospitalisation, and interstage period for the Norwood operation in a multicentre registry: a report from the National Pediatric Cardiology-Quality Improvement Collaborative. Cardiol Young 2013: 1–10

[186] Dähnert I, Riede FT, Razek V et al. Catheter interventional treatment of Sano shunt obstruction in patients following modified Norwood palliation for hypoplastic left heart syndrome. Clin Res Cardiol 2007; 96 (10): 719–722

[187] Egan MJ, Hill SL, Boettner BL et al. Predictors of retrograde aortic arch obstruction after hybrid palliation of hypoplastic left heart syndrome. Pediatr Cardiol 2011; 32 (1): 67–75

[188] Feinstein JA, Benson DW, Dubin AM et al. Hypoplastic left heart syndrome: current considerations and expectations. J Am Coll Cardiol 2012; 59 (1 Suppl.): S 1–S 42

[189] Fortuna RS, Ruzmetov M, Geiss DM. Outcomes of the modified Norwood procedure: hypoplastic left heart syndrome versus other single-ventricle malformations. Pediatr Cardiol 2014; 35 (1): 96–102

[190] Kim HJ, Goo HW, Park SH et al. Left ventricle volume measured by cardiac CT in an infant with a small left ventricle: a new and accurate method in determining uni- or biventricular repair. Pediatr Radiol 2013; 43 (2): 243–246

[191] Murtuza B, Stumper O, Wall D et al. The effect of morphologic subtype on outcomes following the Sano-Norwood procedure. Eur J Cardiothorac Surg 2012; 42 (5): 787–793

[192] Norwood WI, Kirklin JK, Sanders SP. Hypoplastic left heart syndrome: experience with palliative surgery. Am J Cardiol 1980; 45 (1): 87–91

[193] Schumacher G, Hess J, Bühlmeyer K. Klinische Kinderkardiologie. Berlin: Springer; 2001

[194] Tabbutt S, Ghanayem N, Ravishankar C et al.; Pediatric Heart Network Investigators. Risk factors for hospital morbidity and mortality after the Norwood procedure: a report from the Pediatric Heart Network Single Ventricle Reconstruction trial. J Thorac Cardiovasc Surg 2012; 144 (4): 882–895

[195] Weidenbach M, Caffier P, Harnisch T et al. Hypoplastic left heart syndrome with intact atrial septum – attempt of an interventional palliation by ductal and interatrial stent implantation. Clin Res Cardiol 2006; 95 (2): 110–114

▶ Kapitel 4.4.4

[196] Achenbach S, Barkhausen J, Beer M et al. Konsensusempfehlungen der DRG/DGK/DGPK zum Einsatz der Herzbildgebung mit Computertomografie und Magnetresonanztomografie. Rofo 2012; 184 (4): 345–368

[197] Allen HD, Clark EB, Gutgesell HP, Driscoll DJ, eds. Moss and Adams' heart disease in infants, children and adolescents. 6th ed. Philadelphia: Lippincott Williams & Wilkins; 2001

[198] Baumgartner H, Bonhoeffer P, De Groot NM et al. ESC/DGK Pocket-Leitlinien: Leitlinien für die Behandlung von Erwachsenen mit angeborenen Herzfehlern. Adaptiert von den ESC Guidelines for the Management of Grown-up Congenital Heart Disease (new version 2010). Eur Heart J 2010; 31: 2915–2957

[199] Dos L, Pen V, Silversides C et al. Images in cardiovascular medicine. Cardiac magnetic resonance imaging and multidetector computed tomography scan illustrating Damus-Kaye-Stansel operation. Circulation 2007; 115 (18): e440–e442
[200] Fratz S, Chung T, Greil GF et al. Guidelines and protocols for cardiovascular magnetic resonance in children and adults with congenital heart disease: SCMR expert consensus group on congenital heart disease. J Cardiovasc Magn Reson 2013; 15: 51
[201] Friedrich-Rust M, Koch C, Rentzsch A et al. Noninvasive assessment of liver fibrosis in patients with Fontan circulation using transient elastography and biochemical fibrosis markers. J Thorac Cardiovasc Surg 2008; 135 (3): 560–567
[202] Gutberlet M, Hosten N, Abdul-Khaliq H et al. The value of magnetic resonance tomography (MRT) for evaluating ventricular and anastomotic functions in patients with an extra- or intracardiac total cavopulmonary connection (TCPC)-modified Fontan operation]. Rofo 1999; 171 (6): 431–415
[203] Klimes K, Abdul-Khaliq H, Ovroutski S et al. Pulmonary and caval blood flow patterns in patients with intracardiac and extracardiac Fontan: a magnetic resonance study. Clin Res Cardiol 2007; 96 (3): 160–167
[204] Klimes K, Ovroutski S, Abdul-Khaliq H et al. Exercise capacity reflects ventricular function in patients having the Fontan circulation. Cardiol Young 2009; 19 (4): 340–345
[205] Schumacher G, Hess J, Bühlmeyer K. Klinische Kinderkardiologie. Berlin: Springer; 2001

▸ Kapitel 4.4.5

[206] Cincinnati Children's. Total anomalous pulmonary venous return (TAPVR). Im Internet: http://www.cincinnatichildrens.org/health/heart-encyclopedia/anomalies/tapvr.htm#symptoms (Stand: 01.07.2015)
[207] Correa-Villasenor A, Ferencz C, Boughman JA et al. Total anomalous pulmonary venous return: familial and environmental factors. The Baltimore-Washington Infant Study Group. Teratology 1991; 44 (4): 415–428
[208] Craig JM, Darling RC, Rothney WB. Total pulmonary venous drainage into the right side of the heart; report of 17 autopsied cases not associated with other major cardiovascular anomalies. Lab Invest 1957; 6 (1): 44–64
[209] Delisle G, Ando M, Calder AL et al. Total anomalous pulmonary venous connection: report of 93 autopsied cases with emphasis on diagnostic and surgical considerations. Am Heart J 1976; 91 (1): 99–122
[210] Gathman GE, Nadas AS. Total anomalous pulmonary venous connection: clinical and physiologic observations of 75 pediatric patients. Circulation 1970; 42 (1): 143–154
[211] Goswami KC, Shrivastava S, Saxena A et al. Echocardiographic diagnosis of total anomalous pulmonary venous connection. Am Heart J 1993; 126 (2): 433–440
[212] Lange R, Meisner FG, Haas F et al. Total anomalous pulmonary venous connection (TAPVD): Which factors influence the postoperative results? Thoracic Cardiovasc Surg 2001; 49 (Suppl. 1): 49
[213] Medscape. Total anomalous pulmonary venous connection. Im Internet: http://emedicine.medscape.com/article/899491-overview (Stand: 01.07.2015)
[214] Moss A. Heart disease in infants, children and adolescents. Including the fetus and young adult. Philadelphia: Lippincott Williams & Wilkins; 2001

▸ Kapitel 4.5.1

[215] Achenbach S, Barkhausen J, Beer M et al. Konsensusempfehlungen der DRG/DGK/DGPK zum Einsatz der Herzbildgebung mit Computertomografie und Magnetresonanztomografie. Rofo 2012; 184 (4): 345–368
[216] Baumgartner H, Bonhoeffer P, De Groot NM et al. ESC/DGK Pocket-Leitlinien: Leitlinien für die Behandlung von Erwachsenen mit angeborenen Herzfehlern. Adaptiert von den ESC Guidelines for the Management of Grown-up Congenital Heart Disease (new version 2010). Eur Heart J 2010; 31: 2915–2957
[217] Dähnert W. Radiology review manual. Philadelphia: Lippincott Williams & Wilkins; 2011
[218] Edwin F. Left-sided partial anomalous pulmonary venous connection – should diagnosis lead to surgery? Interact CardioVasc Thorac Surg 2010; 11: 847–848
[219] Fratz S, Chung T, Greil GF et al. Guidelines and protocols for cardiovascular magnetic resonance in children and adults with congenital heart disease: SCMR expert consensus group on congenital heart disease. J Cardiovasc Magn Reson 2013; 15: 51
[220] Majdalany DS, Phillips SD, Dearani JA et al. Isolated partial anomalous pulmonary venous connections in adults: twenty-year experience. Congenit Heart Dis 2010; 5: 537–545
[221] Moss A. Heart disease in infants, children and adolescents. Including the fetus and young adult. Philadelphia: Lippincott Williams & Wilkins; 2001
[222] Schumacher G, Hess J, Bühlmeyer K. Klinische Kinderkardiologie. Berlin: Springer; 2001

▸ Kapitel 4.5.2

[223] Bass JE, Redwine MD, Kramer LA et al. Spectrum of congenital anomalies of the inferior vena cava: cross-sectional imaging findings. Radiographics 2000; 20 (3): 639–652
[224] Cissarek T, Kröger K, Santosa F, Zeller T, Hrsg. Gefäßmedizin – Therapie und Praxis. Berlin: ABW Wissenschaftsverlag; 2009: 412
[225] Ginaldi S, Chuang VP, Wallace S. Absence of hepatic segment of the inferior vena cava with azygous continuation. J Comp Assist Tomogr 1980; 4 (1): 112–114
[226] Knüppel M, Geipel A, Kohl T et al. Die links persistierende obere Hohlvene als Marker fetaler kardialer und extrakardialer Fehlbildungen. Ultraschall Med 2005; 26
[227] Moss A. Heart disease in infants, children and adolescents. Including the fetus and young adult. Philadelphia: Lippincott Williams & Wilkins; 2001
[228] Müther S, Dähnert I. Das Heterotaxiesyndrom. Z Herz Thorax Gefäßchir 2000; 14 (3): 134–136
[229] Schumacher G, Hess J, Bühlmeyer K. Klinische Kinderkardiologie. Berlin: Springer; 2001
[230] Walthers EM. Bildgebende Diagnostik in der Kardiologie. Weinheim: VCH Verlagsgesellschaft; 1993

▸ Kapitel 4.5.3

[231] Achenbach S, Barkhausen J, Beer M et al. Konsensusempfehlungen der DRG/DGK/DGPK zum Einsatz der Herzbildgebung mit Computertomografie und Magnetresonanztomografie. Rofo 2012; 184 (4): 345–368
[232] Fogel MA, Pawlowski TW, Harris MA et al. Comparison and usefulness of cardiac magnetic resonance versus computed tomography in infants six months of age or younger with aortic arch anomalies without deep sedation or anesthesia. Am J Cardiol 2011; 108: 120–125
[233] Greil GF, Kramer U, Dammann F et al. Diagnosis of vascular rings and slings using an interleaved 3D double-slab FISP MR angiography technique. Pediatr Radiol 2005; 35: 396–401
[234] Greil GF, Kuettner A, Sieverding L et al. Cervical origin of the subclavian artery: imaging of a rare but clinically relevant anomaly. Circulation 2004; 109: 177–178
[235] Kommerell B. Verlagerung des Ösophagus durch eine abnorm verlaufende A. subclavia dextra (A. lusoria). Fortschr Röntgenstr 1936; 54: 590–595
[236] Kopp R, Däbritz S, Weidenhagen R et al. Extrathorakal zervikal-endovaskuläre Hybridoperationen zur Behandlung der symptomatischen und/oder aneurysmatischen A. lusoria. Gefäßchirurgie 2008; 13 (3): 179–188
[237] Walthers EM. Bildgebende Diagnostik in der Kardiologie. Weinheim: VCH Verlagsgesellschaft; 1993

▸ Kapitel 4.5.4

[238] Achenbach S, Barkhausen J, Beer M et al. Konsensusempfehlungen der DRG/DGK/DGPK zum Einsatz der Herzbildgebung mit Computertomografie und Magnetresonanztomografie. Rofo 2012; 184 (4): 345–368

[239] Angelini P. Coronary artery anomalies – current clinical issues: definitions, classification, incidence, clinical relevance, and treatment guidelines. Tex Heart Inst J 2002; 29 (4): 271–278

[240] Basso C, Maron BJ, Corrado D et al. Clinical profile of congenital coronary artery anomalies with origin from the wrong aortic sinus leading to sudden death in young competitive athletes. J Am Coll Cardiol 2000; 35 (6): 1493–1501

[241] Bland E, White P, Garland J. Congenital anomalies of the coronary arteries. Am Heart J 1933; 8: 787–801

[242] Dabizzi RP, Teodori G, Barletta GA et al. Associated coronary and cardiac anomalies in the tetralogy of Fallot. An angiographic study. Eur Heart J 1990; 11 (8): 692–704

[243] Friedman AH, Fogel MA, Stephens P Jr. et al. Identification, imaging, functional assessment and management of congenital coronary arterial abnormalities in children. Cardiol Young 2007; 17 (Suppl. 2): 56–67

[244] Geva T, Kreutzer J. Diagnostic pathways for evaluation of congenital heart disease. In: Crawford MH, DiMarco JP, eds. Cadiology. London: Mosby International; 2001: 7–41

[245] Ghadri JR, Kazakauskaite E, Braunschweig S et al. Congenital coronary anomalies detected by coronary computed tomography compared to invasive coronary angiography. BMC Cardiovasc Disord 2014; 14: 81

[246] Hekmat M, Rafieyian S, Foroughi M et al. Associated coronary anomalies in 135 Iranian patients with tetralogy of Fallot. Asian Cardiovasc Thorac Ann 2005; 13 (4): 307–310

[247] Levin DC, Fellows KE, Abrams HL. Hemodynamically significant primary anomalies of the coronary arteries. Angiographic aspects. Circulation 1978; 58 (1): 25–34

[248] Lücke C, Lurz P, Mangner N et al. Komplett nichtinvasive präoperative Niedrigdosisevaluation eines Bland-White-Garland-Syndroms. Kardiologe 2013; 7 (3): 209–211

[249] Manso B, Castellote A, Dos L et al. Myocardial perfusion magnetic resonance imaging for detecting coronary function anomalies in asymptomatic paediatric patients with a previous arterial switch operation for the transposition of great arteries. Cardiol Young 2010; 20 (4): 410–417

[250] Schumacher G, Hess J, Bühlmeyer K. Klinische Kinderkardiologie. Berlin: Springer; 2001

[251] Singh Nijjar P, Parameswaran A, Amanullah AM. Evaluation of anomalous aortic origins of the coronaries by 64-slice cardiac computed tomography. Rev Cardiovasc Med 2007; 8 (3): 175–181

[252] Smith A, Arnold R, Wilkinson JL et al. An anatomical study of the patterns of the coronary arteries and sinus nodal artery in complete transposition. Int J Cardiol 1986; 12 (3): 295–307

[253] Sorensen TS, Korperich H, Greil GF et al. Operator-independent isotropic three-dimensional magnetic resonance imaging for morphology in congenital heart disease: a validation study. Circulation 2004; 110 (2): 163–169

[254] Tangcharoen T, Bell A, Hegde S et al. Detection of coronary artery anomalies in infants and young children with congenital heart disease by using MR imaging. Radiology 2011; 259: 240–247

[255] Uribe S, Hussain T, Valverde I et al. Congenital heart disease in children: coronary MR angiography during systole and diastole with dual cardiac phase whole-heart imaging. Radiology 2011; 260 (1): 232–240

[256] Vitiello R, McCrindle BW, Nykanen D et al. Complications associated with pediatric cardiac catheterization. J Am Coll Cardiol 1998; 32 (5): 1433–1440

[257] Weber OM, Martin AJ, Higgins CB. Whole-heart steady-state free precession coronary artery magnetic resonance angiography. Magn Reson Med 2003; 50 (6): 1223–1228

▸ Kapitel 4.5.5

[258] Castaneda AR, Jonas RA, Mayer JE et al. Tetralogy of Fallot. In: Castaneda AR, Jonas RA, Mayer JE et al, eds. Cardiac surgery of the neonate and infant. Philadelphia: Saunders; 1994: 215–234

[259] Haworth SG, Rees PG, Taylor JF et al. Pulmonary atresia with ventricular septal defect and major aortopulmonary collateral arteries. Effect of systemic pulmonary anastomosis. Br Heart J 1981; 45 (2): 133–141

[260] Hessel EA 2nd, Boyden EA, Stamm SJ et al. High systemic origin of the sole artery to the basal segments of the left lung: findings, surgical treatment, and embryologic interpretation. Surgery 1970; 67 (4): 624–632

[261] Hofbeck M, Sunnegardh JT, Burrows PE et al. Analysis of survival in patients with pulmonic valve atresia and ventricular septal defect. Am J Cardiol 1991; 67: 737–743

[262] Lillehei CW, Cohen M, Warden HE et al. The direct-vision intracardiac correction of congenital anomalies by controlled cross circulation; results in thirty-two patients with ventricular septal defects, tetralogy of Fallot, and atrioventricularis communis defects. Surgery 1955; 38 (1): 11–29

[263] Marelli AJ, Perloff JK, Child JS et al. Pulmonary atresia with ventricular septal defect in adults. Circulation 1994; 89 (1): 243–251

[264] Schumacher G, Hess J, Bühlmeyer K. Klinische Kinderkardiologie. Berlin: Springer; 2001

[265] Seidel W, Kovacicek S, Klinner W. Operation for aplasia and atresia of the pulmonary artery. Thoraxchir Vask Chir 1965; 13 (6): 436–445

[266] Wallace RB, McGoon DC, Danielson GK. Complete correction of truncus arteriosus, pulmonary atresia, and transposition of the great arteries with ventricular septal defect and pulmonary stenosis. Adv Cardiol 1974; 11: 11–17

▸ Kapitel 4.6.1

[267] Alfakih K, Plein S, Thiele H. Normal human left and right ventricular dimensions for MRI as assessed by turbo gradient echo and steady-state free precession imaging sequences. J Magn Reson Imaging 2003; 17: 323–329

[268] Andrews RE, Fenton MJ, Ridout DA et al. New-onset heart failure due to heart muscle disease in childhood. A prospective study in the United Kingdom and Ireland. Circulation 2008; 117: 79–84

[269] Bomma C, Rutberg J, Tandri H et al. Misdiagnosis of arrhythmogenic right ventricular dysplasia/cardiomyopathy. J Cardiovasc Electrophysiol 2004; 15: 300–306

[270] Bos JM, Towbin JA, Ackerman MJ. Diagnostic, prognostic, and therapeutic implications of genetic testing for hypertrophic cardiomyopathy. J Am Coll Cardiol 2009; 54: 201–211

[271] Calkins H. Arrhythmogenic right-ventricular dysplasia/cardiomyopathy. Cur Opin Cardiol 2006; 21: 55–63

[272] Chaowu Y, Shihua Z, Jian L et al. Cardiovascular magnetic resonance characteristics in children with hypertrophic cardiomyopathy. Circ Heart Fail 2013; 6: 1013–1020

[273] Codd MB, Sugrue DD, Gersh BJ et al. Epidemiology of idiopathic dilated and hypertrophic cardiomyopathy. Circulation 1989; 80: 564–572

[274] Dittrich S, Klassen S, Kandolf R et al. DGPK-Leitlinie – Primäre Kardiomyopathien (S2). 2016; S. 237–250

[275] Elliott P, Anderson B, Arbustini E et al. Classification of the cardiomyopathies: a position statement from the European society of cardiology working group on myocardial and pericardial diseases. Eur Heart J 2008; 29: 270–276

[276] Elliot PM, Anastakis A, Borger MA et al. ESC Guideline on diagnosis and management of hypertrophic cardiomyopathy. Eur Heart J 2014; 35: 2733–2779

[277] Felker GM, Thompson RE, Hare JM et al. Underlying causes and long-term survival in patients with initially unexplained cardiomyopathy. N Engl J Med 2000; 342: 1077–1084

[278] Flachskampf FA, Breithardt OA, Daniel WG. Stellenwert des Gewebe-Dopplers in der Frühdiagnostik von Kardiomyopathien. Herz 2007; 32: 89–96

[279] Green JJ, Berger JS, Kramer CM et al. Prognostic value of late gadolinium enhancement in clinical outcomes for hypertrophic cardiomyopathy (2012). JACC Cardiovasc Imaging 2013; 5: 370–377

[280] Grothoff M, Pachowsky M, Hoffmann J et al. Value of cardiovascular MR in diagnosing left ventricular non-compaction cardiomyopathy and in discriminating between other cardiomyopathies. Eur Radiol 2012; 22: 2699–2709

[281] Gutberlet M. Cardiac magnetic resonance imaging: from imaging to diagnosis. Radiologe 2013; 53: 1033–1052

[282] Hansen MW, Merchant N. MRI of hypertrophic cardiomyopathy: Part I, MRI appearences. AJR 2007; 189: 1335–1343

[283] Hansen MW, Merchant N. MRI of hypertrophic cardiomyopathy: Part II, Differential diagnosis, risk stratification, and posttreatment MRI appearances. AJR 2007; 189: 1344–1352

[284] Ho CY, Sweitzer NK, McDonough B et al. Assessment of diastolic function with tissue Doppler imaging to predict genotype in preclinical hypertrophic cardiomyopathy. Circulation 2002; 105: 2992–2997

[285] Jenni R, Oechslin E, Schneider J et al. Echocardiographic and pathoanatomical characteristics of isolated left ventricular non-compaction: a step towards classification as a distinct cardiomyopathy. Heart 2001; 86: 666–671

[286] Koikkalainen JR, Antila M, Lötjönen LMP et al. Early familial dilated cardiomyopathy: identification with determination of disease state parameter from cine MRI data. Radiology 2008; 249: 88–96

[287] Lilje C, Rázek V, Joyce JJ et al. Complications of non-compaction of the left ventricular myocardium in a paediatric population: a prospective study. Eur Heart J 2006; 27: 1855–1860

[288] McMahon CJ, Nagueh SF, Eapen RS et al. Echocardiographic predictors of adverse clinical events in children with dilated cardiomyopathy: a prospective clinical study. Heart 2004; 90: 908–915

[289] McMahon CJ, Nagueh SF, Pignatelli RH et al. Characterization of left ventricular diastolic function by tissue Doppler imaging and clinical status in children with hypertrophic cardiomyopathy. Circulation 2004; 109: 1756–1762

[290] Malhotra R, Mason PK. Lamin A/C deficiency as a cause of familial dilated cardiomyopathy. Curr Opin Cardiol 2009; 24: 203–208

[291] Marcus FI, McKenna WJ, Sherrill D et al. Diagnosis of arrhythmogenic right ventricular cardiomyopathy/dysplasia: proposed modification of the task force criteria. Circulation 2010; 121: 1533–1541

[292] Maron BJ, Towbin JA, Thiene G et al. Contemporary definitions and classification of the cardiomyopathies. An AHA scientific statement from the council on clinical cardiology, heart failure and transplantation committee; quality of care and outcomes research and functional genomics and translational biology interdisciplinary working groups; and council on epidemiology and prevention. Circulation 2006; 113: 1807–1816

[293] Mogensen J, Arbustini E. Restrictive cardiomyopathy. Curr Opin Cardiol 2009; 24: 214–220

[294] Morrow AG, Fogarty TJ, Hannah H 3 rd et al. Operative treatment in idiopathic hypertrophic subaortic stenosis. Techniques and the results of preoperative and postoperative clinical and hemodynamic assessments. Circulation 1968; 37: 589–596

[295] Nihoyannopoulos P, McKenna WJ. Hypertrophic cardiomyopathy. In: Roelandt JRTC, Sutherland GR, Iliceto S, eds. Cardiac Ultrasound. Edinburgh: Churchill Livingstone; 1993: 371–389

[296] Olivotto I, Maron MS, Autore C et al. Assessment and significance of left ventricular mass by cardiovascular magnetic resonance in hypertrophic cardiomyopathy. J Am Coll Cardiol 2008; 52: 559–566

[297] Ommen SR, Shah PM, Tajik AJ. Left ventricular outflow tract obstruction in hypertrophic cardiomyopathy: past, present and future. Heart 2008; 94: 1276–1281

[298] Pasotti M, Klersy C, Pilotto A et al. Long-term outcome and risk stratification in dilated cardiomyopathies. J Am Coll Cardiol 2008; 52: 1250–1260

[299] Petersen SE, Selvanayagam JB, Francis JM et al. Differentiation of athlete's heart from pathological forms of cardiac hypertrophy by means of geometric indices derived from cardiovascular magnetic resonance. J Cardiovasc Magn Reson 2005; 7: 551–558

[300] Petersen SE, Selvanayagam JB, Wiesmann F et al. Left ventricular noncompaction. Insights from cardiovascular magnetic resonance imaging. J Am Coll Cardiol 2005; 46: 101–105

[301] Puntmann VO, Voigt T, Chen Z et al. Native T 1 mapping in differentiation of normal myocardium from diffuse disease in hypertrophic and dilated cardiomyopathy. JACC Cardiovasc Imaging 2013; 6: 475–484

[302] Rickers C, Wilke NM, Jerosch-Herold M et al. Utility of cardiac magnetic resonance imaging in the diagnosis of hypertrophic cardiomyopathy. Circulatio 2005; 112: 855–861

[303] Sasse-Klaassen S, Probst S, Gerull B et al. Novel gene locus for autosomal dominant left ventricular noncompaction maps to chromosome 11p15. Circulation 2004; 109: 2720–2723

[304] Schmaltz AA. Hypertrophe Kardiomyopathie. In: Apitz J, Hrsg. Pädiatrische Kardiologie. Steinkopff: Darmstadt; 2002: 260–264

[305] Shaddy RE, Boucek MM, Hsu DT et al. Carvedilol for children and adolescents with heart failure: a randomized controlled trial. JAMA 2007; 298: 1171–1179

[306] Shah JS, Esteban MTT, Thaman R et al. Prevalence of exercise-induced left ventricular outflow tract obstruction in symptomatic patients with non-obstructive hypertrophic cardiomyopathy. Heart 2008; 94: 1288–1294

[307] Sigwart U. Non-surgical myocardial reduction for hypertrophic obstructive cardiomyopathy. Lancet 1995; 346: 211–214

[308] Towbin JA, Lowe AM, Colan SD et al. Incidence, causes, and outcomes of dilated cardiomyopathy in children. JAMA 2006; 296: 1867–1876

[309] Wu KC, Weiss RG, Thiemann DR et al. Late Gadolinium enhancement by cardiovascular magnetic resonance heralds an adverse prognosis in nonischemic cardiomyopathy. J Am Coll Cardiol 2008; 51: 2414–2421

▸ Kapitel 4.6.2

[310] Badorff C, Lee GH, Lamphear BJ et al. Enteroviral protease 2A cleaves dystrophin: evidence of cytoskeletal disruption in an acquired cardiomyopathy. Nat Med 1999; 5: 320–326

[311] Bowles NE, Ni J, Kearney DL et al. Detection of viruses in myocardial tissues of polymerase chain reaction: Evidence of adenovirus as a common cause of myocarditis in children and adults. J Am Coll Cardiol 2003; 42: 466–472

[312] Canter CE, Simpson KP. Diagnosis and treatment of myocarditis in children in the current era. Circulation 2014; 129: 115–128

[313] Cooper LT, Baughman KL, Feldman AM et al. The role of endomyocardial biopsy in the management of cardiovascular disease: a scientific statement from the American Heart Association, the Amercan College of Cardiology and the European Society of Cardiology. J Am Coll Cardiol 2007; 50: 1914–1931

[314] Drucker NA, Colan SD, Lewis AB et al. γ-Globulin treatment of acute myocarditis in the pediatric population. Circulation 1994; 89: 252–257

[315] Felix SB, Staudt A, Baumann G. Immunoadsorption as a new therapeutic principle for treatment of dilated cardiomyopathy. Eur Heart J 2002; Suppl. 4: 163–168

[316] Felker GM, Boehmer JP, Hruban RH et al. Echocardiographic findings in fulminant and acute myocarditis. J Am Coll Cardiol 2000; 36: 227–232

[317] Friedrich MG, Sechtem U, Schulz-Menger J et al. Cardiovascular magnetic resonance in myocarditis: a JACC white paper. J Am Coll Cardiol 2009; 53: 1475–1487

[318] Frustaci A, Chimenti C, Calabrese F et al. Immunosuppressive therapy of active lymphocytic myocarditis virological and immunologic profile of responders versus non-responders. Circulation 2003; 107: 857–863

[319] Gagliardi MG, Bevilacqua M, Di Renzi P et al. Usefulness of magnetic resonance imaging for diagnosis of acute myocarditis in infants and children, and comparison with endomyocardial biopsy. Am J Cardiol 1991; 68: 1089–1091

[320] Ghelani SJ, Spaeder MC, Pastor W et al. Demographics, trends, and outcomes in pediatric acute myocarditis in the United States, 2006 to 2011. Circ Cardiovasc Qual Outcomes 2012; 5: 622–627

[321] Gutberlet M, Lücke C, Krieghoff C et al. MRI for myocarditis. Radiologe 2013; 53 (1): 30–37

[322] Gutberlet M, Spors B, Thoma T et al. Suspected chronic myocarditis at cardiac MR: diagnostic accuracy and association with immunohistologically detected inflammation and viral persistence. Radiology 2008; 246: 401–409

[323] Kandolf R. Myokarditis-Diagnostik. Dtsch Med Wochenschr 2011; 136: 829–835

[324] Kececioglu D, Gehrmann J, Mugler M et al. Myokarditis simuliert akuten Myokardinfarkt im Säuglingsalter. Herz Kreislauf 1993; 25: 353–355

[325] Klingel K, Sauter M, Bock CT et al. Molecular pathology of inflammatory cardiomyopathy. Med Microbiol Immunol 2003; 193: 101–107

[326] Kühl U, Pauschinger M, Schwimmbeck PL et al. Interferon-β treatment eliminates cardiotropic virus and improves left ventricular function in patients with myocardial persistence of viral genomes and left ventricular dysfunction. Circulation 2003; 107: 2793–2798

[327] Lauer, B, Niederau C, Kuhl U et al. Cardiac troponin T in patients with clinically suspected myocarditis. J Am Coll Cardiol 1997; 5: 1354–1359

[328] Liu PP, Yan AT. Cardiovascular magnetic resonance for the diagnosis of acute myocarditis. J Am Coll Cardiol 2005; 45: 1823 - 1825

[329] Lurz P, Eitel I, Adam J et al. Diagnostic performance of CMR imaging compared with EMB in patients with suspected myocarditis. JACC Cardiovasc Imaging 2012; 5: 513–524

[330] Lurz P, Eitel I, Klieme B et al. The potential additional diagnostic value of assessing for pericardial effusion on cardiac magnetic resonance imaging in patients with suspected myocarditis. Eur Heart J Cardiovasc Imaging 2014; 15: 643–650

[331] Lurz P, Luecke C, Eitel I et al. J Am Coll Cardiol 2016; 67: 1800–1811

[332] Maisch B, Hufnagel G, Schönian U et al. The European study of epidemiology and treatment of cardiac inflammatory disease (ESETCID). Eur Heart J 1995; 16 (Suppl. O): 173–175

[333] Mason JW, O'Conell JB, Herskowitz A et al. A clinical trial of immunosuppressive therapy for myocarditis. N Engl J Med 1995; 333: 269–275

[334] Mendes LA, Dec GW, Picard MH et al. Right ventricular dysfunction: an independent predictor or adverse outcome in patients with myocarditis. Am Heart J 1994; 128: 301–307

[335] Paul T, Tschöpe C, Kandolf R. DGPK-Leitlinie – Myokarditis im Kindesalter (S2). 2016; S. 219–226

[336] Schmaltz AA, Demel KP, Kallenberg R et al. Immunosuppressive therapy of chronic myocarditis in children: three cases and the design of a randomized prospective trial of therapy. Pediatr Cardiol 1998; 19: 235–239

[337] Stiller B, Dähnert I, Wenig YG et al. Children may survive severe myocarditis with prolonged use of biventricular assist devices. Heart 1999; 82: 237–240

[338] Wang JN, Tsai YC, Lee WL et al. Complete atrioventricular block following myocarditis in children. Pediatr Cardiol 2002; 23: 518–521

[339] Wojnicz R, Nowalany-Kozielska E, Wojciechowska C et al. Randomized, placebo-controlled study for immunosuppressive treatment of inflammatory dilates cardiomyopathy: two-year follow-up results. Circulation 2001; 104: 4–6

▸ Kapitel 4.6.3

[340] Baer AZ, Rubin LG, Shapiro CA et al. Prevalence of coronary artery lesions on the initial echocardiogram in Kawasaki syndrome.. Arch Pediatr Adolesc Med 2006; 160: 686–690

[341] Chu WC, Mok GC, Lam WW et al. Assessment of coronary artery aneurysms in paediatric patients with KD by multi-detector row CT angiography: feasibility and comparison with 2D echocardiography. Pediatr Radiol 2006; 36 (11): 1148–1153

[342] Council on Cardiovascular Disease in the Young, Committee on Rheumatic Fever, Endocarditis, and Kawasaki Disease, American Heart Association. Diagnostic Guidelines for Kawasaki Disease. Circulation 2001; 103 (2): 335–336

[343] Dajani AS, Taubert KA, Gerber MA et al. Diagnosis and therapy of Kawasaki disease in children. Circulation 1993; 87 (5): 1776–1780

[344] Dajani AS, Taubert KA, Takahashi M et al. Guidelines for long-term management of patients with Kawasaki disease. Report from the Committee on Rheumatic Fever, Endocarditis, and Kawasaki Disease, Council on Cardiovascular Disease in the Young, American Heart Association. Circulation 1994; 89 (2): 916–922

[345] Geva T, Kreutzer J, Crawford MH et al. Diagnostic pathways for evaluation of congenital heart disease. Cardiology 2001: 7–41

[346] Greil GF, Seeger A, Miller S et al. Coronary magnetic resonance angiography and vessel wall imaging in children with Kawasaki disease. Pediatr Radiol 2007; 37 (7): 666–673

[347] Greil GF, Stuber M, Botnar RM et al. Coronary magnetic resonance angiography in adolescents and young adults with kawasaki disease. Circulation 2002; 105 (8): 908–911

[348] Hiraishi S, Misawa H, Takeda N et al. Transthoracic ultrasonic visualization of coronary aneurysm, stenosis, and occlusion in Kawasaki disease. Heart 2000; 83: 400–405

[349] Jan SL, Hwang B, Fu YC et al. Comparison of 201Tl SPECT and treadmill exercise testing in patients with Kawasaki disease. Nucl Med Commun 2000; 21: 431–435

[350] Kato H, Inoue O, Kawasaki T et al. Adult coronary artery disease probably due to childhood Kawasaki disease. Lancet 1992 (340): 1127–1129

[351] Kato H, Sugimura T, Akagi T et al. Long-term consequences of Kawasaki disease. A 10- to 21-year follow-up study of 594 patients. Circulation 1996; 94 (6): 1379–1385

[352] Kawasaki T. Acute febrile mucocutaneous syndrome with lymphoid involvement with specific desquamation of the fingers and toes in children. Arerugi 1967; 16 (3): 178–222

[353] Mavrogeni S, Papadopoulos G, Hussain T et al. The emerging role of cardiovascular magnetic resonance in the evaluation of kawasaki disease. Int J Cardiovasc Imaging 2013; 29 (8): 1787–1798

[354] Newburger JW, Fulton DR. Kawasaki disease. Curr Opin Pediatr 2004; 16 (5): 508–514

[355] Newburger JW, Takahashi M, Beiser AS et al. A single intravenous infusion of gamma globulin as compared with four infusions in the treatment of acute Kawasaki syndrome. N Engl J Med 1991; 324 (23): 1633–1639

[356] Newburger JW, Takahashi M, Burns JC et al. The treatment of Kawasaki syndrome with intravenous gamma globulin. N Engl J Med 1986; 315 (6): 341–347

[357] Newburger JW, Takahashi M, Gerber MA et al. A statement for health professionals from the Committee on Rheumatic Fever, Endocarditis, and Kawasaki Disease, Council on Cardiovascular Disease in the Young, American Heart Association. Pediatrics 2004; 114: 1708–1733

[358] Newburger JW, Takahashi M, Gerber MA et al. Diagnosis, treatment, and long-term management of Kawasaki disease: a statement for health professionals from the Committee on Rheumatic Fever, Endocarditis and Kawasaki Disease, Council on Cardiovascular Disease in the Young, American Heart Association. Circulation 2004; 110 (17): 2747–2771

[359] Newburger JW, Takahashi M, Gerber MA et al. Diagnosis, treatment, and long-term management of Kawasaki disease: a statement for health professionals from the Committee on Rheumatic Fever, Endocarditis, and Kawasaki Disease, Council on Cardiovascular Disease in the Young, American Heart Association. Pediatrics 2004; 114 (6): 1708–1733

[360] Sohn S, Kim HS, Lee SW. Multidetector row computed tomography for follow-up of patients with coronary artery aneurysms due to Kawasaki disease. Pediatr Cardiol 2004; 25: 35–39

[361] Taubert KA, Rowley AH, Shulman ST. Seven-year national survey of Kawasaki disease and acute rheumatic fever. Pediatr Infect Dis J 1994; 13: 704–708

[362] Vitiello R, McCrindle BW, Nykanen D et al. Complications associated with pediatric cardiac catheterization. JACC 1998; 32 (5): 1433–1440

[363] Yoshikawa H, Nomura Y, Masuda K et al. Four cases of kawasaki syndrome complicated with myocarditis. Circ J 2006; 70: 202–205

▸ Kapitel 4.6.4

[364] Ahimastos AA, Aggarwal A, D'Orsa KM et al. Effect of perindopril on large artery stiffness and aortic root diameter in patients with Marfan syndrome: a randomized controlled trial. JAMA 2007; 298 (13): 1539–1547

[365] Alpendurada F, Wong J, Kiotsekoglou A et al. Evidence for Marfan cardiomyopathy. Eur J Heart Fail 2010; 12 (10): 1085–1091

[366] Baumgartner H, Bonhoeffer P, De Groot NM et al. ESC/DGK Pocket-Leitlinien: Leitlinien für die Behandlung von Erwachsenen mit angeborenen Herzfehlern. Adaptiert von den ESC Guidelines for the Management of Grown-up Congenital Heart Disease (new version 2010). Eur Heart J 2010; 31: 2915–2957

[367] Benedetto U, Melina G, Takkenberg JJ et al. Surgical management of aortic root disease in Marfan syndrome: a systematic review and meta-analysis. Heart 2011; 97 (12): 955–958

[368] Bentall H, De Bono A. A technique for complete replacement of the ascending aorta. Thorax 1968; 23 (4): 338–339

[369] Bhudia SK, Troughton R, Lam BK et al. Mitral valve surgery in the adult Marfan syndrome patient. Ann Thorac Surg 2006; 81 (3): 843–848

[370] Brookes BS, Habashi JP, Judge DP et al. Angiotensin II blockade and aortic-root dilation in Marfan's syndrome. N Engl J Med. 2008, 358: 2787–2795

[371] Danyi P, Elefteriades JA, Jovin IS. Medical therapy of thoracic aortic aneurysms: Are we there yet? Circulation 2011; 124 (13): 1469–1476

[372] De Backer JF, Devos D, Segers P et al. Primary impairment of left ventricular function in Marfan syndrome. Int J Cardiol 2006; 112 (3): 353–358

[373] De Paepe A, Devereux RB, Dietz HC et al. Revised diagnostic criteria for the Marfan syndrome. Am J Med Genet 1996; 62 (4): 417–426

[374] Detaint D, Faivre L, Collod-Beroud G et al. Cardiovascular manifestations in men and women carrying a FBN1 mutation. Eur Heart J 2010; 31 (18): 2223–2229

[375] Dormand H, Mohiaddin RH. Cardiovascular magnetic resonance in Marfan syndrome. J Cardiovasc Magn Res 2013; 15: 33

[376] Fujiseki Y, Okuno K, Tanaka M et al. Myocardial involvement in the Marfan syndrome. Jap Heart J 1985; 26 (6): 1043–1050

[377] Gott VL, Greene PS, Alejo DE et al. Replacement of the aortic root in patients with Marfan's syndrome. N Engl J Med 1999; 340 (17): 1307–1313

[378] Ho NC, Tran JR, Bektas A. Marfan's syndrome. Lancet 2005; 366 (9501): 1978–1981

[379] Jondeau G, Michel JB, Boileau C. The translational science of Marfan syndrome. Heart 2011; 97 (15): 1206–1214

[380] Kainulainen K, Pulkkinen L, Savolainen A et al. Location on chromosome 15 of the gene defect causing Marfan syndrome. N Engl J Med 1990; 323 (14): 935–939

[381] Kaiser T, Kellenberger CJ, Albisetti M et al. Normal values for aortic diameters in children and adolescents – assessment in vivo by contrast-enhanced CMR-angiography. J Cardiovasc Magn Reson 2008; 10: 56

[382] Keane MG, Pyeritz RE. Medical management of Marfan syndrome. Circulation 2008; 117 (21): 2802–2813

[383] Kiotsekoglou A, Sutherland GR, Moggridge JC et al. Impaired right ventricular systolic function demonstrated by reduced atrioventricular plane displacement in adults with Marfan syndrome. Eur J Echocardiogr 2009; 10 (2): 295–302

[384] Krause KJ. Marfan syndrome: literature review of mortality studies. J Insur Med 2000; 32 (2): 79–88

[385] Li H, Tanaka K, Anzai H et al. Influence of pre-existing donor atherosclerosis on the development of cardiac allograft vasculopathy and outcomes in heart transplant recipients. J Am Coll Cardiol 2006; 47 (12): 2470–2476

[386] Loeys BL, Dietz HC, Braverman AC et al. The revised Ghent nosology for the Marfan syndrome. J Med Genet 2010; 47 (7): 476–485

[387] Mc KV. The cardiovascular aspects of Marfan's syndrome: a heritable disorder of connective tissue. Circulation 1955; 11 (3): 321–342

[388] Meijboom LJ, Groenink M, van der Wall EE et al. Aortic root asymmetry in marfan patients; evaluation by magnetic resonance imaging and comparison with standard echocardiography. Int J Card Imaging 2000; 16 (3): 161–168

[389] Murdoch JL, Walker BA, Halpern BL et al. Life expectancy and causes of death in the Marfan syndrome. N Engl J Med 1972; 286 (15): 804–808

[390] Potthast S, Mitsumori L, Stanescu LA et al. Measuring aortic diameter with different MR techniques: comparison of three-dimensional (3D) navigated steady-state free-precession (SSFP), 3D contrast-enhanced magnetic resonance angiography (CE-MRA), 2D T2 black blood, and 2D cine SSFP. J Magn Res Imaging 2010; 31 (1): 177–184

[391] Pyeritz RE, McKusick VA. The Marfan syndrome: diagnosis and management. N Engl J Med 1979; 300 (14): 772–777

[392] Robinson PN, Godfrey M. The molecular genetics of Marfan syndrome and related microfibrillopathies. J Med Genet 2000; 37 (1): 9–25

[393] Saleh RS, Finn JP, Fenchel M et al. Cardiovascular magnetic resonance in patients with pectus excavatum compared with normal controls. J Cardiovasc Magn Reson 2010; 12: 73

[394] Shiga T, Wajima Z, Apfel CC et al. Diagnostic accuracy of transesophageal echocardiography, helical computed tomography, and magnetic resonance imaging for suspected thoracic aortic dissection: systematic review and meta-analysis. Arch Intern Med 2006; 166 (13): 1350–1356

[395] Shores J, Berger KR, Murphy EA et al. Progression of aortic dilatation and the benefit of long-term beta-adrenergic blockade in Marfan's syndrome. N Engl J Med 1994; 330 (19): 1335–1341

[396] Sievers HH, Misfeld M. Erworbene Vitien der Aortenklappe. In: Ziemer G, Haverich A, Hrsg. Herzchirurgie. Berlin: Springer; 2009

[397] Silverman DI, Gray J, Roman MJ et al. Family history of severe cardiovascular disease in Marfan syndrome is associated with increased aortic diameter and decreased survival. J Am Coll Cardiol 1995; 26 (4): 1062–1067

[398] Treasure T. Elective replacement of the aortic root in Marfan's syndrome. Br Heart J 1993; 69 (2): 101–103

[399] Treasure T. The evolution of aortic root surgery for Marfan syndrome. Int Cardiovasc Thorac Surg 2010; 10 (3): 353–355

[400] Underwood MJ, El Khoury G, Deronck D et al. The aortic root: structure, function, and surgical reconstruction. Heart 2000; 83 (4): 376–380

[401] Yetman AT, Bornemeier RA, McCrindle BW. Long-term outcome in patients with Marfan syndrome: Is aortic dissection the only cause of sudden death? J Am Coll Cardiol 2003; 41 (2): 329–332

▸ Kapitel 4.6.5

[402] Aboulhosn J, Child JS. Left ventricular outflow obstruction: subaortic stenosis, bicuspid aortic valve, supravalvar aortic stenosis, and coarctation of the aorta. Circulation 2006; 114 (22): 2412–2422

[403] Adams GN, Schmaier AH. The Williams-Beuren Syndrome-a window into genetic variants leading to the development of cardiovascular disease. PLoS genetics 2012; 8 (2): e1 002 479

[404] Beuren AJ, Apitz J, Harmjanz D. Supravalvular aortic stenosis in association with mental retardation and a certain facial appearance. Circulation 1962; 26: 1235–1240

[405] Bouchireb K, Boyer O, Bonnet D et al. Clinical features and management of arterial hypertension in children with Williams-Beuren syndrome. Nephrol Dial Transplant 2010; 25 (2): 434–438

[406] Brown JW, Ruzmetov M, Vijay P et al. Surgical repair of congenital supravalvular aortic stenosis in children. Eur J Cardiothor Surg 2002; 21 (1): 50–56

[407] Collins RT 2nd. Cardiovascular disease in Williams syndrome. Circulation 2013; 127 (21): 2125–2134

[408] Collins RT 2nd, Aziz PF, Swearingen CJ et al. Relation of ventricular ectopic complexes to QTc interval on ambulatory electrocardiograms in Williams syndrome. Am J Cardiol 2012; 109 (11): 1671–1676

[409] Collins RT 2nd, Kaplan P, Somes GW et al. Cardiovascular abnormalities, interventions, and long-term outcomes in infantile Williams syndrome. J Pediatr 2010; 156 (2): 253–258

[410] Del Pasqua A, Rinelli G, Toscano A et al. New findings concerning cardiovascular manifestations emerging from long-term follow-up of 150 patients with the Williams-Beuren-Beuren syndrome. Cardiol Young 2009; 19 (6): 563–567
[411] Deo SV, Burkhart HM, Schaff HV et al. Late outcomes for surgical repair of supravalvar aortic stenosis. Ann Thorac Surg 2012; 94 (3): 854–859
[412] Ewart AK, Jin W, Atkinson D et al. Supravalvular aortic stenosis associated with a deletion disrupting the elastin gene. J Clin Investig 1994; 93 (3): 1071–1077
[413] Hickey EJ, Jung G, Williams WG et al. Congenital supravalvular aortic stenosis: defining surgical and nonsurgical outcomes. Ann Thorac Surg 2008; 86 (6): 1919–1927; discussion 1927
[414] Karnik SK, Brooke BS, Bayes-Genis A et al. A critical role for elastin signaling in vascular morphogenesis and disease. Development 2003; 130 (2): 411–423
[415] Kaushal S, Backer CL, Patel S et al. Midterm outcomes in supravalvular aortic stenosis demonstrate the superiority of multisinus aortoplasty. Ann Thorac Surg 2010; 89 (5): 1371–1377
[416] Kitchiner D, Jackson M, Malaiya N et al. Incidence and prognosis of obstruction of the left ventricular outflow tract in Liverpool (1960–91): a study of 313 patients. Brit Heart J 1994; 71 (6): 588–595
[417] Kumar A, Stalker HJ, Williams CA. Concurrence of supravalvular aortic stenosis and peripheral pulmonary stenosis in three generations of a family: a form of arterial dysplasia. Am J Med Genet 1993; 45 (6): 739–742
[418] Pober BR. Williams-Beuren syndrome. N Engl J Med 2010; 362 (3): 239–252
[419] Stromme P, Bjornstad PG, Ramstad K. Prevalence estimation of Williams syndrome. J Child neurol 2002; 17 (4): 269–271
[420] Wessel A, Gravenhorst V, Buchhorn R et al. Risk of sudden death in the Williams-Beuren syndrome. Am J Med Genet 2004; 127A (3): 234–237
[421] Williams JC, Barratt-Boyes BG, Lowe JB. Supravalvular aortic stenosis. Circulation 1961; 24: 1311–1318
[422] Wren C, Oslizlok P, Bull C. Natural history of supravalvular aortic stenosis and pulmonary artery stenosis. J Am Coll Cardiol 1990; 15 (7): 1625–1630
[423] Yilmaz AT, Arslan M, Ozal E et al. Coronary artery aneurysm associated with adult supravalvular aortic stenosis. Ann Thorac Surg 1996; 62 (4): 1205–1207

► Kapitel 4.6.6

[424] Chung ES, Leon AR, Tavazzi L et al. Results of the predictors of response to CRT (PROSPECT) trial. Circulation 2008; 117: 2608–2616
[425] Epstein AE, Dimarco JP, Ellenbogen KA et al. ACC/AHA/HRS 2008 Guidelines for device-based therapy of cardiac rhythm abnormalities: a report of the American College of Cardiology/American Heart Association Task Force on Practice Guidelines (Writing Committee to revise the ACC/AHA/NASPE 2002 Guideline Update for Implantation of Cardiac Pacemakers and Antiarrhythmia Devices) developed in collaboration with the American Association for Thoracic Surgery and Society of Thoracic Surgeons. J Am Coll Cardiol 2008; 51: e1–e62
[426] Falkensammer CB, Paul J, Huhta JC. Fetal congestive heart failure: correlation of Tei-index and Cardiovascular-score. J Perinat Med 2001; 29: 390–398
[427] Hawkins NM, Petrie MC, MacDonald MR et al. Selecting patients for cardiac resynchronization therapy: electrical or mechanical dyssynchrony? Eur Heart J 2006; 27: 1270–1281
[428] Kass DA. An epidemic of dyssynchrony: But what does it mean? J Am Coll Cardiol 2008; 51: 12–17
[429] Maron BJ, McKenna WJ, Danielson GK et al. American College of Cardiology/European Society of Cardiology clinical expert consensus document on hypertrophic cardiomyopathy. A report of the American College of Cardiology Foundation Task Force on Clinical Expert Consensus Documents and the European Society of Cardiology Committee for Practice Guidelines. J Am Coll Cardiol 2003; 42: 1687–1713
[430] Suffoletto MS, Dohi K, Cannesson M et al. Novel speckle-tracking radial strain from routine black-and-white echocardiographic images to quantify dyssynchrony and predict response to cardiac resynchronisation therapy. Circulation 2006; 113: 960–968
[431] Swedberg K, Cleland J, Dargie H et al.; Task Force for the Diagnosis and Treatment of Chronic Heart Failure of the European Society of Cardiology. Guidelines for the diagnosis and treatment of chronic heart failure: executive summary (update 2005). Eur Heart J 2005; 26: 1115–1140
[432] Wu J, Pflaumer A, Deisenhofer I et al. Mapping of intraatrial reentrant tachycardias by remote magnetic navigation in patients with d-transposition of the great arteries after mustard or senning procedure. J Cardiovasc Electrophysiol 2008; 19: 1153–1159
[433] Yu CM, Zhang Q, Fung JW et al. A novel tool to assess systolic asynchrony and identify responders of cardiac resynchronization therapy by tissue synchronization imaging. J Am Coll Cardiol 2005; 45: 677–684

5 Normwerte und Formeln

Hashim Abdul-Khaliq, Petra Böttler u. Samir Sarikouch

5.1 Vorbemerkungen

Das Normwertekapitel in diesem Buch soll nur einen kurzen Überblick über gängige Normwertetabellen vermitteln. Die grundsätzliche Problematik von Normwerten, die zahlreichen patienten-, aber auch geräte- und untersucherabhängigen Einflussfaktoren unterworfen sind, sollte jedem Anwender grundsätzlich immer bewusst sein. Normwerteangaben für Kinder und Jugendliche sind insgesamt seltener als für Erwachsene oder aber, z. B. für die neueren MR-Methoden, wie das T1-, T2-Mapping und die Bestimmung der extrazellulären Volumenfraktion, noch gar nicht vorhanden. Für die Erwachsenen soll an dieser Stelle auf die Literatur [9] verwiesen werden.

Es gilt allerdings von der gewählten Methode und vom verwendeten Algorithmus unabhängig, dass insbesondere bei Kindern und Jugendlichen nicht die absoluten Werte, sondern indizierte, in der Regel auf die Körperoberfläche bezogene Normwerte verwendet werden und für Verlaufskontrollen immer dieselben Methoden und Protokolle Anwendung finden sollten. Für Kinder hat sich für die Körperoberflächenbestimmung die Berechnungsformel nach DuBois [6] [13] bewährt. Des Weiteren muss bei den volumetrischen Angaben auf die Einbeziehung der Trabekel und Papillarmuskeln zur Muskelmasse und auf deren Exklusion bei den Volumenangaben geachtet werden [9]. Neben den von den Fachgesellschaften wie der DGPK [7] [19] herausgegebenen Leitlinien zur Qualitätssicherung und Normwerten werden zukünftig vor allem Online-basierte, ständig aktualisierte große Datenbanken, wie z. B. der Z-Scores of Cardiac Structures, Detroit [14] [15], der auf Daten von 782 Patienten aus dem Children's Hospital of Michigan beruht, zur Nutzung von Normwertetabellen herangezogen werden. Zur Bestimmung der Normwerte werden dazu auf der Website der Z-Scores of Cardiac Structures in einer Eingabemaske die Körpergröße und das Körpergewicht eingegeben. Dann kann ausgewählt werden, mit welchem von 5 verschiedenen Berechnungsalgorithmen (Boyd, DuBois, Gehan & George, Haycock, Mosteller) die Körperoberfläche (dort angegeben als „BSA", Akronym für „Body Surface Area") bestimmt werden soll oder ob sie nur aus dem Körpergewicht abgeschätzt werden soll. Anschließend können für die unterschiedlichsten Parameter die gemessenen Werte eingegeben werden, für die die Website dann die Z-Scores berechnet. Einige Autoren bevorzugen bei Kindern für die Körperoberflächenbestimmung jedoch die Berechnungsformel nach Mosteller [6] [13]. Eine andere Quelle von Normwerten sind große Registries, wie das Kompetenznetz für Angeborene Herzfehler [10] [16] [17] [18]. Auf beide Quellen wird auch in diesem Kapitel zum Teil zurückgegriffen.

> **Merke** M!
>
> Der Z-Score ist ein Maß dafür, um wie viele Standardabweichungen ein gemessener Wert vom Mittelwert einer Stichprobe (hier Normkollektiv!) abweicht.

Der Z-Score wird nach folgender Formel berechnet [6]:

$$Z = \frac{X - \mu}{\sigma}$$

mit

Z = standardisierte Zufallsvariable

X = Zufallsvariable

μ = Mittelwert oder „erwarteter" Wert der Stichprobe (bzw. des Normkollektivs)

σ = Standardabweichung der Stichprobe bzw. des Normkollektivs

Ein negativer Z-Wert bedeutet, dass der gemessene Wert kleiner als der Mittelwert ist, ein positiver Z-Wert, dass der gemessene Wert größer als der Mittelwert ist.

5.2 Normwerte und Formeln für die Echokardiografie

5.2.1 Normwerte

Kardiovaskuläre Parameter im M-Mode der transthorakalen Echokardiografie (▶ Tab. 5.1, ▶ Tab. 5.2 u. ▶ Tab. 5.3).

Tab. 5.1 Diameterreferenzwerte in Abhängigkeit von der Körperoberfläche. Durchmesserangaben als Mittelwert ± 2 Standardabweichungen [7] [19].

Körperoberfläche (m^2)	RVWd (mm)	RVDd (mm)	IVSd (mm)	LVDd (mm)	PWd (mm)	AOd (mm)	LAs (mm)
0,25	2,6 ± 1,2	8,7 ± 4,5	3,8 ± 1,4	20,0 ± 3,6	3,6 ± 1,0	10,4 ± 2,4	14,0 ± 3,5
0,30	2,7 ± 1,1	8,7 ± 4,4	3,9 ± 1,4	22,9 ± 3,9	4,1 ± 1,3	11,3 ± 2,3	15,3 ± 3,8
0,40	2,7 ± 1,1	8,9 ± 4,5	4,1 ± 1,5	26,0 ± 5,0	4,2 ± 1,3	12,9 ± 2,0	16,8 ± 3,8
0,50	2,8 ± 1,1	9,3 ± 4,5	4,3 ± 1,6	29,0 ± 5,6	4,6 ± 1,5	14,9 ± 2,7	18,7 ± 4,2
0,60	2,8 ± 1,1	9,6 ± 4,4	4,8 + 1,5	31,6 ± 5,6	4,8 ± 1,5	15,6 ± 2,8	20,1 ± 4,0
0,70	2,8 ± 1,1	10,1 ± 4,4	5,0 ± 1,5	33,9 ± 6,5	5,2 ± 1,7	16,9 ± 3,4	21,2 ± 5,0
0,80	2,8 ± 1,1	10,5 ± 4,7	5,2 ± 1,6	35,8 ± 6,2	5,7 ± 2,1	17,9 ± 3,4	22,5 ± 6,0
0,90	2,8 ± 1,1	11,0 ± 4,6	5,6 ± 1,8	37,1 ± 6,1	5,9 ± 2,2	18,7 ± 3,6	23,2 ± 6,2
1,00	2,8 + 1,1	11,2 ± 4,8	5,8 ± 1,8	38,5 ± 6,8	5,9 ± 2,2	19,9 ± 3,6	25,0 ± 5,8
1,10	2,9 ± 1,1	11,8 ± 4,4	6,2 ± 1,9	39,4 ± 6,9	6,3 ± 2,4	20,9 ± 3,4	25,2 ± 5,7
1,20	2,9 ± 1,1	12,4 ± 4,8	6,5 ± 1,8	41,7 ± 6,2	6,6 ± 2,5	21,0 ± 3,5	26,0 ± 5,1
1,30	3,0 ± 1,1	13,5 ± 5,0	6,6 ± 1,8	42,4 ± 6,6	6,9 ± 2,6	21,7 ± 4,2	27,3 ± 5,6
1,40	3,0 ± 1,1	14,0 ± 5,0	6,7 ± 1,8	43,3 ± 6,0	6,9 ± 2,6	22,7 ± 4,8	28,2 ± 5,4
1,50	3,1 ± 1,2	15,6 ± 5,6	7,4 ± 2,2	45,4 ± 6,4	7,7 ± 2,8	23,6 ± 5,4	29,9 ± 6,2
1,75	3,1 ± 1,2	16,5 ± 6,2	8,0 ± 2,4	46,8 ± 6,0	8,1 ± 3,0	24,4 ± 6,2	30,4 ± 6,6
2,00	3,1 ± 1,2	17,5 ± 6,0	8,3 ± 2,5	53,4 ± 8,0	8,1 ± 3,0	27,4 ± 4,4	32,5 ± 8,8

AOd = Aorta, diastolisch
IVSd = Ventrikelseptum, diastolisch
LAs = linksatrialer Durchmesser, systolisch
LVDd = linksventrikulärer Durchmesser, diastolisch
PWd = linksventrikuläre Hinterwand, diastolisch
RVDd = rechtsventrikulärer Durchmesser, diastolisch
RVWd = rechtsventrikuläre Vorderwand, diastolisch

Tab. 5.2 Normalwerte der 2D-Echokardiografie für einige ventrikuläre, atriale und Gefäßparameter in Abhängigkeit von der Schallkopfposition (Angabe der 5.–95. Perzentile) [19].

Körperoberfläche (m^2)	Von apikal		Von para-/suprasternal		Von subkostal		
	LVd (mm)	TK/MK-Diff. (mm)	PAd (mm)	AoBd (mm)	VCId (mm)	RVd (mm)	RAd (mm)
0,20	33–50	2,5–5,6	7–12	6–12	3–6	12–25	12–22
0,40	43–63	3,0–7,0	9–16	8–14	5–9	17–32	16–29
0,60	51–77	3,5–7,7	11–19	10–16	6–12	21–42	19–36
0,80	60–90	3,8–8,5	12–22	11–18	8–14	25–48	22–41
1,00	67–98	4,1–9,0	13–25	12–20	9–16	27–53	25–46
1,20	73–105	4,3–9,5	15–27	13–22	10–18	29–58	27–49
1,40	78–112	4,4–10,1	16–29	14–23	11–21	31–63	29–52
1,60	82–119	4,5–10,5	17–31	14–24	12–22	33–67	31–55

AoBd = Durchmesser des Aortenbogens
LVd = Durchmesser des linken Ventrikels
PAd = Durchmesser der Pulmonalarterie
RAd = Durchmesser des rechten Atriums
RVd = Durchmesser des rechten Ventrikels
TK/MK-Diff. = Trikuspidal-/Mitralklappenabstand an der septalen Insertion
VCId = Durchmesser der V. cava inferior

Tab. 5.3 Normwerte der Flussgeschwindigkeiten der Doppler-Echokardiografie bei Kindern [19].

Gefäß/Klappe	Diastolische Füllungsparameter	V_{max} (m/s)	
Publikation		[20]	[22]
Aortenklappe		1,20–1,80	1,52 (1,20–1,70)
Pulmonalklappe		0,70–1,20	0,84 (0,60–1,20)
Mitralklappe	E-Welle	0,70–1,10	1,00 (0,70–1,40)
	A-Welle	0,30–0,70	
	E/A-Verhältnis	1,10–2,70	
Trikuspidalklappe	E-Welle	0,40–0,80	0,62 (0,50–0,90)
	A-Welle	0,20–0,60	
	E/A-Verhältnis	0,60–2,60	
Aorta descendens proximal		0,80–1,80	
LVOT		0,70–1,20	
V. cava		0,50–1,50 [1)]	

[1)] stark atemabhängig
V_{max} = maximale Geschwindigkeit
E = maximale Geschwindigkeit in der frühen (early) Füllungsphase
A = maximale Geschwindigkeit in der späten (atrial) Füllungsphase
LVOT = linksventrikulärer Ausflusstrakt

5.2.2 Formeln mit Normwerten

Modifiziert nach [22].

Allgemeine Quantifizierung von Klappenstenosen

> **Merke**
>
> Die im Folgenden aufgeführten Formeln können zum Teil analog auch in der MRT-Flussmessung Verwendung finden.

Stenosenquantifizierung nach modifizierter Bernoulli-Gleichung bei Flussgeschwindigkeit vor der Stenose ($V_1 < 1$ m/s)

$$\Delta p_{max} = 4 \times V_{max}^2$$

$$\Delta p_{mean} = 4 \times V_{mean}^2$$

mit
- V_1 = maximale Flussgeschwindigkeit vor der Stenose in m/s
- Δp_{max} = maximaler Druck in mmHg
- V_{max} = maximale Flussgeschwindigkeit min der Stenose in m/s
- Δp_{mean} = mittlerer Druck in mmHg
- V_{mean} = mittlere Flussgeschwindigkeit in m/s

Stenosenquantifizierung nach erweiterter Bernoulli-Gleichung bei erhöhter Flussgeschwindigkeit vor der Stenose ($V_1 > 1$ m/s)

$$\Delta p_{max} = 4 \times \left(V_{max}^2 - V_1^2\right)$$

mit
- V_1 = maximale Flussgeschwindigkeit vor der Stenose in m/s
- Δp_{max} = maximaler Druck in mmHg
- V_{max} = maximale Flussgeschwindigkeit in der Stenose in m/s

Berechnung der Klappenöffnungsfläche nach der Kontinuitätsgleichung

$$\text{KÖF} = \pi \times \left(\frac{d}{2}\right)^2 \times \frac{V_1}{V_{max}}$$

mit
- KÖF = Klappenöffnungsfläche in cm^2
- d = maximaler Durchmesser des links- oder rechtsventrikulären Ausflusstrakts in cm
- V_1 = maximale Flussgeschwindigkeit vor der Stenose in m/s
- V_{max} = maximale Flussgeschwindigkeit in der Stenose in m/s

Quantifizierung der Klappenöffnungsfläche von atrioventrikulären Klappen mittels der Druckhalbierungszeit

$$KÖF = \frac{220}{PHT}$$

$$PHT = \frac{V_{max}}{\sqrt{2}}$$

mit

KÖF = Klappenöffnungsfläche in cm^2
PHT = Druckhalbierungszeit (Pressure Half Time) in s
V_{max} = maximale Flussgeschwindigkeit in m/s

Berechnung des Schlag- und Herzzeitvolumens sowie von Shunt-Volumina

Berechnung des Schlagvolumens

$$SV = \int V \times \text{Querschnittsfläche}$$

mit

SV = Schlagvolumen in ml
∫ V = Flussgeschwindigkeitsintegral über der Herzklappe

Berechnung des Herzminutenvolumens

$$HZV = \text{Querschnittsfläche} \times \int V \times HF$$

mit

HZV = Herzminutenvolumen in l/min

$$\text{Querschnittsfläche} = \pi \times \left[\left(\frac{d}{2}\right)^2\right]$$

∫ V = Flussgeschwindigkeitsintegral über der Herzklappe
HF = Herzfrequenz (Schläge/Min.)
d = maximaler Durchmesser des Klappenrings oder Ausflusstrakts

Normwert für das Herzminutenvolumen, bestimmt nach der Thermodilutionsmethode [22]: 6,99 (4,00–10,20) l/min.

Abschätzung von Shunt-Größen

$$\frac{Q_p}{Q_s} = \frac{SV_{Pulmonalarterie}}{SV_{Aorta}}$$

mit

Q_p = pulmonaler Fluss
Q_s = systemischer Fluss
$SV_{Pulmonalarterie}$ = Schlagvolumen der Pulmonalarterie
SV_{Aorta} = Schlagvolumen der Aorta
Normwert: 1.

> **Merke**
>
> Bei einem offenen Ductus arteriosus Botalli, MAPCAs und extrakardialen Kollateralen sollte das Flussvolumen über den atrioventrikulären Klappen bestimmt werden.

Abschätzung der linksventrikulären Funktion und Volumina mit der 2-dimensionalen Echokardiografie

Bestimmung der regionalen Verkürzungsfraktion aus dem M-Mode

$$FS = \frac{LVEDD - LVESD}{LVEDD} \times 100$$

mit

FS = Fractional Shortening in %
LVEDD = linksventrikulärer enddiastolischer Durchmesser
LVESD = linksventrikulärer endsystolischer Durchmesser

Normwert: 25–45 %.

Abschätzung des linksventrikulären Volumens aus der 2-dimensionalen Echokardiografie (Flächen-Längen-Methode)

Modifiziert nach [5] [22].

Monoplan (4-Kammer-Blick)

$$LVV = \frac{\pi}{6} \times D^2 \times L = \frac{8}{3}\pi \times \frac{A^2}{L}$$

mit

LVV = linksventrikuläres Volumen in ml
D = Durchmesser
L = Ventrikellänge
A = Fläche senkrecht zur langen Achse

Biplan (2- und 4-Kammer-Blick)

$$LVV = \frac{\pi}{6} \times D_1 \times D_2 \times L = \frac{8}{3}\pi \times \left(\frac{A_1 \times A_2}{L}\right)$$

mit

LVV = linksventrikuläres Volumen in ml
$D_{1/2}$ = Durchmesser 1/2
L = Ventrikellänge (längere der beiden Achsen)
$A_{1/2}$ = Fläche 1/2 senkrecht zur langen Achse

5.2.3 Regionale Funktionsanalyse im Echokardiogramm

Die Echokardiografie ermöglicht eine schnelle, nicht invasive und einfach anzuwendende Analyse der Herzfunktion. Die regionale Myokardfunktion kann echokardiografisch mit unterschiedlichen Methoden quantifiziert werden:

- *Gepulster Tissue Doppler:* Die Analyse umfasst jeweils den basalen, den mittleren und den apikalen Abschnitt einer Myokardwand und wird sowohl für den rechten als auch für den linken Ventrikel durchgeführt. Außerdem wird die radiale Myokardbewegung der linksventrikulären Hinterwand untersucht. Mit dieser Methode wird die Geschwindigkeit der Myokardbewegung an den unterschiedlichen Messorten bestimmt [12]. Die Werte können grundsätzlich in der kurzen Achse oder im 4-Kammer-Blick erhoben werden. Beispielhaft sind Werte im 4-Kammer-Blick in ▶ Tab. 5.4 angegeben.
- *Gewebe-Doppler:* Die Entwicklung der Gewebe-Doppler-Analyse machte die abschnittsweise Untersuchung des Myokards möglich. Dabei können die einzelnen Myokardabschnitte in demselben Herzzyklus analysiert werden, sodass die zeitlichen Abläufe der Myokardkontraktion miteinander verglichen werden können (Voraussetzung für Synchronisationsmessung) [8].
- *Myokarddeformierung (Strain/Strain Rate) basierend auf Gewebe-Doppler:* Aus den Daten der Gewebe-Doppler-Analyse können die regionalen Funktionsparameter Strain und Strain Rate berechnet werden. Die Anwendbarkeit ist wegen der aufwendigen Datenakquisition und Nachbearbeitung jedoch beschränkt und findet derzeit nur für spezielle Fragestellungen Anwendung in der Kinderkardiologie. Eine Weiterentwicklung der Methode, die sog. 2D-Strain-Analyse, ist einfach anzuwenden und erlaubt die Analyse konventionell aufgenommener Bilddaten. Die an dieser Stelle erläuterte Analysemethode sowie die Normwerte [1] [2] [3] [11] beziehen sich daher ausschließlich auf 2D-Strain-Analysen.

5.3 Normwerte für die Magnetresonanztomografie

5.3.1 Herzgesunde Kinder

Es ist bekannt, dass sich das Verhältnis zwischen der Herzgröße und der Körpergröße „allometrisch" verhält, d. h. sich vom Säuglings- über das Kleinkindalter bis zum Erwachsenen ändert [4] und natürlich auch abhängig von der Körpergröße, vom Körpergewicht und damit von der Körperoberfläche ist. Aus diesem Grunde sollten insbesondere im Kindesalter nicht die volumetrischen Absolutwerte, sondern die auf die Körperoberfläche (▶ Tab. 5.5 u. ▶ Tab. 5.6), das Körpergewicht (▶ Tab. 5.7) oder die Körpergröße (▶ Tab. 5.8 u. ▶ Tab. 5.9) normierten Referenzwerte herangezogen werden. Neben dem Alter spielt natürlich auch das Geschlecht eine große Rolle. Deshalb sollten kardiale Normwerte grundsätzlich immer geschlechts- und altersbezogen genutzt werden. Es gibt allerdings auch Studienergebnisse, die zeigen, dass neben der in der Kinderkardiologie am häufigsten verwendeten Normierung auf die Körperoberfläche eine einfache, geschlechtsunabhängige Normierung auf das Körpergewicht [16] zumindest für volumetrische Daten ausreichend sein könnte, insbesondere, wenn sie in Form von Perzentilen angewendet wird. Im Folgenden werden einige auf die Körperoberfläche, das Körpergewicht und die Körpergröße bezogene MR-Normwerte für Kinder- und Jugendliche aufgeführt. Die segmentierten Trabekel und Papillarmuskeln wurden in den an dieser Stelle zitierten Studien [16] [17] jeweils zur Muskelmassenbestimmung herangezogen und von der ventrikulären Volumenbestimmung abgezogen.

Tab. 5.4 Myokardiale Geschwindigkeiten gesunder Kinder (n = 160) während der Systole, der frühen und der späten Diastole für das interventrikuläre Septum, den linken und den rechten Ventrikel im 4-Kammer-Blick [8] [12].

Lokalisation	Systole/ Diastole	Maximale Geschwindigkeit (cm/s)					
		intraventrikuläres Septum		linker Ventrikel		rechter Ventrikel	
		Median	5.--95. Perzentile	Median	5.–95. Perzentile	Median	5.–95. Perzentile
basal	S	8,1	6,8–9,8	9,7	6,3–13,5	12,8	10,7–16,5
	E	14,3	11,2–18,5	17,6	13,0–23,0	16,2	12,6–21,1
	A	5,8	4,4–7,9	5,5	3,8–8,0	8,6	5,5–12,1
Mitte	S	6,1	4,7–7,5	9,5	6,2–13,3	10,9	8,6–13,7
	E	13,0	9,2–16,2	15,9	10,0–21,0	13,9	9,4–17,7
	A	4,9	3,5–6,5	4,6	3,2–7,1	7,1	4,7–10,0
apikal	S	4,6	3,1–6,4	8,7	5,0–12,4	8,0	5,7–10,8
	E	9,0	5,9–12,7	10,7	6,5–15,3	10,8	7,0–14,3
	A	3,7	2,4–5,0	3,9	1,9–5,8	5,3	3,6–7,8

A = späte Diastole E = frühe Diastole S = Systole

Tab. 5.5 Volumetrische und funktionelle MR-Normwerte (Mittelwerte mit Standardabweichung aus einer axialen Akquisition von SSFP-Sequenzen) von herzgesunden Kindern und Jugendlichen (Alter: 8–20 Jahre, n = 114 mit 55 Jungen und 59 Mädchen) für den rechten und den linken Ventrikel [16] bezogen auf die Körperoberfläche in m². Alle Volumenparameter werden normalisiert auf die Körperoberfläche in ml/m² bzw. g/m² als Index „i" angegeben.

Parameter (Einheit)		Männlich		Weiblich	
		Mittelwert	Standardabweichung	Mittelwert	Standardabweichung
RV-EDV$_i$	(ml/m²)	84,5	12,7	76,9	12,7
RV-ESV$_i$	(ml/m²)	32,5	6,4	28,6	5,4
RV-MM$_i$	(g/m²)	20,5	7,5	17,6	4,8
RV-SV$_i$	(ml/m²)	52,0	8,4	48,2	6,8
RV-EF	(%)	61,6	4,5	62,8	4,3
LV-EDV$_i$	(ml/m²)	85,1	13,8	77,9	10,8
LV-ESV$_i$	(ml/m²)	30,5	7,6	28,5	6,2
LV-MM$_i$	(g/m²)	55,9	12,3	47,6	8,2
LV-SV$_i$	(ml/m²)	54,6	8,2	49,3	8,1
LV-EF	(%)	64,4	4,9	63,4	6,1

EDV = enddiastolisches Volumen
EF = Ejektionsfraktion
ESV = endsystolisches Volumen
LV = linker Ventrikel
MM = Muskelmasse
RV = rechter Ventrikel
SV = Schlagvolumen

Tab. 5.6 MR-Normwerte der Gefäßdiameter der großen Gefäße (Mittelwerte mit Standardabweichung aus den Magnitudenbildern einer MR-Phasenkontrastflussmessung) von herzgesunden Kindern und Jugendlichen (Alter: 4–20 Jahre, n = 105 mit 55 Jungen und 50 Mädchen) [10] als Absolutwerte und bezogen auf die Körperoberfläche in m².

Parameter (Einheit)		Mittelwert (Unisex)		Standardabweichung		Range
		Jungen	Mädchen	Jungen	Mädchen	
Aortendiameter	(cm)	2,20		0,40		1,40–3,10
	(cm/m²)	1,62	1,70	0,28	0,28	
Aortenquerschnittsfläche	(cm²)	4,00		1,40		1,60–7,30
	(cm²/m²)	2,91	2,86	0,50	0,61	
Pulmonalarteriendiameter	(cm)	2,30		0,40		1,20–3,30
	(cm/m²)	1,61	1,67	0,40	0,46	
Pulmonalarterienquerschnittsfläche	(cm²)	4,40		1,60		1,10–8,70
	(cm²/m²)	3,15	3,17	0,58	0,67	

Tab. 5.7 Volumetrische MRT-Normwerte (Mittelwerte mit Standardabweichung) für den rechten und den linken Ventrikel von herzgesunden Kindern und Jugendlichen (Alter: 8–20 Jahre, n = 114 mit 55 Jungen und 59 Mädchen) aus einer axialen Akquisition von SSFP-Sequenzen [16] bezogen auf das Körpergewicht in kg. Alle Volumenparameter werden normalisiert auf das Körpergewicht in ml/kg bzw. g/kg als Index „G" angegeben.

Parameter (Einheit)		Männlich		Weiblich	
		Mittelwert	Standardabweichung	Mittelwert	Standardabweichung
RV-EDV$_G$	(ml/kg)	2,59	0,45	2,52	0,37
RV-ESV$_G$	(ml/kg)	0,99	0,20	0,94	0,17
RV-MM$_G$	(g/kg)	0,61	0,17	0,58	0,15
LV-EDV$_G$	(ml/kg)	2,60	0,45	2,55	0,39
LV-ESV$_G$	(ml/kg)	0,93	0,21	0,94	0,23
LV-MM$_G$	(g/kg)	1,69	0,30	1,56	0,30

EDV = enddiastolisches Volumen
ESV = endsystolisches Volumen
LV = linker Ventrikel
MM = Muskelmasse
RV = rechter Ventrikel

Tab. 5.8 Volumetrische MRT-Normwerte (Mittelwerte mit Standardabweichung) für den rechten und den linken Ventrikel von herzgesunden Kindern und Jugendlichen (Alter: 8–20 Jahre, n = 114 mit 55 Jungen und 59 Mädchen) aus einer axialen Akquisition von SSFP-Sequenzen [16] bezogen auf die Körpergröße in cm. Alle Volumenparameter werden normalisiert auf die Körpergröße in ml/cm bzw. g/cm als Index „H" angegeben.

Parameter (Einheit)		Männlich		Weiblich	
		Mittelwert	Standardabweichung	Mittelwert	Standardabweichung
RV-EDV_H	(ml/cm)	0,79	0,20	0,67	0,15
RV-ESV_H	(ml/cm)	0,31	0,09	0,25	0,07
RV-MM_H	(g/cm)	0,19	0,09	0,15	0,05
LV-EDV_H	(ml/cm)	0,80	0,22	0,68	0,16
LV-ESV_H	(ml/cm)	0,29	0,01	0,25	0,07
LV-MM_H	(g/cm)	0,53	0,20	0,42	0,10

EDV = enddiastolisches Volumen
ESV = endsystolisches Volumen
LV = linker Ventrikel
MM = Muskelmasse
RV = rechter Ventrikel

Tab. 5.9 Volumetrische und funktionelle MRT-Normwerte (Mittelwerte mit Standardabweichung) der Vorhöfe von herzgesunden Kindern und Jugendlichen (Alter: 8–20 Jahre, n = 115) aus einer axialen Akquisition von SSFP-Sequenzen [17] (Absolutwerte und bezogen auf die Körperoberfläche in m^2).

Parameter (Einheit)		Rechter Vorhof		Linker Vorhof	
		männlich	weiblich	männlich	weiblich
Maximalvolumen	(ml)	89,2 ± 43,3	71,0 ± 25,3	71,2 ± 30,4	58,6 ± 19,5
	(ml/KÖF)	58,1±15,7	53,3 ± 11,8	46,7 ± 10,1	44,2 ± 8,7
Minimalvolumen	(ml)	41,8 ± 21,3	31,3 ± 12,8	32,9 ± 15,1	25,6 ± 8,9
	(ml/KÖF)	27,0 ± 7,9	23,2 ± 6,2	21,5 ± 5,1	19,2 ± 3,9
Schlagvolumen	(ml)	47,4 ± 24,3	39,8 ± 14,7	38,2 ± 16,3	33,0 ± 11,6
Ejektionsfraktion	(%)	53,2 ± 7,4	56,3 ± 8,0	53,7 ± 6,3	56,2 ± 5,5

KÖF = Körperoberfläche

5.3.2 Patienten mit Klappenstenosen

Siehe ▸ Tab. 5.10.

Tab. 5.10 Normwerte für Klappenstenosen, angepasst für die MRT [9].

Klappenerkrankung	Parameter (Einheiten)		Schweregrad		
			mild	moderat	schwer
Aortenklappenstenose	Spitzengeschwindigkeit	(m/s)	< 3,0	3,0–4,0	> 4,0
	Klappenöffnungsfläche	(cm^2)	> 1,50	1,00–1,50	< 1,00
	Klappenöffnungsflächenindex	(cm^2/m^2)			< 0,60
Aortenklappeninsuffizienz	Regurgitationsfraktion	(%)	< 30	30–49	≥ 50
	Regurgitationsöffnungsfläche	(cm^2)	< 0,10	0,10–0,29	≥ 0,30
Mitralklappenstenose	Spitzengeschwindigkeit	(m/s)	< 1,2	1,2–2,2	> 2,2
	Klappenöffnungsfläche	(cm^2)	> 1,50	1,00–1,50	< 1,00
Mitralklappeninsuffizienz	Regurgitationsfraktion	(%)	< 30	30–49	≥ 50
	Regurgitationsöffnungsfläche	(cm^2)	< 0,20	0,20–0,39	≥ 0,30
Pulmonalklappenstenose	Spitzengeschwindigkeit	(m/s)	< 3,0	3,0–4,0	> 4,0
	Klappenöffnungsfläche	(cm^2)			< 1,00
Pulmonalklappeninsuffizienz	Regurgitationsfraktion	(%)	< 30	30–40	> 40
	Regurgitationsöffnungsfläche	(cm^2)	< 25,00	20,00–35,00	> 35,00
Trikuspidalklappenstenose	Klappenöffnungsfläche	(cm^2)			< 1,00

5.4 Literatur

[1] Boettler P, Hartmann M, Watzl K et al. Heart rate effects on strain and strain rate in healthy children. J Am Soc Echocardiogr 2005; 18 (11): 1121–1130

[2] Bussadori C, Moreo A, Di Donato M et al. A new 2D-based method for myocardial velocity strain and strain rate quantification in a normal adult and paediatric population: assessment of reference values. Cardiovasc Ultrasound 2009; 13 (7): 8

[3] Bussadori C, Oliveira P, Arcidiacono C et al. Right and left ventricular strain and strain rate in young adults before and after percutaneous atrial septal defect closure. Echocardiography 2011; 28 (7): 730–737

[4] Dewey FE, Rosenthal D, Murphy DJ Jr. et al. Does size matter? Clinical applications of scaling cardiac size and function for body size. Circulation 2008; 117: 2279–2287

[5] Hahn B, Bohn I, Strauer BE. Functional evaluation of left ventricular dynamics by use of 2-dimensional echocardiography: comparison with left ventriculography and assessment of normal 2-dimensional echocardiographical value. Z Kardiol 1982; 71 (7): 445–451

[6] Kaiser T, Kellenberger CJ, Albisetti M et al. Normal values for aortic diameters in children and adolescents –assessment in vivo by contrast-enhanced CMR-angiography. J Cardiovasc Magn Reson 2008; 10: 56

[7] Kampmann C, Wiethoff CM, Wenzel A et al. Normal values of M mode echocardiographic measurements of more than 2000 healthy infants and children in central Europe. Heart 2000; 83 (6): 667–672

[8] Kapusta L, Thijssen JM, Cuypers MH et al. Assessment of myocardial velocities in healthy children using tissue Doppler imaging. Ultrasound Med Biol 2000; 26 (2): 229–237

[9] Kawel-Boehm N, Maceira A, Valsangiacomo-Buechel ER et al. Normal values for cardiovascular magnetic resonance in adults and children. J Cardiovasc Magn Reson 2015; 1 (7): 29

[10] Kutty S, Kuehne T, Gribben P et al. Ascending aortic and main pulmonary artery areas derived from cardiovascular magnetic resonance as reference values for normal subjects and repaired tetralogy of Fallot. Circ Cardiovasc Imaging 2012; 5: 644–651

[11] Marcus KA, Mavinkurve-Groothuis AM, Barends M et al. Reference values for myocardial two-dimensional strain echocardiography in a healthy pediatric and young adult cohort. J Am Soc Echocardiogr 2011; 24 (6): 625–636

[12] Mori K, Hayabuchi Y, Kuroda Y et al. Left ventricular wall motion velocities in healthy children measured by pulsed wave Doppler tissue echocardiography: normal values and relation to age and heart rate. J Am Soc Echocardiogr 2000; 13 (11): 1002–1011

[13] Mosteller RD. Simplified calculation of body-surface area. N Engl J Med 1987; 317: 1098

[14] Parameter(z) Echo Z-Score Calculators. Im Internet: http://www.parameterz.blogspot.com/2008/09/z-scores-of-cardiac-structures.html (Stand: 06.04.2016)

[15] Pettersen MD, Du W, Skeens ME et al. Regression equations for calculation of z scores of cardiac structures in a large cohort of healthy infants, children, and adolescents: an echocardiographic study. J Am Soc Echocardiogr 2008; 21 (8): 922–934

[16] Sarikouch S, Peters B, Gutberlet M et al. Sex-specific pediatric percentiles for ventricular size and mass as reference values for cardiac mri: assessment by steady-state free-precession and phase-contrast mri flow. Circ Cardiovasc Imaging 2010; 3: 65–76

[17] Sarikouch S, Koerperich H, Boethig D et al. Reference values for atrial size and function in children and young adults by cardiac mr: a study of the german competence network congenital heart defects. J Magn Reson Imaging 2011; 33: 1028–1039

[18] Sarikouch S, Koerperich H, Dubowy KO et al. Impact of gender and age on cardiovascular function late after repair of tetralogy of fallot: percentiles based on cardiac magnetic resonance. Circ Cardiovasc Imaging 2011; 4: 703–711

[19] Schmidt KG, Beyer C, Häusler HJ et al. Reports by the German Society of Pediatric Cardiology. Quality standards for echocardiography in children and adolescents. Recommendations by the German Society of Pediatric Cardiology for echocardiography studies in childhood and adolescence. Z Kardiol 1999; 88 (9): 699–707

[20] Snider AR, Serwer GA, Ritter SB. Echocardiography in pediatric heart disease. 2nd ed. St. Louis: Mosby; 1997

[21] Wessel A. Normal values of two-dimensional echocardiographic evaluation of left and right ventricular geometry in children. Herz 1985; 10: 248–254

[22] Wilkenshoff U, Kruck I. Handbuch der Echokardiographie. 3. Aufl. Berlin: Blackwell; 2002

Sachverzeichnis

A

E

F

I

K

L

M

N

O

P

Q

R

T

W

X

Y

Z